中国工程院 院士文集

夏家辉文集

XIA JIAHUI WENJI

本书编委会 编

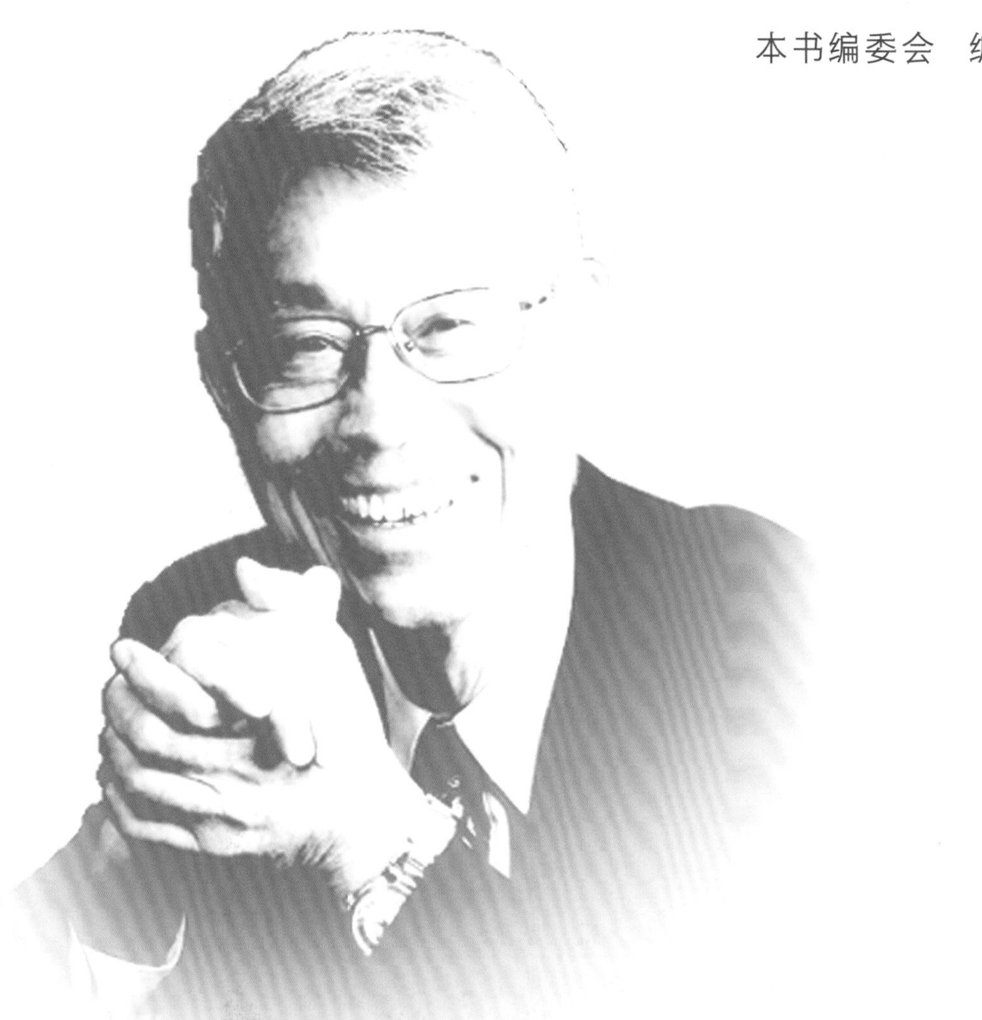

CTS K 湖南科学技术出版社 · 长沙

国家一级出版社 全国百佳图书出版单位

《夏家辉文集》编委会

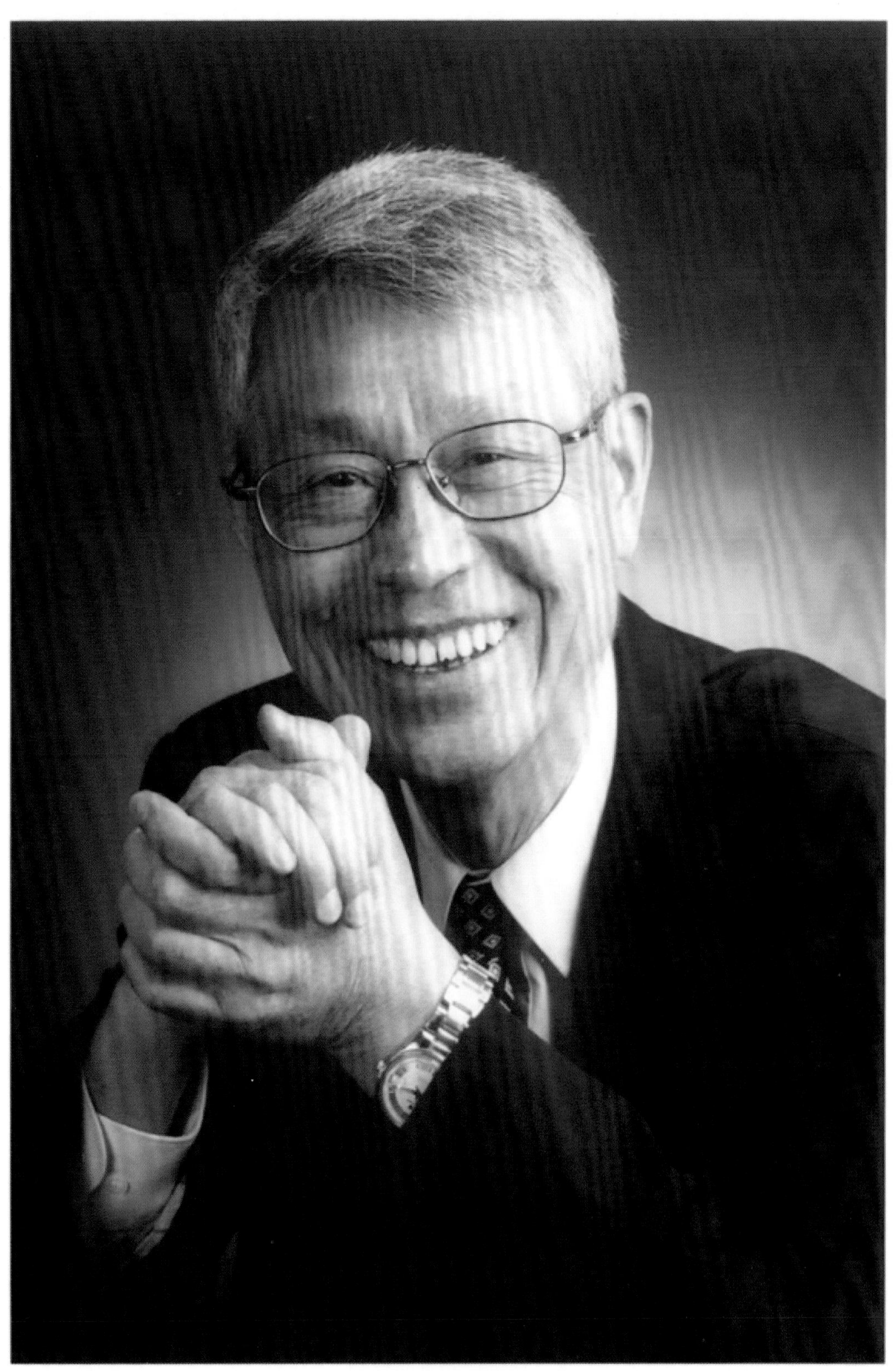

夏家辉院士

《中国工程院院士文集》总序

二〇一二年暮秋，中国工程院开始组织并陆续出版《中国工程院院士文集》系列丛书。《中国工程院院士文集》收录了院士的传略、学术论著、中外论文及其目录、讲话文稿与科普作品等。其中，既有早年初涉工程科技领域的学术论文，亦有成为学科领军人物后，学术观点日趋成熟的思想硕果。卷卷《文集》在手，众多院士数十载辛勤耕耘的学术人生跃然纸上，透过严谨的工程科技论文，院士笑谈宏论的生动形象历历在目。

中国工程院是中国工程科学技术界的最高荣誉性、咨询性学术机构，由院士组成，致力于促进工程科学技术事业的发展。作为工程科学技术方面的领军人物，院士们在各自的研究领域具有极高的学术造诣，为我国工程科技事业发展做出了重大的、创造性的成就和贡献。《中国工程院院士文集》既是院士们一生事业成果的凝练，也是他们高尚人格情操的写照。工程院出版史上能够留下这样丰富深刻的一笔，余有荣焉。

我向来以为，为中国工程院院士们组织出版《院士文集》之意义，贵在"真善美"三字。他们脚踏实地，放眼未来，自朴实的工程技术升华至引领学术前沿的至高境界，此谓其"真"；他们热爱祖国，提携后进，具有坚定的理想信念和高尚的人格魅力，此谓其"善"；他们治学严谨，著作等身，求真务实，科学创新，此谓其"美"。《院士文集》集真善美于一体，辩而不华，质而不俚，既有"居高声自远"之澹泊意蕴，又有"大济于苍生"之战略胸怀，斯人斯事，斯情斯志，令人阅后难忘。

读一本文集，犹如阅读一段院士的"攀登"高峰的人生。让我们翻开《中国工程院院士文集》，进入院士们的学术世界。愿后之览者，亦有感于斯文，体味院士们的学术历程。

徐匡迪

二〇一二年

目 录

• 第一部分

家国情怀

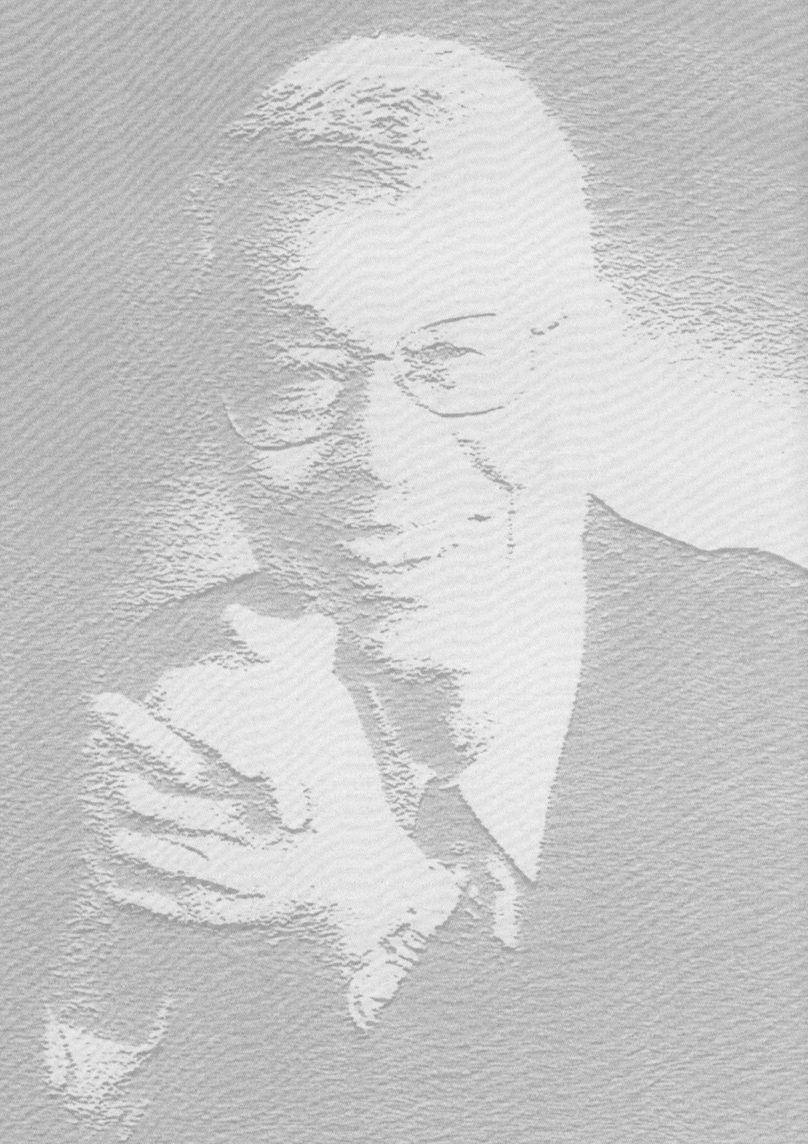

荣誉证书与媒体报道

中 国 工 程 院

夏家辉同志：

中国工程院于1999年11月20日举行了院士增选会议，经过对正式候选人进行差额、无记名投票选举，你当选为中国工程院院士。

特此通知，并致祝贺！

中国工程院主席团执行主席
中 国 工 程 院 院 长 宋健
一九九九年十二月六日

中国工程院院士，是国家设立的工程技术方面的最高学术称号，为终身荣誉。

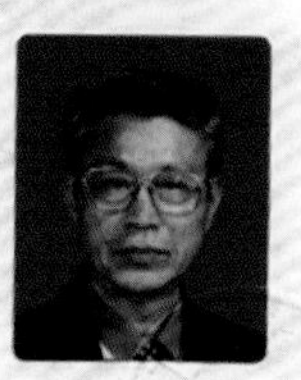

夏家辉 于一九九九年十一月当选为中国工程院院士。

特颁此证

编号：(1999)0556

1999年夏家辉当选为中国工程院院士

国务院决定

授予 夏家辉

全国先进工作者

称号

第 0654 号

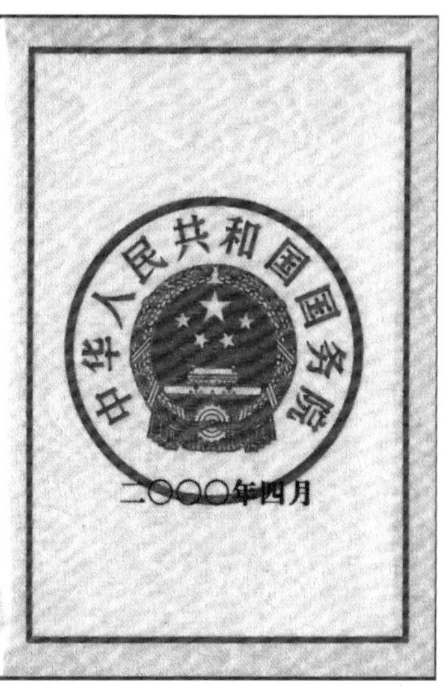

二〇〇〇年四月

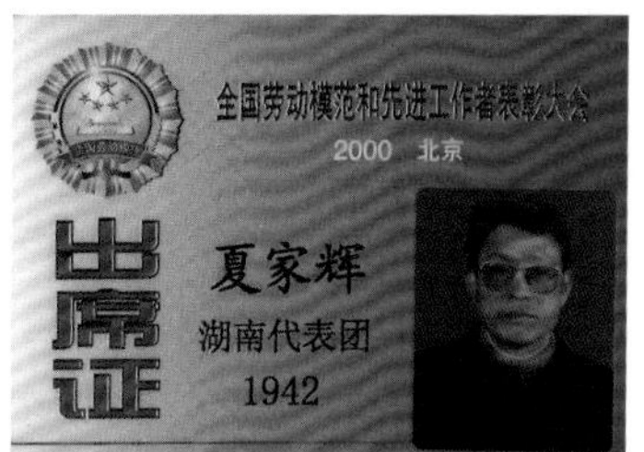

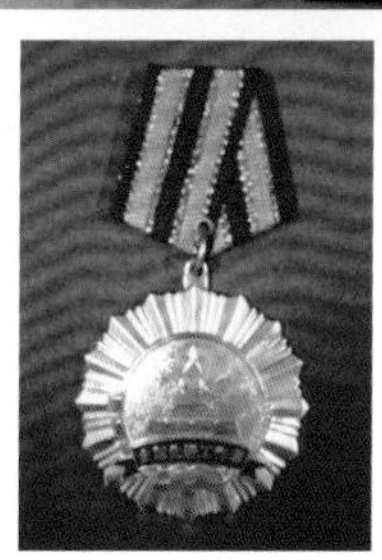

2000年4月中华人民共和国国务院授予夏家辉全国先进工作者称号

贺信

尊敬的夏家辉院士：

在您八十寿辰之际，我谨代表中国工程院向您致以衷心的祝贺和崇高的敬意！并借此机会，向您和您的家人表示最诚挚的祝福！

您是我国著名的人类与医学遗传学家，临床遗传学奠基者，是我国医学遗传学国家重点实验室创始人，对发展我国医学遗传学做出了重大贡献，是推动我国医学遗传学走向世界的杰出领头人之一。

您于1973年在中国开设首家遗传咨询门诊。1976年编写了中国第一本《医学遗传学讲座》教材，率先在医学院校开设了医学遗传学讲座课程。1973年在世界上首创了75℃染色体显带技术烤片法，1975年发现了一条鼻咽癌标记染色体，1981年将人类睾丸决定基因定位于Yp11.32带，1985年率先开展了遗传资源的收集、保藏与利用，1989年首创了显微切割、PCR基因定位克隆技术。1998年成功地克隆了人类耳聋疾病基因，实现了中国克隆遗传病致病基因零的突破。在1998年“中国基础科学研究十大新闻”首次评选中排名第一，1999年科技部将其列为中国基础研究50年“理论建树的25项成果之一”。您先后获全国科学大会奖1项、卫生部甲等奖4项、教育部首届长江学者成就奖1项、科技部何梁何利基金科学与技术进步奖1项、国家科学技术进步奖二等奖5项、国家自然科学奖二等奖1项。

您心系国家发展，多次为我国医药卫生事业发展建言献策；您在工程院战略咨询、学术引领等方面发挥了重要作用。您热爱祖国、心系人民、开拓创新、勇于攀登、严谨治学、敬业奉献、为人师表，是我国工程科技界的楷模和学习的榜样！

在此，衷心祝愿您生日快乐、健康长寿、阖家幸福！

中国工程院 周济

二〇一七年二月六日

2017年2月6日中国工程院周济院长祝夏家辉院士八十寿辰贺信

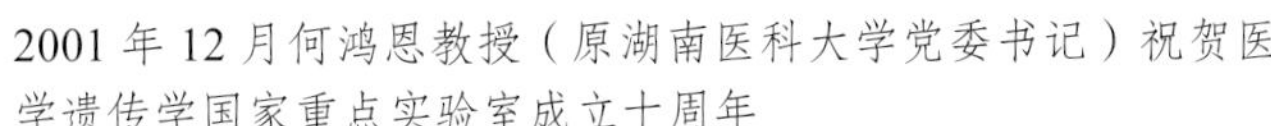

艱苦創业辛勤耕耘二十年晋身重点
堅持不懈勇于創新近十年再攀高峰

賀

醫学遺传学國家重点实驗室
成立十周年

何鸿恩
二〇〇一年十二月

2001 年 12 月何鸿恩教授（原湖南医科大学党委书记）祝贺医学遗传学国家重点实验室成立十周年

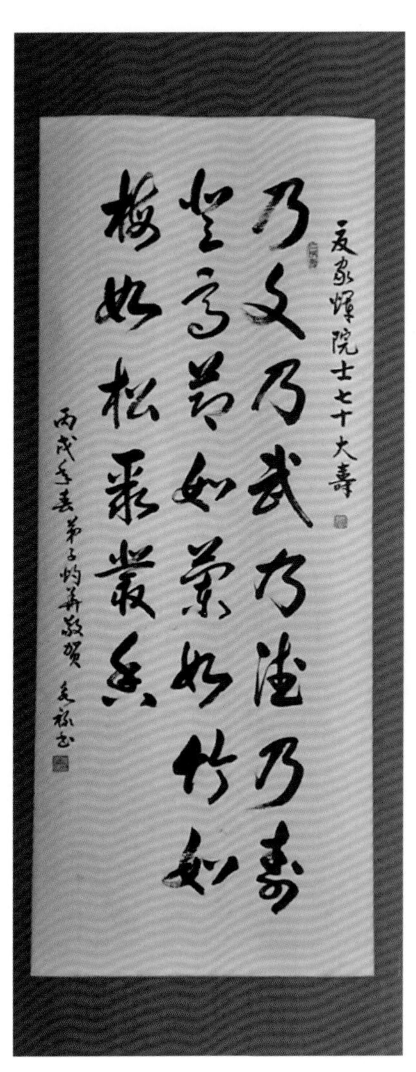

2007 年学生张灼华教授祝贺夏家辉院士七十寿辰

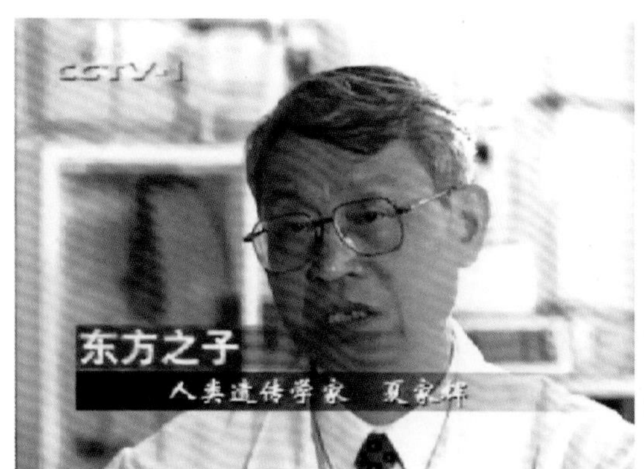

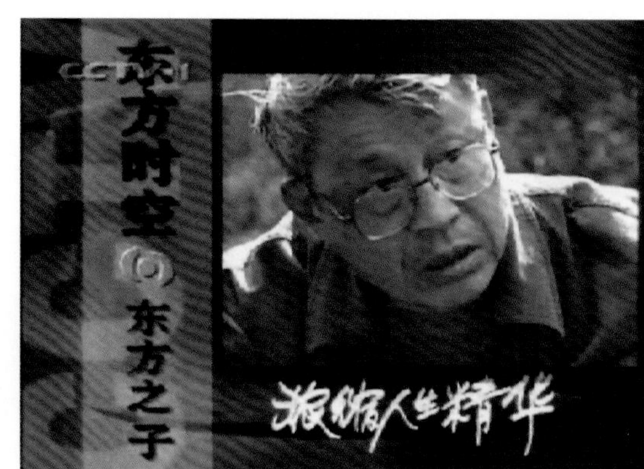

CCTV-1（央视一套）东方时空
东方之子——人类遗传学家夏家辉（1999 年 11 月）

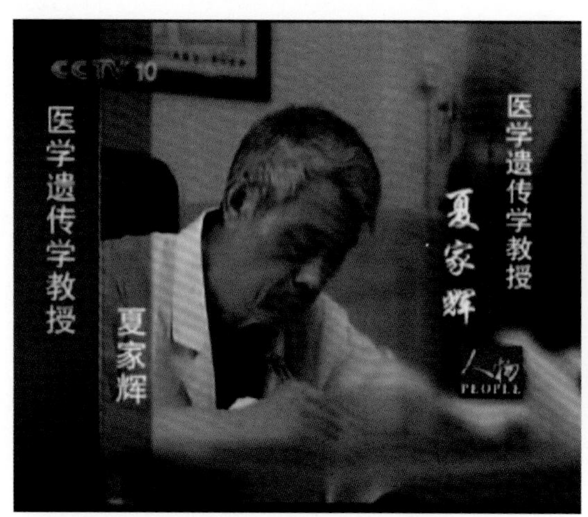

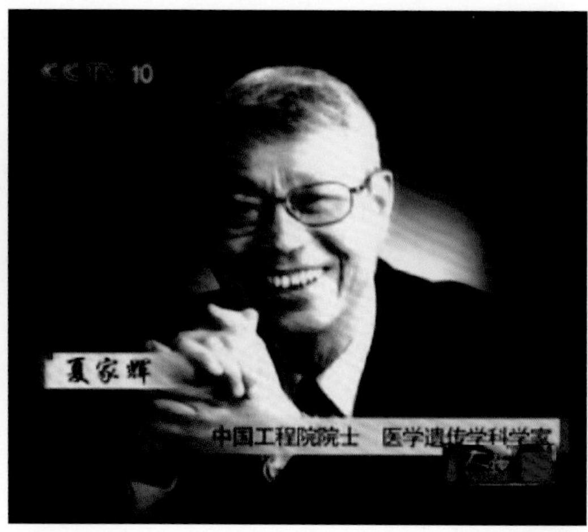

CCTV-10（央视十套）人物栏目（2006 年 5 月）

荣誉证书

授予：医学遗传学国家重点实验室

国家重点实验室计划先进集体。

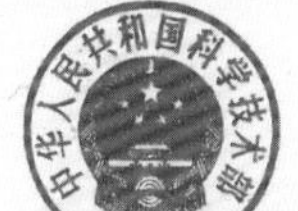

中华人民共和国科学技术部

二〇〇四年十一月

荣誉证书

授予：夏家辉同志

国家重点实验室计划先进个人。

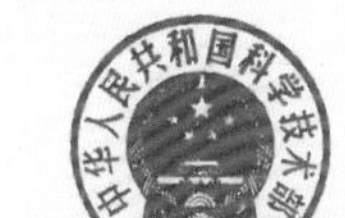

中华人民共和国科学技术部

二〇〇四年十一月

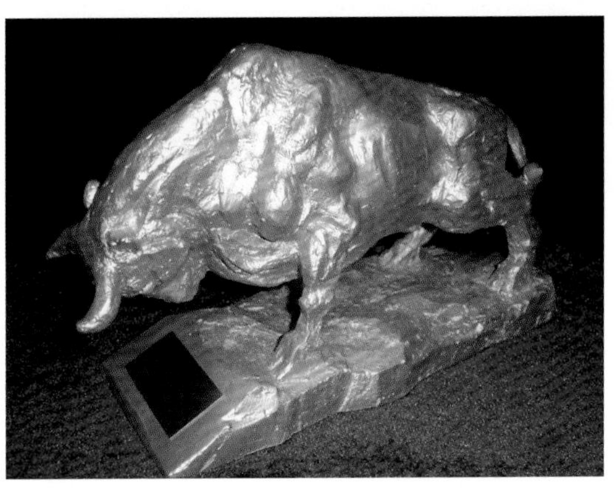

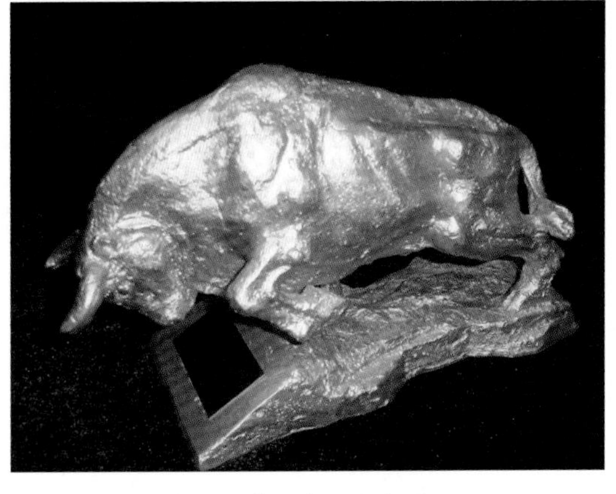

在“国家重点实验室计划20周年纪念大会”上，医学遗传学国家重点实验室被评为“国家重点实验室计划先进集体”，夏家辉院上被评为“国家重点实验室计划先进个人”（2004年）

领导关怀

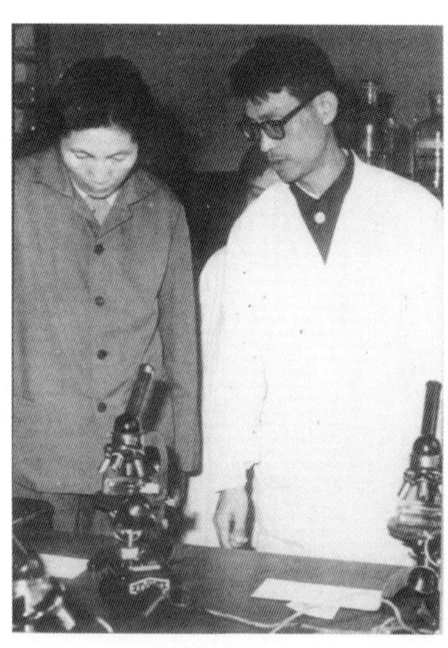
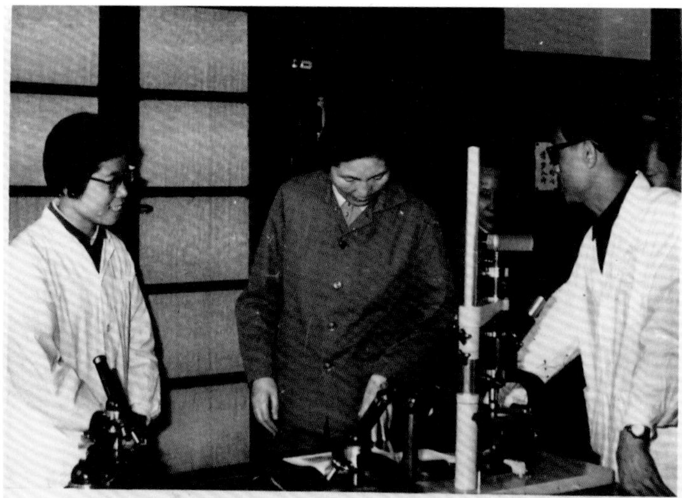

1981 年 10 月，陈慕华副总理专程来湖南医学院听取夏家辉创建“医学遗传学研究室”的经过与研究宗旨。陈慕华副总理说：我会将情况转告卫生部，给予支持

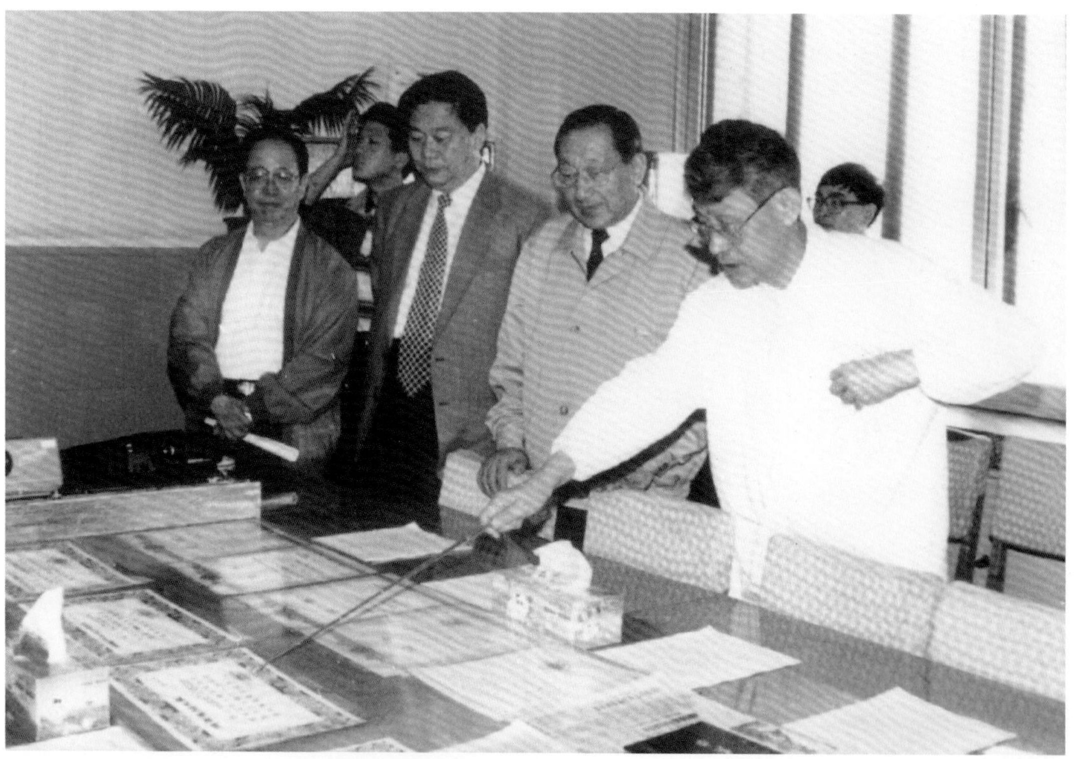

1996 年 5 月，夏家辉在医学遗传学国家重点实验室向李岚清副总理汇报已取得的研究工作成果与开展基因克隆的进展。李岚清副总理说：希望能继续努力，尽早克隆到致病基因

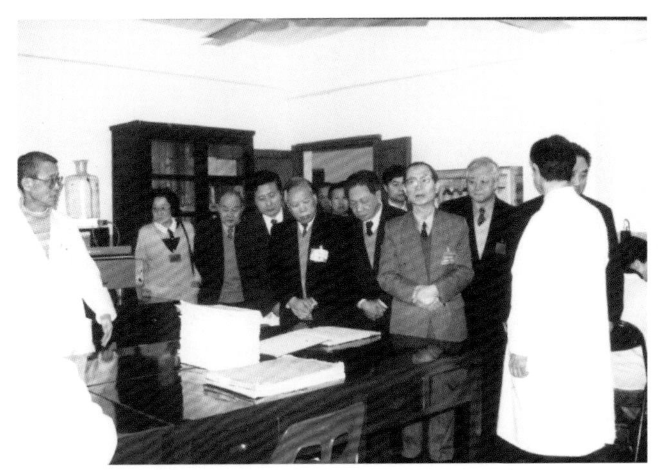

1996 年 12 月，夏家辉在“医学遗传学国家重点实验室”向卫生部部长陈敏章汇报“遗传病家系收集与研究”工作后，陈敏章部长说：我国的遗传病大家系实际上存在着一个抢救的问题……

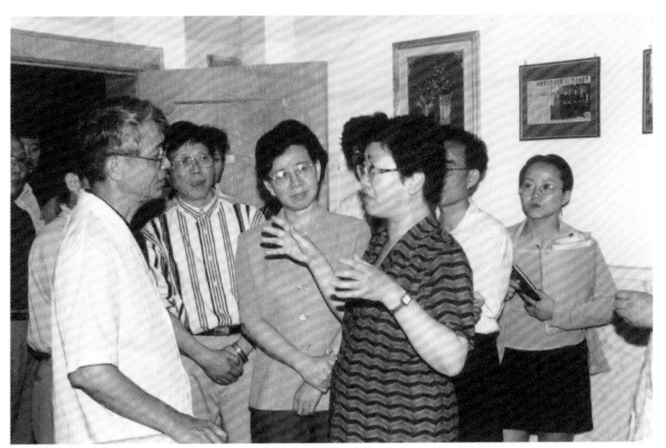

1999 年 6 月，夏家辉在“医学遗传学国家重点实验室”向科技部部长朱丽兰汇报“基因克隆研究工作”后，潘贵玉副省长催朱部长去吃中饭，朱丽兰部长说：不要着急，我要再花一小时与夏教授单独讨论我国克隆基因零的突破为什么在长沙，而不是在北京或上海

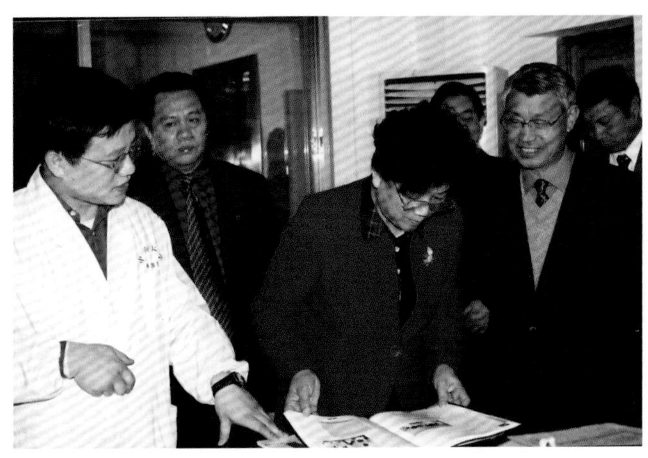

2002 年 5 月，夏家辉在“医学遗传学国家重点实验室”向教育部部长陈至立汇报有关致病基因克隆的工作及实验室今后发展计划后，陈至立部长说：今后有什么困难，可直接写信给我

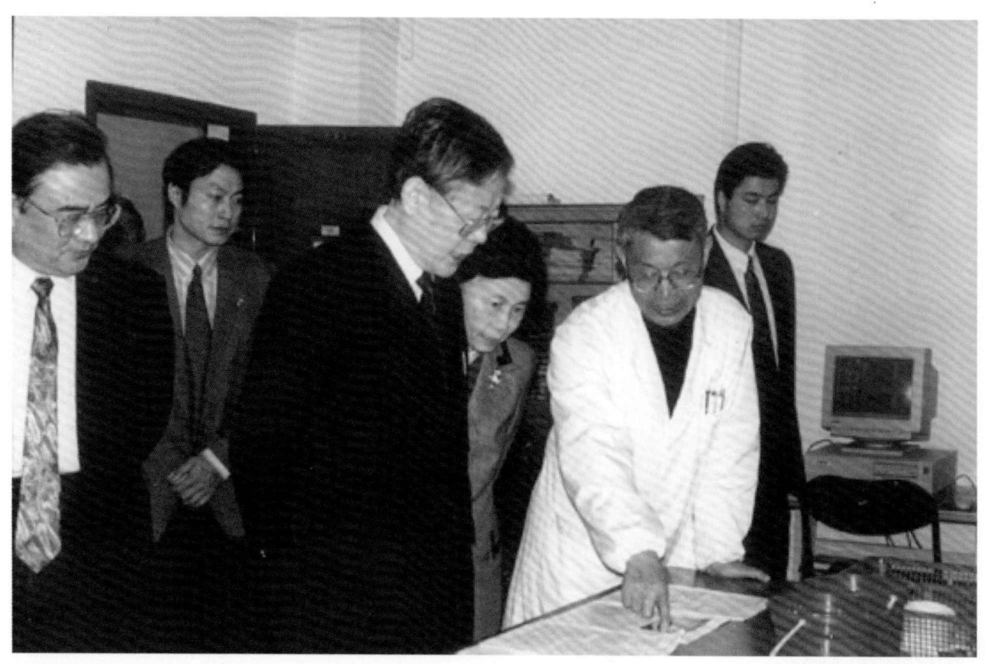

1999年9月，夏家辉在“医学遗传学国家重点实验室”向全国人大常委会副委员长周光召汇报有关耳聋等致病基因克隆情况。周光召副委员长说：你的工作很出色，但条件很艰苦，我将向有关方面反映，加大支持

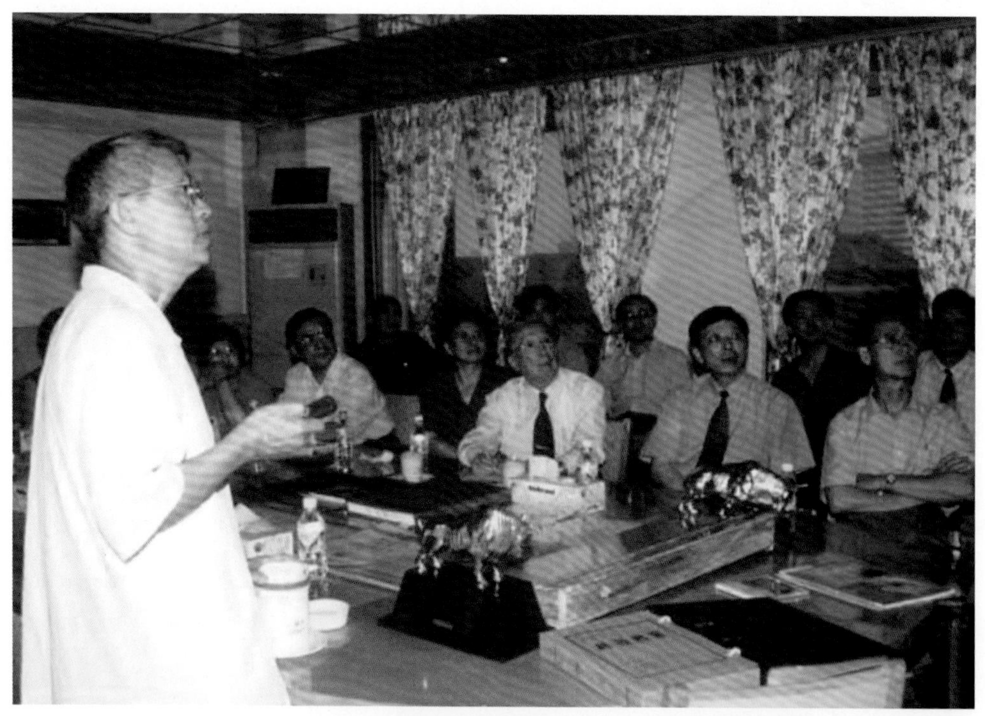

2001年7月，夏家辉在“医学遗传学国家重点实验室”向全国人大常委会副委员长吴阶平汇报克隆基因的情况与新进展。吴阶平副委员长说：我是专程来看望你的，感谢你实现了在我国本土上克隆遗传病致病基因零的突破，它将有力推动我国致病基因的克隆

国际交流与合作

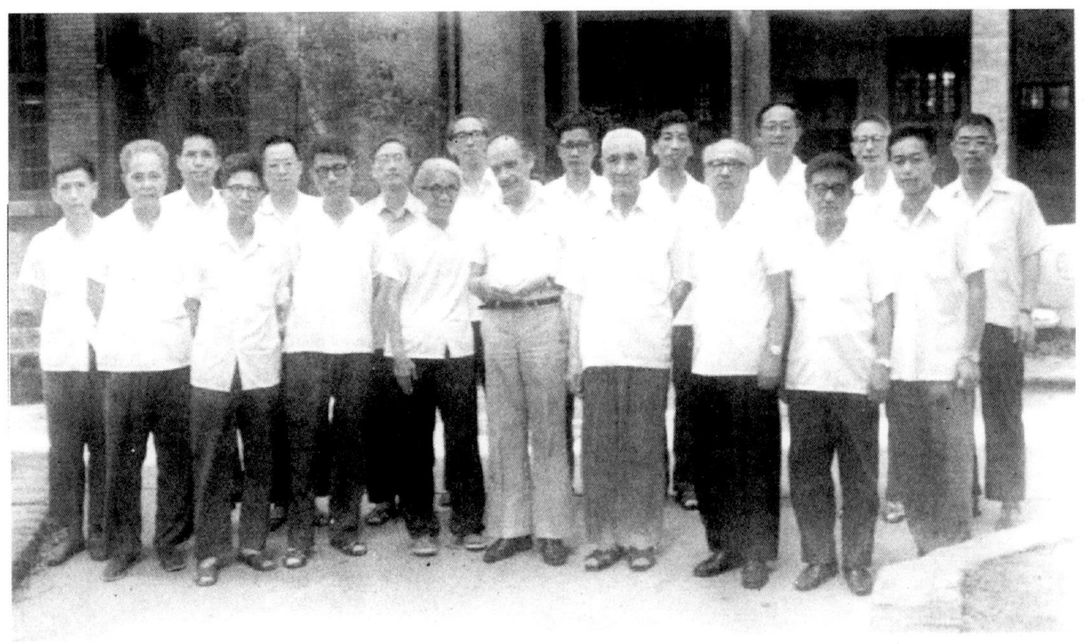

法国国家科学代表团 Guy de-the 博士（前排左五）一行 3 人来湖南医学院访问夏家辉（前排左三）时合影（1979 年 5 月）

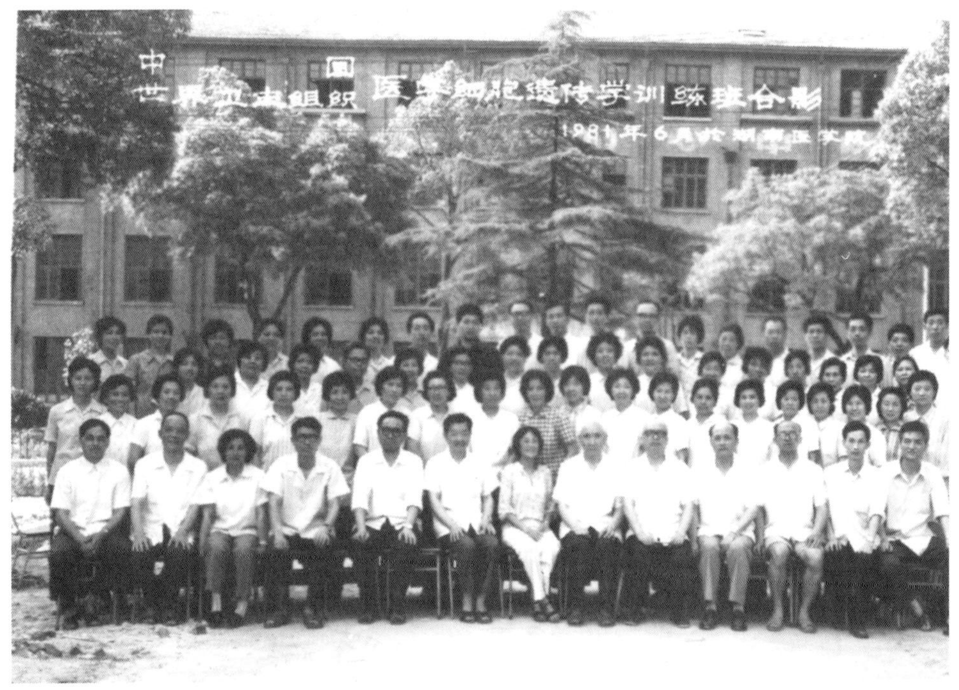

夏家辉（前排左四）受卫生部委托与世界卫生组织派遣专家潘世芬（前排右七）在湖南医学院举办“中国与世界卫生组织医学细胞遗传学训练班”（1981 年 6 月）

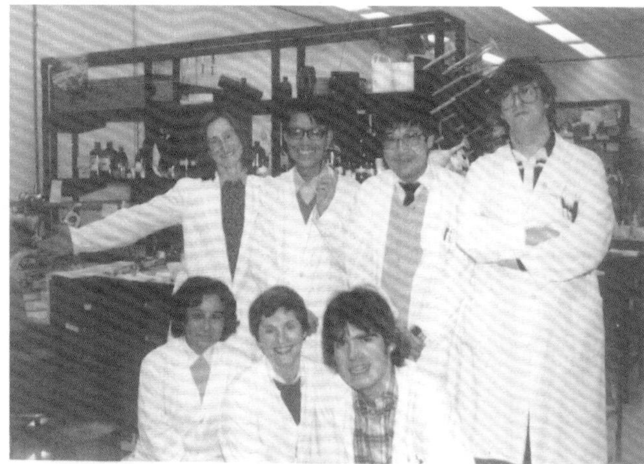

夏家辉副教授在加拿大 Alberta 大学 C. C. Lin 实验室访问时的留影（1984 年 12 月）

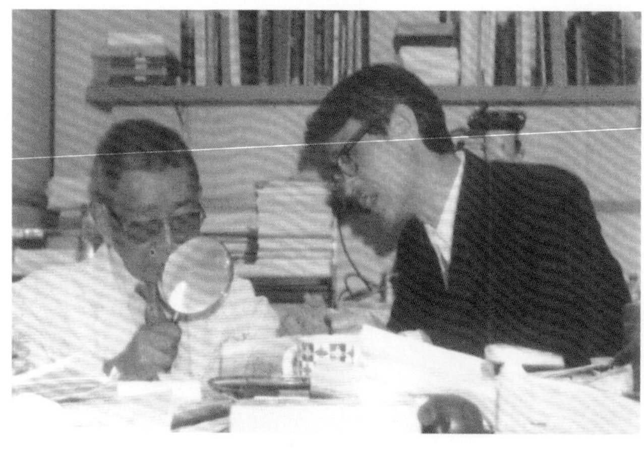

夏家辉副教授在美国休斯敦 Texas 大学与世界著名遗传学家徐道觉教授讨论时的留影（1985 年 2 月）

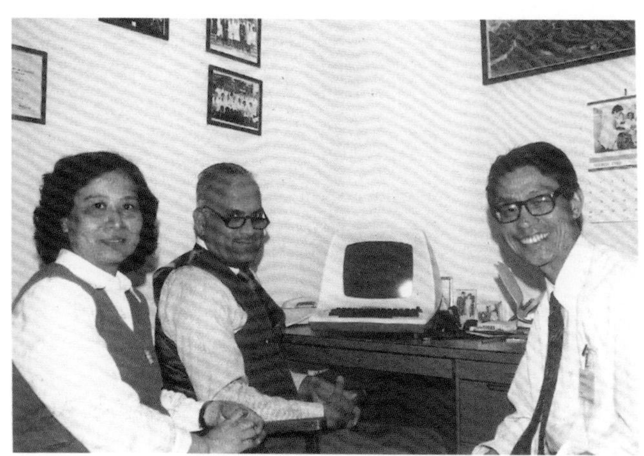

夏家辉副教授在美国 Delawane 大学访问时与 D. S. Borgaonkar 教授的留影（1985 年 2 月）

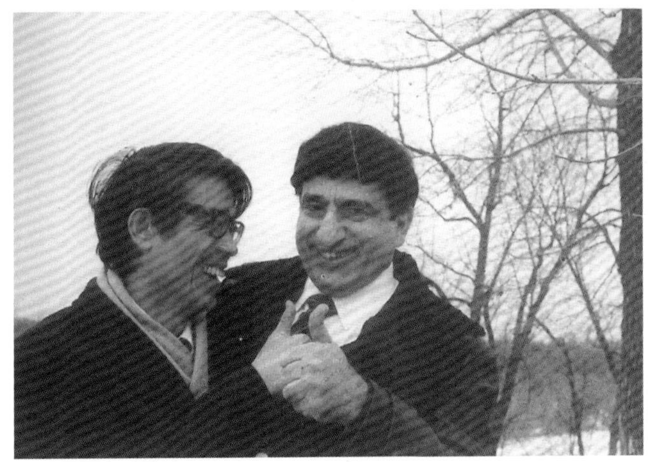

夏家辉副教授在美国 Minnesota 大学访问时与 J. J. Yunis 教授的留影（1985 年 2 月）

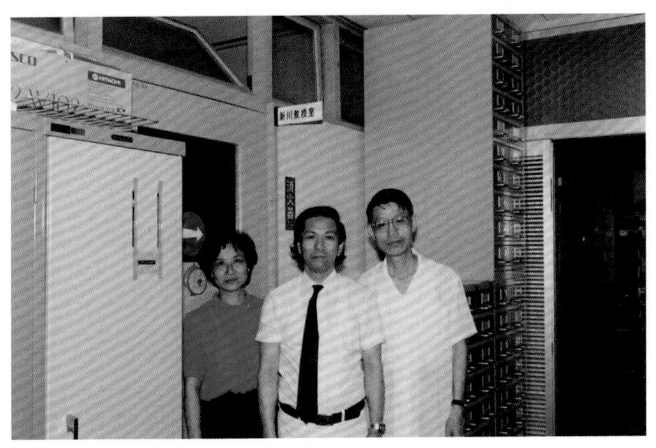

夏家辉教授受日本长崎大学医学院遗传室主任 Niikawa 教授邀请讲学时的留影（1987 年 7 月）

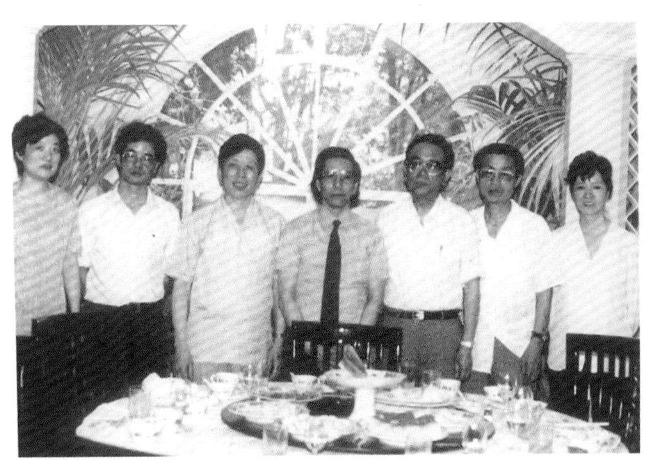

夏家辉教授邀请日本长崎大学医学院遗传室主任 Niikawa 教授来国家重点实验室讲学的留影（1991 年 9 月）

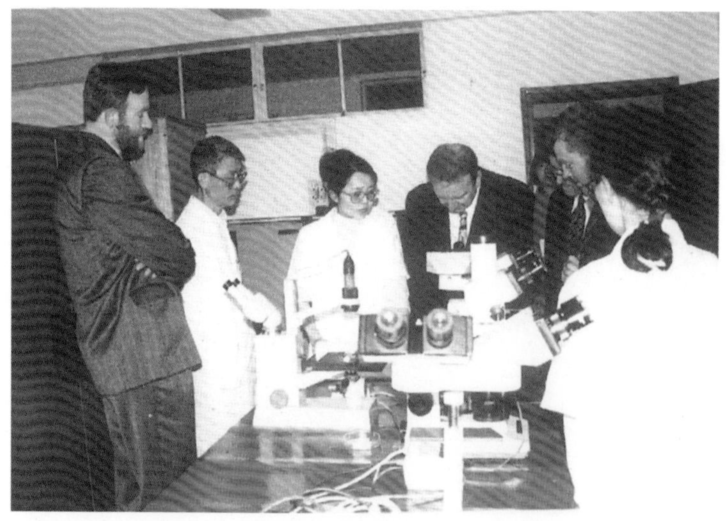

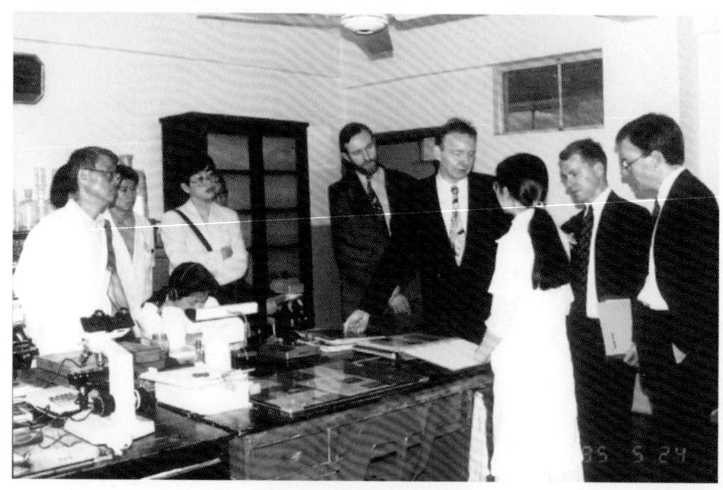

夏家辉教授、徐磊硕士与专程来国家重点实验室考察的 SB 公司科技开发部副总裁 Russell Greig 博士等一行商谈合作项目留影（1995 年 5 月）

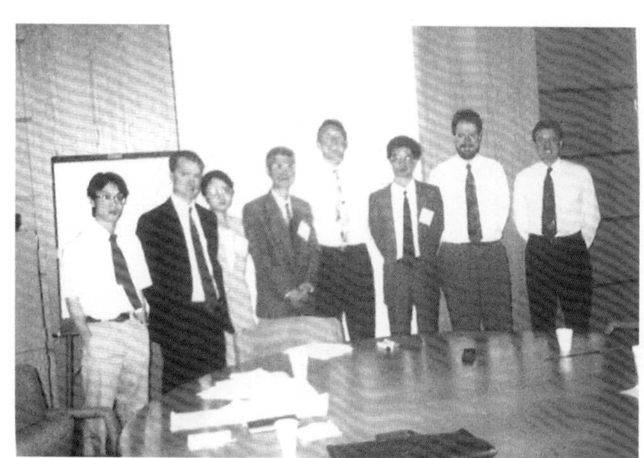

夏家辉教授、邓汉湘教授及徐磊、夏希硕士在美国费城 SB 公司总部与 Russell Greig 博士商谈合作事宜留影（1995 年 7 月）

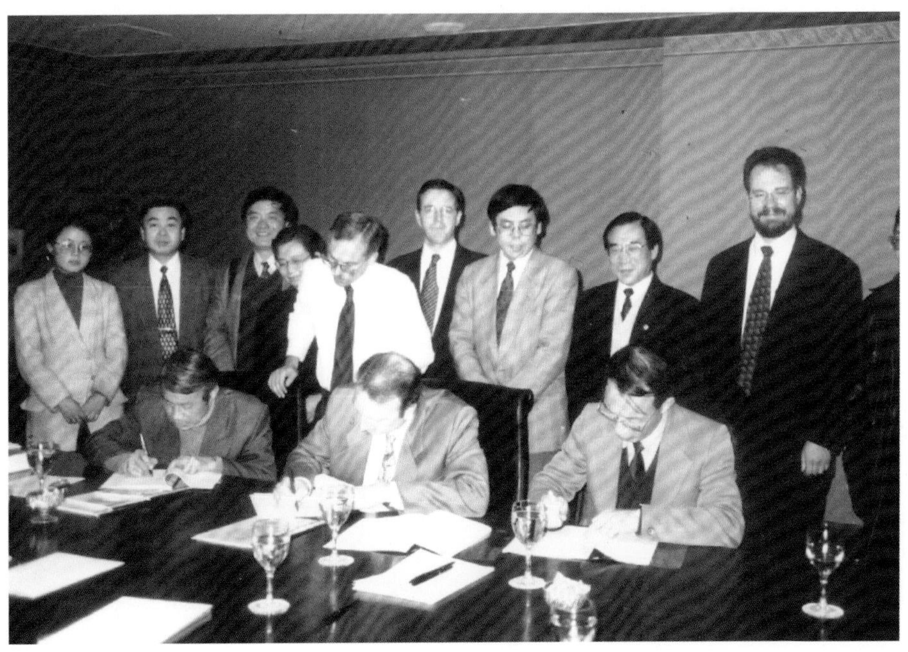

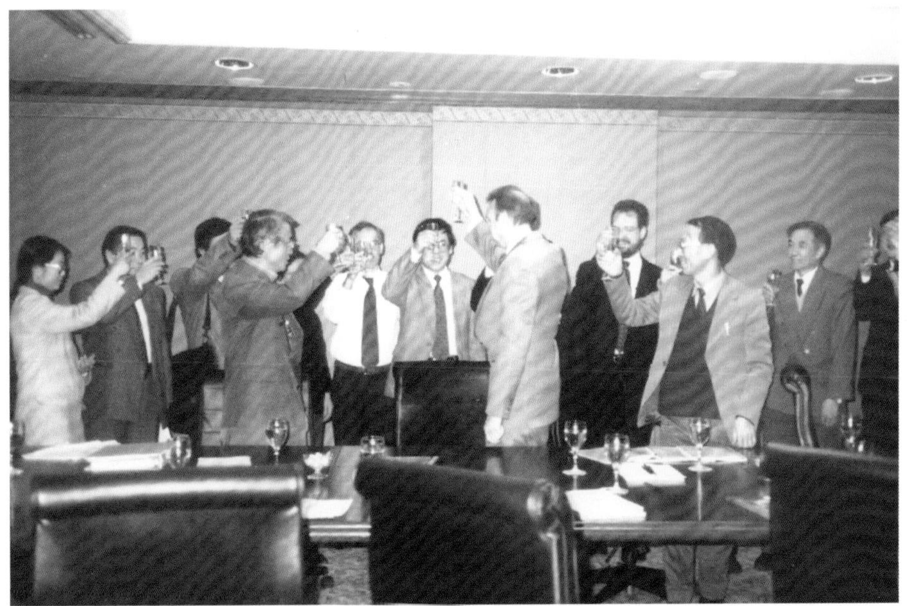

夏家辉教授、徐磊硕士与 SB 公司科技开发部副总裁 Russell Greig 博士在北京中国大饭店正式签署“湖南医科大学医学遗传学国家重点实验室–SB 公司研究与许可合同”时留影（1996 年 1 月）

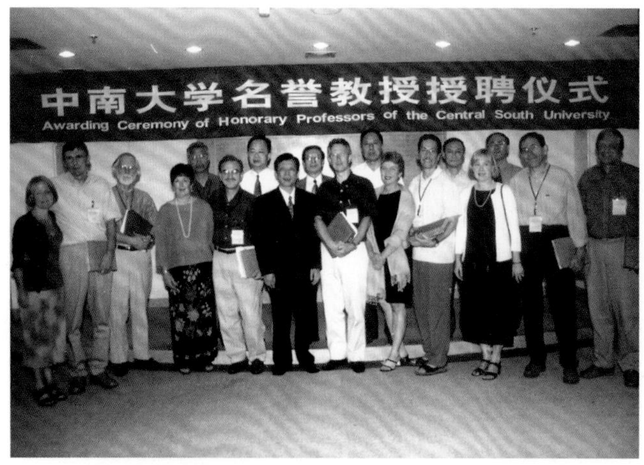

“医学遗传学国家重点实验室”夏家辉院士、张灼华教授在张家界举办“发育与疾病的分子基础国际研讨会”时留影，左三为诺贝尔奖得主 Michael Bishop（2002 年 8 月 17 至 2002 年 8 月 20 日）

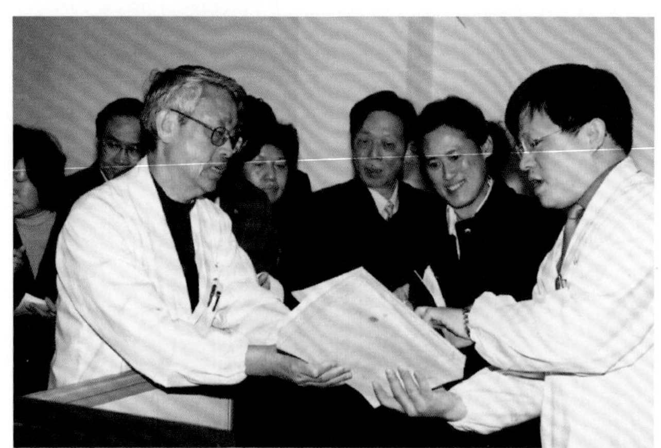

泰国公主诗琳通一行 5 人来“医学遗传学国家重点实验室”访问夏家辉教授时留影（2005 年）

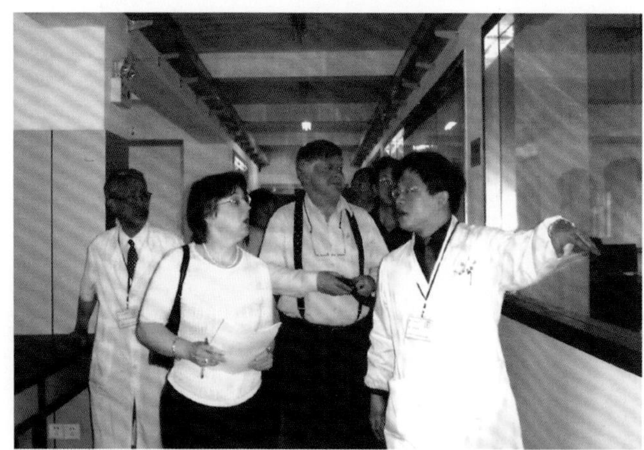

瑞典卡罗琳斯卡大学副校长、诺贝尔评委会 50 名成员之一、诺贝尔奖评审组 5 名核心成员之一 Maria Masucci 教授及 Ingemar Ernberg 教授专程访问夏家辉教授时留影 (2005 年 5 月 16 日）

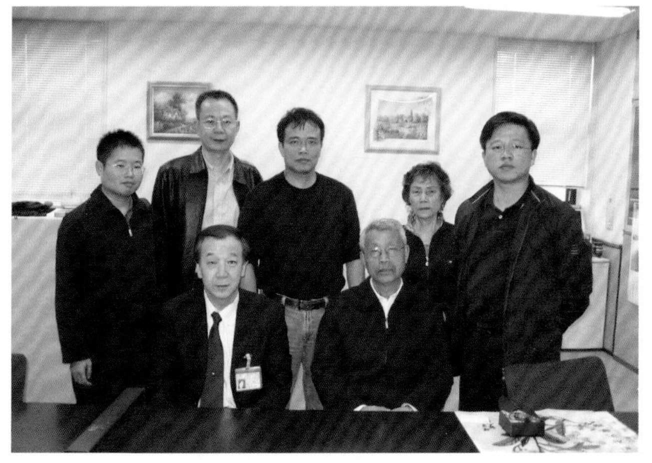

夏家辉院士等访问东京大学医学科学研究所人类基因组中心，与日本人类基因组计划首席科学家、东京大学医科院人类基因组中心主任中村佑辅 (Yusuke Nakamura) 教授合影（2006 年 5 月）

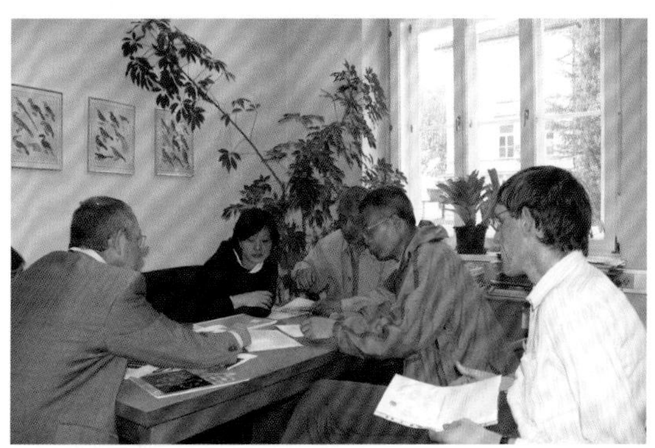

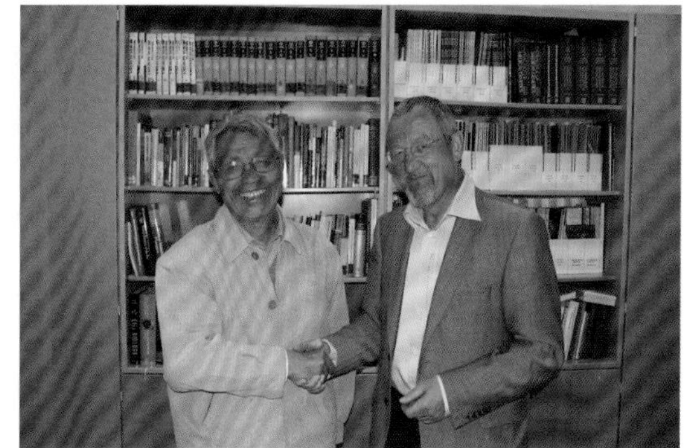

夏家辉、梁德生、邬玲仟等与奥地利科学院院士，因斯布鲁克医科大学医学遗传学、分子和临床药理学部主席 Gerd Utermann 院士和 Kotzot Dieter 医生签订合作协议（2006 年 6 月）

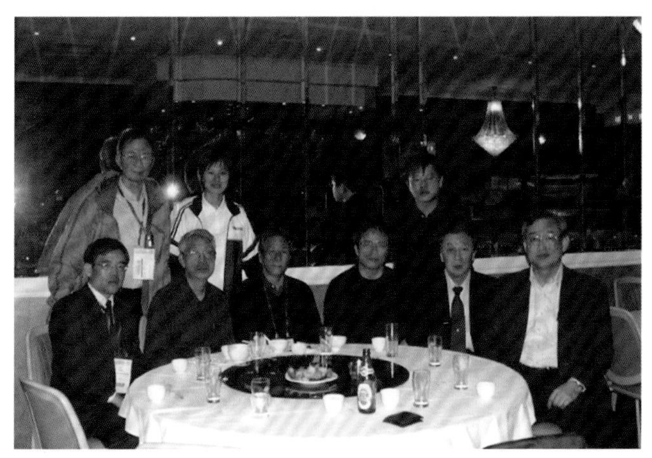

夏家辉院士及张灼华、夏昆、梁德生、邬玲仟、张学教授在澳大利亚布里斯班参加第 11 届国际人类遗传学大会期间会见日本人类遗传学会会长新川詔夫教授和中村佑辅教授等，讨论成立“东亚遗传学会”（2006 年 8 月）

团队精神

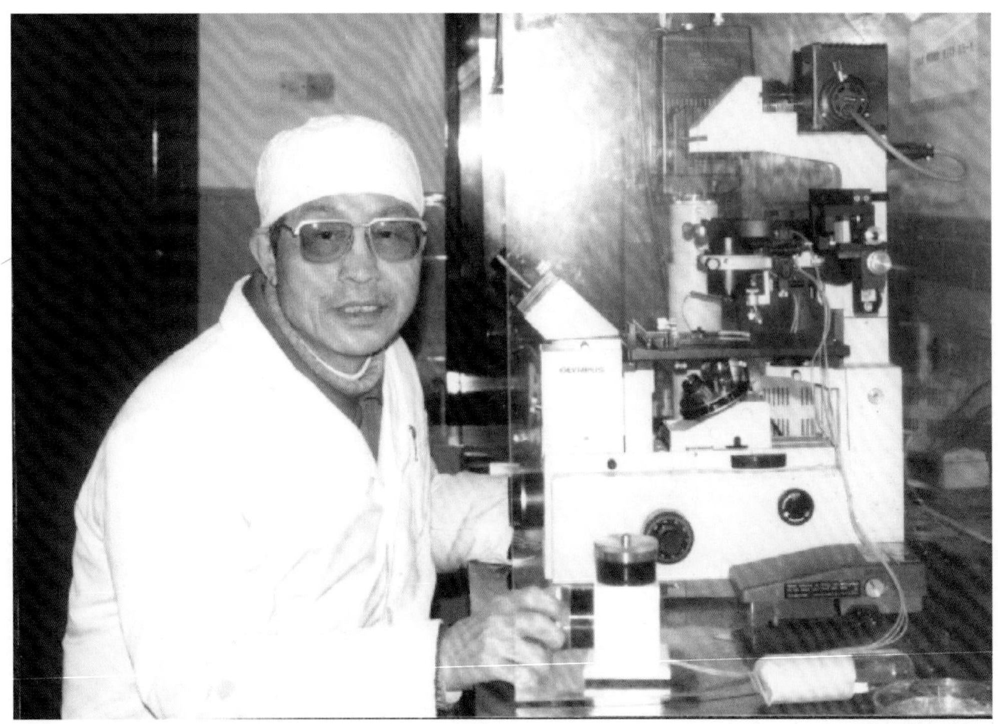

在实验室观察细胞生长情况（2000 年）

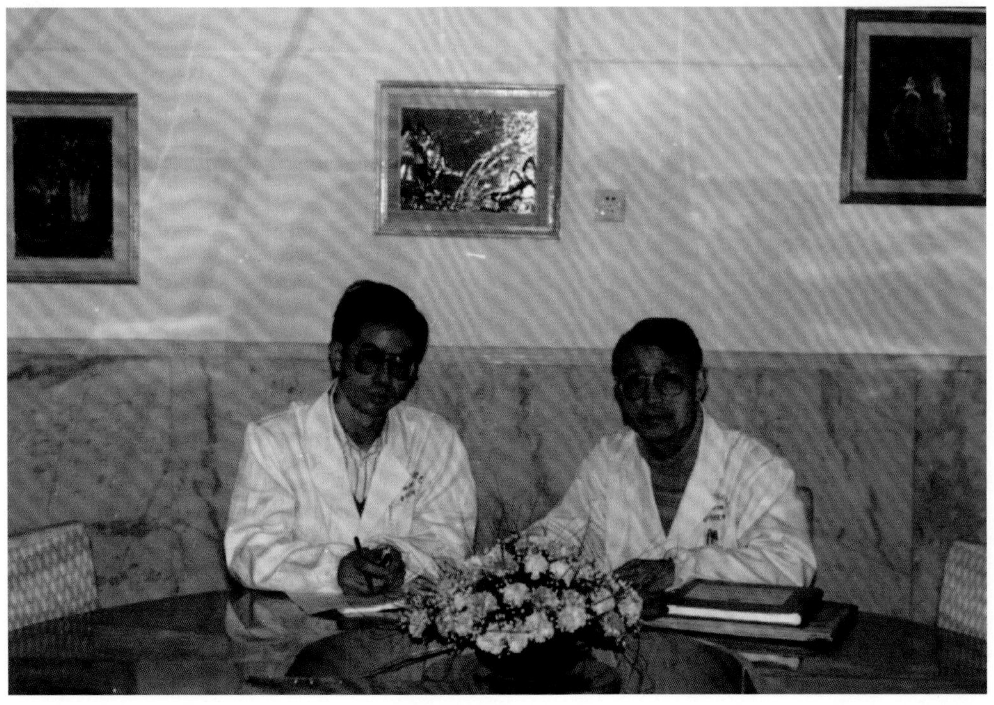

与第二届主任邓汉湘教授商讨实验室评估申报材料 (1995 年)

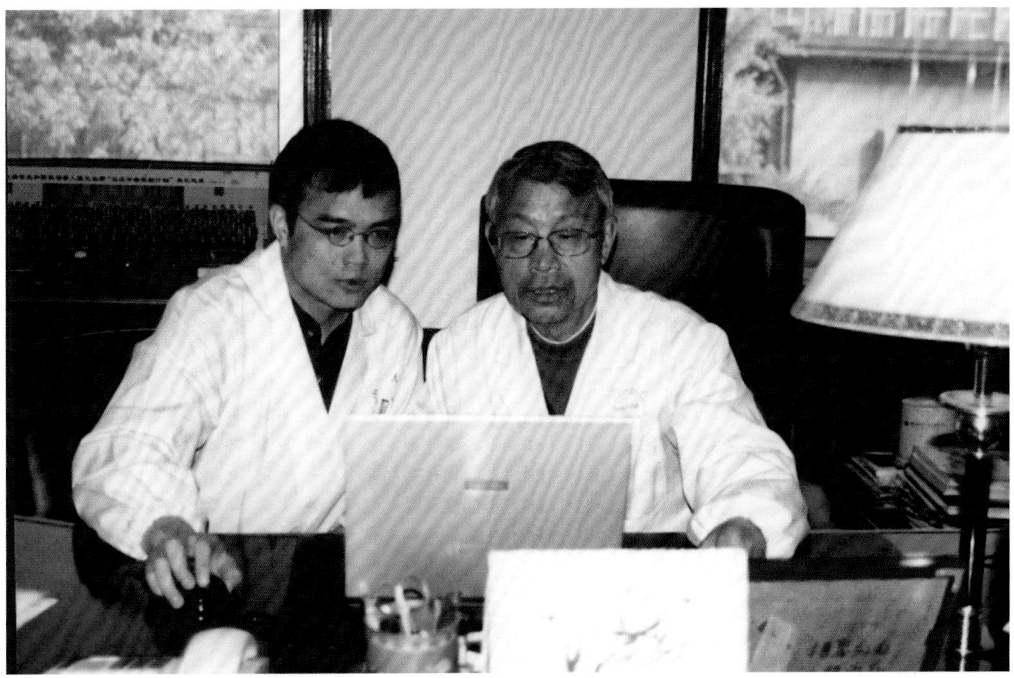

与第三届主任张灼华教授商讨实验室发展计划（2001 年）

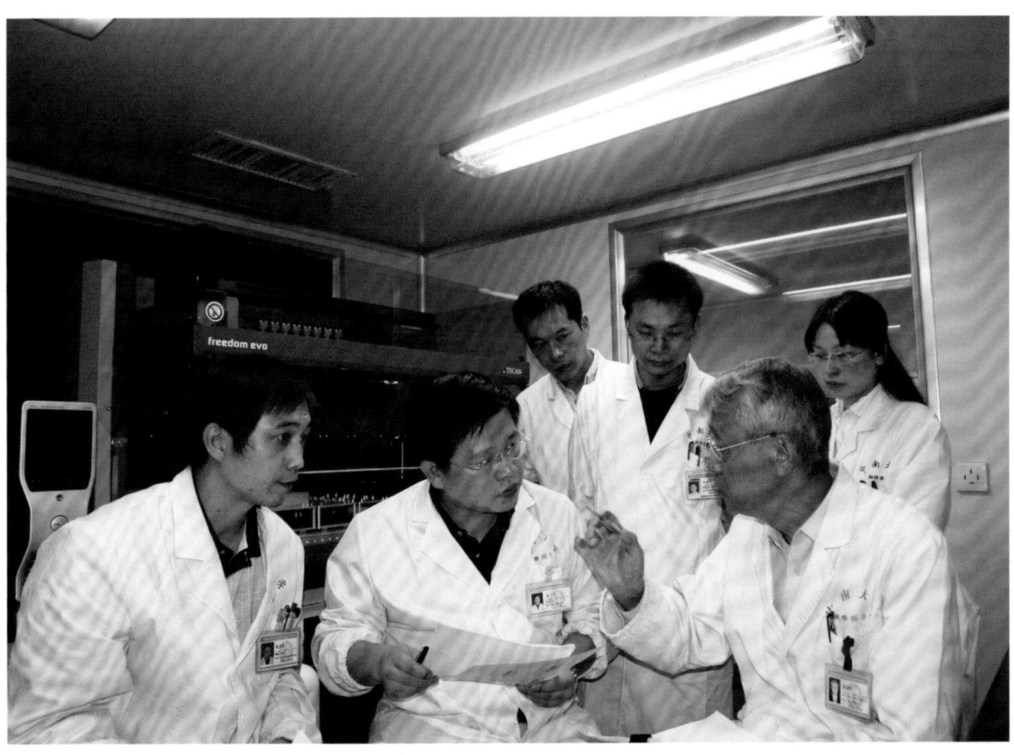

与副主任夏昆教授研究课题进展（2005 年）

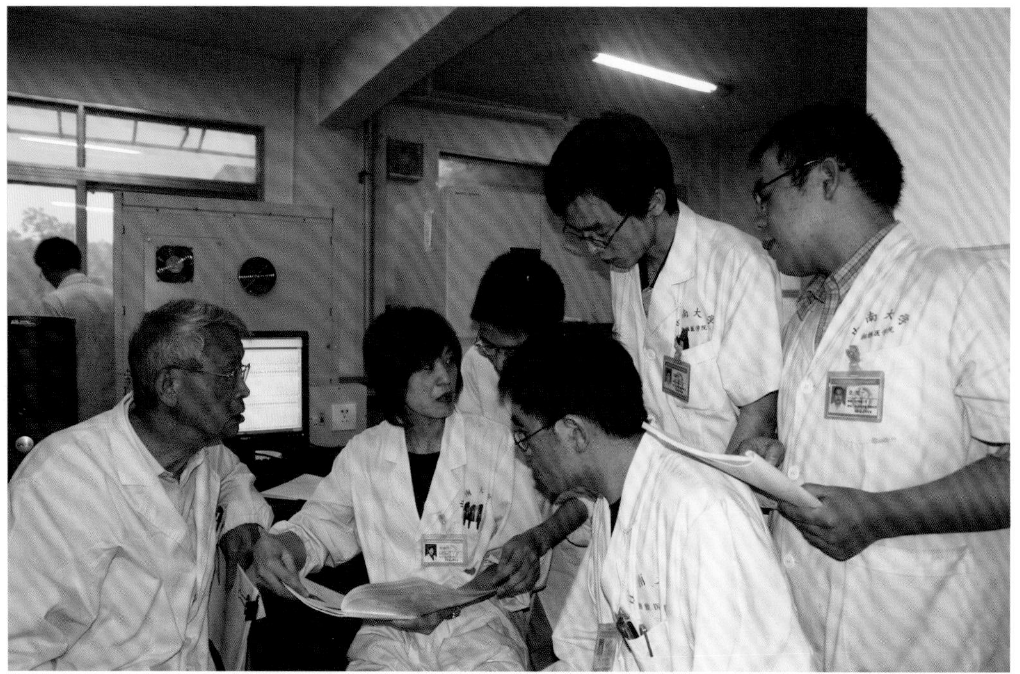

与副主任邬玲仟教授讨论疑难病的诊断新技术（2005 年）

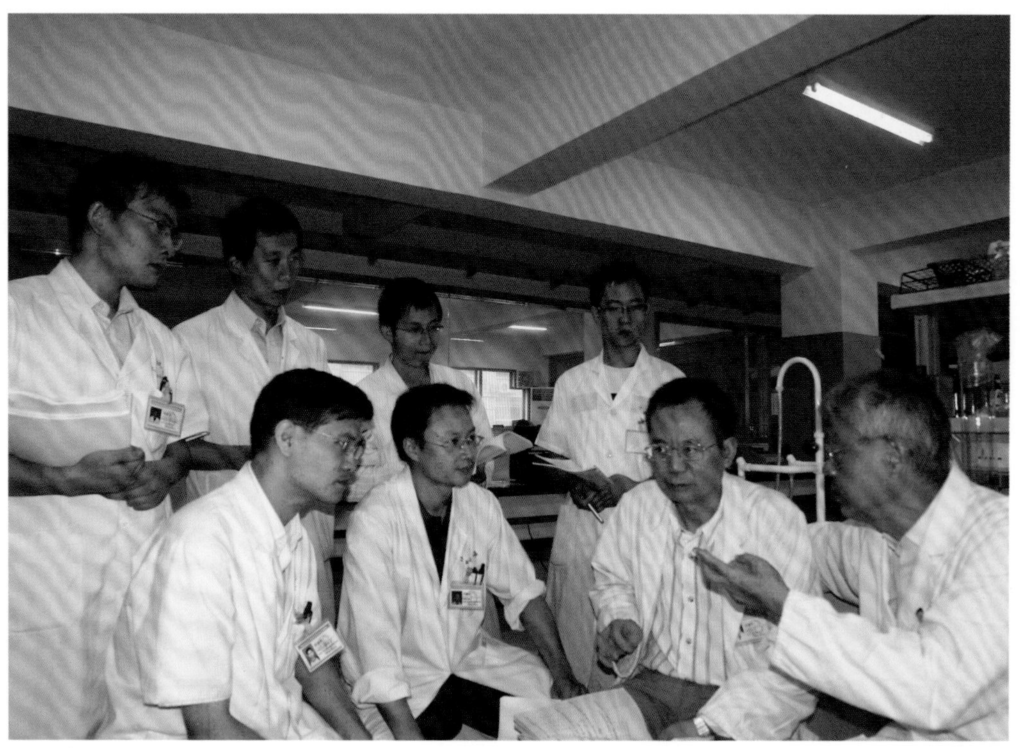

与副主任梁德生教授讨论基因治疗课题的进展（2005 年）

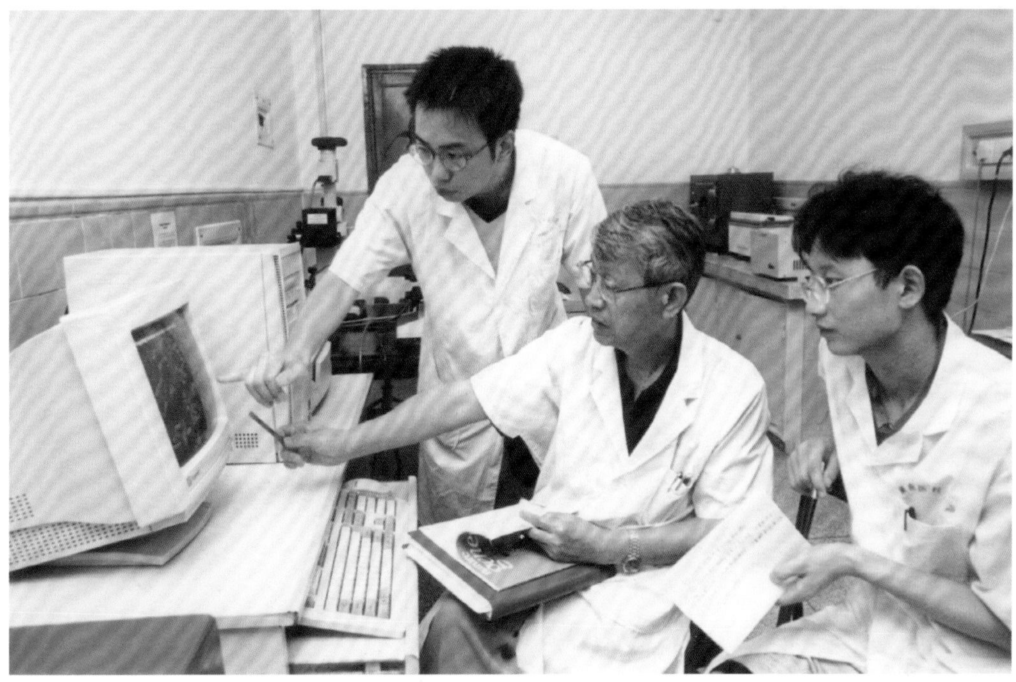

与薛志刚博士课题组讨论脐带与胎盘干细胞的分离技术（2004 年）

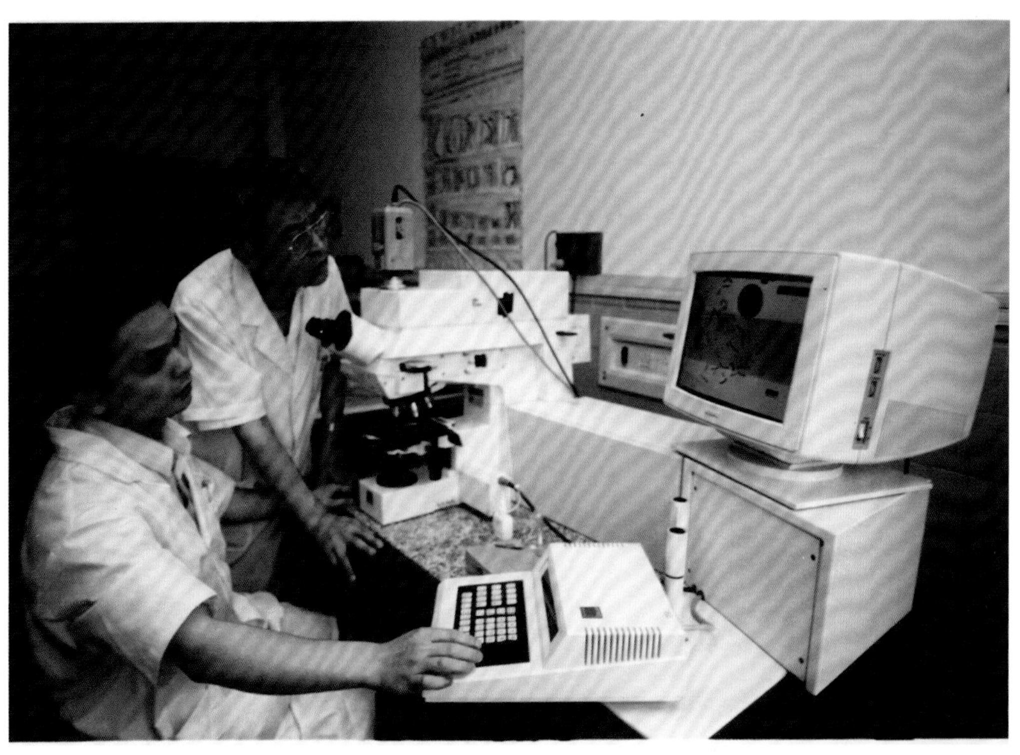

与细胞室主任龙志高讨论疑难核型鉴定（1997 年）

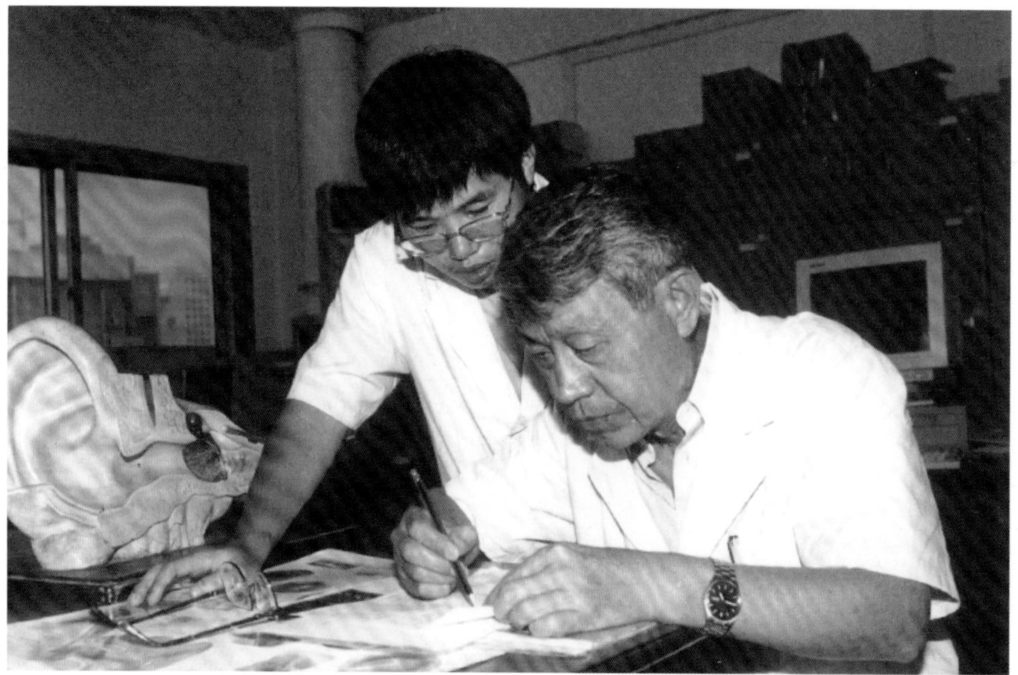

与分子室主任潘乾分析耳聋致病基因（*GJB3*）的测序结果（1998 年）

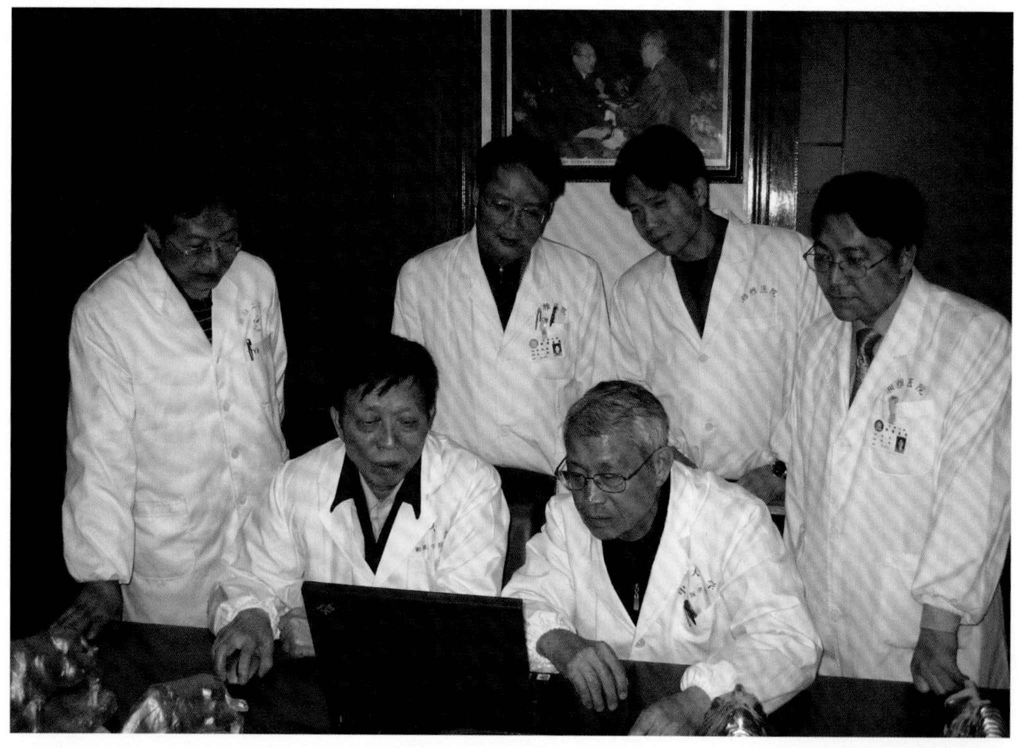

与临床医生讨论有关耳聋致病基因（*GJB3*）的克隆，第一排右起夏家辉，胡冬煦，第二排右起冯永、唐北沙、李宜雄、杨一峰（1998 年）

温馨的家

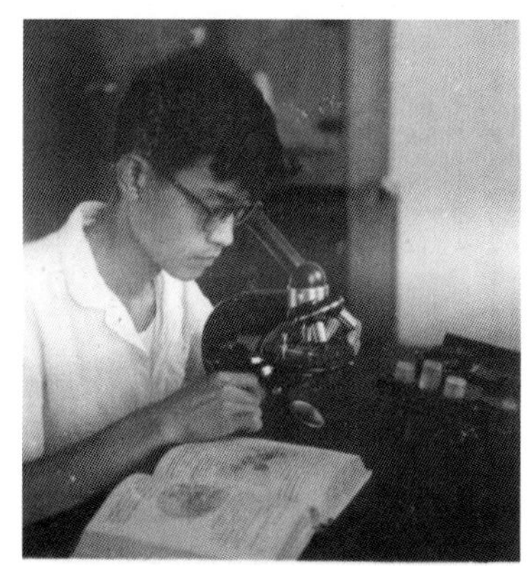

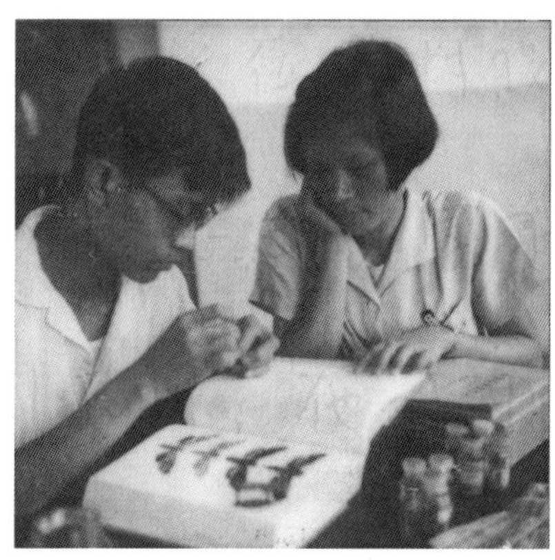

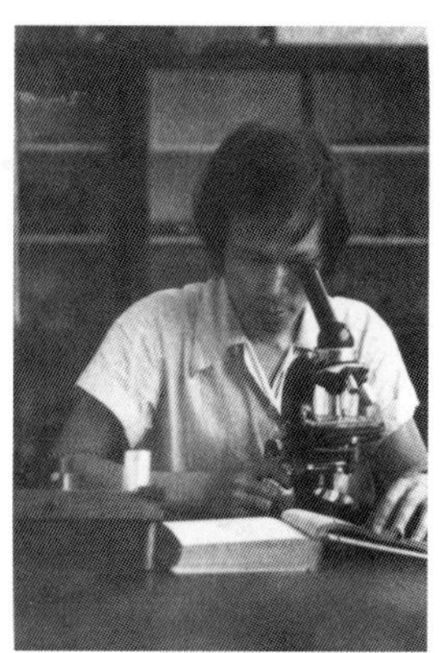

夏家辉与同班同学陈凤琼在湖南师范学院生物系开展灭蚊研究（1961 年）

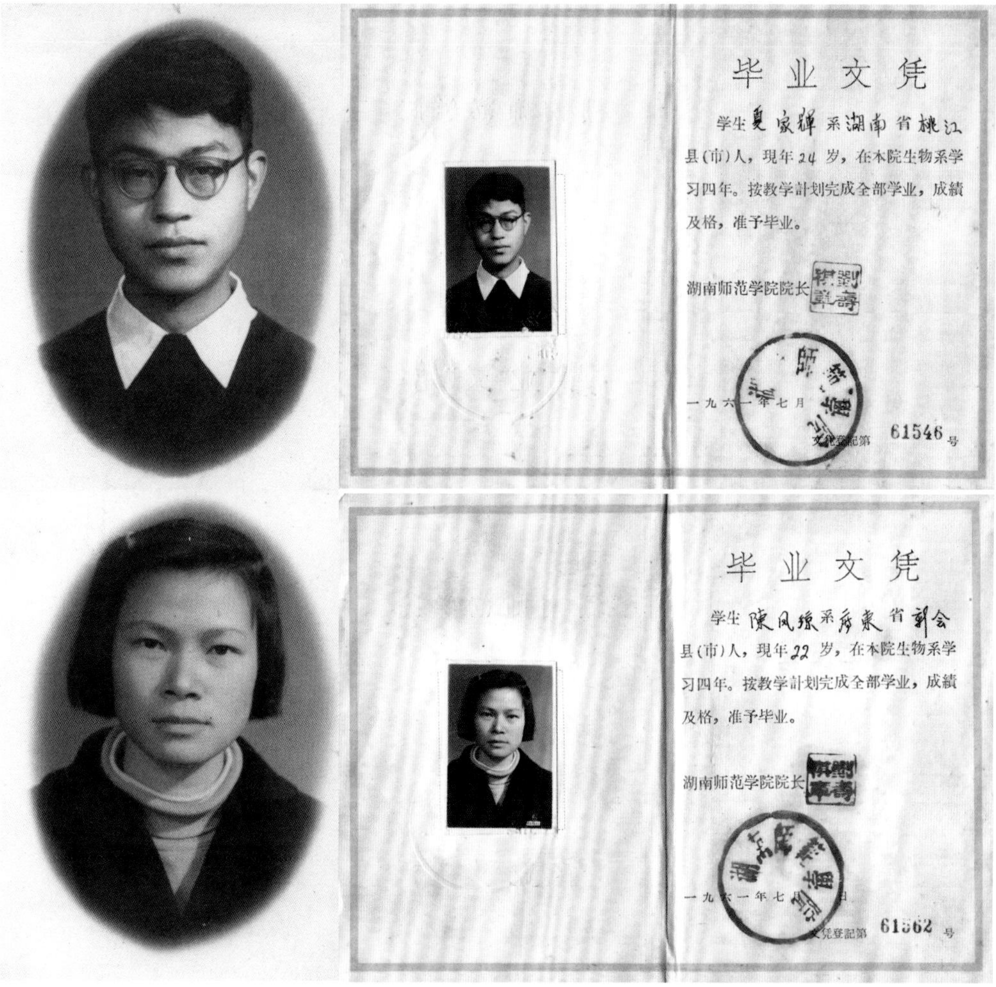

毕业文凭

学生夏家辉系湖南省桃江县(市)人，現年24岁，在本院生物系学习四年。按教学計划完成全部学业，成績及格，准予毕业。

湖南师范学院院长

一九六一年七月

文凭登記第 61546 号

毕业文凭

学生陳凤琼系廣東省新会县(市)人，現年22岁，在本院生物系学习四年。按教学計划完成全部学业，成績及格，准予毕业。

湖南师范学院院长

一九六一年七月 日

文凭登記第 61562 号

湖南师范学院毕业留影及毕业证（1961 年）

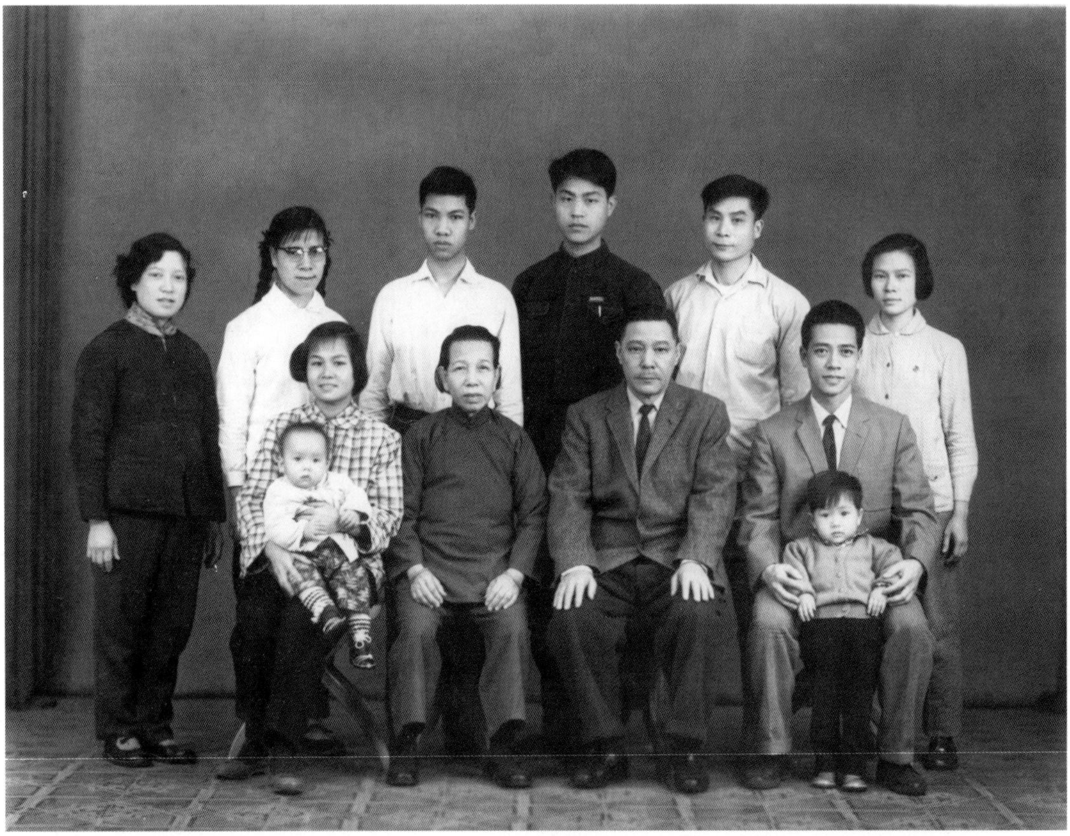

夏家辉与陈凤琼父母亲及家人合影［1962年2月8日（农历正月初四）于广州艳芳馆］

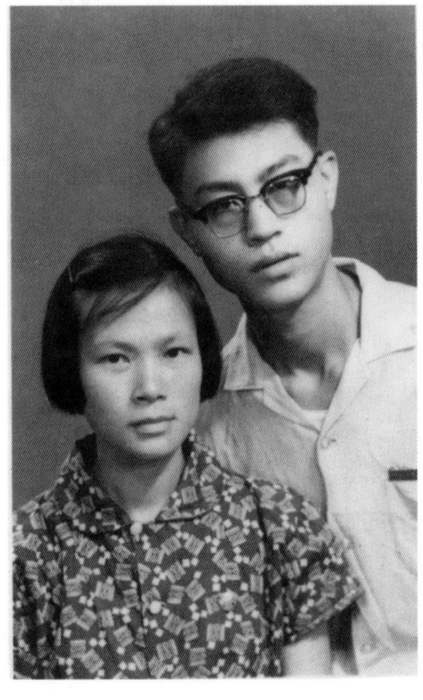

夏家辉与陈凤琼结婚照（1962年6月2日）

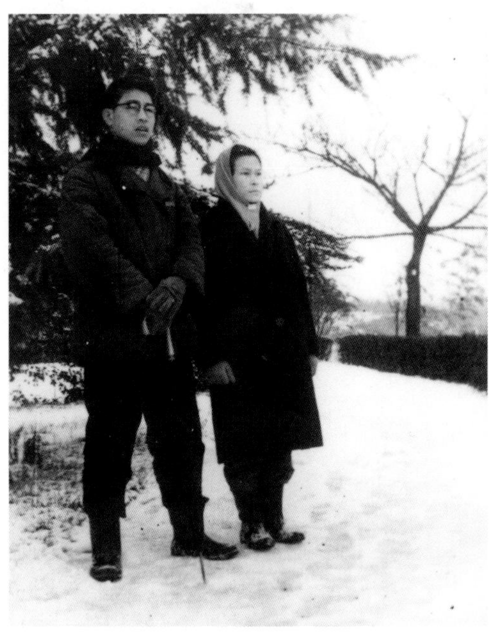

夫妻俩在长沙烈士公园（1962年冬）

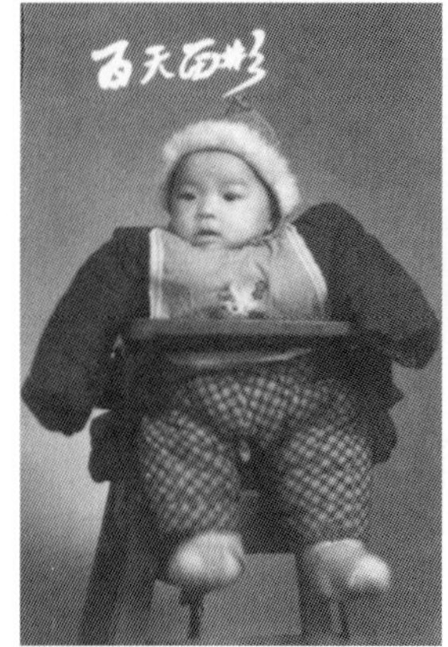

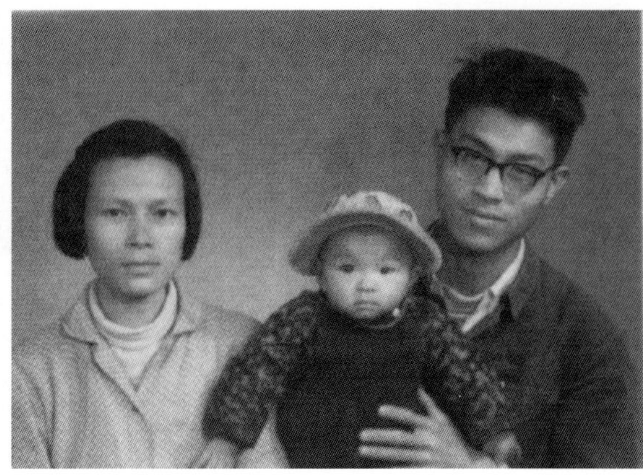
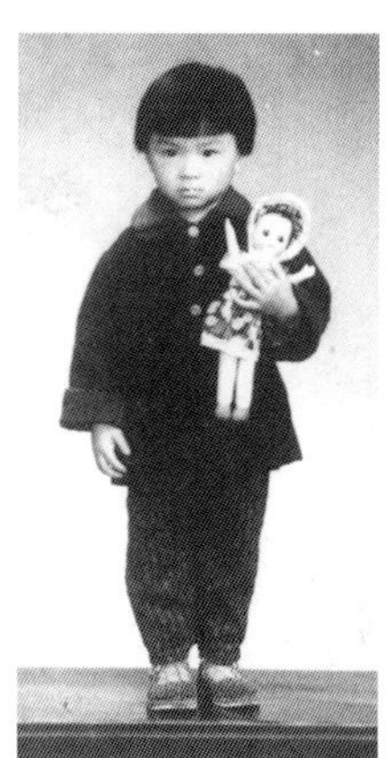

女儿夏日（1964 年）

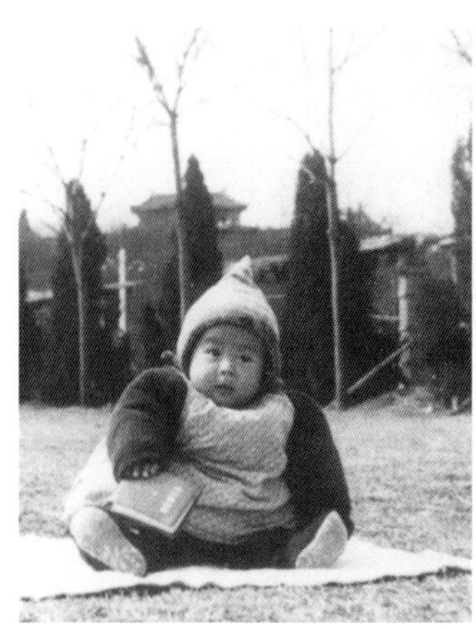
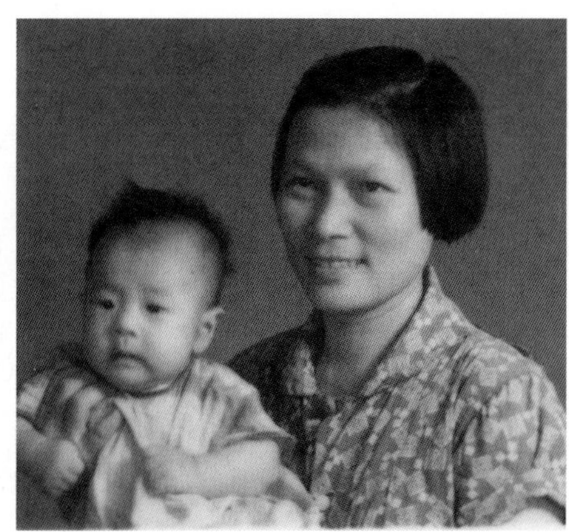
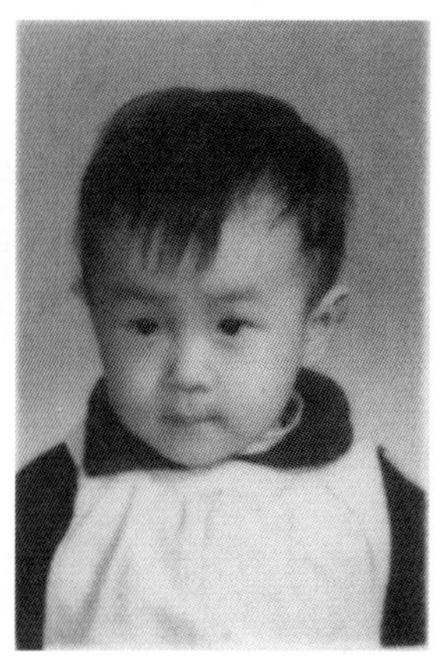

儿子夏希（1968 年）

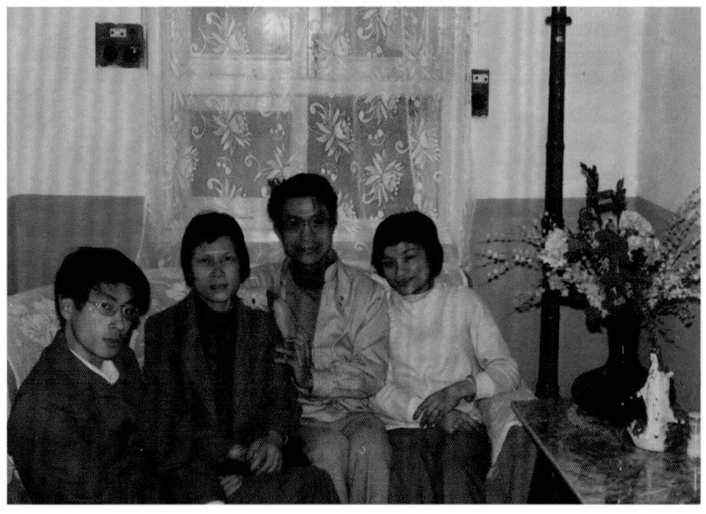

全家合影（1988 年）

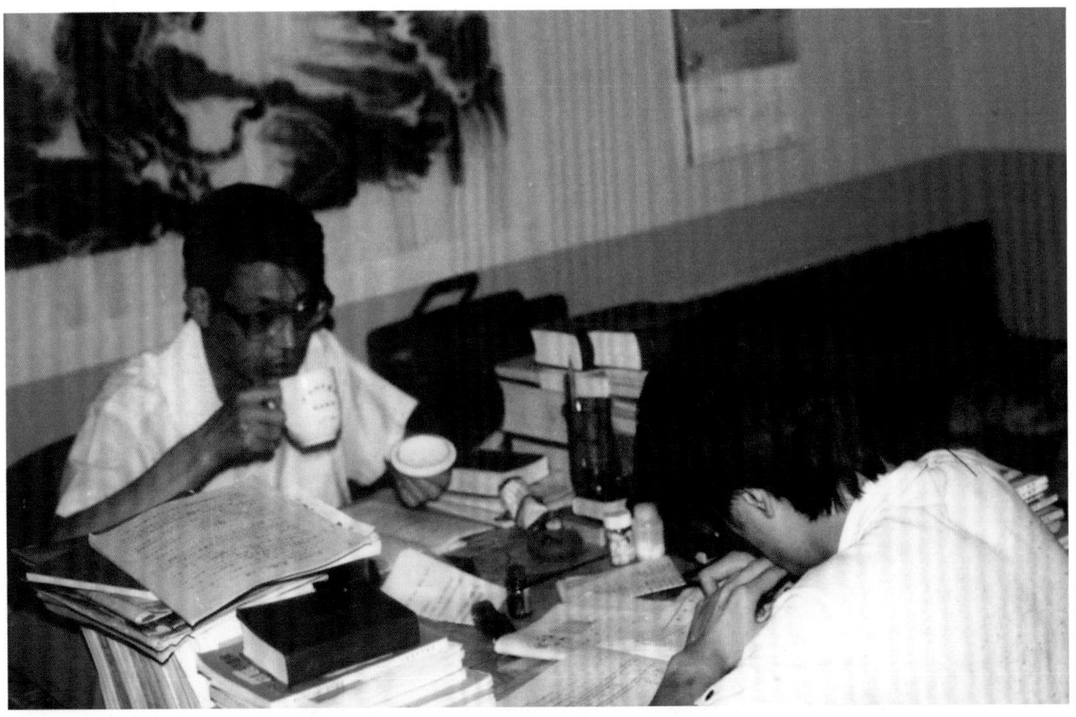

与夏希一起学习（1988 年）

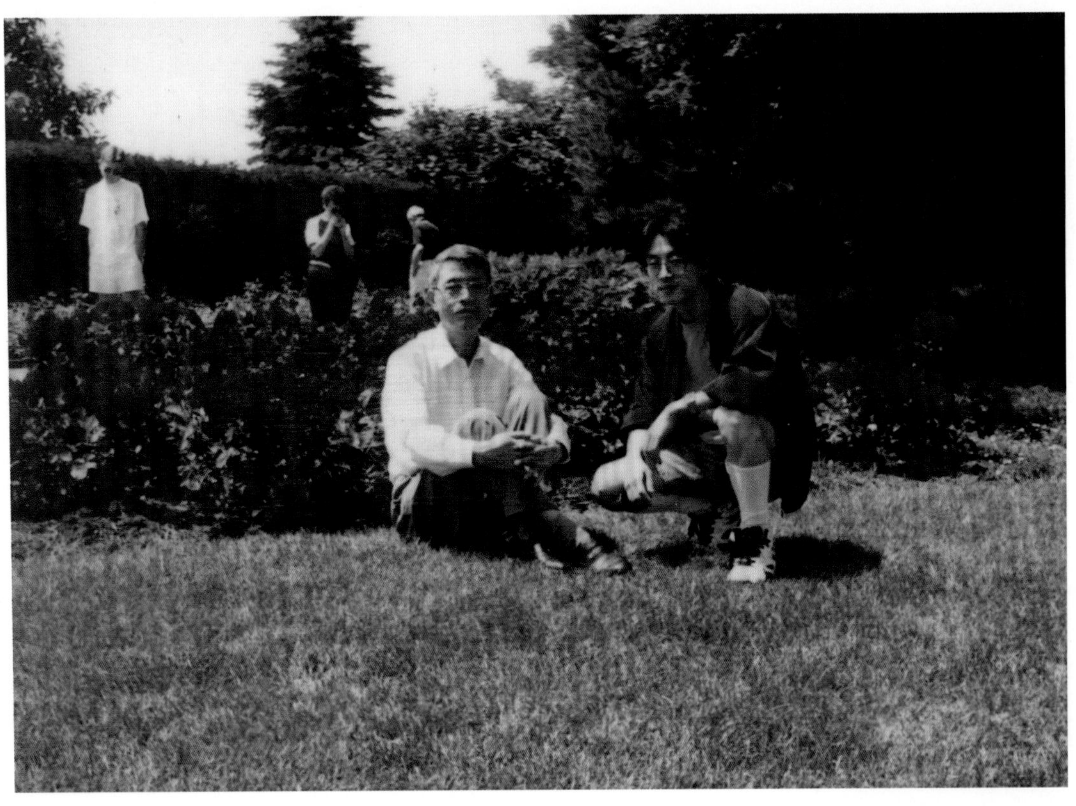

与夏希在美国西北大学（1995 年）

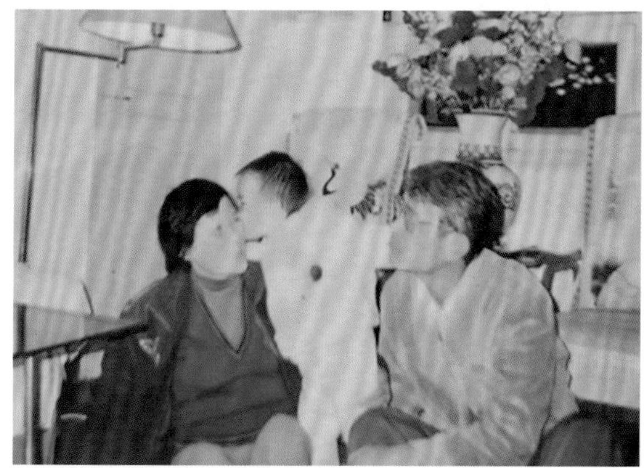
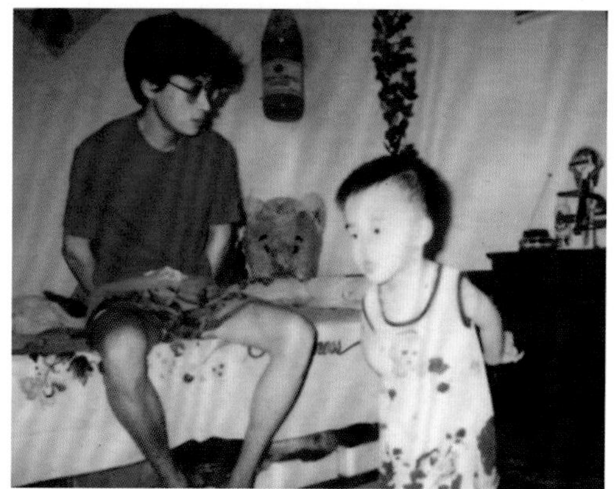
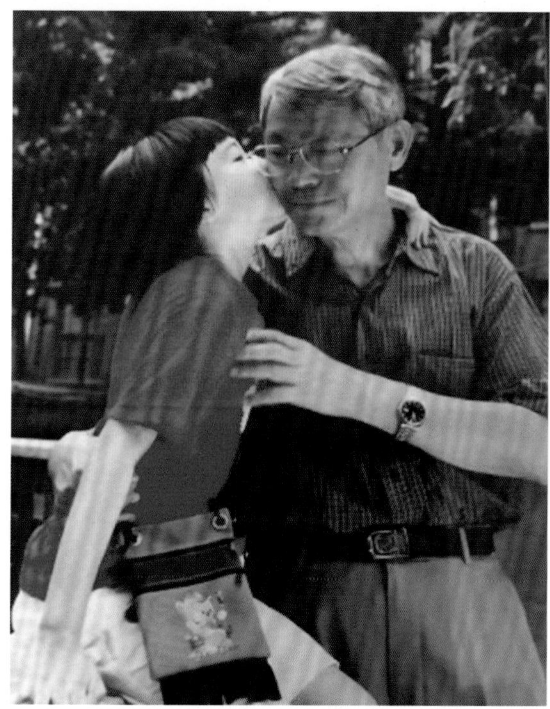
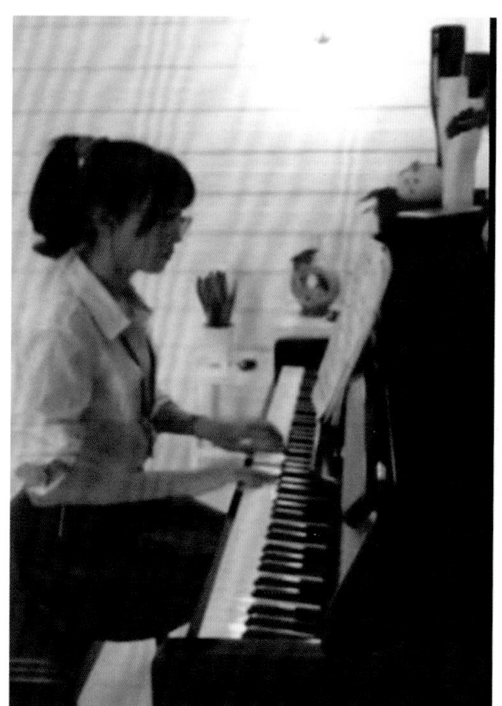
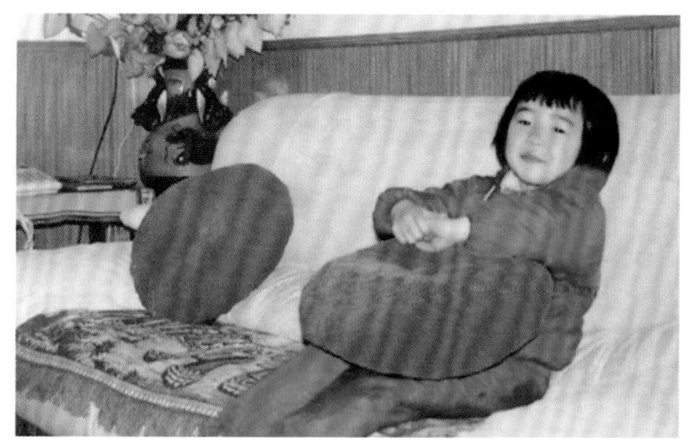
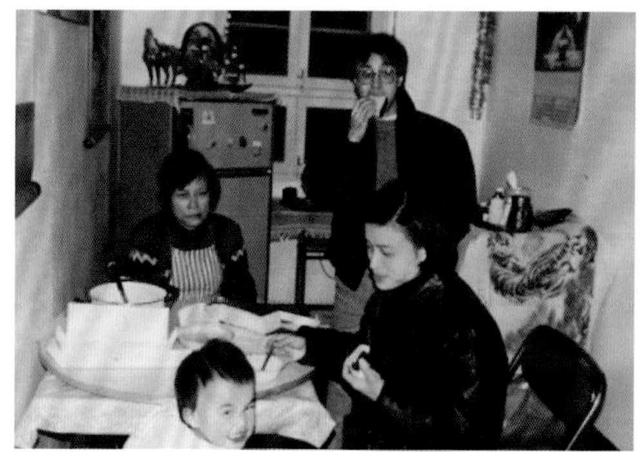

祖孙三代同乐，外孙女刘颖迪（1991 年生）

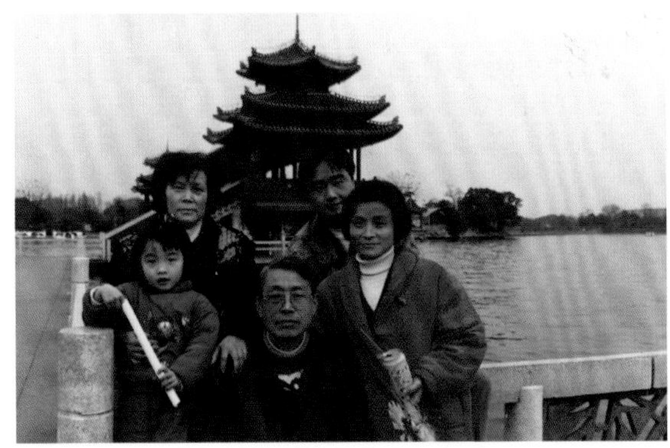

在长沙烈士公园（1997 年）

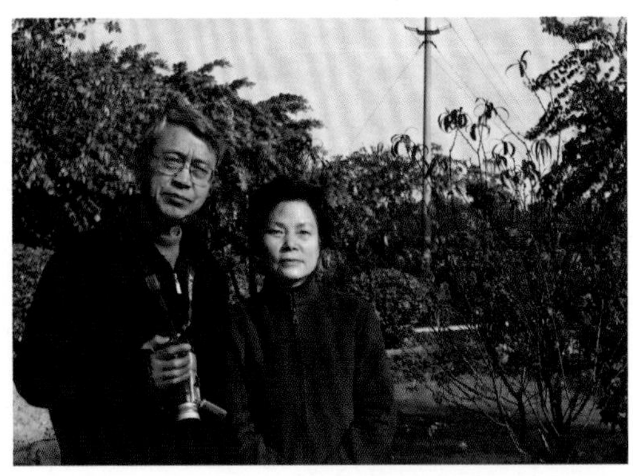

在广州植物园（2001 年）

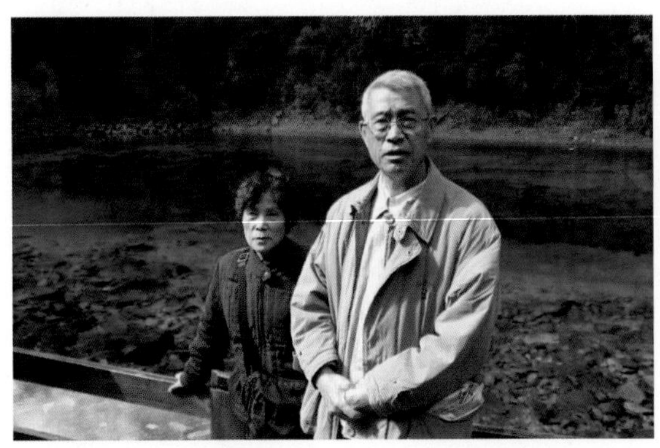

在四川九寨沟（2004 年）

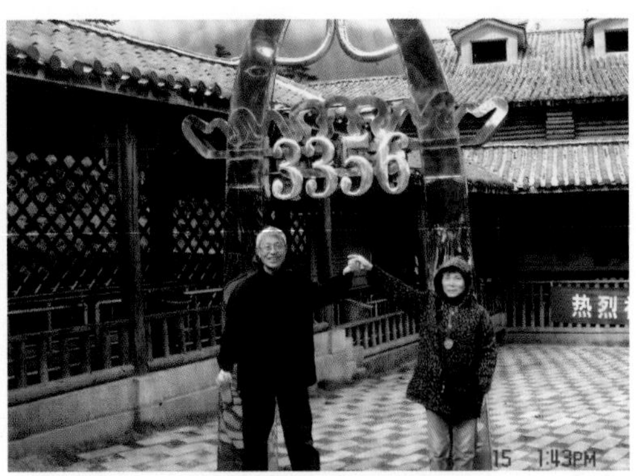

在云南玉龙雪山（2004 年）

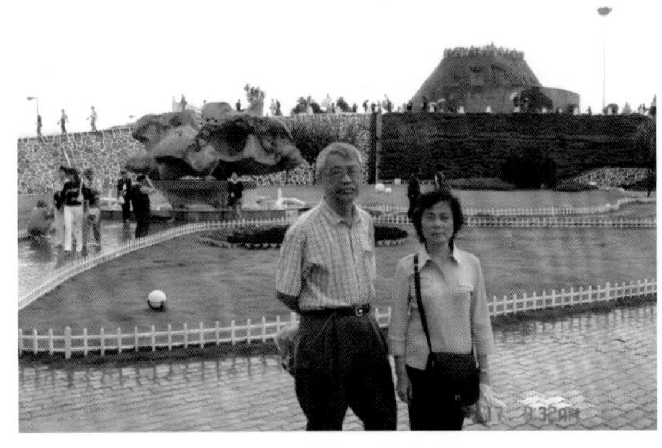

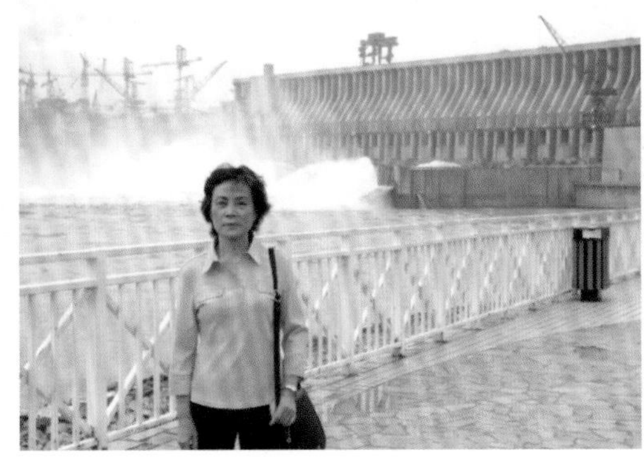

在长江三峡（2005 年）

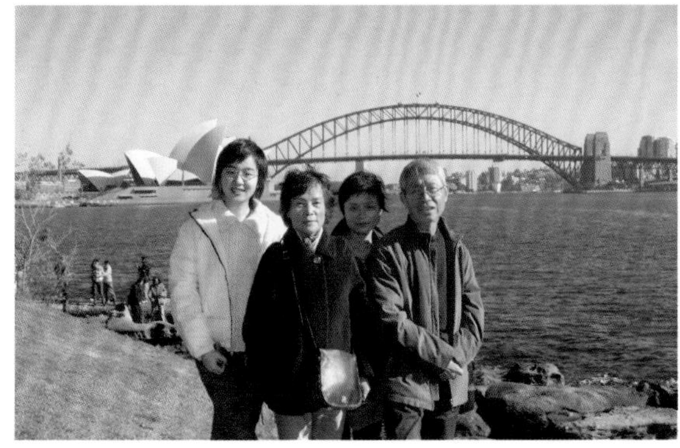

在澳大利亚悉尼（2006 年）

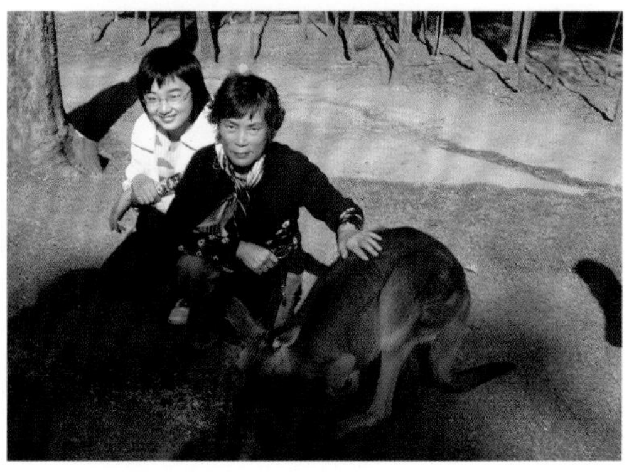

在澳大利亚黄金海岸袋鼠公园（2006 年）

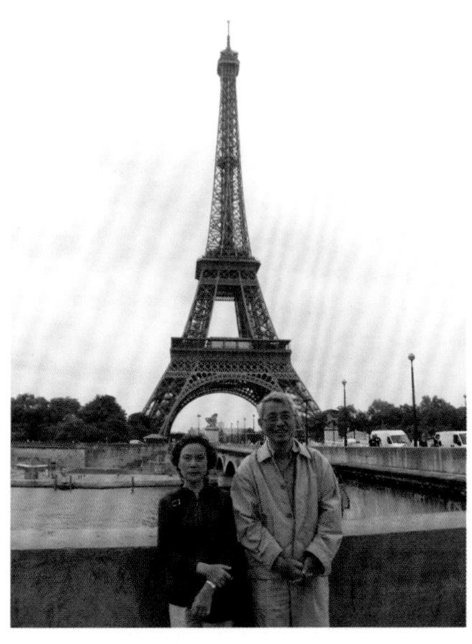

在法国埃菲尔铁塔（2006 年）

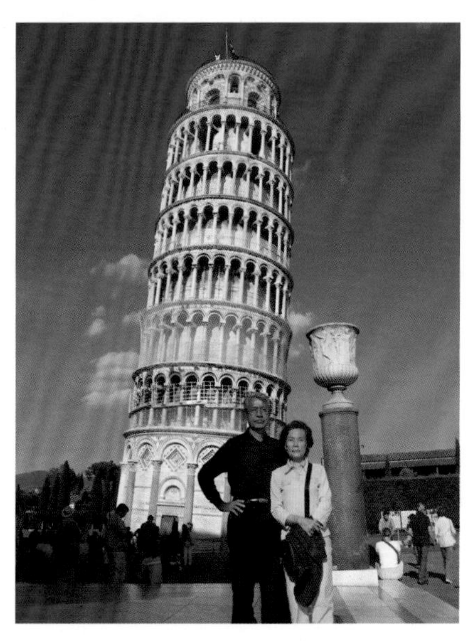

在意大利比萨斜塔（2006 年）

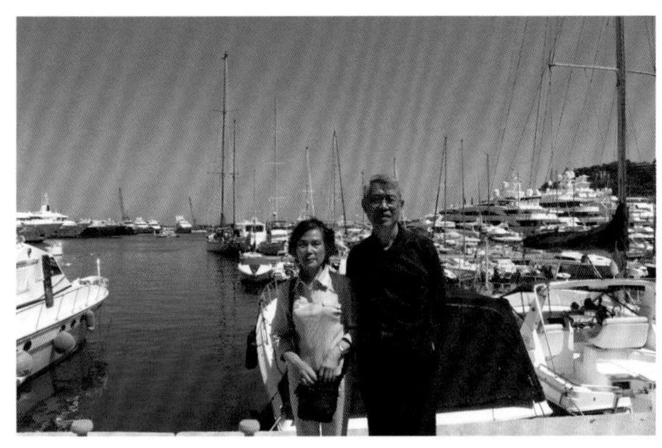

在摩纳哥蒙特卡洛（2006 年）

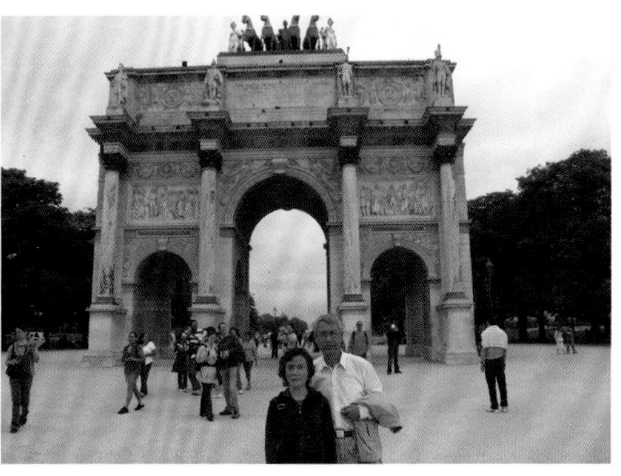

在法国巴黎小凯旋门（2006 年）

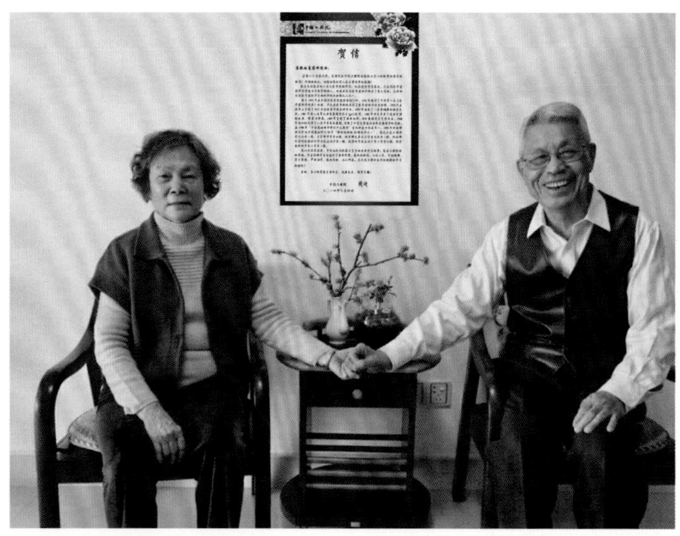

八十大寿在家中合影（2017 年）

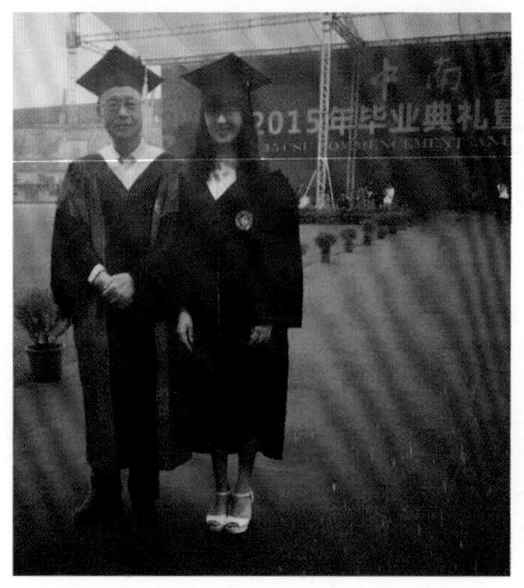

刘颖迪获临床医学学士学位 (2015 年)

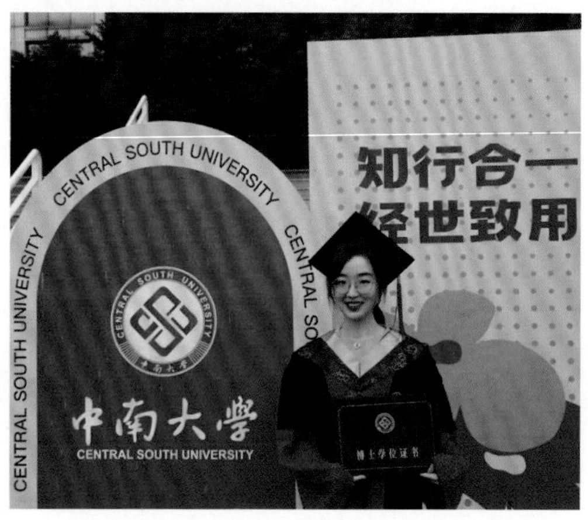

刘颖迪获医学遗传学博士学位 (2023 年)

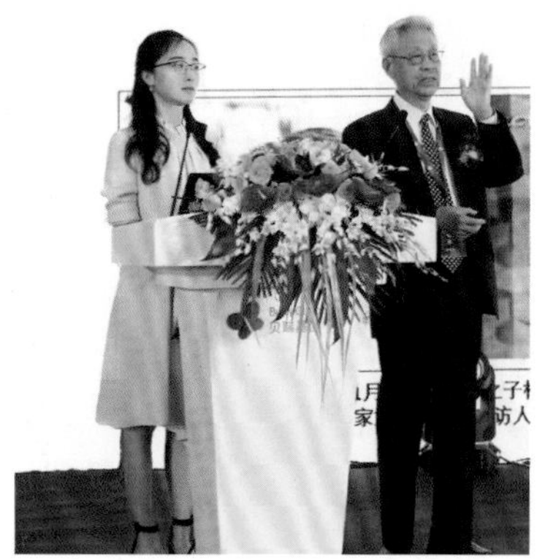

刘颖迪参加贝瑞基因科技高峰论坛 (2017 年)

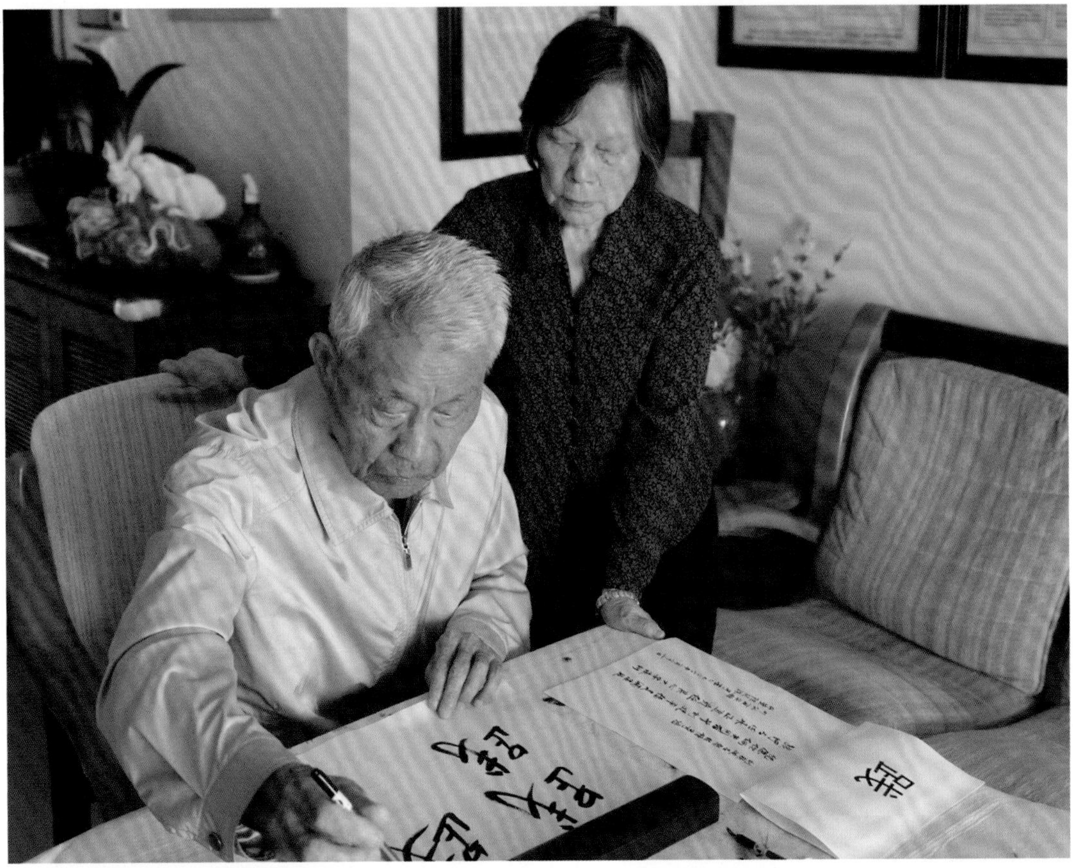

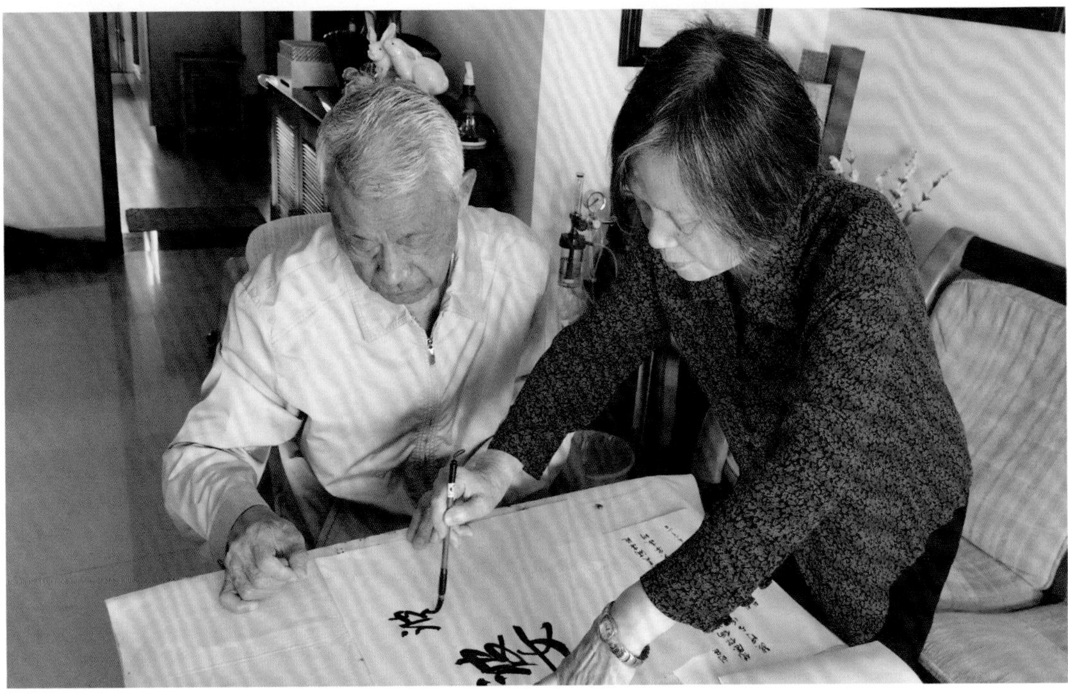

夫妇合影

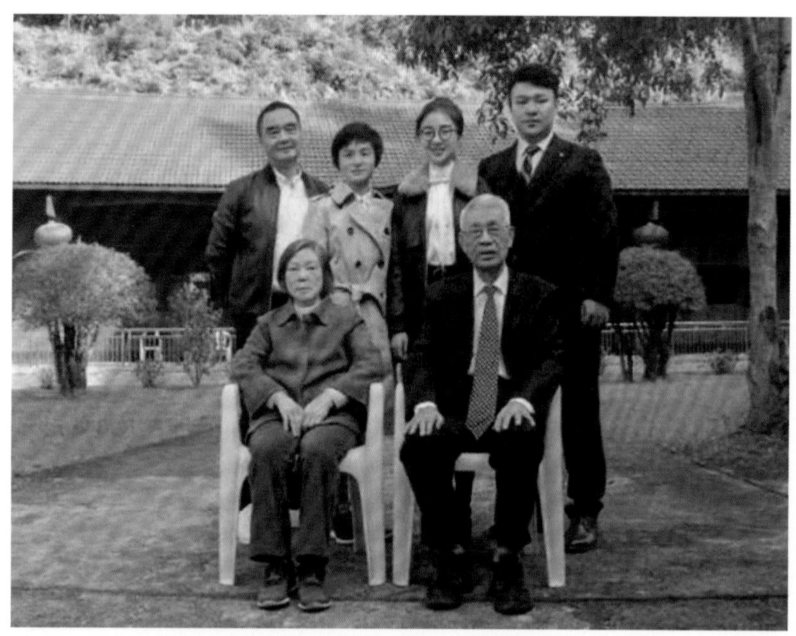

刘颖迪石磊结婚寄语

祝愿你俩共同奋斗创建幸福美满家庭

践行与传承正直责任良心六字家训

外公夏家辉
外婆陈凤琼 手书 公元二〇二〇年二月二十二日

祖孙三代在老家合影

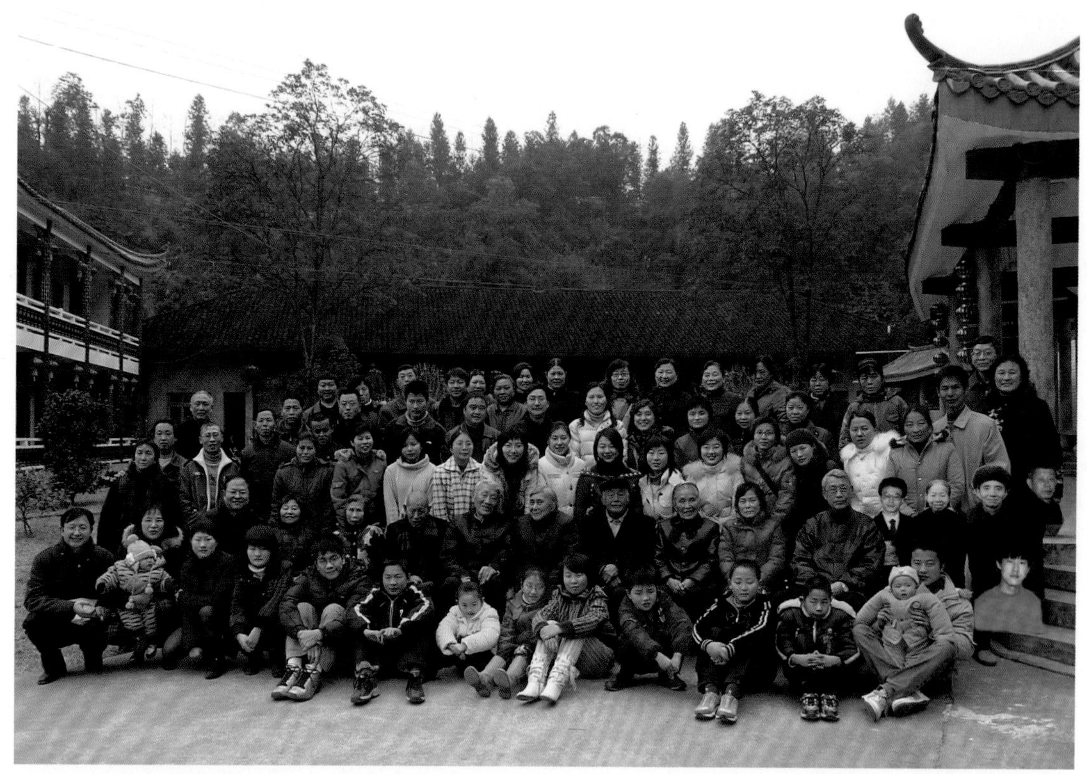

夏赞生、蒋极光部分家系成员合影及剪贴照片（2006 年 1 月 24 日，农历十二月二十五日）

第二排右起夏家辉、陈凤琼、夏美玉（二姐）、薛泳苏（二姐夫）、肖云泉（大嫂）、夏俊（大哥）、夏构堂（二哥）、周玉娥（二嫂）、薛冬云（弟媳），另加剪贴照片夏希（儿）、夏美珍（大姐）、薛校生（大姐夫）、夏振军（弟）、夏远辉（侄）

• 第二部分

践行宗旨，基础研究争世界第一

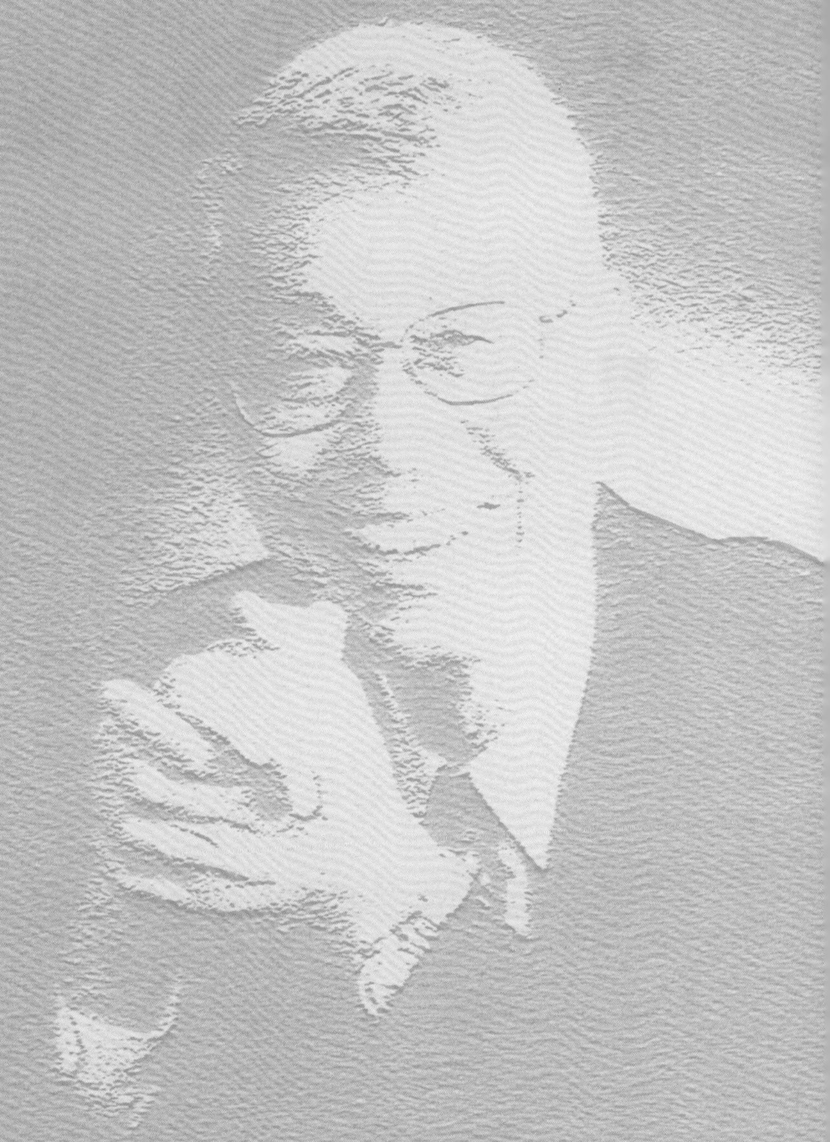

从事医学遗传学研究宗旨

建立先进技术是基础，服务于临床是目的，通过特殊病例开展基础理论研究，由于在材料上独特、在技术上先进，其研究成果就能够达到国际先进水平，得到国内外公认，同时不断提高了教学与医疗水平。

——夏家辉总结（1981 年 10 月）

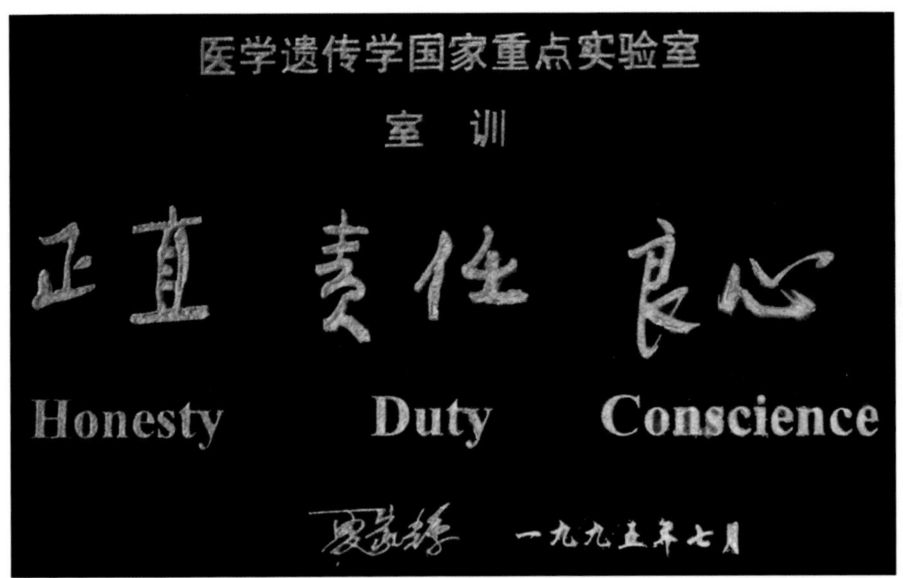

医学遗传学国家重点实验室室训

湖南家辉遗传专科医院
服务宗旨

贯彻《中华人民共和国母婴保健法》。传承夏家辉院士 1972 年制定的“建立先进技术是基础，服务于临床是目的，通过特殊病例开展基础理论研究，由于在材料上独特、在技术上先进，其研究成果就能够达到国际先进水平，得到国内外公认，同时不断提高了教学与医疗水平。”的宗旨和 1995 年给中国医学遗传学国家重点实验室提出的“正直、责任、良心”的六字室训，做一个为人正直、有良心，对病人高度负责任的医务工作者，给遗传病患者及其家系成员提供国内一流、国际水平的、实实在在的、最直接、最有实效和最根本的科技服务，实现“预防为主、关卡前移”的目的。

首席临床遗传学家邬玲仟教授

2012 年 1 月 18 日

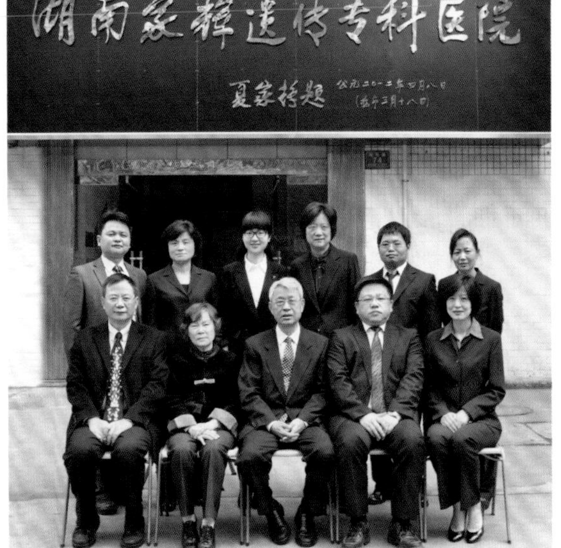

湖南家辉遗传专科医院服务宗旨

· 1975 年在国际上发现了一条与鼻咽癌相关的标记染色体，1985 年证明带有该标记染色体的癌细胞可游离于患者的外周血中 ·

1974 年，夏家辉与耳鼻咽喉科肖健云医生合作发现一对于 1932 年出生的同卵双生子先后患鼻咽癌（图 1），从而开始了鼻咽癌的遗传病因学研究。1975 年，用染色体 G 显带技术研究鼻咽癌病因中，他发现在 3 株鼻咽癌淋巴样细胞株（图 2A）与 4 个鼻咽癌患者的病检组织块中存在一条结构相同的标记染色体 mar t(1;3)(q44;p11)（图 2B），据此提出该标记染色体可能与鼻咽癌相关。

1985 年，夏家辉在研究另一位鼻咽癌患者的外周血细胞的脆性位点中，不但证明其染色体 1q44 带存在脆性位点（fragile site 1q44）（图 3A），而且在外周血中有一个细胞带有同样的 mar t(1; 3)(q44; p11) 的标记染色体（图 3B），这是国际上首次证明鼻咽癌细胞可以游离存在于患者的外周血中。

论文分别于 1978 年和 1988 年在《中华医学杂志（英文版）》（*Chinese Medical Journal*）和 *Cancer Genet Cytogenet* 发表后，得到了国、内外的高度关注。该研究获 1978 年全国科学大会奖，夏家辉获评湖南省先进个人。

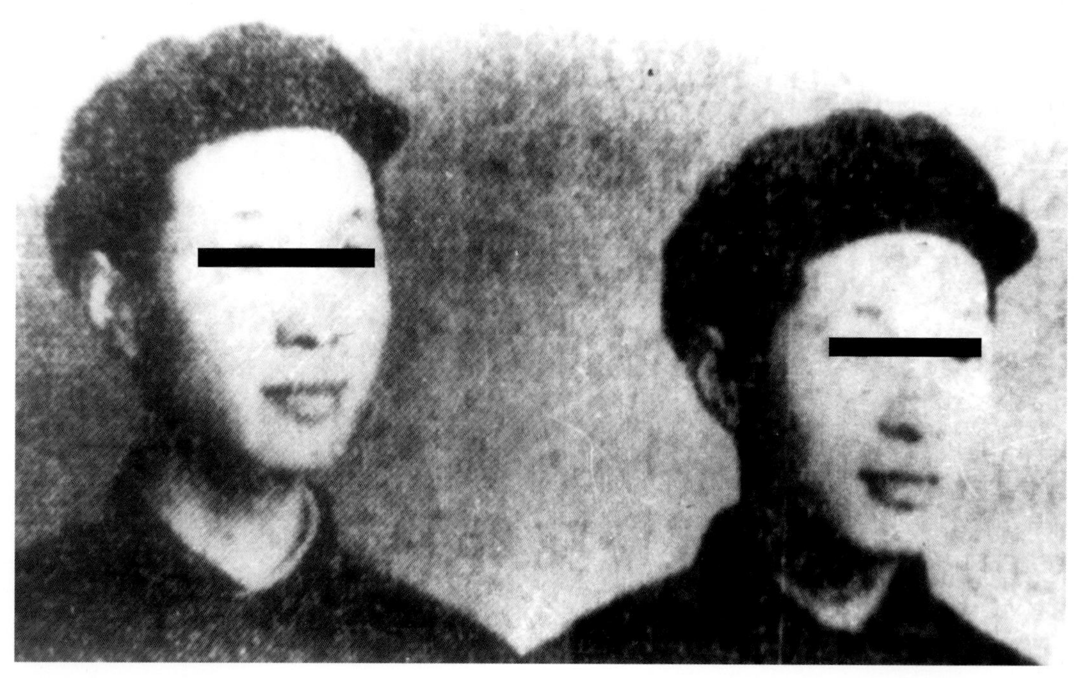

图 1

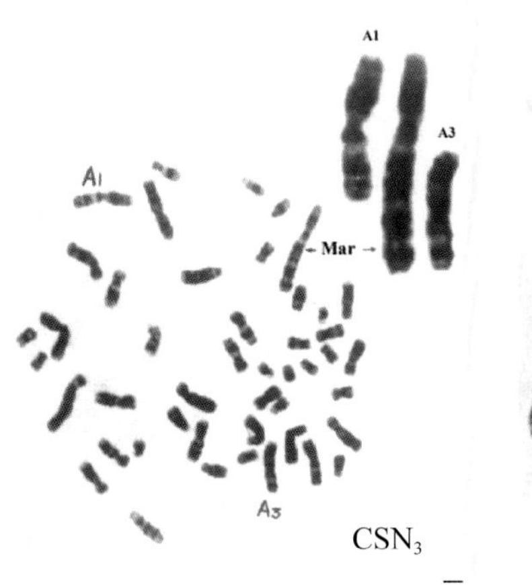

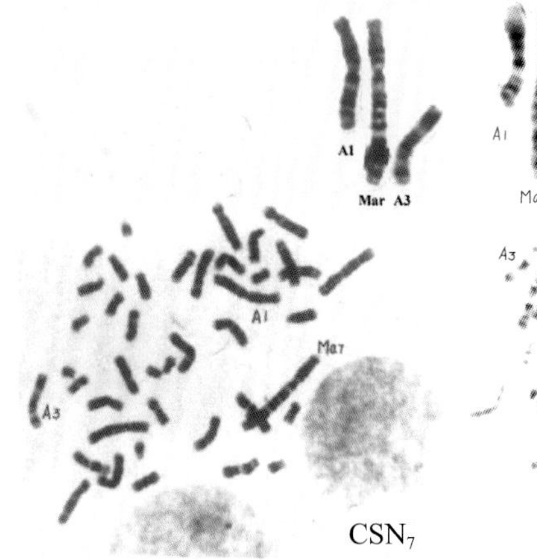

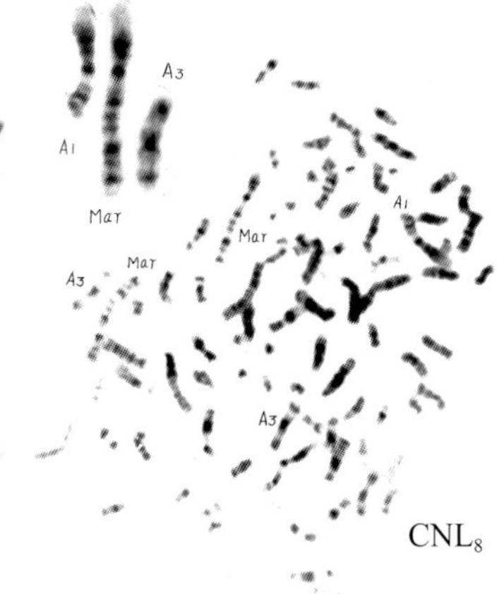

图 2A （CSN_3，CSN_7，CNL_8）

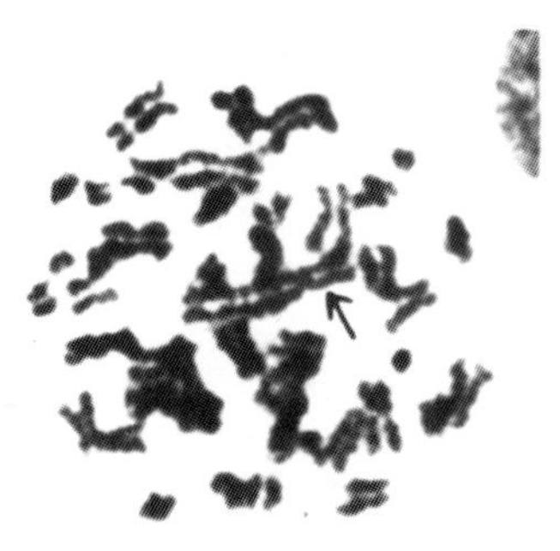
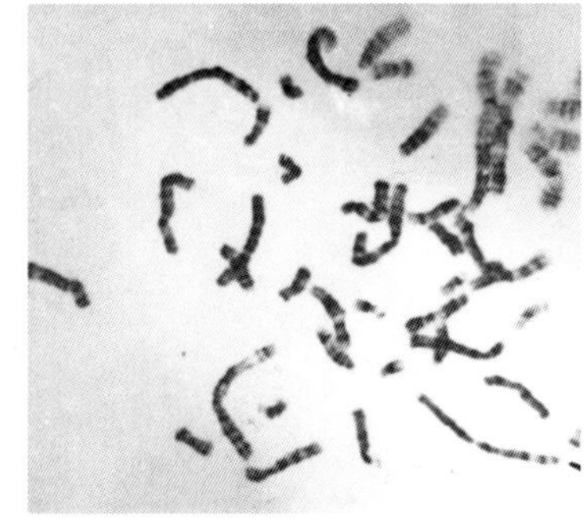
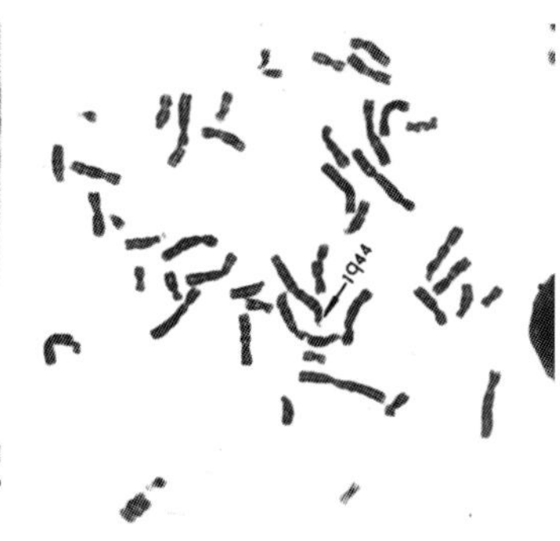

图 2B

图 3A （1q44）

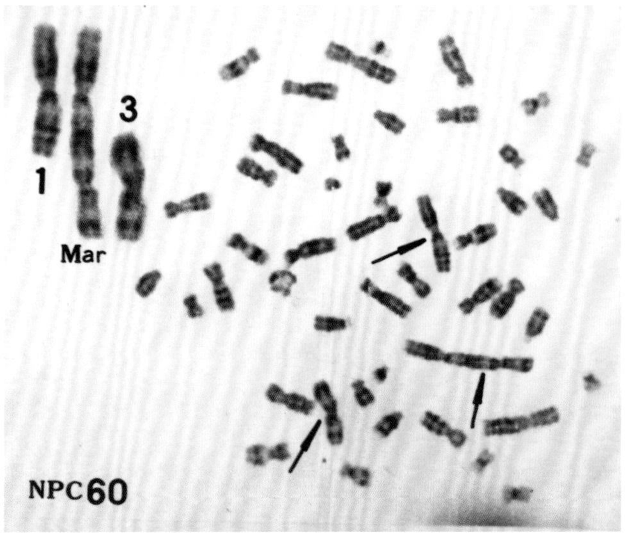

图 3B

论文 *Giant Group a Marker Chromosome in Three Human Lymphoblasstoid Cell Strains from Nasopharyngeal Carcinoma*, 1978 年在《中华医学杂志（英文版）》（*Chinese Medical Journal*）发表后，先后有美国、法国、捷克、芬兰、荷兰、希腊、秘鲁、土耳其的共 12 位学者来信索取论文。

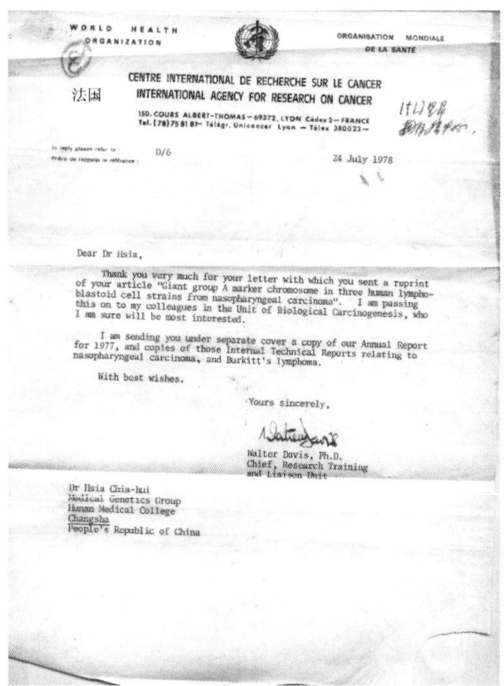

WORLD HEALTH ORGANIZATION　　ORGANISATION MONDIALE DE LA SANTÉ

CENTRE INTERNATIONAL DE RECHERCHE SUR LE CANCER
INTERNATIONAL AGENCY FOR RESEARCH ON CANCER

150, COURS ALBERT-THOMAS – 69372, LYON Cédex 2 – FRANCE
Tel. (78) 75 81 81 – Télégr. Unicancer Lyon – Télex 380023 –

法国

In reply please refer to:
Prière de rappeler la référence: D/6

24 July 1978

Dear Dr Hsia,

Thank you very much for your letter with which you sent a reprint of your article "Giant group A marker chromosome in three human lymphoblastoid cell strains from nasopharyngeal carcinoma". I am passing this on to my colleagues in the Unit of Biological Carcinogenesis, who I am sure will be most interested.

I am sending you under separate cover a copy of our Annual Report for 1977, and copies of those Internal Technical Reports relating to nasopharyngeal carcinoma, and Burkitt's lymphoma.

With best wishes.

Yours sincerely,

Walter Davis, Ph.D.
Chief, Research Training and Liaison Unit

Dr Hsia Chia-hui
Medical Genetics Group
Hunan Medical College
Changsha
People's Republic of China

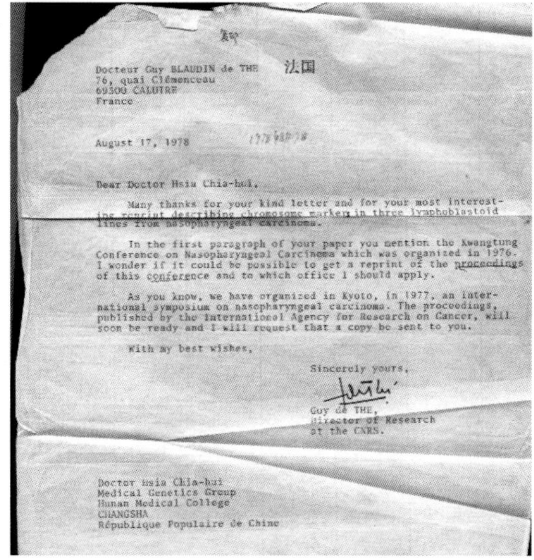

复印

Docteur Guy BLAUDIN de THE　　法国
76, quai Clémenceau
69300 CALUIRE
France

August 17, 1978

Dear Doctor Hsia Chia-hui,

Many thanks for your kind letter and for your most interesting reprint describing chromosome marker in three lymphoblastoid lines from nasopharyngeal carcinoma.

In the first paragraph of your paper you mention the Kwangtung Conference on Nasopharyngeal Carcinoma which was organized in 1976. I wonder if it could be possible to get a reprint of the proceedings of this conference and to which office I should apply.

As you know, we have organized in Kyoto, in 1977, an international symposium on nasopharyngeal carcinoma. The proceedings, published by the International Agency for Research on Cancer, will soon be ready and I will request that a copy be sent to you.

With my best wishes,

Sincerely yours,

Guy de THE,
Director of Research
at the CNRS.

Doctor Hsia Chia-hui
Medical Genetics Group
Hunan Medical College
CHANGSHA
République Populaire de Chine

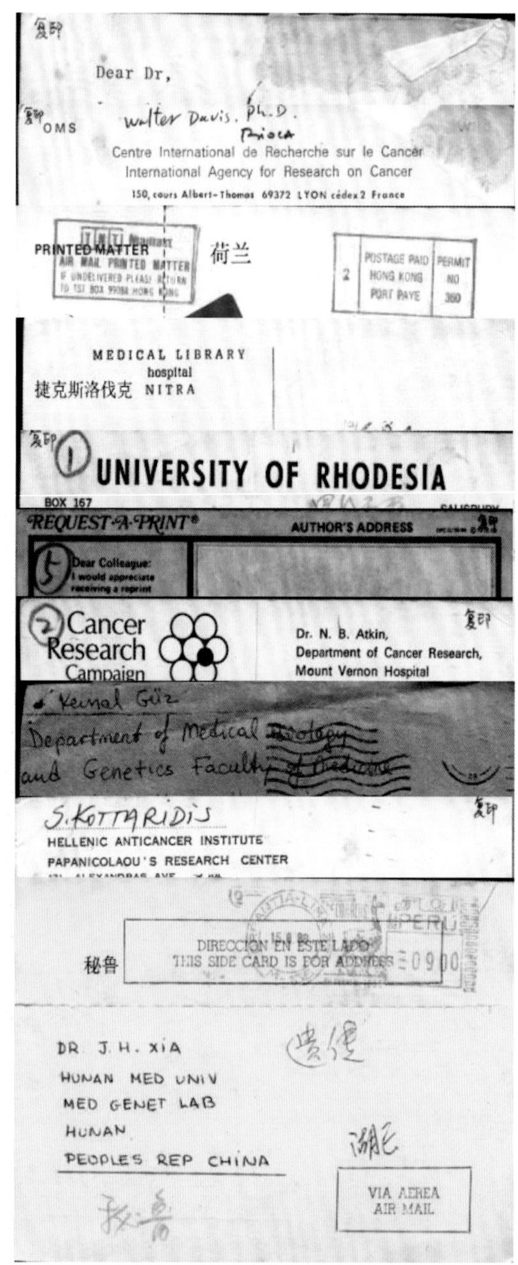

论文 *Fragile Site 1q44 Involved in Nasopharyngeal Carcinoma A Study of a Marker Chromosome der(1)t(1;3)(q44;p11)*，1988 年在 *Cancer Genet Cytogenet* 发表后，美国、法国、保加利亚、德国、秘鲁、南斯拉夫、斯洛伐克、新加坡、印度的共 12 位学者来信索取论文。

Sofia, 10.02.89......

Dear Sir,

I would greatly appreciate a reprint of your paper

Fragile Site 1q44 Involved in Nasopharyngeal

Sofia, 11/II/89.........

Dear Sir,

I would greatly appreciate a reprint of your paper

Fragile Site 1q44 Involved in Nasopharyn...

ZENTRUM FÜR HUMANGENETIK UND GENETISCHE BERATUNG

Bremen, den 9.4.89

Sehr geehrte(r)
Dear Dr. Xia!

OMS　WHO

I4.I.89/5I.52.88

Centre International de Recherche sur le Cancer
International Agency for Research on Cancer RS
150, cours Albert-Thomas 69372 LYON cédex08 France

Dear Dr J.H. XIA

Dear Doctor:

I would appreciate a reprint of your paper which appeared in

Cancer Genetics & Cytogenetics

Vol. 35 Pages 135 Date 10/1/88

Entitled: Fragile Site Iq44 Involved in Nasopharyngeal Carcinoma - A Study of a Marker Chromosome der(1) t(1;3)(q44-p11)

Thank you.

Sincerely yours,

Douglas R. Gnepp

CUT AND USE STUB FOR ADDRESS

DEPARTMENT OF PATHOLOGY
St. Louis University School of Medicine
1402 South Grand Boulevard
St. Louis, Missouri 63104, U.S.A.

Attn: Douglas R. Gnepp

UNIVERSIDAD NACIONAL MAYOR DE SAN MARCOS
DIRECCION UNIVERSITARIA DE SERVICIOS Y REGISTRO CENTRAL
SERVICIO ACADEMICO-ASISTENCIAL DE GENETICA HUMANA

Dear Dr Xia,

I would appreciate receiving a reprint of your paper:

Fragile Site 1q44 Involved in

Dear Sir,
Sehr geehrter Herr!
Monsieur et cher collègue

Date July 4, 1989

Dear Dr. Xia,

I should greatly appreciate receiving a reprint of your paper entitled:

Fragile Site 1q44 Involved in Nasopharyngeal Carcinoma

Dear Dr. Xia

I WOULD VERY MUCH APPRECIATE A COPY OF YOUR ARTICLE ENTITLED

Fragile site 1q44 — —

Name Jose Jessy

IMMUNO-BIOCHEM LABORATORY
TATA MEMORIAL HOSPITAL
DR. ERNEST BORGES MARG, PAREL,
BOMBAY-400 012, INDIA.

Date 12/9/94.

Dear Doctor,

I would greatly appreciate receiving a reprint of your article: Fragile site 1q44 in nasopharyngeal carcinoma

Dr. Y. R. Ahuja
DEPARTMENT OF GENETICS, OSMANIA UNIVERSITY
HYDERABAD-500 007, (A. P.) INDIA

Dear Doctor,　Dated 29-12-1988

I would greatly appreciate a reprint of your article Fragile site 1q44 involved in nasopharyngeal carcinoma-A study of a worker chromosome der (1) t (1;3)(q44;p11)

which appeared in Cancer Genet Cytogenet 35(1):135 1988. as well as reprints of other articles on the same or related subjects.

Thanking you for this courtesy.

Happy New Year!

Yours Sincerely,

1979 年法国国家科学代表团 Guy de-the 博士一行三人专程来湖南医学院与夏家辉交流鼻咽癌的研究情况。

一九七九年六月五日中国科学院下文湖南省法国国家科学代表团
要求来湖南访问夏家辉教授
中国科学院文件
根据中国科学院和法国国家科研中心的科学合作协议，法国科研中心派一癌学和生物化学小组于七月一日抵京，访华三周。
希望考察的单位、停留时间、会见的人：
3、湖南医学院，长沙湖南医学院医学遗传小组 HSIA-CHIA-HUI夏家辉教授（研究过鼻咽癌的细胞后代）

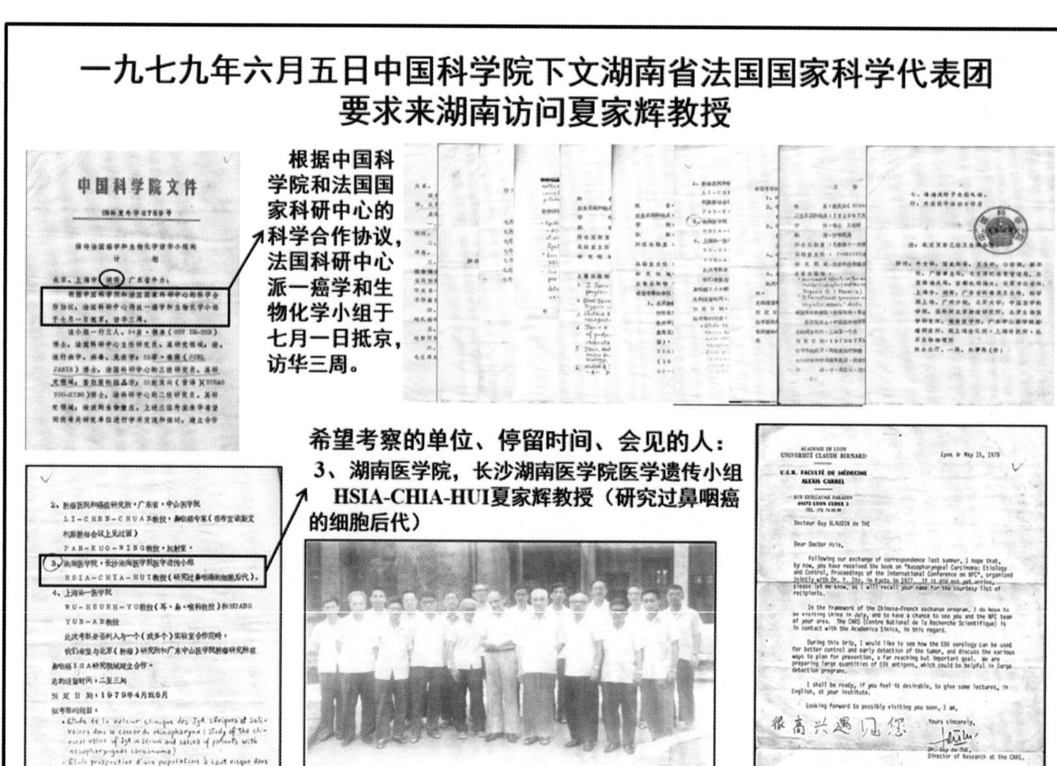

ACADEMIE DE LYON
UNIVERSITÉ CLAUDE BERNARD

U.E.R. FACULTÉ DE MÉDECINE
ALEXIS CARREL

Lyon, le May 15, 1979

Docteur Guy BLAUDIN de THE

Dear Doctor Hsia,

Following our exchange of correspondence last summer, I hope that, by now, you have received the book on "Nasopharyngeal Carcinoma: Etiology and Control, Proceedings of the International Conference on NPC", organized jointly with Dr. Y. Ito, in Kyoto in 1977. If it did not yet arrive, please let me know, as I will recall your name for the courtesy list of recipients.

In the framework of the Chinese-French exchange program, I do hope to be visiting China in July, and to have a chance to see you and the NPC team of your area. The CNRS (Centre National de la Recherche Scientifique) is in contact with the Academica Sinica, in this regard.

During this trip, I would like to see how the EBV serology can be used for better control and early detection of the tumor, and discuss the various ways to plan for prevention, a far reaching but important goal. We are preparing large quantities of EBV antigens, which could be helpful in large detection programs.

I shall be ready, if you feel it desirable, to give some lectures, in English, at your Institute.

Looking forward to possibly visiting you soon, I am,

很高兴遇见您

Yours sincerely,

Dr. Guy de THE,
Director of Research at the CNRS.

Professor HSIA Chia Hui
Medical Genetic Group on Nasopharyngeal Carcinoma
Hunan Medical College
HUNAN Chan Sha
China

1979年5月法国国家科学代表团Guy de-the博士（前排左五）一行三人专程来湖南医学院访问夏家辉（前排左三）时合影

• 3415 例连续出生的活产婴儿的 G 显带染色体研究 •

本文 1983 年被邀请在印度召开的第十五届国际遗传学会“人类与医学遗传学会”大会报告，这是 1949 年以来我国第一次组团参加该国际会议，也是第一篇被邀请在这一会上报告的“医学遗传学”方面的研究论文。

本文报道了采用以人类染色体 G 显带技术为主结合其他技术，对长沙市三所医院妇产科 1979 年 5 月 3 日至 1982 年 5 月 24 日期间，连续出生的 3415 例活婴的脐带血标本进行的细胞遗传学分析和流行病学调查研究，该项国际首个中国人群研究结果表明：我国新生儿染色体异常的发生率为 0.73%，由父母遗传的占 43%，由新发生的突变导致的占 57%，其中染色体平衡易位携带者的发生率为 0.47%，即 106 对夫妇中有一方是携带者，携带者夫妻出生严重致愚、致残、致死性染色体异常患者的比例高达 50% 到 100%，必须引起高度重视，并建议通过产前诊断以防止患儿的出生。

发现世界上未曾报道的核型 8 种：46,XY, inv(5)(p15.1q33.1)（图 1）; 46,XY, t(1;8)(q25;p21)（图 2）; 46,XY,inv(3)(p13q25)pat（图 3）; 46,XX,t(2;19) (2p19q; 2q19p) mat（图 4）; 46,XX,t(15;19)(q13;p13)（图 5）; 45,X, ter rea(13;Y) (p11q1110)（图 6）; 46,XY, inv(7) (q11q22) pat（图 7）; 46,XY,t(12;14)(q2410; q13)pat（图 8），被收入国际人类染色体异常数据库中。

论文在《中华医学杂志（英文版）》发表后，有 7 个国家 12 名同行来信索取论文。

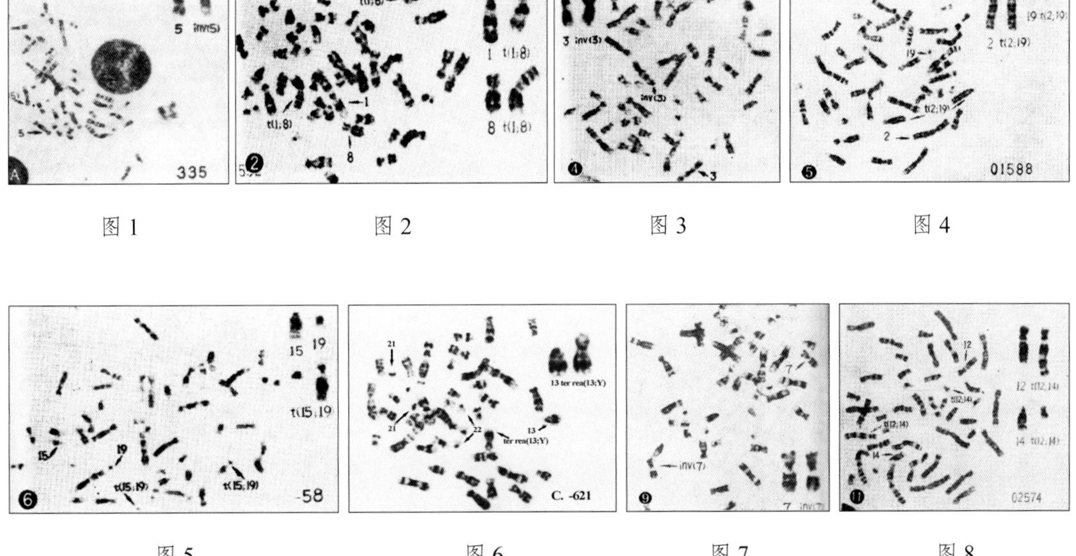

图 1　图 2　图 3　图 4

图 5　图 6　图 7　图 8

XV INTERNATIONAL CONGRESS OF GENETICS

"第十五届国际遗传学大会"

（印度新德里，1983 年 12 月 12—21 日）

393 STUDY OF G-BANDED CHROMOSOMES1N 3,415 LIVEBORN INFANTS
（医学遗传学分会大会报告）

Xia Jia-hui, Li Lu-yun. Dai He-ping, Xu jia, Xu Fa-ming, He Xiao-xuan and Lu Hu-lin
Medical Genetics Laboratory, Hunan Medical College, Changsha, Hunan, China

To investigate the incidence of chromosomal aberrations in the Chinese population, cord blood was obtained from 3,415(male 1,718, female 1,697) consecutive liveborn babies from 3 hospitals in the north district of Changsha between 3 May 1979 and 24 May 1982. A total of 3,415 babies were karyotyped using G banding. Among then,25 cases(male 16, female 9)of chromosomal aberrations were identified (incidence of 0.73%). Their karyotypes are as follows: 47,XX, +18; 47,XY,+22; 45,XO; 47,XXX(3 cases); 47,XXY(2 cases); 47,XYY; 46,XY,inv(5)(p15,1q33,1)mat; 46,XY,inv(3) (p13q25)pat; 46,XY,inv(7) (q11q22)pat; 46,XX, t(1;4)(q24;q21); 46,XY,t(1;8) (q25;p21); 46,XX,t(2;19)(2p19q; 2q19p) mat; 46,XY,t(12;14) (q2409;q13) pat; 45,XX, t(13q;14q); 45,XY,t(13q;14q)pat; 45,XY,t(13q;14q); 45,XY, t(14q;21q)mat; 46,XX, t(15;19)(q13;p13); 45,X,ter rea(13;Y) (p11; q1200); 46,XY,t(Y;15) (q1200;p12) pat(3 cases), Among the 23 pedigrees investigated,10(43%)were transmitted from the parents; 13(57%) cases arose de novo. 54 cases(1.58%)of chromosomal variants were found.

论文 *G-banded Chromosomes of 3,415 Liveborn Infants* 在《中华医学杂志英文版》(*Chinese Medical Journal*, 97(12):921–927, 1984）发表，先后有美国、保加利亚、德国、苏联、瑞士、捷克、日本的 12 位学者来信索取论文。

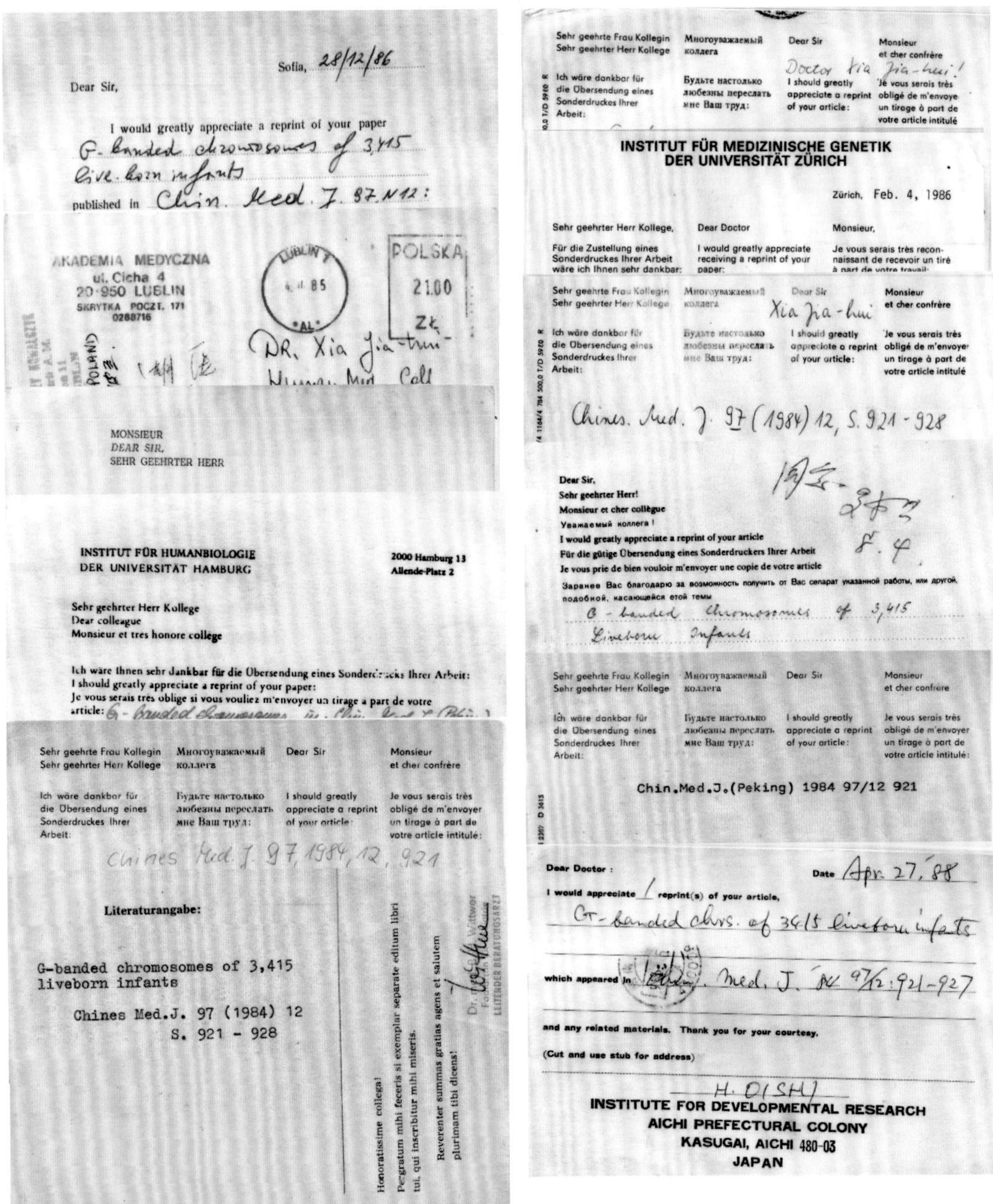

Sofia, 28/12/86

Dear Sir,

I would greatly appreciate a reprint of your paper
G-banded chromosomes of 3,415
live-born infants
published in Chin. Med. J. 97 N12:

AKADEMIA MEDYCZNA
ul. Cicha 4
20-950 LUBLIN
SKRYTKA POCZT. 171
0288716

LUBLIN 1
85
POLSKA
21.00 Zł
POLAND

DR. Xia Jia-hui
Hunan Med Coll

MONSIEUR
DEAR SIR,
SEHR GEEHRTER HERR

INSTITUT FÜR HUMANBIOLOGIE
DER UNIVERSITÄT HAMBURG

2000 Hamburg 13
Allende-Platz 2

Sehr geehrter Herr Kollege
Dear colleague
Monsieur et tres honore collège

Ich wäre Ihnen sehr dankbar für die Übersendung eines Sonderdrucks Ihrer Arbeit:
I should greatly appreciate a reprint of your paper:
Je vous serais très obligé si vous vouliez m'envoyer un tirage à part de votre article: G-banded chromosomes ... Chin. Med. J. (Pek...)

Sehr geehrte Frau Kollegin Sehr geehrter Herr Kollege	Многоуважаемый коллега	Dear Sir	Monsieur et cher confrère
Ich wäre dankbar für die Übersendung eines Sonderdruckes Ihrer Arbeit:	Будьте настолько любезны переслать мне Ваш труд:	I should greatly appreciate a reprint of your article:	Je vous serais très obligé de m'envoyer un tirage à part de votre article intitulé:

Chines Med. J. 97, 1984, 12, 921

Literaturangabe:

G-banded chromosomes of 3,415
liveborn infants

Chines Med.J. 97 (1984) 12
S. 921 - 928

Honoratissime collega!
Pergratum mihi feceris si exemplar separate editum libri tui, qui inscribitur mihi miseris.
Reverenter summas gratias agens et salutem plurimam tibi dicens!

LEITENDER BERATUNGSARZT

Sehr geehrte Frau Kollegin Sehr geehrter Herr Kollege	Многоуважаемый коллега	Dear Sir	Monsieur et cher confrère
Ich wäre dankbar für die Übersendung eines Sonderdruckes Ihrer Arbeit:	Будьте настолько любезны переслать мне Ваш труд:	I should greatly appreciate a reprint of your article:	Je vous serais très obligé de m'envoyer un tirage à part de votre article intitulé

Doctor Xia Jia-hui!

INSTITUT FÜR MEDIZINISCHE GENETIK
DER UNIVERSITÄT ZÜRICH

Zürich, Feb. 4, 1986

Sehr geehrter Herr Kollege,	Dear Doctor	Monsieur,
Für die Zustellung eines Sonderdruckes Ihrer Arbeit wäre ich Ihnen sehr dankbar:	I would greatly appreciate receiving a reprint of your paper:	Je vous serais très reconnaissant de recevoir un tiré à part de votre travail:

Sehr geehrte Frau Kollegin Sehr geehrter Herr Kollege	Многоуважаемый коллега	Dear Sir	Monsieur et cher confrère
Ich wäre dankbar für die Übersendung eines Sonderdruckes Ihrer Arbeit:	Будьте настолько любезны переслать мне Ваш труд:	I should greatly appreciate a reprint of your article:	Je vous serais très obligé de m'envoyer un tirage à part de votre article intitulé

Xia Jia-hui

Chines. Med. J. 97 (1984) 12, S. 921-928

Dear Sir,
Sehr geehrter Herr!
Monsieur et cher collègue
Уважаемый коллега!
I would greatly appreciate a reprint of your article
Für die gütige Übersendung eines Sonderdruckes Ihrer Arbeit
Je vous prie de bien vouloir m'envoyer une copie de votre article
Заранее Вас благодарю за возможность получить от Вас сепарат указанной работы, или другой, подобной, касающейся етой темы

G-banded Chromosomes of 3,415
Liveborn Infants

Sehr geehrte Frau Kollegin Sehr geehrter Herr Kollege	Многоуважаемый коллега	Dear Sir	Monsieur et cher confrère
Ich wäre dankbar für die Übersendung eines Sonderdruckes Ihrer Arbeit:	Будьте настолько любезны переслать мне Ваш труд:	I should greatly appreciate a reprint of your article:	Je vous serais très obligé de m'envoyer un tirage à part de votre article intitulé:

Chin.Med.J.(Peking) 1984 97/12 921

Dear Doctor :

Date Apr. 27, '88

I would appreciate 1 reprint(s) of your article,
G-banded chrs. of 3415 liveborn infants
which appeared in Chin. Med. J. 97/12: 921-927

and any related materials. Thank you for your courtesy.

(Cut and use stub for address)

H. OISHI

INSTITUTE FOR DEVELOPMENTAL RESEARCH
AICHI PREFECTURAL COLONY
KASUGAI, AICHI 480-03
JAPAN

1981年采用染色体高分辨技术将“人类睾丸决定基因（TDF）”精确定位于Y染色体短臂Yp11.32带，纠正了国际上将其定位于短臂着丝粒附近的错误

1973年4月25日至1985年6月27日，在遗传咨询门诊中与临床相关科室合作，对2319例就诊者（男性1140例，女性1179例）常规采用G显带技术，必要时采用CTG、QFQ、N带、SCE、Lx、G-11技术、X小体、Y小体和高分辨率G带技术进行了诊断、产前诊断及其相关研究，在27种49例未见文献报道的病例中，对2例具Y染色体结构异常的特殊病例，与泌尿外科合作采用923条带的高分辨染色体技术配合临床相关检测与治疗进行了仔细的研究，于1981年将睾丸决定基因精确定位于Y染色短臂Yp11.32带，纠正了国际上将其定位于Y染色体短臂近着丝粒位点的错误。

病例1：患者12岁，因外生殖畸形而就诊，父母正常，两姐姐，一弟正常。手术与病理组织学检查：左侧阴唇、阴囊有一睾丸，上、中、下三个部位送检，快速冰冻切片为睾丸组织，大体形态接近同年龄男孩，其顶端连的具有伞部的输卵管；腹腔右侧有一输卵管，其下方有性索，输卵管连有一小约指头尖的子宫，下连发育很差的阴道，阴道、尿道同一出口。

高分辨染色体分析，确认核型为：mos 45,X/46,XY/46,X,dic (Y)/47,XYY/47,X,2dic(Y)/47,XY,dic (Y),/48, XY, 2dic(Y)/ 48,X, 3dic (Y)(p11.32)。604个细胞中有8种细胞系，其中45,X和46,X,dic(Y)共占87.9%，dic(Y)的断裂重接点发生在Y染色体短臂末端，是引起dic(Y)不稳定，导致其余各种核型的原因。血型分析，为纯一的“O”型，MN型、CCDe型及P1型。确认患者为单一受精卵发育而成的同源嵌合体。

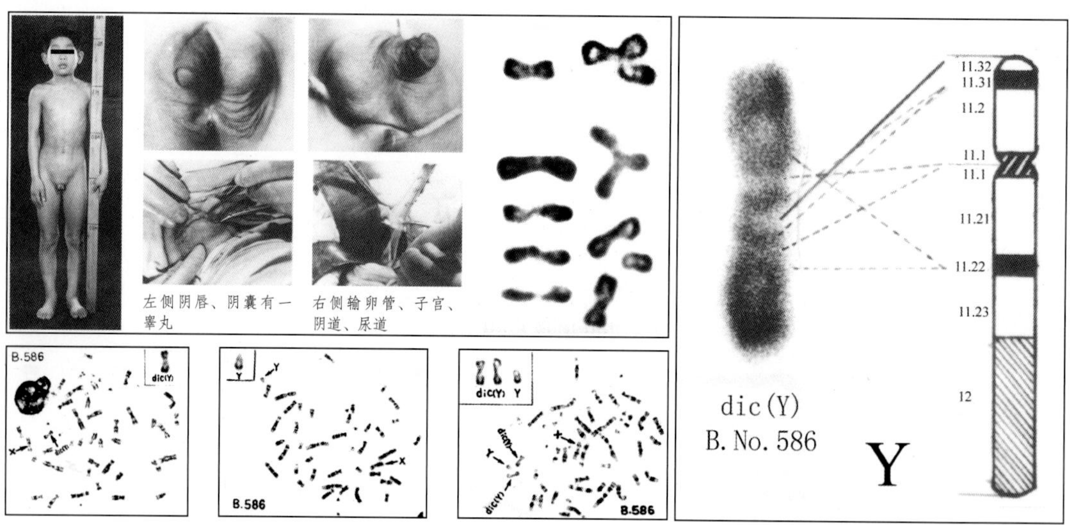

病例 2：患者 17 岁，原发性闭经，身材矮小，乳房未发育，无腋、阴毛，幼稚型女性外阴。剖腹探查，发现双侧条索状性腺，输卵管和具细长宫颈的子宫。病理组织检查，子宫发育不全，输卵管正常，双侧条索状性腺中可见少量卵巢间质组织，未见卵泡、精细管或睾丸间质细胞。

采用高分辨染色体技术进行分析，确认核型为：mos 45,X/46,X, dic(Y) (p11.31)，其 dic(Y) 的断裂重接点在 p11.31［分析 170 个细胞，45，X 占 52.4%；46，X，dic(Y) 占 46.5%］。

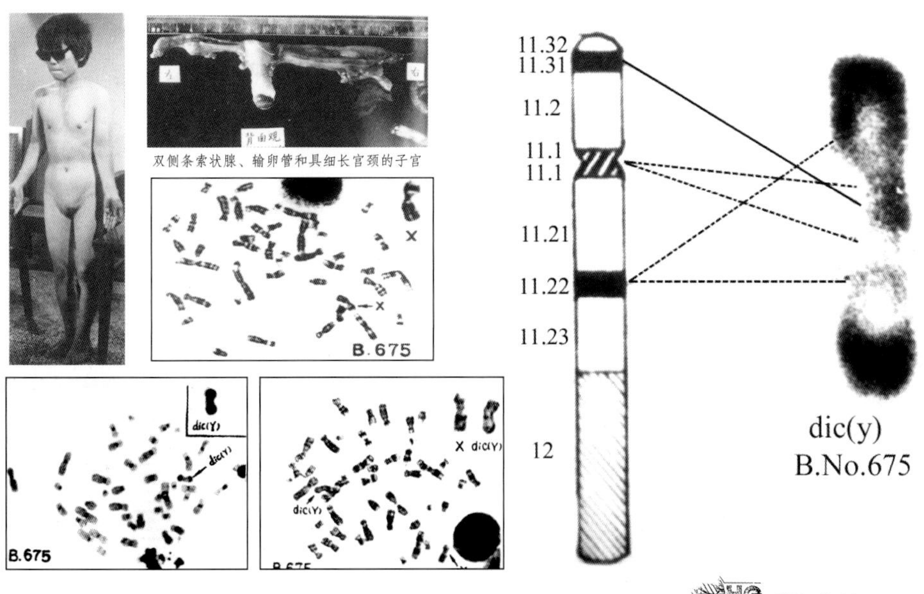

1981 年以前国际上将睾丸决定基因定位于 Y 染色体短臂的着丝粒附近。以上病例 1、病例 2 均具 46,X,dic(Y) 染色体的细胞系，但表型却截然不同。病例 1 为有睾丸组织的混合性性腺发育不全症，其 Y 染色体短臂的断裂重接点在 Yp11.32 带；病例 2 却为无睾丸组织的单纯性性腺不全症，其 Y 染色体短臂的断裂重接点在 Yp11.31 带。结合两例 Y 染色体短臂断裂重接点位置不同的研究结果，夏家辉等于 1981 年在国际上首次提出男性睾丸决定基因应定位于 Y 染色体短臂 p11.32 节段上。

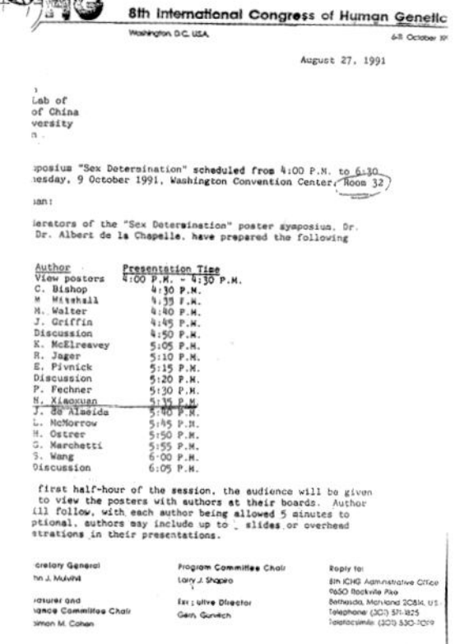

8th International Congress of Human Genetic
Washington, D.C. USA

August 27, 1991

Lab of
of China
versity

posium "Sex Determination" scheduled from 4:00 P.M. to 6:30
nesday, 9 October 1991, Washington Convention Center, Room 32

lerators of the "Sex Determination" poster symposium, Dr.
Dr. Albert de la Chapelle, have prepared the following

Author	Presentation Time
View posters	4:00 P.M. - 4:30 P.M.
C. Bishop	4:30 P.M.
M. Mitchell	4:35 P.M.
M. Walter	4:40 P.M.
J. Griffin	4:45 P.M.
Discussion	4:50 P.M.
K. McElreavey	5:05 P.M.
R. Jager	5:10 P.M.
E. Pivnick	5:15 P.M.
Discussion	5:20 P.M.
P. Fechner	5:30 P.M.
H. Xiaoxuan	5:35 P.M.
J. de Almeida	5:40 P.M.
L. McMorrow	5:45 P.M.
H. Ostrer	5:50 P.M.
G. Marchetti	5:55 P.M.
S. Wang	6:00 P.M.
Discussion	6:05 P.M.

first half-hour of the session, the audience will be given to view the posters with authors at their boards. Author ill follow, with each author being allowed 5 minutes to ptional, authors may include up to slides or overhead strations in their presentations.

Program Committee Chair
Larry J. Shapiro

Reply to:
8th ICHG Administrative Office
9650 Rockville Pike

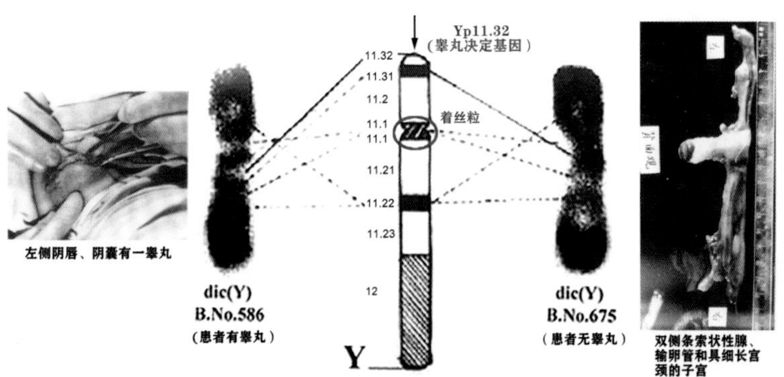

1990 年夏家辉等用显微切割、PCR、微克隆技术构建好 Yp11.32 带的 DNA 文库，克隆睾丸决定基因时，美国哈佛大学的 Berta 教授等宣布在 Yp11.32 带克隆了睾丸决定（TDF）基因，并邀请我们于 1991 年 10 月在华盛顿召开的第 8 届国际人类遗传学会上发言，参加由他组织的专题讨论。

论文 *Chromosome Analyses of 2,319 Cases in Genetic Counseling Clinic* 在《中华医学杂志（英文版）》（*Chinese Medical Journal*, 99(7):527–534, 1986）发表，先后有美国、土耳其、波兰、捷克、荷兰、匈牙利、保加利亚、西班牙、日本、德国等国的 15 位学者来信索取论文。

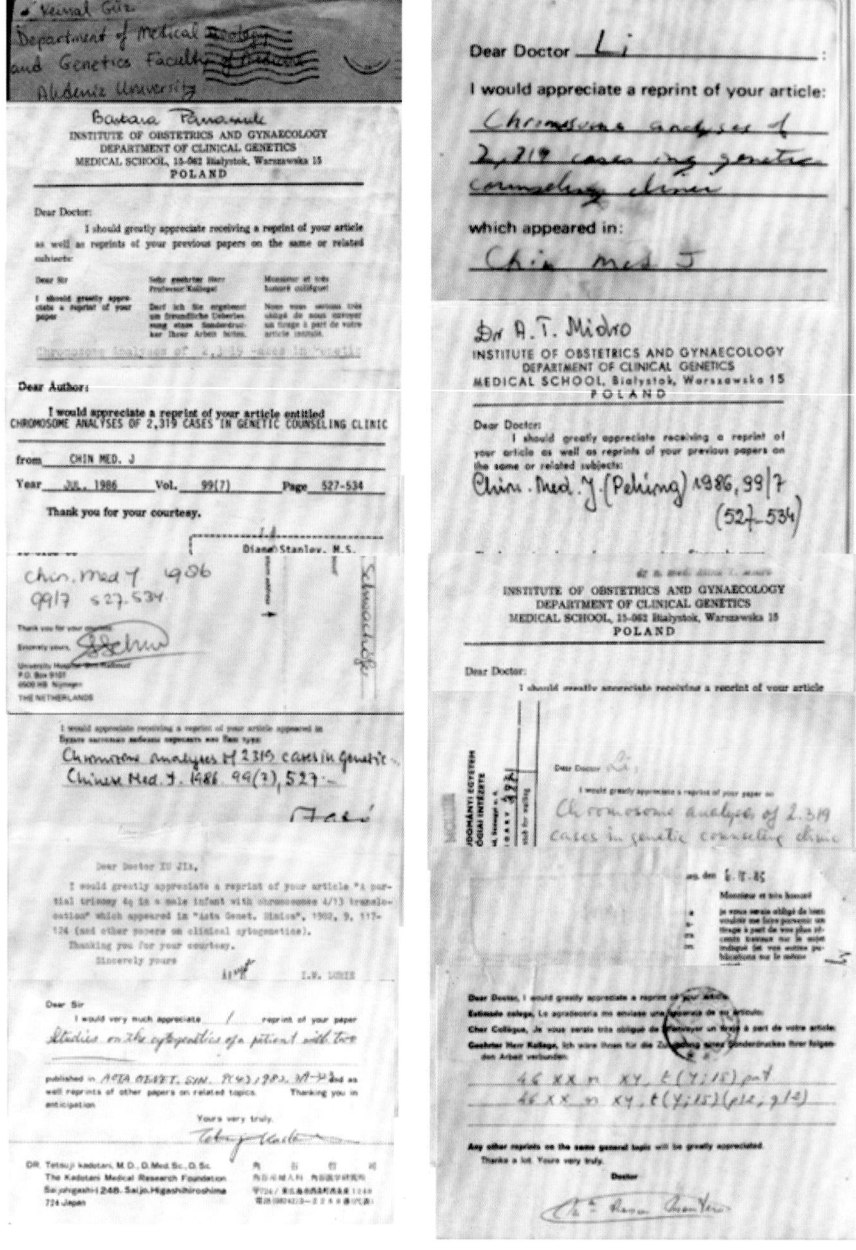

Department of Medical ... and Genetics Faculty ... University

Barbara ...
INSTITUTE OF OBSTETRICS AND GYNAECOLOGY
DEPARTMENT OF CLINICAL GENETICS
MEDICAL SCHOOL, 15-062 Białystok, Warszawska 15
POLAND

Dear Doctor:
I should greatly appreciate receiving a reprint of your article as well as reprints of your previous papers on the same or related subjects:

Chromosome Analyses of 2,319 cases in Genetic

Dear Author:
I would appreciate a reprint of your article entitled
CHROMOSOME ANALYSES OF 2,319 CASES IN GENETIC COUNSELING CLINIC
from CHIN MED. J
Year JUL. 1986 Vol. 99(7) Page 527-534
Thank you for your courtesy.

Diane Stanley, M.S.

Chin. Med J 1986
99/7 527-534
Thank you for your courtesy
Sincerely yours,
University Hospital ...
P.O. Box 9101
6500 HB Nijmegen
THE NETHERLANDS

Chromosome analyses of 2319 cases in Genetic
Chinese Med. J. 1986 99(7), 527

Dear Doctor ... JIA,
I would greatly appreciate a reprint of your article "A partial trisomy 4q in a male infant with chromosomes 4/13 translocation" which appeared in "Acta Genet. Sinica", 1982, 9, 117-124 (and other papers on clinical cytogenetics).
Thanking you for your courtesy.
Sincerely yours
I.W. LURIE

Dear Sir
I would very much appreciate 1 reprint of your paper
Studies on the cytogenetics of a patient with two
published in ACTA GENET. SIN. 9(4)/1982, 317-32 and as well reprints of other papers on related topics. Thanking you in anticipation.
Yours very truly,

DR. Tetsuji Kadotani, M.D., D.Med.Sc., D.Sc.
The Kadotani Medical Research Foundation
Saijohigashi 248, Saijo, Higashihiroshima
724 Japan

Dear Doctor Li:
I would appreciate a reprint of your article:
Chromosome analyses of 2,319 cases in genetic counseling clinic
which appeared in:
Chin Med J

Dr A.T. Midro
INSTITUTE OF OBSTETRICS AND GYNAECOLOGY
DEPARTMENT OF CLINICAL GENETICS
MEDICAL SCHOOL, Białystok, Warszawska 15
POLAND
Dear Doctor:
I should greatly appreciate receiving a reprint of your article as well as reprints of your previous papers on the same or related subjects:
Chin. Med. J. (Peking) 1986, 99/7 (527-534)

INSTITUTE OF OBSTETRICS AND GYNAECOLOGY
DEPARTMENT OF CLINICAL GENETICS
MEDICAL SCHOOL, 15-062 Białystok, Warszawska 15
POLAND
Dear Doctor:
I should greatly appreciate receiving a reprint of your article

Dear Doctor Li,
I would greatly appreciate a reprint of your paper on
Chromosome analyses of 2.319 cases in genetic counseling clinic

Monsieur et très honoré
Je vous serais obligé de bien vouloir me faire parvenir un tirage à part de vos plus récents travaux ...

Dear Doctor, I would greatly appreciate a reprint of your article.
Estimado colega, Le agradecería me enviase una separata de su artículo:
Cher Collègue, Je vous serais très obligé de m'envoyer un tiré à part de votre article:
Geehrter Herr Kollege, Ich wäre Ihnen für die Zusendung eines Sonderdruckes Ihrer folgenden Arbeit verbunden:
46 XX in XY, t(Y;15) ...
46 XX in XY, t(Y;15)(p12; q12)
Any other reprints on the same general topic will be greatly appreciated.
Thanks a lot. Yours very truly.
Doctor

1998 年夏家辉教授等在国际上成功克隆了遗传性神经性高频性耳聋致病基因，论文发表在国际顶尖杂志上，实现了在我国本土上克隆遗传病致病基因零的突破

1985 年夏家辉等最早在中国开展了“世界首报中国人类染色体异常核型”的鉴定、收集与细胞保藏；1996 年 4 月与美国 SB 公司合作举办了“中国神经系统遗传病家系收集研讨会”，在全国开展了基因病家系的收集、家系成员的细胞株、DNA 样本的保藏。至 2005 年，共收集、鉴定“世界首报中国人类染色体异常核型”1638 种，收集、鉴定“基因病家系”500 余个，建立了我国第一个遗传资源保藏与数据库，为我国在世界上抢先克隆相关疾病基因、创建疾病基因诊断、产前诊断新技术、研究疾病发生机制提供了资源优势。

为了抢先在国际上克隆 t(1;3)(q44;p11) 染色体与鼻咽癌相关的基因，以及定位于 Yp11.32 带的睾丸决定基因（*TDF*），1989 年夏家辉等与日本 Niikawa 教授合作在国际上首创了“染色体显微切割、PCR”定点克隆致病基因的技术，在利用该技术克隆疾病基因的国际竞争中三次失败后，夏家辉另辟蹊径于 1996 年 7 月利用国际“人类基因组计划”研究的基因表达序列（EST）数据资源，以进化的理论为基础，在计算机上进行同源分析，成功创建了“计算机—基因家族—候选疾病基因克隆”新技术体系。抢先在国际上克隆了 *M6ba* 等 17 个与遗传疾病相关的基因，在国际基因库作了登录。1998 年 3 月，克隆了间隙连接蛋白 *β-3* 基因（*GJB3*）（GenBank 登记号 AF052692），并用染色体原位杂交（FISH）技术将其定位在 1 号染色体短臂 3 区 3 带到 3 区 5 带上。随后，对实验室收集的 42 个相关疾病家系进行突变检测，1998 年 5 月 28 日终于从浙江和湖南两个神经性高频性耳聋家系中发现了该基因突变，从而确认 *GJB3* 是决定人类遗传性神经性高频性耳聋的疾病基因。

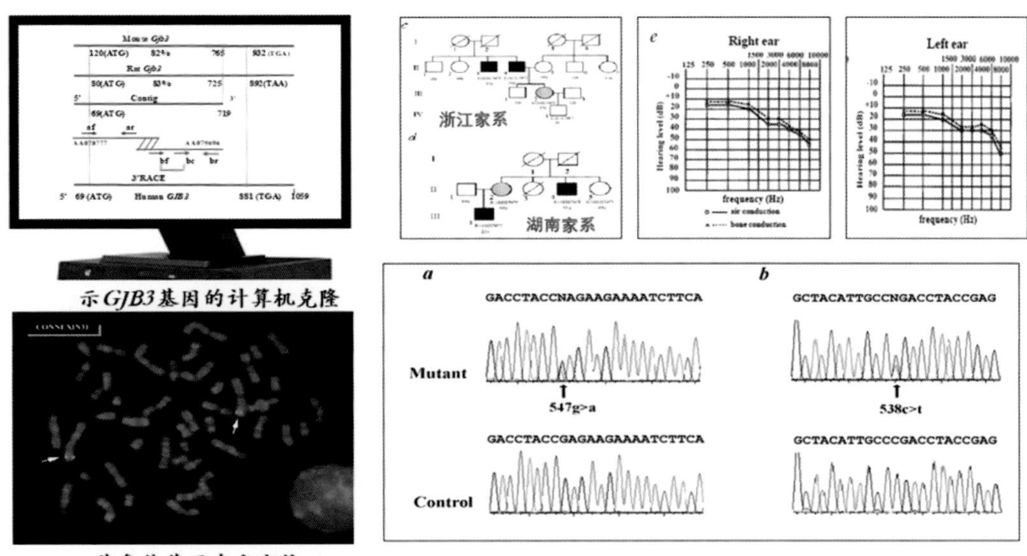

示 *GJB3* 基因的计算机克隆

染色体基因杂交定位

夏家辉等夜以继日地撰写论文，向 *Nature Genetics* 作了投稿（1998 年该刊 IF 为 40.361，*Cell* 为 38.686，*Nature* 为 28.833，*Science* 为 24.386）。经过三次修稿，于 1998 年 11 月 16 日收到编辑部的通知，决定在 1998 年 12 月期发表夏家辉等的论文 *Mutations in the Gene Encoding Gap Junction Protein β-3 Associated with Autosomal Dominant Hearing Impairment*，同时在通知中指出，编辑部将在 11 月 30 日美国东部时间 17 时在网上发布有关该研究的新闻，并要求在他们发布新闻之前，不要向外界作任何报道。

在新闻中编辑部称：湖南医科大学医学遗传学国家重点实验室夏家辉教授等的这些发现为细胞通讯的重要性，以及这些介导细胞通讯过程的亚单位是如何在不同的细胞类型中发挥作用提供了依据。在同期杂志上，编辑部不但将该基因“Connexin connections”作为本期封面头条，还刊登了关于该基因研究的评论文章 *One connexin, two diseases*。国际权威著作 *OMIM Home* 立即作了收录。

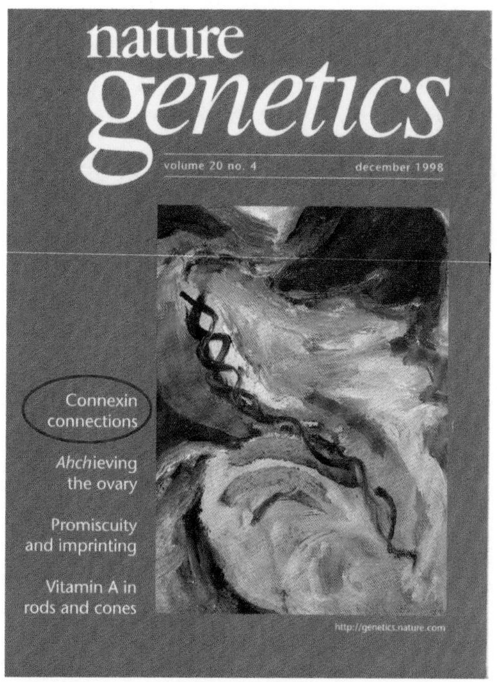

letter

Mutations in the gene encoding gap junction protein β-3 associated with autosomal dominant hearing impairment

Jia-hui Xia[1], Chun-yu Liu[1], Bei-sha Tang[2], Qian Pan[1], Lei Huang[1], He-ping Dai[1], Bao-rong Zhang[6], Wei Xie[1], Dong-xu Hu[5], Duo Zheng[1], Xiao-liu Shi[1], De-an Wang[1], Kun Xia[1], Kuan-ping Yu[1], Xiao-dong Liao[1], Yong Feng[3], Yi-feng Yang[5], Jian-yun Xiao[3], Ding-hua Xie[4] & Jian-zheng Huang[6]

Hearing impairment is the most commonly occurring condition that affects the ability of humans to communicate[1]. More than 50% of the cases of profound early-onset deafness are caused by genetic factors[2,3]. Over 40 loci for non-syndromic deafness have been genetically mapped, and mutations in several genes have been shown to cause hearing loss[4]. Mutations in the gene encoding connexin 26 (*GJB2*) cause both autosomal recessive and dominant forms of hearing impairment[5,6]. To study the possible involvement of other members of the connexin family in hereditary hearing impairment, we cloned the gene (*GJB3*) encoding human gap junction protein β-3 using homologous EST searching and nested PCR. *GJB3* was mapped to human chromosome 1p33–p35. Mutation analysis revealed that a missense mutation and a nonsense mutation of *GJB3* were associated with high-frequency hearing loss in two families. Moreover, expression of *Gjb3* was identified in rat inner ear tissue by RT-PCR. These findings suggest that mutations in *GJB3* may be responsible for bilateral high-frequency hearing impairment.

To clone a novel human connexin, 27 ESTs sharing more than 60–75% homology with connexins were retrieved from the EST database at NCBI. Two overlapping ESTs were assembled into a contig with 83% identity to rat and mouse *Gjb3*. To identify the human gene, a 650-bp fragment amplified from a human genomic library and a novel fragment of approximately 400-bp—generated by nested PCR from a placental cDNA library—were assembled using their overlapping ends, resulting in a 1,059-bp fragment containing an ORF putatively encoding 270 aa. The predicted protein has four hydrophobic transmembrane domain-like motifs, a structure similar to that of the connexins[7]. An identical fragment was amplified from a human placental cDNA library using two primers corresponding to the 3′ and 5′ sequences of the 1,059-bp fragment. The fragment shares 83% homology with rat and mouse *Gjb3*, 67.8% homology with human *GJB1* and 75.9% homology with human *GJB2*. Therefore, we designated this gene *GJB3*, as it encodes gap junction protein β-3. *GJB3* was mapped to chromosome 1p33–p35 by FISH using a 13-kb genomic clone together with chromosomal R-banding (Fig. 1).

To detect possible disease-causing mutations of *GJB3*, we sequenced the entire coding region of *GJB3* using samples derived from probands of 42 families with hereditary diseases linked to 1p32–p36, including sensorineural deafness[8,9] (6 families), erythrokeratodermia[10] (5 families), Charcot-Marie-Tooth disease[11] (13 families) and ptosis[12] (4 families), and 14 control families with retinitis pigmentosa and deafness not linked to 1p32–p36. One missense mutation and one nonsense mutation were detected in two sensorineural deafness families characterized by bilateral high-frequency hearing impairment. No mutations were detected in the individuals affected with other diseases (data not shown). In a family from Zhejiang province (Fig. 2*c*, NDF006), a G→A substitution at position 547 of *GJB3*, resulting in a glutamine-to-lysine change at position 183 (Fig. 2*a*), occurred in 4 of 7 genetically related family members from 3 generations (II-3, II-4, III-2 and IV-1). Two male carriers (II-3, age 52 and II-4, age 56) were clinically diagnosed with bilateral sensorineural deafness; audiograms showed a normal threshold below 2,000 Hz and impaired threshold above 2,000 Hz (Fig. 2*e*). Both carriers have had progressive hearing difficulties and tinnitus since approximately 40 years of age. The female carrier (III-2, age 27) has normal hearing with tinnitus and an audiogram showing a 20–25 dB decrease at frequencies of 2,000–8,000 Hz.

Fig. 1 Chromosome mapping of *GJB3*. Metaphase chromosomes were hybridized with a biotin-labelled genomic DNA clone, followed by R-banding. Yellow hybridization signals at chromosome 1p33–35 are indicated by arrows.

[1]National Lab of Medical Genetics of China; [2]Department of Neurology, [3]Department of Otorhinology, The Affiliated Xiangya Hospital; [4]Department of Otorhinology, [5]Department of Cardiothoracic Surgery, The Second Affiliated Hospital, Hunan Medical University, Changsha, Hunan 410078, PRC. [6]Department of Neurology, The Second Affiliated Hospital, Zhejiang Medical University, Hangzhou, Zhejiang 310009, PRC. Correspondence should be addressed to J.-h.X. (e-mail: nlmglcy@public.cs.hn.cn).

370　　nature genetics volume 20 december 1998

news feature

A great leap forward

After helping to sequence the human genome, Chinese scientists are debating how best to continue the push towards becoming a world power in biology. David Cyranoski reports.

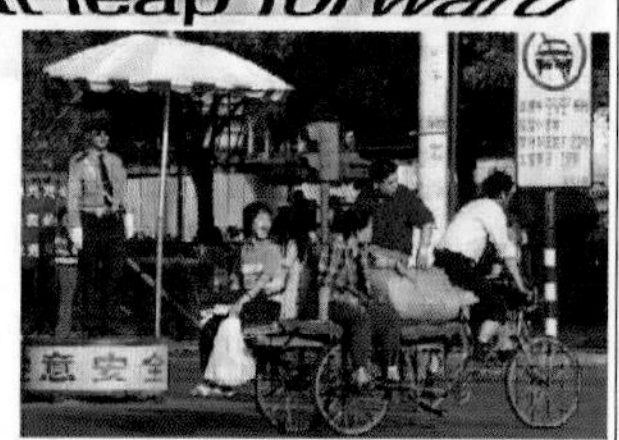

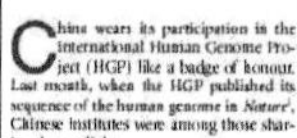

China wears its participation in the International Human Genome Project (HGP) like a badge of honour. Last month, when the HGP published its sequence of the human genome in *Nature*[1], Chinese institutes were among those shar-

to become a major force in biology and biotechnology. With strong government support, researchers are setting up programmes in everything from stem-cell research, through large-scale efforts to determine protein structures, to population stud-

debate the optimal balance between building more capacity for DNA sequencing against investing in areas such as functional genomics and medical genetics, there are calls for more coordination, and better peer review to judge the relative merits of the various programmes

news feature

Tong University, meanwhile. He claims to have compiled the world's largest sample bank related to neuropsychiatric disease, in a joint project with the Shanghai Institutes of Biological Sciences.

Rising stars

Studies of samples taken from Chinese populations are already yielding advances. The first success came in 1998, when a team led by Jia-hui Xia of the National Laboratory of Medical Genetics of China in Changsha, Hunan province, identified a gene for a form of neurological deafness[2]. Then, last year, researchers led by He mapped the gene for brachydactyly type A-1 — a disease in which joints of the figures are missing, misplaced or disfigured — to a small region of chromosome 2 (ref. 3). He and his colleagues say they have now isolated the gene, beating competition from several groups around the world, and have submitted the results for publication. "We just had good samples with good pedigrees," He says.

And the pace looks set to pick up. Last month, researchers led by Yan Shen of the Institute of Basic Medical Sciences in Beijing revealed the genetic basis of another disease.

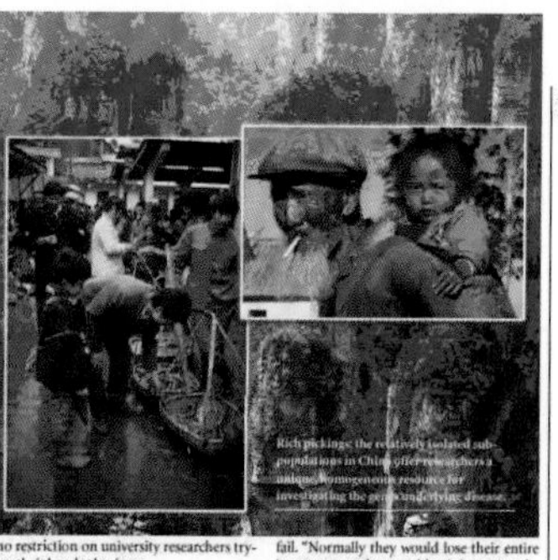

2001 年 2 月，*Nature* 杂志发表的一篇描述中国人类基因组计划总体发展状况的文章 *A Great Leap Forward*，文中指出：“利用中国的遗传资源进行研究已取得了实质性进展，1998 年中国医学遗传学国家重点实验室的夏家辉研究小组第一次实现了零的突破，他们克隆了一个神经性耳聋基因……”

这是在我国本土上克隆的第一个遗传病疾病基因，是我国克隆遗传病疾病基因的零突破。

1999 年教育部授予夏家辉教授“长江学者成就奖”一等奖，科技部在“中国基础研究十大新闻首次评选”中排名第一，并将其列为中国基础研究五十年“理论建树”的重大成果之一。

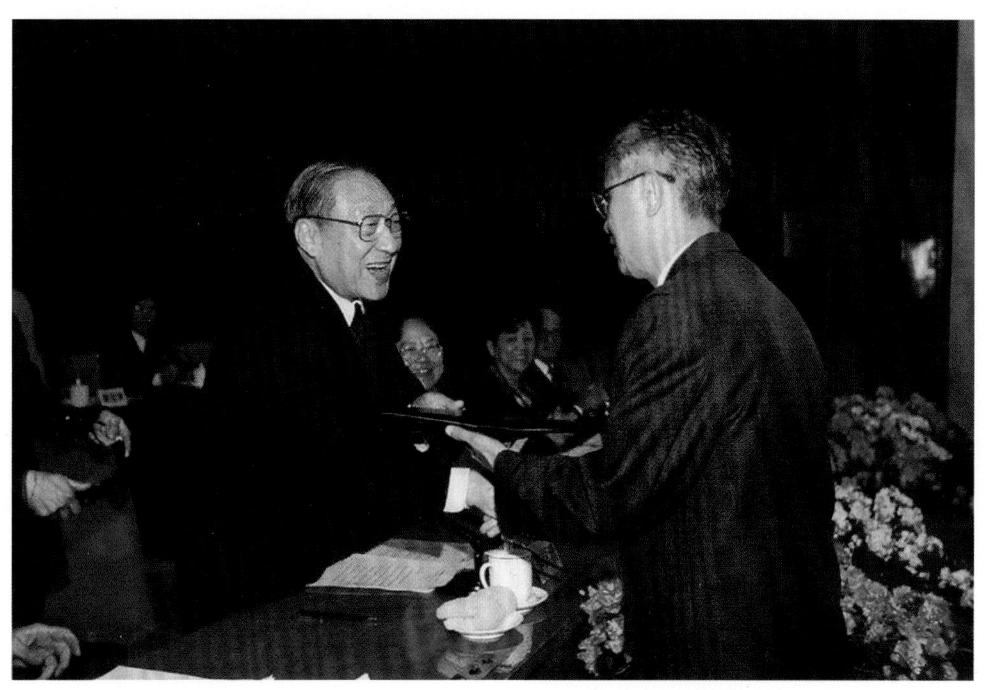

1999 年，中共中央政治局常委、国务院副总理李岚清向“长江学者成就奖”一等奖获得者夏家辉教授颁奖

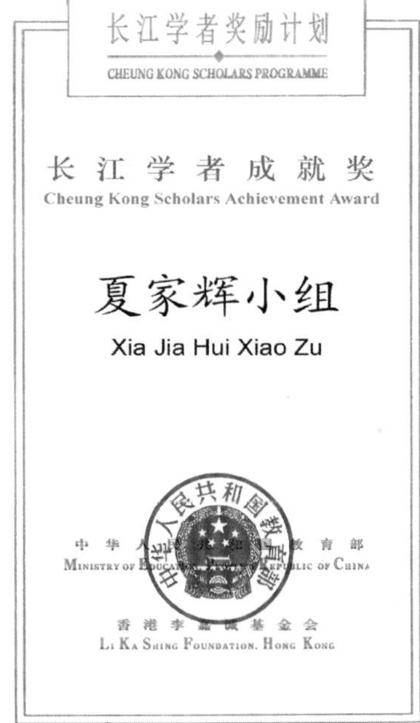

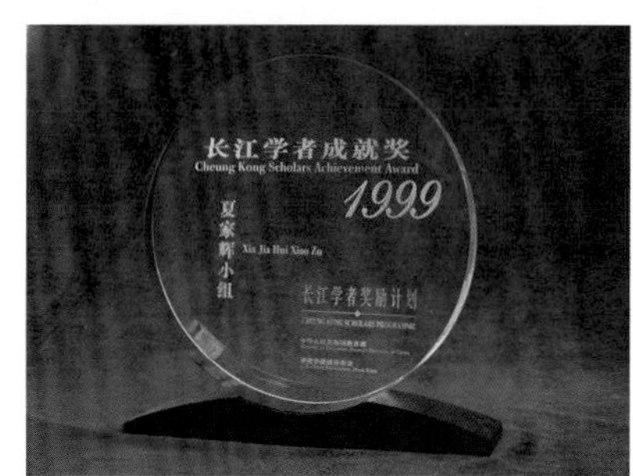

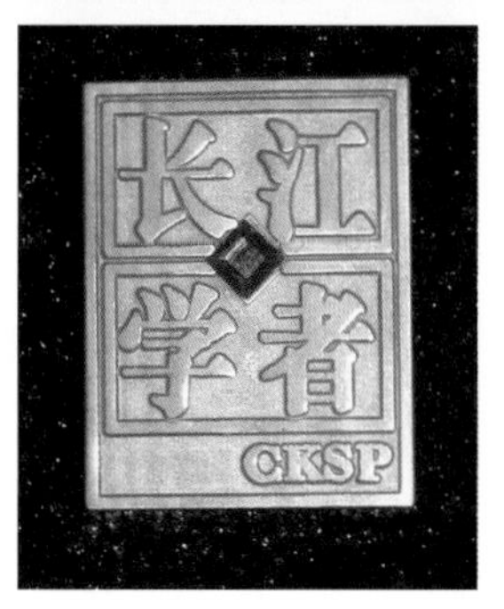

基础科学研究快报

科技部基础研究高技术司
中国科技信息研究所
科技部高技术研究发展中心
一九九九年
（第 1 期）
（总第八十四期）
一九九九年一月二十日

中国基础科学研究十大新闻首次评选结果揭晓

为进一步推动全社会对基础研究工作的关心和重视，激励和鼓舞广大科学家攀登科学高峰，科技部组织了 1998 年中国基础科学研究十大新闻评选。这是我国首次对基础科学研究进行的十大新闻评选活动。

此次评选侧重于重大科学进展和重要的科学研究活动，一些重要的会议、政策等方面的内容不在评选之列。

评选活动得到了广大科学家的大力支持和响应。在此我们衷心地感谢科学家和有关方面的支持和鼓励。根据反馈表的统计，并按得票多少，评选出 1998 年中国基础科学研究十大新闻。

1998 年中国基础科学研究十大新闻

1、我国科学家成功克隆出神经性耳聋疾病基因

湖南医科大学“中国医学遗传学国家重点实验室”夏家辉教授等在国际上首次克隆出以高频性听力下降为主要特征的神经性耳聋基因，这是国内克隆出的第一个疾病基因。克隆成功的神经性耳聋疾病基因已申办了国际专利保护。并在国际权威杂志“自然”杂志上发表了这项研究成果的论文。

2、我国发现迄今最古老的动物化石群和世界最早的被子植物

由台湾清华大学的李家维教授与中国科学院南京地质古生物所陈均远研究员合作研究的成果——“前寒武纪海绵及其细胞构造”，在 2 月 6 日的美国《科学》杂志上发表论文；2 月 5 日英国《自然》杂志上也刊登了由我

— 1 —

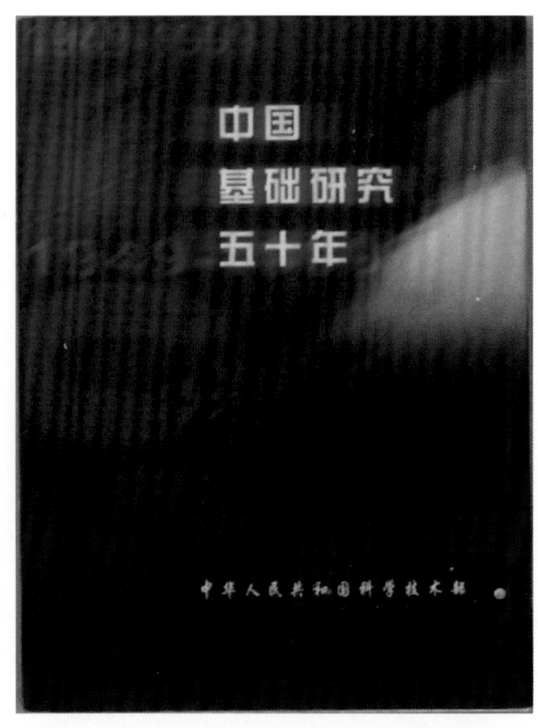

中国基础研究五十年

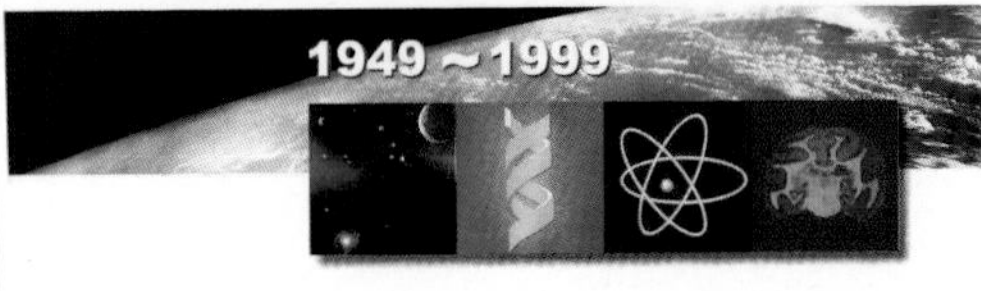

中华人民共和国科学技术部

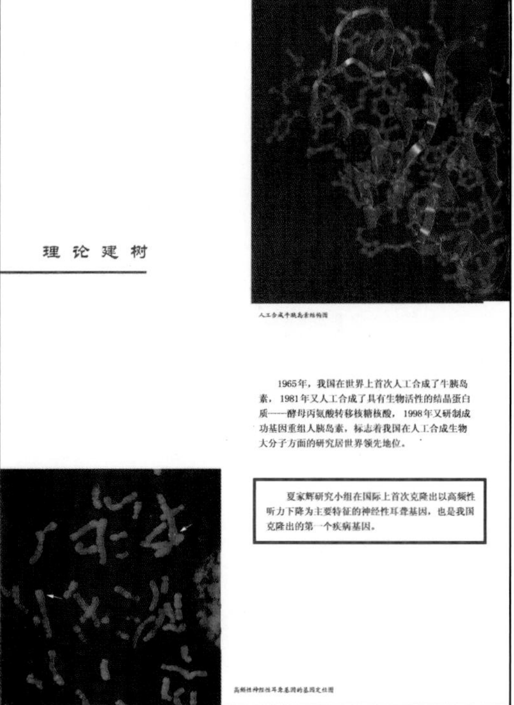

科学技术部文件

国科发基字〔2001〕275号

关于发布2001年生命科学国家重点实验室、部门开放实验室评估结果的通知

教育部、国防科学技术工业委员会、农业部、卫生部、国家计划生育委员会、中国科学院、国家自然科学基金委员会、中国人民解放军总后勤部卫生部：

根据《关于对国家重点实验室进行新一轮评估的通知》（国科发基字[1999]064号文）和《国家重点实验室评估规则》的精神，今年我部委托国家自然科学基金委员会（以下简称基金会）组织了对生命科学实验室的评估工作，参评实验室包括33个国家重点实验室和23个部门开放实验室。经对基金会上报的评估结果和总结进行认真审核，现将评估结果通报如下：

— 1

附件1：

2001年生命科学国家重点实验室、部门开放实验室评估结果

（排名不分先后）

实验室名称	主管部门	依托单位
一、优秀类实验室		
作物遗传改良国家重点实验室	教育部	华中农业大学
生物大分子国家重点实验室	中国科学院	生物物理研究所
人类基因组研究开放实验室	卫生部	上海第二医科大学
淡水生态与生物技术国家重点实验室	中国科学院	水生生物研究所
新药研究国家重点实验室	中国科学院	药物研究所
医学遗传学国家重点实验室	教育部	中南大学
二、良好类实验室		
医学分子生物学国家重点实验室	卫生部	中国医科院基础研究所
系统与进化植物学开放实验室	中国科学院	植物研究所
视觉信息加工开放实验室	中国科学院	生物物理研究所

— 4 —

化合物ZT-1，在国际上首先完成了外消旋石杉碱乙的手性合成，并在早老性痴呆相关生物靶分子的研究方面取得了新进展，引起了很大的反响。医学遗传学国家重点实验室在国际上最早完成了两种皮肤病和一种耳聋遗传病的基因定位，克隆了与遗传病相关的基因17个，已在Gene Bank登录。特别是于1998年克隆了遗传性神经性高频性耳聋疾病相关基因，实现了在我国本土上克隆遗传病致病基因零的突破，被评为当年“中国十大科技新闻”之一。

2.实验室重视和加强优秀人才培养，已成为吸引、稳定、培养优秀人才的重要基地

参评实验室十分重视研究队伍的建设和人才培养工作。在依托单位和主管部门的大力支持下，采取了一系列有效措施，吸引和培养了一批优秀的中青年人才，具有较高素质、知识结构和年龄结构合理的研究群体逐步形成。许多老一代资深科学家为实验室的创建和发展呕心沥血、不计名利。在实验室发展的新时期，继续为中青年学术带头人铺路架桥，使一批优秀中青年学术带头人勇挑重担，在国际和国内学术界崭露头角。医学遗传学国家重点实验室夏家辉院士坚持在“争世界第一”的科研实践中锻造和选拔接班人，实验室已形成了老中青三代科学家组成的一个优秀研究团队。淡水生态与生物技术国家重点实验室凭借在国内外有一定学术地位的整体优势，发挥科研条件好和学术气氛浓的传统，激励青年学者接受挑战，在竞争中培养优秀科研人才。积极支持

— 13 —

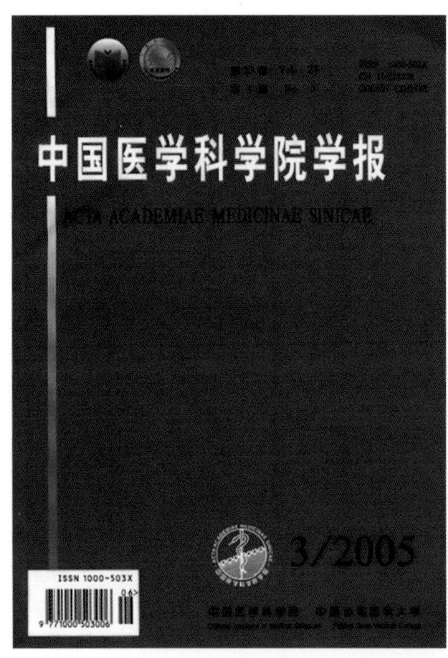

人类疾病基因的识别——机遇与挑战

沈 岩*

（中国医学科学院 中国协和医科大学 基础医学研究所医学分子生物学国家重点实验室，北京 100005）

我国单基因遗传病致病基因识别鉴定研究的突破以 1998 年中南大学夏家辉教授课题组克隆出神经性耳聋致病基因为标志。2001 年以来，我国研究者又先后鉴定出遗传性乳光牙本质、A-1 型短指、儿童白内障、家族性房颤、儿童失神癫痫、红斑肢痛症、单纯先天性白内障和角膜环状皮样瘤等疾病的致病基因。基于丰富的疾病资源和已经取得的成功经验，我国科学界在遗传病致病基因鉴定方面还会取得更多的成果。

中国科技论文统计结果

2008

自 1987 年以来，中国科学技术信息研究所一直承担着中国科技人员在国内外发表论文数量和影响的统计分析工作，每年定期公布中国科技论文发表趋势和状况。

本统计报告包括我国发表的国际论文数量、国际论文被引用情况、国内发表论文数量、国内论文被引用情况、我国各学科领域论文分布和影响、我国各地区论文分布和影响、我国重要机构论文分布和影响、我国国际合著论文情况、我国高影响科技论文情况和我国科技期刊有关指标的统计分析。

13. 国际高影响论文及作者

以 SCI 数据库统计，1998 至 2007 年以我国机构为第一署名机构发表的论文，累计被引用次数最高的是中国科学院遗传与发育生物学所的于军为第一作者 2002 年发表的一篇论文，被引用了 1012 次。

说明 1：引用 200 次以上的论文全国共计 62 篇，中南大学仅一篇，湖南其它单位没有。

说明 2：与中南大学紧密相关的学科发表论文情况摘录如下表：

生物 4 篇

学科	累计被引次数	单位	作者	来源
生物	1012	中国科学院遗传与发育生物学所	于军，胡松年，王俊	Science 2002, 296(5565):79-92
生物	263	中国科学院上海生命科学院	冯旗，张玉军，郝沛	Nature 2002, 420(6913):316-320
生物	225	厦门大学	宋刚，欧阳高亮，鲍仕登	J. Cell. Mol. Med. 2005, 9(1):59-71
生物	**202**	**中南大学附属湘雅医院**	**夏家辉，刘春宇，唐北沙**	**Nature Genet. 1998, 20(4):370-373**

• 第三部分

夏家辉简历和自述

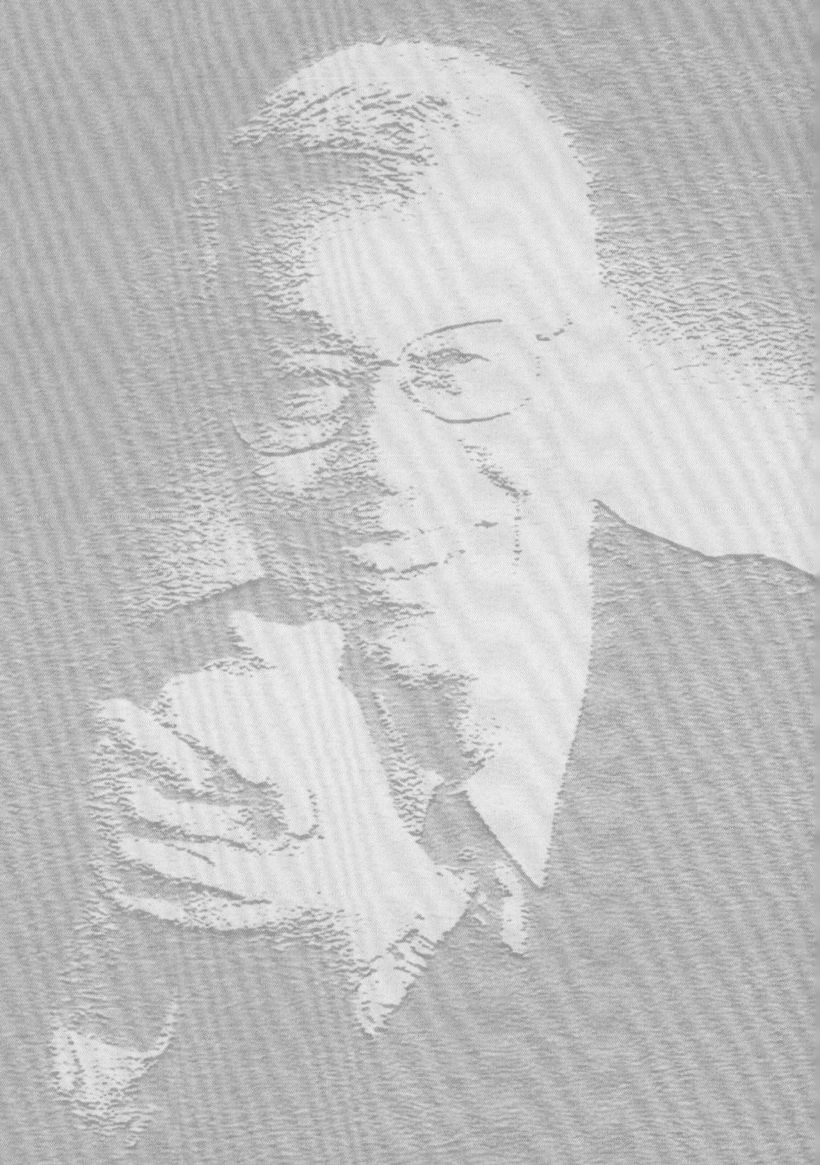

• 夏家辉简历 •

夏家辉（1937～　），湖南省益阳市桃江县武潭镇石桥村人。1961 年毕业于湖南师范学院生物系本科。中共党员，中南大学一级教授、博士生导师。我国著名人类与医学遗传学家，中国现代人类与医学遗传学的开拓者，中国临床遗传学奠基者。

1999 年当选中国工程院院士，2000 年被国务院授予“全国先进科技工作者”称号和奖章，2019 年被聘为中国医学科学院学部委员。对我国医学遗传学科与临床医学遗传学科的建设作出了重大贡献，是推动我国医学遗传学科与临床遗传学科走向世界的杰出领头人之一。

自 1973 年以来先后创建了湖南医学院（湖南医科大学）医学遗传学研究室、教研室，卫生部医学细胞遗传学国家培训中心，卫生部湖南-中国遗传医学中心，科技部医学遗传学国家重点实验室，教育部中南大学生命科学与技术人才培养基地——基因科学与技术产业化点。2002 年牵头组建中南大学生命科学学院。2012 年创立世界第一家遗传专科医院——湖南家辉遗传专科医院。2013 年推动国家卫生计生委等七部委联合下文建立了“临床医学医学遗传学科”，并开始了“医学遗传学科住院医师规范化培训”。

曾任卫生部医学科学委员会医学遗传学与医学遗传工程学专题委员会委员（1981 年），卫生部重大医药卫生科技成果评审委员会委员（1986 年、1989 年），卫生部优生优育专家咨询委员会副主任委员（1987 年）；国务院学位委员会第四、第五届学科评议组成员（1997 年、2003 年）；1985 年任国际人类染色体异常核型登记库顾问；1997 年任 *Journal of Human Genetics* 国际杂志编委。首批国家级中青年有突出贡献专家（1984 年）、国务院特殊津贴获得者（1990 年）。

1973 年在世界上首创了 75 ℃人类染色体 G 显带技术烤片法，开设了我国首家“染色体病遗传咨询门诊”；1975 年发现了一条鼻咽癌标记染色体；1976 年编写了我国第一本《医学遗传学讲座》教材，率先在我国医学院校开设了《医学遗传学讲座》课程；1981 年采用 G 显带染色体高分辨技术，通过特殊病例的研究，在国际上将人类睾丸决定基因精确定位于 Yp11.32；1985 年率先在我国开展了遗传资源的收集、保藏与利用；1989 年首创了“染色体显微切割、PCR、探针池、微克隆”基因定位与克隆技术；在克隆遗传病疾病基因的国际竞争中三次失败后，另辟蹊径于 1996 年创建了利用国际人类基因组计划提供的基因表达序列（EST）数据，根据进化的原理，采用计算机完成目标基因同源序列比对筛选，克隆遗传病疾病基因的“计算机—基因家族—候选疾病基因克隆”新技术体系，抢先在国际上克隆了 M6ba 等 17 个与遗传病相关的基因，在国际基因库作了登记；1998 年成功克隆了人类神经性高频性耳聋疾病基因（GJB3），论文发表于国际顶尖杂志 *Nature Genetics*，获得了国内外同行的高度评价，实现了我国本土上克隆遗传病致病基因零的突破。此一研究成果 1999 年在科技部中国基础研究十大新闻首次评选中排名第一，并将其列为“中国基础研究五十年理论建树”的重大成果之一。

至今发表论文 300 余篇，主编与参编专著 10 余部，研究成果先后获全国科学大会奖 1 项、卫生部甲等（一等）奖 4 项、教育部首届长江学者成就奖一等奖 1 项、科技部何梁何利基金科学与技术进步奖 1 项、国家科学技术进步奖二等奖 5 项、国家自然科学奖二等奖 1 项。

·自　述·

1957 年至 1961 年就读于湖南师范学院生物系本科。1958 年在傅伯老师与尹长民老师的指导下先后从事蚊种调查、灭蚊和水稻三化螟、稻瘟病的研究工作。1958 年 10 月被评为“湖南师范学院优秀学生”，并于 11 月出席了湖南省青年第二次社会主义建设积极分子大会。1959 年 5 月被评为“湖南师范学院五好学生”，1960 年 5 月被评为湖南师范学院优秀学生。1961 年由国家统一分配到湖南医学院生物教研室任见习助教，1962 年转正为助教。

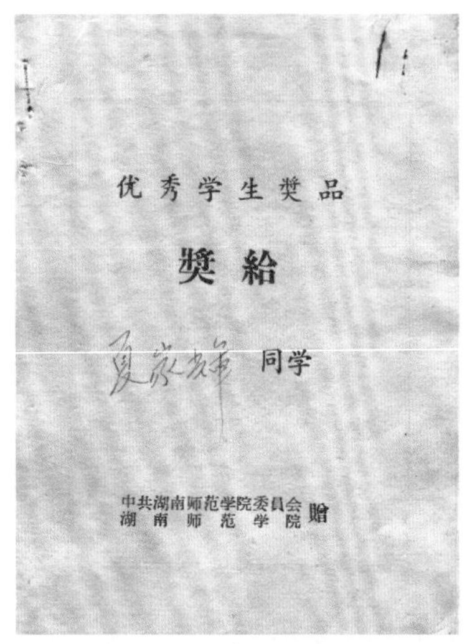

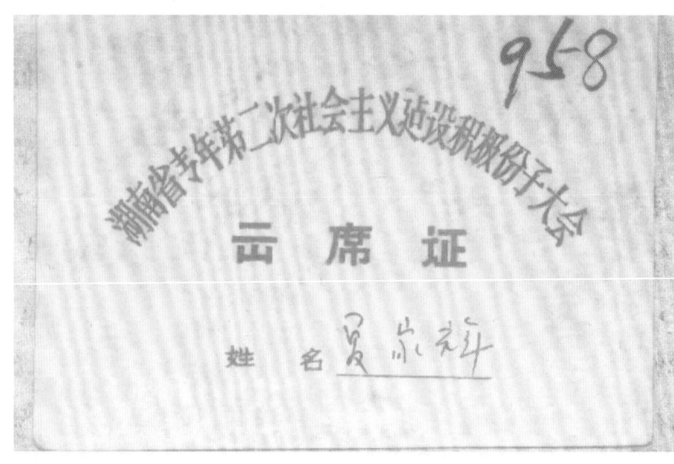

优秀学生奖品及湖南省青年第二次社会主义建设积极份子大会

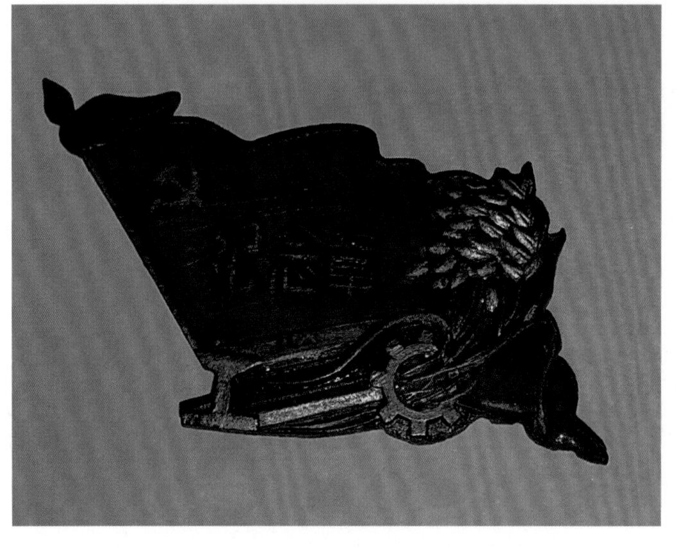

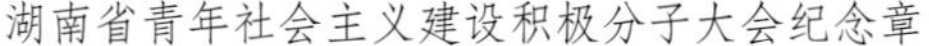

湖南省青年社会主义建设积极分子大会纪念章

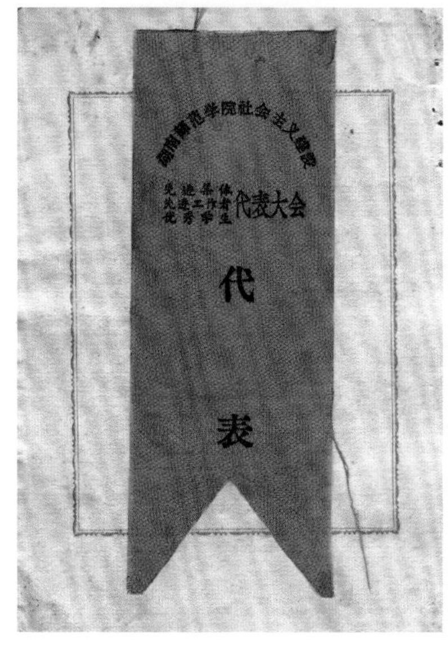

1961 年 6 月，毕业分配前夕，傅伯老师找我，问我对毕业分配的志愿，我说：第一志愿是去农校。我想除了参加教学外，同时专心从事水稻病虫害的研究。因为在 1960 年我参加“全省水稻病虫害调查”时到过湘西和郴州，成片的稻田由于纹枯病和三化螟的危害，导致农民颗粒无收。我相信自己能为防治水稻的病虫害作出一定的贡献。傅老师说：“我希望你能留在我身边，如果你走了等于砍掉我的右手，我决定在教研室会上提出来。”几天后，傅老师又对我说：“你留校的希望没有了，因为我在教研室提出后，虽然其他老师都同意，但尹长民老师说‘夏家辉不能留’。”又过了几天，我收到了尹长民老师的一张小纸条，约我星期日早上到她家去一趟。我到她家后，她在书房接待了我。尹老师一开口就对我说：“在给你们上动物课时我并未注意到你，我是从 1958 年你参加科研工作后才注意你的，特别是 1959 年 5 月审查你在傅伯老师指导下写的那篇《灭蚊研究报告》的论文中，我提出为什么在一个新蚊种后腿基部多了一个白斑，你回答我是因为傅老师在鉴定这个蚊子标本时掉了该蚊子的一条后腿，傅老师说作为岳麓山发现的新蚊种，如果标本不完整是不能写文章报道的……你听后，把那张桌子的周围用绳子围起来，每天下课后在地板上逐块寻找，第三天终于找到这只蚊子的后腿并用阿拉伯树胶粘上，以保存该蚊子标本的完整性，所以在连接处就有这一白斑。从这件事我看到了你的科学精神！后来我安排你代表生物系参加了湖南省水稻病虫害的调查，调查组反映你不但工作很努力而且独立工作能力很强。1958 年，我们系学生中成立了几十个科研小组，真正能坚持到今天并做出成绩的就只有你这个组，我欣赏你这种“锲而不舍”的精神。傅老师提出要留你在教研室工作我没有同意，我决定介绍你到湖南医学院卢惠霖教授那里去工作，因为卢教授几次找我，希望能介绍一位有科研能力的学生到他们生物教研室工作，我想你是最好的人选。他们的条件比较好，我相信你一定能在卢教授的指导下做出成绩来。但我还要告诉你的是：你的性格很倔犟，你在今后的科研工作中一定要学会处理个人志愿与领导工作分配之间的关系。在领导分配你的工作与个人的研究工作相冲突时，你要学会在完成领导安排任务的同时坚持自己确定的研究方向。比如我的兴趣是研究蜘蛛，而领导分配我的任务是带学生进行野外实习，我就在带你们的野外实习中要同学看到了“蜘蛛”就作为标本收集起来，这样，我既完成了教学任务又采集了大量的“蜘蛛”标本，而没有因个人兴趣与领导安排不一致造成矛盾、形成不愉快。如果你与领导之间有不愉快，将有可能导致你个人研究工作的中断……”

1977 年，湖南省恢复“生物学会”活动的第一次会议期间，尹老师将我叫到原生物系主任董爽秋等老教授一桌吃饭，并介绍说，这就是夏家辉。我对在座老师们说我抓住一切机遇开展科学研究，与毕业前尹老师的教诲分不开。

1961 年 7 月，我离开湖南师范学院生物系到湖南医学院去报到的前夕，我到傅伯老师家向他拜谢，并报告他我已由尹长民老师推荐去湖南医学院生物教研组卢惠霖教授处工作。他听后将科学出版社 1957 年 4 月出版的《遗传学座谈会发言记录》一书送给了我，并说：这本书对你今后的研究与教学工作应有参考价值。

1961 年 9 月，我到湖南医学院生物教研组上班，从每周星期五下午的政治学习讨论中，我了解到湖南医学院已经被卫生部划为“三类学校”，卫生部专门派工作组到学校查处有关湖南医学院 1959 年开展“基因论批判”的问题，并要求对这些问题进行“甄别”，以达到“拨乱反正”的目的。

为了了解有关“基因论批判”的历史情况，我主动阅读了傅伯老师送给我的《遗传学座谈会发言记录》一书，书中的“内容提要”指出：1956 年 8 月 10 日至 8 月 25 日中国科学院和高等教育部在青岛联合召开“遗传学座谈会”，这是自然科学家为了贯彻“百家争鸣”的方针，

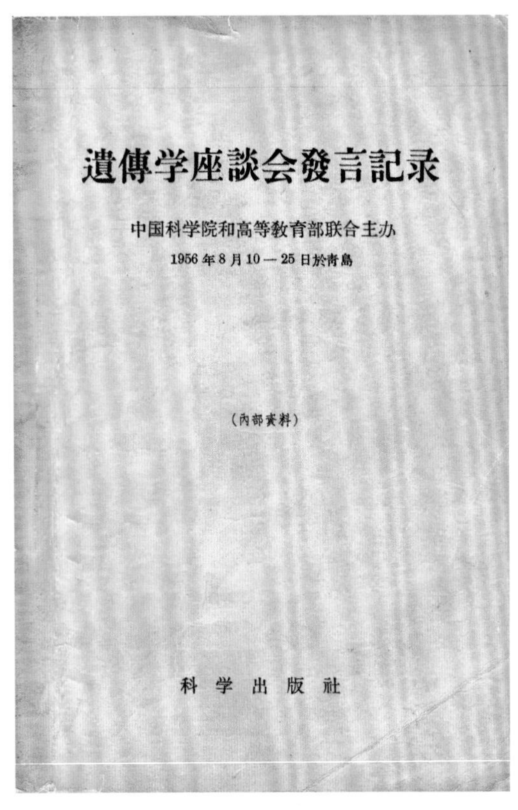

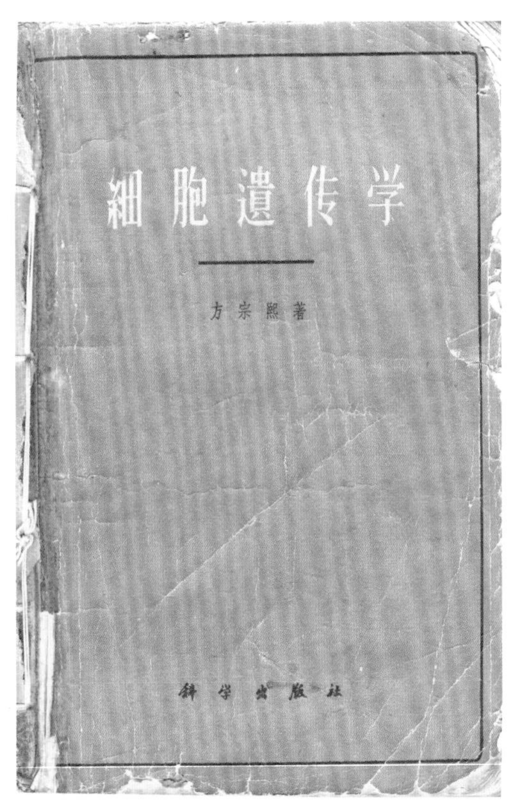

第一次在青岛举行全国规模的学术上的论战。关于遗传学中的米丘林学说和摩尔根学说的争论，是长期以来所存在着的巨大问题，这次两个学派的科学家在青岛的座谈会上展开了热烈的论战，这对于遗传学的发展是有积极意义的。

本书是座谈会上半个月以来科学家发言的速记稿，一共有 25 万字。本书可作为国内生物学工作者、农学工作者、中学生物学教师的参考资料。

有关我国学习前苏联，对"基因论"的研究与教学所造成的严重影响，在《遗传学座谈会发言记录》中，详细记录了会议主持人童第周先生在"闭幕式"上作的总结：第二：过去对遗传学问题的讨论有顾虑，尤其是关于基因学说，怕说了戴上反动的帽子，在这次座谈会上，做到畅所欲言的要求，无保留，无顾虑地，把过去要说而不敢说的话，都痛快地说出来了，所以发言很热烈，没有冷场，时间不够甚至加班……第六：遗传学是一个年轻的科学，它牵连的范围广，因此存在的问题也多，这次座谈会，不扣帽子，不作空洞发言，大家根据具体事实和自己研究的成果，提出不同的意见，初步贯彻了百家争鸣的方针，科学精神应当是坚信自己的学术观点，同时也尊重别人的研究成果……在研究工作方面，过去几年有关摩尔根学说的研究，基本上都停止了，在这次座谈会中一致认为这是不符合百家争鸣的方针的……在教学方面，解放以后遗传学的教育大纲，都按照米丘林学说编制，对摩尔根学说不作介绍……

然而，为什么"青岛会议"三年后，1959 年又将"基因论"作为唯心的、反动的学说，掀起了学术批判的高潮，并涉及湖南医学院生物教研室呢?

带着这一问题，1963 年 1 月 24 日，我购买并通读了奥地利生物学家格里哥尔·孟德尔于 1865 年 2 月 8 日和 3 月 8 日的会议上宣读的《植物杂交的实验》中文译本。书中详细阐述了孟德尔通过八年对七种具有不同性状的豌豆品种进行杂交试验，观察到在子 1 代仅出现一种性状，而在子 2 代中同对的两种性状总是出现 3∶1 的实验结果。他采用当时“数学”研究所发现的最新的“排列组合”定律对这一现象进行分析、解释，提出了生物体的性状是由成对遗传粒子所决定的，成对遗传粒子在上下代遗传中按“分离定律”遗传的假设。为了证明这一假设，孟德尔设计了采用子 1 代与隐性亲本进行回交的“测交实验”方法，并推论，采用子 1 代与隐性亲本进行回交，其子代出现两种性状的比例应是 1∶1，实验结果证明七对性状回交的结果都是 1∶1，完全符合他的预测。随后，他分别对这七对性状的植株进行相互杂交与子代分析，发现决定不同性状的遗传粒子，在上下代遗传中仍然是按照数学的“排列组合”定律进行“自由组合”。在此基础上，孟德尔提出了生物体任何的“遗传性状”至少是由一对遗传粒子决定的，成对遗传粒子在上下代遗传中必须分开，即按“分离定律遗传”。决定不同性状的遗传粒子可以自由组合遗传给下一代，即按“自由组合定律遗传”，这就是孟德尔的遗传粒子学说，是“基因论”学说的起源。

与此同时，我自学了 1959 年科学出版社出版的 T·H· 摩尔根 1928 年著的《基因论》的中文译本和 1961 年科学出版社出版的方宗熙著的《细胞遗传学》，认识到从孟德尔的“颗粒遗传学说”到摩尔根的“基因论”，是自 1900 年重新发现孟德尔的《植物杂交实验》一文以来，以摩尔根为代表的一批科学家获得的一系列基于实验的研究成果。他们以“果蝇”为主要实验材料，证明了孟德尔所提出的遗传因子就是位于染色体上，生物体的“性状”是由亲本双方通过花粉（精子）和卵细胞（卵子）遗传的“成对的遗传因子”决定的，决定不同“性状”的“成对遗传因子”直线排列在染色体上，在上下代遗传中，位于同对染色体上的“成对遗传因子”按分离定律遗传，位于不同对染色体上的“遗传因子”按自由组合定律遗传，位于“同一对染色体上的成串遗传因子”按连锁交换定律遗传。通过阅读和总结，我认识到“基因论”是建立在一套很完整的、严谨的实验研究体系上的，是科学真理。

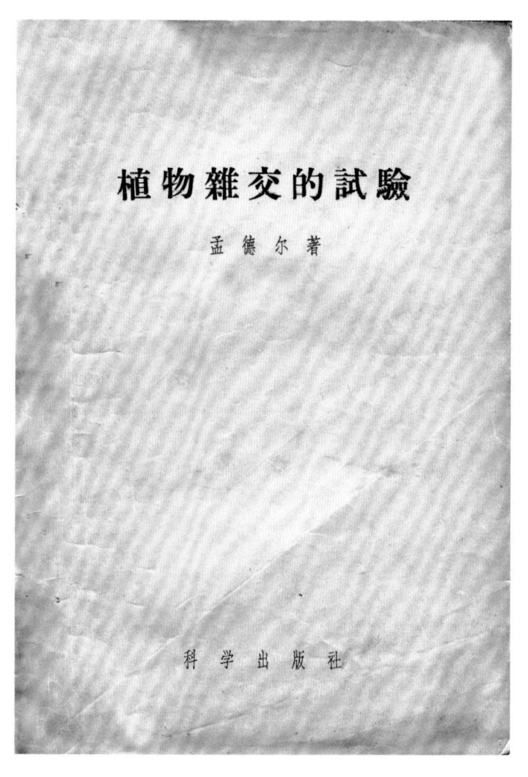

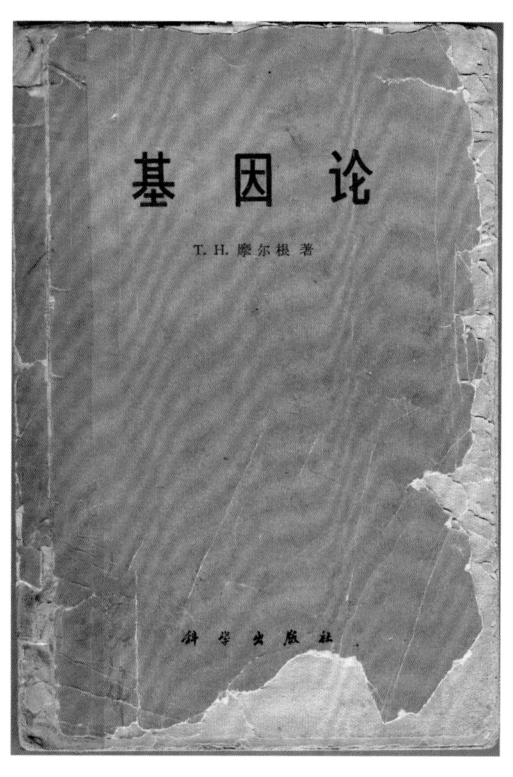

1963 年 8 月 23 日，我购买了世界卫生组织（WHO）专家组 1962 年有关建议在医科大学开设“医学遗传学”课程，在医师进修班开展“医学遗传学训练”的报告（俄文版）一书，凭着高中 2 年 1 期（1955 年下半年）仅学习了半年的俄语基础，我从 1963 年 8 月 23 日至 1964 年 4 月 17 日用了 8 个月零 10 天阅读并全文翻译了该报告，从而认识了“医学遗传学”的重要性。

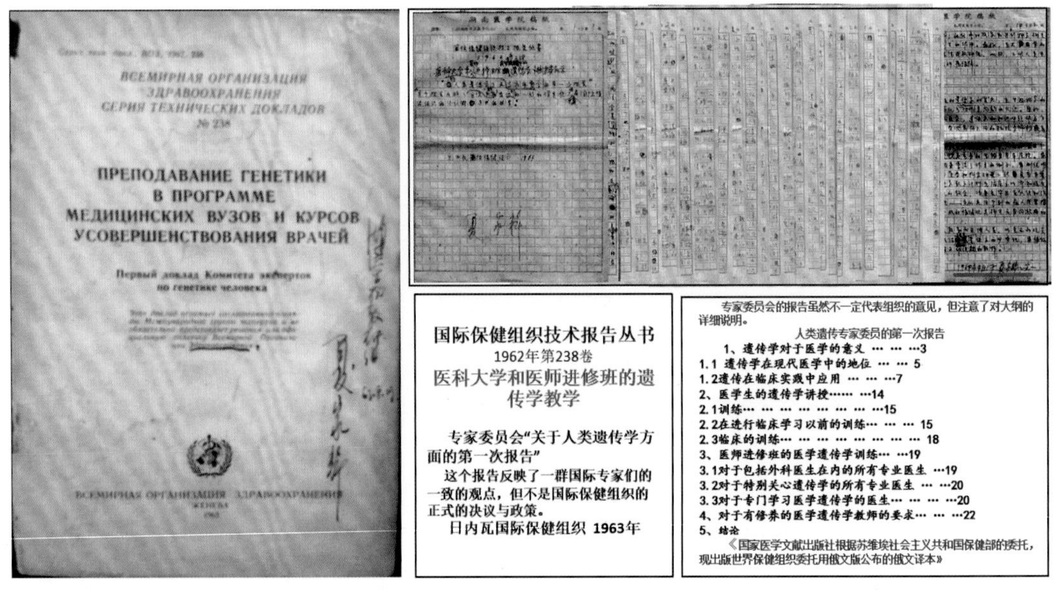

国际保健组织技术报告丛书

1962年第238卷

医科大学和医师进修班的遗传学教学

专家委员会“关于人类遗传学方面的第一次报告”

这个报告反映了一群国际专家们的一致的观点，但不是国际保健组织的正式的决议与政策。

日内瓦国际保健组织 1963年

专家委员会的报告虽然不一定代表组织的意见，但注意了对大纲的详细说明。

人类遗传专家委员的第一次报告

1、遗传学对于医学的意义 … … …3
1.1 遗传学在现代医学中的地位 … … 5
1.2遗传在临床实践中应用 … … …7
2、医学生的遗传学讲授…… …14
2.1训练… … … … … … … …15
2.2在进行临床学习以前的训练… … … 15
2.3临床的训练… … … … … … … … 18
3、医师进修班的医学遗传学训练… …19
3.1对于包括外科医生在内的所有专业医生 …19
3.2对于特别关心遗传学的所有专业医生 … …20
3.3对于专门学习医学遗传学的医生… … … …20
4、对于有修养的医学遗传学教师的要求… … …22
5、结论

《国家医学文献出版社根据苏维埃社会主义共和国保健部的委托，现出版世界保健组织委托用俄文版公布的俄文译本》

1964 年，我与窦守惠老师承担了由中国医学科学院协和医院张孝骞学部委员组织的“国家遗传病调查研究子项目”——长沙市北区五、六年级小学生红绿色盲的遗传学调查。通过发

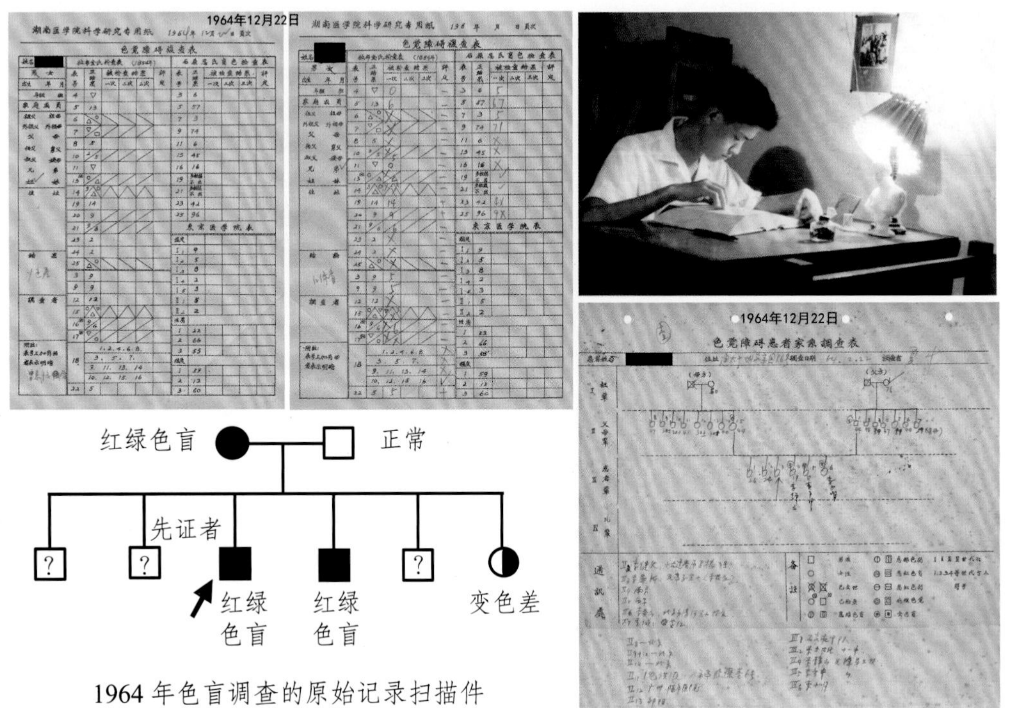

1964 年色盲调查的原始记录扫描件

病率的调查及其患儿家系的遗传学分析证明，红绿色盲在家系中的遗传完全符合孟德尔的“分离定律”与摩尔根的“X 连锁隐性遗传”规律，是一种 X 染色体连锁遗传病，在亲子代之间随着 X 染色体的遗传而遗传。从而使我深刻地认识到批判摩尔根“基因论”是错误的，同时坚信世卫组织专家建议在医学院校开设“医学遗传学”课程是完全正确的，并决心终身从事“医学遗传学”的研究、临床应用与教学工作。不幸的是 1966 年“文化大革命”开始后，我们的研究工作被终止。

1972 年 4 月的一天上午，校长李亭植（老红军、共产党员、七级老干）叫我到他家里对我说：邓小平同志回中央工作后，在周恩来总理的领导下，国务院下文决定恢复高校招生、教学与研究工作。最近我的几个原在中国工作过的欧美医师朋友来信对我说：近十年来医学发展很快，“病毒学”“免疫学”“医学遗传学”这三个学科过去在教学中仅提一句，甚至根本不提，现在已成为医学三个最前沿的独立学科。你身为校长，应该抓这三个学科的建设……

校长接着对我说：我了解到你过去曾做过“色盲遗传病”的调查，我希望你能负责组织几个人把我院“医学遗传学”的建设工作做起来。你先用一段时间查阅相关文献与资料，制定一个方案后报我！

创建“医学遗传学”学科，是我的梦想，我深感机会难得。为了团结大家一起干，我立即逐个找生物教研组的老师商讨，大部分老师都拒绝参加，只有生物学副教授、原教务长何鸿恩老师愿意与我一起干。

1972 年 5 月的一个下午，我到李校长家向他汇报说：1966 年我的研究工作被终止后，其实我一直在抓时间自学英语，找一切机会到图书馆默默地追踪“医学遗传学”的进展……国际上近 10 余年来除了证明一条染色体就是一个 DNA 分子，基因是染色体上的一段有遗传功能的 DNA 分子外，特别是在人体染色体技术与染色体病的研究、诊断方面取得了突破性的进展，1970 年瑞典 Caspersson 等创建了人类染色体显带技术，发表了第一张 Q 显带染色体核型图，1971 年国际人类染色体命名标准委员会在巴黎召开会议，制定了染色体带型的命名法，从此开启了人类细胞遗传学与染色体病研究的新纪元，被国际细胞遗传学界誉为人类细胞遗传学发展史上的第二次革命。

经与何老师讨论，我们两人认为，按照我院的条件，要紧跟国际前沿，首先应从建立人类染色体显带技术入手，结合临床应用逐步把我院的“医学遗传学”建立起来。何老师还提出我们除了研究“染色体病”外，还应开展“肿瘤”染色体异常的研究。李校长对我说：很好！很好！我完全同意你们的方案，希望你同何副教授尽快开展“医学遗传学”学科的建设，有问题可直接来找我！

我把李校长的意见转告何老师后，两人都感到机会难得、兴奋的心情难以言表！第二天，我们俩人打扫了两间生物教研室原实验用房，把教研室可用的仪器、设备包括显微镜、木质嵌玻璃的无菌操作箱、玻璃器皿等进行了收集、清理；到学院废品库里捡回了各实验室被迫丢弃的一台旧冰箱、一台旧烤箱、一台坏了的离心机，请工人老师傅简单修理后，我们俩人就这样夜以继日地开始了工作。

1972 年 12 月 31 日的晚上，学院原负责组织工作的南下干部马德芳同志代表李亭植校长到生物教研室通知何鸿恩副教授回教务处主持工作。当晚，何老师离开实验室时依依不舍地对我说：我将服从组织安排立即回教务处工作，我相信你一定能克服各种困难，坚持干下去！我会想尽一切办法全力支持你！……。

1973 年底眼看着刚刚开展的研究工作不得已又一次被迫中止，我无比心痛，我暗下决心：

绝不能放弃我已经起步的“医学遗传学”学科创建的工作。之后的1973年、1974年、1975年，“医学遗传学”研究工作多次被迫中止，分配我到工厂、到宁乡、到湘西下放劳动，但每次回到学校，我当天或者第二天便去实验室争分夺秒地继续“医学遗传学”的研究、教学和门诊工作。我感到浪费了太多青春年华，每一分钟都是那么弥足珍贵。在这段艰难的岁月里，我于1973年在国际上首创人类染色体G显带技术75 ℃烤片法，与附二院内科伍汉文主任合作开设了我国首家“染色体病遗传咨询门诊”，1975年与附一院肖健云医师合作发现了一条与鼻咽癌相关的标记染色体，1976年与伍汉文合作编写了我国第一本《医学遗传学讲座》教材，率先在我国医学院校开设了“医学遗传学讲座课程”。

1976年10月，“四人帮”被粉碎，1978年全国科学大会胜利召开。1981年6月27日党的第十一届六中全会通过《关于建国以来党的若干历史问题的决议》，开启了科学的春天，我的“医学遗传学”学科建设终于不再是痴人说梦，我终于可以把全部的精力投入到工作中。带着10年的期盼，我完全不知道疲惫，只想着每天努力再努力，多做一些工作，把浪费的青春年华抢回来，曾经十多年来一遇到高兴或苦闷就离不开一根接一根抽烟的坏习惯于1978年3月的一天戒了，因为我明白国家的建设需要我，我一定要保持健壮的身体！所幸的是，经历的磨难造就了我坚韧的毅力。我们伟大的党，通过又一次在曲折中探索，最终找准了“科学技术是第一生产力”的前进方向。从此，科技工作者的声音被更多地关注，我们的辛勤劳动得到了党中央和国家的重视，我的科研成果得到了国家和人民的认可，“人体细胞遗传学的研究”获得1978年“全国科学大会奖”和“湖南省科学大会先进个人奖”。

1978年，湖南医学院决定由我负责率先在我国医学院校建立了“医学遗传学研究室”与“医学遗传学教研室”并任主任。1981年，由湖南省高校高级职称评定委员会拔尖将我晋升为副教授。

1981年10月，陈慕华副总理来湖南医学院专门找我调研，我请她看了“医学遗传学实验室”简陋的设备条件、开展研究与临床服务的工作记录后，在个别汇报中，我向她报告了自1963年以来，通过自学遗传学相关著作，认识“基因论”。1972年以来，我克服各种困难、顶住各方面的压力，抓住一切机会开展“医学遗传学”研究、临床服务和教学工作的基础上，我

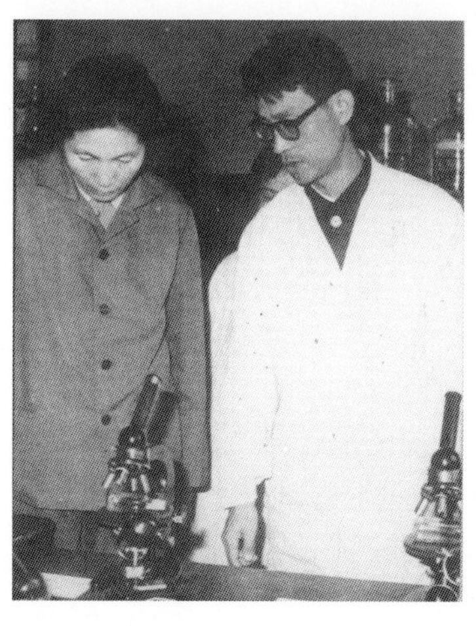

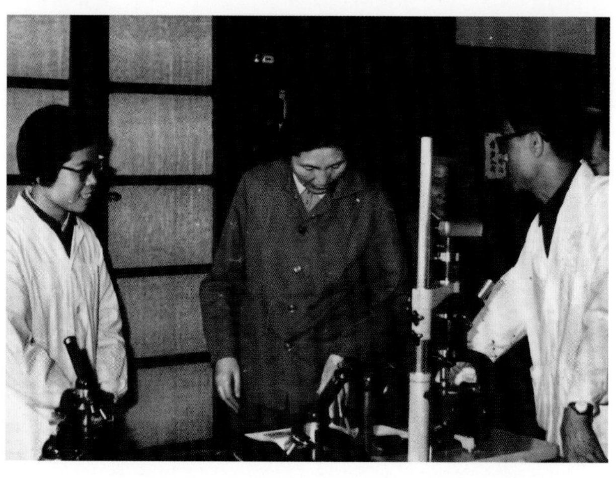

始终坚持了“建立先进技术是基础，服务于临床是目的，通过特殊病例开展基础理论研究，由于在材料上独特，在技术上先进，其研究成果就能够达到国际先进水平，得到国内外公认，同时不断提高了教学与医疗水平。”的宗旨。1973年至1981年在国际上首创了人类染色体G显

带技术 75 ℃烤片法，开设了我国首家“遗传咨询门诊”，在国际上发现了一条与鼻咽癌相关的标记染色体，通过开设“染色体病咨询门诊”的特殊病例的研究将人类睾丸决定基因精确定位于 Y 染色体 Yp11.32 带，纠正了国际上将其定位于 Y 染色体短臂着丝粒附近的错误，对有关染色体病致病机制的一些基础理论问题提出了新的见解。相关论文发表后受到国内外同行高度关注。1979 年 6 月，法国国家科学代表团 Guy de-the 博士等一行三人专程来湖南医学院就我在世界上首次发现的鼻咽癌标记染色体进行了交流。

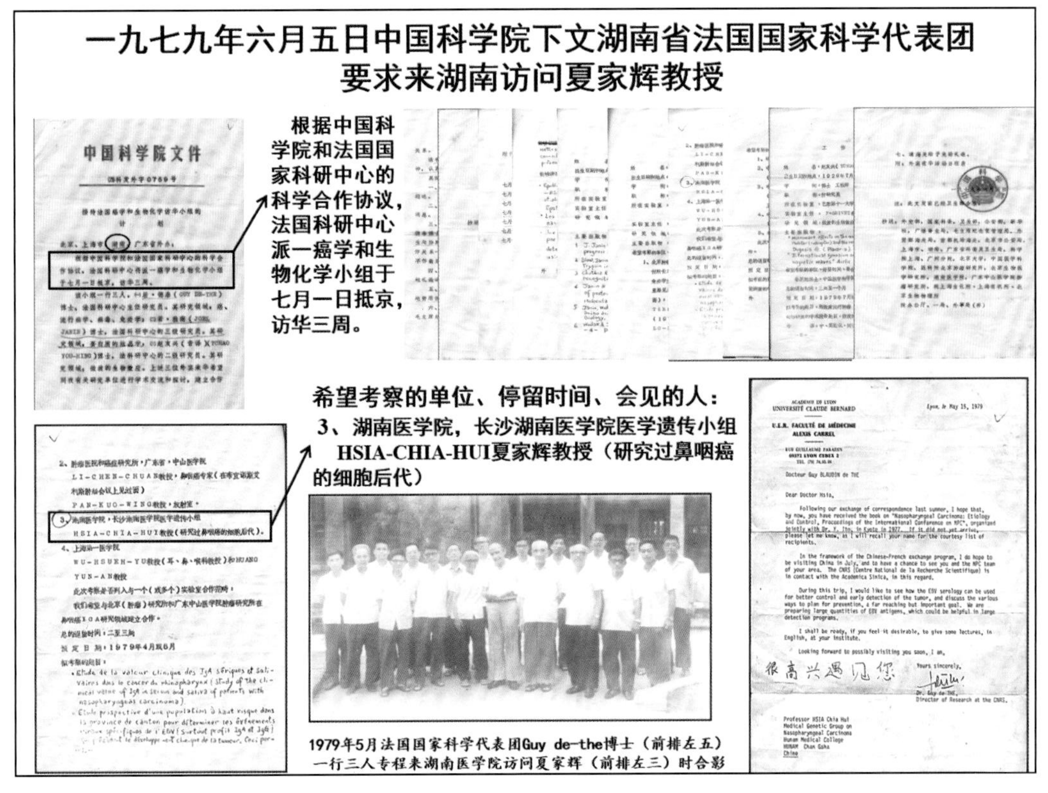

一九七九年六月五日中国科学院下文湖南省法国国家科学代表团
要求来湖南访问夏家辉教授
中国科学院文件
根据中国科学院和法国国家科研中心的科学合作协议，法国科研中心派一癌学和生物化学小组于七月一日抵京，访华三周。
希望考察的单位、停留时间、会见的人：
3、湖南医学院，长沙湖南医学院医学遗传小组 HSIA-CHIA-HUI夏家辉教授（研究过鼻咽癌的细胞后代）
1979年5月法国国家科学代表团Guy de-the博士（前排左五）一行三人专程来湖南医学院访问夏家辉（前排左三）时合影

1976 年，我与湖南医学院附二院内科主任伍汉文编写了我国第一本《医学遗传学讲座》教材，率先在我国医学院校开设“医学遗传学讲座课程”。1979 年，卫生部妇幼司决定举办以妇产科主治医师为主体的“全国染色体病诊断与产前诊断学习班”，向全国推广染色体病诊断与产前诊断技术，以阻止严重致愚、致残、致死性染色体病患儿的出生。

陈慕华副总理极其关爱地说：你在极其艰苦的条件下，在医学遗传学研究、临床服务和教学工作方面为人民、为国家作出了突出的贡献，我会转告卫生部派人来进一步调研，解决你的困难，希望你坚持、继续努力，取得更大的成绩。

1982 年 7 月 5 日，卫生部科技局陈海峰局长专程来湖南医学院找我进行现场调研，我口头向他详细汇报 1972 年以来我在创建新技术、服务于临床，开展染色体病的诊断与预防、开设“医学遗传学讲座课程”，通过特殊病例开展遗传学基础理论研究、鼻咽癌研究，论文发表后获得了国内外的高度评价的情况，同时呈报了“向卫生部科技局陈海峰局长的汇报提纲”，在提纲中总结了 1972 年以来我始终坚持的“建立先进技术是基础，服务于临床是目的，通过特殊病例开展基础理论研究，由于在材料上独特，在技术上先进，其研究成果就能够达到国际先进水平，得到国内外公认，同时不断提高了教学与医疗水平”的体会。

1972年恢复研究工作以来，始终坚持的“宗旨”

示夏家辉1982年7月5日“向卫生部科技局陈海峰局长的汇报提纲”原件

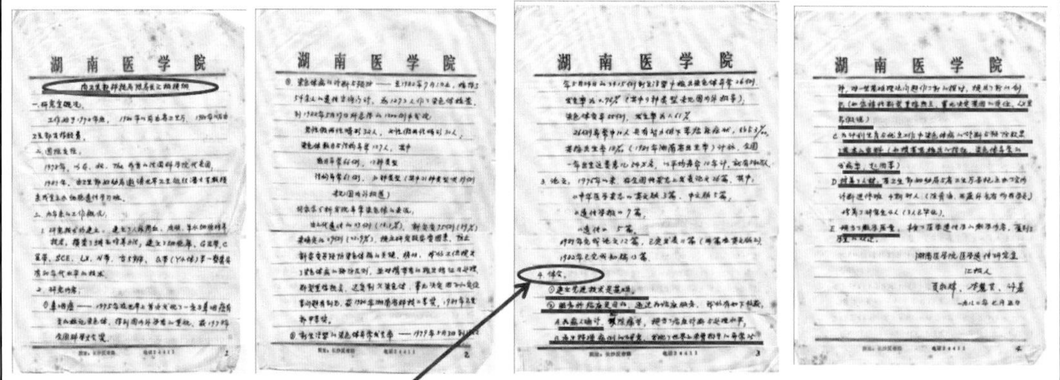

在上述汇报提纲的“体会”中夏家辉系统的总结了他10年来从事“医学遗传学和临床遗传学”研究工作的指导思想，即：“建立先进技术是基础，服务于临床是目的，通过特殊病例开展基础理论研究，由于在材料上独特、在技术上先进，其研究成果就能够达到国际先进水平，得到国内外公认，同时不断提高了教学与医疗水平。”的宗旨，并逐一例举了已完成的具体的研究内容和成果

同年 8 月底，上海第一医学院生物教研组周焕庚老师打电话对我说：前天我参加由上海市卫生局组织的，请卫生部科技局陈海峰局长作的一个对全国重点医学院校的有关“科学研究”的考察报告，陈局长在会上说，他用了一个月时间考察了全国各重点医学院校，在 40 岁左右的从事科学研究与教学的中年人中，在研究工作和研究方向方面，头脑最清醒的是湖南医学院的从事医学遗传学的夏家辉副教授……

1984 年 1 月 27 日，经中央书记处、国务院同意，中共中央组织部、宣传部、人事部、财政部联合下文《优先提高有突出贡献的中青年科学、技术、管理专家生活待遇的通知》：随着社会主义现代化建设事业的发展，越来越多地依靠科学、技术、管理水平的提高，越来越需要充分发挥科学、技术、管理专家，特别是那些杰出人才的作用。关心并照顾好他们的生活，使他们能够精力旺盛，没有后顾之忧地从事工作，是社会主义四化建设的需要，也是符合党和人民的根本利益的。中央领导同志曾多次指出，要打破常规，优先地提高那些真有本事、贡献突出的杰出人才的生活待遇，在这个问题上不能吃“大锅饭”，搞平均主义。“三中全会”以来，党和国家采取具体措施，使广大知识分子的生活待遇逐步有所提高，今后还将继续加以改善。现在的问题是，应当对那些贡献突出，国内外有名望的中青年科学、技术、管理专家，采取特殊措施，优先地破格地提高他们的生活待遇。这些中青年科学、技术管理专家，人数不多，但贡献卓著，作用很大。他们原来的生活待遇一般较低，如果只是按部就班地来解决他们的实际困难，他们的生活条件难于很快改善，这是不利于我们事业发展的。有些非常优秀的中青年专家的早逝和健康恶化，促使全党进一步认识到解决这个问题的紧迫性。中央书记处最近指出：对那些在国内外有名望的中青年科学家生活待遇方面的问题，如工资问题、级别问题、住房问题、两地分居问题、医疗问题等，中央组织部应作为特殊的情况，立即同有关部门协商加以解决……1984 年 9 月 26 日，国家科委《关于批准有突出贡献的中青年专家晋升工资的通知》中，批准湖南省以袁隆平为首的 8 位同志为第一批“中青年有突出贡献专家”，我被列为其中之一。随后，我的月工资由原来的 52.5 元提升到 135 元，住房、通讯都做了相应的安排。

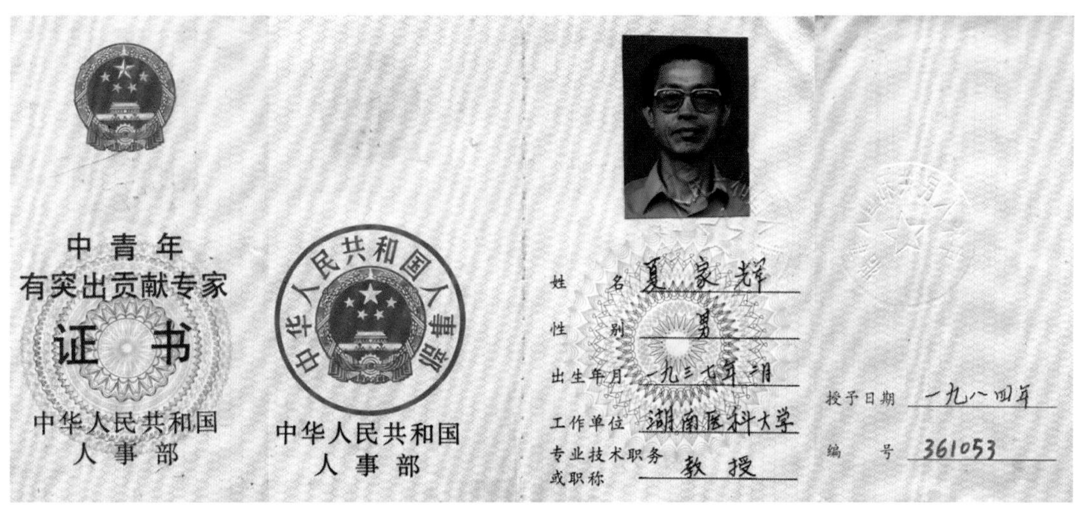

中青年
有突出贡献专家
证书
中华人民共和国
人事部

中华人民共和国人事部
中华人民共和国
人事部

姓名 夏家辉
性别 男
出生年月 一九三七年二月
工作单位 湖南医科大学
专业技术职务或职称 教授
授予日期 一九八四年
编号 361053

1995 年 7 月，我根据 1984 年卫生部决定由我负责筹建“医学遗传学国家重点实验室”，代表国家参与国际竞争、实现“克隆遗传病致病基因”的建室目标的要求，为了加强实验室各类工作人员的思想教育，更好选拔、凝聚优秀的研究、技术人员共同实现国家确定的研究目标，给“医学遗传学国家重点实验室”提出了“正直、责任、良心”的室训，明确提出作为实验室人员应该为人正直、有良心，做一个对自己、对家庭、对单位、对人民、对社会、对国家、对民族高度负责任的科技工作者。我几十年如一日，从自己做起，教育青年人把个人的兴趣、前途与祖国的富强、中华民族的崛起融为一体。

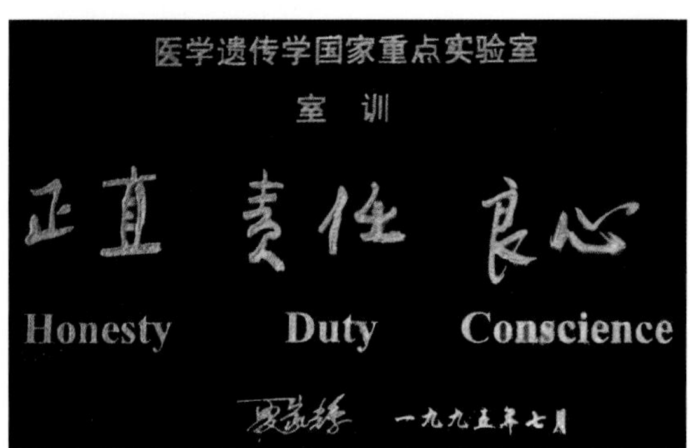

一、1973 年在世界上首创了人类染色体 G 显带技术 75℃烤片法，发表中国人 G 显带各号染色体的鉴别特征及其模式图，推动我国医学细胞遗传学研究和应用方面达到国际先进水平

1973 年 4 月，我建立了常规染色体技术后，为了我国在人类细胞遗传学研究工作方面能赶上世界先进水平，决定立即开展显带染色体技术的研究。由于我院没有染色体荧光显色试剂，我决定首先选择 Seabright M. 等 1971 年在 *Lancet* 上发表的人类染色体 G 显带方法进行摸

索。基于该方法不但要在染色体玻片标本制作后存放一周以上才能进行显带，而且玻片标本在胰蛋白酶溶液中消化的时间仅 10 秒左右，所以该技术极不稳定。近百次的实验均未能获得满意的结果，不是染色体起毛、不见任何带纹，就是整条染色体被消化成一团。5 月 5 日中午，天气极其闷热、潮湿，只见地面渗水、墙面冒“汗”。我完成一批染色体标本制作后，正值中午 12 点午餐时间，我的两个小孩在食堂排队等我拿饭菜票去买饭。离室之前，我突然想到天气这么潮湿，我不如将玻片放入烤箱中。因烤箱刚烤完玻璃器皿，温度已降至 75 ℃，我随手将玻片标本放入烤箱内，同时记录了温度与时间，下午 3 点我返回实验室时，烤箱温度已降至 25 ℃，我做完记录后按原来的步骤进行显带，把玻片标本投入胰蛋白酶溶液中处理 10 秒后染色观察，既未见染色体被消化，也未见染色体上显出任何带纹，我感到很奇怪。于是，我按照当时华罗庚教授在广播里介绍的有关“炸油条”对油温与时间选择的简易“优选法”，加长胰蛋白酶处理的时间，30 秒，不行；60 秒，也不行；2 分钟，还不行；4 分钟，又见到了染色体起毛、融成一团的现象，消化过了。回到 3 分钟，染色体上出现了隐约可见的带纹。我最后决定处理 3 分半钟，结果在每条染色体上出现了非常清晰的带纹。我极其高兴，并意识到这是一个有用的发现。天黑了，我没有回家，一个人关着门重复上述的显带过程。我再一次将新制的玻片标本放入 75 ℃烤箱中进行烤片，并让其自然冷却到室温，3 小时后，按 3 分半钟进行显带处理，结果带纹仍是非常清晰。成功了！我独自一人在房间内高声大叫：“我成功了！”当我的夫人陈凤琼带着小孩送面条和荷包蛋到实验室时，已是凌晨一点多钟了。她问我：为何不回家也不捎一个口信（那时家里没有电话），我们怕你一个人出了事。我高兴地对她说：今天因天气潮湿，我无意中将染色体玻片标本放入了 75 ℃烤箱中烤了 3 个小时。可就是这么一烤，染色体上就显出了漂亮的带纹。天哪！就是这个不作美的天帮了我的大忙，真是天助我也！

该技术将原染色体标本需在室温放置至少 8 天左右才能进行显带的方法，提前到制片后立即放 75 ℃烤箱中烘烤 3 小时左右、冷却至 25 ℃左右后即可进行显带。该技术不但操作简便，而且每条染色体所显现的带纹极其清晰而稳定，随后根据研究与临床应用需要，相继建立了 Q 带、C 带、N 带、LX、SCE 技术。

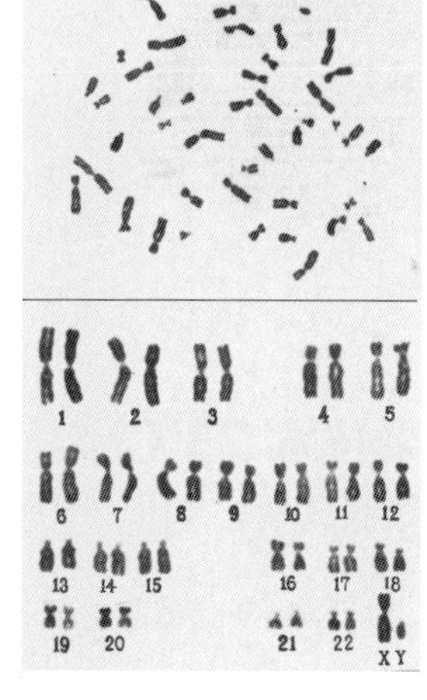

1970 年以前的染色体分析技术

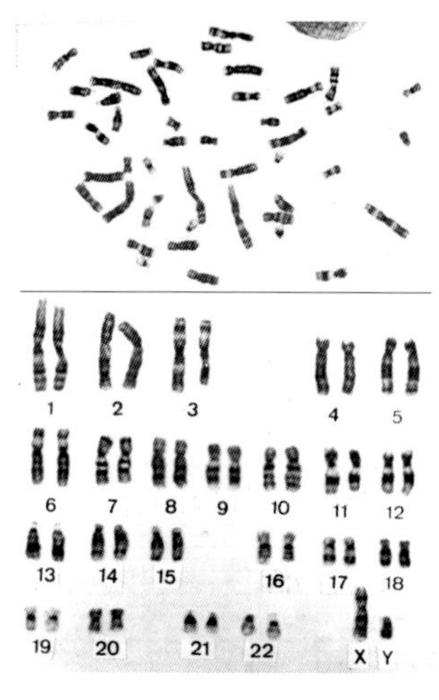

G 显带技术与核型分析（1973 年）

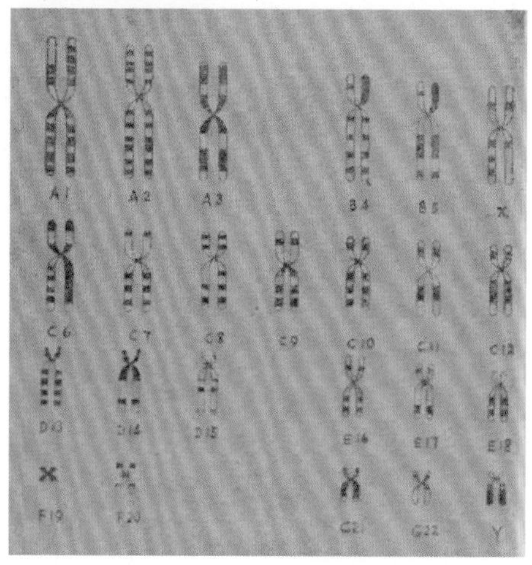

示各号染色体模式图

G 显带制作技术、染色体核型照片及模式核型图

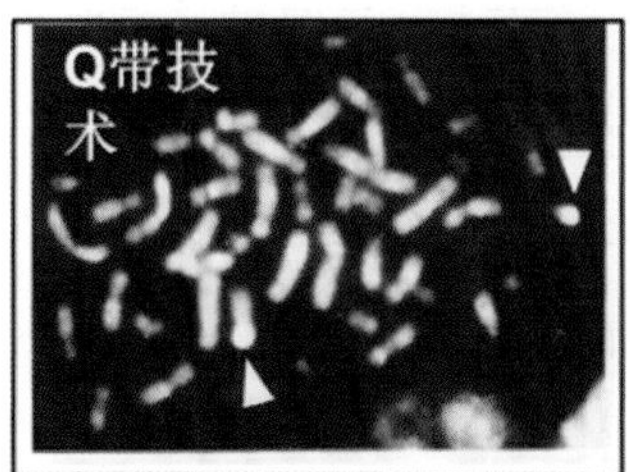

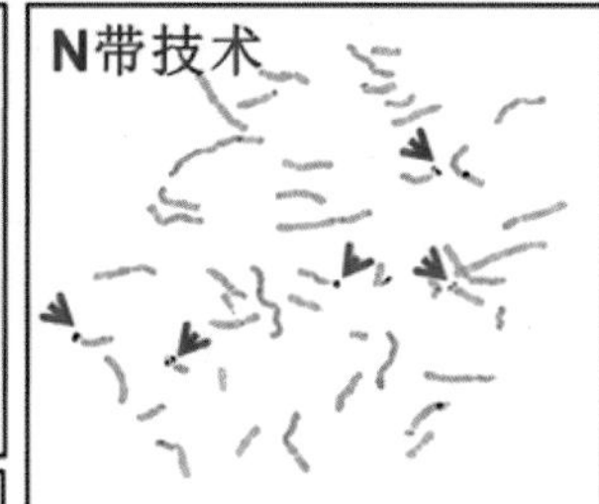

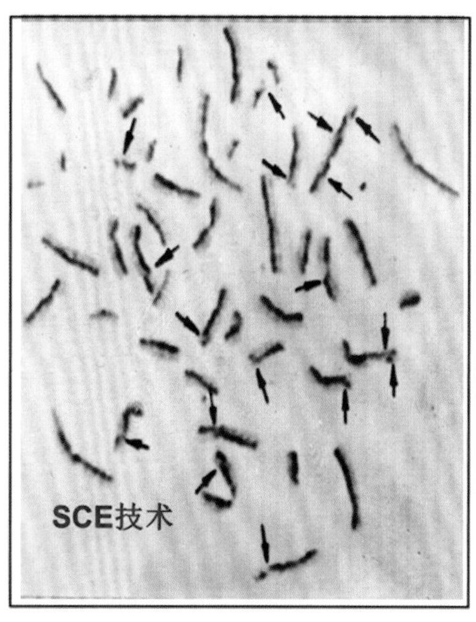

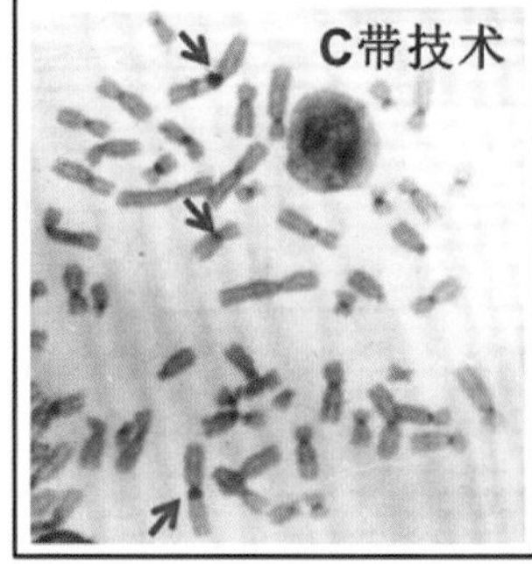

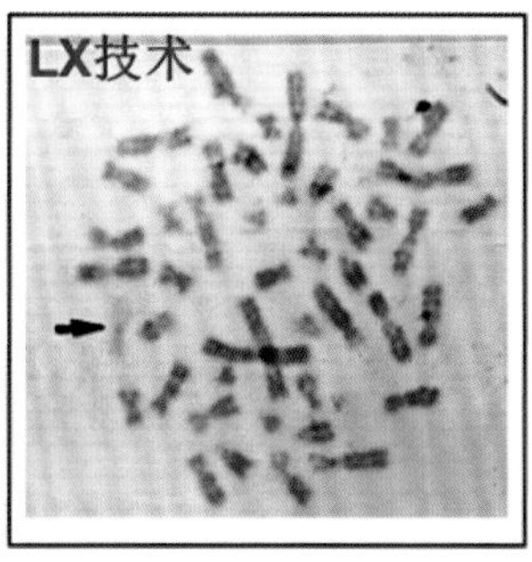

Q 带、C 带、N 带、LX、SCE 技术

1974 年 12 月，湖南医学院《医学研究资料》第 2 期发表了《染色体显带法及其临床应用》一文。

1975 年 12 月，我被特邀参加由医学科学院云南医学生物研究所在昆明举办的“人二倍体

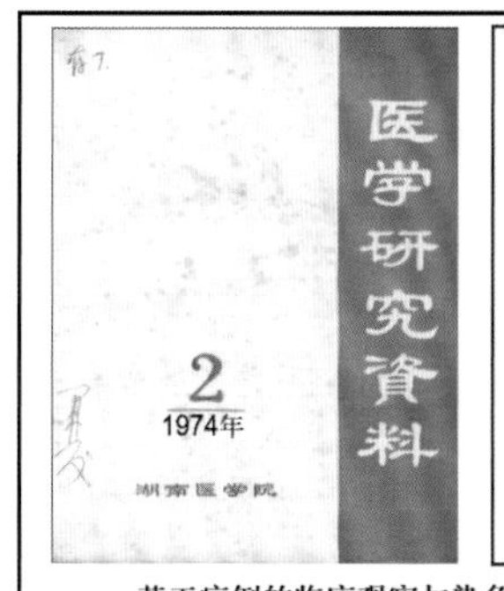

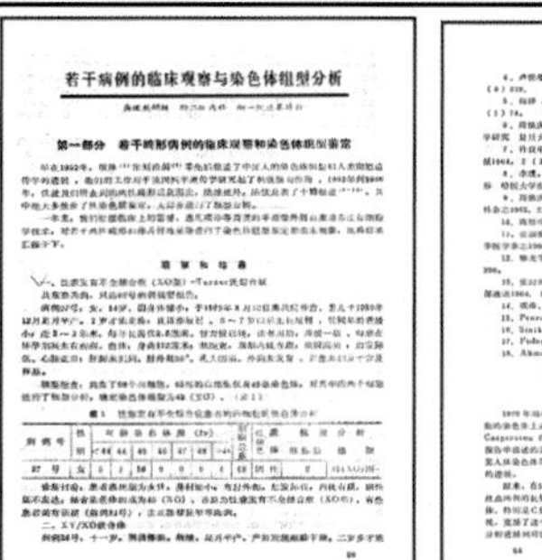

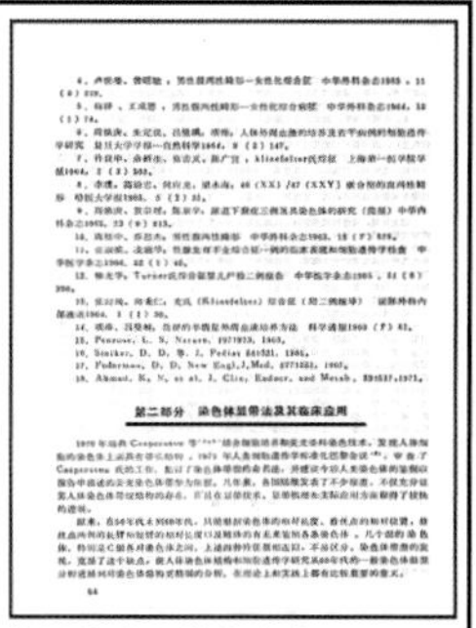

若干病例的临床观察与染色体组型分析　第二部分　染色体显带法及其临床应用

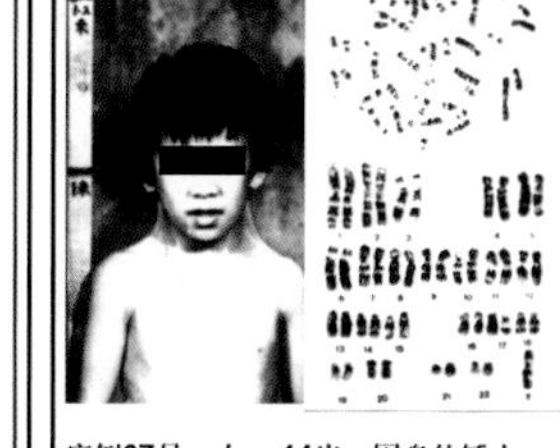
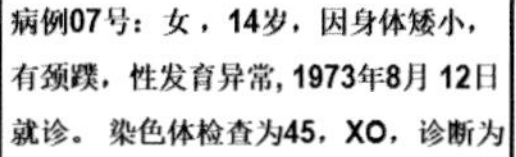

病例07号：女，14岁，因身体矮小，有颈蹼，性发育异常，1973年8月12日就诊。染色体检查为45，XO，诊断为特纳综合征

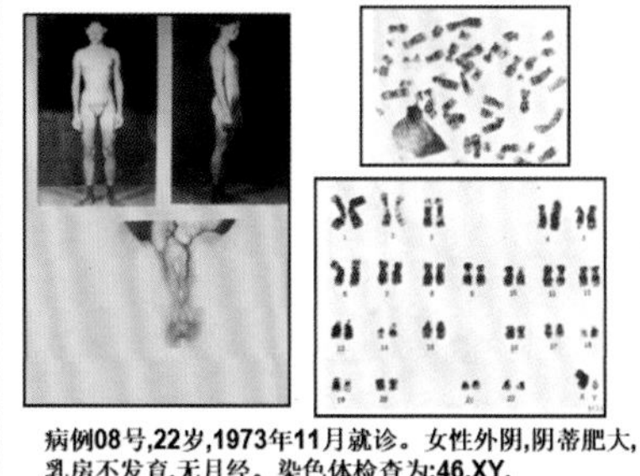
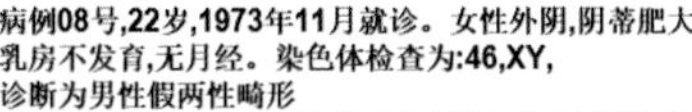

病例08号，22岁，1973年11月就诊。女性外阴，阴蒂肥大，乳房不发育，无月经。染色体检查为：46，XY，诊断为男性假两性畸形

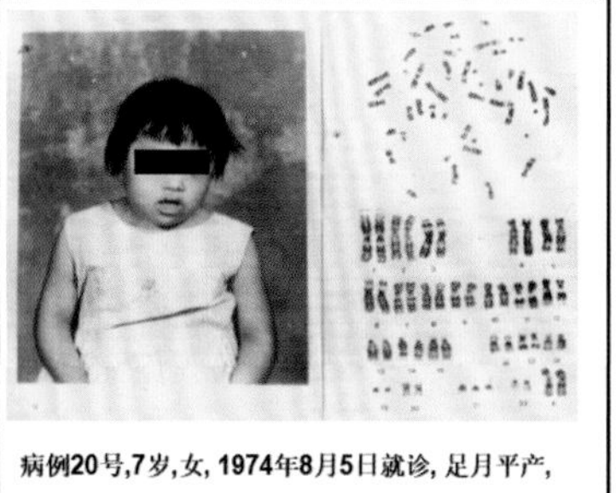

病例20号，7岁，女，1974年8月5日就诊，足月平产，染色体检查为47，XX，+21，诊断为21三体智力低下

若干病例的观察和染色体组型分析，湖南医学院编《医学研究资料》，1974，(2)：59-72. 病理教研组，附二院内科，附一院泌尿外科（注：此文由夏家辉、伍汉文撰写，当时受极左思潮影响不准个人署名）

会议”，参加会议的有北京、上海、长春、兰州、武汉五大生物研究所的专家和相关人类遗传学工作者近 50 人。我在会上作了“人体细胞染色体带型（G 带）及其临床应用”的报告，详细报告了在国际上首创的 75 ℃ G 显带染色体烤片法和对各号染色体的带型识别特征的经验与模式核型图，为鉴定人二倍体细胞生产疫苗提供了最新的技术支撑，同时报告了我与伍汉文主任开设染色体病遗传咨询门诊以来，对跑遍上海、北京及全国各大医院无法确诊的近百例染色体综合征病例做出了明确诊断。报告过程中数次获得了与会者的掌声。会议主持人郭仁副研究员评价称：这次会议由于夏家辉先生的出席，给会议增加了光彩。云南省卫生厅领导在会上听了报告后，为了使云南省广大医生了解“染色体病”的基本概念，邀请我给云南全省各大医院主治医师以上职称的医师作了两次大会报告。报告内容以《人体细胞染色体带型（G 带）及其临床应用》一文于 1976 年发表在《医学生物资料选编（人二倍体会议资料专辑）》，1976, (1-2):69-82，同时以《染色体显带法及其临床应用》发表在《遗传学报》1976, 3(1):39-43。

1976 年 6 月，卫生部邀请我作为特邀遗传学专家参加在北京召开的“中国人二倍体细胞株建株染色体核型鉴定标准的制订”会议。我在会上再次向北京、上海、长春、武汉、兰州等生物制品所利用人体二倍体细胞株开展疫苗生产提供了 G 显带染色体 75 ℃烤片法制作方法与鉴定人体二倍体细胞株 G 显带核型的技术标准，为我国“生物制品所”鉴定人体二倍体细胞用于疫苗生产提供了技术支撑。

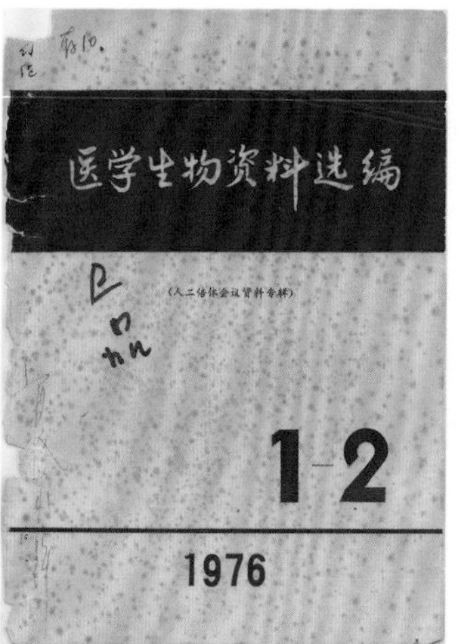

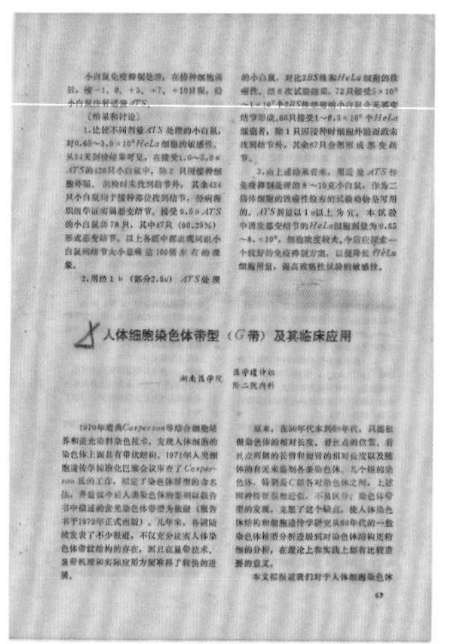

人体细胞染色体带型（G带）及其临床应用

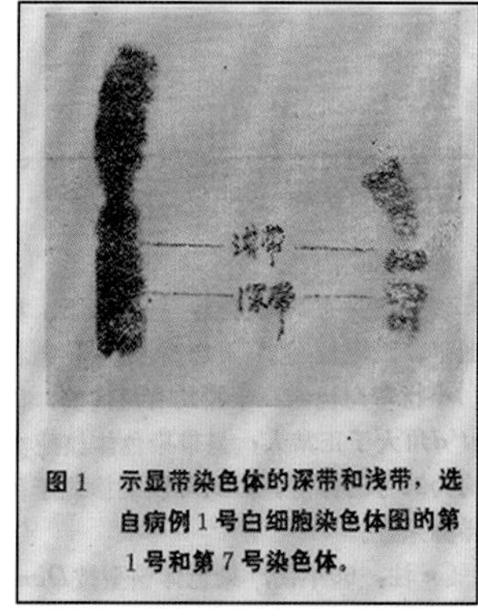

图1 示显带染色体的深带和浅带，选自病例1号白细胞染色体图的第1号和第7号染色体。

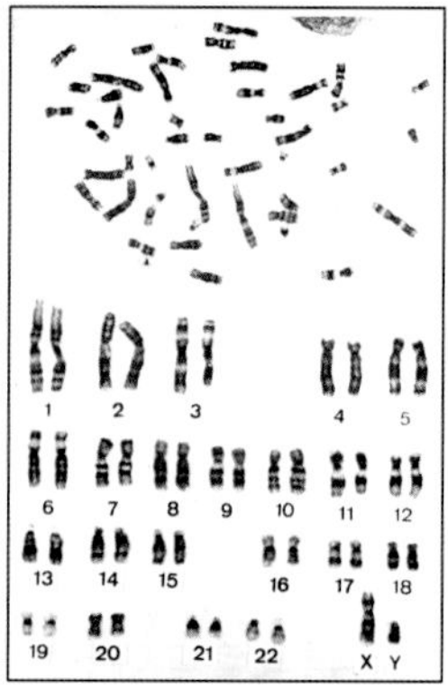

《人体细胞染色体带型（G 带）及其临床应用》发表在《医学生物资料选编》（人二倍体会议资料专辑）,1976,(1-2):69-82.
（注：此文由夏家辉、伍汉文撰写，当时受极左思潮影响不准个人署名）

图示《人体细胞染色体带型（G 带）及其临床应用》发表在《医学生物资料选编（人二倍体会议资料专辑）》，1976 (1-2):69-82.

有关 75 ℃烤片法的人类 G 显带染色体制作技术、染色体核型照片及模式核型图、各号染色体识别要点的相关研究论文，相继在国内、外报道后，得到了国内外同行的广泛应用，1987 年日本长崎大学医学院医学遗传学实验室主任 Niikawa 教授（后任日本医学遗传学会会长）将该技术引进日本后，被命名为“夏氏 G 显带法”，推动我国细胞遗传学技术与研究达到了国际领先水平。

该成果于 1981 年以“医学细胞遗传学的研究与应用”获卫生部科技成果甲等奖。

二、1977 年开始人类高分辨染色体技术的研究。1981 年通过特殊病例的研究，将“人类睾丸决定基因”定位于 Yp11.32 带，纠正了国际上将睾丸决定基因定位于 Y 染色体短臂近着丝粒区的错误。1985 年在世界上绘制了第一张对 923 条带逐一命名的人类染色体高分辨模式核型图，推动了国内外对该技术的研究与临床应用

1976 年，J. J. Yunis 在 *Science* 上发表的 *High resolution of human chromosomes*《人类高分辨染色体》一文，标志着人类染色体带型分析技术、临床疾病与染色体异常的关系研究进入一个新的阶段。1977 年我参照 Yunis 的方法，分别采用氨甲蝶呤、氨基蝶呤或放线菌素 D 三种药物对培养的外周血（或羊水）细胞进行同步处理，结合我首创的人类染色体 G 显带技术 75 ℃烤片法建立了该技术，通过对 306 人次的反复实验，对低渗离心、制片及显带等环节进行了一系列重大改革，从而建立了分裂指数平均达 68.7%，染色体分散好、显带清晰的标本制作法，同时通过对 306 人的 872 个细胞的高分辨染色体标本的辨识与比较，在染色体识别上已达 850～1000 条带的水平。自 1981 年以来，先后在中国遗传学会召开的承德会议（1981 年）、福州会议（1983 年），印度召开的十五届国际遗传学会（1983 年）和中国遗传学会人类与医学遗传学专业委员会在哈尔滨召开的“全国人类高分辨染色体技术交流会”（1984 年）上对高分辨技术进行了交流与推广，先后在中华医学杂志中、英文版等全国性刊物上发表了有关高分辨染色体技术及其应用的论文共 9 篇。为 5 位患者的染色体断点做了精细的定位。提出 9 号染色体次缢痕缺失可能与智力障碍相关；将睾丸决定基因定位于 Y 染色体 YP11.32 带，纠正了国际上认为睾丸决定基因位于 Y 染色体短臂近着丝粒区的错误。在 1984 年哈尔滨召开的全国人类高分辨染色体技术交流会上，经过面对面的一整天的激烈讨论，纠正了国内一些单位对高分辨染色体的识别的错误。

1984 年 12 月至 1985 年 6 月，我和李麓芸医师在访问、考察加拿大和美国 15 个相关实验室期间，在 1985 年 2 月 20 日我与李麓芸专程赴明尼苏达大学访问 J.J.Yunis 教授，他秘书接待我们说：“明天早上 8:30 我到旅馆来接你们，J.J.Yunis 教授 9:00 会准时与你们相见。”J.J.Yunis 已告诉他只安排接待我们一天。第二天秘书带我们到 J.J.Yunis 的接待室，等了 10 分钟，9 点他准时出来了，双方简单问候。我把世界著名遗传学家徐道觉先生推荐我们的亲笔信交给他。他直接把我俩领到了一间实验室说：你们就在这里工作！我一看实验桌上仅摆了两台显微镜，一台是高倍镜，下面放有高分辨染色体玻片标本；另一台是油镜，放的也是一张高分辨染色体玻片标本，但是油镜下可见一个细胞的高分辨染色体分裂相。我对李麓芸医师说：你就看高倍镜的镜下玻片标本，随机计数 100 个细胞核，看有多少分裂细胞；我来观察、识别油镜下这个细胞的高分辨染色体分裂相，把图画下来，将每一条识别清楚，并编号……从 9:00—11:30，整整工作了 2 个半小时。我刚读完片，并列出了想讨论的问题，J.J.Yunis 就来了。我告诉他：你是在考我们，我们观察的结果是：细胞的分裂指数为 10% 左右，染色体显出的带相当于

1000 条带以上，少了一条 13 号染色体，一条 6 号和 8 号的带型不是很清楚，其他我认为都可以准确识别，请看我们的读片记录。

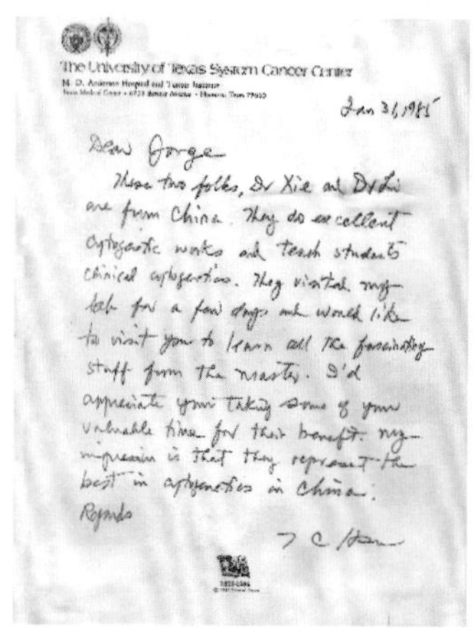

The University of Texas System Cancer Center
M. D. Anderson Hospital and Tumor Institute

Jan 31, 1985

Dear Jorge

These two folks, Dr Xie and Dr Li are from China. They do excellent cytogenetic works and teach students clinical cytogenetics. They visited my lab for a few days and would like to visit you to learn all the fascinating stuff from the master. I'd appreciate your taking some of your valuable time for their benefit. My impression is that they represent the best in cytogenetics in China.

Regards

T C Hsu

亲爱的 Jorge:

这两位，夏博士和李博士来自中国，他们的细胞遗传学工作做得非常出色并教学生临床细胞遗传学。他们对我的实验室进行了几天的参观，并希望能从您那儿学到最新的知识。我非常感谢你能抽出宝贵的时间给他们以便利。我的印象是他们代表了中国细胞遗传学的最高水平。

敬礼

T. C. Hsu

1985 年 1 月 31 日

徐道觉先生的亲笔信扫描件及翻译稿

J.J.Yunis 对照我画的图看了油镜下的染色体，对着他原来的记录与照片，在我的识别图纸上亲笔写上了他制作该标本的日期（9/28/79），他对本玻片的编号（DMCE-37）和照片编号（Photo Mic4），显微镜油镜的标识位点（117.2/13.2），带型应属于 1200～1500 条带阶段。他举着大拇指称赞我说：他也认为 6 号和 8 号带型不是很清楚，难以区分，我们两人的鉴别是一致的……他邀请我们一起吃午饭。午饭当中，他说：你们两位是我这几年接待中唯一的真正掌握了高分辨染色体技术的专家。他原计划只安排一天接待我们，是因为过去一些来访的人根本不懂高分辨技术，浪费了他的时间，他希望我们两位多留几天，以便开展进一步的讨论与交流。

2 月 21 日下午，我与 J.J.Yunis 在交谈中展示了如下的照片：① 1973 年采用 75 ℃烤片法制作的 G 显带染色体照片；② 1975 年鼻咽癌标记染色体的研究论文与照片；③ 1981 年收集特殊病例采用高分辨技术将睾丸决定基因定位于 Yp11.32 带的论文与照片；④ 1982 年制作的高分辨染色体分裂相及各号染色体带型分析照片。

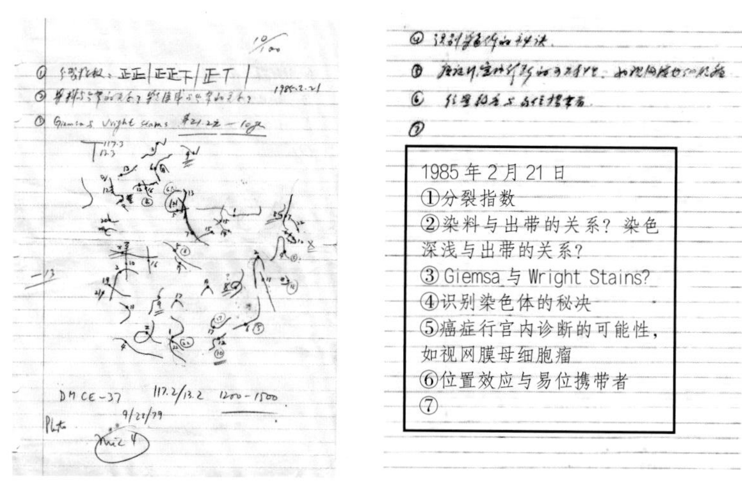

夏家辉在油镜下识别各号染色体的简图、将与 Yunis 讨论问题的提纲及 Yunis 所做的相关标记

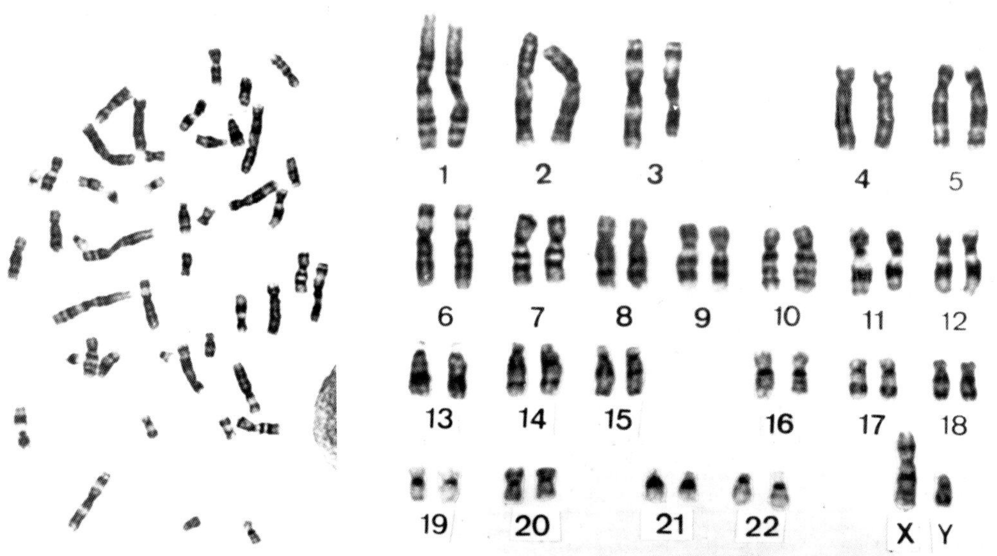

1973 年采用 75℃ 烤片法制作的 G 显带染色体核型分析照片

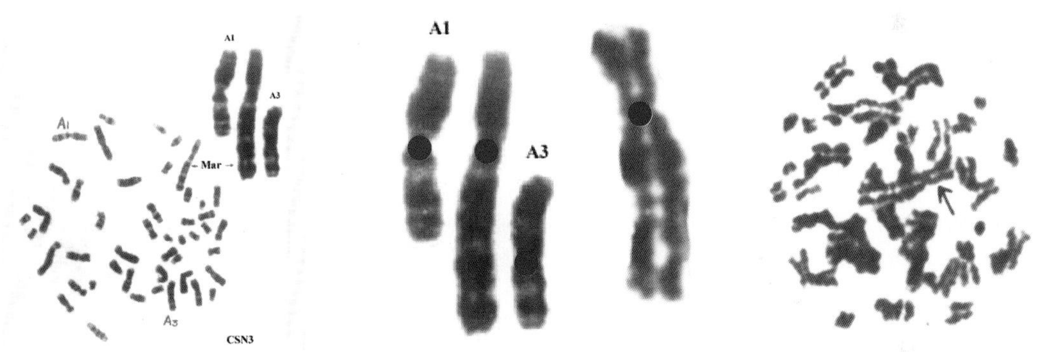

1975 年夏家辉发现的与鼻咽癌相关的标记染色体 Mar t(1;3)(q44,p11)

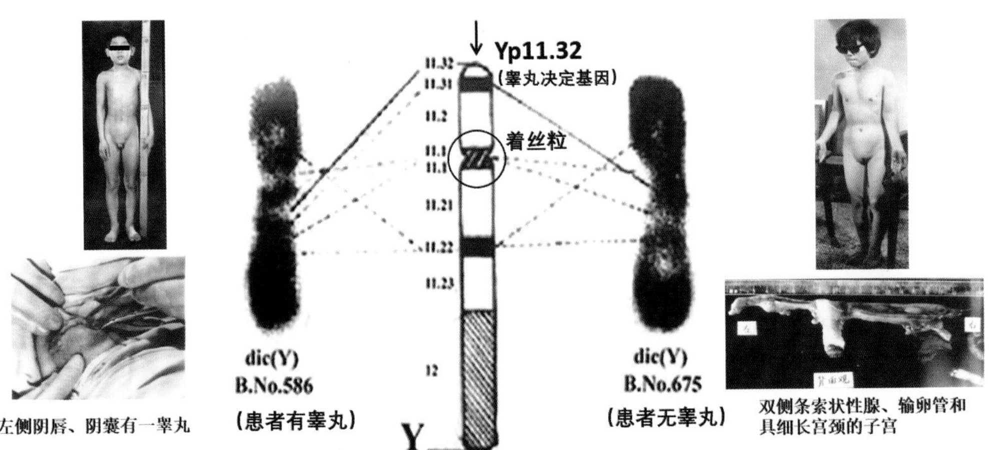

1981 年收集特殊病例采用高分辨技术将睾丸决定基因定位于 Yp11.32 带

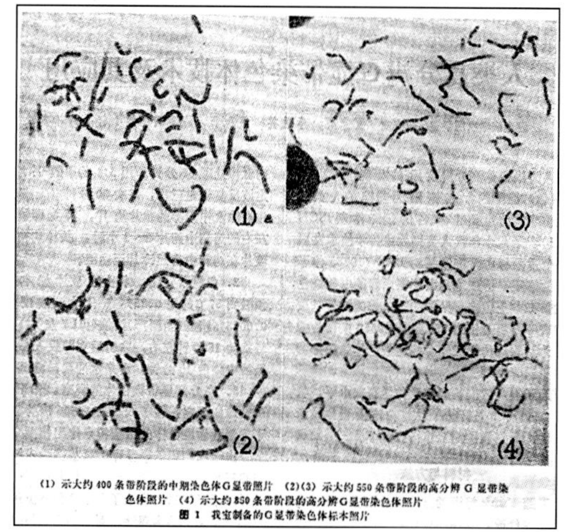

(1) 示大约 400 条带阶段的中期染色体G显带照片 (2)(3) 示大约 550 条带阶段的高分辨 G 显带染色体照片 (4) 示大约 850 条带阶段的高分辨G显带染色体照片
图 1 我室制备的G显带染色体标本照片

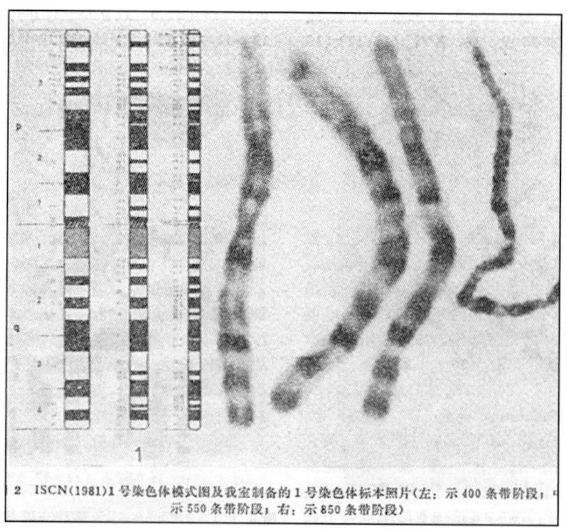

2 ISCN(1981)1 号染色体模式图及我室制备的 1 号染色体标本照片(左：示 400 条带阶段；中：示 550 条带阶段；右：示 850 条带阶段)

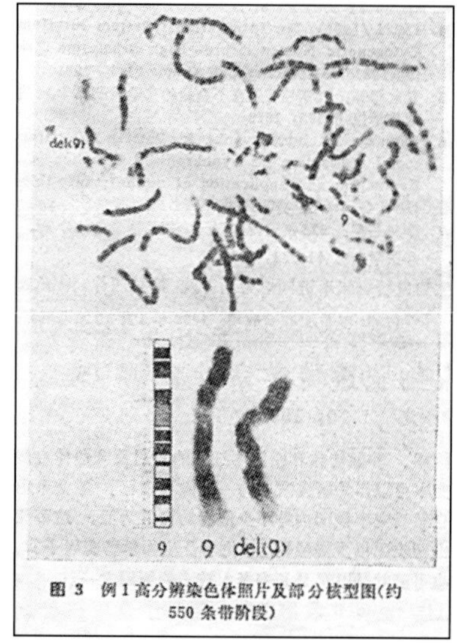

图 3 例 1 高分辨染色体照片及部分核型图(约 550 条带阶段)

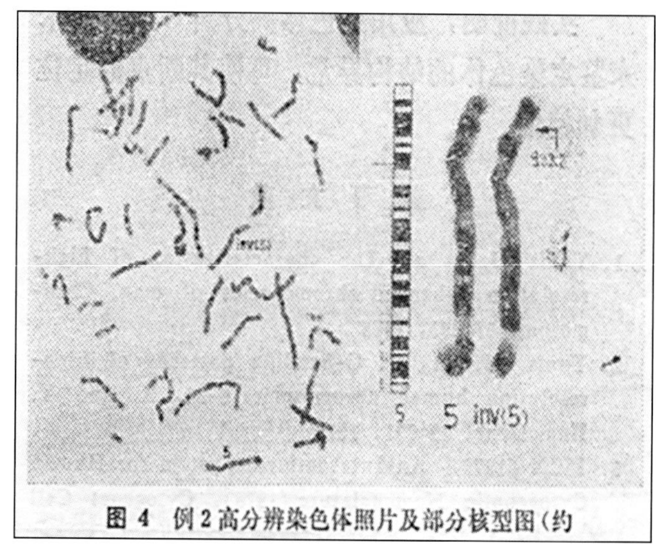

图 4 例 2 高分辨染色体照片及部分核型图(约

1982 年制作的高分辨染色体分裂相及有关染色体带型分析照片

我对 J.J.Yunis 说：我认为染色体标本的制作与带型识别是染色体病诊断、肿瘤研究等一切工作的基本功。这就是我看了你发表的相关论文后，多次与你联系，希望与你面对面进行更深入地探讨这些问题的原因……Yunis 对我们说，他是墨西哥人，是读完大学后到美国学习与工作的，他曾在 T.C. 徐实验室学习过……

我们在 J.J.Yunis 实验室一共待了 5 天，期间 Yunis 将他制作的各种照片和原始记录逐一拿了出来与我们就人类高分辨染色体的制备、带型分化、亚带、次亚带的命名及其应用的下述六个方面进行了深入的交流与讨论：①如何提高高分辨染色体制作中细胞分裂指数的问题；②染料与显带的关系。染色深浅与显带的关系。③ Giemsa 与 Wright Stains 着色的差别；④识别染色体秘诀；⑤癌症行宫内诊断的可能性，如视网膜母细胞瘤等；⑥位置效应与易位携带者等。

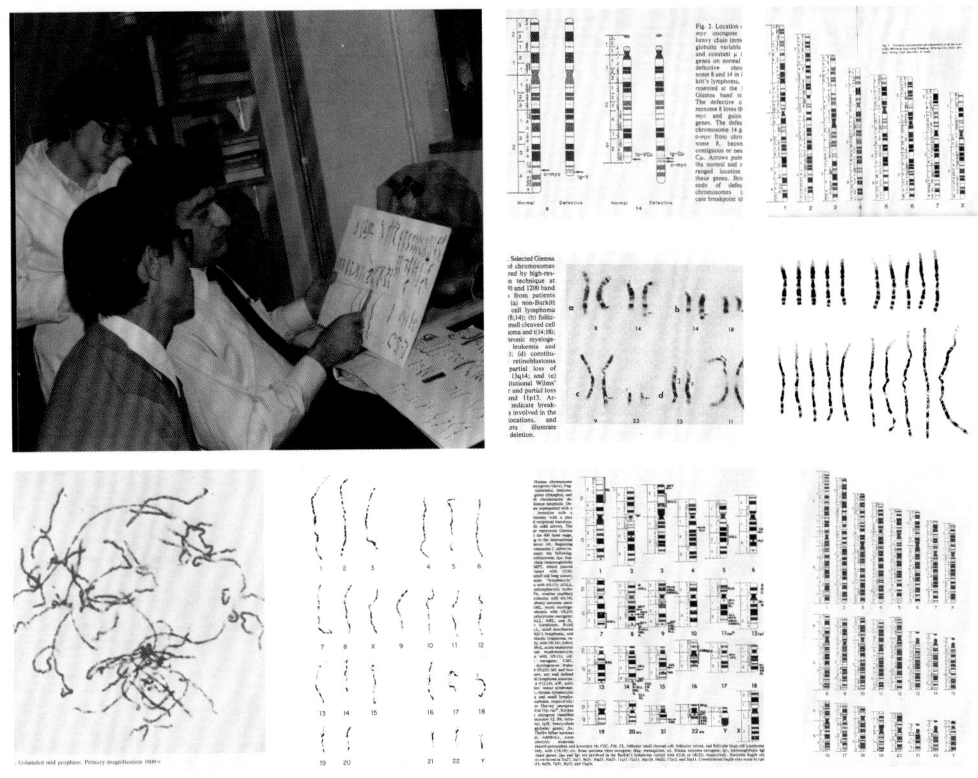

Yunis 制作的各种照片和原始记录

有关肿瘤染色体改变、基因的位置效应与染色体易位携带者的问题，Yunis 对着有关病例的照片解释说：高度恶性的 Burkitt 淋巴瘤具有 t(8;14)(q24.13;q32.3) 易位染色体；恶性程度低的滤泡性小裂开细胞淋巴瘤具有 t(18;14)(q21.3;q32.3) 的染色体异常。它们的供体染色体 8q24.13 和 18q21.3 带分别为原癌基因 c-myc 和 c-bcl2 的位点，其共同的受体染色体 14q32.3 带是免疫球蛋白的重链编码基因的位点；在 Burkitt 淋巴瘤的变型中，常具有 t(8;2)(q24;p11) 和 t(8;22)(q24;q11) 的异常染色体，而其 2p11 和 22q11 带正好也是免疫球蛋白的 κ 和 λ 轻链基因的所在部位。据此，他提出，其 8 号或 18 号所携带的一个癌基因，当它与免疫球蛋白的基因邻接时，由于位置效应，这个癌基因就被激活了，并可以引起其相关肿瘤，而产生该染色体易位的细胞遗传学基础就是脆性位点。

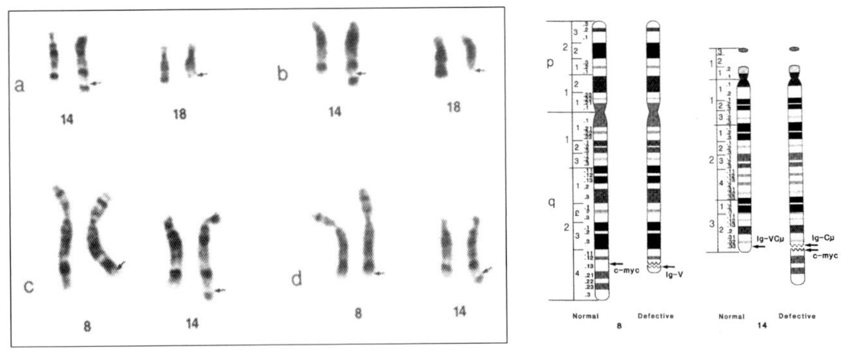

Burkitt 淋巴瘤染色体易位及其癌基因的位置效应

通过几天的交流，我与他取得了如下共识：在高分辨染色体标本的制作与识别上，我们俩人是世界上最好的。这一技术除了对染色体病的诊断与预防提供更精细的鉴定外，特别在基因定位、脆性位点与肿瘤的发生方面将发挥重大作用。国际上对G显带染色体命名规定和高分辨染色体分化的命名原则是可行的，但所绘制的模式图对高分辨染色体一些亚带、次亚带的命名是存在错误的。Yunis认为，其原因是国际命名委员会成员中有的人自己根本没有在实验室从事具体的细胞遗传学工作，不能正确识别带的分化，但他们以权威自居没有接受他所提出的修改意见。J.J.Yunis还说，他今后不再参加国际命名委员会会议，因为这样只是浪费他的时间。我们两家都有必要根据自己制作的染色体标本建立自己实验室对每一条带进行识别的模式核型图。

其间，我曾向Yunis提出，我是“中国医学细胞遗传学培训中心”的主任，我中心受世界银行贷款资助，邀请一批世界著名的专家，到我们中心给国内同行讲课。我想邀请您去中国。他说：你要我去多久？你给我多少钱？我说：时间至少一周或半个月，经费按照世界银行贷款的规定，您的来往路费、生活费和讲课费都按国际标准支付。他说：我不能去，因为我们实验室工作人员的情况是这样的。如果他们知道我今天早上离开实验室外出开会，除了秘书会在办公室电话旁边接我电话外，不少的人可能就借有事请假或出去玩了！如果他们知道我明天回来，我9点到，他们8点钟就来上班了。只有极少数人是由于对科学感兴趣而加班加点，其他人都是为了生活而赚钱……。同时他还说，作为实验室主任是不能长期外出的，只有自己经常在实验室亲自参与实验，才能不断发现问题，取得新的进展！这也就是他能在极短时间内在SCIENCE上连续发表5篇文章，加上在其他刊物上能发表30多篇文章和著作的原因，也是他能够获得大量资助的基础，能成为美国也是世界上公认的细胞遗传学家的根基……最后他说：经过五天的交流，我们已经谈得很深了，我们认识是非常一致的，就没有必要到中心去讲课了……2月26日，离开他的实验室时，他依依不舍地把我送上飞机，并再次重申他不接受我的邀请是为了加速他的新的研究工作，获取更多的资助。我说：我衷心感谢您的接待，通过讨论我们对人类细胞遗传学的发展方向取得了共识，必将有利地促进各自的研究工作。我完全理解您不接受邀请的原因，因为1980年我曾在实验室对全体人员提出，在科研中及时掌握国际本研究领域的动态，采用国际上最新的技术方法开展研究是使科研成果领先的基础。像我们这种实验性学科，成天埋在书堆里而不动手是出不了成果的。我们必须坚持“实践第一”的观点，在实验中取得第一手资料，用自己的第一手资料发言。不愿这样做的人，最好请他去另外适合于他（她）的工作岗位。我们这种实验性学科，只有自己亲自参加实验，才能不断发现新问题，创建新技术，取得世界领先的成果，不断获取新的资金资助。在机场，我俩人留下令人难忘的照片。

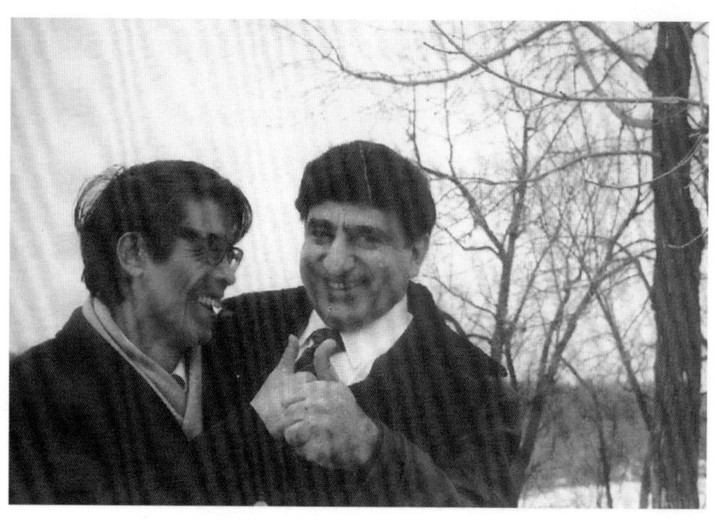

J.J.Yunis 教授到机场送别时与我留影

1985 年 6 月，我回国后重新对 306 人的 872 个细胞的高分辨染色体标本反复辨识与比较，总结出高分辨染色体带型的分化有如下的规律：①随着染色体长度的增加各条带的分化是不均等的；②在 320 条带基础上随着染色体的延长，其深带将会分化出两条深带中间夹一条浅带，其浅带将会出现一条深带而两边的仍为浅带；③由原深带分化出来的亚深带着色仍然是较深的，其浅带分化出来的深带着色仍然是较浅的。

根据总结的上述带型分化规律，我决定在染色体标本上针对每一条带进行命名，于 1985 年 12 月终于在国际上首次成功制作了对 923 条带逐一命名的第一张人类染色体高分辨模式核型图，并于 1986 年 9 月 22 日至 26 日出席德国柏林召开的“第七届国际人类遗传学会议”，进行展出。我在展板下放了 8 套图片，在展出的第一天就被同行取走了。会后，没有拿到照片的同行有 6 位来信向我索取 923 条带高分辨染色体模式核型图论文和照片。

该成果以“人类高分辨染色体技术及其应用”于 1986 年获卫生部甲级科学技术成果奖、1987 年获国家科学技术进步奖二等奖。

三、1978 年建立了培养基最适酸碱度为 6.8（pH 值 6.8）的羊水细胞普通温箱密闭式培养方法，为推动全国开展染色体病的“产前诊断”，防止严重致愚、致残、致死性染色体病患儿的出生提供了核心技术支撑

严重致愚、致残、致死性是染色体病患儿共同的特征，该类患儿一旦出生给本人及其家庭造成沉重的精神和经济负担，严重影响出生人口素质。1966 年 Steele 等利用羊膜穿刺术获得羊水细胞，进行羊水细胞培养和染色体核型分析的成功，使染色体病的预防变成了现实。

据此，我于 1976 年就参照国外的资料开展了羊水细胞培养的实验，每次培养，虽然在培养瓶口上可见个别羊水细胞贴壁，但在继续培养中细胞就死亡了。因此，建立羊水细胞培养技术已成为我室开展染色体病产前诊断与预防的瓶颈。为此，我常常在与同行的交流和通讯中相互探讨此问题。1978 年 8 月，我去南京参加“中国遗传学会成立大会”，到达南京火车站后，一下车就遇上了苏州医学院的周焕庚老师，他对我说：夏家辉，你的羊水细胞培养得怎样？我说：每次培养都可见几个贴壁细胞，但不死又不活。他说：南京有个单位羊水细胞长成一满瓶一满瓶的。我说：你去看了没有？他说：我去看了，确实是羊水细胞。我说：你能不能介绍我去学习一下？他说：到时再说。

“中国遗传学会”下设人类与医学遗传学、动物遗传学、植物遗传学、微生物学等专业委员会，第二天下午，我被安排在“人类与医学遗传学专业委员会论文报告会”上发言，我首先把我自己亲自用竹扁担从长沙挑到南京的 300 多份附有照片的论文（由于我担心论文通过邮寄不能按时到会，所以我将卢老和我两人的行李与论文打包成两捆，用竹扁担自己挑着随人到了南京会上）分发给来听报告的各位代表，在报告中我打出了几张染色体 G 显带非常清晰的彩色幻灯片，并对着照片详细讲解了各号染色体的识别特征，对该技术在临床的应用做了介绍。在我发言过程中，南京妇幼保健院的陈院长几次插话说：banding，chromosome banding，这是非常漂亮的 banding。而且，她还说：我们的羊水细胞生长很好，满瓶满瓶的，但就是收获不到染色体，我必须请你到我院去指导。晚上，她用车将我接到了南京妇幼保健院。真是那么一回事。由于他们连续给我看的几瓶羊水细胞都已长成满瓶，我当即意识到，他们用这种已长成致密单层、停止分裂的细胞来收获染色体，当然不能成功。我说：我进行了近两年的羊水细胞

培养实验，每次仅有几个细胞贴壁。你们的细胞长得这么好，我必须虚心学习你们的经验。我教你们怎样收获羊水细胞的染色体，你们教我怎样培养羊水细胞，现在我们就开始做。我选择了已经接种七天，但尚未长成满瓶已出现接触抑制的一瓶羊水细胞加入了细胞分裂抑制剂——秋水仙素，3 个小时后，我就带他们收获细胞，制作染色体，获得了满意的结果。我向他们讲述了体外二倍体细胞生长的特点，与他们一同分析了收不到染色体的原因以及今后制备染色体应该注意的事项……第二天上午，他们给我演示了羊水细胞接种的全过程。我问他们：你们的羊水细胞生长得这么好，还有什么秘密没有？陈院长说：就是技术员殷 ×× 的哥哥从美国为我们带回了一批 F10 培养基，我们用它一做，就成功了，我可以送给你两包。会议结束，从南京回长沙的火车上，我始终在回忆他们给我演示的全过程。我想，除了他们使用的培养基与我们不同，我们用的是自配“RPMI-1640”的培养基，他们用的是“F10”以外，另外的差别就是在接种羊水细胞时，他们的“F10 培养基”呈淡黄色，pH 值大约在 6.8 左右。而我在做试验时，是按照国外文献将 1640 培养基 pH 值调到了 7.4，呈微红色。看来，我之所以未获得成功，问题可能就在培养基的 pH 值上，我照搬了国外文献中所要求的将培养基的 pH 值调到了 7.4，而没有考虑到国外是用 CO_2 培养箱进行开放式培养，其 pH 值必须调到 7.4；我与南京都是采用的普通温箱，进行密闭式培养，所以 pH 值只能在 6.8 左右。南京妇幼保健院正好未调 pH 值，所以细胞生长很好。回到实验室后，我与李麓芸进行了讨论，并做了羊水 pH 值的测定，羊水的 pH 值就是在 6.8 左右。因此，我们马上用 pH 值为 6.8 左右的 RPMI-1640 和 F10 两种培养基，对同一份羊水细胞标本进行了培养比较。结果，细胞在两种培养基中均生长非常好，从而成功建立了羊水细胞在密闭式培养条件下 pH 值 6.8 的技术。1979 年 8 月，在长沙召开“中国遗传学会人类与医学遗传学专业委员会”成立大会的前夕，上海市静安区中心医院孟主任等二人来室参观，我给他们展示了几个作产前诊断患者的羊水细胞在培养方瓶中旺盛生长的情况。孟主任问我：你们现在培养成功了，关键到底是什么呢？我说：到 9 月份开会时我会在大会上提出来与大家讨论的。孟说：我现在就要你讲。我说：南京妇幼保健院羊水细胞培养成功的关键是培养基的 pH 值 6.8 左右；我过去之所以不成功，道理很简单，是没有考虑国外是采用的 CO_2 培养箱对细胞进行开放式培养，pH 值要调到 7.4，我们没有 CO_2 培养箱，只能进行密闭式培养，pH 值高了，细胞就会因碱中毒而死亡。从南京回来后，我们测定了羊水的 pH 值是 6.8 左右，所以在闭密式培养条件下，羊水细胞生长的最适 pH 值也应是 6.8 左右。孟说：我从上海出发到北京、成都、武汉跑了一大圈，去年参观南京妇幼保健院羊水细胞培养的方法后，能抓到羊水细胞培养关键是 pH 值 6.8 左右的人，就是你和复旦大学的一位研究者……。

1979 年 9 月在长沙召开的全国会议上，我在大会发言中打出我们培养羊水细胞成功的一系列幻灯片，并在会上宣布我过去之所以培养羊水细胞不能成功的原因，并陈述我们在参观南京妇幼保健院羊水细胞培养操作流程的基础上，总结、建立了“培养基最适酸碱度为 6.8（pH 值 6.8）的羊水细胞普通温箱密闭式培养方法”。南京妇保院的陈院长感叹地说：我院作羊水培养的人，只知其然、而未知其所以然！

1979 年 3 月，我接到卫生部妇幼司林佳楣司长的通知，妇幼司决定由我牵头在湖南医学院举办长期面向全国各省（市）妇幼保健院和部分高等医学院校妇产科主治医师的“全国医学细胞遗传学专修班”，推广“染色体病诊断与产前诊断新技术”，该技术与 G 显带技术被历届学员誉为“湖南方法”中最符合我国国情的“染色体病诊断与产前诊断新技术”的核心技术。

至 1985 年 10 月 31 日，共完成 206 例胎儿羊水细胞的产前诊断。1985 年，“早期产前遗传性疾病诊断技术”获“国家科学技术进步奖二等奖”。

四、1975 年在国际上最早用 G 显带技术开展了鼻咽癌遗传学的研究，首次发现一条与鼻咽癌相关的标记染色体 mar t(1;3)(q44;p11)，1987 年证明在鼻咽癌病人的外周血中存在带有该标记染色体的癌细胞

1974 年，我与湘雅医院耳鼻喉科肖健云医师在世界上首次发现并报道了一对 1932 年 4 月 7 日出生的同卵双生子兄弟，分别于 1969 年 10 月（37 岁）和 1972 年 8 月（40 岁）先后患鼻咽癌的病例。这是世界上首次报道同卵双生子同患鼻咽癌的病例。据此，我与肖健云决定采用 G 显带技术研究鼻咽癌患者活检标本与染色体异常的关系。

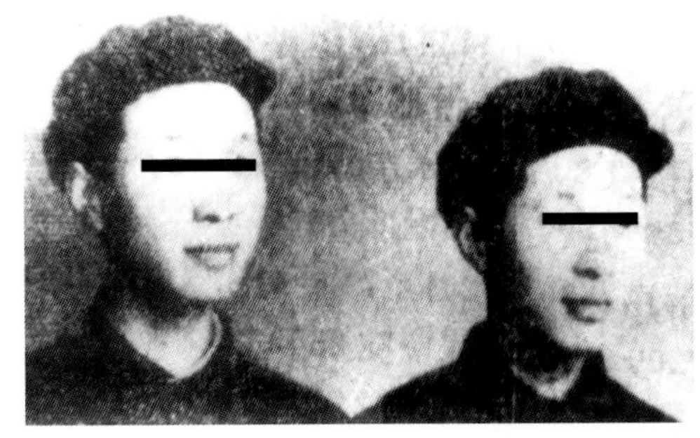

同卵双生子兄弟

1975 年 4 月，我在研究这对同卵双生子鼻咽癌患者的发病与遗传的关系中，我从中科院上海细胞生物所引进了两株由鼻咽癌患者的活检组织块建立的淋巴细胞株 CSN3 和 CSN7。在做 CSN3 鼻咽癌细胞株的非显带染色体的研究中，我发现了一条大于 1 号染色体的巨大型染色体。在回家的路上，我对何鸿恩老师说：今天在一个鼻咽癌的细胞株中看到了一条巨大的染色体。何老师说：这可能是一个很重要的发现。我说：我已经意识到这一点，我正准备检查另一个 CSN7 细胞株，如果两个细胞株都存在这条染色体，我将进一步用显带技术查明其起源……事后，我夜以继日地连续工作了 7 天，用非显带技术研究的结果证明，不但在 CSN3 和 CSN7 两个细胞株中的绝大多数细胞中都存在这条形态相似的标记染色体，而且用显带技术证明，在两个细胞株中这条标记染色体的带形完全相同，即该标记染色体起源于 1 号和 3 号染色体之间的易位，是由于 1 号染色体长臂的末端接上了 3 号染色体的整个短臂而形成的。按照 1971 年国际体制，我将它命名为：mar t(1;3)(q44;p11)。在进一步的资料分析中，我想：这两个细胞株来自两个不同患者的活检组织块，它们均带有这条在结构上完全相同的标记染色体，当然可以说明这条标记染色体与鼻咽癌有着密切的关系；但是，这两个细胞株都是由一个单位建株的，在建株或传代中，不同细胞株之间发生的污染，在国际上已有报道。为了排除这种被污染的可能性，我立即向中国医学科学院北京肿瘤研究所索取了另一个由该所建立的细胞株 CNL8，进行了同样的研究。结果发现在 CSL8 细胞株中也存在着结构完全相同的标记染色体 mar t(1;3)(q44;p11)。由于 CSN3 细胞株源自于一个上海的 31 岁鼻咽鳞癌Ⅲ—Ⅳ级的男患者；CSN7 细胞株源自一个上海的 24 岁鼻咽鳞癌Ⅲ—Ⅳ级的女患者；CNL8 细胞株则源自一位广州低分化鼻咽癌患者，这三个鼻咽癌细胞株来源于不同的地区，不同性别、不同年龄的个体，由不同的实验室建株，但均存在这条结构相同的标记染色体。因此，我提出了这条标记染色体与鼻咽癌相关。**同时，用直接法对鼻咽癌患者的活检组织块进行了非显带染色体的研究，结果在四例鼻咽癌患者中也发现了形态相似的标记染色体。由于在三株淋巴样细胞株中和患者的活检组织中均观察到了这条标记染色体，因此，我确认这是一条与鼻咽癌相关的标记染色体**，并立即将其总结成文，出席了在广州中山医学院召开的“全国肿瘤工作会议”。在会上我报告说：我发现了一条与鼻咽癌相关的标记染色体，它是由 1 号染色体和 3 号染色体易位所形成的，按照 1971 年国际体制，我将其命名为 mar t(1;3)(q44;p11)。因为

这条染色体不但在鼻咽癌活检组织块中存在，而且在不同性别的患者，由不同单位建株的三株鼻咽癌淋巴样细胞株中也存在，因此，我确认它是一条与鼻咽癌相关的标记染色体。接着，我连续打出了十余张相关的染色体幻灯片，进一步详细说明了这条标记染色体的带型特点，以及我怎样根据带型作出鉴定的。由于标记染色体上的带纹非常清晰，与会者一目了然，一下就引起了整个会场的轰动。几乎所有的与会者异口同声地提出要我的资料，我将手上保存的十几张有关鼻咽癌标记染色体的照片和摘要，分发给大家，并说如有问题，我们欢迎展开讨论……我的报告引起了《中华医学杂志英文版》编辑的注意，特邀我尽快向该刊投稿发表此文。1978年该文在《中华医学杂志英文版（*Chinese Medical Journal*）》1978, 4(2):130–134. 和《遗传学报》1978, 5(1):19–21. 上分别刊登后，不但立即得到了国内遗传学界的高度评价，还获得了全国科学大会奖，同时在国际上引起了强烈的反响。相继有美国、英国、法国、希腊、泰国等六个国家十位科学家来信索取资料。

1979 年 7 月 12 日至 15 日根据中国科学院和法国国家科研中心的科学合作协议，应“法国”方的要求，法国国家科学代表团 Guy de-the 博士一行三人专程来湖南医学院与我交流了鼻咽癌标记染色体的研究结果，讨论了鼻咽癌的遗传学研究问题。

1987 年我和肖健云等又在一个确诊患低分化鳞癌的鼻咽癌患者的外周血中发现了一个细胞带有 Mar t(1;3)(q44;p11) 的标记染色体，并在 1q44.3 存在脆性位点（Fragile Site1q44）。论文“*Fragile Silt 1q44 Involved in Nasopharygeal Carcinoma A Study of a Marker Chromosome der(1) t(1;3)(q44;p11)*”于 1988 年发表在 *Cancer Genet Cytogenet*1988, 35:135–140. 这一研究不但进一步确认了 Mar t(1;3)(q44;p11) 标记染色体与鼻咽癌的关系，**而且在世界上首次证明鼻咽癌患者的外周血中确实存在带有该标记染色体的游离癌细胞。进一步引起了国内外的高度关注**。该文1988 年在 *Cancer Genet Cytogenet* 发表后美国、法国、英国、捷克、赞比亚、泰国、希腊、保加利亚等国家与地区的 12 位学者来信索取论文。

该研究于 1978 年获全国科学大会奖，夏家辉获湖南省科学大会先进个人。

五、1973 年开设了我国首家“染色体病遗传咨询门诊”，建立并向全国推广了我国首个涵盖知情同意、患者病史及家系采集、遗传检测与诊断、档案管理等环节的全流程“遗传咨询规范化体系”。2002 年牵头组建了“国家生命科学与技术人才培养基地——基因科学与技术产业化点”，打破了高校普遍实行的“ 学生一次性专业选择定终生”的培养模式，为构建以人类健康为核心的基因技术产业群培养人才。2012 年组织团队建立了全球第一家“遗传专科医院”，不断创建高新技术，给遗传病患者及其家系成员提供国内一流、国际水平的科技服务，实现“预防为主、关卡前移”的目的

1973 年 5 月，我以人类染色体 G 显带核型分析为核心技术，先后与湖南医学院附二院内科伍汉文主任和湖南医学院附一院妇产科胡信德主任合作开设了我国首家“染色体病遗传咨询门诊”，率先在我国开展了染色体病的诊断、产前诊断的研究与临床服务。

根据 1960 年以来国际上的传统方法，进行人类染色体的分析即核型分析对染色体病进行实验室诊断，必须先用照相显微镜将一个细胞的染色体照下来，洗成照片，再将一条条的染色

体分别剪开，然后按染色体的长度、着丝粒的位置对染色体进行比较配对，将同对的两条染色体贴在一起，再拍成照片。1973 年整个学院仅微生物教研室有一台德国产的显微镜带有显微照相装置，由于灯泡坏了，不能使用。我根据自己在湖南师范学院生物系做蚊虫研究的经验，决定在显微镜下直接进行 G 显带染色体的分析，将分析结果标在简图上，给患者发出报告后，将附有镜油的玻片标本直接保存在玻片盒中备查，创建了“油镜下直接鉴别各号染色体、保存带有镜油的玻片标本”方法。

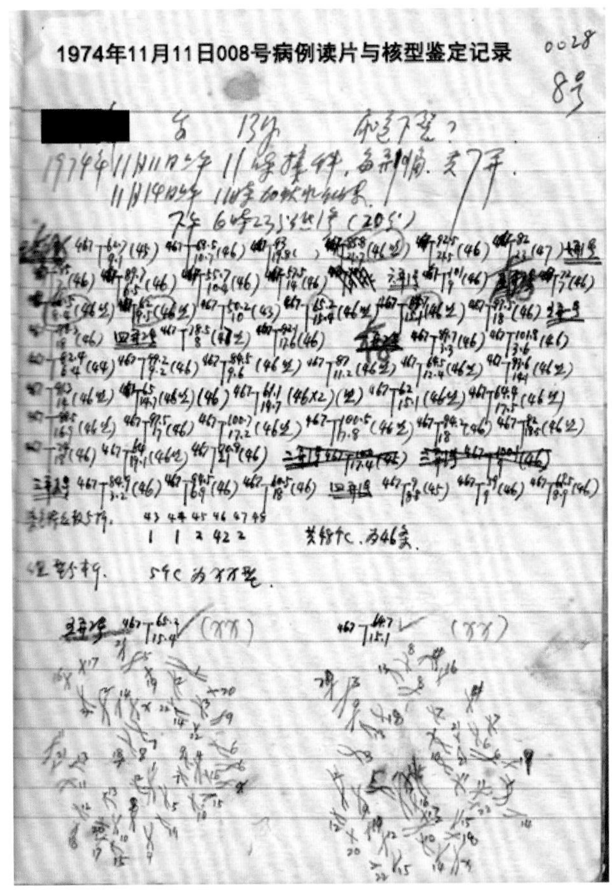

1974年11月11日008号病例读片与核型鉴定记录

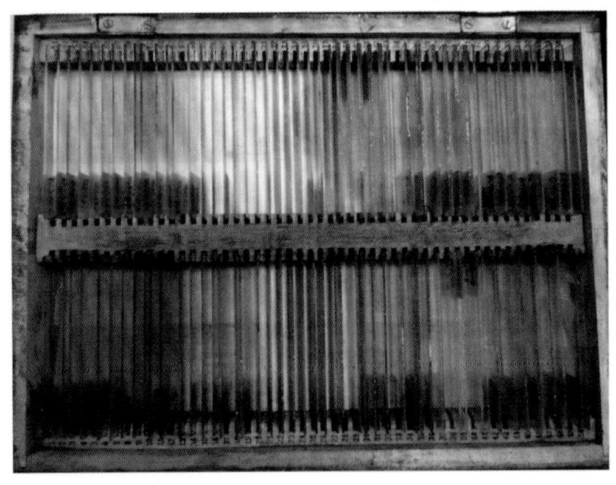

在显微镜下直接进行 G 显带染色体的分析，将分析结果标在简图上，给患者发出报告后，将附有镜油的玻片标本直接保存在玻片盒中备查

就是这个“直接识别法”，不但使我练就了在显微镜下按照每条染色体特异带型完成核型分析的真本领，在缺乏显微照相设备的条件下准确完成患者的染色体分析，为患者做出精确的诊断，帮助我和我的团队完成了国内外近数十万例的染色体核型鉴定，而且为 1979 年 7 月卫生部妇幼司决定由我举办“全国细胞遗传学专修班”向全国推广“临床医学细胞遗传学”技术、开展染色体病诊断与产前诊断创造了条件，使我国的“临床细胞遗传学”服务了千家万户和边远山区……我和我团队的研究成果在国内外享有盛誉，走向了世界！该技术一直沿用至今，自 1973 年以来所保存的染色体玻片标本在显微镜下观察其带型仍清晰可见、无任何改变。

1973 年 4 月 25 日至 1982 年 5 月 27 日，在遗传咨询门诊中针对 1200 例可疑染色体病患者，采集其外周血、胎儿羊水、皮肤、条索状性腺、睾丸、精索等活检组织块，以 G 显带技术为核心，必要时采用 C 带、Q 带、N 带、姊妹染色单体互换（SCE）技术、X 染色体迟复制（Lx）技术、G11 技术、高分辨 G 显带染色体技术以及 X、Y 小体检查技术等完成了诊断、产前诊断与研究。在 1200 例病例中，有 1168 例（97.3%）成功完成了染色体核型分析与研究，其中 129 例（11%）确诊染色体异常：含数量异常 67 例，结构异常 62 例。36 个病例中的 20 种核型为世界首报。查明在 129 例具染色体异常病例中，30 例（23.1%）为父母遗传，77 例（59.7%）为新发突变，提出了对可疑存在染色体诱变因素暴露史的孕妇应进行产前诊断，证明孕妇及其家人有自然流产史者，是检出携带者的重要指针。针对特殊病例及其家系的研究，提出了“染色体家族性断裂、易位热点”的新概念，证明了“9 号染色体次缢痕可能与中度精神发育迟缓伴语言发育延迟相关”“部分重复或缺失的 X 染色体恒定地迟复制并形成 X 小体”，将“睾丸决定基因”定位于 Y 染色体 p11.32 带，纠正了国际上将“睾丸决定基因”定位于 Y 染色体短臂近着丝粒区的错误。

为查明中国人群染色体异常发生率，于 1979 年 5 月 3 日至 1982 年 5 月 24 日在长沙市北区三家医院采集了 3415 例（男性 1718 例，女性 1697 例）连续出生的活产胎儿脐带血，采用 G 显带染色体进行了分析与家系调查，必要时采用 C 带、Q 带、N 带、高分辨 G 显带染色体技术等完成了诊断与研究。其中，鉴定出 25 个病例（男性 16 例，女性 9 例）存在染色体异常（发生率 0.73%）。在完成的 23 个患者的家系调查中，10 个患者（43%）来源于父母的遗传；13 个患者（57%）为新发突变所致。另有 54 例（1.58%）为多态染色体携带者。

与此同时，在临床实践中建立并向全国推广了我国首个涵盖染色体标本制作及检测基本程序、知情同意、患者病史及家系采集、遗传病检测与诊断、档案管理等全流程的“遗传咨询规范化体系”（详见附件一、附件二、附件三、附件四）。

附件一 染色体标本制作及检测基本程序

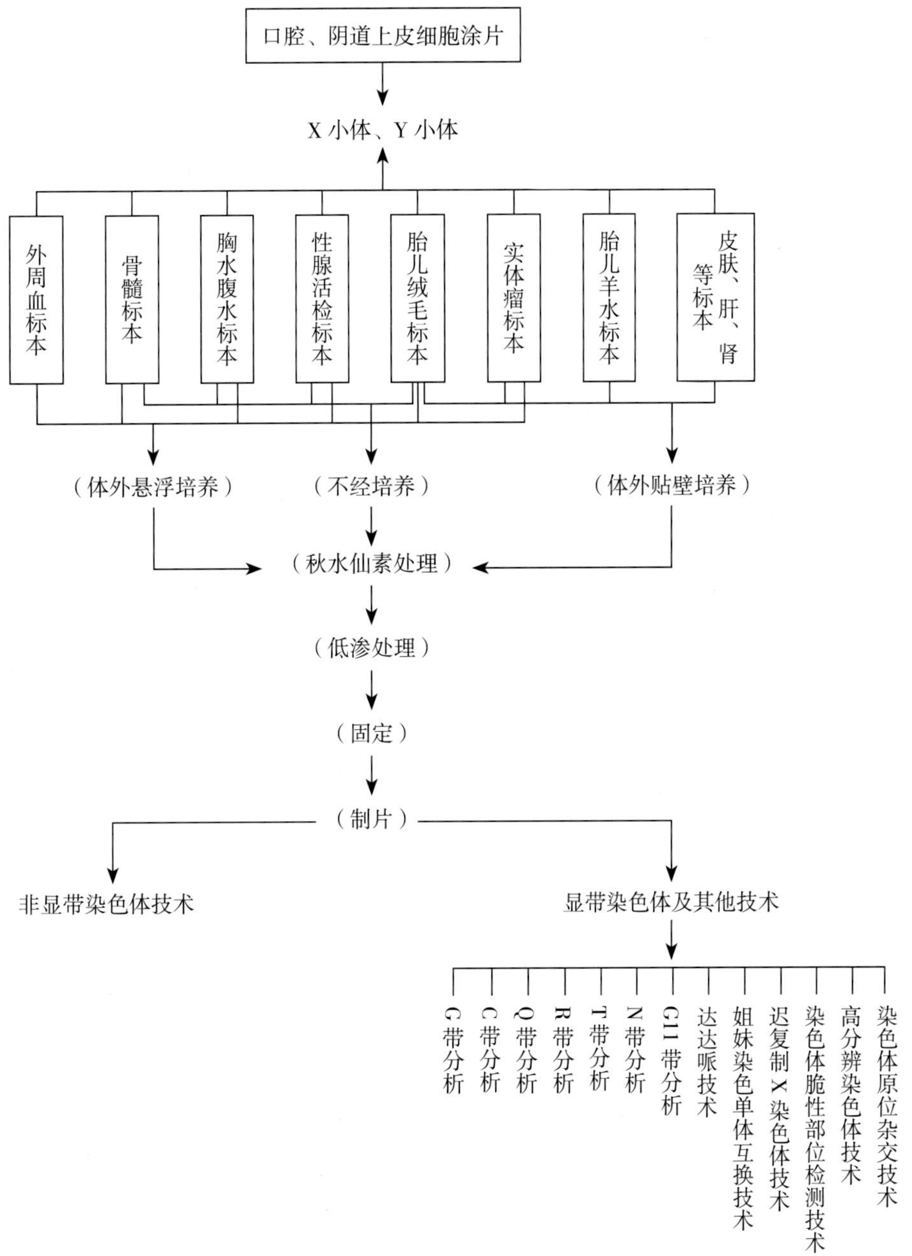

附件二　湖南医学院医学遗传研究室　遗传咨询新生儿体检登记单

填表日期________填表者________编号__________

通讯地址　父__________ 母__________

姓名（产母）________性别__________日龄__________

父母情况

姓名	年龄	职业	籍贯	化学毒物、农药、放射性物质、生物因素（病毒）等中毒史、接触史或患病史
父				
母				

过去生育史

胎　次	Ⅰ	Ⅱ	Ⅲ	Ⅳ	Ⅴ	Ⅵ	Ⅶ
生产年月							
足月、早产、流产、死胎							
孕期情况							
婴儿性别							
健康情况							

节育史：避孕方式（工具、药物名称）及其起止时间

家族史

____

本次妊娠情况：妊娠月数______子宫大小和妊娠月份比较：相符、较小、过大；羊水多少：过多、过少；先露异常：有、无；胎位易变：有、无，妊娠何时患何病_____，妊娠何时服何药______，分娩日期_____，出生胎位________，分娩方式_______，出生时情况：自然呼吸、窒息、死亡；身长________体重________其他________

出生后体征：头部：正常、小头、三角形头、大前额、前额倾斜、矢状缝开大、无头皮、颅骨扁平、前后径缩短、满月脸、老人脸、囟门闭合、发际低；其他_________

眼：正常、眉间区加宽、弓形宽眉、眉毛生长相接、上睑下垂、眼裂小、眼裂内斜、眼裂外斜、眼距宽、小眼球、无眼球、虹膜有白斑、虹膜与脉络膜缺损、眼球震颤、斜视、屈光不正；其他__________________

耳：正常、低位、耳小、大耳竖立、耳轮畸形、耳屏畸形、耳道闭锁；其他__________________

鼻：正常、鼻梁低平、鹫形鼻、球形鼻；其他______________

口与下颌：正常、口唇宽大、缩下颌、小颌、唇裂、腭裂、舌裂、鲤鱼嘴、上腭高尖，张口吐舌、口呼吸；其他__________________

颈部：正常、短颈、宽颈、蹼颈、水牛颈；其他__________________

胸部：正常、漏斗胸、胸骨短、乳头距宽；其他__________________

腹部：正常、脐疝、腹直肌分离、锁肛、内脏外翻、膀胱外翻；其他______________

上肢：正常、肘外翻、通贯掌、手掌短、手指短、手指细长、合指、无指、多指、反指甲、第五指短、第五指曲、握拳异常；其他______-

下肢：正常、膝外翻、脚底摇椅状、足背水肿、拇指大而圆、拇指球部为弓状纹、或S弓、多趾、无趾、尖趾、合趾；其他______________

泌尿生殖系统：正常、隐睾、两性畸形（特点）____________；其他______________

哭声：正常、猫叫、低音调、嘶哑声；其他______________

心脏：正常、杂音情况——房间隔缺损、室间隔缺损、动脉导管未闭、肺动脉瓣狭窄、主动脉狭窄；其他

神经系统：正常、脊椎裂、智力和运动发育障碍、肌张力亢进或低下、前脑缺、嗅脑缺、无脑；其他__________

X射线或尸解：正常、髂骨翼增大、髂骨指数<60°、脊柱前凸后凸、桡尺骨联合、十二指肠闭锁、巨结肠、微结肠、肠旋转异常、副脾、无脾、多囊肾、水肾、双角子宫、直肠阴道瘘；其他______________

①照相登记__________________

②遗传学检查__________________检查者______________日期_______

③特殊检查__________________检查者______________日期_______

④二月后复查记录________________检查者______________日期_______

附件三　湖南医学院医学遗传研究室　遗传咨询送检申请单

正面

患者（包括胎儿、小儿或成人）姓名	年龄	性别	职业	籍贯	详细通讯处（胎儿、小儿填写父母的）

病史记录：（详细询问并记录患者何时曾有何种化学物质、农药、放射性物质、生物因素（如病毒）等中毒史、接触史或患病史）

患者体征（各系统详细检查并记录）

	父	母	患者父母病史记录（填写项目与患者病史记录相同）
患者父母姓名			
年龄			避孕和节育史： 避孕方式（工具、药物名称）________ 起止时间________　妊娠时间________ 孕期服药情况________ 绝育方式________　流产史________
职业			
籍贯			

患者父母体征：

患者临床化验单、病理检查（或尸检）报告单的编号及结果

临床印象

________医院____科　医师________　____年____月____日

反面

遗传家系谱

医学遗传学检查（应注明检查材料、方法、结果、检查者及日期

医师诊断结果：

产前诊断知情同意：
医师根据相关染色体、基因诊断结果，对需抽胎儿羊水细胞作“产前诊断”的夫妻，应说明在手术中可能存在如下风险，签订如下知情同意条款。
（一）向夫妻说明根据国外报道，医师在抽取羊水细胞的手术中，可能有千分之一的可能性伤及胎儿导致流产、死产、可能有万分之一引起母亲羊水栓塞需抢救、严重者可导致妊妇死亡事件发生。
（二）请夫妻双方商讨后，签署“同意”还是“不同意”该手术的意见，签名并注明年月日。
（三）咨询医师签名并注明年月日。

其他

遗传病诊断报告单

编号________　姓名________　性别____

诊断结果与建议：

湖南医学院遗传研究室
医师签名：
年　月　日

附件四　湖南医学院遗传研究室　细胞培养及染色体检查记录单

正面

遗传室编号	患者姓名	年龄	性别
细胞培养记录： □G带	接种时间	接种瓶数	
入培时间	加秋水仙素时间	收获时间	
低渗液	低渗时间	固定次数	
滴片时间	滴片数	烤片时间	
胰酶浓度	显带时间	染色时间	
□高分辨	接种时间	接种瓶数	
	入培时间	收获时间	
低渗液	低渗时间	固定次数	
滴片时间	滴片数	烤片时间	
胰酶浓度	显带时间	染色时间	
加药时间：			
其它		实验操作者：	

染色体检查记录：　显微镜号　横坐标 纵坐标

一、众数分析：

T（　）T（　）T（　）
T（　）T（　）T（　）
T（　）T（　）T（　）
T（　）T（　）T（　）
T（　）T（　）T（　）

反面

二、核型分析：
（至少分析三个细胞）

检查结果

染色体数	<45	45	46	47	>47
细胞数					
核型：					
阅片人：					年　月　日
校片人：					年　月　日

1983 年 10 月 18 日至 20 日，我被邀请以 *Cytogenetic Studies in 3415 Liveborn Infants and 1168 Cases in the Genetic Counseling Clinic* 为题参加了在北京召开的“中美遗传学研讨会”，并在会上作了大会报告与交流。

1983 年 12 月 12 日至 21 日，我被邀请在印度召开的“第十五届国际遗传学会——医学遗传学分会”上以 *G-Banded Chromosomes of 3,415 Liveborn Infants* 为题作了大会报告。以 *Chromosome analysis of 1,168 cases in genetic counseling clinic* 为题作了墙报交流。**这是 1949 年中华人民共和国成立以来，我国遗传学界第一次组团参加“国际遗传学会议”，在“医学遗传学”研究方面唯一被邀请在大会上作报告的研究论文。**

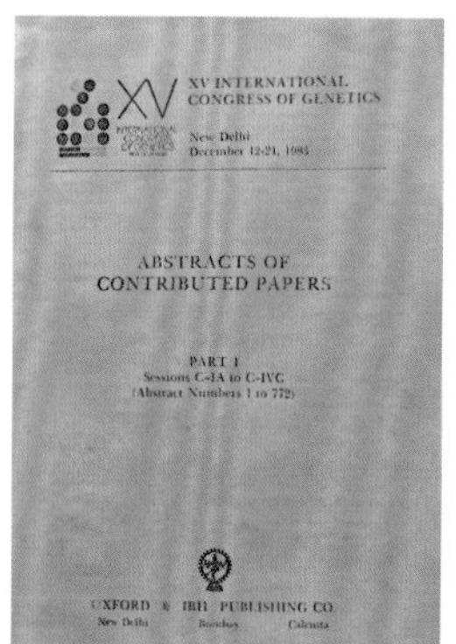

(393) STUDY OF G-BANDED CHROMOSOMES IN 3,415 LIVEBORN INFANTS

Xia Jia-hui, Li Lu-yun, Dai He-ping, Xu Jia, Xu Fa-ming, He Xiao-xuan and Lu Hui-lin Medical Genetics Laboratory, Hunan Medical College, Changsha, Hunan, China

To investigate the incidence of chromosomal aberrations in the Chinese population, cord blood was obtained from 3,415 (male 1,718, female 1,697) consecutive liveborn babies from 3 hospitals in the north district of Changsha between 3 May 1979 and 24 May 1982. A total of 3,415 babies were karyotyped using G banding. Among them, 25 cases (male 16, female 9) of chromosomal aberrations were identified (incidence of 0.73%). Their karyotypes are as follows: 47,XX,+18; 47,XY,+22; 45,XO; 47,XXX (3 cases); 47,XXY (2 cases); 47,XYY; 46,XY,inv(5)(p15.1q33.1)mat; 46,XY,inv(3)(p13q25)pat; 46,XY,inv(7)(q11q22)pat; 46,XX,t(1;4)(q24;q21); 46,XY,t(1;8)(q25;p21); 46,XX,t(2;19)(2p19q;2q19p)mat; 46,XY,t(12;14)(q2400;q13)pat; 45,XX,t(13q;14q); 45,XY,t(13q;14q)pat; 45,XY,t(13q;14q); 45,XY,t(14q;21q)mat; 46,XX,t(15;19)(q13;p13); 45,X,ter rea(13;Y)(p11;q1200); 46,XY,t(Y;15)(q1200;p12)pat (3 cases). Among the 23 pedigrees investigated, 10 (43%) were transmitted from the parents; 13 (57%) cases arose de novo. 54 cases (1.58%) of chromosomal variants were found.

(404) CHROMOSOME ANALYSIS OF 1,168 CASES IN GENETIC COUNSELING CLINIC

Li Lu-yun, Xia Jia-hui, Dai He-ping, Xu Jia, Xu Fa-ming, He Xiao-xuan and LuHui-lin Medical Genetics Laboratory, Hunan Medical College, Changsha, Hunan, China.

1,200 cases were obtained from our genetic counseling clinic between 25 April, 1973 and 27 May, 1982, of which, chromosome analysis of 1,168 (97.3%) cases were done successfully. 129 (11%) cases had chromosomal anomalies: numerical anomalies, 67; structural aberrations, 62. 20 karyotypes in 36 cases had never been reported in the world. Among the 129, 30 (23.1%) cases were transmitted from the parents. 77 (59.7%) cases arose de novo. It is advisable to perform prenatal diagnosis for pregnant women who have the history of exposure to clastogenic factors. If any patient or their family members had a spontaneous abortion, it would be an important indication of detecting a carrier. Based on the study of some typical cases, the "family hot spot of chromosome breakage and translocation" has been found. The secondary constriction of chromosome 9 might be related to moderate mental retardation with language development especially delayed. The testis determining factor might be located at band p11.32 of the Y chromosome. The X chromosome with partial deletion or duplication late-replicated permanently and formed X body.

236

1986 年我受“国际人类染色体异常目录及其数据库”主编 Borgaonkar 邀请，出席 9 月 22—26 日在德国柏林召开的“第七届国际人类遗传学会议”“国际人类染色体异常目录顾问委员会会议”，并以 *Chromosome Analysis of 2,319 Cases in Genetic Counseling Clinic* 和 *High Resolution Technique in 850-1000 Bands Stage of Human Chromosome*

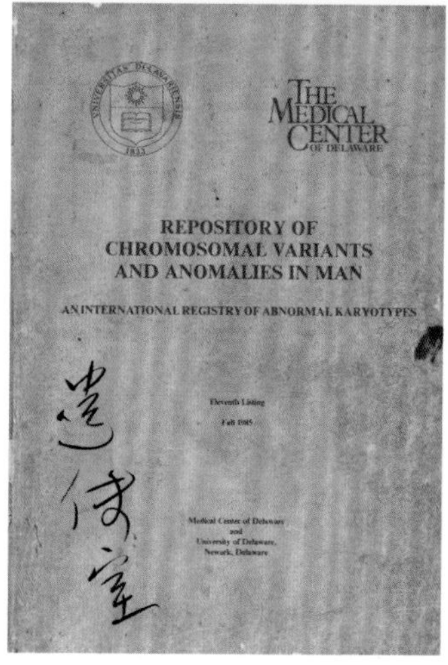

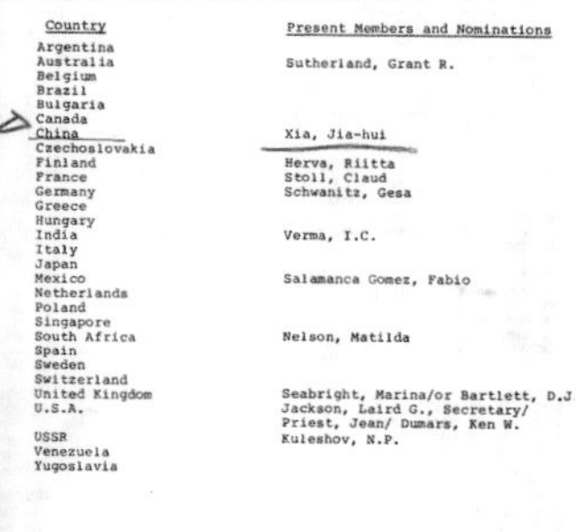

SCIENTIFIC ADVISORY COMMITTEE TO THE REPOSITORY-REGISTRY

We are planning to hold a meeting of this committee in Berlin during the Seventh International Congress of Human Genetics as was done in the previous two congresses.

Due to the growth of this Registry-Repository, it has been proposed to have representation from each contributing country. Whenever the number of contributors from a country is over ten, then that country will have one additional representative for each group of ten members. It is hoped that during the next few months we will complete the composition of this committee.

Country	Present Members and Nominations
Argentina	
Australia	Sutherland, Grant R.
Belgium	
Brazil	
Bulgaria	
Canada	
China	Xia, Jia-hui
Czechoslovakia	
Finland	Herva, Riitta
France	Stoll, Claud
Germany	Schwanitz, Gesa
Greece	
Hungary	
India	Verma, I.C.
Italy	
Japan	
Mexico	Salamanca Gomez, Fabio
Netherlands	
Poland	
Singapore	
South Africa	Nelson, Matilda
Spain	
Sweden	
Switzerland	
United Kingdom	Seabright, Marina/or Bartlett, D.J.
U.S.A.	Jackson, Laird G., Secretary/ Priest, Jean/ Dumars, Ken W.
USSR	Kuleshov, N.P.
Venezuela	
Yugoslavia	

xv

为题作了墙报交流。

以上研究论文在《中华医学杂志》英文版上发表后，美国、法国、德国、芬兰、瑞士、保加利亚、意大利、墨西哥、波兰、土耳其、捷克、匈牙利、荷兰等 13 个国家的 28 位学者来信索取论文。

1981 年，我受聘担任卫生部医学科学委员会“医学遗传学与医学遗传工程学专题委员会”委员。1986 年担任《中华人民共和国优生保护法》专家咨询组成员，1987 年担任“卫生部优生优育专家咨询委员会”副主任委员后，在竭力推进《中华人民共和国母婴保健法》立法的同时，我于 1987 年在湖南省卫生厅妇幼处的支持下，组织编写了《严重致畸、致愚、致残的遗传病之主要特征》一书，对 113 种常见严重遗传病主要特征进行了描述，为临床医师学习临床遗传学、通过家系分析开展基因病的临床诊断提供了基础知识。

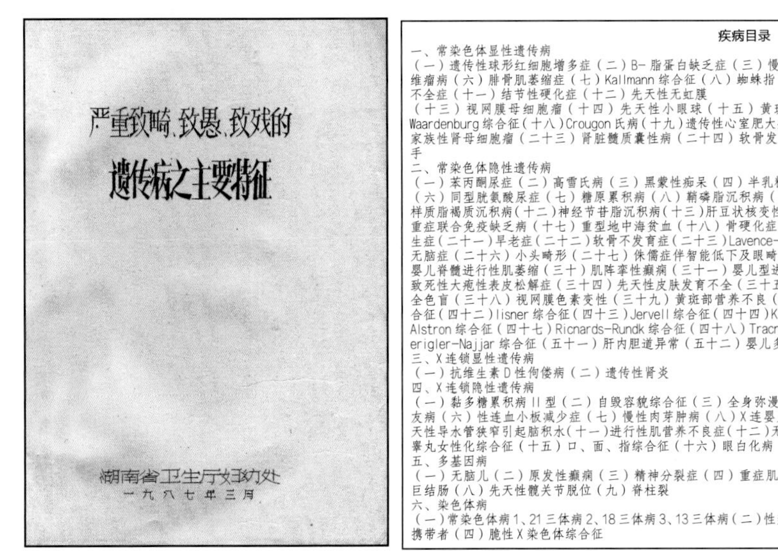

疾病目录

一、常染色体显性遗传病

（一）遗传性球形红细胞增多症（二）B- 脂蛋白缺乏症（三）慢性进行性舞蹈病（四）遗传性共济失调（五）神经纤维瘤病（六）腓骨肌萎缩症（七）Kallmann 综合征（八）蜘蛛指（趾）综合征（九）Enlers-Danlos 综合征（十）成骨不全症（十一）结节性硬化症（十二）先天性无虹膜

（十三）视网膜母细胞瘤（十四）先天性小眼球（十五）黄斑部变性（十六）常染色体显性遗传性聋（十七）Waardenburg 综合征（十八）Crougon 氏病（十九）遗传性心室肥大症（二十）心手综合征（二十一）遗传性肾炎（二十二）家族性肾母细胞瘤（二十三）肾脏髓质囊性病（二十四）软骨发育不全（二十五）联骨症（二十六）裂腭、裂足、裂手

二、常染色体隐性遗传病

（一）苯丙酮尿症（二）高雪氏病（三）黑蒙性痴呆（四）半乳糖血症（五）黏多糖累积病 IH 型

（六）同型胱氨酸尿症（七）糖原累积病（八）鞘磷脂沉积病（九）色氨酸转运异常症（十）粘脂累积病（十一）腊样质脂褐质沉积病（十二）神经节苷脂沉积病（十三）肝豆状核变性（十四）维生素 D 依赖性佝偻病（十五）白化病（十六）重症联合免疫缺乏病（十七）重型地中海贫血（十八）骨硬化症（十九）散发性克汀病（二十）先天性肾上腺皮质增生症（二十一）早老症（二十二）软骨不发育症（二十三）Lavence-Moon 综合征（二十四）Bardet-Biedl 综合征（二十五）无脑症（二十六）小头畸形（二十七）侏儒症伴智能低下及眼畸形（二十八）共济失调—毛细血管扩张症（二十九）婴儿脊髓进行性肌萎缩（三十）肌阵挛性癫痫（三十一）婴儿型进行性脊肌萎缩症（三十二）着色性干皮病（三十三）致死性大疱性表皮松解症（三十四）先天性皮肤发育不全（三十五）先天性无眼球（三十六）先天性青光眼（三十七）全色盲（三十八）视网膜色素变性（三十九）黄斑部营养不良（四十）常染色体隐性遗传性聋（四十一）pendred 综合征（四十二）lisner 综合征（四十三）Jervell 综合征（四十四）Klippel-Feil 综合征（四十五）Refsum 综合征（四十六）Alstron 综合征（四十七）Ricnards-Rundk 综合征（四十八）Tracner-Collins 综合征（四十九）囊性纤维性变病（五十）erigler-Najjar 综合征（五十一）肝内胆道异常（五十二）婴儿多囊肾

三、X 连锁显性遗传病

（一）抗维生素 D 性佝偻病（二）遗传性肾炎

四、X 连锁隐性遗传病

（一）黏多糖累积病 II 型（二）自毁容貌综合征（三）全身弥漫性毛细血管角皮瘤病（四）甲型血友病（五）乙型血友病（六）性连血小板减少症（七）慢性肉芽肿病（八）X 连婴儿无丙种球蛋白血症（九）小脑性共济失调（十）先天性导水管狭窄引起脑积水（十一）进行性肌营养不良症（十二）无汗性外胚叶发育不良（十三）眼、脑、肾综合征（十四）睾丸女性化综合征（十五）口、面、指综合征（十六）眼白化病（十七）先天性视网膜脱离

五、多基因病

（一）无脑儿（二）原发性癫痫（三）精神分裂症（四）重症肌无力（五）糖尿病（六）先天性心脏病（七）先天性巨结肠（八）先天性髋关节脱位（九）脊柱裂

六、染色体病

（一）常染色体病 1、21 三体病 2、18 三体病 3、13 三体病（二）性染色体病 1、Turner 综合征 2、Klinefelter 综合征（三）携带者（四）脆性 X 染色体综合征

《严重致畸、致愚、致残的遗传病之主要特征》一书封面及目录

1990 年开始，为了满足就诊患者的需求，对可疑染色体微缺失、微重复、染色体复杂易位携带者做出准确的诊断，将我室在世界上创建的人类 1～22 号、X、Y 的 24 条染色体的探针池和不同号染色体上的共计 40 个区带探针池，采用 FISH 技术（荧光原位杂交技术）用于遗传咨询门诊的患者的诊断，使 1973 年以来不能精确诊断的可疑的染色体异常病例得以确诊，完成了其诊断与产前诊断。

1992 年 6 月，针对遗传咨询门诊就诊患者中的基因病患者及其家系成员的诊断需求，我们团队综合采用外周血 DNA 提取、纯化和保存技术、人类淋巴细胞建株与保藏技术、DNA 限制性片段长度多态性（RFLPs）技术、聚合酶链式反应（PCR）技术、琼脂糖凝胶电泳技术、聚丙烯酰胺凝胶电泳技术、单链构象多态分析（SSCP）技术、基因组 DNA 的 Southern 杂交分析技术、DNA 测序技术，开展了“基因病”的分子诊断、产前诊断与亲子鉴定，至 1998 年其接诊的病种及基因检测类型已达 25 种（类）。

2002 年 4 月 15 日根据教育部教高司函［2002］29 号文关于进行“国家生命科学与技术人才培养基地”申报工作通知，由我与湘雅医院肾内科陶立坚主任医师起草由中南大学于 2002 年 4 月 15 日向教育部呈报了申报材料，2002 年 7 月 25 日教育部与国家发展计划委员会联合发文“教高［2002］9 号”，批准中南大学成立“国家生命科学与技术人才培养基地——基因科学与技术产业化点”后，按规定我与陶立坚于 2002 年 9 月 18 日制定并获批了“中南大学国家生命科学与技术人才培养基地——基因科学与技术产业化点”建设规划与人才培养计划。

在“学科背景”中指出：基因研究是生命科学与技术发展的核心，自从 1865 年孟德尔提出颗粒遗传学说以来，在这 137 年期间，人们一直在努力寻找基因、认识基因、分离基因、操作基因和开发基因，由此形成了一系列的学科，在学科发展的基础上形成了当代生物技术产业。

回顾这一百多年生命科学发展的历程，在基因的研究中最核心的研究对象是人，即定位和克隆决定人体各种性状的基因、定位和克隆与人类疾病相关的致病基因以及能够用于疾病治疗与预防的功能基因。

在这一生命科学的核心领域中，由于研究成果突出，近 50 年来共获得 18 项诺贝尔生理医学奖，11 项诺贝尔化学奖；并在此基础上带动了生物技术产业的发展，即基因诊断、基因药物及基因治疗，开启了一个崭新的基因经济时代。

中国人口占世界人口的 1/5，是全球最大的生物技术产业市场，为我国在生物技术产业实现跨越式发展提供了广阔的空间。目前我国生物技术产业与世界水平几乎处在同一起跑线上，如果我们能够认识到引导生物技术产业发展的核心领域是人类生命健康、核心技术是基因技术，抓住机遇培育生物技术产业中的人才链、技术链和产业链，就有可能使中国的生物技术产业进入世界强国之林。

基因经济形成的过程说明，一个理论可以形成一门学科，一项技术可以形成一个产业，但无论是基础研究还是产业化都有赖于多学科年轻人才的参与。如 1962 年获诺贝尔奖的 DNA 双螺旋模型，就是生物学家 Watson 和物理学家 Crick，1950 年至 1953 年段合作研究的结果；1975 年 Sanger 发明了 DNA 测序技术，随后开发了系列 DNA 测序仪及试剂，从而产生了世界上最大的生物技术公司；1993 年获诺贝尔奖的 PCR 技术的发明及其产业化，也是公司技术员 Mullis 及其计算机等多学科人才共同开发的结果；1999 年法国 Alain Fischer 领导的小组用基因治疗方法成功地治愈了二例致死性联合免疫缺陷症患儿，目前已将英国、美国、德国等十余个国家的同类患儿吸引到了该中心接受治疗。

当今在以人类健康为核心的基因技术产业中，围绕人的个体发育过程，以各项基因技术组成了一个庞大的产业群（**见附后图以人类健康为核心的基因技术产业群**），其基因产业开发及应用的人才结构，大致可分为以下三种类型。

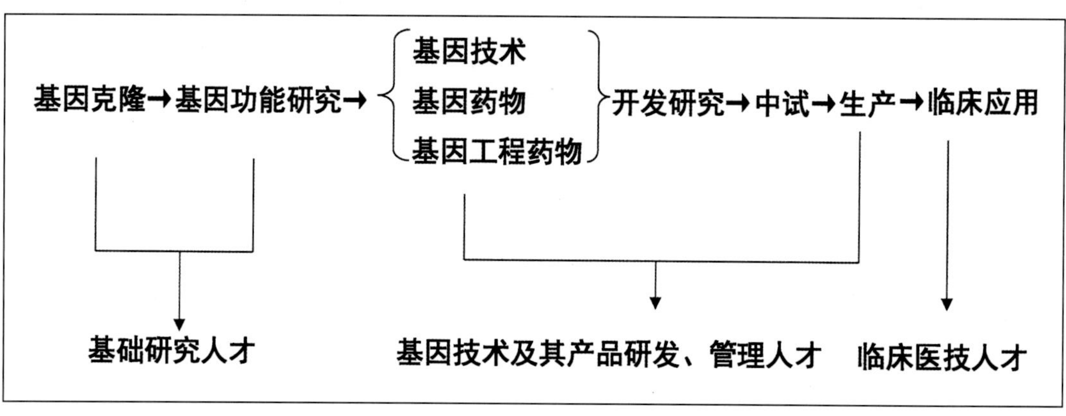

在“基地建设目标”中规定：目前，我国基础研究人才可由研究生途径培养，临床医学人才由医学教育培养，而基因技术及产品研发、管理人才的培养则是最薄弱环节。有鉴于此，本“基地”定位于“基因科学与技术”人才的培养。其建设目标是：为适应国家人类生命健康领域基因技术产业发展的需要，跨专业招收一批已完成原专业基础课程的学习，有志于基因科学与技术产业化的学生，组成一个有不同学科背景的学生群体，采用理论、实践、研发相结合的教学模式，为国家培养一批掌握基因核心技术、富有创新活力、服务于人类健康、能参与国际竞争的高素质人才。

在“人才培养计划”中规定：针对我国现行高等教育培养体系中存在的不利于创新人才脱颖而出的两大问题：(1) 大多数高中毕业生在对大学专业设置不了解的情况下，盲目地选择了自己的专业，致使部分学生进入专业学习后，兴趣不高，加之在培养中重理论、轻实践，实际技能训练不够，解决实际问题的能力差，与市场需求脱节，造成毕业生就业困难。(2) 高校目前普遍实行的是学生一次性专业选择定终身的培养模式，从大学本科入学至硕士、博士毕业，多在同一专业、同一学科中培养，缺乏多学科及多专业人才共同探讨某一问题和某一技术的氛围，抑制了创新型人才的培养。本“基地”采取跨专业招收一批已完成原专业基础课程的学习，有志于基因科学与技术产业化的学生，组成一个有不同学科背景的学生群体，采用理论、实践、研发相结合的教学模式，为国家培养一批掌握基因核心技术、富有创新活力、服务于人类健康、能参与国际竞争的高素质人才。

在“基地运行与管理”方面确定：“基地”日常管理设主任、副主任岗位。首届聘任张灼华任主任、夏昆任常务副主任。“基地”设独立的“学术、学位委员会”。首届聘任夏家辉任主任兼首席科学家，夏昆任秘书。2003 年 3 月 12 日中南大学人事处根据张灼华因在美国的科研工作要完成交接，不能按时回国任职，夏昆同时担任“医学遗传学国家重点实验室”常务副主任的情况，为了加速落实“基地”的建设计划，中南大学人事处于 2003 年 6 月 2 日按中南大学“引进专业与管理人才的规定”，招聘具有医学与管理学双重背景的梁德生硕士担任了“基地”常务副主任，全面负责“基地”的一切建设与管理工作。梁德生上任后带领邬玲仟、薛志刚、夏昆、潘乾、龙志高等人，在中南大学教务处、研究生处的全力支持下“基地”取得了超常规的发展！2006 年 5 月 18 日中大人字【2006】88 号文确定：聘任梁德生为“基地”主任，张灼华、夏昆、邬玲仟、戴和平为“基地”副主任；聘任夏家辉为“基地学术、学位委员会”主任兼首席科学家，李桂元、张灼华为副主任，薛志刚为秘书。2006 年 7 月 25 日至 28 日教育部高教司农医处在我校举行了“基地”建设指导委员会全体委员会议，在有关学校相互交流“基地”建设经验的基础上，专门对我校与师大“基地”进行了实地考察，在梁德生主任向委员们汇报并根据委员提出的要求带他们完成实地考察后，以“基地”建设指导委员会秘书长葛剑平为首的全体专家评价称：中南大学“生命科学与技术人才培养基地——基因科学与技术产业化点”的建设有着独特的产业化方向和创新的办学摸式，定位明确，特色鲜明，有多学科交叉的优良背景以及浓厚的创新文化氛围，“基地”拥有一流的科学家和先进的科研创新平台，办学成效显著。

图示以人类健康为核心的基因技术产业群

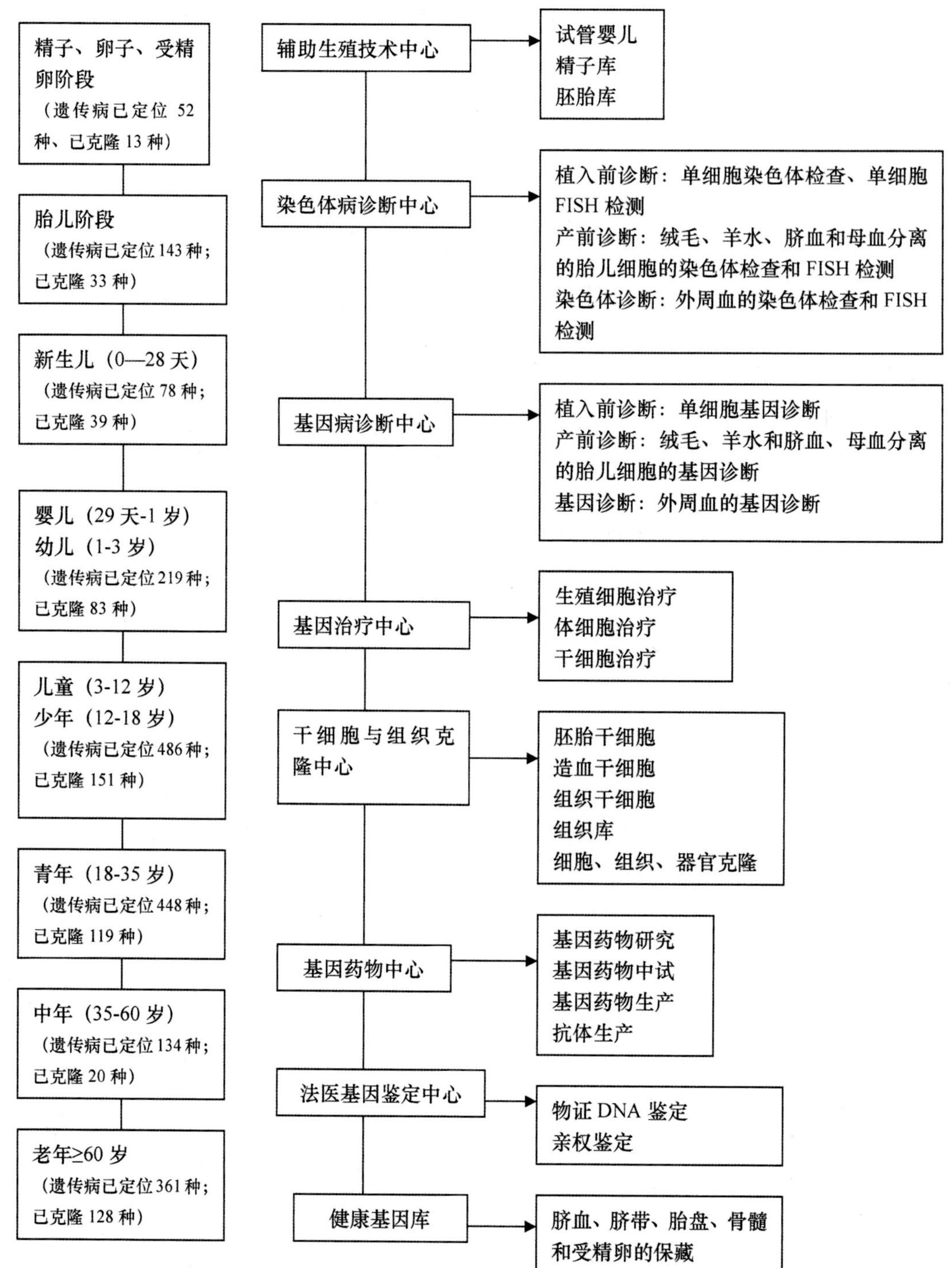

注：围绕上述基因技术的研发及应用将形成庞大的产业群，同时将带动相关产业的发展，如配套仪器设备、药品试剂、消耗器材等。

图示学生录取、培养方案

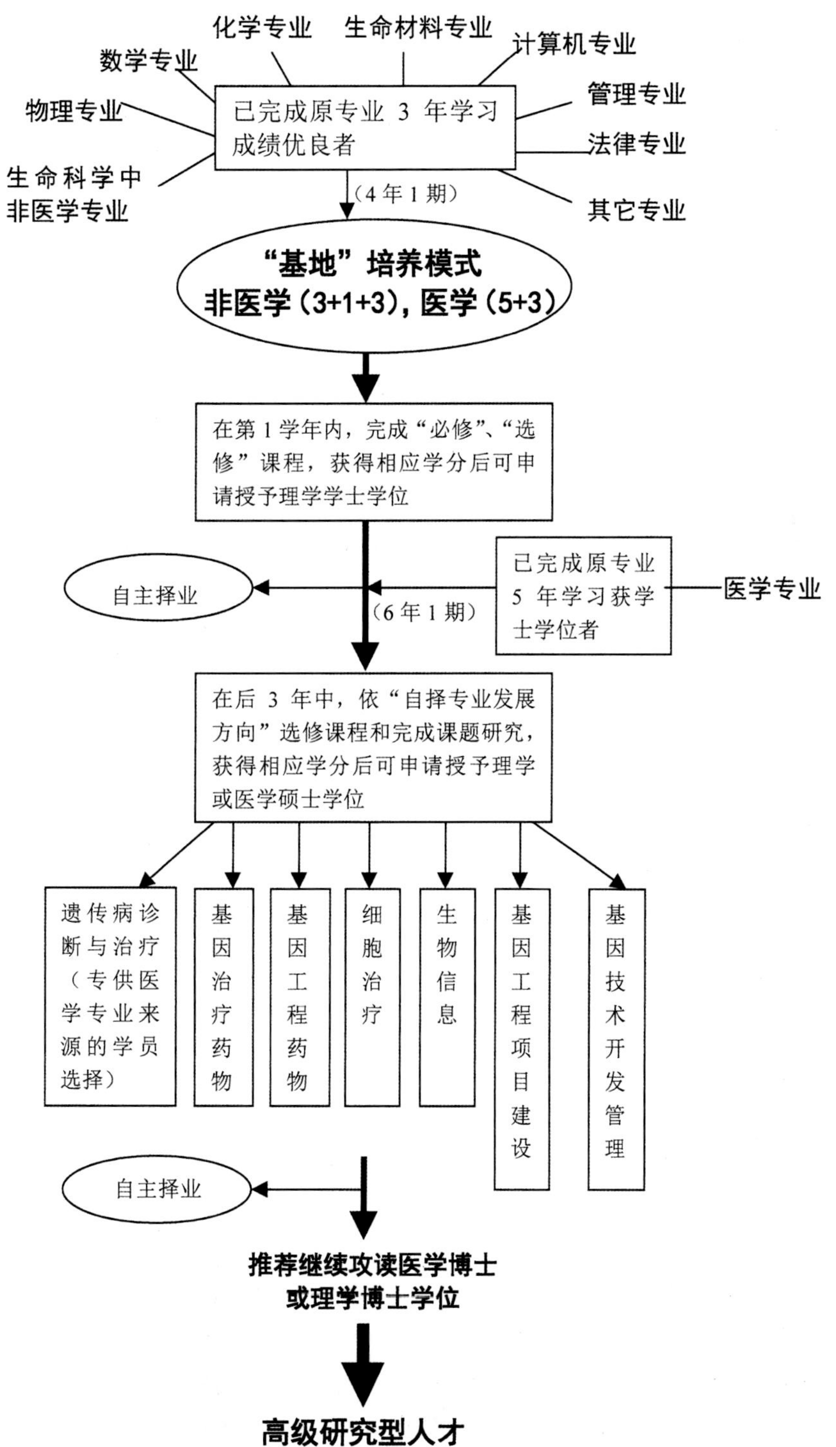
化学专业
生命材料专业
计算机专业
数学专业
物理专业
管理专业
法律专业
生命科学中非医学专业
其它专业
已完成原专业 3 年学习成绩优良者
（4 年 1 期）
“基地”培养模式
非医学（3+1+3），医学（5+3）
在第 1 学年内，完成“必修”、“选修”课程，获得相应学分后可申请授予理学学士学位
自主择业
（6 年 1 期）
已完成原专业 5 年学习获学士学位者
医学专业
在后 3 年中，依“自择专业发展方向”选修课程和完成课题研究，获得相应学分后可申请授予理学或医学硕士学位
遗传病诊断与治疗（专供医学专业来源的学员选择）
基因治疗药物
基因工程药物
细胞治疗
生物信息
基因工程项目建设
基因技术开发管理
自主择业
推荐继续攻读医学博士或理学博士学位
高级研究型人才

至 2016 年共录取培养学员 83 人，他（她）分别来自应用物理、应用化学、化学工程与工艺、信息与计算科学、机械设计制造及其自动化、金属材料工程、统计学、工业设计、生物工程、医学信息、生物技术、预防医学、制药工程等 20 余个专业与亚专业的学生。他（她）们通过夏家辉、张灼华、夏昆、梁德生、邬玲仟、薛志刚、潘乾、龙志高与临床相关科室唐北沙、冯永、陶立坚、江泓、李宜雄、李艳萍、杨一峰、施小六、王冰以及外聘老师的教学完成生命科学与基因科学的基本培训后，通过夏家辉、张灼华、梁德生、邬玲仟、夏昆、薛志刚、潘乾、龙志高等老师的具体指导完成自选的项目后通过“基地学术、学位委员会”的审定由中南大学授予了“硕士”学位，其中有 11 人在博士生导师“基地”主任梁德生或“基地”副主任博士生导师邬玲仟的指导下完成自选项目后由“基地学术、学位委员会”审定报中南大学授予了“博士”学位。至今有约半数人已成为“人类健康基因科学产业链”的知名公司创始人、基因技术开发的负责人，基因科学基础与应用基础研究的带头人。

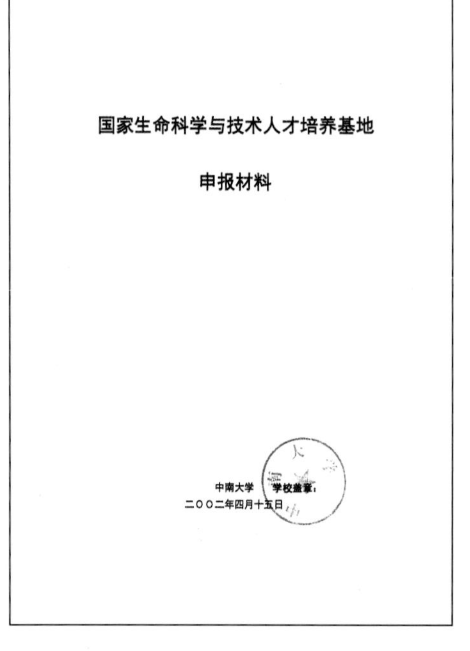
国家生命科学与技术人才培养基地

申报材料

中南大学　学校盖章：
二〇〇二年四月十五日

国家生命科学与技术人才培养基地——
基因科学与技术产业化点
建设规划与人才培养计划
(2002—2006)

中　南　大　学
二〇〇二年九月十八日

2004 年“人类基因组计划”完成后，我与团队成员针对国内、外“遗传病诊断、产前诊断”存在的技术难题，一直在思考如何利用国际上最新的 DNA 分析技术创建一种通过一次性检测，就能完成全部染色体病、基因组病和部分单基因病的诊断和产前诊断的高技术平台。2005 年邬玲仟、梁德生、潘乾等在国际上首次采用 100K SNP Array 技术，完成了一例从 1980 年至 2003 年经过 25 年追踪的父子同患智力障碍家系的研究，证明父子俩均为 11Mb 的重复的基因组病患者，论文发表在 *Am J Med Genet A*（2006,140: 238-244），在国际上开启了利用 SNP Array 开展染色体病和基因组病的诊断与产前诊断的高新技术时代。

2006 年 11 月，我遵照胡锦涛主席 2006 年 6 月 5 日在两院院士大会上希望两院院士“进一步发挥跨学科、跨部门、高水平的优势”“组织科研团队在专业领域内发挥领军作用，为党和政府决策提供真知灼见”的讲话精神，反复思考“科学发展观”“构建社会主义和谐社会”“建设社会主义新农村”的论述，结合我自己 34 年来所从事的医学遗传学研究和遗传病的诊断与产前诊断的临床医疗服务，11 月 3 日由我牵头邀请沈岩院士、贺林院士、“长江学者”

张灼华教授等在中南大学医学遗传学国家重点实验室召开了建议“863”在“十一五”期间设立“多发严重致患、致残和致死性疑难遗传病诊断高技术平台、规范体系及国家网络的建立”的重点项目研讨会，参加人员有 32 人。经过两天的会议和会后近三个月的讨论，大家对项目的定义、重要性及病种取得了共识，最后由我组织邬玲仟、梁德生、张学、徐湘民修改、定稿，决定选择染色体病、假肥大性肌营养不良、遗传性非综合征型耳聋、地中海贫血、多囊肾病、脆性 X 综合征、强直性肌营养不良、脊髓性肌萎缩症、遗传性腓骨肌萎缩症、原发性肌张力障碍、肢带型肌营养不良、亨廷顿舞蹈病、神经纤维瘤、视网膜色素变性、Brugada 综合征、遗传性 QT 间期延长综合征、肥厚型心肌病、血友病、Alport 综合征、成骨不全、先天性肾上腺皮质增生症等 21 种（类）“疑难遗传病”作为项目的主要病种。按我国 2005 年新生儿出生人数为 1617 万人计算，我国每年将新出生 21 种（类）“多发严重致患、致残和致死性疑难遗传病”患者 14.4 万 ~ 30.5 万人。这些新生患者从发病到死亡所需直接医疗费用总计为 484.2 亿 ~ 1641.9 亿元；按 2005 年我国人均 GDP（1.3672 万元）计算，给国家造成的间接费用为 593.7 亿 ~ 1170.5 亿元；维持其最基本生活所需费用为 148.0 亿 ~ 301.8 亿元。以上三方面费用总计 1225.8 亿 ~ 3114.1 亿元。

参与项目讨论、起草的专家一致认识到“家庭”是构建社会主义和谐社会的“细胞”，一个健康的孩子是家庭成员间亲情的纽带。我们要抓住机遇，发挥社会主义制度的优越性，学习“航天精神”，在国家层面上适时组建基础与临床紧密结合的学科群，组成以科技领军者为核心的创新团队，通过对现有技术的集成、引进、创新，建立高通量、集约型、标准化的从基础到临床的遗传病诊断高技术平台；建立服务于全国的疑难遗传病诊断规范、技术标准、国家网络和远程诊断体系。在科学诊断的基础上，通过终止妊娠就可以切断致病基因在该家系中世代相传的遗传链条，使这些家庭得到一个健康的孩子，解除家系成员沉重的精神压力和经济负担，提高中华民族的出生人口素质，使遗传病患者及家系成员最终实现一次性就诊就能得到国内一流、国际水平的服务。

据此，2007 年 1 月 25 日，由我、刘德培、曾溢滔 3 名工程院院士，沈岩、强伯勤、贺林 3 名科学院院士在《863 重点项目建议书——项目名称：多发严重致患、致残和致死性疑难遗传病诊断高技术平台、规范体系及国家网络的建立》签名后，于 2007 年 2 月 1 日向国务院呈报并获得了领导批示。

为了在全国落实有关批示与项目，2010 年 11 月 4 日至 11 月 7 日，在卫生部、中国工程院、湖南省卫生厅的领导下，举办了第一届“全国网络建设”研讨会，出席会议的领导和专业人员共 145 人，来自 27 个省（市）、自治区；涉及临床医学的 26 个学科。与会人员就全国如何开展遗传病临床服务与网络建设的问题发表了意见。全体代表一致认为：“遗传病”特别是“疑难遗传病”诊断、产前诊断和咨询工作在临床、技术与理论上要求都非常高，单个学科、单纯基础、单纯临床不可能完成这些工作，必须依赖由遗传学家、临床医生、高技术人才组成的学科团队和高技术的支撑。“疑难遗传病”的诊断有赖各优势单位与基层单位之间通力合作，为了实现“网络建设”的目标，相关单位之间应根据国家的法律、法规签订相关协议，明确各自责任与权利：

（1）“疑难遗传病”的“转诊”和“标本采集、传送”，应在“相关单位”之间签订协议，特别应明确接诊方可以接诊的病种，以免耽误患者的诊断，加重患者的负担。

（2）“疑难遗传病”标本的采集、传送、诊断、咨询的相关单位必须具有相应的医疗执业许可证。

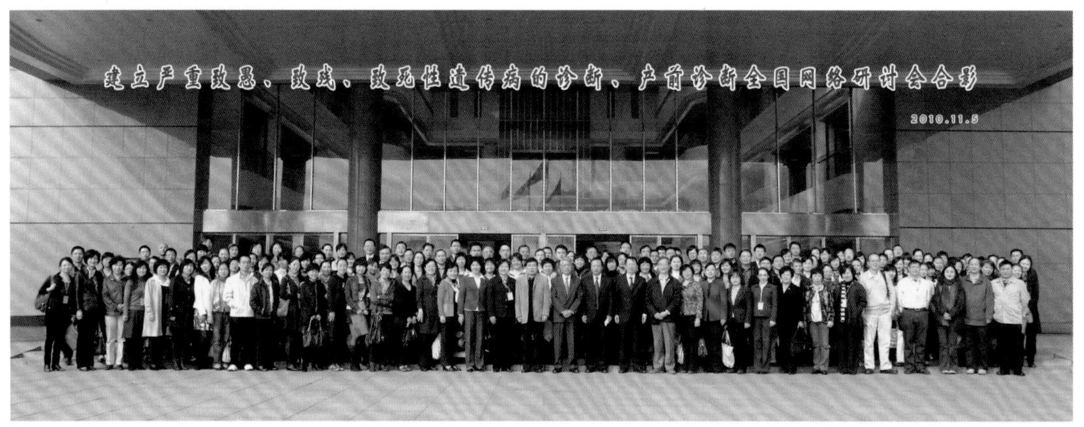

图示“建立严重致愚、致残、致死性遗传病的诊断、产前诊断全国网络研讨会”合影（2010 年 11 月 8 日）

（3）“疑难遗传病”的“标本采集、传送”单位和“疾病诊断、咨询”单位在签订协议中必须明确标本采集、传送、诊断、咨询的技术与病案等要求，各方应遵守的法律、法规和拥有的权利。

（4）针对“疑难遗传病网络建设”中遗传病诊断和产前诊断对相关医师和技术人员的业务要求，在开展临床遗传学基本理论、基础知识和基本技术的培训的基础上，逐步建立远程网络诊断体系，如“电视电话”“网络视频”和“个人资料安全数据库”。

据此，代表们一致要求以夏家辉院士为首的团队在“临床遗传学”专科特别是“严重致愚、致残、致死性遗传病的诊断、产前诊断全国网络”建设方面起引领作用。

根据本次会议所反映的全国各基层单位在“疑难遗传病诊断、产前诊断”方面对我团队的迫切需求；遵照 2010 年 11 月 26 日国务院办公厅国办发〔2010〕58 号《关于进一步鼓励和引导社会资本举办医疗机构意见的通知》，2012 年 3 月 12 日湖南家辉生物技术有限公司申请在原“湖南家辉遗传专科门诊部”的基础上建立“湖南家辉遗传专科医院”。在湖南省卫生健康委的指导下，通过上下游结合、产学研结合、国内外结合、不同学科交叉结合、体制创新、机制创新、制度创新、模式创新的医疗改革实践，开展了“全国严重致愚、致残、致死性疑难传病诊断、产前诊断高新技术研发、推广及其网络建设”。

以湖南家辉遗传专科医院为基地，与北京贝瑞和康生物技术有限公司合作，由医学遗传学教授邬玲仟主任医师、医学遗传学教授梁德生主任医师为首的团队与高扬博士、周代星博士团队合作，在总结 2004 年开展高新技术研究合作的基础上，至 2015 年 3 月共同创建了可覆盖 90% 严重遗传病的产前筛查与诊断新技术体系并在全国临床广泛应用，主要创新包括：获得全球首个临床许可的染色体非整倍体无创产前检测 NIPT 技术、覆盖全部染色体病和大部分基因组病的 NIPT-plus 技术、被国际同行誉为“分子诊断革命性突破”的单基因病无创产前检测技术（cSMART）、基于 NGS 的 CNV 分析技术（CNV-seq）等核心技术；创建并运行“严重致愚、致残和致死性遗传病全国防控网络”，开展了新技术的培训和临床推广服务。

2015 年以来，在湖南省卫生健康委、国家卫生健康委妇幼司的领导下，以中国医师协会医学遗传医师分会会长，一级主任医师、临床医学遗传学家邬玲仟教授为首与北京贝瑞和康生物技术有限公司高扬博士团队合作，我们组织全国临床医学遗传学医师和遗传学专家，践行习近平总书记关于“我国科技发展的方向就是创新、创新、再创新”和“科技成果只有同国家需要、人民要求、市场需求相结合，完成从科学研究、实验开发、推广应用的三级跳，才能真正

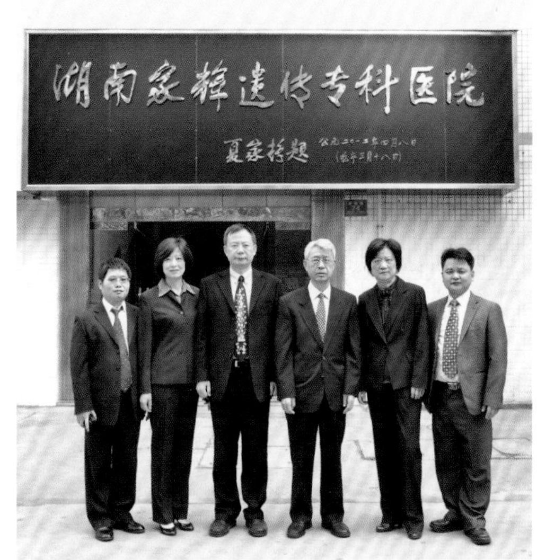

湖南家辉遗传专科医院
服务宗旨

贯彻《中华人民共和国母婴保健法》。传承夏家辉院士 1972 年制定的"建立先进技术是基础，服务于临床是目的，通过特殊病例开展基础理论研究，由于在材料上独特、在技术上先进，其研究成果就能够达到国际先进水平，得到国内外公认，同时不断提高了教学与医疗水平。"的宗旨和 1995 年给中国医学遗传学国家重点实验室提出的"正直、责任、良心"的六字室训，做一个为人正直、有良心，对病人高度负责任的医务工作者，给遗传病患者及其家系成员提供国内一流、国际水平的、实实在在的、最直接、最有实效和最根本的科技服务，实现"预防为主、关卡前移"的目的。

首席临床遗传学家邬玲仟教授

2012 年 1 月 18 日

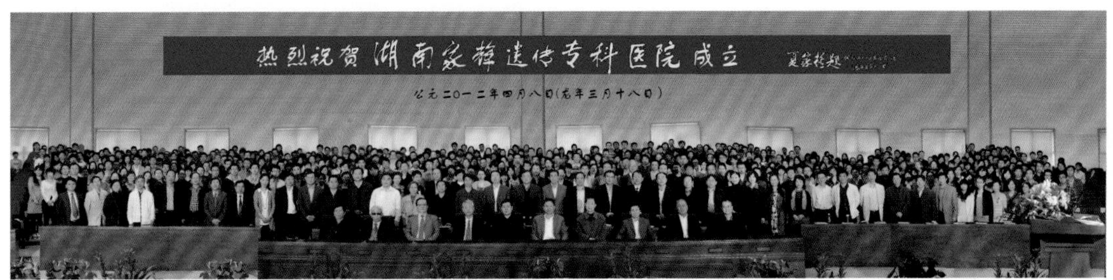

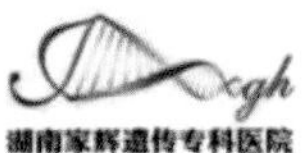

湖南家辉遗传专科医院
资料汇编

二〇一二年元月十八日

网址：http://www.jiahuiyiyuan.com
咨询邮箱：jiahuiyiyuan@163.com
咨询电话：0731-84805365([illegible])，0731-84805233
地址：湖南省长沙市湘雅路 74 号
邮编：410078

目 录

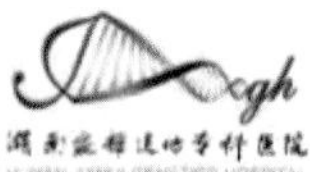

湖南家辉遗传专科医院
遗传病检测知情同意、病历、检测报告模板
资料汇编

湖南家辉遗传专科医院
2016年3月1日

目 录

湖南家辉遗传专科医院服务宗旨、成立大会合影及相关资料汇编封面和目录实现创新价值、实现创新驱动发展”的讲话精神，推动建立了——基因外显子组测序（WES）及其规范的临床应用路径。并在此基础上，构建了“Trio-WES”+“CNV-seq”的高新技术平台，为孕妇提供基于一家三口的“基因全外显子组测序”检测以及基于高通量测序的染色体结构变异检测体系。

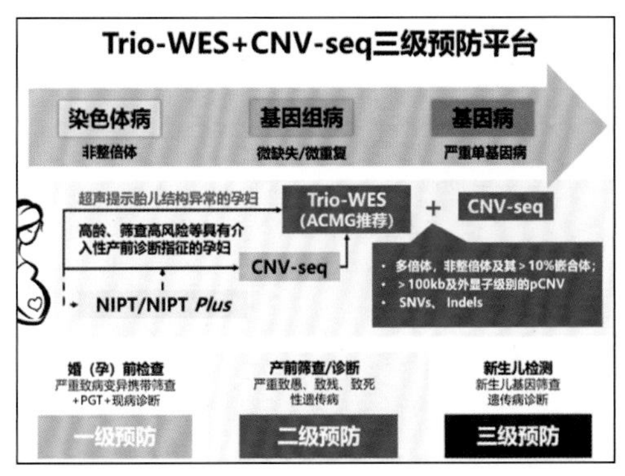

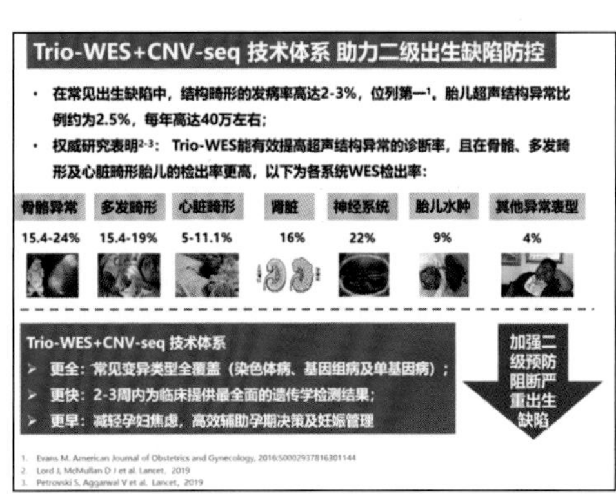

图示构建的“Trio-WES”+“CNV-seq”的高新技术平台

2017年，邬玲仟、梁德生、高扬等以“严重遗传病产前筛查和诊断新技术体系的创建与临床应用”获得了湖南科学技术进步奖一等奖。

至2022年9月湖南家辉遗传专科医院已与全国30个省（市）812家医疗机构签署合作协议，覆盖全国70%的产前诊断中心，共完成产前筛查1653067例，检测疑难遗传病患者122375例，明确基因诊断8748例；植入前诊断1709例；产前诊断102765例，共阻止33695个异常胎儿出生，为家庭和社会减负367.28亿元。同时，发现基因新突变400多个，为347个家庭挽救了珍贵胎儿，具有重大社会效益。为全国80%的产前诊断机构培养骨干人才1295人，显著提升了我国该领域的自主创新和核心竞争力。

邬玲仟、梁德生教授团队与高扬团队合作自2012年以来在二代测序临床应用方面的研究一直居国际前列。随着2010年单分子实时测序的商用，三代测序已经成为基因组分析最前沿的技术。然而，由于其准确性较低和成本高昂，三代测序的临床应用一直未能取得突破。伴随基于三代测序的完整（T2T）人类基因组参照序列的完成，对于复杂突变疾病精准筛查与诊断困难的问题，采用三代测序进行靶向单基因病检测正是很好的检测策略。因此，邬玲仟、梁德生、高扬团队指导研究生梁乔韦等研究人员于2021年开发了三代测序地中海贫血检测新技术（CATSA），2023年成功完成了国际首个CATSA多中心产前诊断临床研究，论文发表在检测医学权威国际期刊*Clinical Chemistry*（IF=12.167），该刊编辑部同期发表了分别来自麻省理工学院和哈佛大学布罗德学院的两位资深专家Katherine A. Lafferty和Diana M. Toledo撰写的对该项临床研究的高度评价：基于三代测序的创新性基因诊断方法相较于常规基于PCR方法，有效提高了地中海贫血基因检测的灵敏度、特异性、阳性预测值、阴性预测值，是临床应用效能的重大进步。基于三代测序的CATSA（Comprehensive Analysis of Thalassemia Alleles）方法在地中海贫血产前诊断应用场景中的优势明显，地中海贫血产前诊断应提倡联合应用CATSA方法的分子检测综合解决方案，以便于得到一个完整准确的结果。因为当一个家庭面对自己妊娠做出决定的时刻，假阳性或假阴性结果会造成极大的不良后果。在此基础上2022年又指导研究生刘颖迪等研究人员在国际上开发了首个采用“三代测序技术”对“先天性肾上腺皮质增生症（CAH）”进行精准诊断的综合分析技术。该技术创建了一种长片段PCR与三代/单分

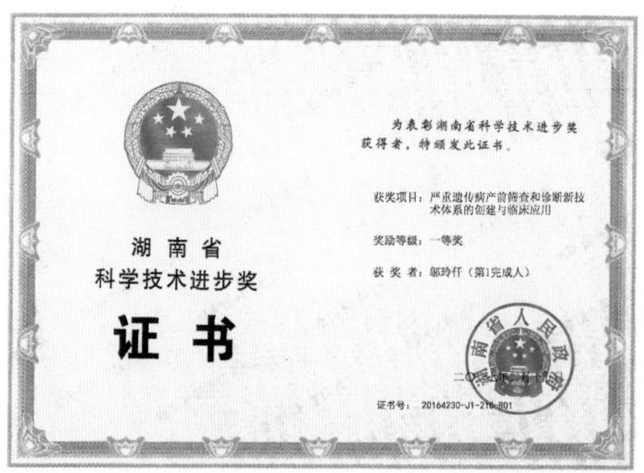

湖南省
科学技术进步奖
证书

为表彰湖南省科学技术进步奖获得者，特颁发此证书。

获奖项目：严重遗传病产前筛查和诊断新技术体系的创建与临床应用

奖励等级：一等奖

获 奖 者：邬玲仟（第1完成人）

证书号：20164230-J1-210-R01

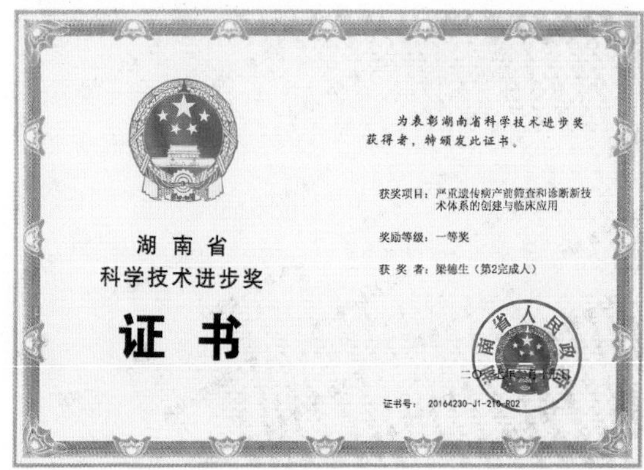

湖南省
科学技术进步奖
证书

为表彰湖南省科学技术进步奖获得者，特颁发此证书。

获奖项目：严重遗传病产前筛查和诊断新技术体系的创建与临床应用

奖励等级：一等奖

获 奖 者：梁德生（第2完成人）

证书号：20164230-J1-210-R02

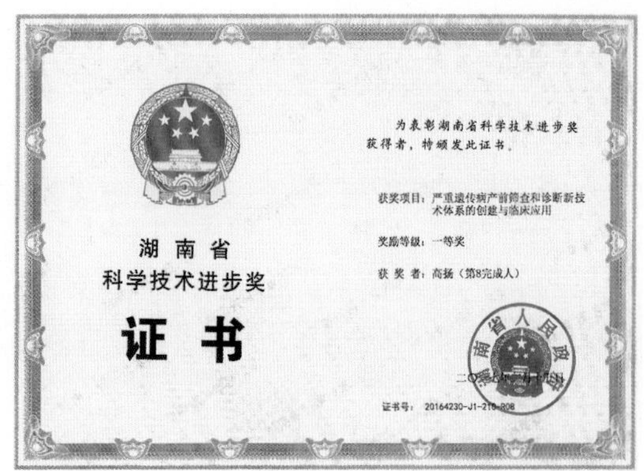

湖南省
科学技术进步奖
证书

为表彰湖南省科学技术进步奖获得者，特颁发此证书。

获奖项目：严重遗传病产前筛查和诊断新技术体系的创建与临床应用

奖励等级：一等奖

获 奖 者：高扬（第8完成人）

证书号：20164230-J1-210-R08

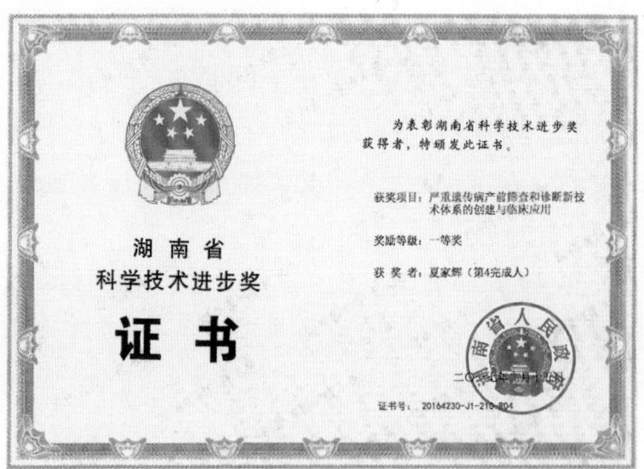

湖南省
科学技术进步奖
证书

为表彰湖南省科学技术进步奖获得者，特颁发此证书。

获奖项目：严重遗传病产前筛查和诊断新技术体系的创建与临床应用

奖励等级：一等奖

获 奖 者：夏家辉（第4完成人）

证书号：20164230-J1-210-R04

湖南家辉遗传专科医院获奖证书

子长读长测序结合的 CAH 综合分析方法（CACAH），对 5 个主要的 CAH 致病基因进行全序列分析。在与常规方法平行对比的临床研究中，CACAH 检测灵敏度和特异性均达到 100%，同时在复杂结构基因变异方面显示出巨大优势，包括精确检测真假基因、嵌合基因亚型和大片段缺失 / 重复及其断裂点，能够一次性得出直接和直观的综合分析结果。而且，该方法不需要分析家系样本就可明确突变等位基因的顺 / 反式结构。另外，CACAH 可以不抽提 DNA，只需要 1μl 外周血、1 mm 干血斑或纳克级别起始 DNA 模板即可完成检测，在新生儿基因筛查和携带者检测方面具有很大优势。这个临床研究结果也提示 CACAH 在筛查诊断上的检测成本已经接近常规方法，具有很好的临床应用前景。该研究以刘颖迪等为第一作者，以 *Comprehensive Analysis of Congenital Adrenal Hyperplasia Using Long-Read Sequencing*《基于长读长测序的先天性肾上腺皮质增生症的综合分析》为题于 2022 年 6 月再次在国际检验医学领域排名第一的期刊 *Clinical Chemistry* 上发表。紧接着又基于三代测序平台开发了脆性 X 综合征（FXS）的综合分析方法（CAFXS），全面囊括了对 FMR1 基因 CGG 扩增、AGG 插入、罕见基因内变异及大片段缺失等全部突变类型的检测，弥补了传统 FXS 检测不足，大大提高了 FXS 的临床筛查和诊断效率。以梁乔韦、刘颖迪为并列第一作者的临床回顾性研究论文，以 *Comprehensive Analysis of Fragile X Syndrome: Full Characterization of the FMRI Locus by Long-Read Sequencing* 为题再次发表于 *Clinical Chemistry*。2023 年又开发了三代测序血友病 A 检测新技术（CAHEA），该原创性临床技术研究成果 *Comprehensive analysis of hemophilia A（CAHEA）: towards full characterization of the F8 gene variants by Long-Read Sequencing* 发表于欧洲心脏病学会官方杂志 *Thrombosis and Haemostasis*，该项技术实现了对血友病 A 更全面、更精准的检测。至此，邬玲仟、梁德生、高扬团队开发了三代地中海贫血、三代先天性肾上腺皮质增生症、三代脆性 X 综合征、三代血友病 A 检测等一系列复杂单基因病分子检测新技术，逐步构建起我国三代测序出生缺陷精准防控新技术体系。

基于我们团队自 1973 年以来在“出生缺陷”方面所作的贡献。2014 年邬玲仟获中国出生缺陷干预救助基金会杰出贡献奖。2016 年夏家辉获中国出生缺陷干预救助基金会终身成就奖。2018 年梁德生获中国出生缺陷干预救助基金会杰出贡献奖。

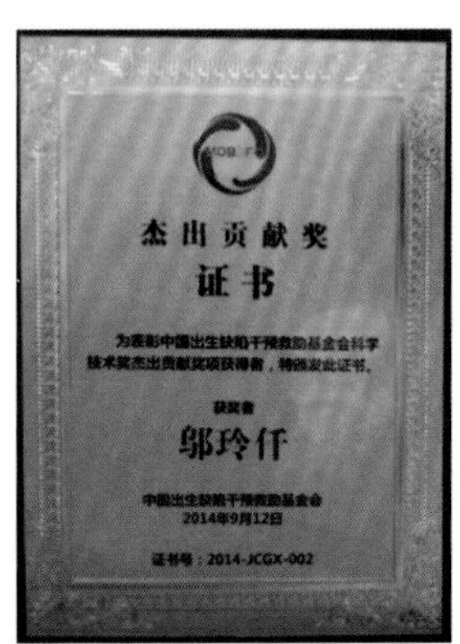

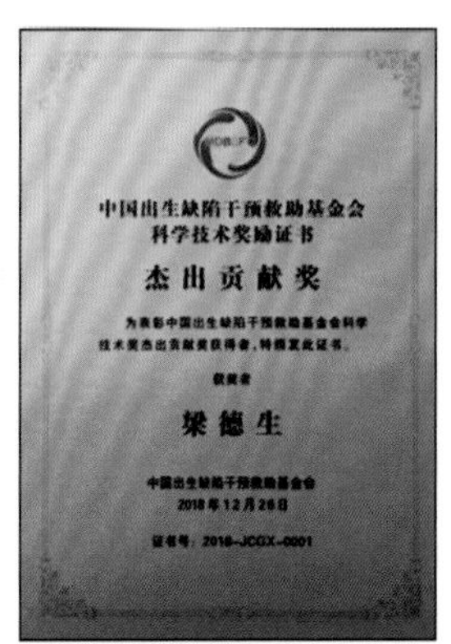

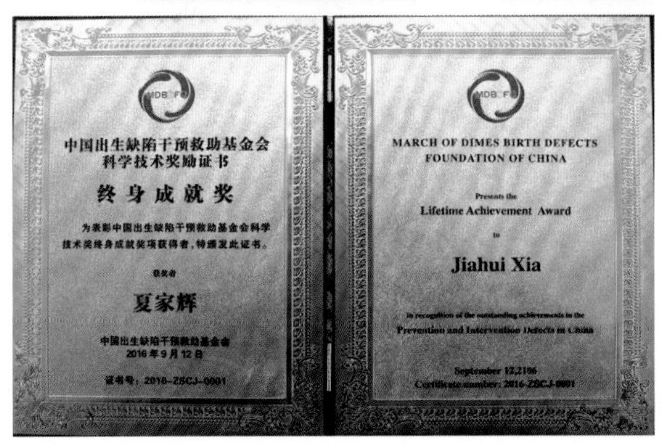

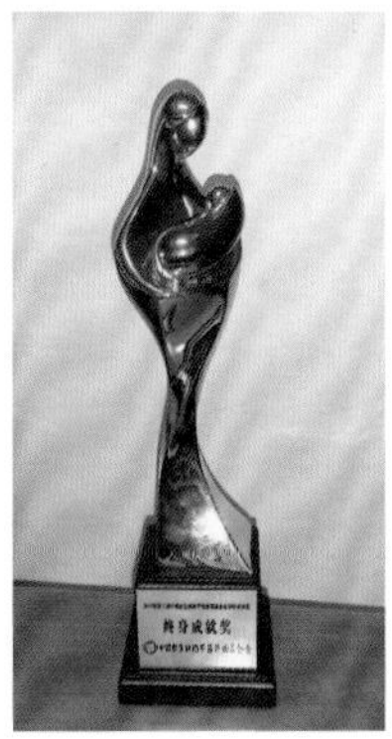

2014 年邬玲仟获中国出生缺陷干预救助基金会杰出贡献奖。2016 年夏家辉获中国出生缺陷干预救助基金会终身成就奖。2018 年梁德生获中国出生缺陷干预救助基金会杰出贡献奖

湖南家辉遗传专科医院自成立以来，2011 年获湖南省卫生厅批准成立“遗传病诊断中心、产前诊断（遗传病）中心”；2012 年获得湖南省卫生厅“无创产前检测临床应用许可”；2014 年由邬玲仟、梁德生教授主持制定《医学遗传科住院医师规范化培训和专科培训标准》《医学遗传科住院医师规范化培训和专科培训基地认定标准》，主编住院医师规范化培训教材《医学遗传学》；2014 年湖南省卫生健康委认定其为第一批住院医师规范化培训基地；2014 年获批国家卫生健康委第一批“高通量基因测序临床应用试点单位 ”；2016 年获批国家发改委“国家基因检测技术应用示范中心”；2019 年湖南省卫生厅批准建设“湖南省医学遗传学重点临床专科”；2019 年设立长沙市院士专家工作站；2020 年设立湖南省院士专家工作站；2023 年获评长沙市技术创新中心。

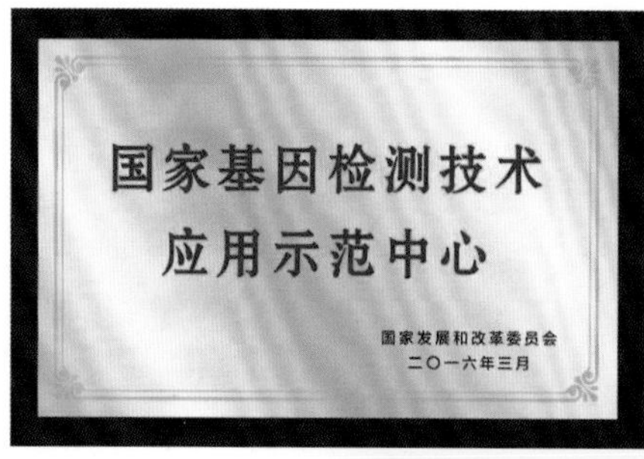

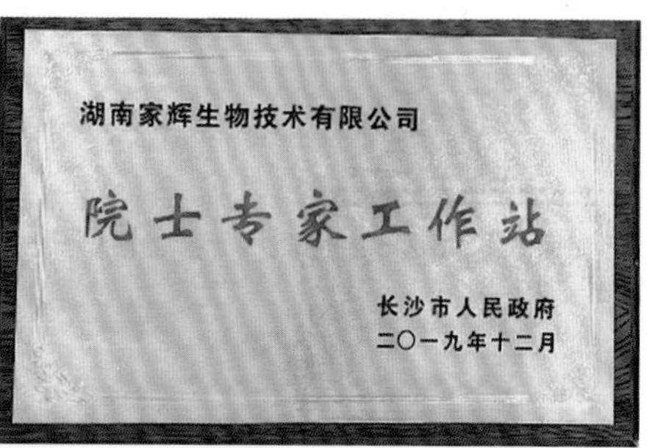

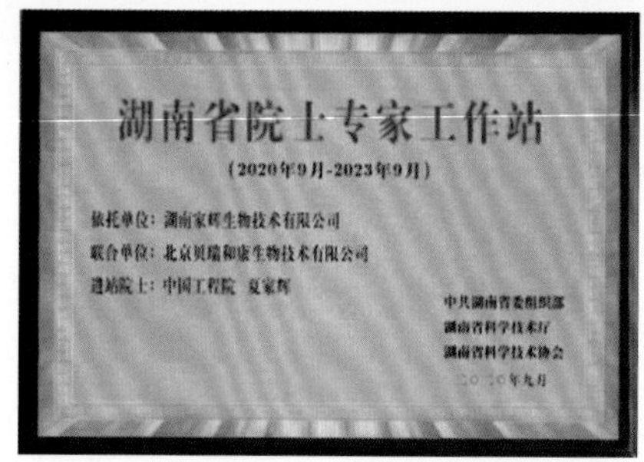

六、1976 年我与伍汉文主任率先编写了我国第一本《医学遗传学讲座》教材，开设了“医学遗传学讲座课程”，1978 年经卫生部批准开始联合招收医学遗传学研究生，推动了医学遗传学的教学与人才培养。1997 年、2003 年我被聘为国务院学位委员会第四届、第五届学科评议生物学组成员。2004 年“全国高等医药院校研究生规划教材研究会”决定，由我主编供研究生用的《医学遗传学》教材，这是我国首次出版的“医学遗传学学科”研究生专门教材，有力地推动了我国“医学遗传学”教学从本科生到研究生培养与国际接轨

1973 年春，当建立了外周血培养和染色体显带技术后，我立即与湖南医学院附二院内科伍汉文主任合作开设了“染色体病遗传咨询门诊”。由伍汉文送来的染色体病患者是 14 岁的女孩（检查号为 0007 号），她父亲上海第一医学院毕业，在长沙某工厂当保健医师，小孩在附二

院出生的。出生后由于颈部和手足水肿，持续做了三年的针灸治疗无效，14 年来其父母亲带女儿跑遍了长沙、上海、北京几乎所有有名的医院，花费了所有的积蓄，仅得到了一个“有颈蹼，先天性发育不良”这样一个模棱两可的结果，没有一个医院能对她所患疾病做出明确的诊断。我做 G 显带染色体检查后，确诊该女孩的染色体核型为 45,X，即少了一条 X 染色体，因而诊断为 X 染色体缺失型的“特纳氏综合征”，即先天性性腺发育不全综合征。这种病早在 1938 年就有临床记载，1959 年已查明了其是由于缺少一条 X 染色体或 X 染色体结构异常所致。欧美发达国家的医生对此病的诊断和治疗已成为一种普通的常识，而我国几乎所有的医生对此病无任何概念。患者以及父母所经历的一切使我深感同情。我给患者做出明确的诊断后，伍汉文医师据此为患者安排治疗和手术方案。我更进一步认识到了从事医学细胞遗传学研究与临床服务的意义和重要性。同时我也深刻认识到，为了提高我国临床医学对遗传病的诊断水平，必须首先让医学生掌握医学遗传学的一些基础知识。为此，我从书籍里重新找出了 1963 年我全文翻译的由世界卫生组织 1962 年出版的第 238 号“世界卫生组织技术报告丛书——医科大学和医师进修班的遗传学教学”，重新阅读了其专家委员会关于对医学生进行遗传学教育和训练的建议，将书中所述与现实对比，使我认识到了我国的医学遗传学教育已与世界水平整整落后了 14 年。

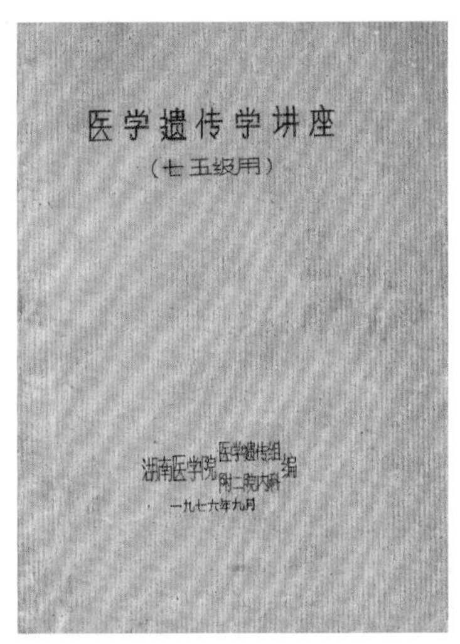
医学遗传学讲座
（七五级用）
湖南医学院 医学遗传组 附二院内科 编
一九七六年九月

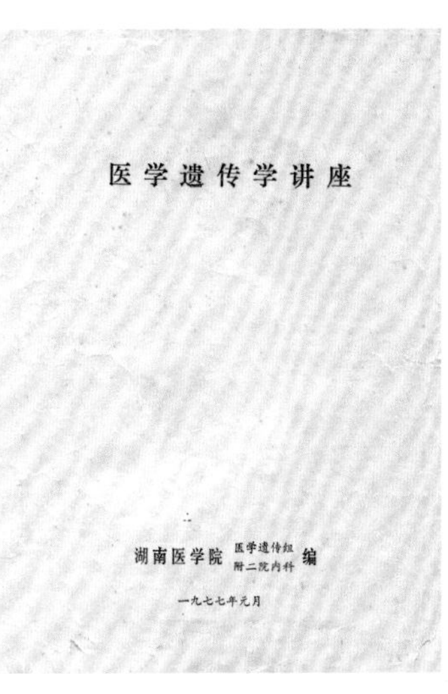
医学遗传学讲座
湖南医学院 医学遗传组 附二院内科 编
一九七七年元月

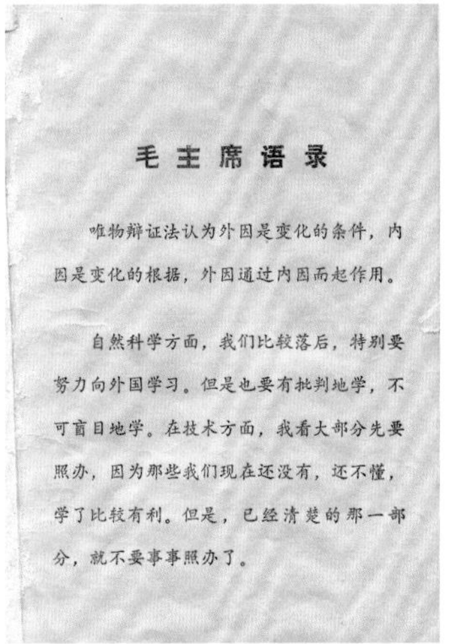
毛主席语录

唯物辩证法认为外因是变化的条件，内因是变化的根据，外因通过内因而起作用。

自然科学方面，我们比较落后，特别要努力向外国学习。但是也要有批判地学，不可盲目地学。在技术方面，我看大部分先要照办，因为那些我们现在还没有，还不懂，学了比较有利。但是，已经清楚的那一部分，就不要事事照办了。

1976 年 7 月，重新担任教务处处长的何鸿恩副教授征求我的意见：根据教学改革的精神，你认为医学生应该开设哪些课程？我充满自信地说：根据世界卫生组织专家的建议，我国在“医学遗传学”教学方面已经落后国际上 14 年，我可以为全体医学生开设“医学遗传学讲座”。

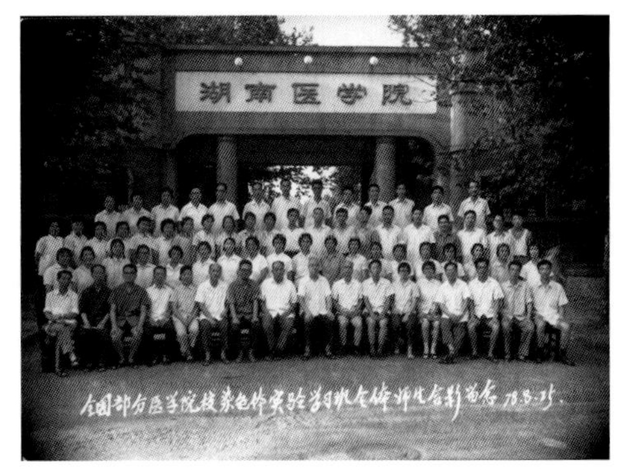

在何老师的鼎力相助下，我与伍汉文主任没日没夜地干了一个多月，终于编写出了我国第一本《医学遗传学讲座》教材，并于 1976 年 9 月在中国率先向医学生开设了“医学遗传学讲座”课程。该讲座课程的开设受到了七五级绝大多数学生的欢迎。我与伍汉文坚持传授科学真理的责任、顶住压力，在何鸿恩教务处处长的强力支持下，继续为七六级学生开设该讲座课程。

1978 年，经湖南医学院批准我创建了“医学遗传学研究室”和“医学遗传学教研室”并担任主任。1978 年 8 月，受卫生部科教司委托学院举办了“全国部分医学院校染色体实验学习班”，向各院校推广了开设“医学遗传学讲座与实验”的经验，参加学习班的单位有中国医学科学院附属医学院、上海第一医学院、哈尔滨医科大学、北京第二医学院、中山医学院、浙江医科大学、四川医学院、武汉医学院、福建医科大学、吉林医科大学、安徽医学院、广西医学院、南京医学院、昆明医学院、山西医学院、兰州医学院、遵义医学院、河北新医大等 40 个单位，共计 52 人。

1977 年 9 月，已担任湖南医学院副院长的何鸿恩副教授找我与伍汉文、卢惠霖先生三人开会提出，根据夏家辉与伍汉文先生 1972 年以来从事“医学遗传学”的科研、临床服务与教学的成果，其研究与教学工作已处于国内该学科前沿，完全具备了为国家培养“医学遗传学”研究生的水平与责任，湖南医学院决定向卫生部申报，由三人联合招收“医学遗传学研究生”。卢惠霖先生说：我们三人都没读过研究生，怎么可以带研究生呢？！何鸿恩副教授说：可以肯定，世界上第一个带研究生的导师本人肯定不是研究生，你们三人已具备了培养研究生的条件，所以学校决定由你们三人申请联合招收研究生。后经卫生部批准，由我与伍汉文、卢惠霖先生三人合作于 1978 年开始招收“医学遗传学”硕士研究生，后经国务院批准于 1985 年开始招收博士研究生。1990 年，为了加速“医学遗传学国家重点实验室”人才建设，建立基础与临床相结合的学科群，我与附一、附二、附三医院开始联合培养研究生和学科接班人，1997 年开始招收博士后，1997 年、2003 年我被聘为国务院学位委员会第四届、第五届学科评议生物学组成员。

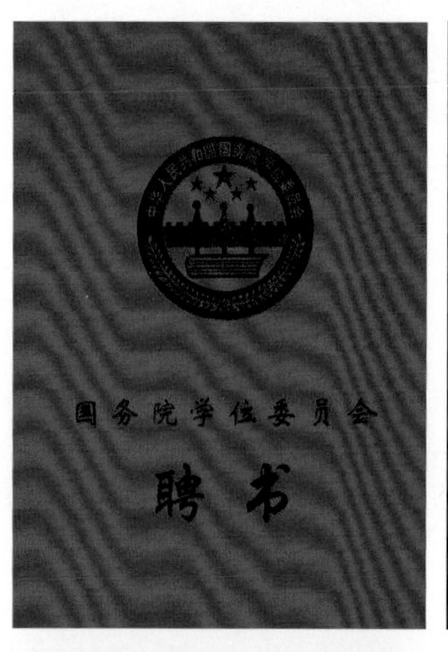

国务院学位委员会

聘书

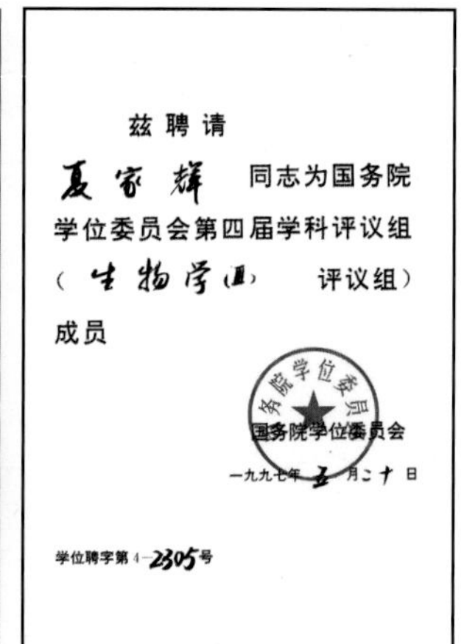

兹聘请

夏家辉 同志为国务院学位委员会第四届学科评议组（生物学(Ⅱ) 评议组）成员

国务院学位委员会

一九九七年五月二十日

学位聘字第4-2305号

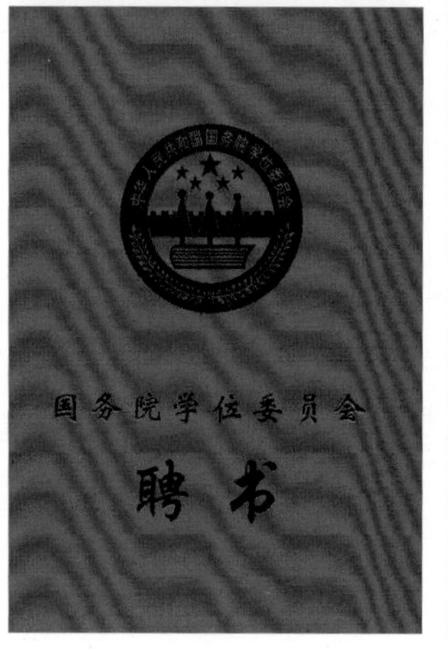

国务院学位委员会

聘书

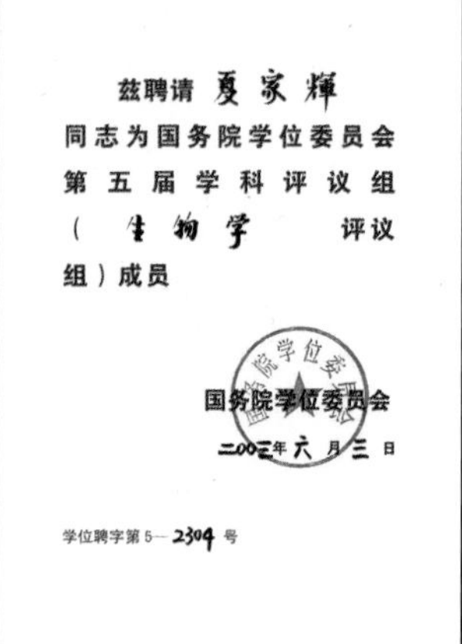

兹聘请 夏家辉

同志为国务院学位委员会第五届学科评议组（生物学 评议组）成员

国务院学位委员会

二〇〇三年六月三日

学位聘字第5—2304号

从 1978 年至 2007 年，我共培养硕士生 149 名、博士生 71 名、博士后 7 名，其中邓汉湘、张灼华、夏昆、邬玲仟、梁德生、唐北沙、冯永、刘春宇、薛志刚、霍继荣、施小六、杨一峰、罗红、王冰、江泓、赵玲玲、杨进福、赵天力、潘乾、龙志高等学生，他（她）们通过参与“医学遗传学国家重点实验室”“国家生命科学与技术人才培养基地—基因科学与技术产业化点”“临床相关科室遗传室”“湖南家辉遗传专科医院”的建设，他（她）们将自己最珍贵的青春年华献给了最热爱的“医学遗传学”研究、临床服务与教学，推动了我国“临床医学——医学遗传学科”的建立！至今他（她）们在 *Science*、*Nature*、*Cell*、*Nature Genetics*、*Genetics in Medicine*、*Clinical Chemistry* 等国际顶尖杂志上发表论文数百篇。他们有的已成为国内外知名的医学遗传学家、临床医学遗传学家，为推动我国“医学遗传学”与“临床医学遗传学”走向世界作出了重大贡献。

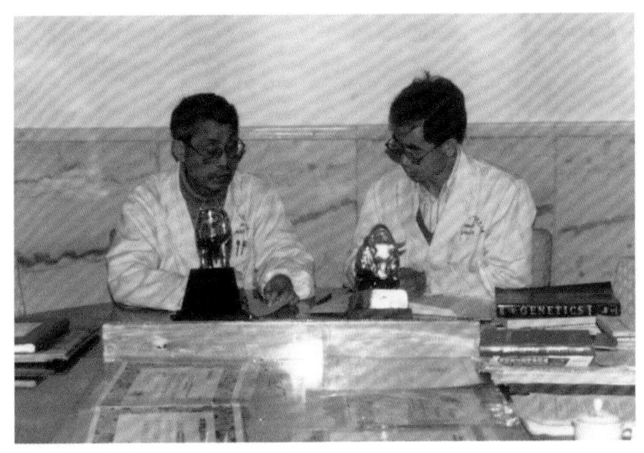

与邓汉湘博士在实验室留影

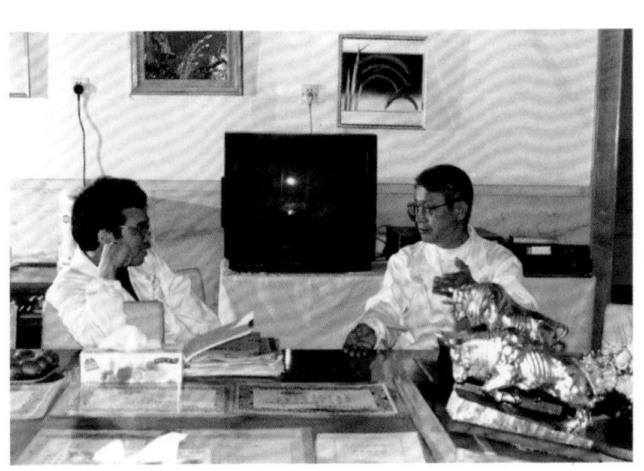

与张灼华博士在实验室留影

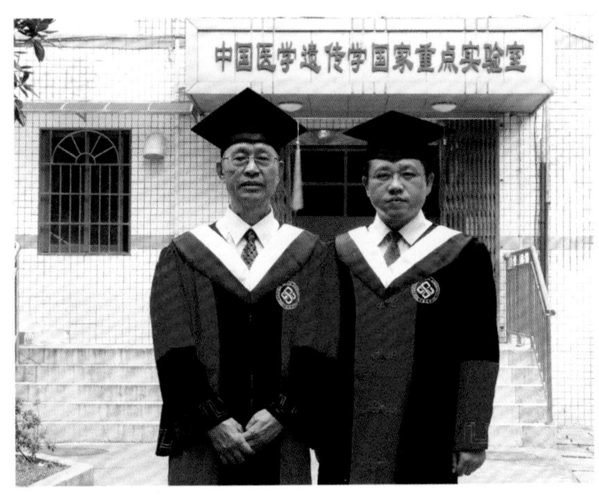

与夏昆博士毕业时留影

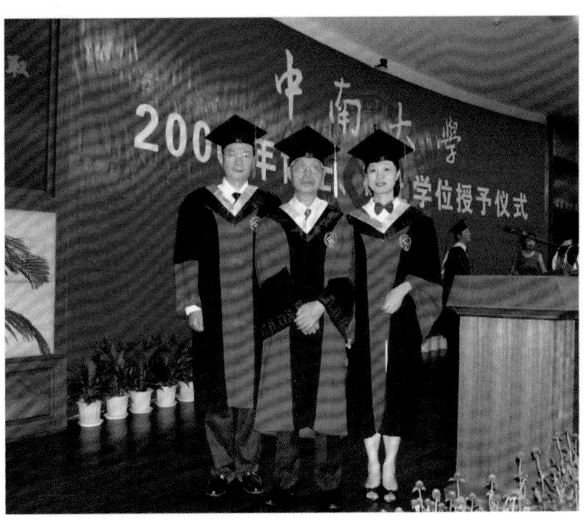

与梁德生、邬玲仟博士毕业时留影

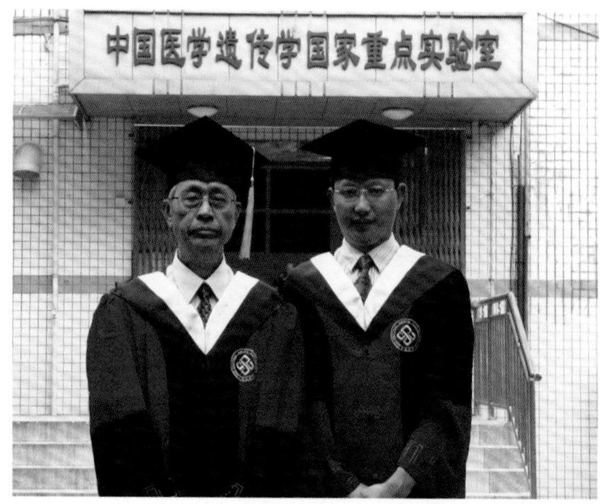

与薛志刚博士毕业时留影

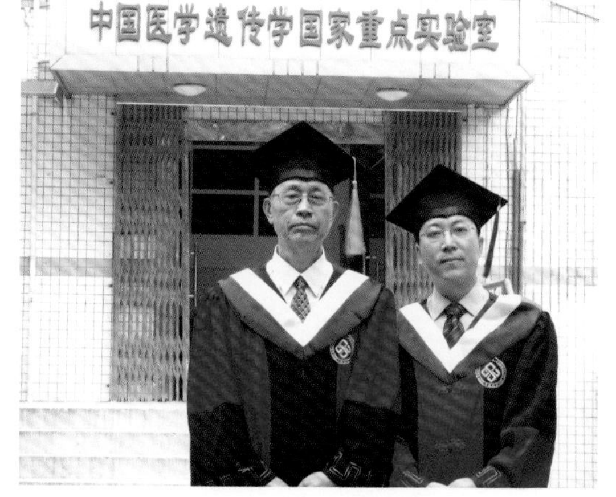

与冯永博士毕业时留影

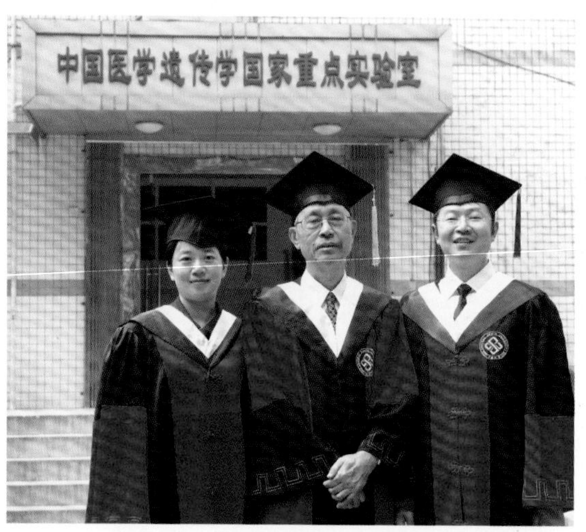

与杨一峰、罗红博士毕业时留影

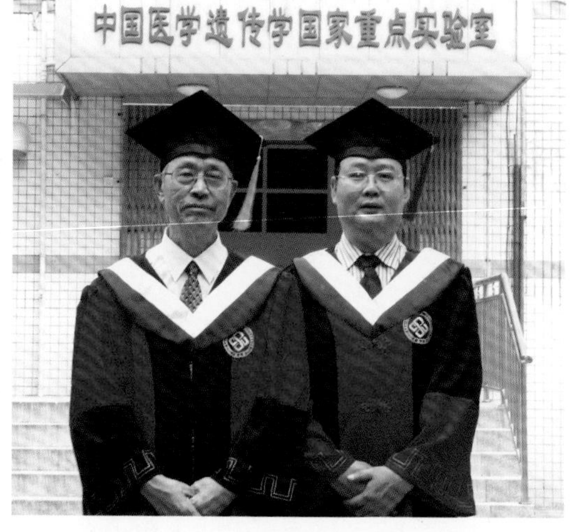

与李宜雄博士毕业时留影

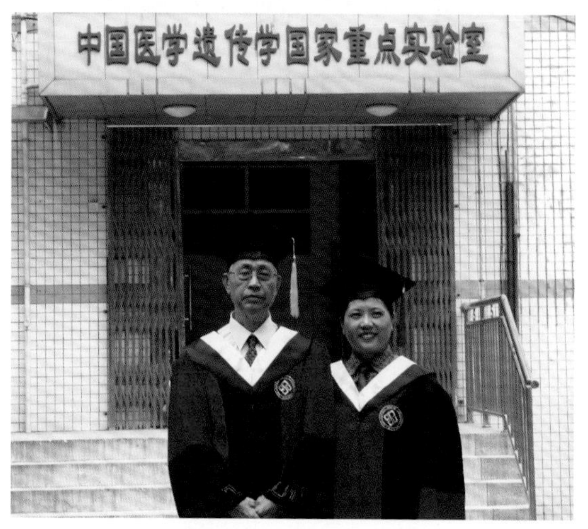

与霍继荣博士毕业时留影

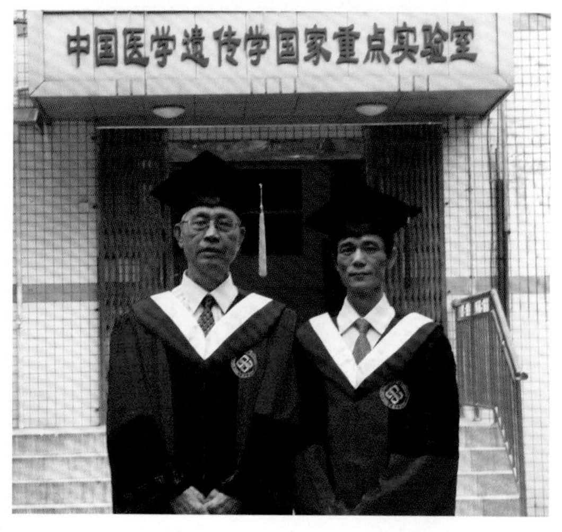

与施小六博士毕业时留影

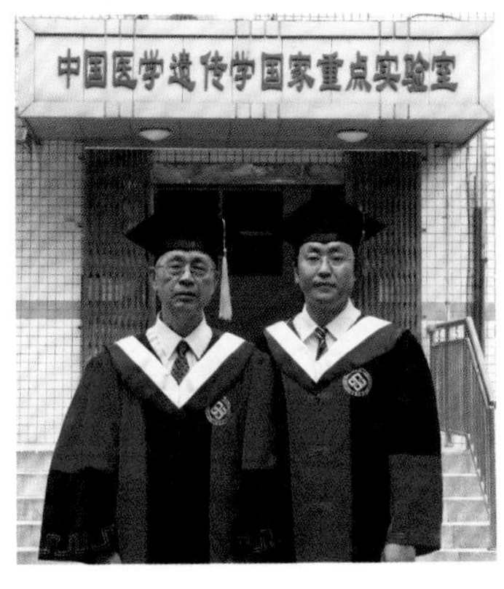

与王冰博士毕业时留影

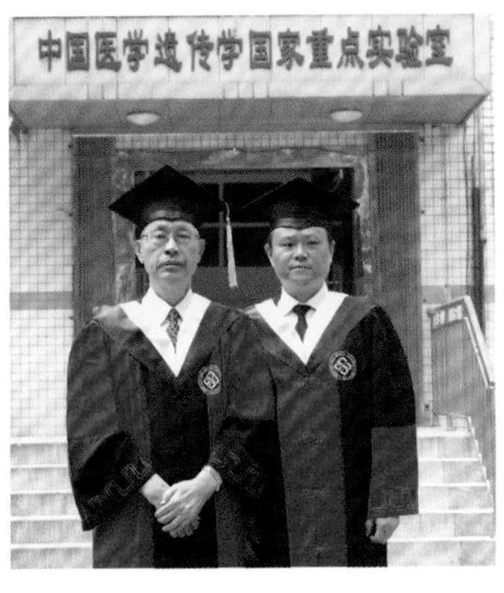

与赵天力博士毕业时留影

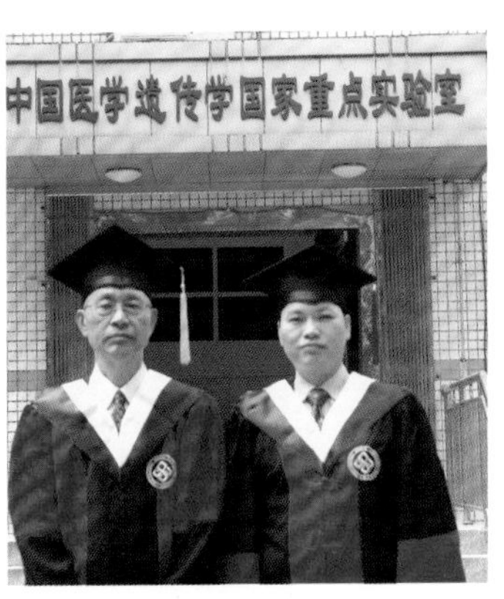

与杨进福博士毕业时留影

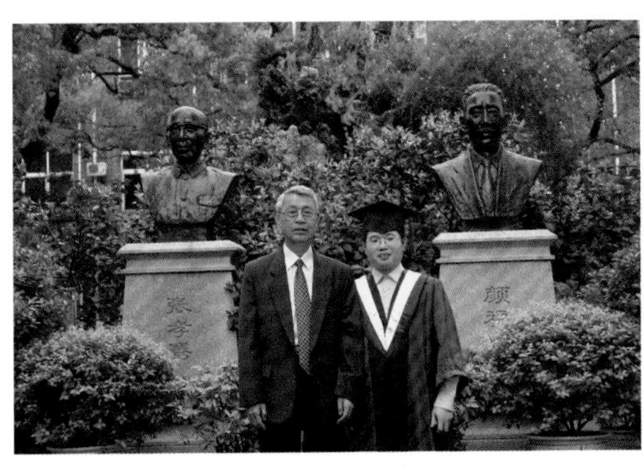

与潘乾硕士毕业时留影

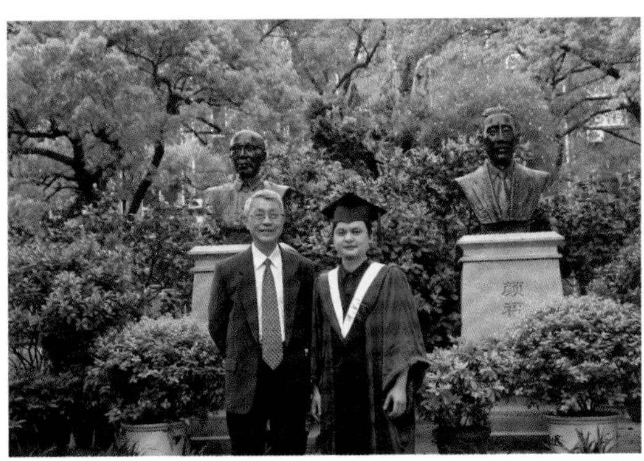

与龙志高硕士毕业时留影

40多年来我与团队成员一直为推动我国医学院校“医学遗传学学科”的建设与发展而努力，先后主编与参编“医学遗传学”专业书籍20余本，2004年经“全国高等医药院校研究生规划教材研究会”决定，由我主编、刘德培副主编编写了供研究生用的《医学遗传学》教材，由人民卫生出版社出版，这是我国首次出版的“医学遗传学学科”研究生专门教材，有力地推动了我国“医学遗传学”研究生培养与国际接轨。

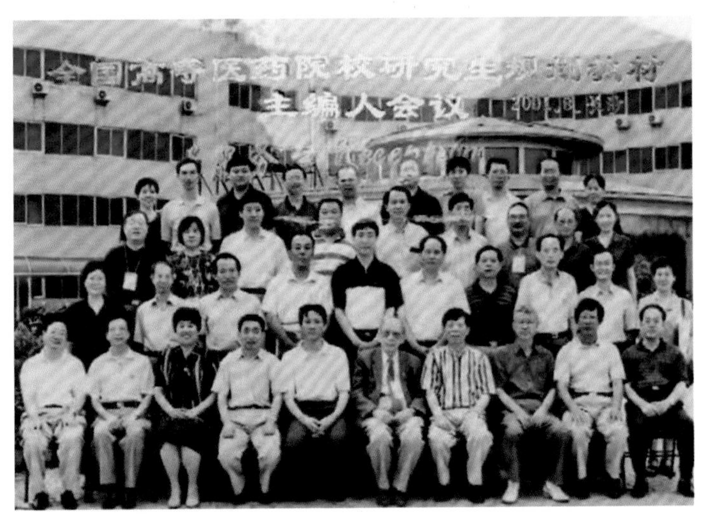

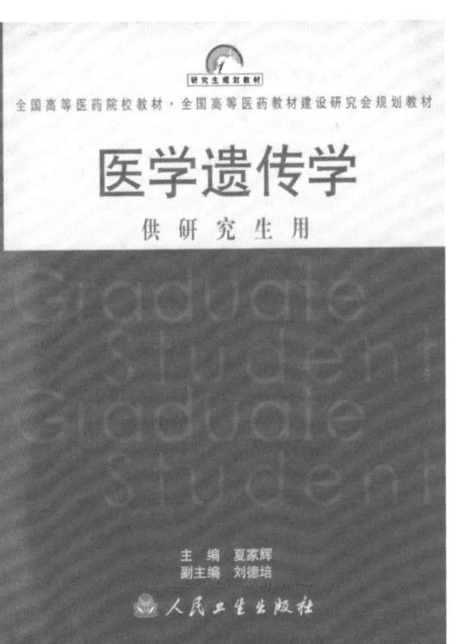

七、1979 年以来长期举办“全国医学细胞遗传学专修班”“遗传病基因诊断新技术及其应用研讨班”“全国临床医师临床遗传学基础理论与遗传病遗传咨询培训班”，不断为全国培养遗传病诊断与产前诊断的骨干人才，推动全国开设“遗传咨询门诊”，建立“产前诊断中心”开展遗传病诊断与产前诊断，为“临床医学医学遗传学科”的建立奠定了坚实的基础

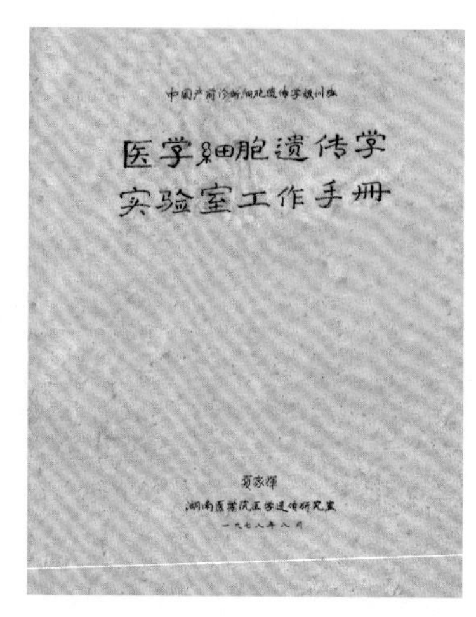

1979 年 3 月，我接到卫生部妇幼司林佳楣司长的通知，妇幼司决定由我牵头举办长期面向全国各省市妇幼保健院和部分高等医学院校妇产科主治医师的“全国医学细胞遗传学专修班”，推广“染色体病诊断与产前诊断新技术”，推动全国开设“染色体病遗传咨询门诊”。经与何鸿恩副院长讨论后，我决定学习班的教材采用 1977 年修改的用于医学生的《医学遗传学讲座》一书，并夜以继日地编写了专供“中国产前诊断细胞遗传学培训班”用的《医学细胞遗传学实验室工作手册》，编写条目突出了我自 1973 年以来针对我国的国情创建的一整套在临床开展染色体病诊断、产前诊断的方法与技术体系：

（1）1973 年在国际上首创的 G 显带染色体标本 75 ℃烤片法——此方法技术稳定，操作简单，缩短了染色体 G 显带标本的制作时间和发检测报告的时间。

（2）针对我国不能生产显微照相设备的现状，1973 年创建的 G 显带染色体镜下识别法——不需特殊显微照相设备，在油镜下画出草图，识别并编号每一条染色体，完成核型分析后，将滴有油的玻片横置存放于标本盒内长期保存、存档、备查。

（3）针对我国不能生产 CO_2 孵育箱的现状，1978 年建立的培养基最适酸碱度为 6.8（pH 值 6.8）的羊水细胞普通温箱密闭式培养方法，开展羊水细胞培养、染色体标本制作与分析，完成产前诊断的核心技术。

1979 年 7 月，在第一届“全国医学细胞遗传学专修班”招生中，我一方面规定学员必须是妇产科主治医师，另一方面强调选送学生的单位必须保证提供学员开展工作的基本条件（光学显微镜、细胞培养箱、无菌操作箱、离心机及相关消耗器材）。为了保证这一点，我要求学员自带显微镜，学习期限为 6 个月，培养目标是掌握“临床细胞遗传学”的基本理论与技术，回到单位后能立即开展“染色体病的诊断与产前诊断”工作。第一班学员共 20 人，他（她）们都是来自于北京、天津、西安、哈尔滨、石家庄、太原、南昌、合肥、福州、广州、南宁、武汉、长沙等省级妇幼保健院和高等医学院校的妇产科主治医师。虽然这些学员都有较好的临床经验，但“医学遗传学”对他（她）们来说完全是一个“新名词”，为了让每学员对完成这一学习任务有充分的思想准备，开学的第一天，我就进行了一次考试，结果每人都是“零分”。据此，我在上第一课的时候就对他（她）们说：你们是主治医师，在原单位每天听到的是患者的请求和赞扬声，今天你们得的是“零分”，所以一切都要从零开始。你们到这里来是中央卫生部的安排，你们的任务是学习，要做到回家后能独立开展工作，共同开创中国的“临床细胞遗传学”这一崭新的学科，要有真本事就必须吃苦。你们的年龄与我差不多，有的还比我大。

现在我是教你们的老师，我不会讲客气，我会严格要求你们，希望你们在学习中少讲困难。学习一段时间后，如果你们有人认为自己学不下去可以回去，不要在这里浪费时间！因为让你们来学习，医院的工作是由人家顶替的。我每天除了吃饭、睡觉外，都在实验室工作。你们脱离了家庭，没有任何杂事也应该除了睡觉、吃饭外，每天都在这里学习。头三周，是学习在显微镜下识别非显带染色体和显带染色体标本，有的人不会使用显微镜，有的人感到眼睛发胀、恶心，有的人一考试就冒汗或者血压高。我除了对不会使用显微镜的同志耐心辅导外，一切按原进度完成教学和考试，并将每一次考试结果在全班宣布。同时规定，对于显带染色体标本的识别不但要过关，而且要过得硬。我说：要做到这点，唯一的办法就是在显微镜下多看、多画、多比较，天天这样做，熟能生巧，正像你每天见到你的爱人、小孩一样，我要你回答，他们脸上有多少颗痣？嘴巴有多少厘米宽？鼻子有多长？你肯定讲不清楚，但由于你同他们天天接触、事事相连，因此一见到他们的背影，甚至听到他们的脚步声，就知道是他们来了；早晨起来，看到他们的脸色，你就知道他们可能有病了。我们对每一条显带染色体特征的认识，不但要做到闭上眼睛也能想象出它的形态，而且必须达到在显微镜下一见到它就知道它是否正常。理论学习开始了，我不但要求他们掌握孟德尔、摩尔根的四大基本定律，还要求他们必须弄清楚这四大定律的细胞学基础并能学以致用，即：①在减数分裂中同源染色体必须分开，因此每一个配子只能获得同对染色体中的一条，这就是同对基因（等位基因）必须分开的基因分离定律的细胞学基础。②在减数分裂中非同源的染色体之间可以自由组合，因此，不同对的染色体之间可以任一的组合形式进入同一个配子，这就是位于不同对染色体上的基因之间可以自由组合的基因自由组合定律的细胞学基础。③在减数分裂中同一条染色体在一般情况下以一个整体进行传递进入一个配子，这就是位于同一条染色体上的基因，总是联合在一起遗传的基因连锁定律的细胞学基础。④在减数分裂中同一对染色体之间在传递过程中常常在一定的位置发生交换，从而改变了基因之间的连锁关系，这就是基因交换定律的细胞学基础。

我不但要求他们掌握细胞培养的基本理论，而且要求他们的外周血细胞培养和羊水细胞培养技术必须过关，达到 95% 以上的成功率，同时还要求每个人独立完成 50 例外周血的染色体分析。

紧张的 6 个月过去了，通过结业考试，每个学员的基础理论和实验技术的考试成绩都在 90 分以上。

在结业典礼上，何鸿恩副教授等院领导出席了会议，学习班班长哈尔滨医科大学第一附属医院妇产科主治医师刘贵德同学代表全体学员在会上发言：今天我们都哭了，为什么？因为对我们每个学员来讲，这是难熬的 6 个月，也是难忘的 6 个月，我们大部分人都毕业于 60 年代初。20 年来，我们第一次经受这种严格而残酷的训练，我们有时确实受不了，

湖南医学院
全国医学细胞遗传学专修班
毕业纪念

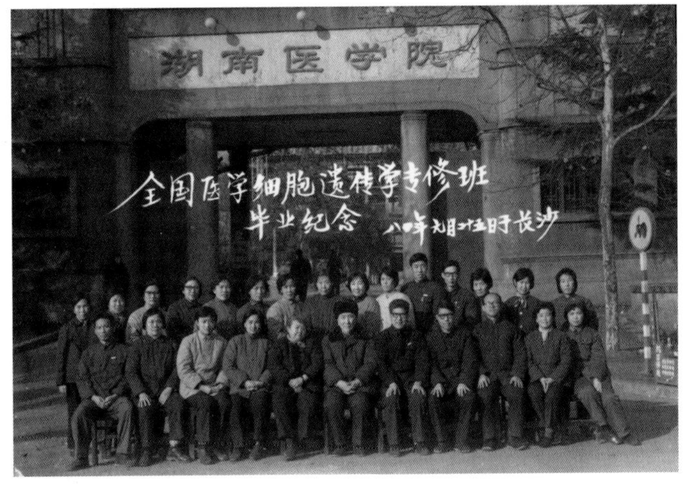

有的人甚至想离开，不学了。但顶过来后，我们今天从内心里感谢夏老师，因为，我们学到了

夏老师的真本事，夏老师手把手地教会了我们他从 1972 年以来针对我国的国情所建立的一整套在临床开展染色体病诊断、产前诊断的“湖南方法”。现在，我们完全有把握回单位后立即按照夏老师所创建的“湖南方法”开展工作，完全有信心，也有了本事为发展中国的“临床细胞遗传学”作出自己的贡献。

1980 年至 1985 年，我室共举办“全国细胞遗传学产前诊断专修班”9 期，培训学员 182 名，这些学员来自全国各省、市，为我国培养了第一批开展“染色体病诊断、产前诊断”与相关研究，建设“临床遗传学”的骨干力量。根据 1983 年 2 月对我室培训的 100 名学员所做的调查，收到回信 77 封，有 66 人已开设“遗传咨询门诊”，共完成门诊患者的染色体检查 2055 人，发现染色体异常患者 68 人，共发表论文 89 篇。其中，36 名学员回单位后举办了当地的医师学习班，宣传了“染色体病”的基本知识。

1981 年 6 月，经卫生部妇幼司下文，由我与 WHO 委派的美国匹兹堡大学医学遗传系专家潘世芬教授合作举办“中国与世界卫生组织医学细胞遗传学训练班”，学员共计 57 人，都是来自全国各省、市医院和妇幼保健院从事产前诊断的妇产科医师，此次培训进一步推动了全国有关高等医学院校附属医院和各省（市）妇幼保健院开展染色体病的诊断与产前诊断工作。

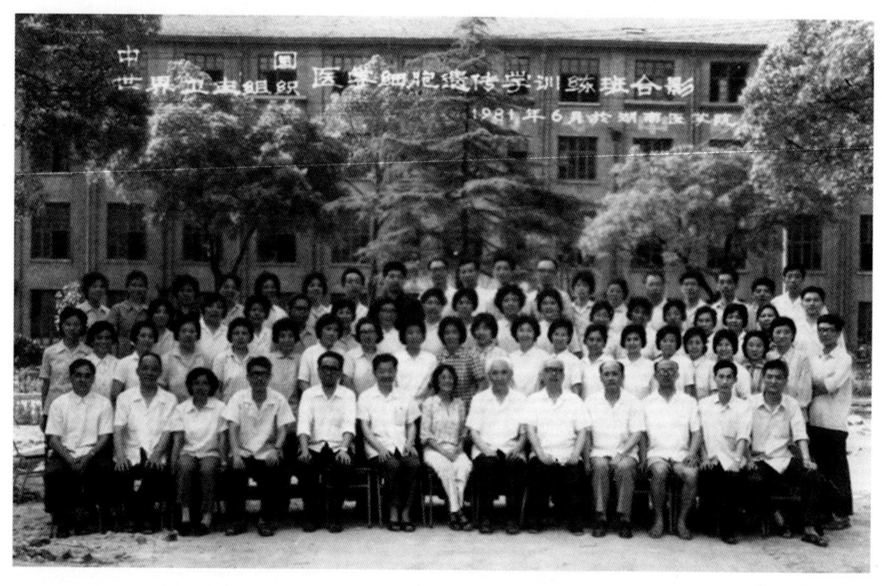

1981 年 10 月，我与北京大学儿童医院、上海第六人民医院合作，共同组织、完成了卫生部妇幼司林佳楣司长布置的查明革命老区陕西省柞水县有关智力障碍患者发生率与病因学的调查。我与李麓芸选择了上报材料中的两个发病率最高、最困难的“三无村”（无会计、无拖拉机手、无参军者），通过跋山涉水，采用徒步逐户登记患者信息的方式完成了调查，我们纠正了当地向卫生部妇幼司虚报称其智力障碍患者达到 19.5% 的所谓“三无村”的情况，查明其智力障碍患儿的发生率约为 6%，同时我与李麓芸、戴和平三人对柞水县 6 个公社、9 个生产队的共 54 名智力障碍患者进行了染色体病因学的研究，在调研中同时创建了一种新方法：直接深入到农民家中进行采血并接种到细胞培养瓶中，在常温下将其携带至陕西省妇幼保健院实验室，最终完成患者的细胞培养、染色体标本制作、核型分析以及诊断。在 54 名智力障碍患者中确诊了 1 名 47,XXX 患者、1 名 47，XY，+21 先天愚型患者，2 名为 46，XY，−9,+inv（9）多态者，查明染色体异常发生率与一般人群发生率相似。

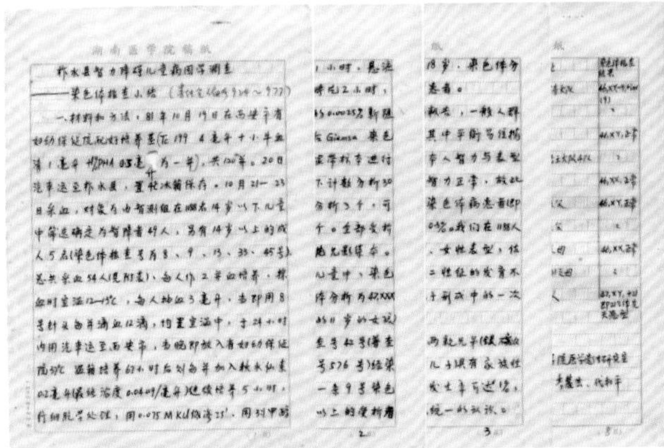

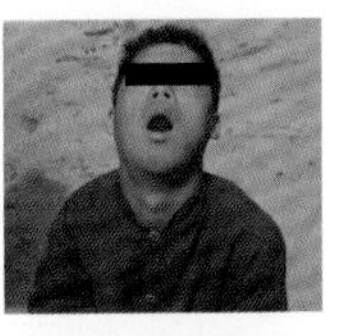

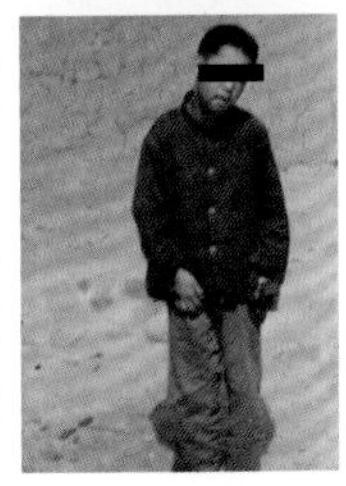

作木县智力障碍儿童病因学调查

染色体检查小结图谱

湖南医学院
医学遗传研究室
夏家辉 李麓芸 戴和平

1981年10月

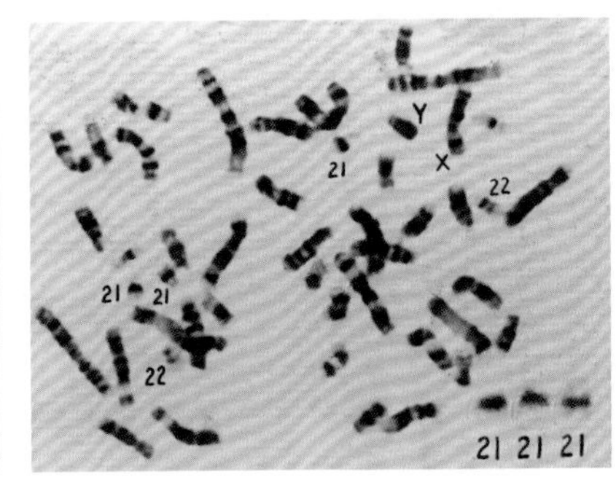

1984 年，经卫生部批准，获世界银行贷款资助成立了“医学细胞遗传学国家培训中心”。1985 年 2 月，我与李麓芸应美国遗传学会副理事长、特拉华州医学中心细胞遗传学实验室主任 D.S.Borgaonkar 教授邀请访问了他的实验室。1985 年 8 月我受聘担任 *REPOSITORY OF CHROMOSOMAL VARIANTS AND ANOMALIES IN MAN*《国际人类染色体变异与异常核型登记数据库》顾问。1985 年 9 月 23 日至 10 月 6 日，我邀请 D.S.Borgaonkar 教授来“医学细胞遗传学国家培训中心”，合作举办了第一次“全国医学细胞遗传学研讨会”，参加人数 148 人，来自 23 个省、市、自治区和军队系统，有副教授以上职称 18 人、讲师职称 59 人。在会上经我室鉴定的世界首报核型 185 种。会后，于 1986 年 4 月由我主编了《中国人类染色体异常目录》第一集，启动了“世界首报中国人类染色体异常核型遗传资源保藏库”的建设，并于 1987 年 12 月由 D.S.Borgaonkar 将全部世界首报核型转载入《国际人类染色体异常核型国际登记库》第 12 版中。

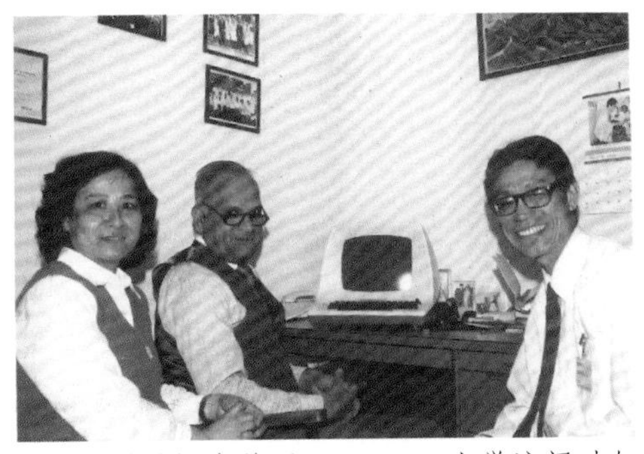

夏家辉副教授在美国 Delawane 大学访问时与 D.S.Borgaonkar 教授的留影（1985 年 2 月）

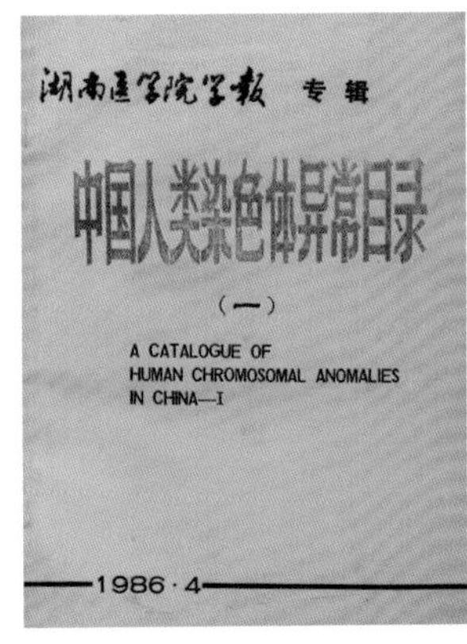

1987 年，经卫生部批准成立“湖南—中国遗传医学中心”，继续负责全国的“医学细胞遗传学”实验室技术人员与临床医师的培训。1988 年，按照卫生部妇幼司的规定开始了向全国 100 个县推广染色体病的诊断与预防技术的工作，共培训 6 期，有 73 个县 151 人接受了培训，使染色体病和脆性 X 综合征的诊断和宫内诊断技术在县一级应用成为现实。

1987 年 10 月 31 日至 11 月 14 日，根据卫生部科技司成果处的通知，我以“医学细胞遗传学国家培训中心”主任的名义邀请世界著名医学细胞遗传学家、加拿大阿尔伯塔大学 C.C.Lin 教授共同举办了“全国人类高分辨染色体技术及其应用”成果推广学习班，参加人数 182 人，来自全国 26 个省、市，有副教授以上职称 32 人、讲师职称 51 人。在会上，除鉴定了世界首报核型 291 种外，根据人类高分辨染色体技术，在临床医学应用中学员所面临的主要难题——高分辨染色体识别。我通过反复讲解每一号染色体识别要点，让每个学员在 10 张染色体照片上独自逐条辨认，然后进行小组讨论与考核，使每位学员对高分辨染色体技术与应用有了一定的基础。

全国人类高分辨染色体技术及其应用研讨会
一九八七年十至十一月 长沙

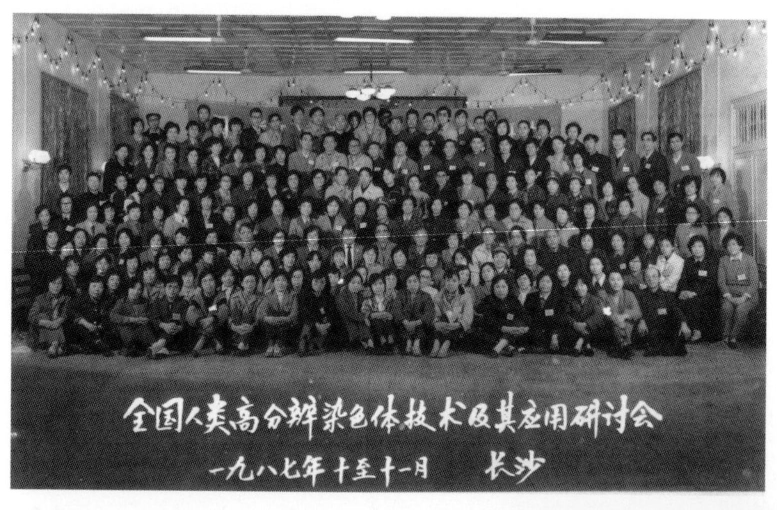

1989 年，应历届学员的要求，在系统总结 1973 年以来开展染色体病诊断与产前诊断及采用先进技术收集特殊病例开展基础理论研究的基础上，由科学出版社出版了《染色体病》专著，该书出版以来一直是我国从事染色体病诊断、产前诊断医师、技术人员与研究者的案头著作。

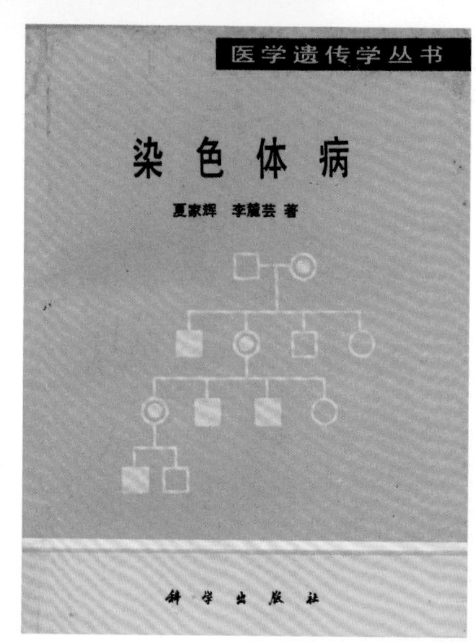

1990 年 12 月底，我以历届学员提供的资料为基础，主编了《中国人类染色体异常目录》第二集，经统计，全国 189 个实验室共完成遗传咨询门诊患者的检查 155832 人，发现了染色体病患者 14418 人，其中 21 三体患者 3925 人、染色体数目异常患者 5876 人、染色体结构异常患者 4617 人，收集并鉴定了由 549 名细胞遗传学工作者发现的世界首报核型 732 种。1990 年至 1996 年，相继出版了《世界首报中国人染色体异常核型图谱》《中国人类染色体异常核型数据库》，促进了国内外的交流。

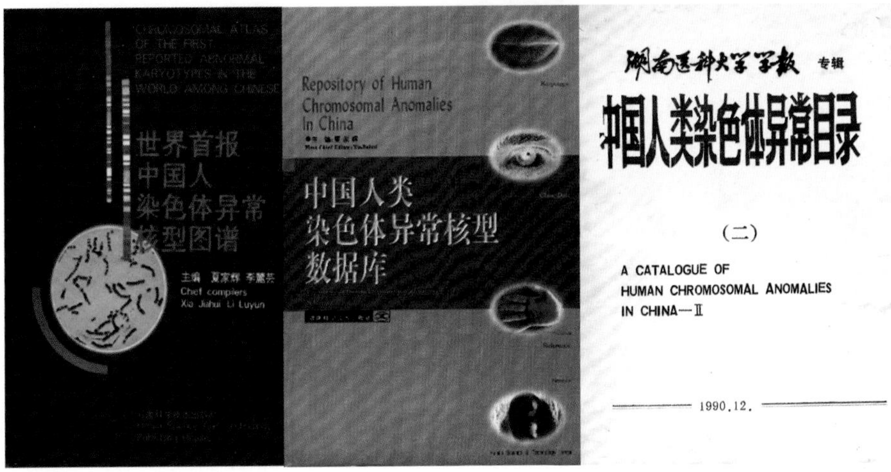

随着 1990 年国际人类基因组计划的实施，遗传资源的采集与利用日益受到国际上的重视。为了有效保护和合理利用我国的人类染色体异常核型遗传资源，加强人类基因研究与开发，促进平等互利的国际合作与交流，从 1997 年起我们停止了公开发表“中国人类染色体异常核型数据库”相关数据和资料。在国家自然科学基金、国家“863”重大项目的资助下，我们相继建立了基于浏览器－服务器（B/S）模式的“世界首报中国人异常核型遗传资源”收集、保藏和共享体系，并对此管理系统进行了物理隔离、安全加密及访问控制。

上述资料充分反映了我和我的团队自 1979 年至 1996 年 17 年来向全国推广普及染色体病防治技术所取得的社会效益，从技术上系统解决了医学细胞遗传学技术推广到地、县一级，直接为十亿中国人民服务的问题，把欢乐送到了千家万户、边远山区，同时促进了我国依法依规开展遗传资源的收集、保藏、应用与保护的立法。

1998 年，卫生部科教司决定，为了推动全国高等医学院校附属医院和省级医院尽快开展基因病的诊断与产前诊断，于 10 月 3 日至 16 日举办了为期 13 天的全国“遗传病基因诊断新技术及其临床应用研讨班”，向全国推广医学遗传学国家重点实验室、湖南—中国遗传医学中心有关基因克隆、基因病诊断与产前诊断的高新技术及其操作规范，在研讨班上对 DMD 等 25 种类遗传性疾病综合采用不同基因检测技术开展诊断与产前诊断的方法与路径进行了系统培训，学员共计 34 人，他们主要来自计划开展基因病诊断与产前诊断的全国各医院。

遗传病基因诊断新技术及其临床应用
研讨班讲义

主编　夏家辉

中国医学遗传学国家重点实验室
湖南—中国遗传医学中心
中国医学细胞遗传学国家培训中心
1998 年 8 月 28 日

前　言

人类基因组计划（Human Genome Project, HGP）是美国科学家 1985 年在能源部（DOE）的一次会议上讨论酝酿，诺贝尔奖获得者 Renato Dulbecco 1986 年在《科学（Science）》杂志上首先提出的，其目的是要查明人类 30 亿个核苷酸（3×10^9）在 24 种染色体上的排列，破译人类遗传密码的全部信息，找到人类约 10 万个基因在染色体上的位置及核苷酸组成，人类将最终在 DNA 分子水平上认识自身。该计划在美国于 1990 年启动，计划投资 30 亿美元，在 2005 年完成人类基因组的全部测序。这是一项可与 60 年代航天计划相比的计划，8 年多来进展非常顺利，已有欧共体、日本、加拿大、俄罗斯、印度、中国的参与，至今，该计划的主要进展如下：

1、人类基因突变数据库 (The Human Gene Mutation Database at the Institute of Medical Genetics in Cardiff)（30/04/98）资料：已发现突变的基因数有 740 种；

2、人类孟德尔遗传 (OMIM) (30/04/98) 记录的独立的基因座位有 6168 种，其中定位的有 4471 种；

3、NCBI-GenBankRelease 106.0 (30/04/98)：已克隆人的 DNA 序列有 1199580 条（包括 EST，STS，基因）共 678,240,482 bp；据 NCBI 物种分类数据库 (30/04/98)：已克隆人的 DNA 序列有 1226691 条（包括 EST, STS, 基因）；蛋白质序列有 48266 条。

4、GENATLAS 数据库（10/06/98）：已确认的人类遗传病有 141 种，其中已克隆 856 种。

另外，根据我室收集的资料（附表 1，2，3），自 1974 年世界上克隆第一种 Kappa 轻链缺乏症的疾病基因以来，到 1984 年十年期间仅克隆了 15 种，平均每年克隆 1.5 种；从 1985 年到 1989 年五年间克隆了 91 种，平均每年 18.2 种；从 1990 年人类基因组项目实施以来到 1997 年七年间克隆了 727 种，平均每年 90.9 种。也就是说，近年来每年克隆疾病基因的数目以近百倍的速度递增，而在我国土上，至今仅由我室夏家辉等于 1998 年 5 月克隆了一个与神经性耳聋相关的疾病基因。这一方面说明疾病基因的克隆技术已日趋成熟，但更重要的是说明由于一些相对容易克隆的疾病基因已被克隆，新的疾病基因克隆的竞争将会更加残酷。因为，一个疾病基因的确认，除了拿到全长 cDNA，查清楚 gDNA 的结构（外显子和内含子数目及其结构）外，还必须收集大量的家系在病人中检测到相关的突变。另一方面说明，我室在中央卫生部的领导下，举办“遗传病基因诊断新技术及其临床应用”研讨班的举措是非常必要和及时的，是关系到提高我国出生人口素质，关系到我中华民族兴亡的大事。

夏家辉

1998 年 8 月 28 日

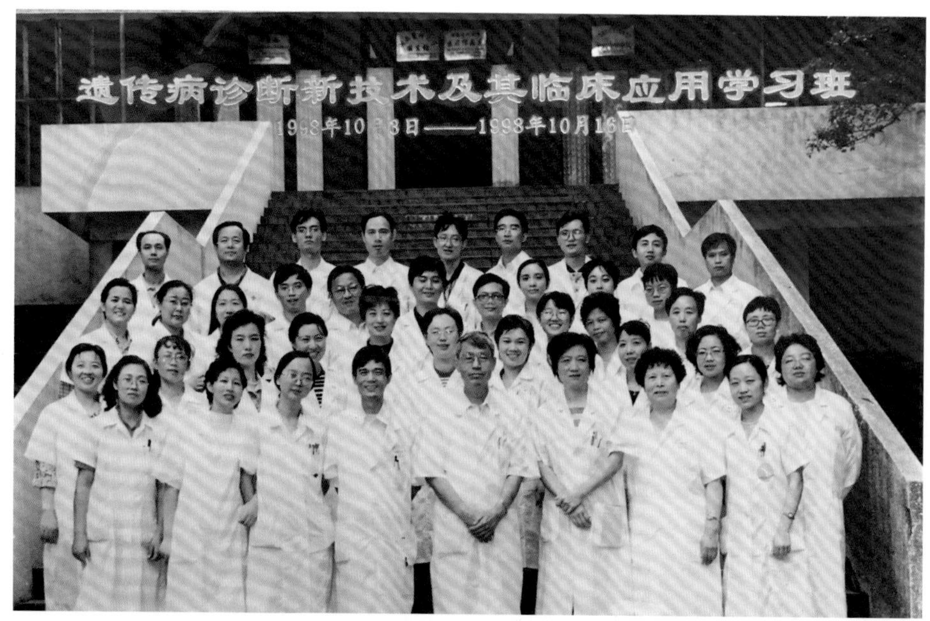

2012 年，我与邬玲仟、梁德生等创建了世界上首家遗传专科医院 ——湖南家辉遗传专科医院。医院成立以后，除坚持举办染色体病诊断技术培训班外，2014 年 1 月开始以邬玲仟、梁德生为首举办了为期 1 周的全国“临床医师临床遗传学基础理论与遗传病遗传咨询培训班”，每年 2 期，除对学员进行全面临床遗传学基础理论、基本知识、基本技术的“三基”教学外，还系统地加强了对染色体病、基因组病、基因病的诊断、产前诊断的教学以及国际上的最新进展的介绍。该培训班至今已举办 11 期，培养了全国 32 个省市 565 个单位 930 人。该培训班的举办，提高了我国遗传病诊断、产前诊断、遗传咨询的服务水平，是紧跟国际前沿、推进我国临床遗传学科建设的重大举措，为邬玲仟、梁德生以“湖南家辉遗传专科医院”为基地，与北京贝瑞和康生物技术有限公司高扬、周代星博士合作，创建了覆盖全国 30 个省（市）70% 的产前诊断中心和 798 个省、市级医疗机构的“严重致愚、致残和致死性遗传病全国防控网络”，推广高新技术，实现“预防为主、关卡前移”的目的，打下了人才与技术基础。

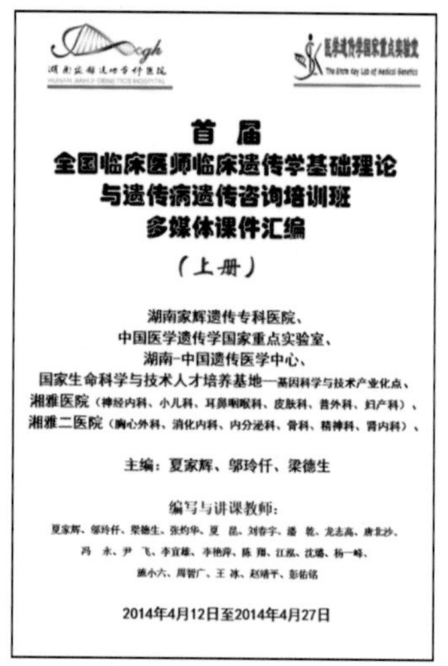

首 届

全国临床医师临床遗传学基础理论

与遗传病遗传咨询培训班

多媒体课件汇编

（上册）

湖南家辉遗传专科医院、

中国医学遗传学国家重点实验室、

湖南-中国遗传医学中心、

国家生命科学与技术人才培养基地—基因科学与技术产业化点、

湘雅医院（神经内科、小儿科、耳鼻咽喉科、皮肤科、普外科、妇产科）、

湘雅二医院（胸心外科、消化内科、内分泌科、骨科、精神科、肾内科）、

主编：夏家辉、邬玲仟、梁德生

编写与讲课教师：

夏家辉、邬玲仟、梁德生、张灼华、夏 昆、刘春宇、潘 乾、龙志高、唐北沙、冯 永、尹 飞、李宜雄、李艳萍、陈 翔、江泓、沈璐、杨一峰、蒋小六、周智广、王 冰、赵靖平、彭佑铭

2014年4月12日至2014年4月27日

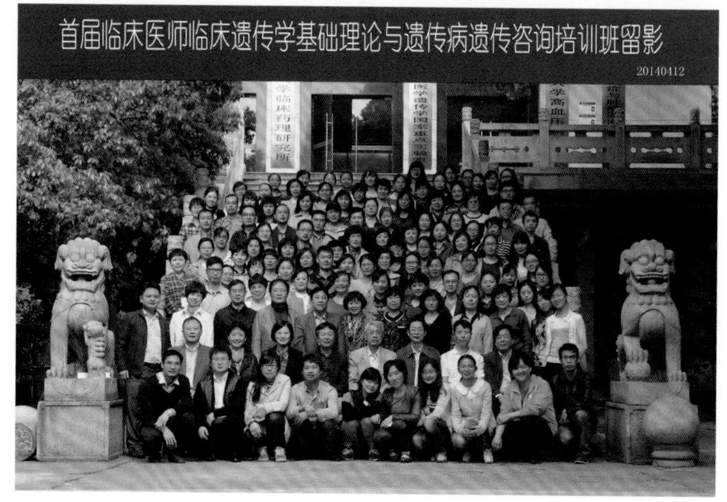

1991 年以“人类和医学细胞遗传学新技术的推广应用（推广应用类）”获卫生部科学技术进步奖一等奖、1999 年获国家科学技术进步奖二等奖、2005 年以“世界首报中国人类染色体异常核型遗传资源保藏及 B/S 共享体系”获国家科学技术进步奖二等奖。2017 年以“严重遗传病产前筛查和诊断新技术体系的创建与临床应用”获湖南省科学技术进步奖一等奖。

八、1984 年开始创建“医学遗传学国家重点实验室”，1985 年率先在全国开展遗传病家系收集、保藏与利用，不断创新“致病基因克隆”的新技术，实现了我国遗传学家在我国本土克隆遗传病疾病基因零的突破

1984 年 12 月我与李麓芸办理好由世界银行贷款资助建立的“医学细胞遗传学国家培训中心”的经费审批，完成了以访问学者身份于 12 月 12 日赴加拿大、美国 15 个相关实验室学习、考察的手续。1984 年 12 月 7 日，湖南医学院派张灼华来北京紧急通知我说，卫生部给学院来电话，指定我尽快制订一个“医学遗传学”国家发展研究计划（包括经费需求），于下周一亲自到卫生部科教司汇报。据此，我与张灼华两人在北京某招待所地下室两天夜以继日，起草了“医学细胞遗传学与染色体病”的研究计划，预算经费 100 万元。12 月 10 日上午 8 点我按时赶到卫生部科教司汇报，当时是科教司薛志福处长接待我。他说：国家决定建立一批“国家重点实验室”，每个实验室计划投入 500 万～600 万元，卫生部向国家计委争取了四个，其中一个是“医学遗传学国家重点实验室”，部委决定由你负责筹建。我对薛处长说：我不能负责这一工作，为什么呢？！因为我们实验室的工作条件极其困难，加上长沙市不但交通不方便，经常停水停电，实验室研究工作经常做到中间就停了……你们为什么不设在上海、不设在北京？你们要选择我呢？我向他提出来后，薛处长说：夏教授，我们选择你，是经过认真调查研究了的，你领导的这个实验室最大的特点是你们不扯皮，实验室非常团结，作出了国际认可的工作。我们相信你能够担当起筹建“医学遗传学国家重点实验室”的任务。接着，薛处长问我计划要多少建设费？我说：前两天起草了一个开展“医学细胞遗传学与染色体病”的研究计划，预算经费 100 万元。他说：不行！600 万！当时我感到很惊讶，600 万！！我想，拿了这些钱，我怎么才能完成任务？我花掉这 600 万，我能交给人民什么东西？！薛处长接着说：国家投入六百万，不是要你继续开展“染色体病”的研究，是决定要你开展“基因病”的研究，国际上最新的竞争已集中在“克隆遗传病疾病基因”方面。最后薛处长进一步强调说：要求你建立“医学遗传学国家重点实验室”，不是代表你夏家辉，也不是代表你湖南医学院，是代表国家，以“医学遗传学国家重点实验室”的名义参与国际“克隆遗传病疾病基因”的竞争！！

1984 年 12 月到 1985 年 7 月我以访问学者的身份带着筹建医学遗传学国家重点实验室的任务与李麓芸医师对加拿大、美国 15 个相关实验室进行考察中，特意到多伦多大学参观、考察了由中国医学科学院聘为客座教授的医学遗传学专家刘宗正教授的实验室，当时他正在领导由中国医学科学院派遣的近 10 位研究生和技术人员采用染色体步移技术（chromosome walking）和染色体跳跃技术（chromosome jumping）克隆人类遗传病相关基因。我请教刘教授现在进展情况如何？刘教授对我说他们已做了近两年了，花了 200 余万美金，但现在还没有找到相关疾病的基因……听完我当时就认为这种技术花钱太多，我们实验室绝对做不了。

1985 年 1 月 28 日，我到美国休斯敦大学世界著名的细胞遗传学家徐道觉先生（美籍华人，曾被两次提名为诺贝尔奖候选人）实验室考察学习时，徐先生第一天见我就说：夏先生，你们

在“第十五届国际遗传学大会医学遗传学分会”上所作的“3415 例新生活婴染色体研究”大会报告和“1168 例遗传咨询门诊患者的染色体分析”墙报我都看了，真不错！第二天，他把整个实验室工作人员叫到一起，对他们说：这是中国来的夏家辉教授，李麓芸医师，他是中国做“人类细胞遗传学”最好的……我们在实验室待了 5 天，听了徐道觉先生给研究生上课——讲 D\G 组染色体随体联合与易位之间的关系；讲“着丝粒”错分裂与“等臂染色体”形成的关系……我向他报告了我的科研情况。他接着问我每天在实验室的安排，外出参加学术会议的情况等。**他说：**领导一个“实验室”最重要的是掌握前沿的信息。如果仅凭书本知识开展研究，至少相差 5 ~ 10 年；如果仅凭阅读人家的论文开展研究工作，至少相差 3 ~ 5 年；如果仅凭审核人家的研究经费申请书所获的信息开展研究工作，至少相差 2 ~ 3 年；如果到人家实验室参观所开展的探索性研究工作，至少相差 1 ~ 2 年；如果通过与同行讨论或者从学生提问中获取新的想法，这是最前沿的。同时他告诉我：如果有一个重大的发现，向国外杂志投稿后，两个月没有给你回信，或者说两个月回信时给你提出了一些根本不可能做到的补充实验，你就要注意，很可能是碰上了竞争对手在做同样一项研究。为了抢先他故意拖你。更有问题的是他自己不做，他告诉其他人重复你的实验，抢先发表，这种人是存在的。**我说：**在加拿大参观、考察了阿尔伯塔大学医学细胞遗传学家 C.C.Lin 教授的实验室后，特意到多伦多大学参观、考察了医学专家刘宗正教授的实验室。当时他正在指导由中国医学科学院派遣的研究、技术人员采用染色体步移技术和染色体跳跃技术克隆人类遗传病相关基因。我认为这个技术花钱很多，我们实验室做不了。接着，我向他汇报了我 1973 年在国内最早开设了“遗传咨询门诊”，根据需要建立了染色体 G 显带技术和高分辨染色体技术，1975 年采用 G 显带发现了一条与鼻咽癌相关的标记染色体 Mar t(1;3)(q44,p11)，1981 年采用高分辨染色体技术将睾丸决定基因定位于 Yp11.32 带，论文发表后，获得了国内外的高度评价。我想设计一种方法直接在这些位点获取 DNA 开展基因克隆。**他说：**在人类高分辨染色体方面世界上最权威的要算 J.J.Yunis。**我说：**我读过他好几篇在 *sicnce* 等杂志发表的有关高分辨染色体（High-Resolution chromosome）制作与应用研究论文与“High-Resolution Cytogenetics”的著作，出国前我向他写过信，他仅同意邀请我到他实验室访问一天。**徐先生说：**你一定要去，我帮你联系他。他马上给 J.J.Yunis 打了电话，并提笔写了一封推荐信给我带上。我邀请他到我们实验室讲课，**他强调说：**在中国你在人类细胞遗传学方面、施立明在动物细胞遗传学方面的工作是最好的，现在我工作较忙不能抽身，有时间回国的话，施立明与你的实验室我是一定要去的。

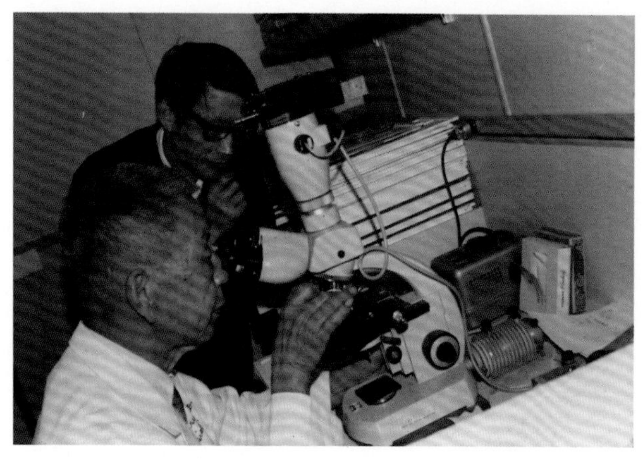

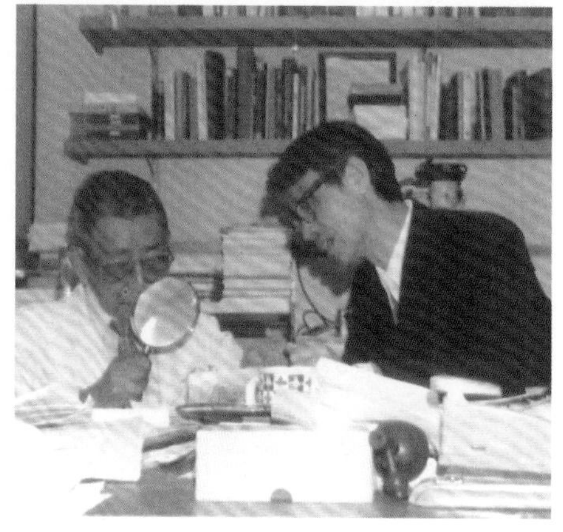

夏家辉副教授在美国休斯敦 Texas 大学与世界著名遗传学家徐道觉教授的留影（1985 年 1 月）

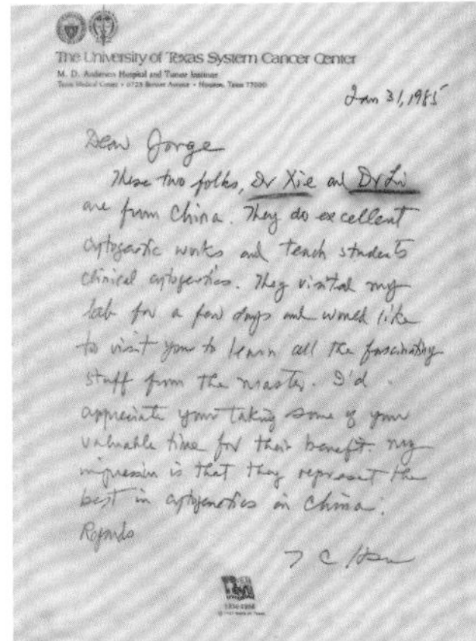

The University of Texas System Cancer Center
M. D. Anderson Hospital and Tumor Institute

Jan 31, 1985

Dear Jorge

These two folks, Dr Xie and Dr Li are from China. They do excellent cytogenetic works and teach students clinical cytogenetics. They visited my lab for a few days and would like to visit you to learn all the fascinating stuff from the master. I'd appreciate your taking some of your valuable time for their benefit. My impression is that they represent the best in cytogenetics in China.

Regards

T C Hsu

亲爱的 Jorge：

这两位，夏博士和李博士来自中国，他们的细胞遗传学工作做得非常出色并教学生临床细胞遗传学。他们对我的实验室进行了几天的参观，并希望能从您那儿学到最新的知识。我非常感谢你能抽出宝贵的时间给他们以便利。我的印象是他们代表了中国细胞遗传学的最高水平。

敬礼

T. C. Hsu

1985 年 1 月 31 日

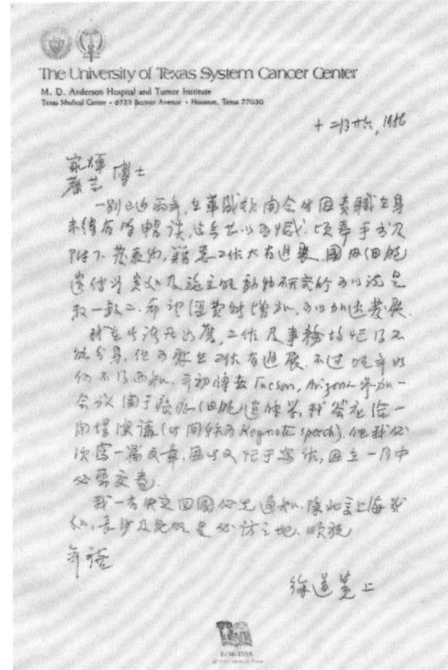

The University of Texas System Cancer Center
M. D. Anderson Hospital and Tumor Institute

家辉、麓芸博士：

一别已近两年，在华盛顿开会时因责任在身，未得有时畅谈，迄今甚以为憾。顷奉手书及附下发表物籍悉工作大有进展，国内细胞遗传学贵处及施立明动物研究所可以说是数一数二，希望经费能增加，可以加速发展。我在此诸事如旧，工作及事务均忙得不能分身，但可慰在工作有进展，不过晚年如何不得而知。年初将去 Tacson Arifon 参加会议关于癌症细胞遗传学，我答应给开场演讲（此间称为 Keynote Speech），但我必须写一篇文章，因此又忙于写作，因在一月中必须交卷。我一有决定回国必行通知，除北京、上海以外，长沙和昆明是必访之地。顺祝

年禧

徐道觉上 1986 年 12 月 26 日

1985 年 8 月，我们完成了加拿大、美国 15 个相关实验室的考察，**我考察的结论是**——在细胞遗传学方面，我室已处国际前沿；但在分子遗传学研究方面至少相差国外十年。据此，我认识到，国家计委与卫生部决定建立“医学遗传学国家重点实验室”参与国际致病基因克隆的竞争是完全正确的，但在基因克隆的分子遗传学方面如果我室沿用国际上现有的研究方法，是赶不上的，是不能完成国家的建室任务的；“医学遗传学国家重点实验室”要在本学科代表国家在国际讲坛上占有一席之地，就必须在国际前沿最活跃的分子遗传学研究领域建立成套的技术，在克隆疾病基因的方法学上进行创新，在国际一流杂志上发表文章。

1986 年，我获悉美国 Kary B. Mullis 等报道了他采用相关的试剂在玻璃管内对人类 DNA 片段成功进行体外扩增的（PCR）技术后，我决定在建立成套的分子遗传学技术的同时，保持我室原有细胞遗传学技术优势的基础上，将 Mullis 的 PCR 技术与国际上 80 年代初开始摸索的染色体显微切割技术相结合，创建一种新的技术方法对我们 1975 年发现的鼻咽癌标记染色体 t(1;3)(q44,p11) 连接点和 1981 年在 Y 染色体的 Yp11.32 带定位的睾丸决定基因进行定点切割获取相关 DNA 片段后、在试管内进行 PCR 扩增，筛选相关 DNA 片段克隆相关的鼻咽癌与睾丸决定基因。我在“医学遗传学国家重点实验室建设计划任务书”中将创建该项新技术作为“医学遗传学国家重点实验室”开展致病基因克隆的核心技术。

1987 年 10 月，卫生部在湖南医学院召开了“医学遗传学国家重点实验室论证会”，与会专家对“医学遗传学国家重点实验室建设计划任务书”进行认真讨论、修改的同时，就有关建立“显微切割、PCR”的核心技术的问题在会上与我作了深入的交流，并一致认为建立该技术作为实验室的核心技术是非常正确的、有基础的，“医学遗传学国家重点实验室”获得了论证专家的通过。

1989 年 1 月 23 日，卫生部下文：根据国家计委〔1989〕25 号文关于“一九八九年国家重点实验室项目建设计划”的精神，经专家论证，我部同意将湖南医科大学医学遗传学实验室列为国家重点实验室并进行装备，装备经费控制数为人民币 500 万元，由国家计委会同财政部 1989—1991 年期间分年度下达，外汇额度将根据一九八九年国家引进技术、设备进口外汇情况及有关部门审定后另行下达，望你们按医学遗传学实验室计划任务书内容的要求抓紧落实。

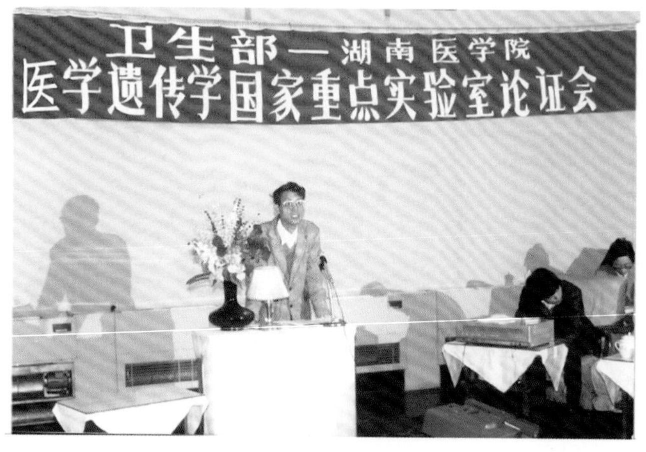

“医学遗传学国家重点实验室”建设负责人夏家辉教授在论证会上与专家讨论有关建立“显微切割、PCR、定点克隆染色体相关区带致病基因技术”的问题（1987 年 10 月 8 日）

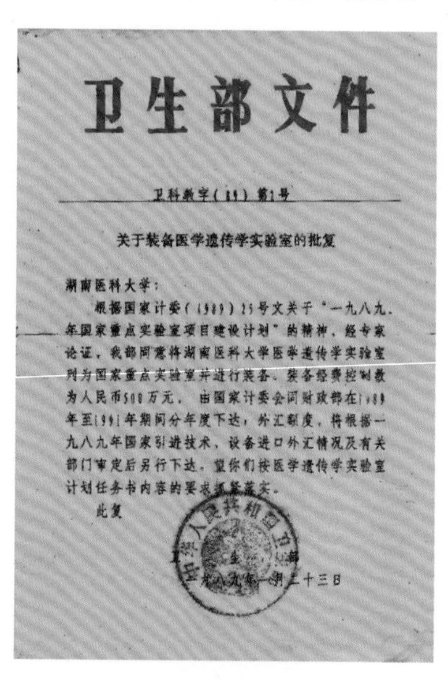

卫生部文件

卫科教字(89)第1号

关于装备医学遗传学实验室的批复

湖南医科大学：

根据国家计委(1989)25号文关于“一九八九年国家重点实验室项目建设计划”的精神，经专家论证，我部同意将湖南医科大学医学遗传学实验室列为国家重点实验室并进行装备，装备经费控制数为人民币500万元，由国家计委会同财政部在1989年至1991年期间分年度下达，外汇额度，将根据一九八九年国家引进技术，设备进口外汇情况及有关部门审定后另行下达，望你们按医学遗传学实验室计划任务书内容的要求抓紧落实。

此复

一九八九年一月二十三日

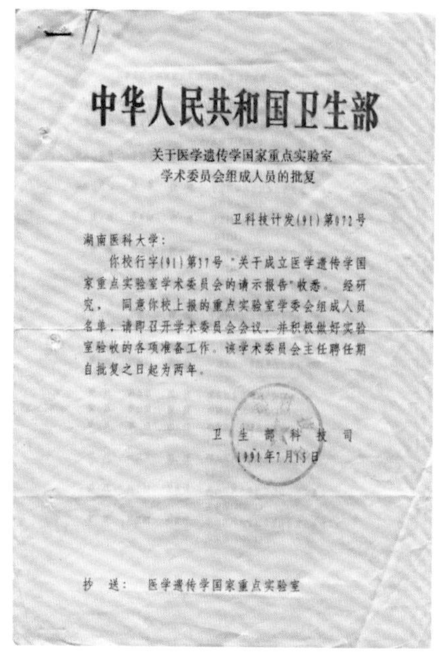

中华人民共和国卫生部

关于医学遗传学国家重点实验室学术委员会组成人员的批复

卫科技计发(91)第072号

湖南医科大学：

你校行字(91)第17号“关于成立医学遗传学国家重点实验室学术委员会的请示报告”收悉。经研究，同意你校上报的重点实验室学委会组成人员名单，请即召开学术委员会会议，并积极做好实验室验收的各项准备工作，该学术委员会主任聘任期自批复之日起为两年。

卫生部科技司

1991年7月15日

抄送：医学遗传学国家重点实验室

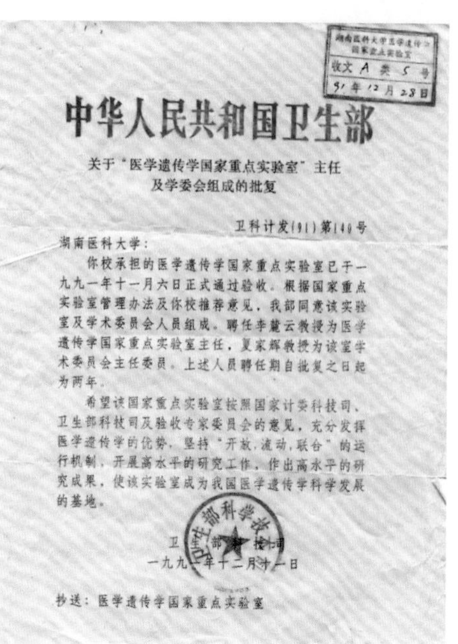

湖南医科大学医学遗传学国家重点实验室 收文 A 类 5 号 91年12月28日

中华人民共和国卫生部

关于“医学遗传学国家重点实验室”主任及学委会组成的批复

卫科计发(91)第140号

湖南医科大学：

你校承担的医学遗传学国家重点实验室已于一九九一年十一月六日正式通过验收。根据国家重点实验室管理办法及你校推荐意见，我部同意该实验室及学术委员会人员组成。聘任李麓云教授为医学遗传学国家重点实验室主任，夏家辉教授为该室学术委员会主任委员。上述人员聘任期自批复之日起为两年。

希望该国家重点实验室按照国家计委科技司、卫生部科技司及验收专家委员会的意见，充分发挥医学遗传学的优势，坚持“开放，流动，联合”的运行机制，开展高水平的研究工作，作出高水平的研究成果，使该实验室成为我国医学遗传学科学发展的基地。

卫生部科技司

一九九一年十二月廿一日

抄送：医学遗传学国家重点实验室

29/11 '93 16:51 ☎4011361

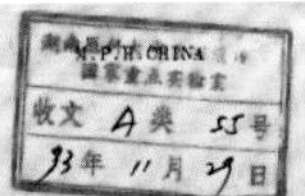

中华人民共和国卫生部

关于第二届医学遗传学国家重点实验室主任、学术委员会主任的批复

卫科计发(93)第116号

医学遗传学国家重点实验室：

你校关于实验室换届人选报告[校人字(1993)第76号]收悉。经研究，同意你校推荐意见，聘任邓汉湘教授为实验室主任，聘任夏家辉教授为实验室学术委员会主任，聘期自批复之日起三年。

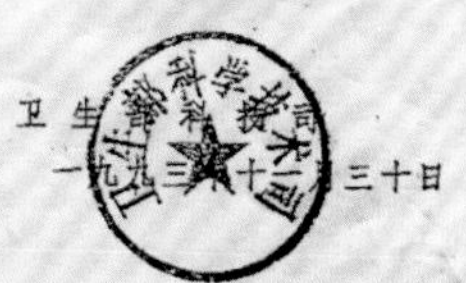

卫生[illegible]

一[illegible]三十日

抄送：湖南医科大学

卫生部司（局）文件

卫科教计发(1996)第295号

关于同意医学遗传学国家重点实验室主任、学术委员会主任换届的批复

湖南医科大学：

你校“校人字（1996)第065号”文收悉。根据“卫生部属国家重点实验室管理细则”的规定，同意你校推荐意见，聘任邓汉湘教授为实验室主任，夏家辉教授为学术委员会主任，聘期自批复之日起三年。同时，同意学术委员会的人员组成。

附件：医学遗传学国家重点实验室第三届学术委员会成员名单

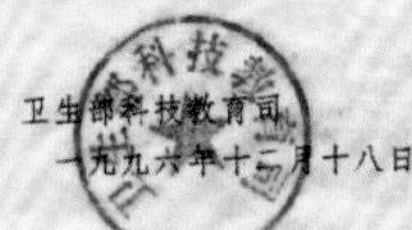

卫生部科技教育司

一九九六年十二月十八日

抄送：医学遗传学国家重点实验室

卫生部司（局）文件

卫科教规划发[2000]第16号

卫生部科教司关于同意医学遗传学国家重点实验室主任和学术委员会换届的批复

湖南医科大学：

你校“关于推荐第四届中国医学遗传学国家重点实验室负责人及第四届学术委员会组成人选的请示”（校人字[2000]第 01 号）收悉。经研究，同意聘请邓汉湘教授任该实验室主任，夏家辉院士任第四届学术委员会主任委员，自批复之日起任期三年。

特此批复。

附件：第四届遗传学国家重点实验室学术委员会名单

二〇〇〇年二月二十四日

抄送：科技部基础司

卫生部办公厅　　　　二〇〇〇年二月二十四日

中华人民共和国教育部

教技函[2003]30号

教育部关于聘任北京邮电大学程控交换技术与通信网等国家及教育部重点实验室主任和学术委员会主任的批复

有关高等学校：

根据《高等学校重点实验室建设与管理暂行办法》的有关规定，经研究，同意聘任孟洛明等16人为国家重点实验室主任，邬贺铨等16人为国家重点实验室学术委员会主任（名单见附件1）；聘任吴国新等6人为教育部重点实验室主任，聘任顾冠群等6人为教育部重点实验室学术委员会主任（名单见附件2）。

附件一：

国家重点实验室主任和学术委员会主任聘任名单

序号	实验室名称	依托单位	实验室主任	学术委员会主任	任期至
1	程控交换技术与通信网	北京邮电大学	孟洛明	邬贺铨	2007年7月
2	移动通信	东南大学	尤肖虎	邬贺铨	2007年7月
3	毫米波	东南大学	洪伟	吴[illegible]	2007年7月
15	医学遗传学	中南大学	张灼华	夏家辉	2006年7月
16	固体表面物理化学	厦门大学	田中群	——	2004年7月
17	重质油加工	石油大学	——	时铭显	2004年7月

（一）领导的关怀、亲自参与解决我室的研究经费问题，我永远铭记于心

1988 年 3 月 1 日，由我和邓汉湘执笔，以我的名义申请国家自然科学基金高技术项目，申请研究经费 30 万元。**评审者以申请经费太大，无力支助，给予了否决。**10 月 17 日收到此通知后，我的心情极其沉重。当时的同行专家们认为，夏家辉拿了 120 万美元，钱够多了……可他们哪里知道，我拿的是仪器设备费，科研经费是要靠自己的课题争取的。这种状况导致了我室从 1986 年至 1990 年 5 年内，科研课题经费仅申请到 5 万元。为此，我夜不能眠，为了强迫入睡，我最多一次服 19 片安定。很长一段时间，我经常半夜起床独自在校园内徘徊。我心里想，我花掉国家这么多钱买了仪器设备，但拿不到研究经费，我该如何办？！

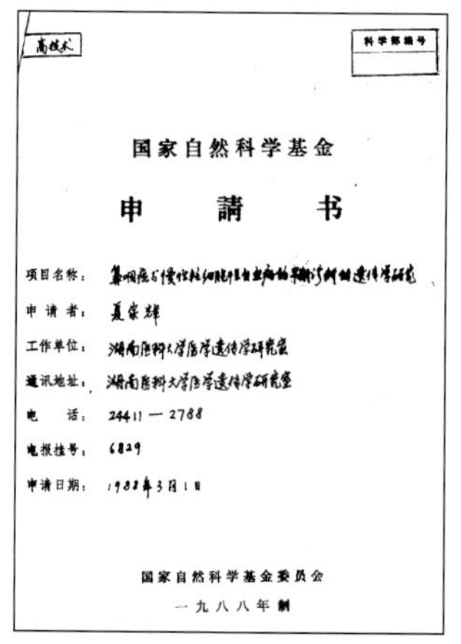

高技术

科学部编号

国家自然科学基金

申 請 书

项目名称：[illegible]

申请者：夏家辉

工作单位：湖南医科大学医学遗传学研究室

通讯地址：湖南医科大学医学遗传学研究室

电话：24411—2788

电报挂号：6829

申请日期：1988年3月1日

国家自然科学基金委员会

一九八八年制

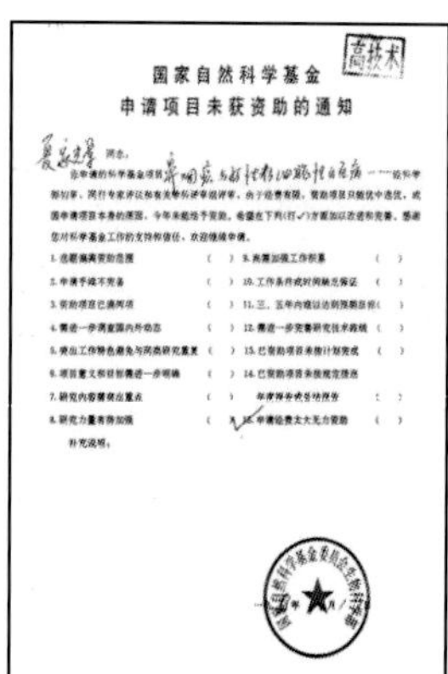

国家自然科学基金

申请项目未获资助的通知

高技术

四、→运用传统的细胞杂交、基因克隆技术
→运用染色体显微解剖技术及体外基因酶促放大技术（polymerase chain reaction, PCR）→获得1844附近的DNA片段，利用限制性片段长度多态性检测1844处DNA片段的多态性，通过连锁分析，探讨在分子遗传学水平上，对鼻咽癌进行产前诊断和宫内诊断的可能性。

五、运用我室现有的宫内诊断方法，在分子和细胞遗传学水平上建立鼻咽癌的宫内诊断技术，并作为相互验证和补充。

在这种极其困苦的情况下，我主动向国家自然科学基金委生命科学部细胞生物学与遗传学学科主任王钦南同志做了汇报，在他的帮助下，1991 年 7 月我邀请了基金委生命科学部副主任赵宗良与他一起参加实验室第一届学术委员会成立大会。在会上他们与学术委员会一起对实验室进行了现场考核，听取了实验室建室的工作报告，考察了“显微切割、PCR、微克隆、探针池技术”的操作与应用研究情况，共同制定了实验室的研究方向和五年的研究课题，当我汇报到在科研课题申请、评审过程中的上述问题后，**赵宗良主任说：这是我们在基金管理上存在的严重问题，必须从管理上做好工作，予以纠正。实验室的基因克隆课题可作为重点项目提出申请，按程序上报、立项。1993 年我室以上述技术为核心、以“人类基因组区段作图和部分测序”为题，获国家自然科学重点项目基金 45 万元资助，顺利地启动了疾病基因克隆的研究工作。**

1994 年 9 月 28 日，湖南医科大学办公室通知我，卫生部陈敏章部长秘书打电话请我 30 日到卫生部向陈部长汇报科研工作的最新进展及存在的问题。当时陈部长请了三个人，一个是中国医学科学院的刘德培，另一个是同济医科大学的夏穗生。我们分别向他汇报了各自的科研情况及在研究经费上存在的困难。卫生部部长陈敏章这个人很平易近人。他听完汇报后对我们说：大家都休息一下，一同吃个“盒饭”。他为我们每人点了一个牛尾巴餐，就在他的会议室吃，吃完以后，他说休息一下后继续与我们商讨。他躺在那个长凳子上面休息时还对我们讲：

你们太辛苦了，我要给你们筹点钱……可他刚讲完这句话，就有人敲门进来对他说：国务院刚来电话要你下午 2 点半赶到那里开会。这时陈部长就对我们说：对不起，我马上要走，但是你们缺经费的事我一定记在心里……

在卫生部陈敏章部长的推动下，总部设在美国的 SmithKline Beecham（SB）公司曾两次（1994 年在北京，1995 年在上海）召开研讨会寻找在中国合作开展“生命科学基础研究”的国际合作伙伴。1994 年我派邓汉湘参加会议后，1995 年 2 月，美国史克必成公司（SB）来信邀请并电话联系我，一定要请我出席该公司计划 3 月份在上海组织的第二次为寻找在中国的合作伙伴而召开的“生命科学基础研究”的讨论会。在会上我才知道被邀参会的有中国科学院、中国医学科学院、上海复旦大学、上海第二医科大学、湖南医科大学近 10 家部（省）级与国家级生命科学实验室共 20 余位科学家。

会议开始 SB 公司副总裁 R.G.Greig 说：根据生物技术的发展以及我们过去在医学方面与中国的合作，为了回报中国，我们计划投资中国生命科学的基础研究。今天请大家来，是为了寻找我们的合作伙伴，其合作经费是‘上不封顶，下不保底’，主要根据合作研究的内容以及完成此研究需要投入的资金而定。为了做到与会者都有发言的机会，请每位代表发言 15 分钟，提问 5 分钟。”我们“医学遗传学国家重点实验室”的发言被安排在第二天上午。会上由我的研究生徐磊介绍了我室的基本情况、目前正在研究的课题、已经取得的成果、1995 至 2010 年的发展规划，然后提出了我室与 SB 可能合作的项目。**由于我们准备工作充分，徐磊的英语口语流畅，回答问题清楚，不但获得了全体与会者的称赞，而且会后 R.G.Greig 立即找我进行个别商谈。我说：徐磊发言中谈到的最后两个课题——一个是采用显微切割、PCR 相结合克隆致病基因的研究；另一个是基因治疗新载体的研究，是我们双方有可能合作的两个最重要的课题，而有关“基因新载体”课题我从 1991 年就开始了考虑，今天徐磊已报告了我们已完成的部分研究工作，如果你查到世界上有类似的报道，可以不用来找我。”**

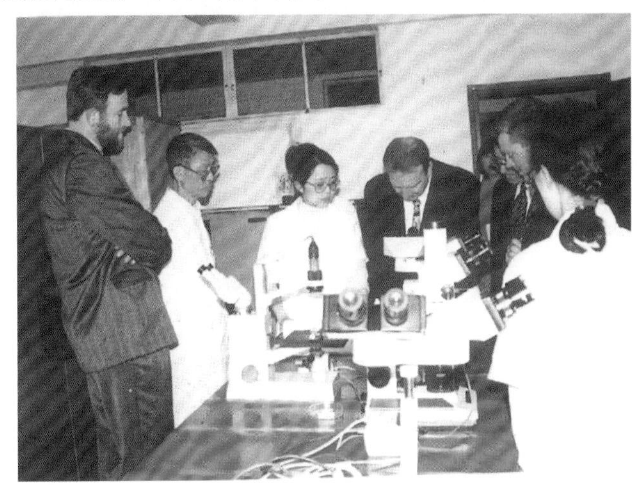

1995 年 5 月 24 日，R.G.Greig 一行五人来室参观、考察，他们来之前，徐磊问我如何做接待准备。**我说：实事求是，我们在上海谈到了什么，就让他们看什么。**在实验室我领他们看了档案室保存的我从 1972 年以来所做研究工作的原始记录，在显微镜下展示我 1975 年发现的鼻咽癌标记染色体标本、1981 年完成睾丸决定基因定位的异常 Y 染色体标本。参观了实验室的大型仪器设备室和所有研究技术人员工作室。在参观中 R.G.Greig 说：我们先后参观了好几个实验室，但没有一个实验室的研究资料档案和仪器设备管理得这么好。我继续给他们展示了我们实验室有关“仪器管理、使用规定条款”，并指着墙上说：我们要像爱护自己的眼睛一样爱护每一件仪器设备！我们应时刻记住购买仪器设备的钱是劳动人民的血汗！这两项条款就是我们实验室每个研究、技术人员必须遵守的要求。

参观刚结束，到会议室坐下后，R.G.Greig **就对我说：有关可合作研究的项目，是否有其**

他公司找你合作？我说：没有，只有国家自然科学基金委可能会给予资助。他又问：你有没有律师或法律顾问？我说：都没有。他说：我们决定同你开展有关合作项目的讨论，希望你不要再找其他的合作者了。至于总的合作计划，我邀请你赴美国费城 SB 公司总部做进一步商谈。我说：我十分感谢你的邀请，我除了与徐磊一同赴美外，还将通知在美国芝加哥西北大学工作的我的学生、现任主任邓汉湘教授及有关人员一同前往。他说：这是一个好主意，我非常欢迎。

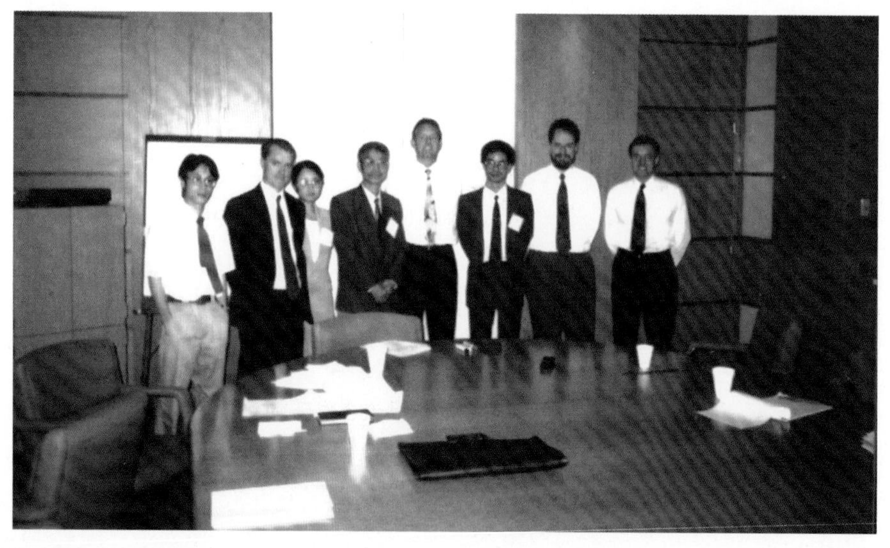

夏家辉教授率邓汉湘、徐磊、夏希到美国费城 SB 公司总部与 Russell Greig 博士商谈合作事宜（1995 年 7 月）

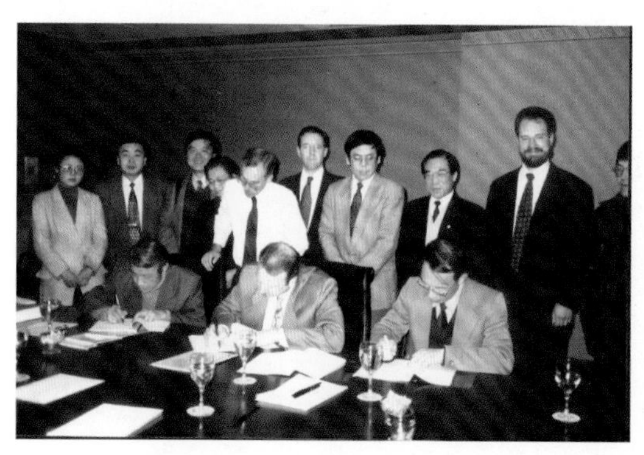

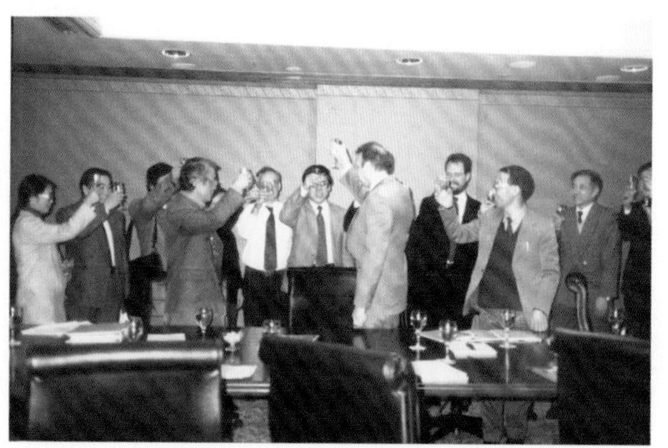

夏家辉教授与 SB 公司科技开发部副总裁 Russell Greig 博士在北京中国大饭店正式签署“湖南医科大学医学遗传学国家重点实验室——SB 公司研究与许可合同”（1996 年 1 月）

经过五次友好的协商，1996 年 2 月 6 日，双方在北京中国大饭店正式签订了第一个合作协议，SB 公司投入了 176 万美金，相继于 1996 年 7 月 16 日，签订了第二个合作协议，SB 公司又投资了 60 万美金。在完成了头三年的计划之后，1999 年又获得了一个课题“人成骨细胞 cDNA 文库的大规模测序研究”52.25 万美元；2000 年再次获得了一个课题“人胰岛细胞和肝细胞 cDNA 文库的大规模测序研究”60.6858 万美元；2002 年 EST 测序获得 20.4 万美元。5 年内我室从 SB 所获的研究经费共计 369.3358 万美元，折合人民币约 2991 万元。与 SB 公司的合作，不但从根本上解决了实验室长期以来在研究经费上所遇到的困境，更重要的是 SB 公司帮助我室建立了一个与他们公司共享“国际人类基因组”测序数据的网站。

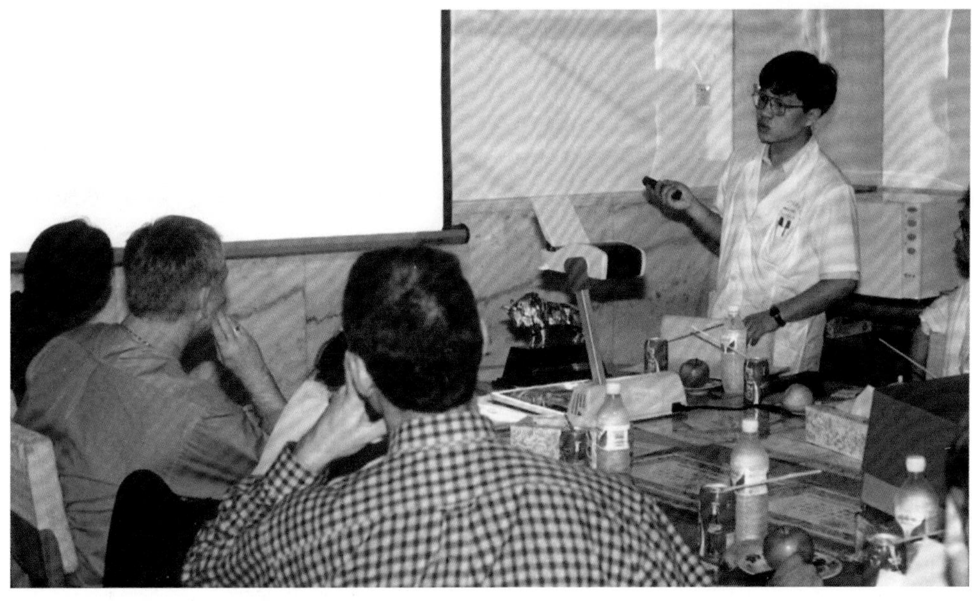

夏昆副教授与 SB 公司研究人员讨论合作研究工作的进展

5 年间，我们之间在学术上有着极其友好的频繁的交流。1996 年 4 月，以湖南医科大学为基地，我们与 SB 公司共同举办“中国部分省市神经遗传病家系收集第一次研讨会”，建立了“基因病家系收集和保藏库”，率先在全国开展了基因病及其家系资源的收集、保藏与利用，为克隆遗传病致病基因打下坚实的基础。

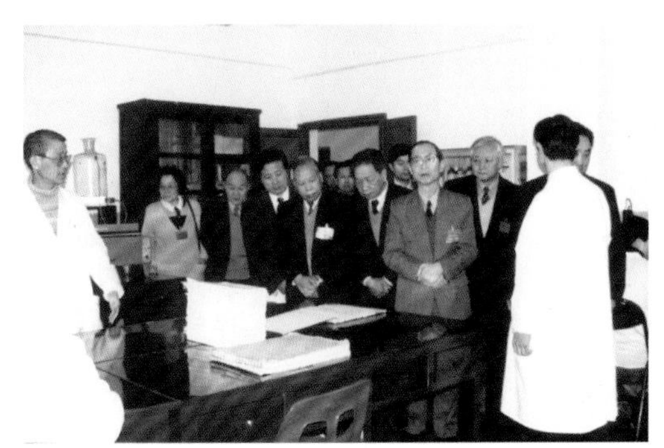

卫生部部长陈敏章在重点实验室听取夏家辉教授的汇报后说：我国遗传病大家系的收集存在一个抢救的问题（1996 年 12 月）

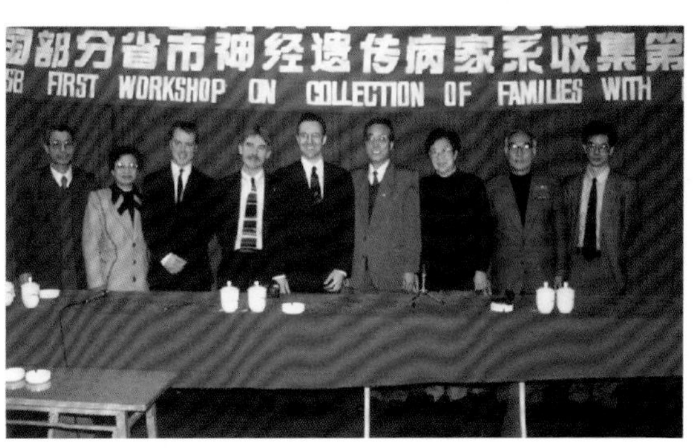

1996 年 4 月，实验室与 SB 公司共同举办中国部分省市神经遗传病家系收集研讨会

SB 公司副总裁 Russell G. Greig 博士给夏家辉的信（译文）

夏家辉教授：

我很感激上周在长沙与您和您的员工的极有成效和愉快的会晤。

我对你们在合作项目上的进展以及实验室的装修留下了很深的印象。我们新的伙伴关系是建立在基因克隆、基因表达和蛋白质纯化上的，该伙伴关系建立的速度恰当地反映了我们双方对合作的诚意并具有巨大的潜力。

我们对您的实验室与 SB 以此加强的联系感到高兴。我们期望极富成效的研究合作。

最后，我个人感谢您的艰苦的工作、贡献以及对发展湖南医科大学和 SB 伙伴关系的支持，没有您卓越的劳动，这项合作就不能够建立，非常感谢。

我期望能够最近期内回长沙听到您最新的进展。

您真诚地　Russell. G. Greig. Ph. D.

副总裁遗传学先进技术部主任

1996 年 7 月 23 日

国家自然科学基金委生命科学部赵宗良副主任、卫生部陈敏章部长亲自为我室解决研究经费问题，使我能将全部精力投入到研究与管理工作上，他俩对我的关怀、对国家重点实验室建设的重视，让我至今铭记于心！

（二）牢记使命！坚持不断创新“致病基因克隆”技术，参与国际致病基因克隆的竞争，实现零的突破

我坚信创建“显微切割、PCR”定点克隆致病基因的思路是可行的，1989 年 3 月，邓汉湘作为我与日本长崎大学医学院 Niikawa 教授联合培养的博士生，看到德国 Lüdecke 按类似的设想成功建立了“显微切割、PCR”的技术，并在 *Nature* 上发表论文后，难过之余立即与我通电话，要求将我们过去的构思报告 Niikawa 教授，商讨利用日本的条件，通过双方的合作共同创建该技术。从 3 月份开始筹建，8 月份获得了成功。由于 Lüdecke 等采用显带染色体的显微切割方法，切取所需要的染色体区带 DNA 片段，利用质粒提供一段引物结合位点，用天然测序引物和反向测序引物进行体外酶促扩增、克隆基因。该方法不但操作繁琐，而且基因组 DNA 与提供引物结合位点的质粒连接的有限性，克隆效率不理想，难以建立一个完整的染色体特定区带的 DNA 文库。据此，我们在国际上首创了由人工合成的 10 个核苷酸构成的连接体（3' CTGTACCTAG 5'）和由 24 个核苷酸构成的引物（5' CGGGAATTCTGGCTCTGCGACATG 3'）联合组成的人工接头与用 Sau3AI 酶切后切割的染色体 DNA 活性末端（5' ——— CATG3' / 3'GTAC ——— 5'）完成联接后进行 PCR 的技术，该方法不但从切割染色体开始，直至获得克隆，整个过程仅需 3 天，而且所构建的 DNA 文库所包含的 DNA 片段完整。为了使我室能尽快掌握该技术，邓汉湘于 1989 年 9 月回实验室建立了该技术，使我室在分子克隆技术方面达到世界先进水平。为了推动全国的分子遗传学工作的开展，我安排邓汉湘回国参加 1990 年在沈阳召开的“中华医学遗传学会”第二次代表大会，在大会上全面介绍了我室所建立的“显微切割、PCR、探针池、微克隆”技术及其应用的报告，获得与会者极高的评价。

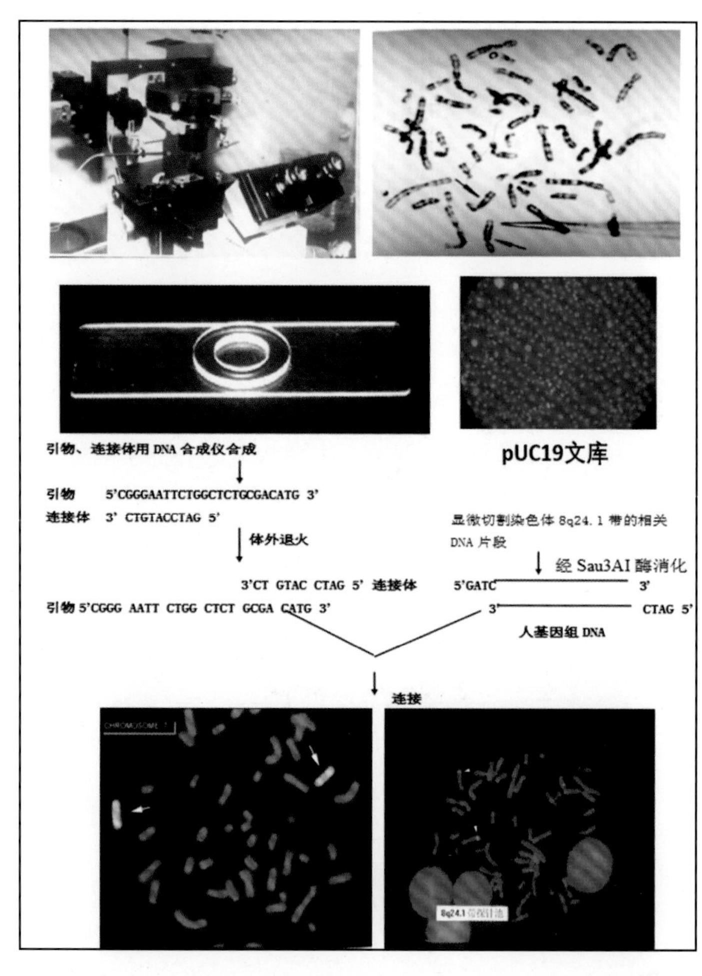

按照国家计划委员会文件，计科技〔1990〕1259 号文《国家重点实验室建设管理办法》“总

则”所规定的“国家有重点、有步骤地建设和装备一批重点实验室，实行开放、流动、联合的运行机制，创造较好的科研环境和实验条件，使其逐步发展成为能代表国家学术水平、实验水平和管理水平的实验研究基地和学术活动中心”的要求，1991 年 7 月 23 日至 28 日召开了“医学遗传学国家重点实验室”第一届学术委员会会议。学术委员听取了我与何小轩、邓汉湘对实验室的筹建情况和筹建期间科研工作进展情况汇报，检查了本室在细胞、分子细胞以及分子遗传学方面的研究工作，科技档案资料管理以及全部进口仪器的配套和安装情况，观看了“显微切割、微克隆技术”的演示，一致认为在短短的两年多时间内，实验室在染色体显微切割、微克隆、睾丸决定基因筛查、染色体区带特异性探针池绘画技术及其应用方面取得了重大的进展，居国际前沿；在细胞遗传学方面建立了一整套现代细胞遗传学和分子细胞遗传学技术，有一批训练有素的实验人员；在分子遗传学方面建立了以“显微切割、微克隆”为核心的现代分子遗传学技术，并初步建立了一支从“染色体显微切割、PCR、微克隆、探针筛选、序列分析”到临床应用的配套技术队伍，为实验室开放提供了良好的实验条件及技术支撑。

委员们认为：学术委员会主任夏家辉教授与青年学术带头人邓汉湘博士在分析国外本学科研究进展及发展趋势的基础上，提出的实验室以染色体区带显微切割、微克隆方法为核心技术，主要从事染色体病、某些致病基因或与其相关 DNA 片段的克隆以及区带特异性 DNA 标记的分离，开展遗传病的基础和应用研究，同时为 DNA 的全序列分析提供染色体区带特异性遗传标记的近、中期研究目标是有工作基础和可行的，体现了实验室的特色。

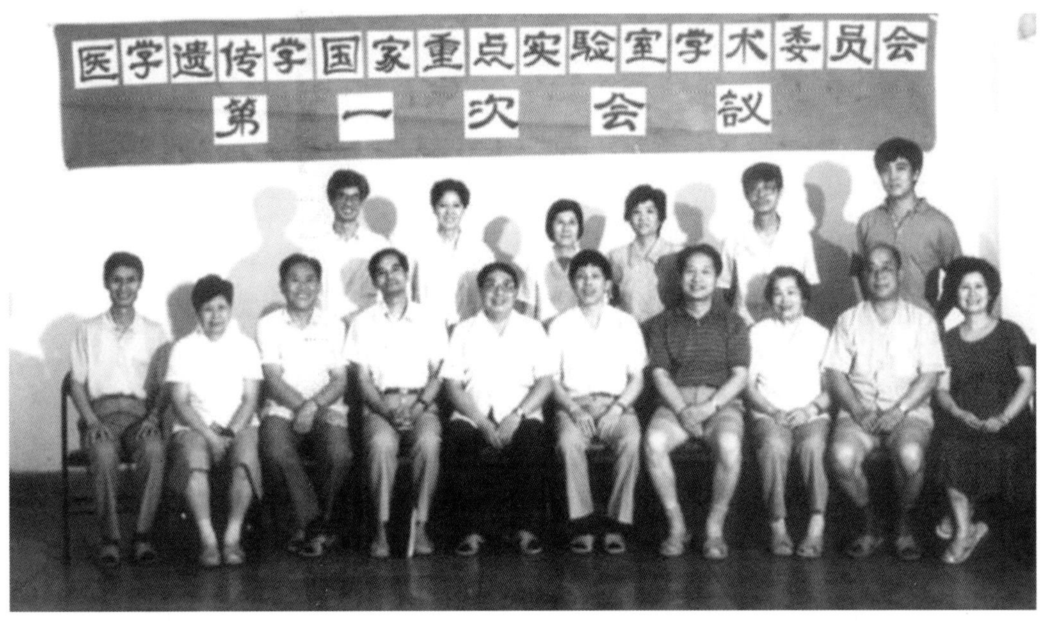

前排左起梁锦祥、匡达人、王钦南、赵宗良、陈服文、胡冬煦、张友尚、周光宇、李璞、孙念怙
后排左起邓汉湘、何小轩、崔荣恩、刘秀兰、夏家辉、王宇光

在大会上由我提议，经学术委员会全体委员反复讨论，确定“医学遗传学国家重点实验室”如下的研究方向、人才培养和近、中期研究目标：

实验室研究方向：本室的主要任务是开展医学遗传学的应用研究及其基础研究。采用现代细胞和分子细胞遗传学以及分子遗传学技术相结合的手段，研究某些严重致畸、致愚、致残、致癌疾病的遗传基础（克隆致病基因）及其发病机制，达到诊断、预防和治疗某些发病率高的遗传病及某些肿瘤的目的，为提高人口素质的优生和计划生育工作服务。

实验室人才培养：重点实验室在培养人才方面除根据学科发展和国家需要继续坚持在各个层次上为国家培养“人类与医学遗传学”方面的专业人才外，必须扩大硕士、博士、博士后等高级专业人才的培养，必须突出选拔和培养能在本学科国际前沿的分子遗传学研究领域参与国际竞争、能代表国家学术水平的跨世纪学科带头人。

实验室近期和中期研究目标：人类遗传物质突变是一个从分子水平到细胞水平的连续过程。从分子水平的单个核苷酸改变到数个、数十个、数百个核苷酸改变，从一个基因改变到数个、数十个、数百个基因的改变，到染色体上一个次亚带、亚带、带，一个区到一条染色体、一组染色体的改变均有记载。尽管这种改变的大小和范围各不相同，但其本质都是 DNA 剂量或序列的改变。为此，美国生物学家、遗传学家和计算机科学家联合提议了一项宏伟计划，即人类基因组计划——人类 DNA 的全序列分析，并于 1990 年 1 月开始实施。这一计划的完成，将从 DNA 分子内破译到人类全部遗传信息，阐明人类遗传病的病因，为诊断预防和治疗提供理论基础。有关专家认为该计划可与 20 世纪 80 年代的登月计划相比拟。因而吸引了许多国家的学者参与。我国不少学者也向政府建议了该项目。参与该项目的意义不仅在于获得遗传信息的资料，更重要的还在于培养一批该领域的高科技人才、积累高科技技术，跟踪国际研究的前沿，使我国有能力在不久的将来可将生物技术转入产业界，转化为生产力，直接为国民经济的建设服务。然而，由于人类基因组的 DNA 的复杂性，以及 DNA 测序技术的局限性，目前大规模的人类 DNA 全序列分析工作尚未展开。预计在未来的五年时间内人类基因组计划的主要任务仍然是分离、克隆染色体区带特异性的 DNA 标记，以绘制高分辨率的 DNA 分子遗传图谱和物理图谱，同时提高 DNA 测序技术。根据这一发展趋势，结合我国的财力物力及我室工作基础，我室拟以染色体区带显微切割、微克隆、探针池方法为核心技术，开展染色体区带特异性 DNA 标记的分离，为 DNA 全序列分析提供染色体区带特异性遗传标记。在全国开展遗传病家系收集、保藏与利用，开展染色体相关片段分离，基因病致病基因的克隆与基因治疗新载体的研究。

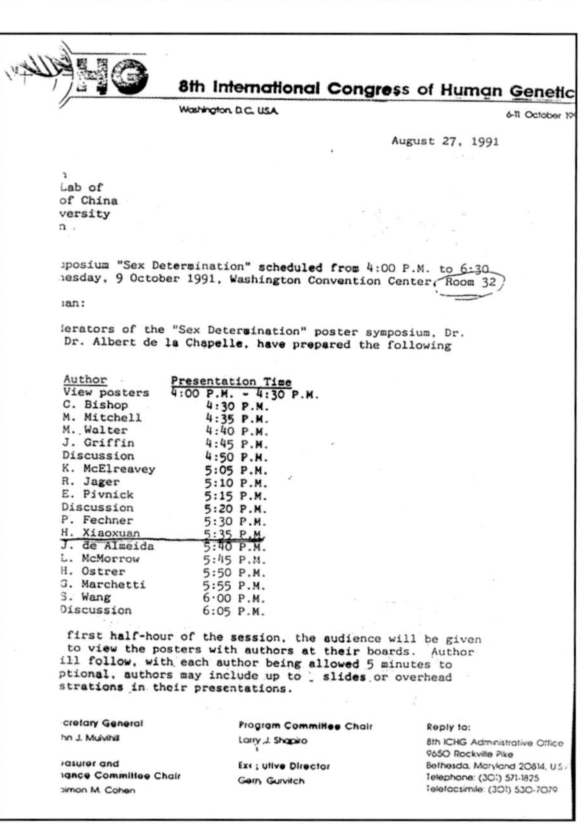

8th International Congress of Human Genetic

Washington D.C. USA

6-11 October 19

August 27, 1991

Lab of
of China
versity
n .

posium "Sex Determination" scheduled from 4:00 P.M. to 6:30
esday, 9 October 1991, Washington Convention Center, Room 32

an:

lerators of the "Sex Determination" poster symposium, Dr.
Dr. Albert de la Chapelle, have prepared the following

Author	Presentation Time
View posters	4:00 P.M. - 4:30 P.M.
C. Bishop	4:30 P.M.
M. Mitchell	4:35 P.M.
M. Walter	4:40 P.M.
J. Griffin	4:45 P.M.
Discussion	4:50 P.M.
K. McElreavey	5:05 P.M.
R. Jager	5:10 P.M.
E. Pivnick	5:15 P.M.
Discussion	5:20 P.M.
P. Fechner	5:30 P.M.
H. Xiaoxuan	5:35 P.M.
J. de Almeida	5:40 P.M.
L. McMorrow	5:45 P.M.
H. Ostrer	5:50 P.M.
G. Marchetti	5:55 P.M.
S. Wang	6:00 P.M.
Discussion	6:05 P.M.

first half-hour of the session, the audience will be given
to view the posters with authors at their boards. Author
ill follow, with each author being allowed 5 minutes to
ptional, authors may include up to _ slides or overhead
strations in their presentations.

cretary General
hn J. Mulvihill

asurer and
nance Committee Chair
imon M. Cohen

Program Committee Chair
Larry J. Shapiro

Executive Director
Gerry Gurvitch

Reply to:
8th ICHG Administrative Office
9650 Rockville Pike
Bethesda, Maryland 20814, US
Telephone: (301) 571-1825
Telefacsimile: (301) 530-7079

1991 年，在北京召开的国家“863”课题申请答辩会上，以施履吉院士为首的与会专家评价我室创建的“染色体显微切割、PCR、探针池、微克隆技术”是绝对的高技术，所有与会专家对用此方法“克隆疾病基因”寄予了极大希望。

然而，1991 年当我们用该技术构建的 Yp11.32 带的 DNA 文库，抓紧克隆睾丸决定基因时，哈佛大学的 Berta 教授等宣布已克隆了这个基因，并邀请我们于 1991 年 10 月在华盛顿召开的第 8 届国际人类遗传学会上发言，参加由他组织的专题讨论。在华盛顿会议上，我决定将家系收集与基因克隆工作马上转到外生性骨疣病的基因克隆上。从1991年9月到1995年10月的整整4年，我率领实验室20多位研究生和技术人员，每周工作7天，每天工作12小时以上，为了解决实验中的一些技术难题，曾十余次封闭，吃、住都在实验室。不幸的是，正值我们1995年克隆到位于染色体8q24位点与外生性骨疣病可能相关的2个克隆时，*Nature Genetics* 在1995年10月第11卷发表论文，美国的Jung Ahn等已克隆到 *EXT1* 疾病基因。由于 *EXT* 病涉及位于8号、11号、19号染色体上的3个基因，因此我们立即转到克隆位于11号染色体的 *EXT2* 基因上，更可惜的是，当我们于1996年9月拿到 *EXT2* 基因准备投稿时，*Nature Genetics* 在1996年9月第14卷又发表论文，美国的Dominique Stickens等克隆了 *EXT2* 基因。基础研究只有世界第一，我们的文章只好投国内《自然科学进展》[1996, 6(2):243–247.]杂志发表。

article

Cloning of the putative tumour suppressor gene for hereditary multiple exostoses (*EXT1*)

Jung Ahn*[1], Hermann-Josef Lüdecke*[2], Steffi Lindow[2], William A. Horton[3], Brendan Lee[3], Michael J. Wagner[1], Bernhard Horsthemke[2] & Dan E. Wells[1]

Hereditary multiple exostoses is an autosomal dominant disorder that is characterized by short stature and multiple, benign bone tumours. In a majority of families, the genetic defect (*EXT1*) is linked to the Langer-Giedion syndrome chromosomal region in 8q24.1. From this region we have cloned and characterized a cDNA which spans chromosomal breakpoints previously identified in two multiple exostoses patients. Furthermore, the gene harbours frameshift mutations in affected members of two EXT1 families. The cDNA has a coding region of 2,238 bp with no apparent homology to other known gene

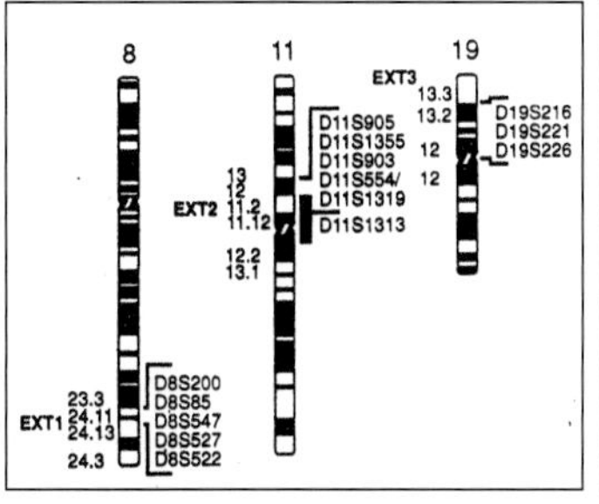

The *EXT2* multiple exostoses gene defines a family of putative tumour suppressor genes

Dominique Stickens[1*], Gregory Clines[1*], David Burbee[1,3], Purita Ramos[1], Sylvia Thomas[1], Deborah Hogue[4], Jacqueline T. Hecht[1], Michael Lovett[1,3] & Glen A. Evans[1,2,3]

Hereditary multiple exostoses (EXT) is an autosomal dominant condition characterized by short stature and the development of bony protuberances at the ends of all the long bones. Three genetic loci have been identified by genetic linkage analysis at chromosomes 8q24.1, 11p11–13 and 19p. The *EXT1* gene on chromosome 8 was recently identified and characterized. Here, we report the isolation and characterization of the *EXT2* gene. This gene shows striking sequence similarity to the *EXT1* gene, and we have identified a four base deletion segregating with the phenotype. Both *EXT1* and *EXT2* show significant homology with one additional expressed sequence tag, defining new multigene family of proteins with potential tumour suppressor activity.

1995年底，在北京"863"课题进展汇报会上，当我汇报谈到采用"显微切割、PCR、探针池、微克隆技术"三次克隆致病基因在国际竞争中失败后，与会专家插话说：夏教授，人类基因组计划的研究进展这么快，数据日新月异，我们怎么办？我说：这是我今年以来一直在考虑的问题……。会后，我去医科院图书馆查资料，同时按预约会见了刘德培教授并请教了他一些有关基因调控方面的问题。中午刘教授请我吃饭，席间，我突然萌生了利用SB公司购买的每个月按时提供我室的"国际人类基因组计划"所研发的EST（基因表达序列）测序的信息资源，以进化的理论为基础，在计算机上进行同源分析、克隆新基因的想法。下午，我问随我赴京开会的学生徐磊，研究生中有没有对计算机感兴趣、基础较好的人，徐磊说刘春宇不错。我说：我决定放弃以"染色体区带显微切割、PCR、探针池、微克隆"技术克隆基因的路线，建立以进化的理论为基础，在计算机上进行同源分析、克隆致病基因的新技术体系。理论上，在计算机上取人类的一个未知功能的约300bp左右的EST片段与人或鼠的一个已知功能的基因比较，如果两者的同源性达95%以上，则可基本肯定是人的同一个基因或老鼠的同一功能相同的基因；如果两者的同源性在60%～70%，则可能是人的同一基因家族的基因或老鼠的一个功能相近的同一基因家族的成员。如果同源性很低，在20%～30%，则可能是一个完全的新基因。具体做法是，我们先从人类基因组EST数据库中任意选择一个EST，在计算机上将其与人或鼠的已知基因序列进行同源性比较分析，初步确定为新基因后，首先拼建该基因的全长表达序列，然后用分子遗传学技术拿到该基因的全长克隆，再用染色体原位杂交技术（FISH）完成该基因在染色体上的定位，再选择国际上已定位在该位点的相关疾病的家系成员的DNA标本进行突变检测，最终证实是否为某一疾病的致病基因……。

回实验室后，经过与博士研究生刘春宇的详细商讨，我们经过半年的摸索，1996年7月在国际上首创了利用从"国际人类基因组计划"购买的表达序列（Expressed Sequence Tag, EST）数据，以进化的理论为基础，在计算机上进行同源分析，采用基因家族候选疾病基因克隆策略，克隆致病基因的“计算机—基因家族—候选疾病基因克隆”新技术体系，自 1996 至 2000 年相继在国际上抢先克隆了 *M6ba* 等 17 个与遗传病相关的基因，并在国际基因库登记。1998 年 3 月，我们克隆了间隙连接蛋白 β-3 基因（*GJB3*）（GenBank 登记号：GJB3, AF052692），并用染色体原位杂交技术将其定位在 1 号染色体短臂上。随后，我们对实验室收集的 42 个相关疾病家系进行突变检测，5 月 28 日终于从浙江和湖南两个神经性耳聋家系中发现了该基因突变，从而确定了 *GJB3* 是决定人类遗传性神经性高频性耳聋的疾病基因。我们夜以继日地撰写论文，于 1998 年 6 月 3 日向 *Nature Genetics* 投稿（1998 年该刊 IF 为 40.361，*Cell* 为 38.686，*Nature* 为 28.833，*Science* 为 24.386）。经过三次修稿，于 1998 年 11 月 16 日收到编辑部的紧急通知，决定在 1998 年 12 月期 20 卷上发表我们的论文 *Mutations in the gene encoding gap junction protein β-3 associated with autosomal dominant hearing impairment*，同时在通知中指出，编辑部将在 11 月 30 日美国东部时间 17 时在网上发布有关该研究的新闻，并要求在他们发布新闻之前，我们不要向外界作任何报道。接着我在北京“863”汇报会上，报告了这一通知的内容后，与会者兴奋极了。大家一致认为这是“在我国本土上克隆致病基因零的突破”，是 863 生命科学领域取得的一项重要的基础理论研究成果。会间休息，“国家 863 计划”刘谦主任把我叫到他的住房对我说：你领导的实验室我一直看好，今天你的工作给了我们很大的支持，这是一个很有分量的成果。在这个项目中过去拿经费最多的课题组是每年 80 万元，从明年开始每年给你们组 100 万元，你尽快写一个报告，我们集体讨论后，就可把钱下拨给你。

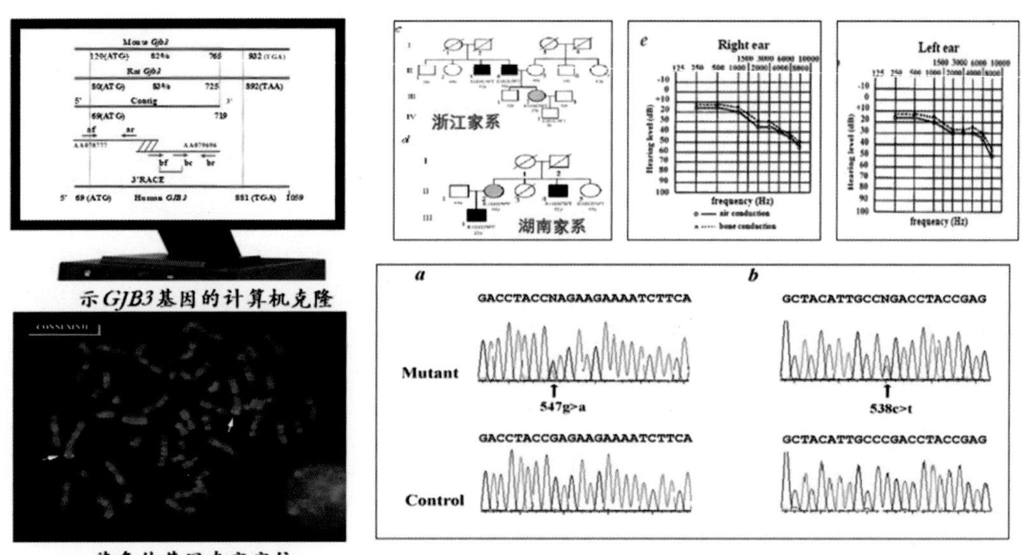

染色体基因杂交定位

我们的论文 *Mutations in the gene encoding gap junction protein β-3 associated with autosomal dominant hearing impairment* 于 1998 年 12 月在 *Nature Genetics*（Volume 20 December 1998, p370–373）发表后，获得国内外的高度评价（至 2014 年共引用 422 次，他引 397 次）。

编辑部将该基因作为封面头条 *Connexin connections*，同期刊登的英国诺丁汉大学（The University of Nottingham），K.P. Steel 教授的 *One connexin, two diseases* 的评论文章指出——人类遗传疾病的复杂性很容易让人迷惑。夏家辉和 Gabriela Richard 的研究提醒我们，在定位克隆中优化候选基因筛选时要考虑遗传病病因的多样性，即一个基因可以导致不同的疾病。国际权威著作 *OMIM Home* 立即做了收录。

1999 年 1 月，“中国基础科学研究十大新闻”首次评选中排名第一；1999 年 4 月获教育部首届“长江学者成就奖”一等奖；1999 年 10 月科技部将神经性耳聋疾病基因（*GJB3*）的研究成果列为中国基础研究五十年（1949—1999 年）“理论建树的重大成果之一”。

2001 年，在国家组织的生命科学领域的 33 个国家重点实验室和 23 个部门开放实验室评估中，“医学遗传学国家重点实验室”被评为六个“优秀类实验室”之一。科技部和同行专家的评价称：医学遗传学国家重点实验室在国际上最早完成了两种皮肤病和一种耳聋遗传病的基因定位，克隆了与遗传病相关的基因 17 个，已在 GenBank 登录。特别是于 1998 年克隆了遗传性神经性高频性耳聋疾病相关基因，实现了在我国本土上克隆遗传病致病基因零的突破，被评为当年“中国十大科技新闻”之一……医学遗传学国家重点实验室夏家辉院士坚持在“争世界第一”的科研实践中锻造和选拔接班人，实验室已形成老中青三代科学家组成的一个优秀研究团队。

2001 年，该研究以“神经性高频性耳聋等遗传性疾病基因的克隆和遗传疾病家系的收集”获国家自然科学奖二等奖。

2004 年，在“国家重点实验室计划 20 周年纪念大会”上，医学遗传学国家重点实验室被列为“在科学研究前沿和服务于国家重大战略目标方面均作出了突出贡献”的三个重点实验室之一。报告中评价称：医学遗传学国家重点实验室成功克隆了神经性高频性耳聋疾病基因，实现了在中国本土上克隆遗传病疾病基因零的突破。医学遗传学国家重点实验室被授予“国家重点实验室计划先进集体”。夏家辉院士被授予“国家重点实验室计划先进个人”。

经过从 1972 年到 1998 年整整 26 年的追求，我终于第一次圆了冲出亚洲、走向世界的梦，完成了国家建立“医学遗传学国家重点实验室”的目标，实现了在我国本土克隆遗传病致病基因零的突破。我深感第一步的艰难，但我更知道继续前进的重要。

九、1979 年开始推动《中华人民共和国母婴保健法》的立法，2013 年推动国家卫生和计划生育委员会等七部委联合发文在我国“临床医学”中设立“医学遗传科”，推动成立“中国医师协会医学遗传医师分会”

1978 年初，由钱信忠部长提出、卫生部下文，决定由湖南医学院生物教研组卢惠霖教授为主编、夏家辉为编委兼秘书，组织编写一本《中国医学百科全书——医学遗传学》分册。借 1978 年 10 月 7 日至 12 日“中国遗传学会”在南京召开成立大会的机会，10 月 9 日晚卢惠霖教授以主编的名义邀请谈家桢先生、吴旻先生等 10 余人参加会议，讨论有关编写“条目”的问题。会上卢惠霖教授说明有关编写的要求后，吴旻教授第一个发言就提出“医学遗传学”分册的条目中必须列有“优生学”条目。他发言刚结束，有人私下对我说这个人怎么这么反动。我对他说，我们要让人家把话说完，不要乱扣帽子……10 日晚上，我专门去听取了谈家桢先生与坚持米丘林学说的 ××× 教授有关“摩尔根基因论”是唯心的还是科学真理的辩论。谈先生在辩论中强调了以“基因论”为基础，国际上开展“优生学”的研究，通过立法采用有效的措施，降低人群中有害基因频率，提高人群遗传素质的重要性。

1979 年 12 月 25 至 30 日，在长沙举行了“中国遗传学会第一次人类与医学遗传学专业委员成立大会与论文报告会”，全国 170 多个单位、340 多位代表参加了会议。我作为会议的具体组织者，特意邀请吴旻教授作了一个“优生学”的报告，他在报告中详细说明了“优生学”

的定义、发展史、国外有关“优生法”立法的进展及建议我国应该结合计划生育开展“优生立法”，以提高出生人口素质的重要性。这一报告导致与会者对“优生学”的两种完全不同的认识：有的人认为“优生学”是反动的、有的人坚持是科学真理，我国应该开展“优生立法”。会后，这个问题被带到“全国人民代表大会”。

1981 年，由卫生部钱信忠部长审批，我被聘任为医学科学委员会医学遗传学与医学遗传工程学专题委员会委员，卫生部决定开始筹备优生立法的工作。1986 年，我担任《中华人民共和国优生保护法》专家咨询组成员后，曾多次参与对“法律名称”的讨论，最终确定为《中华人民共和国母婴保健法》。1987 年我担任“卫生部优生优育专家咨询委员会”副主任委员后，竭力推进了《中华人民共和国母婴保健法》立法，该法于 1994 年 10 月 27 日第八届全国人民代表大会常务委员会第十次会议通过，1994 年 10 月 27 日中华人民共和国主席令第三十三号公布，自 1995 年 6 月 1 日起施行。

该法对“婚前保健、孕产期保健、技术鉴定、行政管理、法律责任”做了明确的规定，为国务院卫生行政管理部门领导与执法、医疗保健机构和医师开展遗传病的诊断、产前诊断，通过终止妊娠阻止患儿的出生提供了法律根据。该法明确规定：第一条、为了保障母亲和婴儿健康，提高出生人口素质，根据宪法，制定本法……第十八条、经产前诊断，胎儿患严重遗传性疾病的，医师应当向夫妻双方说明情况，并提出终止妊娠的医学意见。

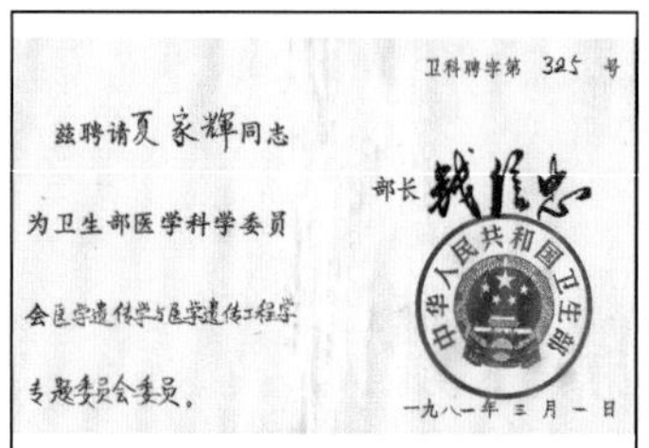
卫科聘字第 325 号

兹聘请夏家辉同志

为卫生部医学科学委员

会医学遗传学与医学遗传工程学

专题委员会委员。

部长

一九八一年三月一日

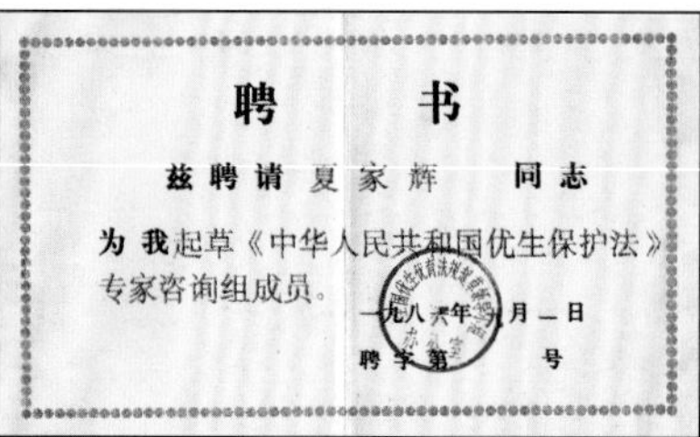
聘　书

兹聘请 夏家辉 同志

为我起草《中华人民共和国优生保护法》专家咨询组成员。

一九八六年 月 一日

聘字第 号

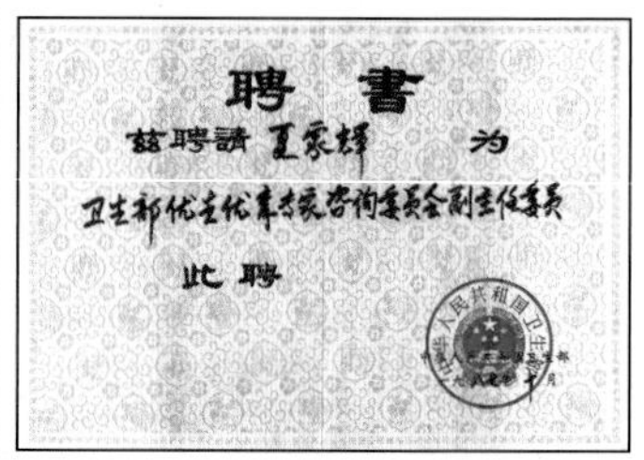
聘書

兹聘請 夏家輝 为

卫生部优生优育专家咨询委员会副主任委员

此聘

2013 年 8 月 4 日凌晨 5 点左右，我突发浑身大汗、腹痛的症状，急诊入住湘雅附属第二医院，次日血红蛋白降至 67g/L，经胃镜检查从胃中吸出凝血块近 1000ml，可见活动出血之血管残端，临床诊断为食管溃疡并大出血、食管溃疡性质待定。予 3 个钛铗夹闭创面并输血治疗。8 月 27 日病情好转出院。同年 10 月 3 日又因“上腹不适、黑便、出冷汗 1 天余”第二次入住湘雅二医院。行胃镜检查见食管撕裂并大出血，行硬化剂、钛铗治疗。经全院会诊诊断为：食管下段靠近贲门部位黏膜损伤局部小动脉出血。

在医院卧床治疗期间，时任科教司副司长王辰教授通过中南大学常务副书记联系我，询问是否可前来湘雅二医院与我商讨有关国家在“临床医学”中设立“医学遗传科”的问题。我回复说从 1963 年至今，我为了推进此学科的建设，已经花了整整 50 年了。只要他来，我躺在病床上都愿意接待他。10 月 12 日周六下午，王辰副司长从北京来长沙，从机场直接来到病房找我商讨。我在病房里给他看了 1963 年 8 月 23 日我购买的 WHO 专家组 1962 年有关建议在“医科大学”开设“医学遗传学”课程，在“医师进修班”开展“医学遗传学训练”的报告（俄文版）一书及有关翻译手稿，并指着该小册子和翻译手稿说，我凭在高中学了半年俄语的基础，从 1963 年 8 月 23 日至 1964 年 4 月 17 日用了 8 个月零 10 天时间阅读并全文翻译了该报告……1964 年通过对小学五、六年级学生的色盲发生率调查与家系遗传分析研究，我就认识了“医学遗传学”，并决心终生从事“医学遗传学”这一学科的研究、临床应用与教学工作。

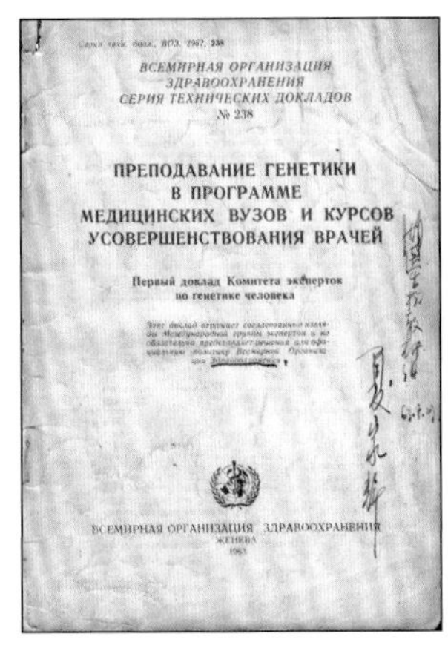

ВСЕМИРНАЯ ОРГАНИЗАЦИЯ ЗДРАВООХРАНЕНИЯ
СЕРИЯ ТЕХНИЧЕСКИХ ДОКЛАДОВ
№ 238

ПРЕПОДАВАНИЕ ГЕНЕТИКИ В ПРОГРАММЕ МЕДИЦИНСКИХ ВУЗОВ И КУРСОВ УСОВЕРШЕНСТВОВАНИЯ ВРАЧЕЙ

Первый доклад Комитета экспертов по генетике человека

ВСЕМИРНАЯ ОРГАНИЗАЦИЯ ЗДРАВООХРАНЕНИЯ
ЖЕНЕВА

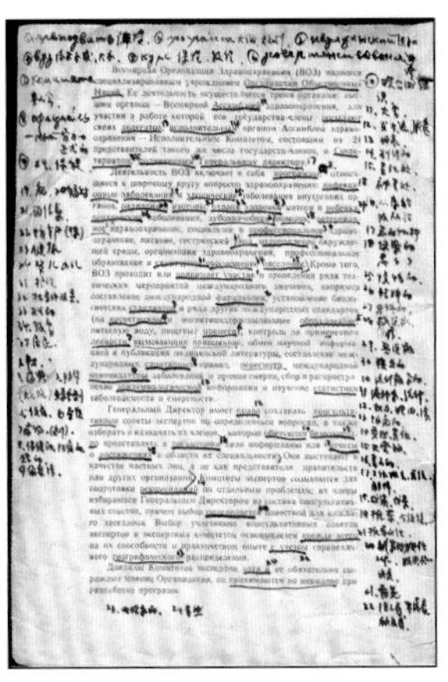

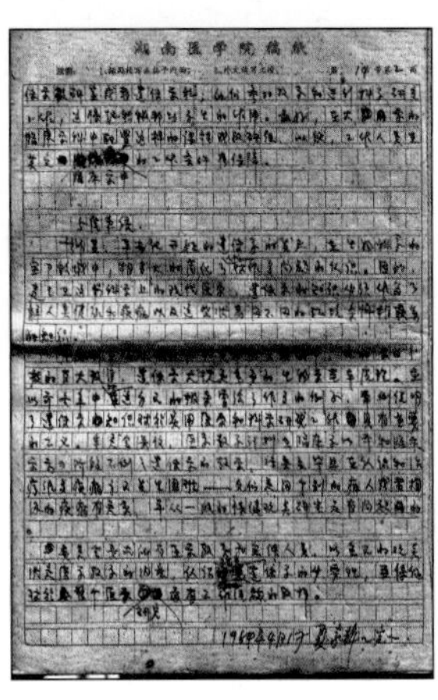

在“文化大革命”的艰难岁月里，我与湖南医学院附二院内科伍汉文主任1973年在我国开设首家“遗传咨询门诊”、1976年编写我国第一本《医学遗传学讲座》教材，率先在医学院校开出了“医学遗传学讲座”课程；1978年经湖南医学院批准，创建了湖南医学院医学遗传研究室、医学遗传学教研室；1979年以来在卫生部的领导下根据临床遗传学的发展，长期举办“全国医学细胞遗传学专修班”“遗传病基因诊断新技术及其应用研讨班”“全国临床医师临床遗传学基础理论与遗传病遗传咨询培训班”，不断为全国培养了遗传病诊断与产前诊断的骨干，推动全国开设“遗传咨询门诊”，开展遗传病诊断与产前诊断；1984年经卫生部批准受世界银行贷款资助创建“医学细胞遗传学国家培训中心”；1987年经卫生部批准创建“湖南－中国遗传医学中心”；1984年经卫生部与国家计委批准建立了“医学遗传学国家重点实验室”；2012年经湖南省卫生厅批准在国际上首创了第一家遗传专科医院——湖南家辉遗传专科医院。40年来我和团队成员不断创建高新技术，给遗传病患者及其家系成员提供国内一流、国际水平的、实实在在的、最直接、最有实效和最根本的科技服务，实现“预防为主、关卡前移”的目的。

为什么我和我的团队邬玲仟、梁德生医师与中华医学会医学遗传学分会会长张学教授等自2005年以来反复向国务院、卫生部呈报信件要求在“临床医学”中设立“医学遗传科”，因为“临床医学遗传科”有其自身的基础理论（基因论）、知识体系、独立的技术支持和医疗服务内容，具有其他学科不可替代的“临床学科”地位。

“临床医学遗传科”的基本理论是“基因论”。“基因论”近150年的研究证明一切生物体的生物学性状、行为（包括疾病）即“表现型”是由该生物体的基因组即“基因型”决定的，基因在上下代传递中遵循分离律、自由组合律、连锁交换律。一个学科是否能成为独立的学科，必须具有独立的“三基”与医疗服务内容。

（1）独自的理论基础（基因论）：即基因在上下代遗传中，按分离定律、自由组合定律、连锁交换定律三大遗传规定传递。医学遗传科在诊断、预防、治疗、咨询中必须遵循其基本的遗传学理论。

（2）独自的知识体系：染色体的基本知识、染色体国际命名体制，基因的基本知识和国际命名体系，细胞有丝分裂、减数分裂的基本知识及其与染色体、基因遗传的关系等。

（3）独立的技术支持：细胞遗传学技术、分子细胞遗传学技术、分子遗传学技术等。

（4）独立的疾病分类体系：国际上将遗传病分类为染色体病、基因组病、基因病、多基因病，对各种疾病都有独立的命名体系和诊断规范体系。

作为“临床医学遗传学”医师只有掌握了以上的基础理论、基本知识、独立的技术与疾病分类体系，才能对遗传病开展精准诊断、产前诊断、预防与治疗。而目前我国的临床医生完全缺乏这方面的训练，至少落后发达国家 50 年，所以我竭力支持国家卫健委在“临床医学”中设立“医学遗传科”。王辰说：根据国际发展趋势以及我国人口占世界 1/5 的特点及《中华人民共和国母婴保健法》的规定，他坚持认为必须在“临床医学”中设立“医学遗传科”……接着他对我说：您身体不好，不能去北京参加有关设立“临床新专科”的讨论会，您是否有专门从事“临床医学—医学遗传科”方面的学生代替您出席会议。我告诉他妇产科医师邬玲仟教授、内科医师梁德生教授是我培养的“临床医学遗传学”博士，他俩分别从 1993 年和 2001 年开始一直跟随我从事临床遗传学方面的研究与临床服务工作，从博士期间开始，同时作为访问学者跟随国际著名的日本人类与医学遗传学家、日本人类遗传学会会长、日本临床遗传医师协会会长、长崎大学人类遗传学系主任 Niikawa 教授儿科医师，在日本开展“临床遗传学”的研究与临床服务，他们完全可以代替我参加会议，向与会专家说清楚并回答必须在我国“临床学科”设立“医学遗传科”的一切问题。

2013 年 12 月 27 日，在时任科教司副司长王辰院士的直接领导和推动下，终于取得了“临床医学”各学科的共识，推动国家卫生和计划生育委员会等七部委联合发文在我国“临床医学”中设立了“医学遗传科”。

2014 年 8 月，邬玲仟、梁德生教授被聘为“中国医师协会医学遗传科住院医师规范化培训专家委员会”正、副主任委员，随后主持制定了《医学遗传科住院医师规范化培训和专科培训标准》《医学遗传科住院医师规范化培训和专科培训基地认定标准》，主编了住院医师规范化培训教材《医学遗传学》。

国家卫生计生委
中央编办
国家发展改革委
教育部
财政部
人力资源社会保障部
国家中医药管理局
文件

国卫科教发[2013]56号

关于建立住院医师规范化培训制度的
指导意见

各省、自治区、直辖市卫生计生委(卫生厅局)、编办、发展改革委、教育厅(教委)、财政厅(局)、人力资源社会保障厅(局)、中医药管理局，新疆生产建设兵团卫生局、编办、发展改革委、教育局、财务局、人力资源社会保障局：

住院医师规范化培训是培养合格临床医师的必经途径，是加

1

全国高等医药教材建设研究会

关于国家卫生和计划生育委员会住院医师规范化培训规划教材（新增）主编、副主编通知

尊敬的主编、副主编：

您好！

经全国高等医药教材建设研究会、教材评审委员会、人民卫生出版社共同研究决定，国家卫生和计划生育委员会住院医师规范化培训规划教材新增五种《预防医学》、《医学遗传学》、《肿瘤放射治疗学》、《外科学：整形外科》、《全科医学》教材编委遴选工作在全国历时1个多月已圆满完成，现将主编、副主编名单公布（见附件1）。

按照"国家卫生和计划生育委员会住院医师规范化培训规划教材编委遴选程序"中的相关规定，请主编、副主编共同商议依照"遴选条件与原则"（见附件2）组建教材的编写团队，在5月12日前填写"编委构成表"（见附件3）发送给人民卫生出版社联系人，以便出版社审核。审核批准后，各教材应积极准备，在6月底前召开编写会，在会上进一步细化、明确教材的目录与样章，分配编写工作，正式开始教材的编写工作。

为使新增教材与已经启动的38种教材统一编写思路（附件4），主编请参考《内科学：呼吸内科分册》的编写样章（见附件5），结合本学科特点提交一份编写计划，内容包括编写思路、目录、编写字数与图数，并附部分拟编写内容的样章，此编写计划在编写会前将电子文件发送至联系人的邮箱。

联系人及联系方式：郝珊　010-59787254　15910651339　cayhai@163.com

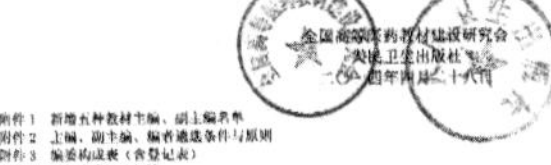

全国高等医药教材建设研究会
人民卫生出版社
二〇一四年四月二十八日

附件1　新增五种教材主编、副主编名单
附件2　主编、副主编、编者遴选条件与原则
附件3　编委构成表（含登记表）
附件4　主编人会会议纪要
附件5　《内科学：呼吸内科分册》样章

附件1

国家卫生和计划生育委员会住院医师规范化培训规划教材新增五种教材主编、副主编名单

《肿瘤放射治疗学》

	姓名	单位
主编	王绿化	中国医学科学院 肿瘤医院
主编	朱广迎	北京大学肿瘤医院
副主编	郎锦义	四川省肿瘤医院·研究所
副主编	郭小毛	复旦大学肿瘤医院
副主编	马骏	中山大学肿瘤防治中心
副主编	刘晓冬	吉林大学放射生物学重点实验室

《外科学：整形外科》

	姓名	单位
主编	祁佐良	中国医学科学院整形外科医院
主编	李青峰	上海交通大学医学院附属第九人民医院
副主编	郭树忠	第四军医大学第一附属医院
副主编	王晓军	北京协和医院
副主编	郭澍	中国医科大学附属第一医院
副主编	江华	中国人民解放军第二军医大学第二附属医院整形外科

《全科医学》

	姓名	单位
主编	于晓松	中国医科大学附属第一医院
主编	季国忠	南京医科大学第二附属医院
副主编	崔洪军	内蒙古医科大学第二附属医院
副主编	赵钢	大连医科大学附属第一医院
副主编	李双庆	四川大学华西医院
副主编	王敏	山东大学齐鲁医院

《预防医学》

	姓名	单位
主编	朱启星	安徽医科大学第一附属医院
主编	傅华	复旦大学公共卫生学院
副主编	张正东	南京医科大学公共卫生学院
副主编	王彤	山西医科大学公共卫生学院
副主编	宿庄	内蒙古医科大学公共卫生学院

《医学遗传学》

	姓名	单位
主编	邬玲仟	中南大学湘雅医学院医学遗传学国家重点实验室
主编	张学	北京协和医院
副主编	赵彦艳	中国医科大学附属盛京医院
副主编	张咸宁	浙江大学医学部/细胞生物学与医学遗传学系
副主编	余翔勇	广东省人民医院
副主编	刘睿智	吉林大学第一医院生殖中心、产前诊断中心

住院医师规范化培训基地认定标准

（试行）

2014年7月1日

《住院医师规范化培训基地认定标准》和《住院医师规范化培训内容与标准》制(审)定专家小组名单

内科组

组　长：高润霖
副组长：毛节明、黄捷英
组　员：李海潮、杨昭徐、姒健敏、胡大一、张淑文、郭晓蕙、李学旺、刘开彦、谌贻璞、李鹏、陈红

儿科组

组　长：朱宗涵
副组长：申昆玲、杨健、宋国维、黄国英、孙锟、易著文、马丽霞
组　员：许积德、任晓旭、盛光耀、周南、李丽红、刘正娟

急诊科组

组　长：于学忠
副组长：陆一鸣
组　员：张新超、陈旭岩、张茂、曹钰、田英平、朱华栋

皮肤科组

组　长：朱学骏
副组长：王宝玺
组　员：李恒进、项蕾红、李若瑜、晋红中、常建民、顾恒、韩建德、郭再培

— 131 —

放射肿瘤科组

组　长：王绿化
副组长：朱广迎、郭小毛
组　员：吴超苏、易俊林、肖绍文

超声医学科组

组　长：姜玉新
副组长：唐杰
组　员：胡兵、何文、田家玮、郭瑞军、朱强、李建初

核医学科组

组　长：屈婉莹
副组长：王铁
组　员：田嘉禾、黄钢、李亚明、张永学、姚稚明、刘甫庚

医学遗传科组

组　长：邬玲仟
副组长：张学、梁德生
组　员：黄涛生、夏家辉、杨璞

预防医学科组

组　长：冯子健
副组长：李海潮
组　员：王增武、徐志坚、李兴旺、黄晶、罗会明、戴政、孙美平、王慧

口腔科组(含7个口腔专业)

组　长：王兴
副组长：俞光岩
组　员：江泳、刘宏伟、石冰、王贻宁、许天民、高岩、张祖燕

— 135 —

住院医师规范化培训内容与标准

（试行）

2014年7月1日

住院医师规范化培训内容与标准(试行)

— 2 —

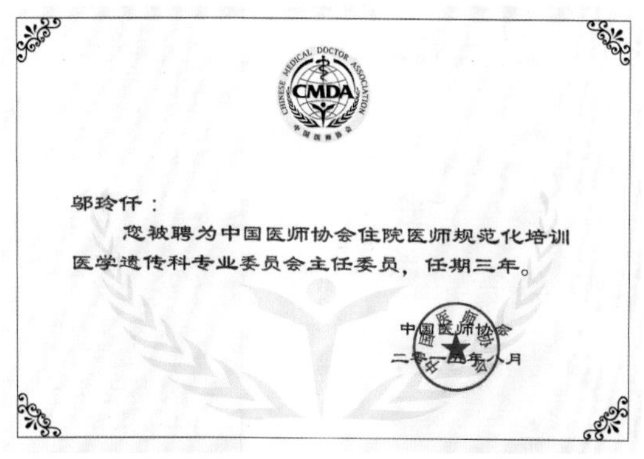

邬玲仟：

您被聘为中国医师协会住院医师规范化培训医学遗传科专业委员会主任委员，任期三年。

中国医师协会
二零一五年八月

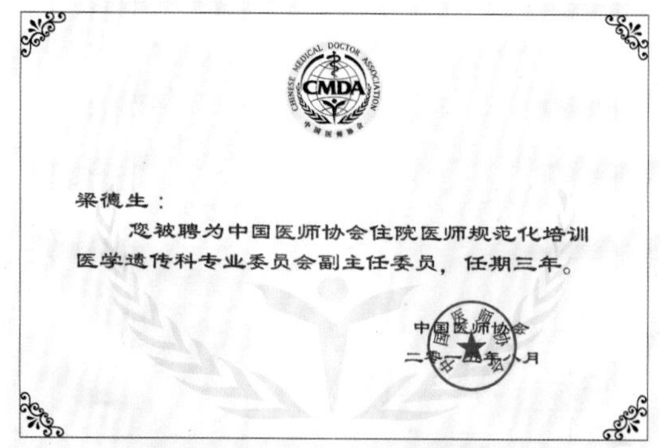

梁德生：

您被聘为中国医师协会住院医师规范化培训医学遗传科专业委员会副主任委员，任期三年。

中国医师协会
二零一五年八月

2015 年 12 月经中国医师协会批准成立了“中国医师协会医学遗传医师分会”，邬玲仟、梁德生教授分别担任“中国医师协会医学遗传医师分会”第一届委员会会长、副会长。

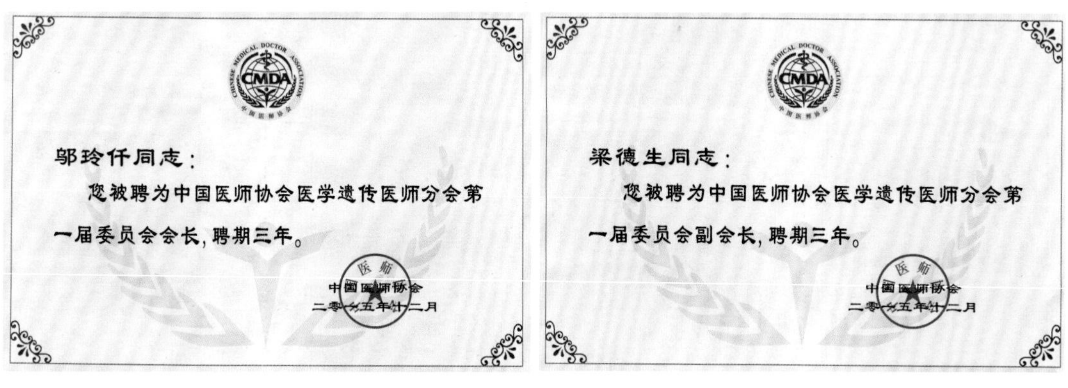

邬玲仟同志：

您被聘为中国医师协会医学遗传医师分会第一届委员会会长，聘期三年。

中国医师协会
二零一五年十二月

梁德生同志：

您被聘为中国医师协会医学遗传医师分会第一届委员会副会长，聘期三年。

中国医师协会
二零一五年十二月

与此同时，根据全国“临床医学医学遗传科”的医生缺乏工具书的现状，继我 1989 年出版《染色体病》专著后，2015 年邬玲仟、梁德生根据“十二五”国家重点图书出版规划，主编了《基因组拷贝数变异与基因组病》《人类单基因遗传疾病》专著，为全国从事“临床医学医学遗传学科”的专科医生系统开展“染色体病、基因组病、单基因病”诊断与产前诊断提供了必备的工具书。

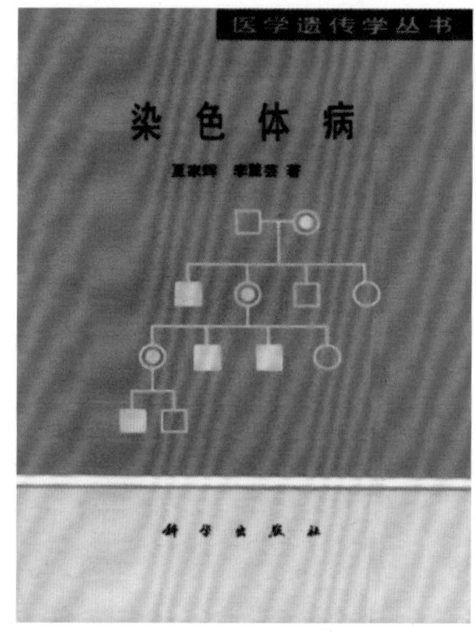

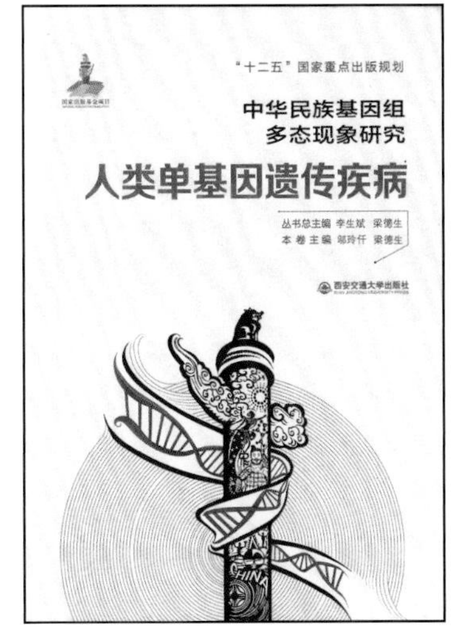

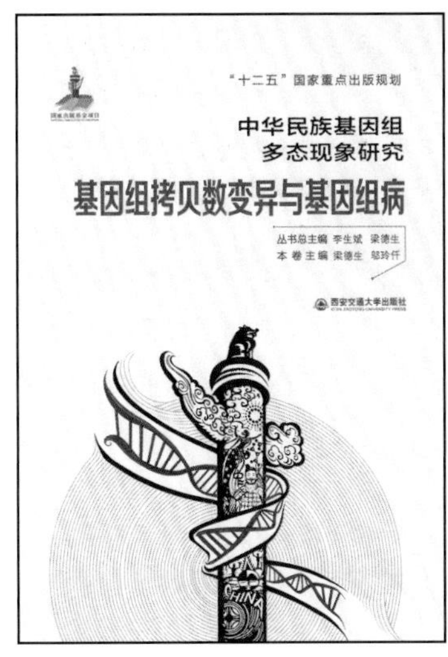

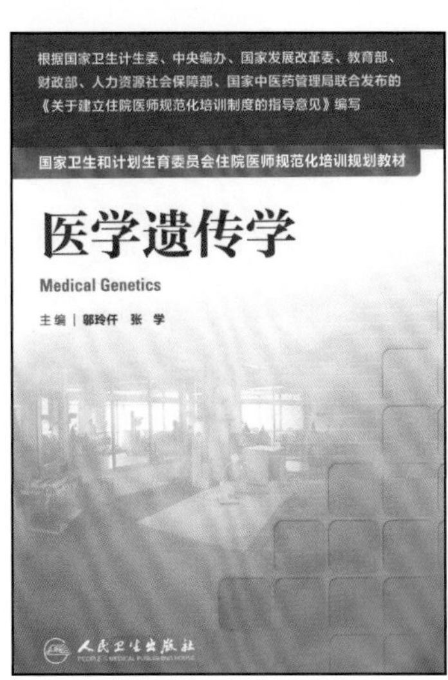

以上是我与团队成员邬玲仟、梁德生等两代人，从 1963 年开始，特别是 1972 年至今，经过 50 年的努力，始终引领着我国“医学遗传学”学科的建设与发展，使我国“医学遗传学”学科完成了从“创建”“追赶”到在遗传病产前筛查、检测和诊断领域达到国际水平的历程。

2018 年，中国医师协会医学遗传医师分会授予我“中国医学遗传科成立重大贡献奖”。

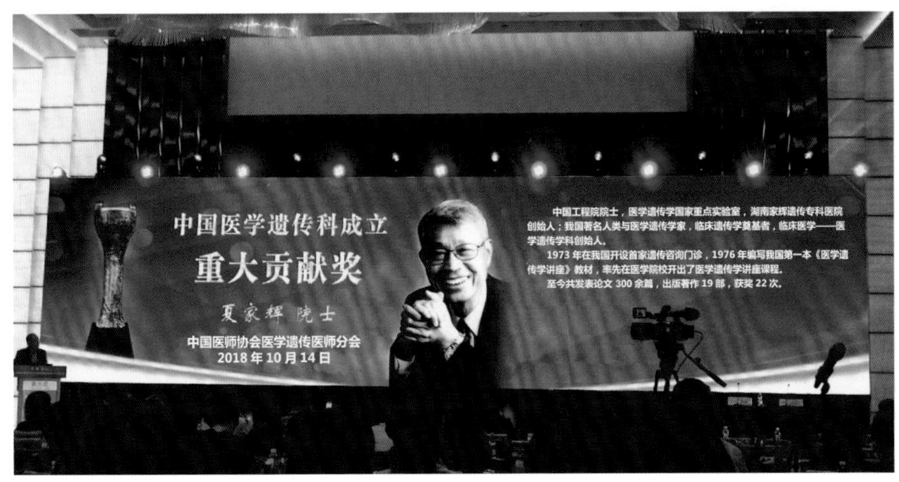

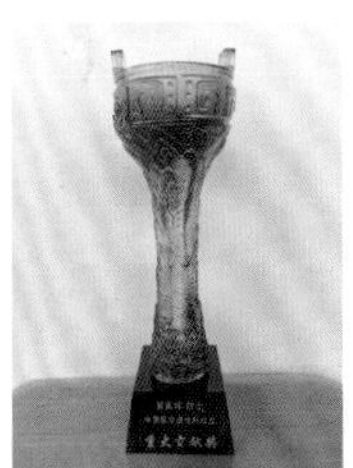

• 相关文献目录 •

一、湖南医学院科学研究进展概况——五十周年院庆纪念，第 104-107 页“生物学教研组科学研究工作概况——生物学教研组”，1964 年 12 月 8 日。

二、中共中央组织部、中共中央宣传部、劳动人事部、财政部文件（中组发〔1984〕3 号、中宣发文〔1984〕5 号、劳人科〔1984〕7 号、〔84〕财文字第 19 号）《优先提高有突出贡献的中青年科学、技术、管理专家生活待遇的通知》与国家科委（〔84〕国科发干字 919 号）《关于批准有突出贡献的中青年专家晋升工资的通知》。

三、关于印发《国家重点实验室建设管理办法》的通知〔计科（1987）825 号〕，中华人民共和国计划委员会，1987 年 5 月 26 日。

四、中国当代医学家荟萃（第二卷），陈敏章、贺建国主编，吉林科学技术出版社，1988 年 5 月第 1 版第 68 页——医学细胞遗传学家—夏家辉。

五、关于装备医学遗传学实验室的批复〔卫科教字（89）第 2 号〕，中华人民共和国卫生部，1989 年 1 月 23 日。

六、人事部、财政部文件〔人专发（1990）6 号〕《关于给部分高级知识分子发放特殊津贴的通知》与卫生部文件〔卫人发（90）第 49 号〕关于转发人事部、财政部《关于给部分高级知识分子发放特殊津贴的通知》的通知。

七、关于医学遗传学国家重点实验室学术委员会组成人员的批复〔卫科技计发（91）第 072 号〕，中华人民共和国卫生部科技司，1991 年 7 月 15 日。

八、关于“医学遗传学国家重点实验室”主任及学委会组成的批复〔卫科技计发（91）第 140 号〕，中华人民共和国卫生部科技司，1991 年 12 月 11 日。

九、关于第二届医学遗传学国家重点实验室主任、学术委员会主任的批复〔卫科技计发（93）第 116 号〕，中华人民共和国卫生部科技司，1993 年 11 月 30 日。

十、关于同意医学遗传学国家重点实验室主任、学术委员会主任换届的批复〔卫科教计发（1996）第 295 号〕，中华人民共和国卫生部科技教育司，1996 年 12 月 18 日。

十一、知难行亦难——记医学遗传学家夏家辉教授，湖南科学技术出版社，1996 年 12 月。

十二、长江学者奖励计划，中华人民共和国教育部、香港李嘉诚基金会，1999 年。

十三、中国基础研究五十年（1949—1999 年），中华人民共和国科学技术部，1999 年。

十四、中国基础科学 ——全国基础研究工作会议，中华人民共和国科学技术部，2000 年。

十五、关于同意医学遗传学国家重点实验室主任和学术委员会换届的批复〔卫科教规划发（2000）第16号〕，中华人民共和国卫生部科技教育司，2000年2月24日。

十六、中国工程院第五次院士大会学术报告汇编，中国工程院学部工作部，2000年6月。

十七、医学遗传学国家重点实验室建室十周年纪念（1991—2001年），湖南新华精品印务有限公司，2001年12月。

十八、关于发布2001年生命科学国家重点实验室、部门开放实验室评估结果的通知〔国科发基字（2001）275号〕，中华人民共和国科学技术部，2001年7月27日。

十九、关于进行"国家生命科学与技术人才培养基地申报工作的通知"〔教高司函（2002）29号〕，教育部高等教育司，2002年2月26日。

二十、教育部、国家计委关于批准有关高校建立"国家生命科学与技术人才培养基地"的通知〔教高（2002）9号〕，中华人民共和国教育部、中华人民共和国国家发展计划委员会，2002年7月25日。

二十一、关于核拨"国家生命科学与技术人才培养基地"专项启动经费的通知〔教高司函（2002）200号〕，教育部高等教育司，2002年9月5日。

二十二、教育部关于聘任北京邮电大学程控交换技术与通信网等国家及教育部重点实验室主任和学术委员会主任的批复〔教技函（2003）30号〕，中华人民共和国教育部，2003年5月13日。

二十三、2006年7月29日"国家生命科学与技术人才培养基地"建设指导委员会2006年年会在中南大学召开（http://news.csu.edu.cn 中南大学校园新闻，2006年8月1日）。

二十四、基础研究要争世界第一——献给人类与医学遗传学家夏家辉院士，湖南师范大学出版社，2007年1月。

二十五、2007年1月25日，863重点项目建议书——项目名称：多发严重致愚、致残和致死性疑难遗传病诊断高技术平台、规范体系及国家网络的建立。

二十六、国家卫生计生委、中央编办、国家发展改革委、教育部、财政部、人力资源社会保障部、国家中医药管理局"关于建立住院医师规范化培训制度的指导意见"〔国卫科教发（2013）56号〕，2013年12月31日。

二十七、全国高等医药教材建设研究会、人民卫生出版社"关于国家卫生和计划生育委员会住院医师规范化培训规划教材（新增）主编、副主编通知"，2014年4月28日。

二十八、2014年6月26日原湖南医学院党委书记何鸿恩教授对《一代责任看湘雅》一书（征求意见稿）的看法和修改意见。

二十九、本文集第四部分代表性研究论文。

三十、本文集第五部分主编与参编著作。

三十一、本文集第六部分特邀报告、专访与记述精选。

1．全国基础工作会议上的特邀报告——基础研究要争世界第一——立足创新，埋头苦干，出世界一流成果，2000年。

2．CCTV-1（中央一套）东方时空，东方之子—人类遗传学家夏家辉，1999年。

3．CCTV10（中央十套）人物栏目，中国工程院院士医学遗传学科学家——夏家辉，2006年。

三十二、本文集附件一、二、三。

• 第四部分

代表性研究论文

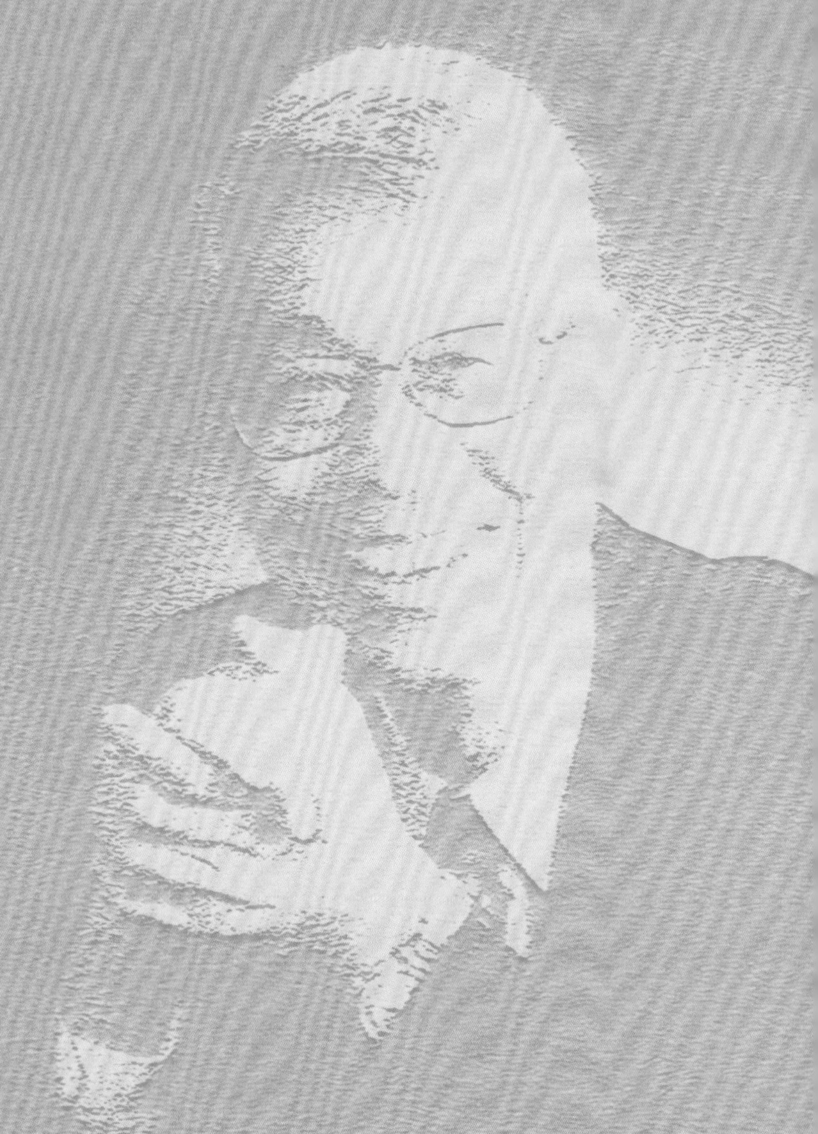

・鼻咽癌的研究・

一、主要论文目录

1. 夏家辉，肖健云. 一对鼻咽癌双生兄弟的临床观察和细胞遗传学初步探讨. 湖南医药杂志，1976, (1): 26–32（摘录）

2. 夏家辉，肖健云. 14 例鼻咽部活检标本的染色体观察. 湖南医学院医学研究资料（参加第五次全国鼻咽癌协作会议专辑），1978, 3(18): 42–47（摘录）

3. Hsia Chia-hui（夏家辉）and Lu Hulin（卢惠霖），GIANT GROUP A MARKER CHROMOSOME IN THREE HUMAN LYMPHOBLASSTOID CELL STRAINS FROM NASOPHARYNGEAL CARCINOMA. Chinese Medical Journal, 1978, 4(2): 130–134（中华医学杂志英文版）（在三株鼻咽癌患者的淋巴母细胞株中发现的一条比 A 组染色体大的标记染色体）（全文）

4. 夏家辉，等. 一条与人体鼻咽癌相关的标记染色体及其由来的初步探讨. 1978，遗传学报，5(1): 19–21（全文）

5. Xia Jia Hui, et al. Fragile Site 1q44 Involved in Nasopharyngeal Carcinoma A Study of a Marker Chromosome der(1)t(1;3)(q44;p11) .Cancer Genet Cytogenet, 1988, 35: 135–140（有关脆性位点 1q44 与鼻咽癌标记染色体 der(1)t(1;3)(q44;p11) 的研究）（全文）

6. Xia Jia-hui（夏家辉）. FRAGILE SITE 1q44 IN NASOPHARYNGEAL CARCINOMA A STUDY ON A MARKER CHROMOSOME t(1;3)(q44;p11). 1989, Chinese Medical Journal, 102(10): 808（中华医学杂志英文版）（有关鼻咽癌脆性位点 1q44 与标记染色体 t(1;3) (q44;p11) 的研究）

二、论文摘要

（一）一对鼻咽癌双生兄弟的临床观察和细胞遗传学初步探讨

1974 年夏家辉与湘雅医院耳鼻喉科肖健云医师在世界上首次发现和报道了一对 1932 年 4 月 7 日在湖北省武汉同济医院出生的同卵双生子兄弟（见下图），分别于 1969 年 10 月和 1972 年 8 月先后患鼻咽癌的病例。两兄弟经血清中抗类疱疹病毒抗体水平的免疫荧光间接检测和抗早期抗原（EA）的抗体水平检测均为阳性，由于两兄弟都经过了放射治疗，其外周血染色体检查发现了带有各种类型的染色体异常。

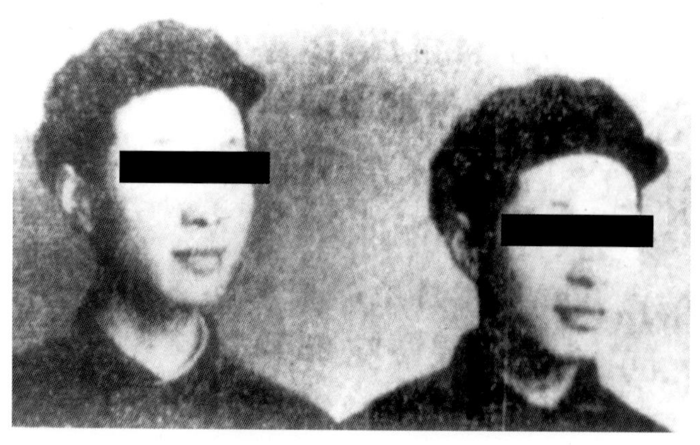

同卵双生子兄弟照片

（二）14 例鼻咽部活检标本的染色体观察

1977 年 4 月至 10 月夏家辉、肖健云对 153 例疑为鼻咽癌患者的活检标本，采用短期培养、常规染色体技术进行了研究，有 14 例获得了 15 个以上可供分析的中期染色体标本，其中 11 例患者带有比 1 号染色体大、长度及着丝粒位置完全与 Mar t(1;3)(q44;p11) 标记染色体相似的染色体（大 A 染色体）（见图）。其中 1 例 8 月 23 日的染色体观察中发现一个细胞带有“大 A”染色体，当时病理诊断为“未见癌”，8 月 30 日再次活检，病理诊断为鳞癌 III 级。另 1 例 10 月 13 日和 10 月 15 日的病理诊断为可疑癌，10 月 15 日作染色体检查发现 23 个细胞中有 2 个带有“大 A”染色体，10 月 21 号第三次活检，病理诊断为未分化癌。从而进一步证明 Mar t(1;3)(q44;p11) 标记染色体确实与鼻咽癌相关。

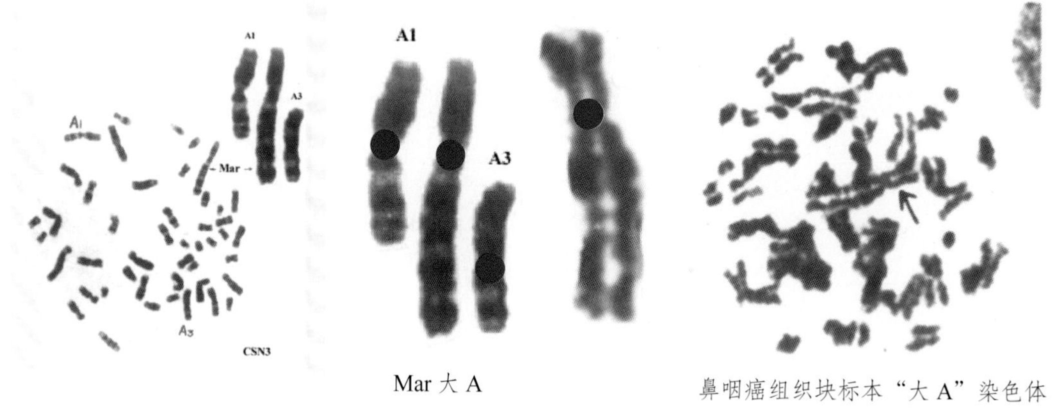

Mar 大 A　　鼻咽癌组织块标本“大 A”染色体

图示“大 A”染色体与 Mar t(1;3)(q44,p11) 标记染色体比较照片

三、论文全文

（一）Chinese Medical Journal 1978, 4 (2): 130–134.

GIANT GROUP A MARKER CHROMOSOME IN THREE HUMAN LYMPHOBLASTOID CELL STRAINS FROM NASOPHARYNGEAL CARCINOMA

Hsia Chia-hui 夏家辉 and Lu Hui-lin 卢惠霖
Medical Genetics Group, Hunan Medical College, Changsha

In 1976, at the Kwangtung Conference on Nasopharyngeal Carcinoma (NPC)[1], we reported the presence of a giant submetacentric group A marker chromosome of composite structure (1;3p) cytogenetically demonstrated by banding analysis in 2 NPC lymphoblastoid cell strains from a male and a female patient. Meanwhile, the Cancer Institute of Chuangshan Medical College, Kwangchow[2], also reported their findings by conventional karyotyping technic of a giant A marker chromosome in biopsy materials and cell strains derived from NPC patients. Our recent studies of a third NPC lymphoblastoid cell strain by banding technic further confirm our previous observations. The results of these studies are summarized in this paper.

MATERIAL AND METHODS

The first 2 lymphoblastoid cell strains, CSN_3 and CSN_7, were developed from biopsy specimens of a male and a female patient with nasopharyngeal squamous carcinoma (3–4 stage) by the Shanghai Institute of Experimental Biology (1973). They were established within 198 and 119 days respectively. 1.1% (CSN_3) and 1 ~ 4% (CSN_7) cells were Epstein–Barr viral capsid–antigen positive. The third lymphoblastoid cell strain (CNL_8) established within 159 days by the Cancer Institute, Chinese Academy of Medical Sciences, Peking, in 1973 was also positive to EB viral capsid–antigen test. This strain was derived from a Kwangtung patient with poorly differentiated nasopharyngeal carcinoma.

Cells from each strain were karyotyped by conventional technic. Some of these cells were analyzed by G–banding technic[3], a modification of the trypsin–Giemsa technics of Seabright[4], Wang and coworkers[5].

RESULTS AND DISCUSSION

The results of karyotyping of the three cell strains are shown in Table 1.

Table 1. Distribution of chromosome numbers in three human NPC strains

Cell strain	No. of cells counted	Range of Chromosome No. per cell	NO. of cells per class													
			Hypoploidy							Pseudo–diploidy	Hyperploidy					% of cells With giant chromosome
			<41	41	42	43	44	45	Total(%)	46(%)	47	48–70	71…79	>97	Total (%)	
CSN_3	290	14–200	26	8	16	13	20	41	124(22)	99(34)	21	23	15	8	67 (24)	78%
CSN_7	257	35–150	6	2	4	7	23	16	58(23)	152(59)	6	14	23	4	47 (18)	92%
CNL_8	57	30–168	10	9	2	0	7	7	35(61)	5(9)	10	1	4	2	17 (30)	82%

The presence of a giant submetacentric group A chromosome, similar in size and structure, in all 3 cell strains is quite striking. This giant chromosome was seen in some hypoploid cells as well as in all pseudodiploid and hyperploid cells. At times 2 or 3 of these chromosomes were seen in a few cells with 90 or more chromosomes.

Among the cells with banded chromosomes, 8/59 CSN_3 cells, 7/86 CSN_7 cells and 5 CNL_8 cells were photographed. A band pattern similar to giant A chromosome pattern was found in each strain (Figs. 1–3 Mar). The short arm of this chromosome had two dark bands over the proximal part and some lighter bands over the distal part, identical with that of the short arm of chromosome 1. In good preparations it was found that there were 8 deeply stained bands, the proximal darker bands were close to each other in pairs showing the characteristics of the long arm of chromosome 1. The 4 dark bands in the distal part were also close to each other in pairs and often fused into 2 broad dark bands separated by a broad light band, a band pattern typical of the short arm of chromosome 3. Comparison of the 2 arms of this giant chromosome with the corresponding parts of chromosome 1 and chromosome 3 of the same cell showed that their band patterns were completely identical (Figs. 1–3 Mar, A1, A2). So it may be concluded that this giant submetacentric group A chromosome is formed by the translocation of the short arm of chromosome 3, breaking at a point near its centromere, to the distal light band region of the long arm of chromosome 1, namely t (1;3)(1pter → 1q44::3p11 → 3pter).

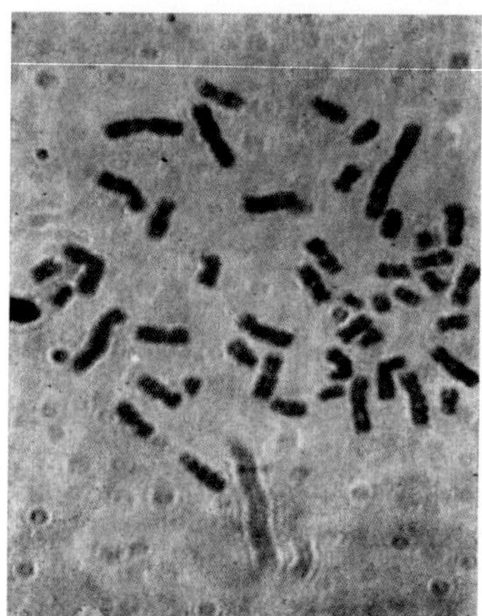

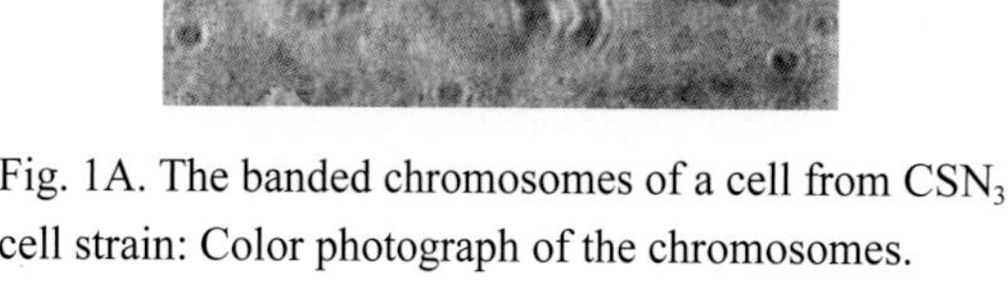

Fig. 1A. The banded chromosomes of a cell from CSN_3 cell strain: Color photograph of the chromosomes.

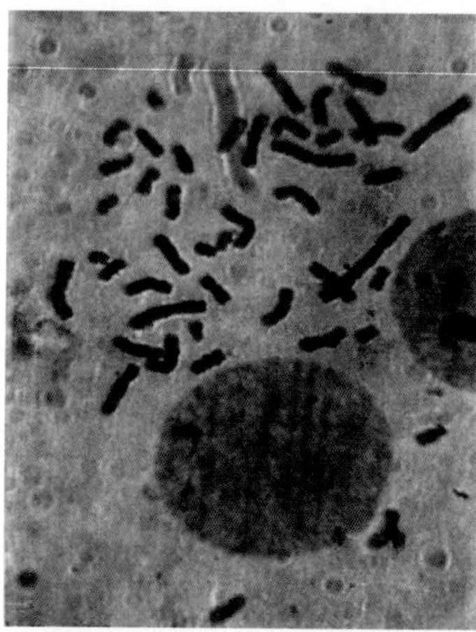

Fig. 2A. The banded chromosomes of a cell from CSN_7 cell strain: Color photograph of the chromosomes.

These findings of a chromosomal translocation in nasopharyngeal carcinoma appear to parallel those in Burkitt's lymphoma. A translocation of a distal segment from chromosome 8q onto 14q was found in Burkitt's lymphoma which was known to be associated with EB virus [8,9]. This may suggest that this chromosomal rearrangement is probably linked with EB virus, but some workers[10] argue against it. In our studies, all the 3 lymphoblastoid cell strains had a giant marker chromosome and all reacted positively to the EBV capsid–antigen. Furthermore, Trumper et al [11] reported that they had demonstrated a close relationship between EBV and human nasopharyngeal carcinoma. Evidently, further study is necessary to clarify the relationship between chromosomal translocation and EB virus as well as to determine the etiological factor (or factors) of human nasopharyngeal carcinoma.

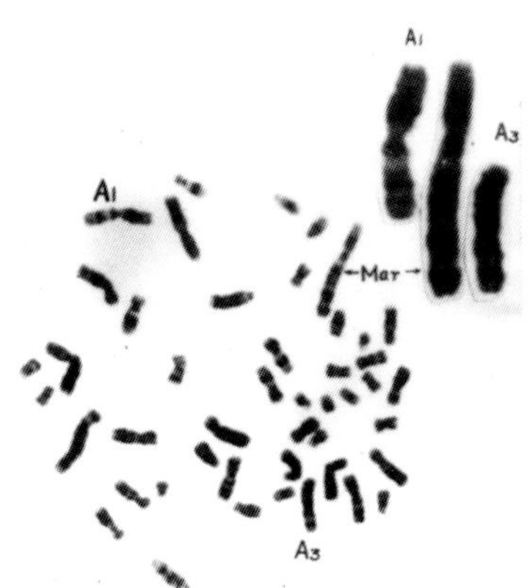

Fig 1B. The banded chromosomes of a cell from CSN_3 Cell strain: Chromosome 1(A1), chromosome 3(A3) and marker chromosome(Mar)

Fig 2B. The banded chromosomes of a cell from CNS_7 cell strain: Chromosome 1 (A1). Chromosome 3(A3) and marker chromosome (Mar)

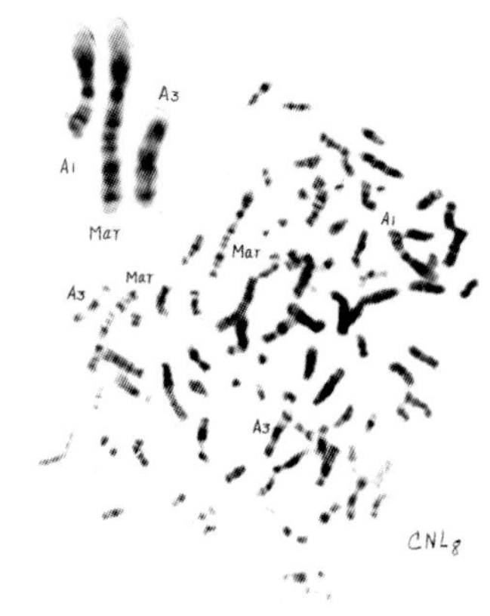

Fig 3. The banded chromosomes of a cell from CNL_8 cell strain: A, A3 and Mar show chromosome 1(A1), chromosome 3(A3) and marker chromosome (Mar)

CONCLUSION

In view of the presence of this giant group A chromosome in all 3 lymphoblastoid cell strains derived from NPC tissues so far tested, irrespective of sex, geographical location and laboratory procedures, this giant chromosome may be considered the marker chromosome of these cell strains. Its relation to nasopharyngeal squamous carcinoma awaits further study of NPC biopsy material, which is already under way.

The Giemsa banding pattern of this marker chromosome shows that it is composed of the major part of chromosome 1 and the short arm of chromosome 3:t(1;3)(1pter → 1qter::3p11 → 3pter).

REFERENCES（略）

ACKNOWLEDGEMENTS

We are grateful to the Shanghai Institute of Experimental Biology for their generous supply of the cell strains CSN_3 and CSN_7, and also to the Cancer Institute of the Chinese Academy of Medical Sciences, Peking, for their cooperation in supplying cell strain CNL_8.

（二）遗传学报，1978, 5 (1): 19-22.

一条与人体鼻咽癌相关的标记染色体及其由来的初步探讨

夏家辉　卢惠霖
（湖南医学院医学遗传组）

鼻咽癌和鼻咽癌细胞株的标记染色体尚未见报道。1976 年冬在广州召开的全国鼻咽癌协作组会议上，我们报告了自 1975 年以来在两株鼻咽癌类淋巴母细胞株（CSN_3 和 CSN_7) 中观察到一条巨大亚中部着丝点标记染色体，并用姬式显带法证明了这条染色体的由来。在这次会议上中山医学院肿瘤研究所病因研究室也报告了用常规染色体研究法，在鼻咽癌类淋巴母细胞株和鼻咽活检组织细胞中有一条“巨 A”染色体。会后，我们除用常规方法在 4 例鼻咽癌活检组织细胞中观察到与此相似的染色体外，又用姬式显带法在鼻咽癌 CNL_8 类淋巴母细胞株中观察到了同一带型的标记染色体。现将这三个细胞株的观察结果简报如下。

材料和方法

鼻咽癌 CSN_3 和 CSN_7 类淋巴母细胞株：由上海实验生物研究所肿瘤室于 1973 年用鼻咽癌患者的活检组织块分别经过 198 天和 119 天建成株。CSN_3 株源自一个鼻咽鳞癌 Ⅱ ~ Ⅳ级的男患者（年 31 岁），间接免疫荧光法检测 EB 病毒外壳抗原阳性细胞率为 0.01。CSN_7 株源自一个鼻咽鳞癌 Ⅲ ~ IV 级的女患者（年 24 岁），电镜检查细胞内有类疱疹病毒颗粒，间接免疫荧光法检测 EB 病毒外壳抗原阳性细胞率为 0.01 ~ 0.04。

鼻咽癌 CNL_8 类淋巴母细胞株：由北京中国医学科学院肿瘤防治研究所病毒室于 1973 年用一位广州鼻咽低分化癌患者的活检标本，经 195 天培养建成株，间接免疫荧光法检测 EB 病毒外壳抗原为阳性，微量补体结合试验也为阳性。

染色体显带技术及其带型鉴定，用我组 1973 年在综合 Seabright 和 Wang 等显带法的基础上所建立的姬式显带术及其鉴别方法。

观察结果

用常规染色体分析方法　在一年多时间内，对七十多次传代中的 CSN_3 和 CSN 细胞株的 15 个代次的细胞做了染色体检查。在 15 天的时间内对 CNL_8 细胞株的三次传代中的细胞做了染色体的检查。结果发现，在三个细胞株中未见到一个真二倍体细胞；在大部分亚二倍体细胞、全部假二倍体细胞和超二倍体细胞中，除各自的畸变染色体外，都可见到一条形态相似的巨大的亚中部着丝点染色体。三个细胞株的染色体组见下表。

CSN_3、CSN_7、CNL_8 类淋巴母细胞株染色体的组成

细胞株	共计数细胞	每个细胞的染色体数目																							含标记染色体的细胞（%）
		染色体数目分布	<35		35 ~ 45		46		47 ~ 57		58 ~ 68		69		70 ~ 80		81 ~ 91		92		93 ~ 103		>103		
			细胞数	%	细胞数	%	细胞数	%	细胞数	%	细胞数	%	细胞数	%	细胞数	%	细胞数	%	细胞数	%	细胞数	%	细胞数	%	
CSN_3	290	14 ~ 200	11	3.8	113	39.0	99	34.1	43	14.8	1	0.3	—	—	4	1.4	10	3.4	—	—	6	2.1	3	1.0	78.0
CSN_7	257	35 ~ 150	—	—	58	22.6	152	59.1	12	4.7	7	2.7	—	—	4	1.6	9	3.5	8	3.1	5	1.9	2	0.8	92.0
CNL_8	57	30 ~ 168	4	7.0	31	4.4	5	8.8	11	19.2	—	—	—	—	—	—	3	5.3	1	1.8	1	1.8	1	1.8	82.0

用姬式显带染色体分析方法对 CSN_3 株的五个代次中的 59 个细胞作了显微镜下的染色体带型分析，其中有 8 个细胞经显微照相后做了带型分析；对 CSN_7 株的两个代次中的 86 个细胞做了显微镜下的带型分析，其中有 7 个细胞经显微照相后做了带型分析；对 CNL_8 的一个代次中的 5 个细胞经显微照相后做了带型分析。分析结果查明，在这三个细胞株中共同存在的这条巨大的亚中部着丝点染色体的带型完全一致（图版 I，1–3 中的 Mar）。其短臂近侧部可见明显的两条深带，其远侧部为浅带，这是 A 组 1 号染色体的短臂带型的鉴别特征；在处理较好的标本上，其长臂有明显的 8 条深带，近侧部的 4 条深带两两靠近，且最近侧的一条深带常常着色较浅。而具有 A 组 1 号染色体的长臂所特有的 4 条深带的排列特征；远侧部的 4 条深

带也两两靠近，并往往相互融合成两条较宽的深带，而在这两条深带之间显现出一较宽的浅带区。这是 A 组 3 号染色体的短臂所具有的带型特征。同时，我们还用带有这条标记染色体的同一个细胞内的 A 组 1 号和 3 号染色体的带型与此相比较，带型也完全一致（图版 I,1–3 中的 A1、A3、Mar）。据此，我们确认这三个细胞株的这一共同的标记染色体是由近着丝点处断下来的 A 组 3 号染色体的短臂易位到 A 组 1 号染色体的长臂末端的浅带区所形成的，即 t(1;3)(1pter → 1q44::3p11 → 3pter)。

讨　论

1. 在人体恶性肿瘤及其细胞株中，常有多种形态异常的染色体出现。如果某些异常染色体具有一定的特殊形态，并在某一肿瘤及其细胞株的全部或大部分细胞的分裂中期相中恒定地存在，这样的染色体一般就被称为该肿瘤及其细胞株的标记染色体；标记染色体的存在常常是说明这个肿瘤或细胞株起源于同一祖先细胞的有力证据。由于这三个鼻咽癌细胞株分别有 78%～92% 的细胞带有这条来源和带型完全相同的染色体，因此，这条染色体应该是这三个鼻咽癌细胞株的共同的标记染色体。

2. 根据这三个鼻咽癌细胞株，虽然来自不同地区、不同性别，不同年龄的个体，而且由不同的实验室建株，但都具有这一条来源与带型完全相同的标记染色体；以及我们和中山医学院分别用常规方法，在部分鼻咽癌患者的鼻咽部活检组织块的细胞中，也观察到与此相似的染色体的事实，因此，我们认为这一条标记染色体与鼻咽部的相关性很值得进一步研究。

3. 据国外研究，伯基特淋巴瘤活检组织及其细胞株的细胞中有由 8 号和 14 号染色体间的易位而形成的标记染色体，最近还证明这种特殊的淋巴瘤不论有无 EB 病毒，都有 8 号和 14 号染色体间易位而形成的标记染色体。因此，其标记染色体的产生与 EB 病毒的关系尚有不同的看法。

鼻咽癌的发生除有明显的种族性外，与 EB 病毒的关系也引起了人们的注意。我们所分析的这三个鼻咽癌细胞株，其标记染色体同伯基特淋巴瘤的标记染色体的来源和带型完全不同。在这三株类淋巴母细胞株中，EB 病毒外壳抗原检测均为阳性。EB 病毒和鼻咽癌的密切关系，未分化鼻咽癌细胞中有 EB 病毒基因组的事实已经反复证实，但分化好的鼻咽癌细胞中还未找到 EB 病毒基因组。因此，在 CSN_3、CSN_7、CNL_8 类淋巴母细胞株中所见到的这条由 3 号和 1 号染色体易位而形成的巨大亚中部着丝点染色体同 EB 病毒以及鼻咽癌细胞类型的关系也有待进一步研究。

结　论

在鼻咽癌 CSN_3、CSN_7、CNL_8 类淋巴母细胞株中有一条巨大亚中部着丝点标记染色体。用姬式显带法证明这条染色体是由近着丝点处断下来的 A 组 3 号染色体的短臂易位到 A 组 1 号染色体的长臂末端的浅带区所形成的，即 t(1;3)(1pter → 1q44::3p11 → 3pter)。文中就其与鼻咽癌和 EB 病毒的关系进行了讨论。

参考文献与英文摘要（略）

“图片”见《中华医学杂志（英文版）》。

（三）Cancer Genet Cytogenet 1988, 35: 135-140.

Fragile Site 1q44 Involved in Nasopharyngeal Carcinoma A Study of a Marker Chromosome der(1)t(1;3) (q44;p11)

Xia Jiahui, Xiao Jianyun, et al

We have observed identical twins, both of whom suffered from the same type of poorly differentiated squamous cell carcinoma, which developed in 1970 and 1972, respectively. Subsequently, we detected a marker chromosome, der(1)t(1;3)(q44;p11), with the same morphology in different metaphases from three lymphoblastoid cell lines originating from the cells of other patients with nasopharyngeal carcinoma:CSN3 and CSN7, established by the Institute of Experimental Biology, Shanghai; and CNL8, established by the Cancer Institute, Chinese Academy of Medical Science, Beijing (Fig. 1). We also observed a large, submetacentric chromosome in the cells of biopsies of nasopharyngeal carcinomas of four patients by using a routine chromosome technique (Fig.2). In 1987 we studied the blood cells of a patient with poorly differentiated squamous carcinoma (confirmed by pathology) and found one of eight cells to contain a der(1)t(1;3)(q44;p11)(Fig. 3) and , in caffeine-treated cultures, a fragile site at 1q44 in two of 101 metaphases (Fig. 4). The demonstration of a fragile site at 1q44 and the translocation (1;3)(q44;p11) in different cells of the same culture is similar to the findings of Yunis and Soreng in lymphoma with a fragile site at 11q13.3 and fragile sites 7q31.2 and 16q22 in acute nonlymphocytic leukemia.

We propose that there may be an undiscovered oncogene at 1q44 and the fragile site 1q44 induced by caffeine. The latter may serve as a background to translocation t(1;3). The chromosomal rearrangement produces a position gene effect and secondary chromosome aberrations. Such a position effect could induce the development of neoplasia.

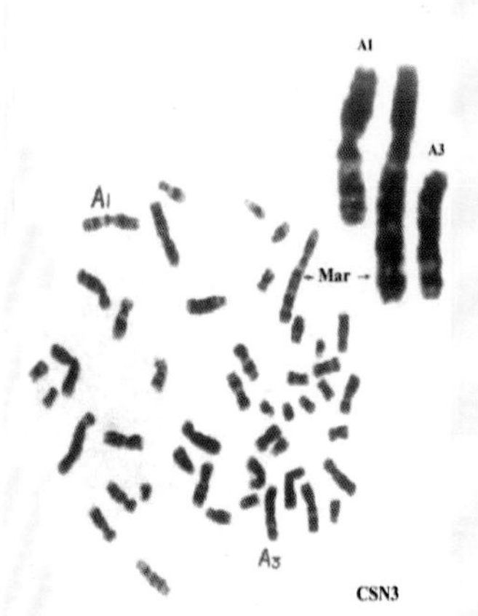

Figure 1 A marker chromosome der(1)t(1;3)(q44::p11) in three cell lines(A) CSN7.

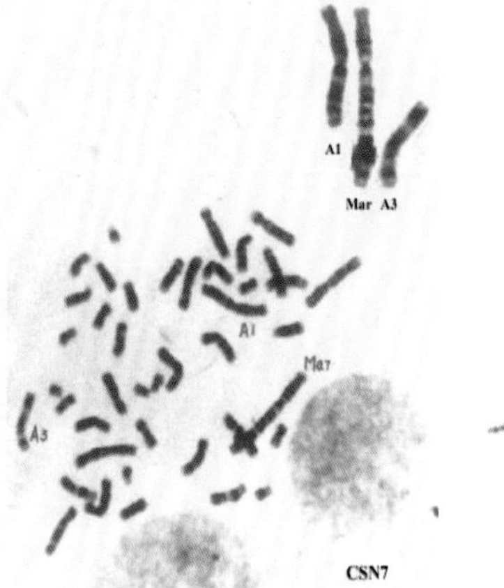

Figure 1 (B)CSN7

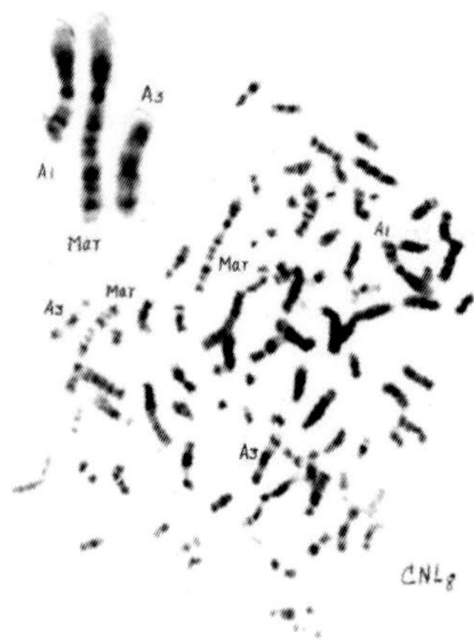

Figure 1 (C)CNL8

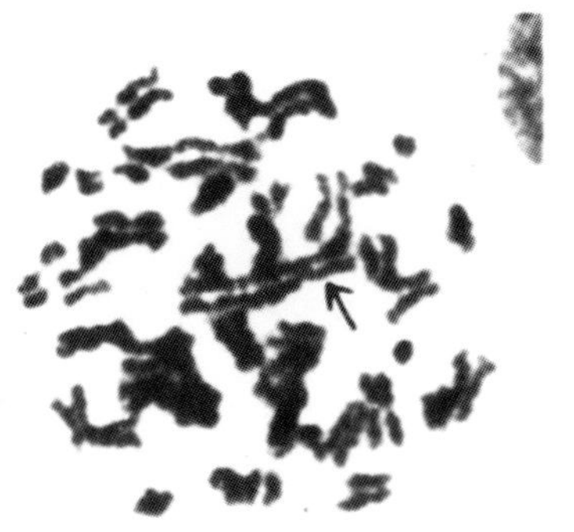

Figure 2 A marker chromosome in cells of nasopharyngeal carcinoma biopsy.

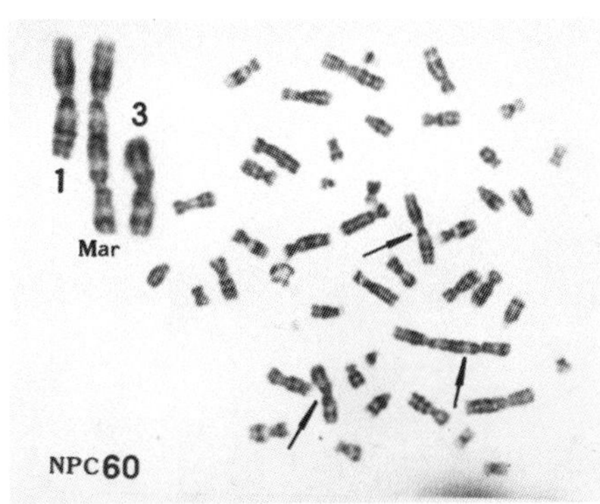

Figure 3 A marker chromosome der(1)t(1;3)(q44;p11) from peripheral blood a patient with poorly differentiated squamous carcinoma.

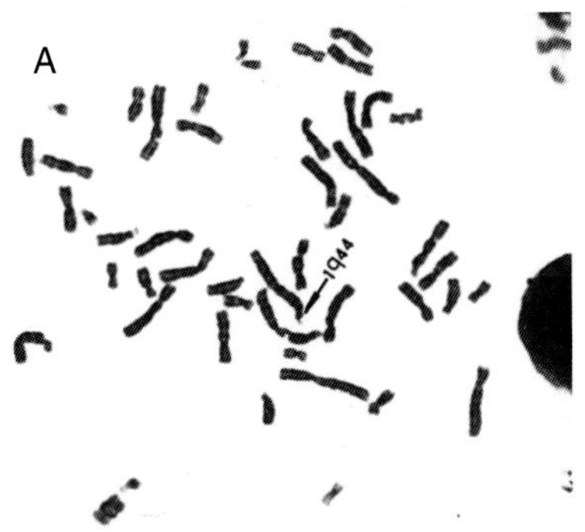

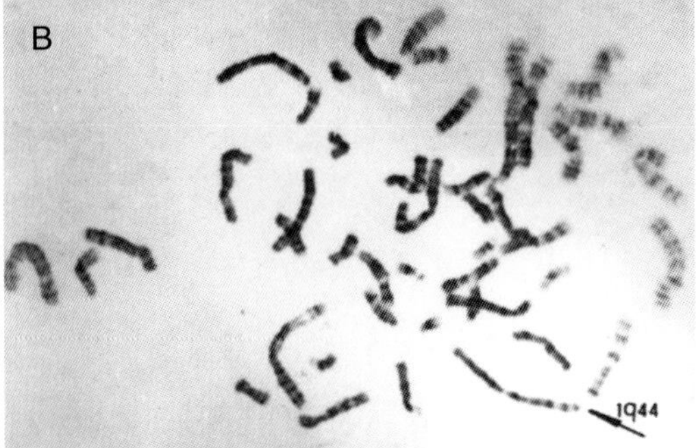

Figure 4 (A, B) A fra(1)(q44)from peripheral blood cell of a patient with low-differentiation squamous carcinoma

REFERENCES（略）

• 细胞遗传学与染色体病的研究 •

一、主要论文目录

1. 病理研究组，附二院内科，附一院泌尿外科. 若干病例的临床观察与染色体组型分析. 医学遗传资料，湖南医学院，1974 年第 2 期

2. 医学遗传组，附二院内科. 人体细胞染色体带型（G 带）及其临床应用. 医学生物资料选编（人二倍体会议资料专辑），1976, (1–2): 69–82（摘录）

3. 医学遗传组等. 染色体显带法及其临床应用，遗传学报，1976, 3(1): 39–43

4. 夏家辉，戴和平. 姊妹染色单体互换. 生物科学动态，1978, (6): 9–12

5. 夏家辉，卢惠霖，伍汉文，李麓芸，等. 六例性腺发育不全症的实验室及临床研究. 遗传学报，1979, 6(1): 145

6. 李麓芸，夏家辉，戴和平，何小轩，等. 522 例遗传咨询门诊病例的染色体分析. 中华医学杂志，1981, 61(12): 743–752（全文）

7. Li Luyun, Xia Jiahui, Dai heping, He Xiaoxuan, et al. Genetic Counseling Clinic Chromosome Analysis in 522 Cases. Chinese Medical Journal, 1982, 95(11): 793–804（522 例遗传咨询门诊病例的染色体分析）(全文)

8. 夏家辉，李麓芸，戴和平，许发明，等. 人类高分辨 G 显带染色体技术及其应用. 中华医学杂志，1982, 62(9):539–542（全文）

9. 何小轩，夏家辉，李麓芸，戴和平，等. 一例带有两条 9 号染色体次缢痕丢失的患者及其家系的细胞遗传学研究. 遗传学报，1982, 9(4): 315–319

10. 夏家辉，李麓芸，戴和平，许发明，等. 人类高分辨 G 显带染色体及其特征. 湖南医学院学报，1983, 8(1): 21–27

11. 李麓芸，夏家辉，戴和平，许嘉，等. 1168 例遗传咨询门诊病人的染色体分析. 湖南医学院学报，1983, 8(2): 121–128

12. 何小轩，李麓芸，夏家辉，戴和平，等. 139 对自然流产夫妇的染色体分析. 湖南医学院学报，1983, 8(2): 129–131（全文）

13. 许嘉，李麓芸，许发明，夏家辉，等. 家族性染色体断裂易位热点. 湖南医学院学报，1983, 8(2): 132–134（全文）

14. 许发明，李麓芸，何小轩，夏家辉，等. 睾丸决定因子定位的重新探讨—混合性和单

纯性性腺发育不全各一例．湖南医学院学报，1983, 8(2): 135–138（全文）

15．夏家辉，李麓芸，戴和平，许嘉，等．3415 例活产婴的 G 显带染色体研究．湖南医学院学报，1983, 8(2): 113–120

16．Xia Jiahui, Li Luyun, Dai heping, Xu jia, et al. G-Banded Chromosomes of 3,415 Liveborn Infants．Chinese Medical Journal,1984, 97(12): 921–927（3415 例活产婴的 G 显带染色体研究）（全文）

17．李麓芸，夏家辉，戴和平．人类染色体 850—1000 条带的高分辨技术．湖南医学院学报，1986, 11(2): 103–108（全文）

18．Li Luyun, Xia Jiahui, et al. Chromosome Analyses of 2,319 Cases in Genetic Counseling Clinic, Chinese Medical Journal, 1986, 99(7): 527–534（2319 例遗传咨询门诊患者染色体分析）(全文)

19．贺明伟，夏家辉，李麓芸，戴和平，等．脆性 X 综合征的临床和细胞遗传学研究．遗传与疾病，1989, 6(3): 151–154（全文）

20．何小轩，朱文兵，李麓芸，夏家辉．人类睾丸决定基因在 Y 染色体上的位点．中华医学杂志，1990, 70(12): 694–696

21．贺明伟，夏家辉，李麓芸．脆性 X 综合征的产前诊断方法（附三例报告)．遗传与疾病，1990, 7(4): 224–225（全文）

22．参加国际会议报告与墙报

1)【GENES AND DISEASE Proceedings of the First Sino–American Human Genetics Workshop（中美人类遗传学“基因与疾病”首届研讨会，1983 年 10 月 18 日至 20 日北京)】(全文)

大会报告：Li Lu–yun, Xia Jia–hui, et al. CYTOGENETIC STUDIES IN 3,415 LIVEBORN INFANTSAND 1,168 CASES IN THE GENETIC COUNSELING CLINIC（3415 名活产婴儿与 1168 例遗传咨询门诊病人的细胞遗传学研究）

2)【XV INTERNATIONAL CONGRESS OF GENETICS（第十五届国际遗传学大会，1983 年 12 月 12–21 日印度新德里)】(全文)

大会报告：Xia Jia–hui, et al. STUDY OF G–BANDED CHROMOSOMES1N 3,415 LIVEBORN INFANTS（3415 例活产婴儿 G 显带染色体的研究）

墙报：Li Lu–yun, Xia Jia–hui, et al. CHROMOSOME ANALYSIS OF 1,168 CASES IN GENETICCOUNSELING CLINIC（1168 例遗传咨询门诊染色体分析）

3)【7 International Congress of Human Genetics Berlin(West) September 22–26,1986 Abstracts Part 1 p115“第七届国际人类遗传学大会”(德国西柏林，1986 年 9 月 22 日至 26 日)】(全文)

墙报：Li Luyun, Xia Jiahui, et al. CHROMOSOME ANALYSES OF 2,319 CASES IN GENETIC COUNSELING CLINIC（2319 例遗传咨询门诊患者染色体分析）

专题交流：Xia Jiahui, Li Luyun et al. HIGH RESOLUTION TECHNIQUE IN 850–1,000 BANDS STAGE OF HUMAN CHROMOSOME（人类染色体 850–1000 条带阶段的高分辨技术）

4)【8th International Congress of human genetics“第八届国际人类遗传学大会，1991 年 10 月 9 日，美国华盛顿】(全文)

墙报：Xia Jiahui, et al. A Catalogue of Human Chromosomal Anomalies in China(II)（中国人类染色体异常目录（二))

专题交流：He Xiaoxuan, Zhu Wenbing, Li Luyun, Xia Jiahui. Human Testis Determining Factor Mapping on Y Chromosome（人睾丸决定因子在 Y 染色体上的定位）(全文)

二、论文摘要

（一）医学生物资料选编（人二倍体会议资料专辑）1976, (1-2): 69-82.

人体细胞染色体带型（G 带）及其临床应用

湖南医学院 医学遗传组、附二院内科

1970 年瑞典 Casperson 等结合细胞培养和荧光染料染色技术，发现人体细胞的染色体上面具有带状结构。1971 年人类细胞遗传学标准化巴黎会议审查了 Casperson 氏的工作，拟定了染色体带型的命名法，并建议今后人类染色体的鉴别以报告书中描述的荧光染色体带型为依据（报告书于 1972 年正式出版）。几年来，各国陆续发表了不少报道，不仅充分证实人体染色体带纹结构的存在，而且在显带技术、显带机制和实际应用方面取得了较快的进展。

原来，在 20 世纪 50 年代末到 60 年代，只能根据染色体的相对长度、着丝点的位置、着丝点两侧的长臂和短臂的相对长度以及随体的有无来鉴别各条染色体。几个组的染色体，特别是 C 组各对染色体之间，上述四种特征很相近似，不易区分。染色体带型的发现，克服了这个缺点，使人体染色体结构和细胞遗传学研究从 60 年代的一般染色体核型分析进展到对染色体结构更精细的分析，在理论上和实践上都有比较重要的意义。

本文拟报道我们对于人体细胞染色体显带方法和其临床应用的初步结果。这里先说明几个名词。染色体经过一定处理和染色程序，在染色体上出现若干染色较深的带形结构和染色较浅的带形结构，前者叫作深色带，简称“深带”，后者叫作浅色带，简称“浅带”（图 1）；显带后的染色体叫作“显带染色体”；通过适当处理把染色体的带纹显示出来的方法叫做“显带方法”。各条染色体的深带和浅带都有一定的数目，相对大小和顺序，叫做“带型”。带型随不同号染色体而异，随染色体上不同区段而异。根据染色体的带型，进行染色体的核型分析，叫做“显带染色体核型分析”。

材料和方法

1. 用 RPMI1640 液 80%，加 20% 的混合小牛血清或混合 AB 人血清，每 100 ml 培养基中加 PHA20 mg，每 1 ml 培养基中加青、链霉素各 100 U，分装成每瓶 5 ml。用无菌干燥的空针（临用时用肝素湿润）抽取静脉血 1～2 ml，每瓶用 8 号针头接种全血 8～12 滴。置 37 ℃恒温箱中培养 72 小时左右，细胞即进入旺盛有丝分裂期。每毫升细胞液中加入秋水仙素 0.8μg，继续在 37 ℃中培养 4～6 小时，然后将细胞液移入 10ml 的离心管中，以 2500 转 /min 离心 10 分钟，除上清液，加入已预热到 37 ℃的 0.075 mol/L 氯化钾溶液 8 ml 立即用吸管吹打后，置 37 ℃水浴中 30 分钟，在离心前向低渗细胞液中加入 3：1 的甲醇冰醋酸固定剂 1 ml ±，轻轻混匀后，以 2500 转 /min 离心 8～10 分钟，除去上清液，加固定剂 8 ml，将细胞团轻轻打散，使其悬浮于固定剂中，以 2500 转 /min 离心 10 分钟，如此连续重复固定两次后，吸尽上层固定剂，加入新固定剂 8～10 滴，用吸管轻轻将细胞团打散成细胞悬液，用吸管滴在预先用冰水冷却的载玻片上，每片滴 1～2 滴，立即将载片置 75 ℃的烤箱中烘烤 2～3 小时，自然冷却至 37 ℃左右即可行染色和显带处理。

2. 在无菌条件下用 0.85% 的氯化钠溶液（pH 值 7.3 ±），配制 0.25% 的胰蛋白酶溶液，经玻璃滤菌器过滤，置冰箱中保存（胰蛋白酶来自上海化学试剂采购供应站，规格不明）。

3. 将上述胰蛋白酶溶液倒入染色缸中，置 37 ℃水浴箱内，使胰蛋白酶溶液升温到 37 ℃。

4. 将玻片标本放入胰蛋白酶溶液中，不断轻轻摇动，历时 3～3.5 分钟。

5. 然后取出玻片标本，立即投入姬姆萨染液的新鲜稀释液中，染色 10～20 分钟。（按 May-Grunwald-Giemsa 方法制成姬姆萨染剂储备液；在每次使用前，按 2 滴储备液：1ml 磷酸缓冲液 pH 值 7 的比例配成稀释染液。）

6. 用自来水冲洗，在空气中干燥。

经上述方法制成的染色体带型标本，在普通光学显微镜下观察，可以看到在染色体的长臂和短臂上，出现若干条紫色的深带和介于深带之间的浅带（图 1）。在一个细胞中的同一号染色体上，不论其染色单体是分是合，染色体细长或短粗，其带型是相同的；但在不同号染色体之间带纹的多少的位置差别较大。同一个人或不同人的细胞之间，同一号染色体虽然有长短粗细之别，但其带型基本上相同。

根据以上这些特点，可以识别各号染色体，将各号染色体区分开来；可以识别同一条染色体上的不同区段，这对于辨明某一细胞中某号染色体的增减，某号染色体上某个片段的重复、缺失、易位和倒位等，提供较为可靠的依据。

根据我们自 1973 年以来，对 26 个中国人血细胞所作的观察，用上述方法显示的各号染色体带型（G 带）特点如下。

A 组 1 号染色体

短臂：一般在近侧部可见两条深带，（图 1、图 3 及图 2 左）在处理较好的标本上，其远侧部还可显示两条深带（图 2 右、图 3）。

长臂：一般可见 4 条深带，近侧部两条深带比较靠近，远侧部的两条深带也比较靠近，次缢痕一般染色较深（图 1–3）。

A 组 2 号染色体

短臂：一般可见 4 条深带，中部两条较靠近（图 2、图 3）。

长臂：一般可见 6 条深带，近中部两条有时可融合成一条较宽的深带（图 2、图 3）。

A 组 3 号染色体

两臂的近侧部和两臂的远侧部各有一条深带，两臂深带之间与末端均为浅带，（图 2、图 3)。

B 组 4 号染色体

短臂：一般可见一条深带，或整个短臂被染成深带，（图 2、图 3）。

长臂：一般可见均匀分布的 4 条深带（图 2、图 3），但远侧部的两条深带较宽。

B 组 5 号染色体

短臂：一般可见一条深带或整个短臂被染成深带（图 2、图 3）。

长臂：中部可见一条宽的深带，远侧部也有一条深带，在这两条深带之间有一条较宽的浅带（图 2、图 3）。

C 组 6 号染色体

短臂：中部有一条宽的浅带，其近侧部和远侧部均为深带（图 2、图 3）。

长臂：一般可见 4 条深带（图 2、图 3），但有时除末端外可全部染成深带。

C 组 7 号染色体

短臂：一般仅见一条近端部的深带（图 1、图 2、图 3）。

长臂：可见明显的三条深带（图 1、图 3）。

C 组 8 号染色体

短臂：在近侧部和远侧部各有一条深带（图 2、图 3）。

长臂：一般可见 2～3 条深带（图 2、图 3）。

C 组 9 号染色体

短臂：一般在远侧部有一条深带（图 2、图 3）。

长臂：可见两条明显的深带（图 2、图 3），次缢痕一般无色，在有的标本上呈现出特有的颈部区（图 7）。

C 组 10 号染色体

短臂：近中部可见一条深带（图 2、图 3）。

长臂：一般可见 3 条深带（图 2、图 3）。

C 组 11 号染色体

短臂：中部可见一条深带（图 2、图 3）。

长臂：中部可见一条宽的深带这条深带与着丝点之间是一条宽的浅带（图 2、图 3）。

C 组 12 号染色体

短臂：中部可见一条深带（图 2、图 3）。

长臂：与 11 号染色体比较，近中部可见一条较宽的深带，而这条深带与着丝点之间是一条窄的浅带，这一对比特点常用来鉴别 11 和 12 这两号染色体的主要特征（图 2、图 3）。

C 组 X 染色体

短臂：中部可见一条明显的深带，宛如竹节状（图 2、图 3）。

长臂：一般可见 3 条深带（图 2、图 3）。在有的标本上仅近侧部一条深带较明显

D 组 13 号染色体

长臂上可见 4 条深带，一般在近侧部的第二条深带染色较深（图 2、图 3）。

D 组 14 号染色体

长臂近侧部可见一条宽的深带，其远侧部有一条较窄的深带，两深带之间是较宽的浅带（图 2、图 3）。

D 组 15 号染色体

长臂近侧部可见 2～3 条深带，远侧部一般为浅带，在有的标本上其末端有一条窄的深带（图 2、图 3）。

E 组 16 号染色体

该染色体形态多变（图 2）。一般在短臂中部有一条深带，长臂上可见 1～2 条深带，次缢痕染色较深（图 2、图 3）。

E 组 17 号染色体

在长臂和短臂的远侧部各有一条深带（图 2、图 3）。

E 组 18 号染色体

短臂一般为浅带，长臂上可见两条稍宽的深带（图 2、图 3）。

F 组 19 号染色体

在着丝点的周围为深带，其余部分为浅带（图 2、图 3）。

F 组 20 号染色体

短臂上可见一条深带，长臂上有的标本全为浅带，有的标本在其近中部可见一条较窄的深带（图 2、图 3）。

G 组 21 号染色体

与 22 号染色体比较，其长度比 22 号染色体短，长臂近侧部的深带较 22 号为宽，与末端浅带不明显（图 2、图 3）。

G 组 22 号染色体

与 21 号染色体比较，其长度比 21 号染色体长，长臂近侧部的深带比 21 号窄，在有的标本上围绕着丝点而呈点状，末端的浅带明显而宽（图 2、图 3）。

Y 染色体

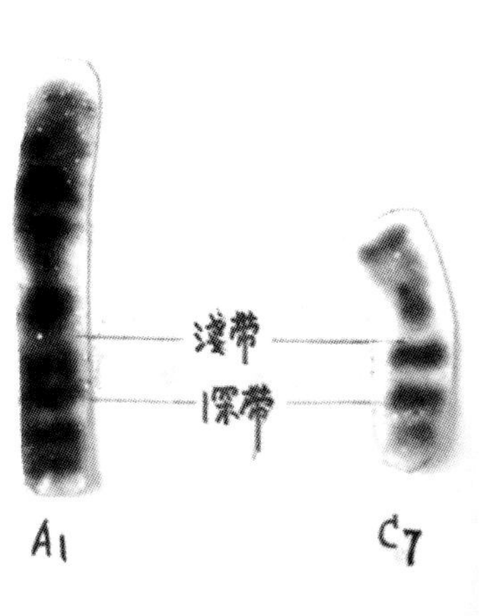

图 1　示 1 号和 7 号显带染色体的深带和浅带

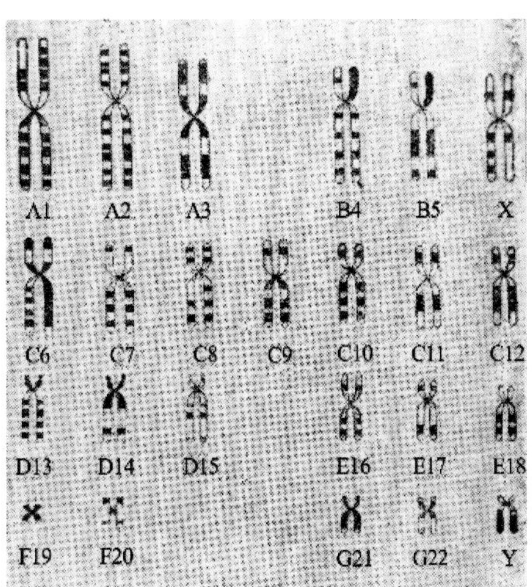

图 3　在各号染色体上可见带纹的模式图

染色体的长短不一，形态多样，一般整个长臂被染成深带，在处理较好的标本上，可见两条深带（图 2、图 3）。

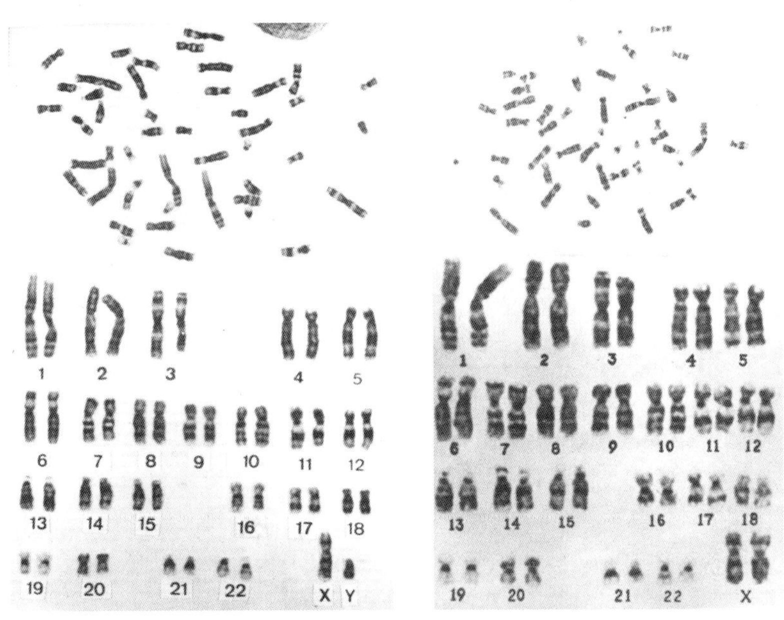

图 2　示男性和女性各一个白细胞的显带染色体图及其核型分析

三、论文全文

（一）中华医学杂志，1981,61(12):743-752.

522 例遗传咨询门诊病例的染色体分析

湖南医学院医学遗传研究室
李麓芸 夏家辉 戴和平 何小轩 许发明 许嘉 肖广惠 何鸿恩 胡信德 卢惠霖

我室于 1973 年 4 月～1980 年 12 月，对遗传咨询门诊 522 例的染色体进行了分析，60 例染色体数目或结构异常，占 11.5%。据我们查阅的资料，其中有 18 例国内未曾报道，有 12 例国外未见报道。现将确诊的染色体异常的病例报告如下。

材料和方法

自 1973 年 4 月 25 日至 1980 年 12 月，在遗传咨询门诊中对疑有染色体异常的 522 例就诊者进行了细胞遗传学检查。采集的标本有外周血、胎儿羊水、皮肤活检等，按我室(1)常规应用的培养方法及 G 显带处理，必要时采用 C、Q 带和姊妹染色单体互换（SCE)、染色体迟复制技术（Lx)、高分辨染色体 G 显带技术(2)，以及 X、Y 染色质检测等技术。根据染色体分析结果对就诊者提出医学指导和防治处理建议（如宫内诊断)，对某些病例还作了家系分析，必要时将其细胞建株存库。

结　果

一、年龄、性别分布（表 1）

表 1 522 例受检者的年龄、性别分布

	0~	11~	21~	31~	41~	50 以上	合计
男	75	31	66	62	13	1	248
女	65	37	124	40	7	7	274
合计	140	68	190	102	20	2	522

二、就诊原因（表 2）

表 2　522 例受检者就诊原因

原因	例数	百分比（%）
流产、死产、畸胎、新生儿死亡，其中流产夫妇 52 对（104 人）	157	30.08
先天性智力低下	89	17.05
两性畸形	51	9.77
预测后代（患染色体病的危险率）	31	5.94
女性性征发育不全	26	4.98
男性性征发育不全	23	4.40
其他（婚前、产前检查、不孕等）	145	27.78
合 计	522	100.00

三、60 例确诊为染色体数目和结构异常者的核型分析（表 3）

其结构异常涉及到 1、2、4、5、7、9、12、13、X、Y 号染色体，共 12 种类型，就我们所掌握的资料，国内未见报道。其中 46,XY,t(1;4)(q43;q25);46,XY,-13,+der(13),t(4;13)(q25;q34);46,XY,t(1;17) (p36; q21); 46,XX 或 XY, t(5;7)(q22;p13);46,XY 或 XX, inv(5)(p15;q33);46,XX,-9,-9,+del(9), +del(9)(pter → cen → q11::q13 → qter);46,XY, inv (12)（p1110;q1310); 46,XY/45,XY,t(13;13)（p12;p12); 45,X /46,XX/47,XX,+t（Y;Y) (Yqter → Yp1::Yq11 → Yqter) 九种类型共 12 例国外未见报道。

表 3　60 例核型分析

分类	核型	人数	总计	%	诊断
常染色体数目异常	47, XX, +21 47, XY, +21	8 9	17	28.3	21- 三体
常染色体结构畸变	46, XY, t(l,4)* 46,XY, +t(4,13) pat* 46,XY, t(1;17) mat* 46,XX, t(2;9)* 46,XX, t(5;7)* 46,XY, t(5;7) mat* 46,XX, de1 (9),del(9)* 46,XX, del (9) 46,XY, del (9) 46,XY, inv (12)* 46,XX, inv (5)pat* 46,XY, inv (5) mat*	2 1 1** 1 1 1 1 2 1 1 1** 1**	14	23.3	携带者 4q 部分三体型 携带者 携带者 携带者 携带者 2 条 9 号次缢痕丢失 1 条 9 号次缢痕丢失，携带者 1 条 9 号次缢痕丢失，携带者 携带者 携带者 携带者
性染色体数目异常	47,XXX 47,XXY 45,XO	1 9 6	16	26.7	X–三体 小睾丸症 原发性性腺发育不全综合征
性染色体结构畸变	46,X,del(X)(pter → q21:)	1	1	1.7	同上
常染色体嵌合体	46,XX/47,XX,+ 21 46,XY/45,XY, t(13,13)*	1 1	2	3.3	21–三体 携带者
性染色体嵌合体	46,XX/46,XY 45,XO/46,XX/ 47,XX+t(Y;Y)* 46,XY/45,XO 46,XX/45,XO	3 1 4 2	10	16.7	真两性畸形（chimera） 嵌合体（mosaic） 嵌合体（mosaic） 嵌合体（mosaic）
合计		60	60	100.0	

* 为国内外首次报道病例

** 家系调查已查明，但检查号在 522 号以后的病例未列入

典型病例（细胞遗传学检查结果见表 4）

例 1　血 273 号，曾 ×，男，1979 年 11 月 24 日生。4q 部分三体型（Partial trisomy 4q）。家系见图 1。核型见表 4、图 2。

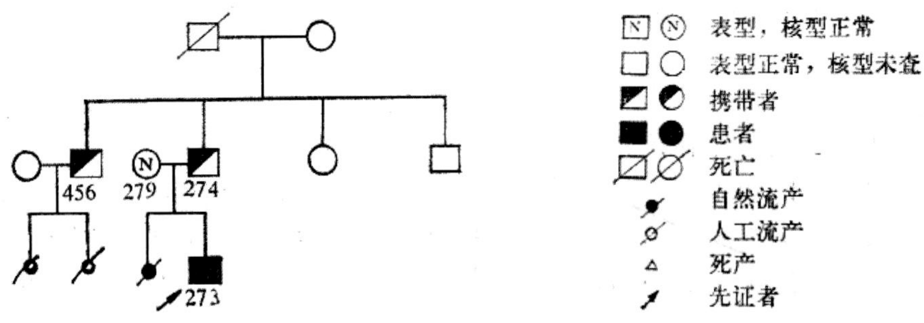

图 1　血 273 号家谱图　　注：本期所有家谱图的图例均同此图例

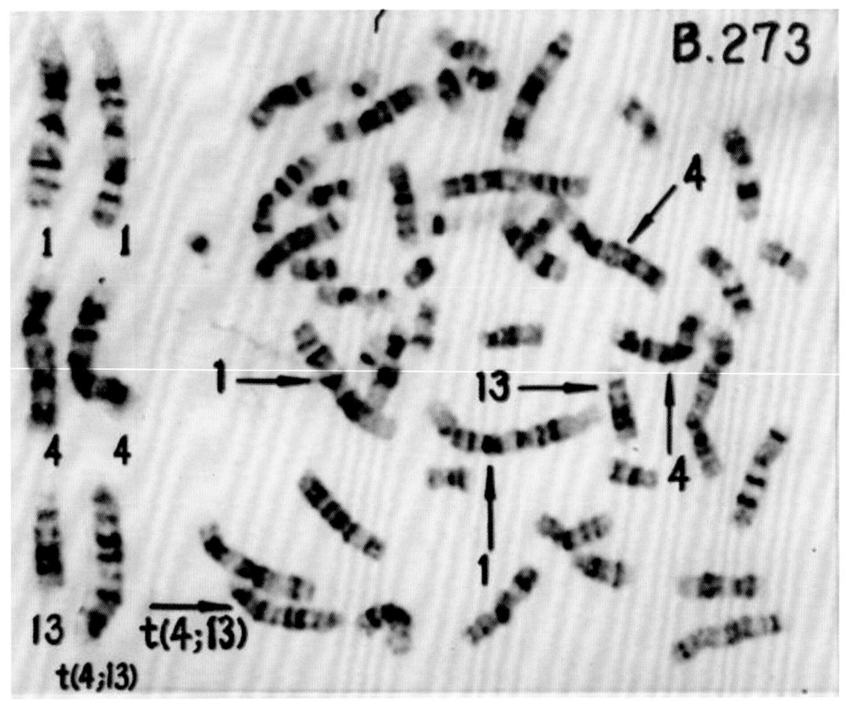

图 2　血 273 号中中期染色体及部分核型 46,XY,-13,+der(13),t(4;13)(q25;q34)

患儿为第二胎（第一胎自然流产），经保胎治疗足月剖腹娩出，生后 17 天出现阵发性抽搐，发作时头部摆动，张口呼吸、气促、发绀，有时眼球固定，四肢伸直，持续数分钟至数小时，缓解后无异常。实验室各项检查无异常，病因不明，治疗无效而转我院门诊。体检：患儿面容痴呆，双耳低位，上腭高尖，双手六指畸形，考虑为染色体异常性疾患。取外周血（血 273 号）G 显带染色体分析，核型为 46,XY,–13,+der(13),(13;?), 疑为某号染色体的部分三体型。为追查来源，取患儿父母外周血进行 G 显带染色体分析，母核型为 46,XX; 父核型见表 4、图 3, 为一个表型正常的相互易位型携带者。为探明易位染色体的起源，又取患儿伯父外周血作 G 显带染色体分析，核型见表 4、图 4, 与患儿父亲的核型完全相同，亦为一个表型正常的相互易位携带者。由于患儿的 13 号染色体的多余片断与父、伯父的易位到 1 号染色体上的 4q25 → 4qter 的带型完全一致，因此确认核型为 46,XY,–13,+der(13),t(4;13)(q25;q34), 即 4q 片断（q25 → qter）的部分三体型。

表 4 典型病例的细胞遗传学检查

编号	姓名	标本检查号	众数分析细胞数					共计数细胞数	核型（括号内数字为镜下分析细胞数）
			< 45	45	46	47	> 47		
1	曾 ×	血 273	2	2	96	0	0	100	46, XY,−13， + der(13),t(4;13)(13 pter → 13 q 34::4q 25 → 4 qter) pat (6)
	曾父	血 274	0	3	56	1	0	60	46, XY, t(1;4)1pter → 1q 43::4q 25 → 4 qter;4 pter → 4q25::1q43 → 1qter) 父 (4) 伯父 (3)
	曾伯父	血 456	0	0	58	0	0	58	
2	钟 × ×	血 363	0	0	36	0	0	36	46, XY, t(1;17)(1qter → 1 p 36::17q21 → 17 qter;17 pter → 17 q21::1p 36 → 1pter) mat (28)
3	樊 × ×	血 347	0	1	49	0	0	50	46, XX, t(2;9)(2 pter → 2q31::9p 24 → 9 pter;9 qter → 9 p 24::2q31 → 2qter) (50)
4	李 × ×	血 320	0	0	34	0	0	34	46,XY,t(5;7)(5 pter → 5q22::7p 13 → 7 pter;7 qter → 7p13: :5 q 22 → 5 qter) mat (3)
	李母	血 322	0	0	33	0	0	33	46， XX,t(5;7)(5 pter → 5q 22::7p 13 → 7 pter: 7qter → 7p 13::5q22 → 5 qter) (3)
5	戴毛毛	血 297	0	0	33	0	0	33	46, XY, inv(5)(pter → p15::q33 → p15::q33 → qter) mat (3)
	戴母	血 514	0	0	31	0	0	31	46,XX， inv(5)(pter → p 15.1::q33.1 → p15.1::q 33.1 → qter)pat (3)
6	冯 × ×	血 267	0	5	85	0	0	90	46,XX,−9,−9,+ del(9), +de1(9)(pter → q11::q13 → qter) (90)
	冯母	血 515	2	4	42	0	0	48	46,XX,−9, +del(9)(pter → q11::q 13 → qter) (48)
7	姚 × ×	血 373	1	0	49	0	0	50	46,XY, inv (12)(pter → p 1110::q1310 → p1110:: q1310 → qter) (50)
8	王 × ×	血 193	7	147	72	0	0	226	46,XY/45,XY,t(13;13)(13 qter → 13p12: :13 p12 → 13 qter) 血 (44) 皮 (5)
		皮 10	1	15	16	1	0	33	
9	梁 ×	血 103	3	17	131	3	0	154	46, X,del(X)(pter → q21:) (18)
10	何 ×	血 394	0	6	121	1	0	128	45,XO/46,XX (6) (9)
11	曾 × ×	血 238	0	123	79	51	0	253	45,XO/46,XX/47, XX,+t(Y;Y)(Yqter → Yp 1::Yq11 → Yqter) (7) (3) (6)
		皮 8	0	65	40	12	0	117	
		性腺 1	0	34	11	6	0	51	

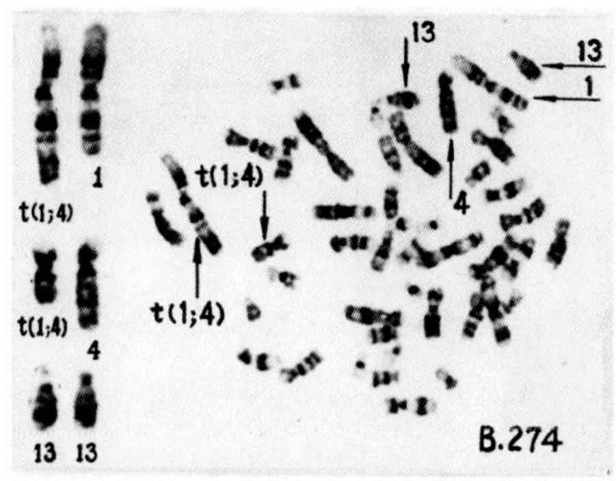

图 3 血 274 号中中期染色体及部分核型 46,XY,t(1;4)(q43;q25)

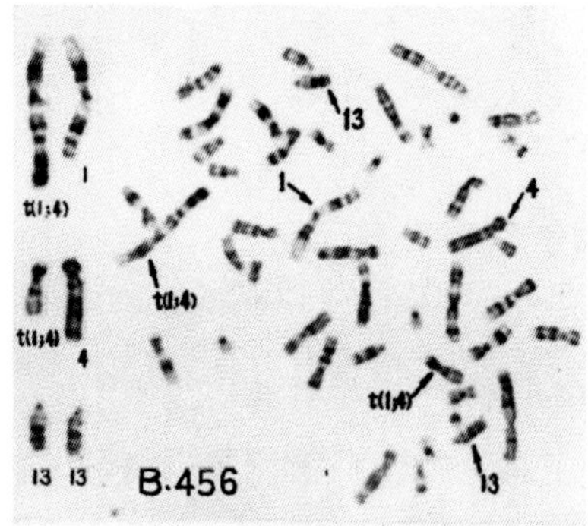

图 4 血 456 号中中期染色体及部分核型 46,XY,t(1;4)(q43;q25)

例 2 血 363 号，钟 × ×，男，31 岁，家系见图 5。核型见表 4、图 6。

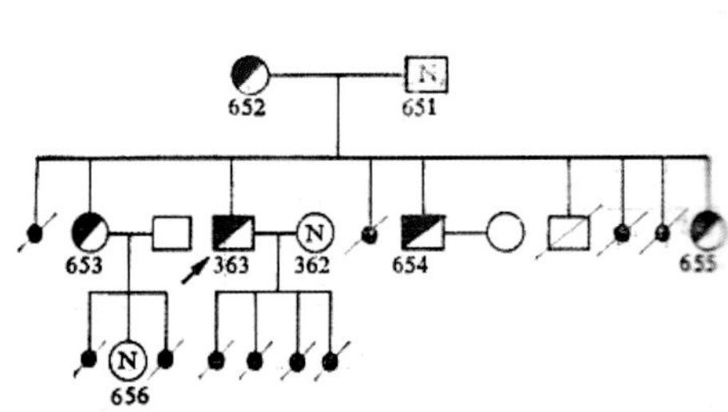

图 5　血 363 号家谱图

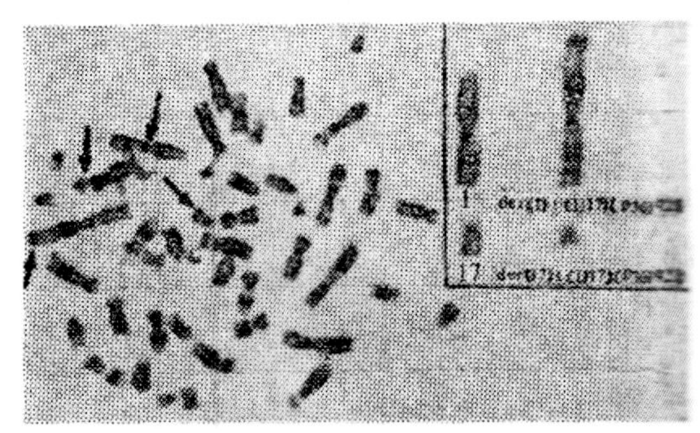

图 6　血 363 号中中期染色体及部分核型
46,XY,t(1;17)(q36;q21)

因婚后其妻在妊娠 2~3 个月内自然流产四次而就诊。外周血 G 显带染色体分析，妻核型为 46,XX；先证者核型为 46,XY,t(1;17)(p36;q21), 为一相互易位携带者。家系调查其母、弟、姐妹均为相同的易位携带者。

例 3　血 347 号，樊 × ×，女，29 岁。核型见表 4, 图 7。

患者第一胎自然流产，第二胎分娩一畸形儿，于产后 6 个月死亡，第三胎妊娠 7 个多月就诊，外周血 G 显带染色体分析，男方核型 46，XY；女方核型为 46,XX,t(2;9)(q31;p24)，为一相互易位携带者。1980 年 11 月随访，第三胎已足月顺产一表型正常的男婴。

例 4　血 320 号，李 × ×，男，1 岁 8 个月。核型见表 4，图 8。

患儿母曾自然流产 2 次，此儿系第三胎，为保胎幸存者，因中毒性脑病后遗症就诊。体检：面容痴呆，四肢活动差，右颊有红色血管痣。外周血 G 显带染色体分析，核型见表 4。父核型为 46，XY；母核型为 46，XX, t(5;7)(q22;p13)，断裂重接点与患儿相同，母子均为相互易位携带者。

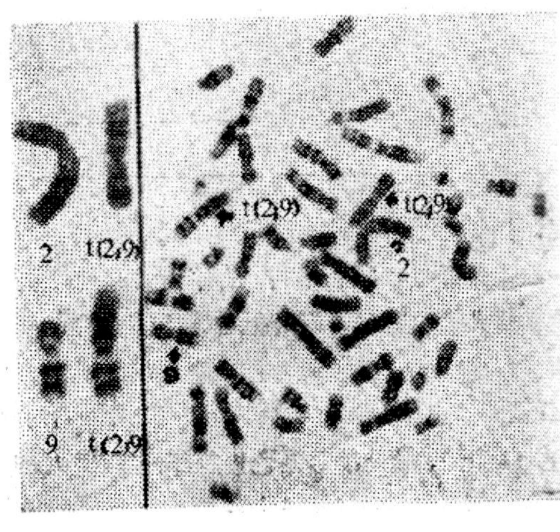

图 7　血 347 号中中期染色体及部分核型
46,XY,t(2;9)(q31;p24)

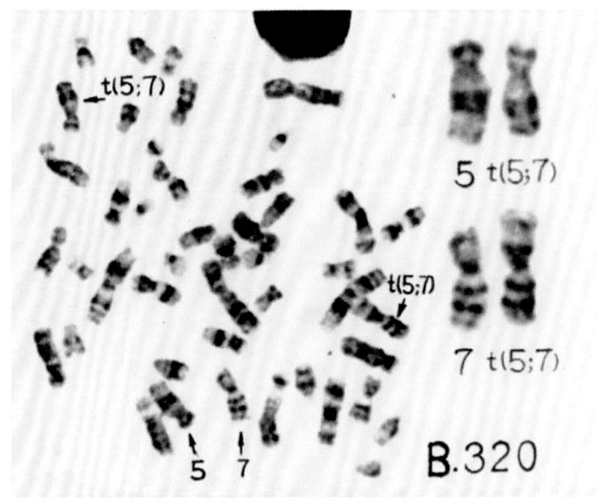

图 8　血 320 号中中期染色体及部分核型
46,XY,t(5;7)(q22;q13)

例 5　血 297 号，（脐血 335 号），戴 × ×，男，新生儿，1979 年 11 月 7 日出生，家系见图 9，核型见表 4，图 10。

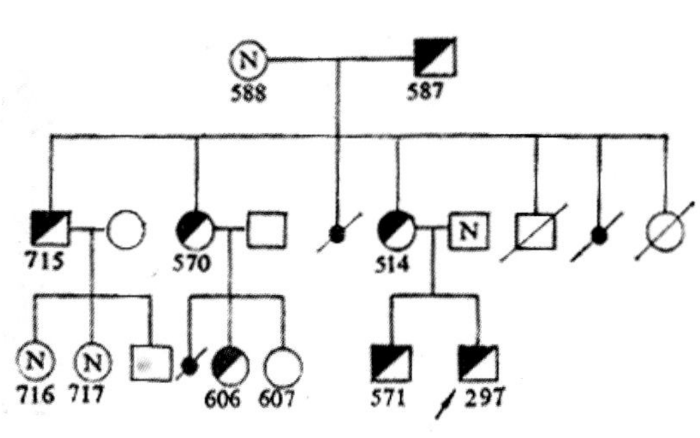

图 9　血 297 号家谱图

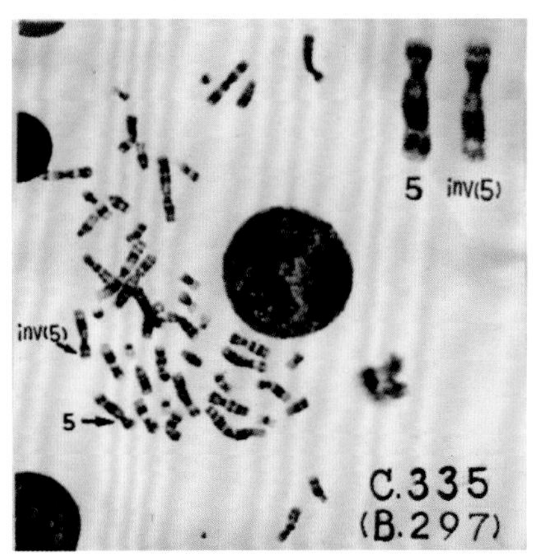

图 10　血 297 号中中期染色体及部分核型 46,XY,inv(5)(p15;q33)

患者为第二胎，出生时脐血 G 显带染色体分析，核型为 46,XY,inv(5)，体检表型正常。生后 2 个月采外周血复查，核型同上。家系调查中发现其外祖父（血 587 号）、母（血 514 号）、姨母（血 570 号）、舅父（血 715 号）。兄（血 571 号）和一个表姐（血 606 号）均带有这条相同臂间倒位的 5 号染色体。其母外周血高分辨前中期染色体 G 显带分析，确认其断点分别发生在短臂的 1 区 5 带第 1 亚带即 p15.1 和长臂 3 区 3 带第 1 亚带即 q33.1 处，核型见表 4、图 11、12。

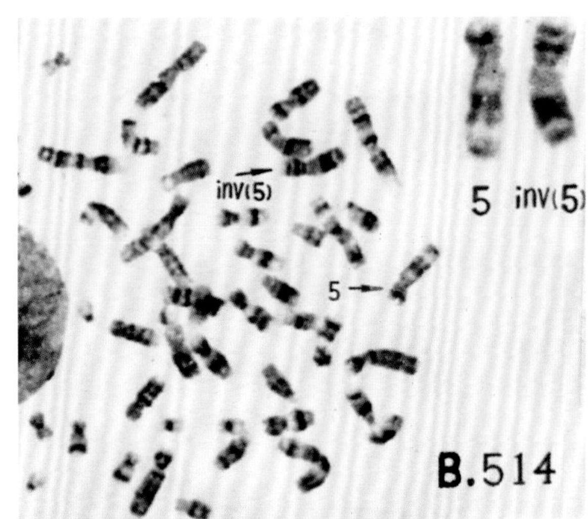

图 11　血 514 号中中期染色体及部分核型 46,XX,inv(5)(p15;q33)

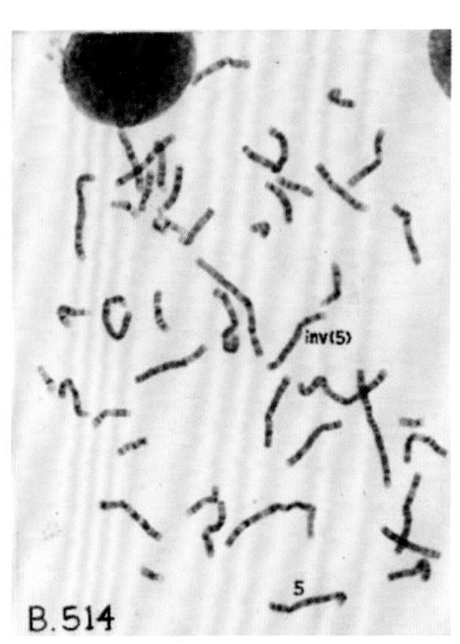

图 12　血 514 号前中期染色体及部分核型 46,XX,inv(5)(p15.1;q33.1)

例 6　血 267 号，冯 ××，女，24 岁。家系见图 13。核型见表 4、图 14。

患者之母有 3 次自然流产史。患者因智力低下，语言障碍而就诊。体检：面容痴呆，智力低下，只能讲单个字。外周血 G 显带及 C 显带染色体分析，核型为 46,XX,2del(9)。父母及两个妹妹的外周血 G 显带染色体分析，父及两个妹妹核型正常。母（血 515 号）虽表型正常，但 G、C 显带染色体分析核型（表 4、图 15），是一个 9 号染色体次缢痕缺失的携带者，高分辨前

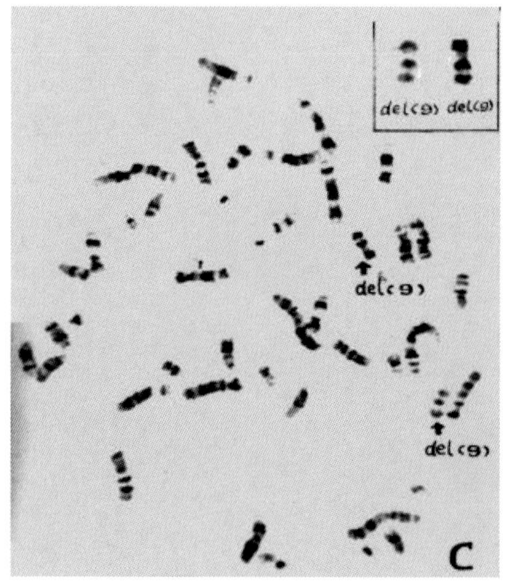

图 14　血 267 号中中期染色体及部分核型
46,XX,-9,-9,+del(9),+del(9)(q11;q13)

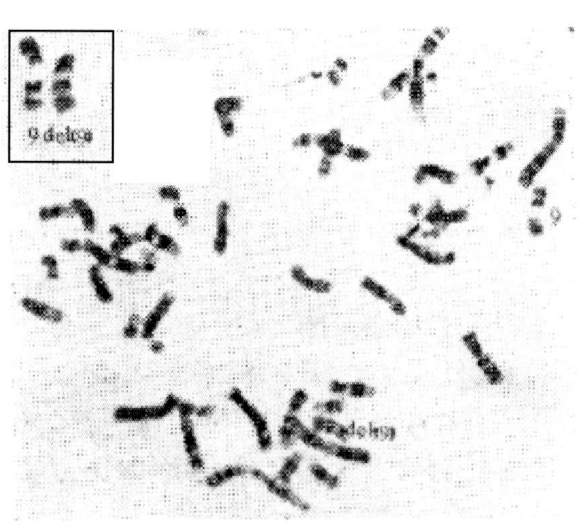

图 15　血 515 号中中期染色体及部分核型
46,XX,-9,+del(9)(q11;q13)

中期染色体分析其异常的 9 号染色体确实丢失 9q12.1 → q12.4 的片段，而已分化为三个亚带的 q21.1,q21.2,q21.3 的深带 q21, 向着丝粒靠近了（图 16）。

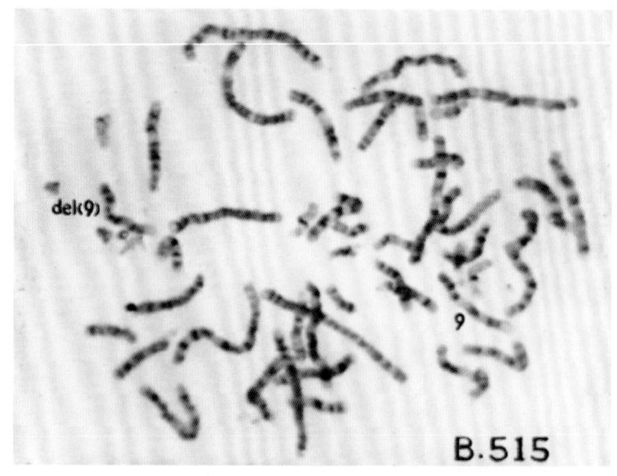

图 16　血 515 号高分辨率染色体部分核型
46,XX,-9,+del(9)(q11;q13)

对患者及其父母作了 ABO、MN、P 及 Rh 四种血型鉴定，患者及其父的 Rh 血型不合（表 5）。父女血型不合的原因有待进一步分析。

表 5　血型鉴定

	ABO 系统	MN 系统	P 系统	Rh 系统
患者	O	MN	P+	CCDE
父	O	N	P+	CCDee
母	A	MN	P+	CCDee

例 7 血 373 号，姚 ××，男，8 岁。核型见表 4、图 17。

患者发育较差，智力稍低，语言不清，上腭高尖。外周血 G 显带染色体分析，核型为 46，XY, inv(12)。根据患者的临床表现，是否在发生臂间倒位的同时产生了该号染色体的微小缺失，尚不能肯定。其父母核型正常。

例 8 血 193 号（皮 10 号），王 ××，男，38 岁。核型见表 4、图 18。

结婚两次，前妻自然流产 8 次（均在妊娠 2 个月内），与他人再婚后生育正常。男方再婚后，后妻也流产 3 次。外周血 G 显带染色体，女方核型为 46,XX；男方核型为 46,XY/45,XY,t(13;13)，是一个同源的 13 号染色体之间的罗伯逊易位型的嵌合体，正常核型占 32%，异常核型占 64%。皮肤活检组织块培养及 G 显带染色体分析，正常核型占 55%，异常核型占 45%。第 5 代皮肤纤维细胞于 1980 年 2 月 15 日储存在液氮细胞库中，库存号 0001。

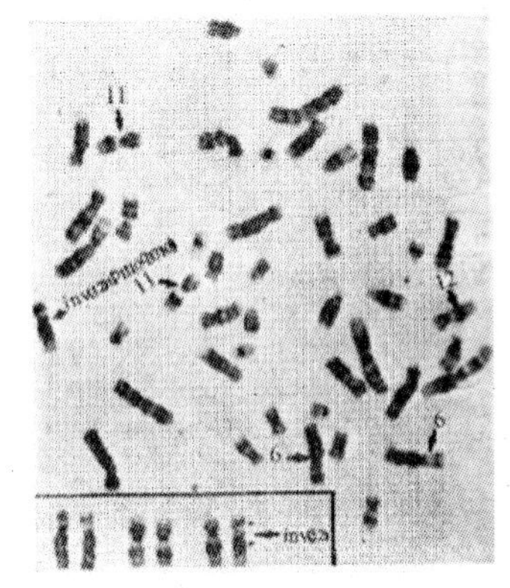

图 17 血 373 号中中期染色体及部分核型 46,XY,inv(12)(p1110;q1310)

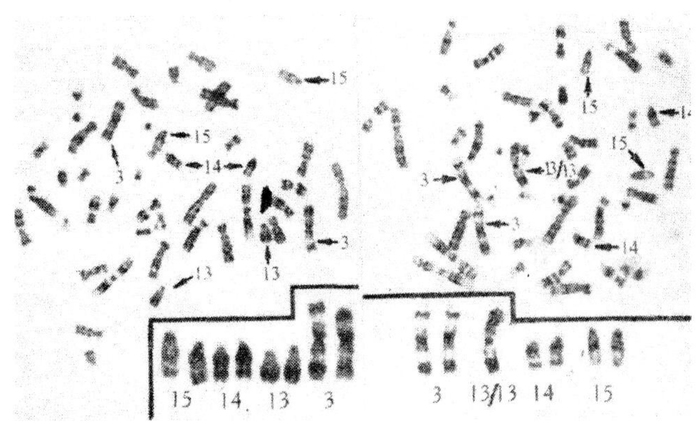

图 18 血 193 号中中期染色体及部分核型 46，XY/45，XY, t(13; 13)(p12;p12)

例 9 血 103 号，梁 ×，女，19 岁。核型见表 4、图 19。

患者 13 岁后发育迟缓，身高 1.45 米，原发性闭经，智力稍差，双眼内眦赘皮，上腭高尖，乳房未发育，无腋毛、阴毛。外周血 G 显带染色体分析，核型为 46,X,del(X)(pter → q21:)。外周血迟复制 X 染色体分析及口腔黏膜 X 小体检查，确认在间期细胞核中其异常的 X 染色体恒定地形成 X 染色质，在分裂中期的细胞核中其异常的 X 染色体恒定地迟复制（图 20）。患者父母外周血 G 显带染色体分析，核型正常。

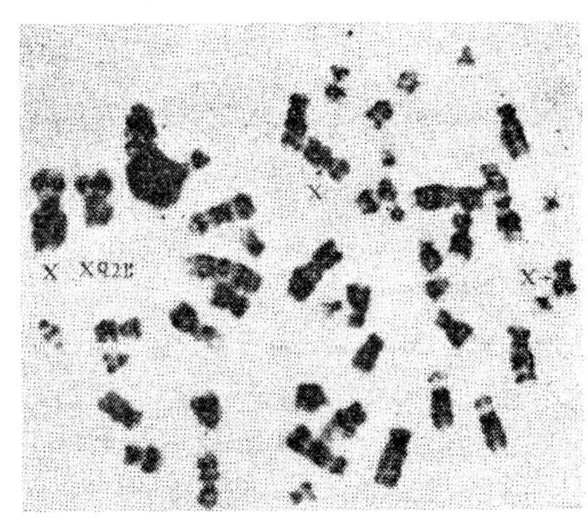

图 19 血 103 号中中期染色体及部分核型 46,X,del(X)(pter → q21:)

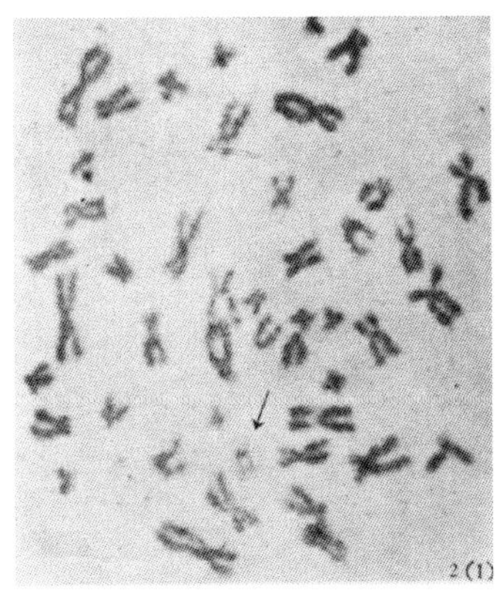

图 20 血 103 号中中期染色体，箭头示迟复制 X 染色体

例 10　血 394 号，何 ×，女，30 岁。核型见表 4。

第一胎自然流产。外周血 G 显带染色体分析，男方核型为 46,XY；女方核型为 46,XX/45,X 的嵌合体。

遵医嘱第二胎于妊娠 5 个月时（1980 年 9 月 19 日）抽羊水，经 G 显带染色体分析，胎儿核型为 46,XY, 于 1981 年 1 月 18 日足月分娩一正常男孩，产后 2 个月随访亦正常。

例 11　血 238 号，曾 × ×, 社会性别男，8 岁。核型见表 4、图 21~ 图 23。

患儿为第二胎，出生时即有外生殖器畸形。姐、弟正常。身高 105cm，会阴较高，阴茎向下弯曲，长 2cm，直径 1cm，远端龟头样膨大，尿道口宽大，口径为 0.9cm，位于阴茎基部，阴囊细小分为两半，右侧空虚，左侧阴囊内可扪及 2cm × 0.7cm 的睾丸及附睾。外周血 G、C、Q 显带染色体分析，核型为 45,XO/46,XX/47,XX,+t(Y;Y) 的嵌合体。手术探查发现腹腔右侧有条索状性腺及输卵管，阴囊左侧有睾丸，均予切除，经病理学检查证实。皮肤、条索状性腺组织培养及 G、C、Q 显带染色体分析，均为具三种细胞的嵌合体，又作 ABO、MN、P 及 Rh 血型分析，为纯一的 A 型、MN 型、P 阳性、CCDe 型，表明患者的嵌合起源多半为单合子（mosaic），而多半不是多合子（chimera）。患儿父母核型正常。

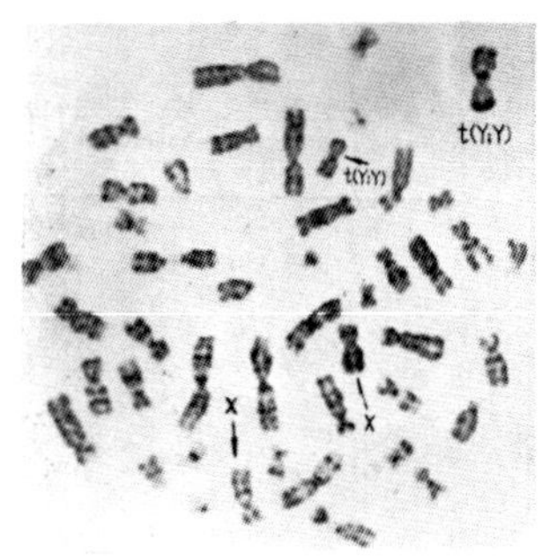

图 21　血 238 号中中期染色体及部分核型 47，XX，+t（Y;Y）

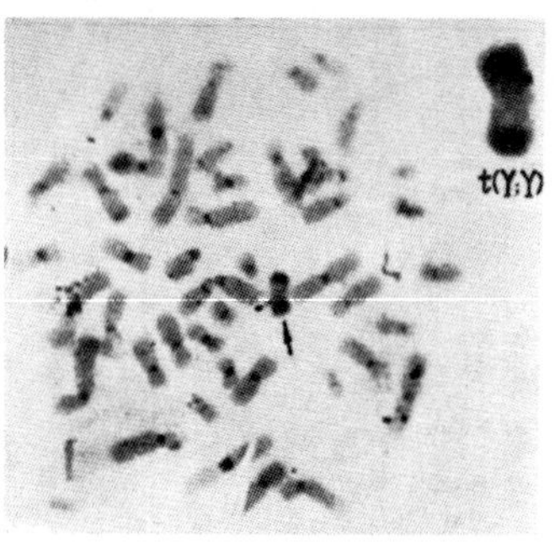

图 22　血 238 号中中期染色体及部分核型 47，XX，+t（Y;Y）

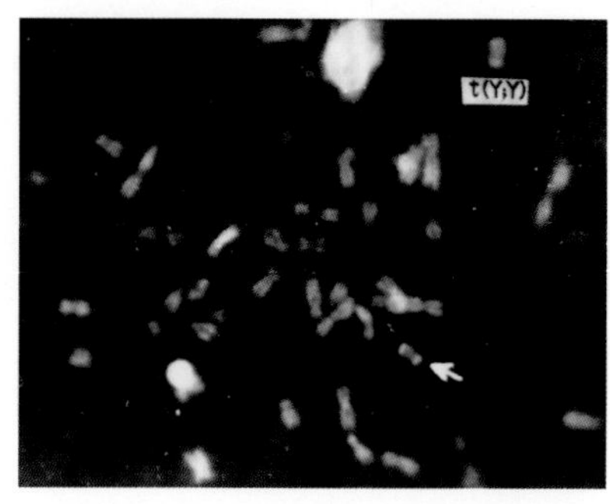

图 23　血 238 号中中期染色体 47，XX，+t（Y;Y）

讨　论

一、关于异常染色体的起源

1．例 1：患儿 t(4;13) 易位染色体中的 4 号染色体长臂断裂重接点 4q25 与其父亲 t(1;4) 染色体易位中的 4 号染色体长臂断裂重接点 4q25 完全一致，因此，可认为患儿的部分三体片段（4q25 → 4qter) 来自父亲。但患儿核型中的染色体易位为 4 号与 13 号，与其父核型中染色体易位为 1 号与 4 号并不相同，而患儿伯父的核型与父亲的核型却完全一样。所以我们推论在患儿父系存在家族性断裂易位热点 1q43,4q25,13q34, 在父亲配子形成的早期有丝分裂过程中，t(1;4)(1pter → 1q43::4q25 → 4qter) 染色体与 13 号染色体之间又发生了相互易位，形成了 t(4;13)(13pter → 13q34::4q25 → 4qter) 和 t(1;13)(1pter → 1q43::13q34 → 13qter) 两条衍生染色体，而在随后的减数分裂分离中产生了 23,Y,−13,+der(13),t(4;13)(q25;q34) 精子，受精时与母亲的正常卵子结合形成了患儿的核型。该患者的异常可能是由于该家系中两次相继的染色体易位的结果。

2．根据例 1 的父与伯父具相同的核型，可推论其异常起源于祖父或祖母。而例 2 46,XY,t(1;17)mat, 例 4 46,XY,t(5;7)mat, 例 5 46,XY,inv(5)mat, 例 6 46,XX,del(9), del(9) 等家系分析亦已确定其异常是由上代亲本遗传的。此类畸变在 60 例中有 7 例，占 11.7%。

3．核型为 47,XXY 的 9 例，47,XXX 的 1 例，47,XX(XY),+21 的 17 例，45,XO 的 6 例，46,X,del(X)(pter → q21:) 和 46,XY,inv(12) 各 1 例，共 35 例，占 58.3%。经外周血 G 显带染色体分析证实仅具有单一的核型；又通过家系调查，47,XXY;45,XO, 以及 47,XX(XY),+21 等例的父母表型均正常，47,XXX 及 46,X,del(X)(pter → q21:) 的父母表型、核型均正常。因此，我们推论 46,X,del(X)(pter → q21:) 患者异常染色体起源于父或母的配子形成中的一次 X 染色体断裂和丢失事件，其他则源于其父母配子形成中发生的一次染色体不分离事件。

4．核型为 46,XY/45,XO 的 4 例，46,XX/45,XO 的 2 例，46,XX/47,XX,+21 的 1 例及 46,XY/45,XY,t(13;13) 的 1 例，共 8 例，占 13.3%。由于他（她）们都是具两种核型的嵌合体，而在家系调查中双亲的表型正常。因此，我们推论 46,XY/45,XO 及 46,XX/45,XO 的个体是起源于受精卵早期卵裂中的一次 X 或 Y 染色体的丢失事件。46,XX/47,XX,+21 很可能是在受精卵早期卵裂中发生了一次 21 号染色体的两条姊妹染色单体不分离事件，形成了 45,XX, –21 与 47,XX, ＋21 的两种细胞，而后 45,XX,–21 的细胞在发育中被淘汰，以致形成 46,XX/47,XX, ＋ 21 核型。而 46,XY/45,XY,t(13;13) 个体起源的最大可能是在受精卵早期细胞分裂间期的 G1 期中，两条同源的 13 号染色体的短臂同时发生了一次断裂与变位重接的畸变所致。

5．本文报告 3 例 46,XY/46,XX 的真两性畸形，占 5%。对于该类个体的起源，目前比较一致的看法是可由双精（一个带 23,Y 的精子和一个带 23,X 的精子）分别进入正在孤雌分裂的卵子的两个卵裂细胞，或双精分别与一卵核和一个极体核结合，或两个精子分别与两个卵子结合，然后再融合而成一个个体所成。

6．例 11：45,XO/46,XX/47,XX,+t(Y;Y)1 例，占 1.7%。根据其血型分析，我们认为多半源于一个合子，即在母方卵子形成中由于 X 染色体的不分离产生了具 24,XX 型的卵子，它与正常精子（23,Y）结合则形成了 47,XXY 型的合子，继之在该合子的早期卵裂中通过姊妹 Y 染色体间的断裂和变位重接所致的不分离则可形成具 47,XX,+t(Y;Y)(Yqter → cen → Yp1::Yq11 → Yqter) 和具 46,XX 核型的两种细胞，其中具 46,XX 核型的细胞再经过一次在有丝分裂中的 X 染色体的丢失事件，这样就形成了该患者的具三种核型的嵌合体 (mosaic), 也就是说，是由一个受精卵经过多次畸变而形成的。

本组 60 例染色体数目和结构异常的患者中，除 5 例（占 8.3%）其起源尚不能确定外，已确定由上代亲本所遗传的 8 例，占 13.3%；由于在配子形成中或合子早期卵裂中发生的畸变所形成的有 47 例，占 78.3%。这提示我们，为了预防染色体病，深入研究致畸变的因素，并对夫妇之一有致畸因素接触史的妊妇开展宫内诊断是非常重要的。

二、关于携带者

携带者（Carrier）即带有染色体结构畸变，但染色体物质的总量仍为二倍体的表型正常的个体，包括相互易位、罗伯逊易位、整臂易位、倒位、插入等类型。本组染色体异常的 60 例中，发现结构异常者 17 例，占 28.3%。其中携带者 13 例，占结构异常者的 76.5%。根据有的学者对流产配偶的研究，发现平衡易位携带者占被研究配偶的 6.5%~31.2%。我们在 52 对具有一次及一次以上流产史的夫妇中，共检出平衡相互易位和罗伯逊易位携带者 6 例，占被研究配偶的 11.5%，与国外报道相似。

国外广泛的研究资料表明，携带者的遗传效应的最突出的临床表现为流产、死产，或娩出平衡易位携带者，以及具有染色体异常并伴有多发性先天畸形的患儿。流产史无疑是检出人群中平衡易位携带者的重要临床指征。本组例 1 的母亲仅有一次流产史，却娩出了一个部分三体型的患儿；例 3 仅流产一次，却分娩了一个畸形胎儿，并于产后 6 个月死亡；例 5 家系中 4 个已婚的携带者只有先证者外祖父之妻流产三次，姨母流产一次，却检出 6 个携带者子女。这提示我们，为了检出人群中的携带者，在染色体病的遗传咨询中，对于具一次流产史或家系中有过流产史的夫妇，应予以高度重视并进行染色体分析。如已怀孕则应进行宫内诊断，以防止患儿的出生。

基于携带者在临床上引起流产、死产、畸胎、新生儿死亡等妊娠、生育疾患，且可娩出部分三体和部分单体的患儿及平衡易位携带者，我们认为可将携带者作为染色体病的一个类型。在宫内诊断时，若发现平衡易位携带者的胎儿则应终止妊娠，这样就可以降低人群中平衡易位携带者的比率，减少染色体病的发病率，有利于提高整个民族的遗传素质。

参考文献（略）

（二）Chinese Medical Journal 1982, 95(11): 793-804.

GENETIC COUNSELING CLINIC CHROMOSOME ANALYSIS IN 522 CASES

Li Lu-yun 李麓芸 , Xia Jia-hui 夏家辉 , Dai He-ping 戴和平 , He Xiao-xuan 何小轩 , Xu Fa-ming 许发明 , Xu Jia 许嘉 , Xiao Guang-hui 肖广惠 , He Hong-en 何鸿恩 , Hu Xin-de 胡信德 * and Lu Hui-lin 卢惠霖

Medical Genetics Laboratory, Hunan Medical College, Changsha

Chromosome analysis of 522 cases of our Genetic Counseling Clinic from April 1973 to December 1980 is reported. 60 cases (11.5%) had chromosome numerical and structural abnormalities.

The structural aberrations include 12 types involving chromosomes Nos. 1, 2, 4,5,7,9,12,13, X and Y. As far as it is known, none of the karyotypes had been reported previously in China and 9 types in 12 cases had not been reported in the world. These 9 karyotypes include 46,XY,t(1;4)(q43;q25); 46,XY,−13,+der(13),t(4;13) (q25;q34); 46, XY, t(1;17)(p36;q21); 46, XX or XY, t(5;7)(q22;p13);46, XY or XX, inv(5)(p15.1;q33.1); 46,XX,−9, −9, +del(9),+del(9) (pter → cen → q11::q13 → qter); 46,XY,inv(12) (p1110q1310);46,XY/45,XY,t(13;13) (p12;p12) and 45,X/46,XX/47,XX, +t(Y; Y) (Yqter → Yp1::Yql1 → Yqter). Typical cases with the new chromosome aberrations are described and the origin of chromosome aberrations, clinical indications of carriers and prevention of chromosome diseases are discussed.

As of September 1981, about 300 kinds of human chromosome aberrations have been found since chromosome banding technic have been extensively used in cytogenetics Chromosome abnormalities are found in approximately 0.8% of all live births and 0.5% of the general population. In 1966, Steele reported that he succeeded in culturing amniotic fluid cells in vitro making possible prenatal diagnosis of fetal chromosome disease. Since then, the prevention of chromosome disease has become of practical value in family planning.

Some cytogenetically confirmed cases of chromosome aberrations obtained from our genetic counseling clinic are reported.

MATERIAL AND METHODS

From April 1973 to December 1980, 522 cases of suspected chromosome aberrations were examined cytogenetically. Although most chromosome analyses were performed on lymphocytes, other tissue cells such as amniotic fluid cells and skin fibroblasts were also used. G–banding was used routinely.

Various culture methods and G–banding technics have been used in our[5] laboratory. When necessary, C–banding, Q–banding, sister–chromatid–exchange (SCE), late replicating X chromosome (Lx), X–chromatin body, Y–chromatin body and high resolution G–banding technics[6] were also used.

According to the results of chromosome analysis, we could advise the patients on how to prevent chromosome disease.

Greater risk pregnancies were referred for intrauterine diagnosis.

Some case pedigrees were investigated. When necessary, the seeds of patient fibroblast cultures were stored in our Genetic Mutant Cell Repository.

RESULTS

The age and sex distribution of the 522 examinees are listed in Table 1 and the causes of counseling in Table 2.

60 cases of chromosome numerical and structural aberrations were diagnosed by chromosome analysis. Their karyotypes are recorded in Table 3.

The 12 types of structural aberrations were found in chromosomes Nos. 1, 2, 4, 5, 7, 9, 12, 13, X and Y. As far as we know, none of these karyotype aberrations have been reported previously in China and 9 of the 12 types have not been reported in the world literature. These 9 karyotypes are 46, XY, t(1;4)(q43;q25); 46,XY,–13,+der(13),t(4;13)(q25;q34);46,XY,t(1;17)(p36;q21); 46,XX,or XY, t(5; 7) (q22;p13); 46, XY or XX, inv(5)(p15.1;q33.1); 46,XX,–9,–9,+del(9),+del(9)(pter → cen → q11::q13 → qter); 46, XY, inv(12) (p1110q1310); 46,XY/45,XY,t(13;13) (p12;p12); 45, X/46, XX/47, XX, +t(Y;Y) (Yqter → Yp1::Yq11 → Yqter). Typical cases are cited. The results of our cytogenetic studies are listed in Table 4.

Case 1. Partial trisomy 4q. Blood (B) No. 273, male, born Nov 14, 1979, pedigree shown in Fig 1 A, his karyotype 46, XY, –13, +der(13), t(4;13)(13pter → 13q34::4q25 → 4qter)pat, Fig 1B.

B No. 274 is the patient's father, karyotype 46,XY, t(1;4)(1pter → 4qter; 4pter → 1q43::4q25 → 4q25::1q43 → 1qter), Fig 1C.

B No. 456 is the patient's uncle, karyotype 46, XY, t(1;4)(1pter → 1q43::4q25 → 4qter; 4pter → 4q25::1q43 → 1qter), Fig 1D.

The patient was born at full term by cesarean section and was the second child, needing abortion prevention. His mother's first gestation had ended in spontaneous abortion. 17 days after birth the patient experienced intermittent extremity spasm. During the attacks, his head shook, he was breathless and there was cyanosis. Sometimes his eyeballs were fixed and extremities extended. These phenomena lasted for a few minutes to many hours. After recovery, he looked normal. The clinical examination and laboratory tests showed results all within normal limits. As the cause of disease was unknown the patient transferred to our counseling clinic. His clinical features were mental retardation, no facial expression, low–set–ears. high–arched palate and polydactylia. We thought that the cause of the disease might be chromosomal aberration. The karyotype was 46, XY, –13, +der (13),(13;?).

Partial trisomy of some chromosomes was suspected and his relatives were examined. His mother had normal karyotype. His father's karyotype was 46, XY, t(1;4)(q43;q25) and was a carrier of a reciprocal translocation of a normal phenotype. In order to locate the origin of the chromosome translocation, the uncle's karyotype was examined, it was similar to his father's. The uncle was also a carrier of reciprocal translocation of a normal phenotype. The patient's extra segment bands translocated onto the terminal of the long arm of chromosome 13, making it similar to the segment(4q25 → 4qter)translocated onto No. 1 chromosome at band q43 in his father and uncle. The patient's karyotype was 46,XY,−13,+der(13),t(4;13)(q25;q34), a partial trisomy of 4q(q25 → qter).

Table 1. Age and sex of 522 examinees

Age group	0–	11–	21–	31–	41–	Over 50	Total
Male	75	31	66	62	13	1	248
Femal	65	37	124	40	7	1	274
Total	140	68	190	102	20	2	522

Table 2. Causes of counseling in 522 examinees

Causes	Patient number	%
Abortion(52couples), stillbirth, congenital malformation	157	30.08
Congenital mental retardation	89	17.05
Hermaphrodites	51	9.77
Progeny prognosis (children at risk of chromosome diseases)	31	5.94
Female gonadal dysgenesis	26	4.98
Male gonadal dysgenesis	23	4.40
Other causes: premarital or prenatal, infertility etc	145	27.78
Total	522	100.00

Table 3. Karyotypes of 60 cases

	Karyotype	Number	Total	%	Diagnosis
Numerical autosome aberrations	47,XX, +21	8	17	28.3	21 trisomy
	47,XY, +21	9			
Structural autosome aberrations	46,XY, t(l;4)*	2			Carrier
	46,XY, −13,+der(13)t(4;13)pat*	1			Partial trisomy 4q
	46,XY, t(1;17) mat*	1**			Carrier
	46,XX, t(2;9)*	1	14	23.3	Carrier
	46,XX, t(5;7)*	1			Carrier
	46,XY, t(5;7) mat*	1			Carrier
	46,XX, de1 (9),del(9)*	1			2 No.9 Secondary constriction deletion
	46,XX,del (9)	2			1 No.9 secondary constriction deletion carrier
	46,XY, del (9)	1			Ditto
	46,XY, inv (12)*	1			Carrier
	46,XX, inv (5)pat*	1**			Carrier
	46,XY, inv (5) mat*	1**			Carrier
Numerical sex chromosomal aberrations	47,XXX	1	16	26.7	X-trisomy
	47,XXY	9			Klinefelter syndrome
	45,XO	6			Primary gonadal dysgenesis
Structural sex chromosome aberrations	46,X,del(X)(pter → q21:)	1	1	1.7	Primary gonadal dysgenesis
Autosome mosaic	46,XX/47,XX,+ 21	1			21-trisomy
	46,XY/45,XY, t(13;13)*	1	2	3.3	Carrier
sex chromosome mosaic	46,XX/46,XY	3			Chimera
	45,XO/46,XX/ 47,XX+t(Y;Y)*	1	10	16.7	Mosaic
	46,XY/45,XO	4			Mosaic
	46，XX/ 45,XO	2			Mosaic
Total		60	60	100.0	

*The first reported cases in the world

** Pedigrees investigated

Case 2. B No 363, male, 31 years old. The pedigree is shown in Fig 2A. His karyotype was 46, XY, t(1;17)(lqter → 1p36::17q21 → 17qter; 17pter → 17q21::1p36 → 1pter)mat, Fig 2B.

His wife had 3 spontaneous abortions at 2–3 months of gestation, her karyotype was 46, XX. The propositus was a carrier of balanced reciprocal translocation with the chromosome complement of 46, XY, t(1;17)(p36;q21). Pedigree investigation showed that his mother and 3 siblings were carriers of the same translocation.

Case 3. B No 320, male, 1 year and 8 months old, karyotype 46, XY, t(5;7)(5pter → 5q22::7p13 → 7pter; 7qter → 7p13::5q22 → 5qter)mat, Fig. 3.

Table 4. Cytogenetic investigation of typical cases

Case	specimen	Name	Chromosome distributlon					Cells counted	Karyotyped by G–banding (cells analysed)
			< 45	45	46	47	> 47		
1	B273	Zheng	2	2	96	0	0	100	46, XY,–13,+ der(13),t(4;13)(13 pter → 13 q 34::4q 25 → 4 qter) (6)
	B274	Father	0	3	56	1	0	60	46, XY, t(1;4)(1pter → 1q 43::4q 25 → 4 qter;4 pter → 4q25::1q43 → 1qter)(4)
	B456	Uncle	0	0	58	0	0	58	46, XY, t(1;4)(1pter → 1q 43::4q 25 → 4 qter;4 pter → 4q25::1q43 → 1qter)(4)
2	B363	Zhong	0	0	36	0	0	36	46, XY, t(1;17)(1qter → 1 p 36::17q21 → 17 qter;17 pter → 17 q21::1p 36 → 1pter) mat(28)
3	B320	Li	0	0	34	0	0	34	46,XY,t(5;7)(5 pter → 5q22::7p13 → 7 pter;7 qter → 7p13: :5 q22 → 5qter) mat(28)
	B322	Mother	0	0	33	0	0	33	46, XX,t(5;7)(5 pter → 5q 22::7p 13 → 7 pter; 7qter → 7p 13::5q22 → 5qter)(3)
4	B297	Dai	0	0	33	0	0	33	46, XY, inv(5)(pter → p15::q33 → p15::q33 → qter mat(3)
	B514	Mother	0	0	31	0	0	31	46，XX，inv(5)(pter → p 15.1::q33.1 → p15.1::q 33.1 → qter)pat(3)
5	B267	Hong	0	5	85	0	0	90	46,XX,–9,–9,+ del(9), +de1(9)(pter → q11::q13 → qter)(90)
	B515	Mother	2	4	42	0	0	48	46,XX, –9, +del(9)(pter → q11::q 13 → qter)(48)
6	B373	Yao	1	0	49	0	0	50	46,XY, inv (12)(pter → p 1110::q1310 → p1110:: q1310 → qter)(50)
7	B193	wang	7	147	72	0	0	226	46,XY/45,XY,t(13;13) (13qter → 13p12::13p12 → 13qter) blood(44)
	(Skin.10)		1	15	16	1	0	33	46,XY/45,XY,t(13;13) (13qter → 13p12::13p12 → 13qter) skin(5)
8	B103	Liang	3	17	131	3	0	154	46, X, del(X)(pter → q21:)(18)
9	B394	He	0	6	121	1	0	128	45, XO(6)/46,XX(9)
10	B238	Zheng	0	123	79	51	0	253	45,XO(7)/46,XX(3)/47,XX,t(Y;Y)(Yqter → Yp1::Yq11 → Yqter)(6)
	(Skin.8)		0	65	40	12	0	117	
	(Streak gonad1)		0	34	11	6	0	51	

The mother of the propositus was gravida and previously had had 2 spontaneous abortions. After abortion prevention, the third fetus survived. Because of sequela of toxic brain disease he was brought to our clinic. His clinical features included no facial expression and decreased extremity activity. He had a vascular naevus on his right cheek. His karyotype was 46, XY, t(5;7)(q22;p13)mat. His father's karyotype was 46, XY and his mother's 46, XX, t(5;7)(q22; p13). The propositus and his mother were similar carriers of balanced reciprocal translocation.

Case 4. B No. 297 (cord blood No. 335), male, born on November, 7, 1979, Fig 4A shows the pedigree, karyotype was 46, XY, inv(5)(p15q33)mat, Fig 4B.

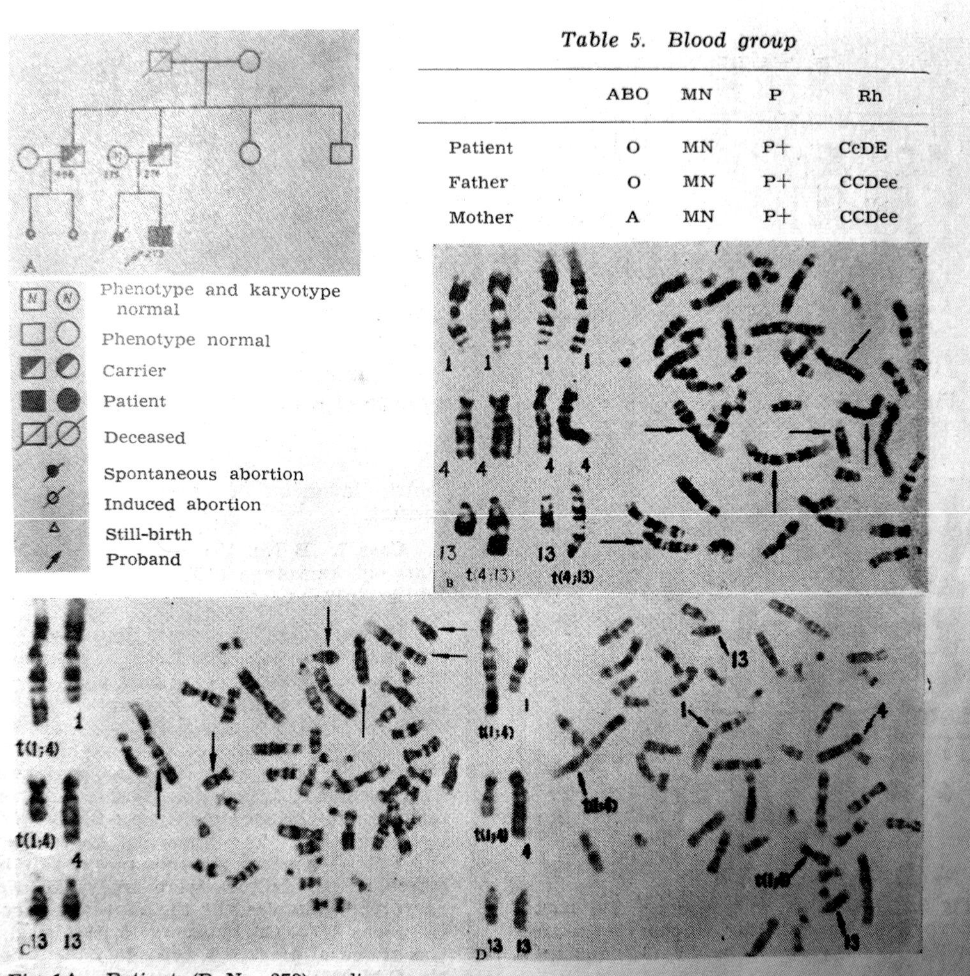

Table 5. Blood group

	ABO	MN	P	Rh
Patient	O	MN	P+	CcDE
Father	O	MN	P+	CCDee
Mother	A	MN	P+	CCDee

Fig 1A. Patient (B No. 273) pedigree.

Fig 1B. G-banding chromosomes and partial karyotype of a peripheral lymphocyte in mid-metaphase, B No. 173 show 46, XY,-13,+der(13), t(4; 13) (q25; q34).

Fig 1C. G-banding chromosomes and partial karyotype of a peripheral lymphocyte in mid-metaphase from the father of B No. 274 show 46,XY,t(1;4) (q43; q25).

Fig 1D. G-banding chromosomes and partial karyotype of a peripheral lymphocyte in mid-metaphase from the uncle of B No. 456 show 46,XY,t(1;4) (q43;q25).

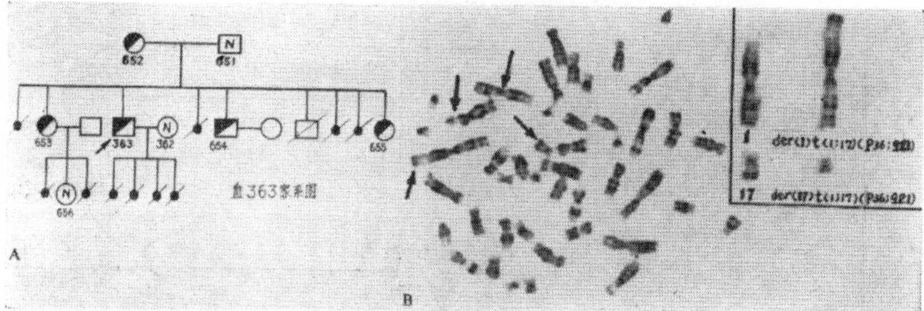

Fig 2A. Case 2 (B No. 363) pedigree.

Fig 2B. G-banding chromosomes and partial karyotype of a peripheral lymphocyte in mid-metaphase, B No. 363 show 46,XY,t (1;17) (p36;q21).

B No. 514, from the mother of the propositus showed karyotype 46, XX, inv(5)(15q33) pat, Fig 4C. The propositus was gravida 2. At birth the G–banding chromosome of the cord blood cell showed karyotype 46, XY, inv(5). His phenotype was normal. Two month's later the G–banding chromosome of the peripheral lymphocytes was analysed.

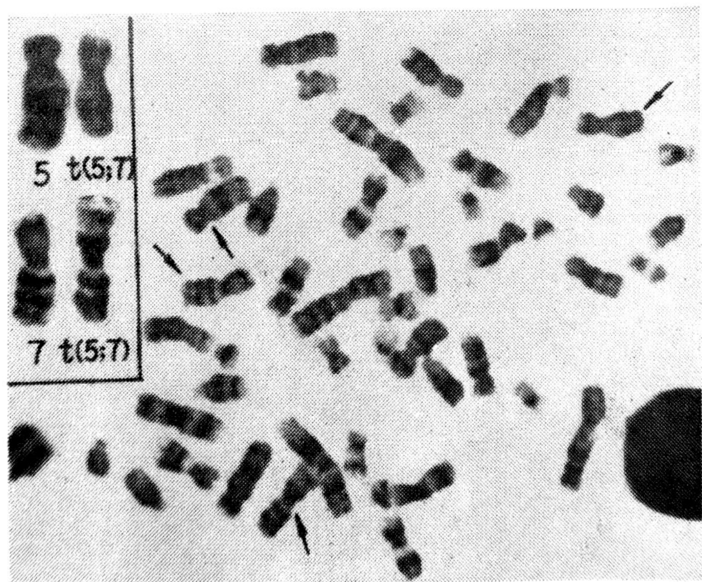

Fig 3. G-banding chromosomes and partial karyotype of a peripheral lymphocyte in mid-metaphase, B no. 320 show 46,XY,t(5;7) (q22;p13).

The karyotype was the same as that of the cord blood at birth. Pedigree investigation showed 7 family members including the grandfather (B No. 587). Mother (B No. 514), 1 aunt (B No. 570), 1 uncle (B No. 715), 1 brother (B No. 571) and 1 female cousin (B No. 606) also had the same chromosome 5 pericentric inversion His mother's G–banding chromosome in the peripheral lymphocyte prometaphase was analysed by high–resolution banding. The chromosome 5 break point occurred in the short–arm region 1 band 5 1st subband (p15.1) and long–arm region 3 band 3 1st subband (q33.1). The karyotype was → 46,XX,inv(5)(pter → p15.1::q33.1 → p15.1::q33.1 → qter)pat, Fig 4D.

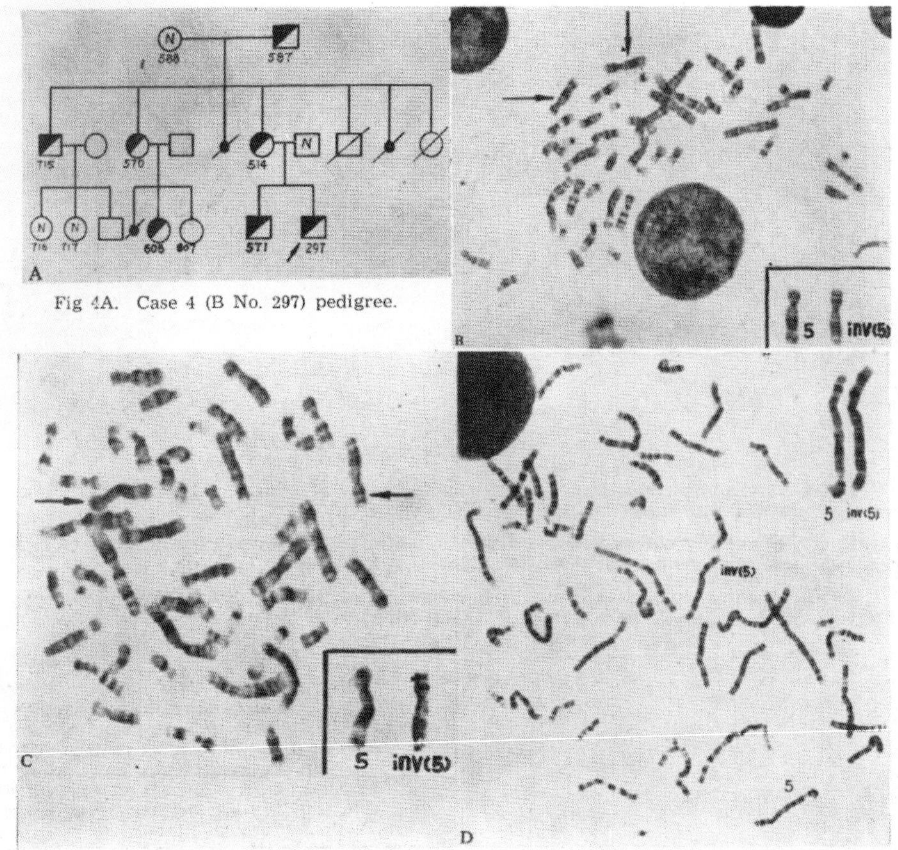

Fig 4A. Case 4 (B No. 297) pedigree.

Fig 4B. G-banding chromosomes and partial karyotype of a peripheral lymphocyte in mid-metaphase, B No. 297 show 46,XX,inv(5) (p15;q33)mat.

Fig 4C. G-banding chromosomes and partial karyotype of a peripheral lymphocyte in mid-metaphase, B No. 514 show 46,XX,inv(5)(p15;q33)pat.

Fig 4D. High-resolution G-banding chromosomes and partial karyotype of a peripheral lymphocyte in prometaphase, B No. 514 show 46,XX,inv(5)(p15;q33.1).

Case 5. B No. 267, female, 24 years old, Fig 5A shows the pedigree, her karyotype was 46, XX,–9,–9, +del(9)+del(9)(pter → q11::13 → qter), Fig 5B.

B No. 515, is the patient's mother, 42 years old. The karyotype was 46, XX, –9, +del(9)(pter → q11::q13 → qter), Fig 5C. The patient's mother had 3 spontaneous abortions. The patient's clinical features included hypophrenosis and dysphasia. She could only speak a single word at a time. Her karyotype was 46, XX,2del(9). The karyotypes of her father and 2 sisters were normal. Although her mother was phenotypically normal, G–banding and C–banding chromosome analysis showed that the mother was karyotype 46, XX, –9, +del (9) and a chromosome 9 secondary constriction deletion carrier. G–banding of high–resolution chromosome in prometaphase showed that the abnormal chromosome 9 had lost the q1200 → q1210 segment. Therefore the dark band q21 (subdivision of q21 into 3 equal bands—21.1, 21.2 and 21.3) was quite close to the centromere, the karyotype 46, XX, –9, +del (9)(q1110q1300) Fig5D.

ABO. MN, P and Rh were examined. The patient's Rh was not identical with her father's (Table 5). The cause of this phenomenon remains to be studied.

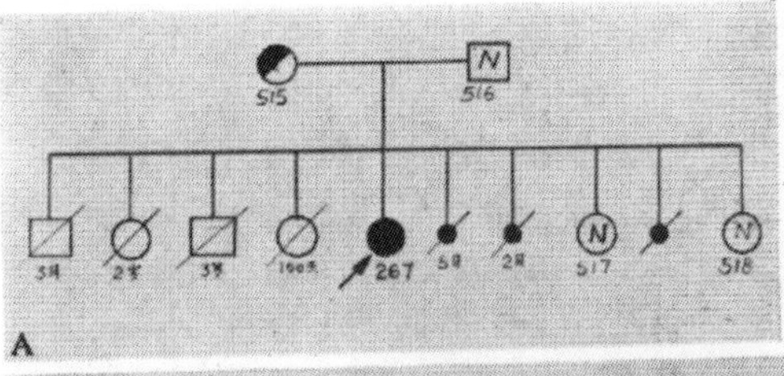

Fig 5A. Case 5 (B No. 267) pedigree.

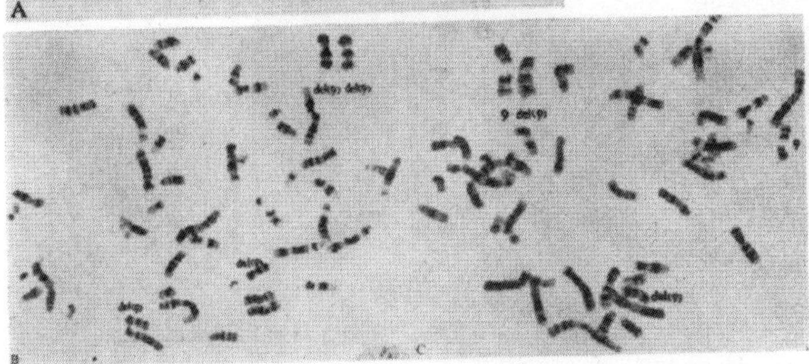

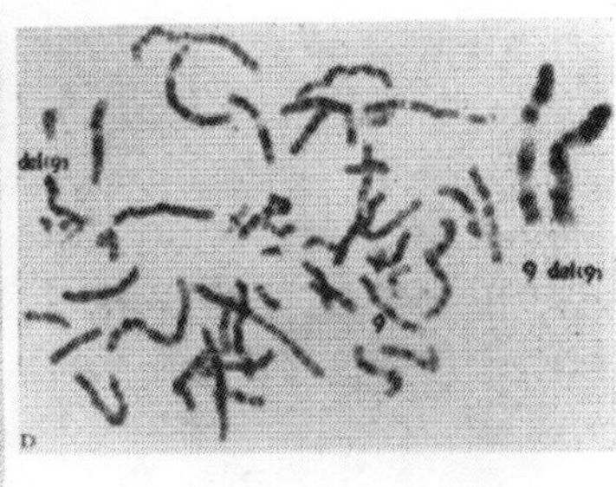

Fig 5B. G-banding chromosomes and partial karyotype of a peripheral lymphocyte in mid-metaphase, B No. 267 show 46,XX,-9,-9,+del(9) (q11;q13).

Fig 5C. G-banding chromosomes and partial karyotype of a peripheral lymphocyte in mid-metaphase from the mother of B No. 515 show 46, XX, -9,+del(9) (q11;q13).

Fig 5D. High-resolution G-banding chromosomes and partial karyotype of a peripheral lymphocyte in prometaphase, B No. 515 show 46,XX,-9+del(9) (q1110; q1300).

Case 6. B No 373, male, 8 years old, karyotype 46, XY, inv(12)(pter → p1110::q1310 → cen → p1 110::q1310 → qter), Fig 6.

Clinically he was poorly developed, mildly mentally retarded and his palate was high arched. His parents karyotypes were normal. Whether or not he is a minor deletion with pericentric inversion of chromosome 12 was not verified

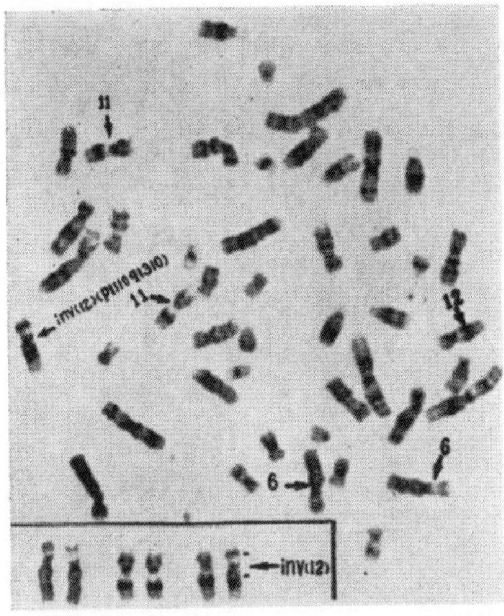

Fig 6. G-banding chromosomes and partia karyotype of a peripheral lymphocyte in mid-metaphase, B No. 373 show 46,XY,inv (12) (p111(;q1310).

Case 7. B No. 193(skin No. 10), male, 38 years old, karyotype 46, XY/45, XY, t(13;13)(13qter → 3p12::13 p12 → 13qter),Fig7.

He had married twice. The first wife had had 8 spontaneous abortions at 2 months of pregnancy. When the first wife married another man, she gave birth to a normal child. The second wife had 3 spontaneous abortions. The wife's karyotype was 46, XX and his 46, XY/45, XY, t(13;13). He was a rare carrier of balanced Robertsonian translocation mosaic between homologous 13–chromosome. The normal karyotype ratio was 32%. The abnormal karyotype ratio was 64%. G–banding chromosomes of skin biopsy fibroblast cell culture were analysed. Normal karyotype ratio was 55%, the abnormal karyotype ratio was On February 15, 1980 seed stock was stored at passage 5, repository identification No.G.M–0001.

Case 8. B No. 103, female, 19 years old with the chief symptom of primary amenorrhea After 13 years of age the patient grew slowly. Her clinical features included height 1.45 m, mild mental retardation, both eyes epicanthus high–arched palate, poorly–developed breast neither axillary hair nor pubic hair, karyotype 46, X, del(X)(pter → q21:), Fig 8A. The late–replicating X chromosome of the peripheral blood cells and X–body of the buccal epithelium were examined. In the interphase nuclei the abnormal X–chromosome formed a permanent X–body. In mild–metaphase nuclei abnormal X–chromosome late–replicated permanently, Fig 8B. The parents karyotypes were normal.

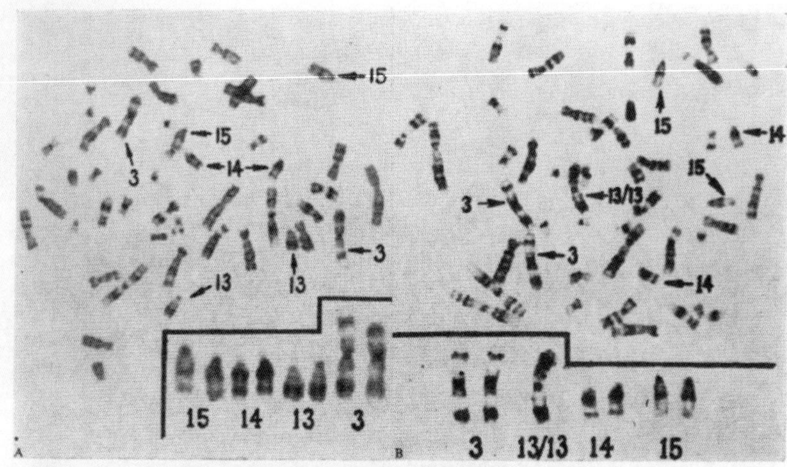

Fig 7. G-banding chromosomes and partial karyotype of a peripheral lymphocyte in mid-metaphase, B No. 193. 7A, 46, XY. 7B. 45,XY,t(13;13) (p12;p12).

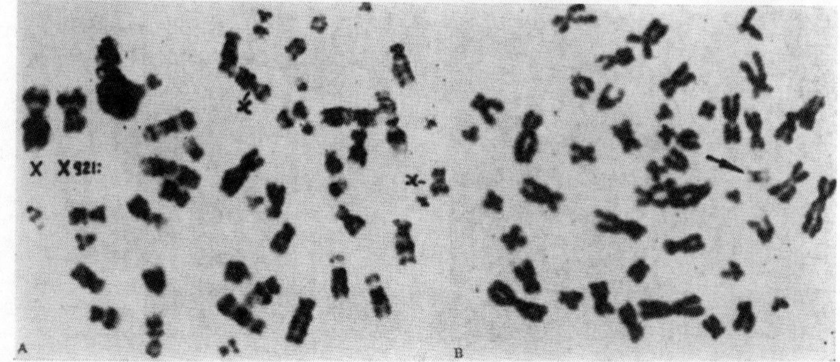

Fig 8A. G-banding chromosomes and partial karyotype of a peripheral lymphocyte in mid-metaphase, B No. 103 show 46,X,del(X) (pter→q21:).

Fig 8B. Mid-metaphase chromosomes of a peripheral lymphocyte from the patient (B No. 103). Arrow shows the late-replicating del(X) chromosome.

Case 9. B No. 394, female, 30 years old karyotype 46, XX/45, XO had had 1 spontaneous abortion. Her husband's karyotype was 46, XY. She was a mosaicism 46, XX/45, XO. Following the doctor's advice, on gravida II at 5 months gestation on September 19, 1980 she came to our clinic. amniocentesis and G–banding of culture amniotic fluid cell chromosomes done. The fetal karyotype was 46, XY. On January 18, 1981 she gave birth to a normal male. After 2 months follow up. the boy was found normal also.

Case 10. B No. 238, 8 years old, sex–social male. karyotype 45, XO/46, XX/47, XX, +t(Y;Y) (Yqter → cen → Yp1:: Yq11 → Yqter), Fig 9A. The patient was the second–born and was a full–term delivery of a normal pregnancy. At birth the external genitalia were ambiguous, height 105cm, penoscrotal hypospadias and the penis curved downward, it's length 2 cm and diameter 1 cm, the enlarged distal end similar to the head of the penis; urethra orifice wide, 0.9 cm in diameter and situated in the basal portion of the penis, scrotum small and split into 2 parts with the right side empty and a palpable testis in the left scrotum and an epididymis1 × 2 × 0.7cm^3 (Fig 9B). G–, C– and Q–banding of peripheral lymphocyte chromosomes was done. The proband's karyotype was 45, XO/46, XX/47, XX, +t(Y;Y)mosaic. The probands sister and parent were normal. Exploratory laparotomy showed a streaky gonad and an oviduct on the right side of the abdominal cavity and a testis on the left side of the scrotum. All were removed surgically. The results were verified by pathological examination. Through fibroblast culture of the skin cells and streaky gonad and chromosome G–, C–and Q–banding it was demonstrated that the patient was a mosaic of 3 kinds of cells. The 4 blood group analyses showed pure types of A MN. Pt and CCDe. The child was a and not a chimera. The parents' karyotypes were normal.

DISCUSSION

The origin of chromosome aberration. In Case 1, the segment 4q25 → 4qter of this child with partial trisomy was similar to the paternal segment 4q25 → 4qter which had been translocated onto the paternal chromosome I at band q43. Therefore, we consider that the probands, extra segment is derived from his father. The proband's derivative chromosome was t(4;13) while his father's was t(1;4). The patient's uncle's karyotype was identical with that of his father. Therefore, we feel that in the paternal family there are 3 hot points of breakage and junction 1q43, 4q25 and 13q34. In the early stage of his father's gametogenesis, there occurred another reciprocal translocation between the derivative chromosome t(1;4)(lpter → 1q43::4q25 → 4qter) and chromosome 13. Therefore 2 derivative chromosomes, (4;13) (13pter → 13q34:: 4q25 → 4qter) and t(1;13) (lpter → lq43::13q34 → 13qter) were formed. Then as a result of meiosis disjunction, sperms with 23, Y, −13, +der (13)t(4;13)(q25; q34) were formed. In fertilization the sperm united with the 23, X egg to form the proband's abnormal karyotype. This suggests that 2 successive chromosome translocations took place in the family. There is only 1 case of this type in the series As the karyotypes of both his father and uncle are identical, we conclude that the abnormal chromosomes are derived from his grandparents at least.

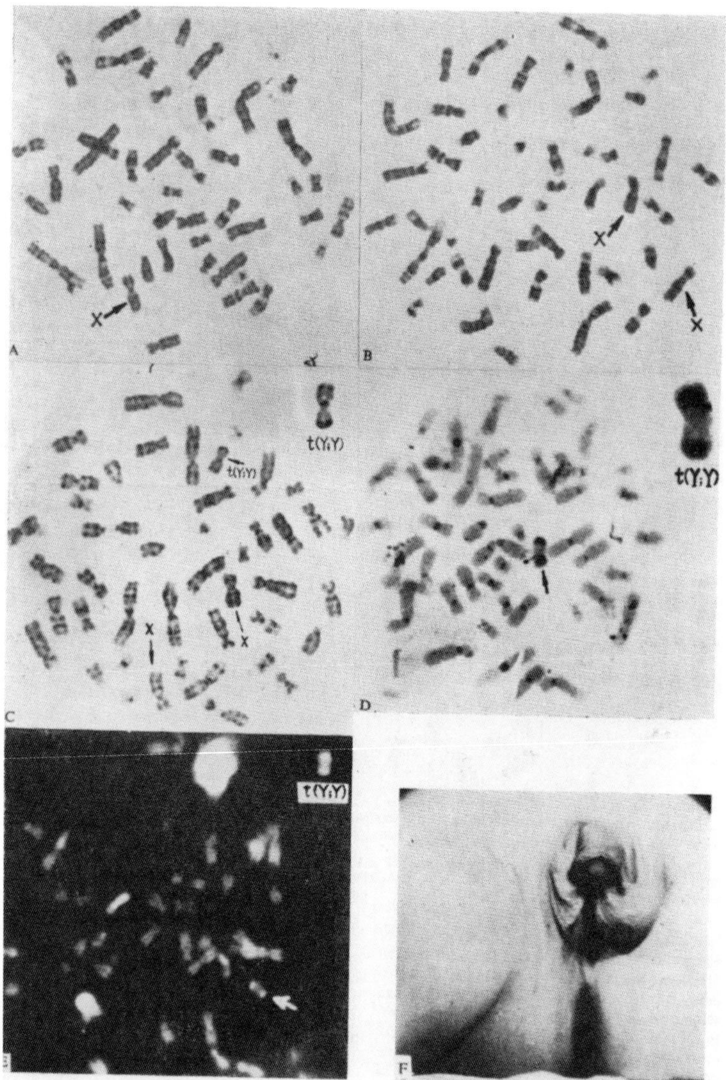

The pedigrees of the following cases were also investigated: Case 2 46, XY, t(1;17) mat; Case 3 46,XY,t(5;7)mat; Case 4 46, XY, inv(5)mat and Case 5 46, XX, del(9),del (9) etc. These chromosomal abnormalities are all of maternal origin.

9 cases of 47,XXY; 1 case of 47, XXX; 17 cases of 47, XX, (XY),+21; 6 cases of 45, XO and 1 case each 46, X, del(X)(pter → q21:) and 46, XY, inv(12), altogether 35 cases of the 60(58.3%)had only 1 karyotype. Again pedigree investigation showed normal parental phenotypes in the 47, XXY and 47, XX(XY)+21 patients. In the 47, XXX and 46, X, del(X)(pter → q21:) cases the parental phenotypes and karyotypes were normal. So the structural abnormality of 46, X, del(X)(pter → q21:) results from chromosomal breakage and loss at a gamete X chromosome(the sperm or the ovum). The rest occurred due to chromosomal nondisjunction during gametogenesis in either the sperm or ovum.

There are 8 cases of mosaics. 4 cases of 46, XY/45, XO; 2 cases of 46, XX/45, XO and 1 case each 46, XX/47, XX, +21 and 46, XY/45, XY, t(13;13). They are mosaics of 2 karyotypes; but pedigree investigation shows that parental phenotypes are all normal. Evidently, karyotypes 46, XY/45, XO and 46, XX/45, XO results from the loss of a Y or a X chromosome during early zygote cleavage. The 46, XX/47, XX, +21 karyotype probably results from nondisjunction of chromosome 21 sister chromatids in a blastomere during early zygote cleavage which gives rise to 2 daughter cells, 47, XX, +21 and 45, XX, –21, the latter is eliminated leading to formation of 46, XX/47, XX, +21 karyotype. Karyotype 46, XX/45, XY, t(13;13)probably results from the union of both short arms of chromosome 13 in a blastomere during early zygote cleavage.

There are 3 true hermaphrodites in the series. The possible mechanisms of 46, XX/46,XY are: fertilization of 2 ova by sperms 23, Y and 23, X, followed by cell fusion Fertilization of a binucleate egg by sperms 23, X and 23, Y followed by cytokinesis. Fertilization of the ovum and of a retained polar body by sperms 23, X and 23, Y followed by cytokinesis. Fertilization of 2 mitotic products of a single ovum by sperms 23, Y and 23, X followed by cell fusion. Meiotic anomaly involving formation of 2 almost equal size egg cells, 1 being fertilized by an X sperm and the other by a Y sperm.

In one case, 45, XO/46, XX/47, XX, +t(Y; Y), blood group analysis showed a mosaicism. It is possible that 1 XX egg cell formed due to nondisjunction of an X chromosome, this was fertilized by a normal 23, Y sperm to form a zygote 47, XXY. Then during early cleavage, both sister chromatids Y in 1 blastomere broke and reunited to form the cells of karyotype 47, XX, +t(Y;Y) (Yqter → cen → Ypl::Yqll → Yqter) forming the mosaic karyotype 47, XX, +t(Y;Y)/46, XX. One cell with 46, XX may lose 1 X chromosome to form 45,XO in a later mitosis, forming this 3 karyotype mosaicism by consecutive occurrence of 3 aberrations, 1 during meiosis and 2 during early zygote cleavage.

In the 60 cases. the numerical and structural chromosome aberrations together with their mode of formation were ascertained in 55 cases. The origin of the chromosomal aberrations of 5 cases(8.3%) is uncertain, 8 cases(13.3%)are transmitted from the parental generation, aberrations of the other 47 cases (78.3%)arise as chromosomal mutations occurring either in the gamete or early blastomere. So it is imperative to study the action of clastogenic factors and perform prenatal diagnosis in pregnant women and their husbands who have histories of exposure.

Carriers of the chromosome diseases. Carriers of chromosome diseases are those with chromosomal structural aberrations such as different types of balanced reciprocal translocation, Robertsonian translocation. inversion and insertion. etc. Because their diploid chromosomes carry all the genetic materials, their phenotypes are normal.

Of the 60 with chromosome abnormalities, 17 have structural aberrations (28.3%) and of these 13 are carriers (76.5%).

Tsenghi et al, report that 6.5% ~ 31.2% of carriers have histories of spontaneous abortion. Among the 52 couples with 1 or more spontaneous abortions, 6 persons were carriers (11.5%) with balanced reciprocal and Robertsonian translocation, within the incidence found in other countries.

It is accepted that the chief clinical genetic effects of carriers are abortion, stillbirth, birth of carriers, progeny with abnormal chromosomes and babies with multiple congenital malformations. A history of spontaneous abortion is an important clinical indication of the need to check and see if the subject is a carrier of balanced translocation.

In 1 case in our series the mother had 1 spontaneous abortion and gave birth to a malformed baby with partial trisomy 4q. In I family, among the 4 married carriers, only 2 had histories of spontaneous abortions, but 6 carriers were found among the progeny.

This suggests that in order to spot carriers we must pay great attention to those who have had a spontaneous abortion and to other family members with histories of spontaneous abortion. Chromosome analysis should be made in all these cases and the pregnant women should have prenatal diagnosis to prevent them from giving birth to abnormal babies.

Based on the study, we suggest that phenotypically normal carriers with chromosomal aberrations may be considered as a type at high risk of chromosome disease. And when a carrier–fetus is found in prenatal diagnosis, induced abortion should be performed to reduce the proportion of carriers among the population. Decreasing the proportion of chromosome diseases improves the genetic quality of the nation.

REFERENCES（略）

※ 该文 1982 年在《中华医学杂志》英文版发表，先后有美国、法国、芬兰、墨西哥、意大利、苏联的 9 位学者来信索取论文。

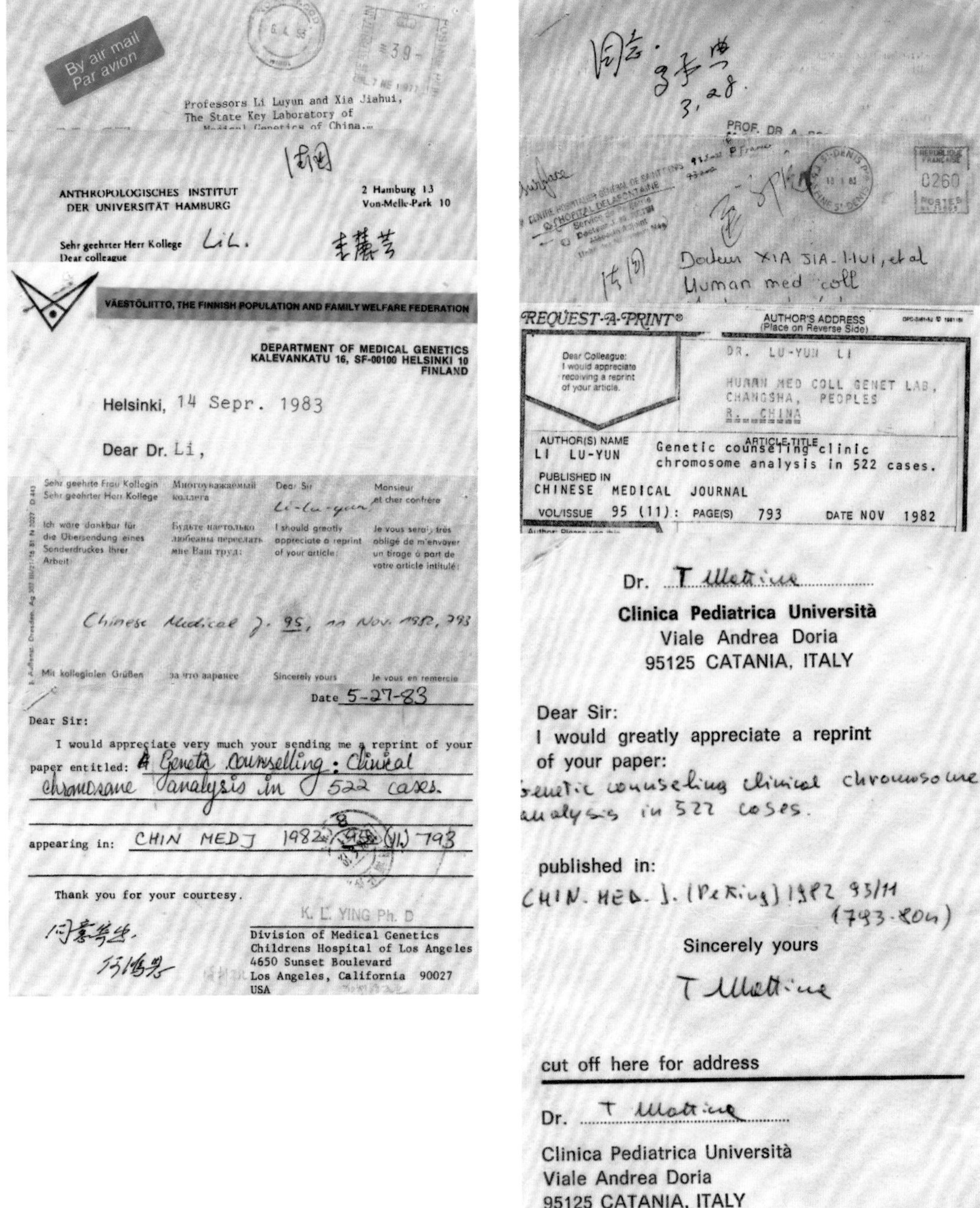

By air mail
Par avion

Professors Li Luyun and Xia Jiahui,
The State Key Laboratory of
Medical Genetics of China...

ANTHROPOLOGISCHES INSTITUT
DER UNIVERSITÄT HAMBURG

2 Hamburg 13
Von-Melle-Park 10

Sehr geehrter Herr Kollege Li.
Dear colleague

VÄESTÖLIITTO, THE FINNISH POPULATION AND FAMILY WELFARE FEDERATION

DEPARTMENT OF MEDICAL GENETICS
KALEVANKATU 16, SF-00100 HELSINKI 10
FINLAND

Helsinki, 14 Sepr. 1983

Dear Dr. Li,

Sehr geehrte Frau Kollegin / Sehr geehrter Herr Kollege	Многоуважаемый коллега	Dear Sir	Monsieur et cher confrère
Ich wäre dankbar für die Übersendung eines Sonderdruckes Ihrer Arbeit:	Будьте настолько любезны переслать мне Ваш труд:	I should greatly appreciate a reprint of your article:	Je vous serais très obligé de m'envoyer un tirage à part de votre article intitulé:
Mit kollegialen Grüßen	За что заранее	Sincerely yours	Je vous en remercie

Li-Lu-yun
Chinese Medical J. 95, 11 Nov. 1982, 793

Date 5-27-83

Dear Sir:

I would appreciate very much your sending me a reprint of your paper entitled: A Genetic counselling: Clinical chromosome analysis in 522 cases.

appearing in: CHIN MED J 1982 95 (11) 793

Thank you for your courtesy.

K. L. YING Ph. D
Division of Medical Genetics
Childrens Hospital of Los Angeles
4650 Sunset Boulevard
Los Angeles, California 90027
USA

PROF. DR A. ...

CENTRE HOSPITALIER GÉNÉRAL DE SAINT-DENIS
HÔPITAL DELAFONTAINE

RÉPUBLIQUE FRANÇAISE
0260
POSTES

Docteur XIA JIA-HUI, et al
Human med coll

REQUEST-A-PRINT®

AUTHOR'S ADDRESS (Place on Reverse Side)

Dear Colleague:
I would appreciate receiving a reprint of your article.

DR. LU-YUN LI
HUNAN MED COLL GENET LAB,
CHANGSHA, PEOPLES
R. CHINA

AUTHOR(S) NAME: LI LU-YUN
ARTICLE TITLE: Genetic counseling clinic chromosome analysis in 522 cases.
PUBLISHED IN: CHINESE MEDICAL JOURNAL
VOL/ISSUE 95 (11): PAGE(S) 793 DATE NOV 1982

Dr. T Mattina
Clinica Pediatrica Università
Viale Andrea Doria
95125 CATANIA, ITALY

Dear Sir:
I would greatly appreciate a reprint of your paper:
Genetic counseling clinical chromosome analysis in 522 cases.

published in:
CHIN. MED. J. (Peking) 1982 95/11 (793-804)

Sincerely yours
T Mattina

cut off here for address

Dr. T Mattina
Clinica Pediatrica Università
Viale Andrea Doria
95125 CATANIA, ITALY

（三）中华医学杂志，1982, 62(9): 539-542.

人类高分辨 G 显带染色体技术及其应用

湖南医学院医学遗传研究室 夏家辉 李麓芸 戴和平 许发明 何小轩 许嘉

人类染色体高分辨技术的发现及以 ISCN（1978）的命名原则为基础的人类细胞遗传学高分辨显带命名的国际体制 ISCN（1981）是 20 世纪 80 年代人类细胞遗传学技术发展的一个重要标志。该体制对 ISCN（1978）作了必要的修正，详细地划出了在最好的中期染色体显带标本上恒定可见的 400 条带的编号以及它们进一步再分化为 550 条带和 850 条带的编号，为细胞遗传学工作者描述染色体结构异常提供了国际准则。

为了提高我们的细胞遗传学研究水平，我室于 1980 年 3 月进一步开展了对高分辨染色体技术的摸索，现将我们的工作报告如下。

材料与方法

参照 Yunis 等的方法，并按我室的条件作了一些修改，其具体程序如下：

1. 标本制备：用含有 20% 小牛血清、0.03 g% 谷氨酰胺的 1640 加 PHA 的培养液，按我室常规接种外周血细胞。在 37 ℃温箱中培养 72 小时，然后向培养细胞中加入氨甲蝶呤或氨基蝶呤（使最终浓度为 10^{-7} M），继续培养 17 小时，从而将正在分裂的细胞阻滞在晚 S 期[6]，即累积大量的同步于晚 S 期的细胞。或用最终浓度为 0.004 μg/ml 的放线菌素 D 替代氨甲蝶呤作同样处理。离心，去上清液，用含有 10^{-5}M 胸腺嘧啶的 1640 液冲洗两次，除尽氨甲蝶呤或氨基蝶呤后，将细胞移入含有 20% 小牛血清、0.03 g% 谷氨酰胺、10^{-5} M 胸腺嘧啶的 1640 培养液中，置 37 ℃继续培养 6~8 小时。再加入秋水仙素，使最终浓度为 0.8 μg/ml,10 分钟后离心，去上清液，用已预温到 37 ℃的 0.075 M 氯化钾溶液在 37 ℃温箱内低渗处理 30 分钟。用 3：1 的

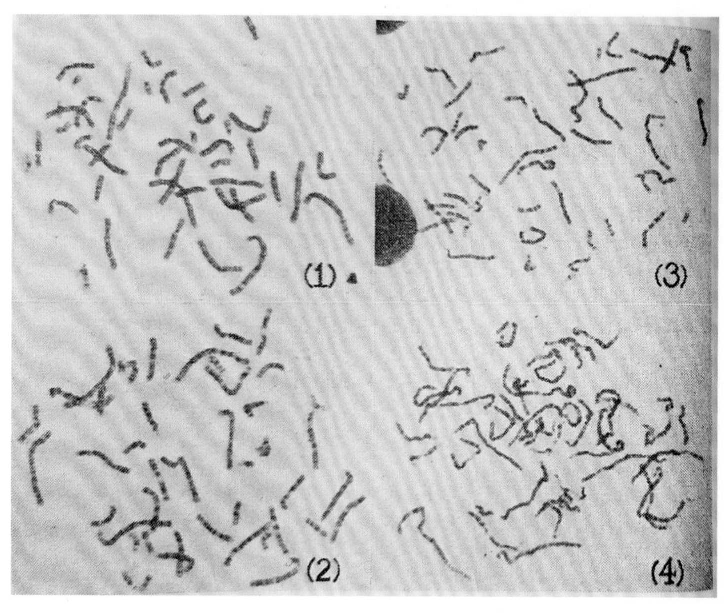

(1) 示大约 400 条带阶段的中期染色体 G 显带照片；(2)(3) 示大约 500 条带阶段的高分辨 G 显带染色体照片；(4) 示大约 850 条带阶段的高分辨 G 显带染色体照片

图 1 我室制备的 G 显带染色体标本照片

甲醇-冰醋酸固定液反复固定三次，每次 30 分钟以上或过夜。用在冰水中预冷的载片滴片，并立即置 75 ℃左右的烤箱中烤片 2~3 小时，关掉烤箱，让玻片在烤箱中自然冷却至室温。

2. G 显带处理：将上述玻片标本投入预温到 37 ℃的用 0.85% 氯化钠溶液配制的 0.0025% 胰酶（新疆产）溶液（pH7 左右）中轻轻摆动 3 ~ 3.5 分钟，取出后立即投入 Giemsa 染液中染色 10 分钟，自来水冲洗，自然干燥。

3. 高分辨显带染色体的观察：按照 ISCN（1981）的规定，在 1,350 或 1,500 倍的显微镜下根据各号染色体的带型特点作出核型分析。

由于我们用氨甲蝶呤、氨基蝶呤或放线菌素 D 三种药物处理同一份标本均获得了一致的结果，我们不但确认了各号染色体上所显示的高分辨带型的客观性，而且为我们根据各个实验室的药物来源摸索这一技术提供了可能。

根据对 8 例个体、176 个细胞的观察，我们制备的高分辨染色体标本上所显现的带纹与 ISCN(1981) 的 G 显带模式图相符（图 1、图 2）。

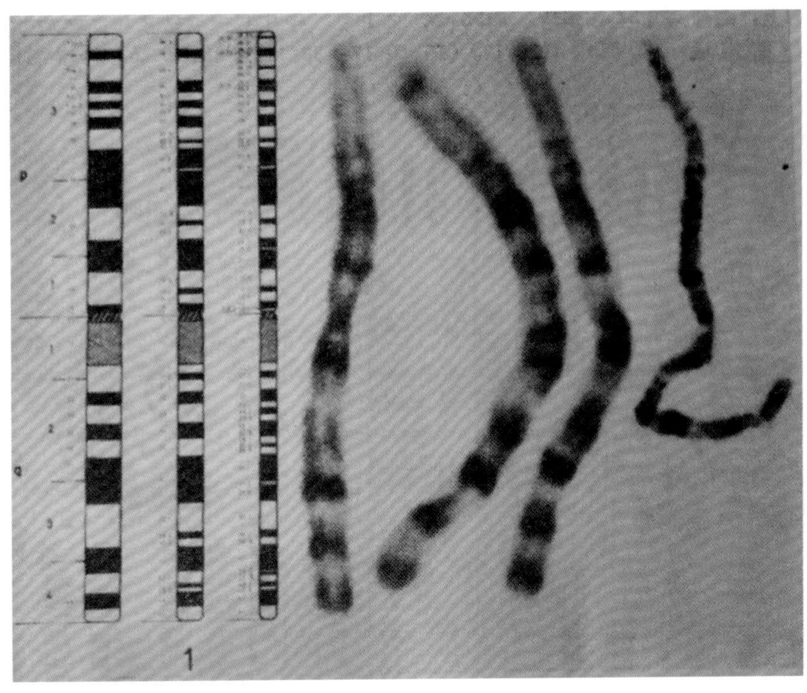

图 2 ISCN（1981）1 号染色体模式图及我室制备的 1 号染色体标本制片（左：示 400 条带阶段；中：示 550 条带阶段；右：示 850 条带阶段）

高分辨染色体技术的应用

选择我室已用中期 G 显带技术鉴定了的病例作了高分辨染色体分析。

例 1 女，42 岁。其女儿（24 岁）因智力低下、语言障碍来我室遗传咨询门诊就诊，常规 G 显带和 C 显带染色体分析显示核型为 46,XX,−9,−9,+del(9),+del(9)（pter → q11::q13 → qter）。为追查异常染色体起源而对有关亲属做了细胞遗传学检查，发现本例患者具有一条与女儿完全一样的次缢痕缺失的 9 号染色体，核型为 46,XX,−9, +del(9) (pter → q11::q13 → qter)。对本例患者进一步作了高分辨 G 显带染色体分析，证实其异常的 9 号染色体确实丢掉了 q12 的片段，而已分化为三个亚带 q21.1、q21.2、q21.3 的深带 q21 向着丝粒靠近了（图 3）。

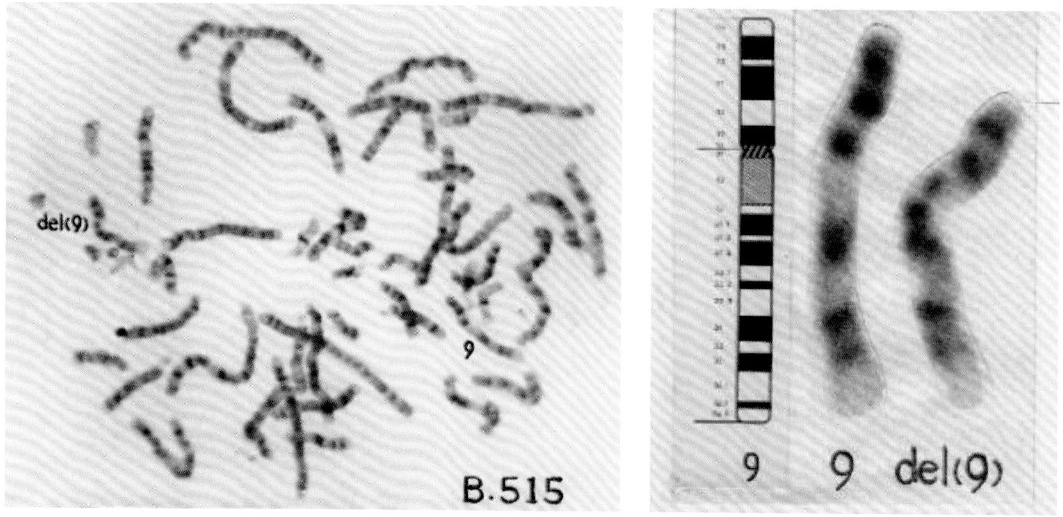

图 3　例 1 高分辨染色体照片及部分核型图（约 550 条带阶段）

例 2　女，30 岁。其第二子（第二胎）出生后作脐血 G 显带染色体分析显示核型为 46,XY,inv(5)(p15;q33)，家系调查表明患儿的异常染色体是由本例患者遗传的，同时发现本例患者的父亲、兄、姊、长子等均具有这条臂间倒位的 5 号染色体。高分辨 G 显带染色体分析显示本例患者异常染色体的断点分别发生在短臂的 1 区 5 带第 1 亚带 p15.1 和长臂的 3 区 3 带第 1 亚带 q33.1 处，其间的 p15.1 → q33.1 的片段颠倒了，核型为 46,XX,inv(5)(pter → p15.1::q33.1 → p15.1::q33.1 → qter)（图 4）。

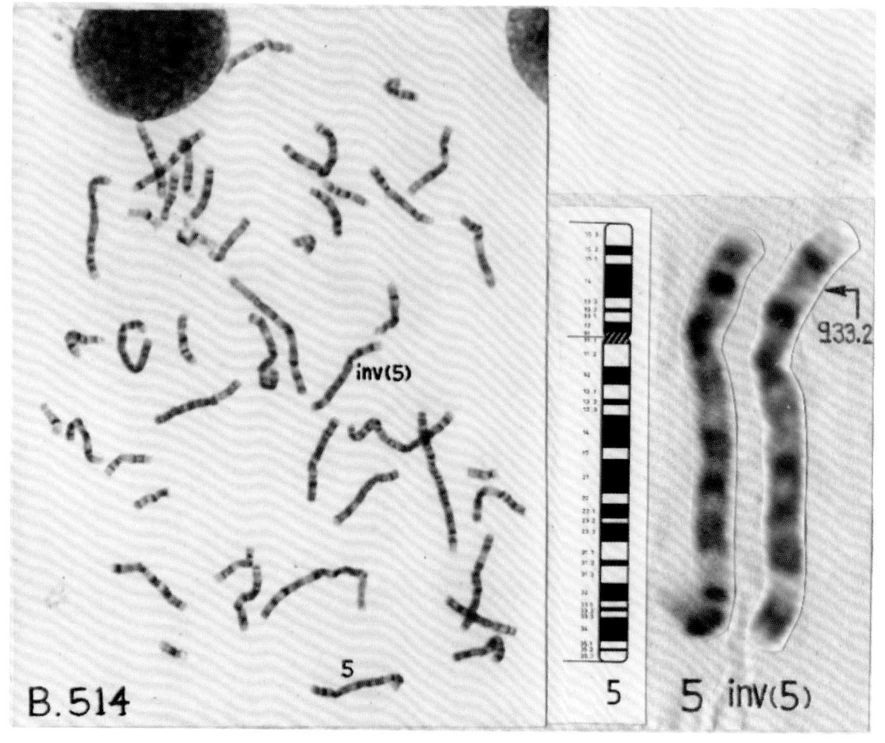

图 4　例 2 高分辨染色体照片及部分核型图（约 550 条带阶段）

例 3　男，34 岁。结婚已 6 年，其妻曾怀孕 5 次，但均在妊娠 3 个月内发生不明原因的自然流产。对男女双方作了常规 G 显带染色体检查。女方核型正常。男方核型为 46,XY,-15,-17,+der(15),+der(17),t(15;17)(q22;p13)，即为一个在 15 号 q22 和 17 号 p13 处断裂的相互易位携带者（图 5）。为了追查其易位染色体的起源及遗传情况，我们对患者的父、母、妹及姪共 4 人分别作了外周血 G 显带染色体分析，结果其父、妹及外姪均带有这两条相互易位的染色体，也就是说患者的易位染色体是由父亲遗传的。为了更精细地确定其断裂点，对患者作了高分辨 G 显带染色体分析，在高分辨标本中正常的 15 号染色体的长臂除了清楚地显示出深带 q14、q21、q23、q25 外，在原来的 q22 浅带的近中部出现了一条较淡的深带 q22.2，而将 q22 带分成了 q22.1、q22.2、q22.3 三条亚带。在易位的 15 号染色体上亚带 q22.2 被保留，其远端的节段 q22.3 → qter 则易位到了 17 号染色体短臂上，而与其 p13 相接；与此同时，17 号短臂的 1 区 3 带的部分浅带则易位到了 15 号染色体长臂上，而与其 q22.3 相接。因此，该患者核型可写成：46,XY,t(15;17)(15pter → 15q22.3::17p13 → 17pter; 17qter → 17p13::15q22.3 → 15qter)pat（图 6）。

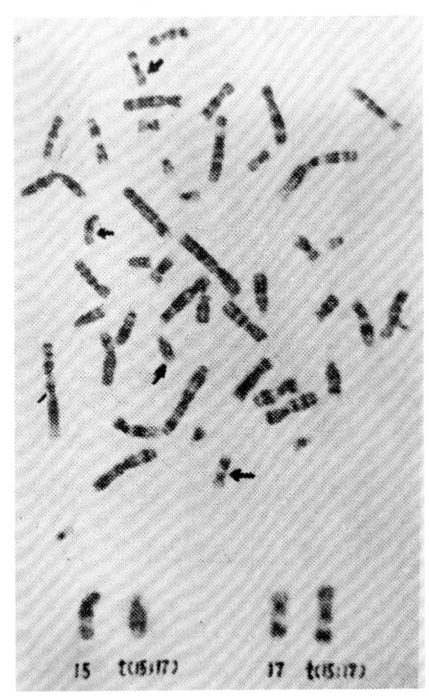

图 5　例 3 中期染色体照片及部分核型图

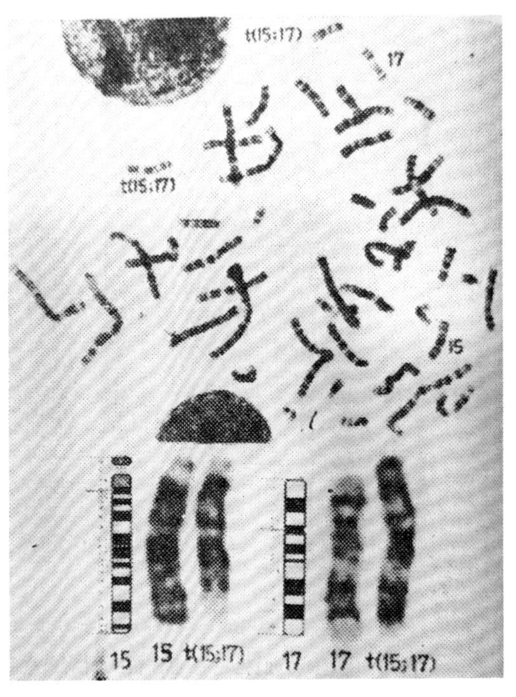

图 6　例 3 高分辨染色体照片及部分核型图（约 550 条带阶段）

实践证明，应用染色体高分辨 G 显带技术来鉴定染色体的结构异常，可使其断点的定位更加精细。

参考文献（略）

（四）湖南医学院学报，1983, 8 (2): 129-131.

139 对自然流产夫妇的染色体分析

湖南医学院医学遗传研究室 何小轩 李麓芸 夏家辉 戴和平 许发明 许嘉

关键词 流产，染色体异常

自 1979 年 6 月 27 日至 1982 年 5 月 27 日，我们对遗传咨询门诊患者中的 139 对具有一次或一次以上自然流产史的夫妇做了染色体检查。其流产情况见表 1, 妊娠情况见表 2, 所检出的染色体异常病例的核型与生育史见表 3。

从 139 对夫妇中共查出染色体异常者 14 例，占受检人数的 5.0%, 与文献中报道结果近似。14 例染色体异常者共具有 13 种核型，其中具有数目异常者 2 例，占 14.3%, 均为 X 染色体的嵌合体的女性。结构异常者 12 例，占 85.7%, 所涉及的染色体有 1, 2, 4, 7, 9, 12, 13, 14, 15, 17, Y, 共 11 条染色体。在这 12 例染色体结构异常者中，相互易位有 7 例，占 14 例染色体异常者的 50%，罗伯逊易位 5 例、占 14 例染色体异常者的 35.7%，此点与文献中关于平衡易位是自然流产的重要细胞遗传学病因的研究结果相符。

7 例因家族成员拒绝调查，其起源不能确定。经过调查的 7 例中有 5 例是由新突变所致，而肯定由上代遗传者仅 2 例，提示新突变是自然流产人群中染色体异常的重要起因。

分析这 14 例染色体异常者的生育史，具 3 次或 3 次以上自然流产史者 11 例，具 2 次自然流产史者 1 例，具 1 次自然流产史者 1 例，具 1 次自然流产加 1 次畸形胎儿史者 1 例。说明在人群中习惯性流产史固然是检出染色体异常者的重要指征，但只有一次流产史者也应予以重视，尤其在我国提倡少生优生的情况下更具有重要意义。

表 1 139 对夫妇流产史

Table 1 *Abortion history in 139 couples*

流产次数 frequency	夫妇对数 couples	百分率（%）
1	22	15.8
2	46	33.1
＞2	71	51.1
总计 Total	139	100.0

表 2 139 对夫妇的生育史

Table 2 *Reproductive history in 139 couples*

分类 classification	妊次 pregnancies	百分率（%）
自然流产 spontaneous abortion	386	87.7
早产 premature infant.		
死产、新生儿死亡、stillbirth、fetal death.	39	8.9
畸形胎儿 fetal malformation.		
现妊、人工流产 pregnancing、induced abortion	15	3.4
总计 Total	440	100.0

表 3 139 对流产夫妇中染色体异常病例的核型与生育史

Table 3 *Karyotypes and reproductive history in the cases with chromosome. abnormality*

检查号 speciment	性别 sex	年龄 age	细胞遗传学检查 cytogenetic investigation			生育史 reproductive historynote	附注 note
			材料 material	方法 method	核型 karyotypes		
193	男	38	血、皮肤	G 带	46, XY/45, XY,t(13;13)(p12;p12)	孕 11, 流产 11	
263	男	26	血	G 带	46, XY,t(1;17)(p36;q21)mat	孕 4 流产 4	家系中 5 个携带者 5 carriers in the pedigree
347	女	26	血	G、C 带	46,XX,t(2;9)(q31;p24)	孕 3, 流产 1 畸胎 1, 现妊 1	
394	女	30	血	G 带	45,X/46,XX	孕 2, 流产 1, 现妊 1	
597	男	34	血	G 带、高分辨率	46,XY,t(15;17)(q22.3;p13.1) pat	孕 5, 流产 5	家系中 4 个携带者 4 carriers in the pedigrce
662	女	28	血	G、N 带	46,XX,t(14;15)(q13;p13)	孕 3 流产 3	
764	男	33	血	G 带	45,XY,t(15;15)(p11;p11)	孕 4 流产 4	
776	女	25	血	G 带	45,XX,t(13q14q)	孕 4 流产 4	
787	男	38	血	G 带	46,XY,t(12;14)(q2410;q13)	孕 6, 流产 4 畸胎 1, 现妊 1	（后产 1 携带者）
805	女	43	血	G 带	45,XX,t(13q14q)	孕 2, 流产 2	
808	女	30	血	G 带	46,XX,t(4;15)(q31;q13)	孕 3, 流产 3	
816	女	29	血	G 带	46,XX,t(7;9)(q32; p24)	孕 4, 流产 4	父母核型正常
840	女	28	血	G、C、Q 带	46,XX,t(Y;15)(q1110;p12)	孕 4, 流产 4	
1080	女	26	血	G 带	46,XX/47,XXX	孕 3, 流产 3	

（五）湖南医学院学报，1983, 8 (2) :132-134.

家族性染色体断裂易位热点

湖南医学院医学遗传研究室 许嘉 李麓芸 许发明 夏家辉 戴和平 何小轩

关键词 染色体畸变，“家族性染色体断裂易位热点”

染色体结构畸变起源于染色体的断裂和变位重接。文献中尚未见到关于结构畸变染色体在上下代的遗传传递中与其他非同源染色体再次发生结构性重排的报道。我室曾发现一例核型为 46,XY,−13,+der(13),t(4;13),(13pter → 13q34::4q25 → 4qter)（图 1）的 4q 部分三体型患儿（血 273 号），其父亲（血 274 号）、伯父（血 456 号）均为 1/4 染色体平衡易位携带者，核型为 46,XY,t(1;4)(1pter → 1q43 :: 4q25 → 4qter; 4pter → 4q25::1q43 → 1qter)（图 1）。推测患儿的

der(13) 染色体系由父亲的 der(1) 染色体在配子形成的早期有丝分裂中与 13 号染色体发生相互易位而产生的。该病例提示这一家族的易位染色体的断裂易位点（图 2）可能具有不稳定的特性。鉴于 SCE 分析是研究染色体稳定性的一个较敏感的手段，而在 t(1;4) 携带者的细胞中 der(1) 染色体特别巨大，不经显带也可准确识别，因此，本实验采用 SCE 作指标（图 3），通过显微照相和测量定位的方法，确定了两名 t(1;4) 携带者的 100 条长臂上带有 SCE 的 der(1) 染色体上 109 个 SCE 的相对位置和分布情况，并与这两名携带者的 100 条长臂上带有 SCE 的 1 号染色体上 107 个 SCE 的分布进行比较，发现在 der(1) 染色体的断裂易位部位（即 1q43::4q25 及其紧邻区段）上 SCE 频率较该染色体的其他部位明显增高，也较 1 号染色体相应节段上的 SCE 频率明显增高（图 4）。检查结果表明该易位断裂重接部位不稳定，初

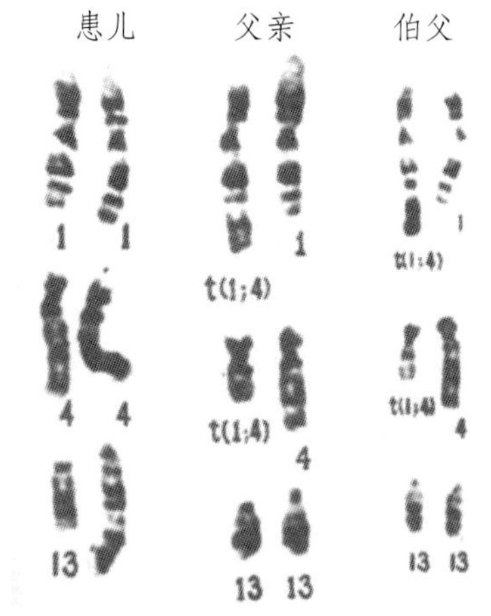

图 1　患儿及其父亲、伯父的部分核型

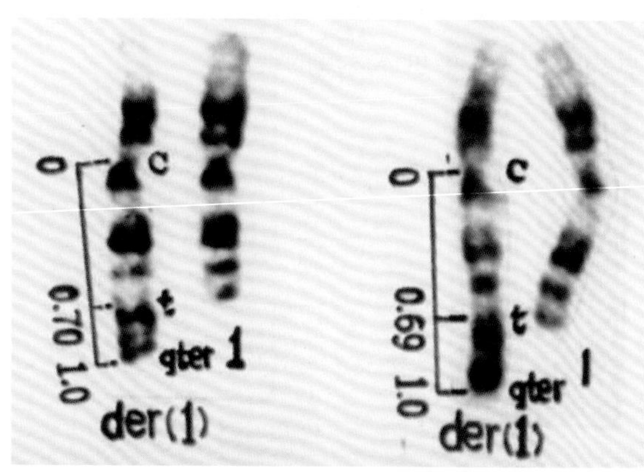

图 2　断裂易位点在 der(1) 染色体长臂上的相对位置（c—着丝粒；t—断裂易位点；qter—长臂末端）

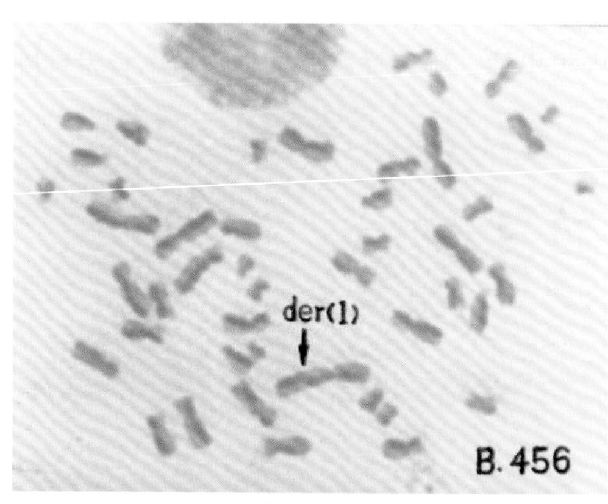

图 3　患儿伯父外周血细胞 SCE 照片

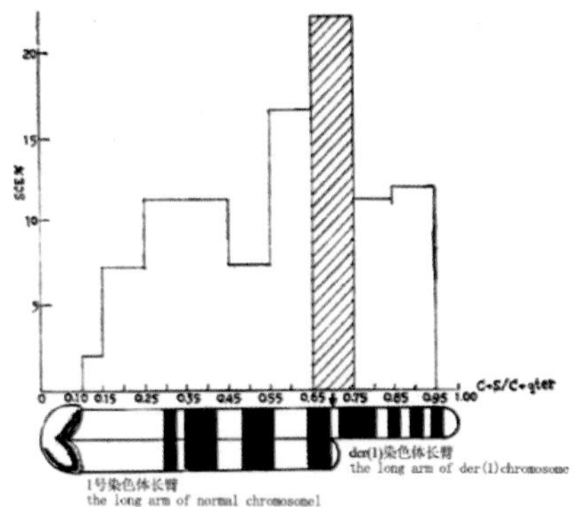

109 个 SCE 在 der(1) 染色体长臂上的分布
The distribution of 109 SCEs in the long arm of 100 der(1) chromosomes

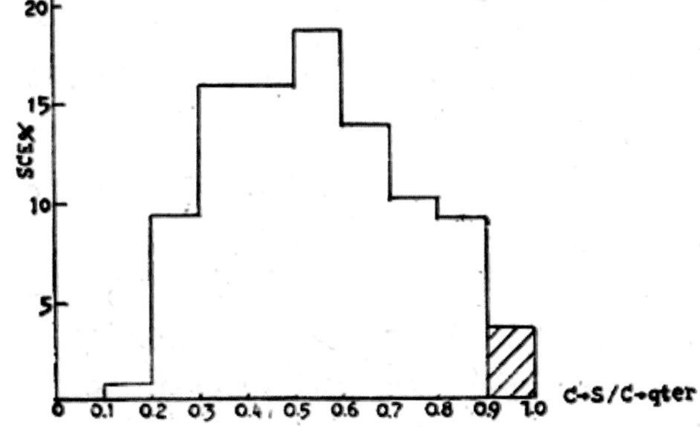

107 个 SCE 在正常 1 号染色体长臂上的分布
The distribution of 107 SCEs in the long arm of 100 normal chromosomes 1

图 4　SCE 在 der(1) 和 1 号染色体长臂上分布的比较

步证实这一家系中存在染色体不稳定的遗传特性。为了对这种在染色体不稳定部位上发生的易位进行描述，本文提出了“家族性染色体断裂易位热点”这一名称，以与“人类染色体遗传性脆点”“区域性热点”等相区别。该患儿家系中存在三个“热点”：1q43、4q25、13q34 和相应的活性末端，在上下代传递中表现出同一活性末端的多次断裂和变位重接，它们之间的位置变换应视为易位的一种特殊类型，由此产生的衍生染色体在配子形成中的行为较一般易位所产生的衍生染色体更复杂，并将导致产生更多种类的不平衡配子。为了防止出生染色体异常后代，作者认为在染色体病的诊断和预防中，对已确诊的易位携带者应进行家系染色体分析，以查明是否属于这一特殊易位类型。并在产前诊断等方面予以更大注意。

附注　遗传学中热点、脆点、区域性热点：

1. 热点（hot spot）: 遗传学中原用于描述容易发生突变的位点，细胞遗传学借用这一名称，描述染色体上断裂频率高的部位。

2. 脆点（fragile site）是指染色体上的一个特殊位点，多表现为染色单体裂隙（isochromatid gap),Sutherland 等认为它是一种多态性。而据 Chaudhuri 对染色单体裂隙进行的研究，认为裂隙是 DNA 去螺旋化的结果。

3. 区域性热点（regional hot spots）是 Mattai 等在对人类染色体自发性断裂点分布的研究中提出的，用以描述群体中染色体自发性断裂点集中于某些染色体区域的现象。

FAMILY HOT SPOT OF CHROMOSOME BREAKAGE AND TRANSLOCATION

Xu Jia Xia Jiahui Li Luyun Dai Heping Xu Faming He Xiaoxuan
Medical Genetics Laboratory, Hunan Medical college

Aberrations of chromosomal structure result from chromosome breakage and rearrangement. As far as we know, the rearrangement which occurs between a chromosomal structural aberration and a nonhomologous chromosome in the transmission from parental generation to filial generation has never been reported. We previously reported an infant (B. 273) with 4q partial trisomy. His karyotype is 46,XY,−13+der(13),t(4;13)(13pter → 13q34::4q25 → 4qter)(Fig 1). His father (B.274) and uncle(B.456) are both carriers of 1/4 chromosomes reciprocal translocation with the same karyotype of 46,XY,t(1;4)(1pter → 1q43::4q25−4qter;4pter → 4q25::1q43 → 1qter)(Fig 1).Therefore, we consider that another reciprocal translocation occurred between the derivative chromosome 1 and a normal chromosome 13 during the early stage of his father's gametogenesis. It suggests that the breakage and translocation spots on the derivative chromosomes (Fig.2) of the family probably are unstable. Since SCE analysis is a sensitive method to research the stability of chromosomes, and, in the t(1;4) carrier's cells, the der(1) chromosome is long enough to be distinguished accurately without banding. SCE analysis for the two carriers was carried out in the present study (Fig. 3). 109 SCEs occurring on the long arms of one hundred der(1) chromosomes were localized in photographic prints by measuring the relative distance (from the centromere to the exchange point). The distribution curve of SCEs drawn by plotting the relative site of each exchange along the chromosome axis was divided into 10 segments. The distribution of 107 SCEs in the long arms of the one hundred normal chromosome 1 was made with the same method. The result illustrates that the frequency of SCEs in the breakage and re-union position on the der(1) is significantly higher than other positions on itself and the relevant segment on the normal chromosome 1 (Fig. 4). This indicates that the breakage and translocation position is unstable and preliminarily confirms that there is a heritable unstable characteristic in the family. In order to describe this translocation, which occurs in the unstable position on the chromosomes, we suggest the term "family hot spot of chromosome breakage and translocation", may be distinguished from the terms" heritable fragile sites on human chromosomes"and "regional hot spots". In the family there are three hot spots 1q43, 4q25, 13q34 and three relevant active terminals. In the transmission from parent to offspring the same active terminal breaks and transfers again and again. The rearrangements among the active terminals should be regarded as a special kind of translocation. In the stage of gametogenesis the act of the derivative chromosome derived from the special translocation is more complex than that derived from the common translocation. It can result in multiple kinds of unbalanced gametes. It is necessary that chromosome analysis should be made in a translocation carrier's family so as to find out the special translocation carriers and more attention should be made to them in prenatal diagnosis.

KEY WORDS chromosome aberrations, Family hot spot of chromosome breakage and translocation

（六）湖南医学院学报，1983, 8(2): 135-138.

睾丸决定因子定位的重新探讨
——混合性和单纯性性腺发育不全各一例

湖南医学院医学遗传研究室 许发明 李麓芸 何小轩 夏家辉 戴和平 许嘉

关键词 睾丸决定因子，定位，混合性和单纯性性腺发育不全

例 1 血 586 号，12 岁，社会性别男。

身高 125cm，智能良好。外生殖器先天性畸形，检查发现发育不良，阴茎仅长 3cm，尿道开口于会阴部，阴囊小且分裂为两半，右侧可扪及块质，左侧空虚。手术探查，找到认为是睾丸的块质，其顶端附有具伞部的输卵管样结构，盆腔内有指尖大子宫与左侧输卵管及伞部相连，其下方有条索状可能为性腺的结构，子宫下端与发育不全的阴道相连，此阴道与尿道共一开口。病理组织学检查，证实右侧阴囊内块质为睾丸组织，无卵巢结构，附着物为输卵管。腹腔内结构为发育不全的输卵管、子宫及宫颈组织，可惜未作条索状性腺样结构的切片。血型分析，ABO, MN, Rh 及 P 系统，均无不同血型的红细胞株嵌合。

染色体分析：两次外周血淋巴细胞染色体经 G、C 显带，共分析 604 个细胞，发现 8 种细胞系，其中 45,X 和 46,X,dic(Y) 共占 87.9%。确定其为 45,X/46,XY/47,X,2dic(Y) /47,XY,dic(Y) /48, XY,2dic(Y)/46,X,dic(Y)/47,XYY/48,X,3dic(Y) 的嵌合体。其 dic(Y) 的断裂重接点在 p11.32。

例 2 血 675 号，17 岁，社会性别女。

因原发性闭经，身材矮小就诊。检查发现智能良好，身高 142cm，乳房未发育，无腋、阴毛，显然为幼稚型女性外阴。剖腹探查，发现双侧条索状性腺，输卵管和具细长宫颈的子宫。病理组织检查，子宫发育不全，输卵管正常，双侧条索状性腺中可见少量卵巢间质组织，未见

卵泡、精细管或睾丸间质细胞。染色体分析，三次用外周淋巴细胞经 G、C 显带，共分析 170 个细胞，45,X 占 52.4%,46,X,dic(Y) 占 46.5%。确定为 45,X/46,X,dic(Y)(p11.31) 的嵌合体。

本文例 1 为具有 8 种细胞的嵌合体，其主要的细胞系为 45,X 和 46,X,dic(Y)。dic(Y) 断裂重接点发生在 Y 染色体短臂末端，是引起 dic(Y) 不稳定，导致其余各种核型的原因。

有关 Y 染色体结构畸变的病例较多，不少学者结合其表型特征，将男性决定基因定于 Y 染色体短臂的着丝粒附近。本文 2 例均具 46,X,dic(Y) 染色体的细胞系，但表型却截然不同。例 1 为具有睾丸组织的混合性性腺发育不全症，例 2 却为无睾丸组织的单纯性性腺发育不全症。结合两例 Y 染色体短臂断裂重接点位置不同的研究结果，我们认为男性睾丸决定基因应定位于 Y 染色体短臂 p11.32 节段上。

WHERE IS THE T.D.F SITUATED?

A CYTOGENETIC RESEACH OF A MIXED AND A PURE GONADYSGENESIS

Xu Faming Xia Jiahui Li Luyun Dai Heping He Xiaoxuan Xu Jia

Laboratory of Medical Genetics, Hunan Medical College

Case 1.B No 586, aged 12, social sex male

Body height 125cm, with normal intelligence. The external genitalia were ambiguous congenitally, and hypoplasia during examination, with the penis only 3cm in length and urethral orifice situated ventrally near the perineum. Scrotum was small and splitted into two parts, at the right side a mass was palpable, and the left was empty. Under exploratory laparotomy, in the right side of the scrotum, the mass suspected testis was found, at the top of which a fallopian tube like structure with tubae laciniae was attached. within the pelvis, there was a finger tip sized uterus connected with a fallopian tube and tubae laciniae on the left side, below which was a streak mass structure suspected gonand, and a poor developed vagina downward, which shared the same orifice of the urethra.

Histologically, the contents in the right side of the scrotum was testis and fallopian tube, without ovarian structure. The pelvic contents was maldeveloped fallopian tube, uterus & cervix, unfortunately, the streak mass structure was not examined. Blood typing about ABO, MN, RH and P systems, didn't show mosaic strain of erythrocytes. G and C banding analyses of the lymphocytic chromosomes were performed twice, a total of 604 cells were studied, revealed eight cell lines, and the karyotype of the patient was 45,X/46,X,dic(Y)/46,XY/47,X,2dic(Y)/ 47,XY,dic(Y)/47,XYY/48,XY; 2dic(Y)/48,X,3dic(Y). within the eight cell lines, 45, X and 46, X, dic(Y) accounted about 87.7%.The breakage rejoining point of dic(Y) was p11.32.

Case 2 B No 675, aged 17, social sex female

The patient's chief complaint was primary amenorrhea and short stature, that only 142cm in height. She had poorly developed breasts & absent of axillary and pubic hair. The external genitalia apparently showed premature female. Exploratory laparotomy revealed bilateral streak gonads and fallopian tubes with an uterus of thin and long cervix in the pelvis. Histologically, the uterus was maldeveloped, both fallopian tubes normal, both streak gonads consisted of a little ovarian interstitial structure without any follicle, or seminiferous tubules and Leydig's cells, G and C banding analyses of peripheral lymphocytic chromosomes were performed three times, a total of 170 cells were studied, the patient's karyotype was 45, X/46, X, dic(Y). The 45,X accounted for 52.4% and 46, X, dic(Y) 46.5%.Breakage rejoining point of dic(Y) was p11.31.

In the two above mentioned cases, there were very close similarity of chromosomal abberations in their karyotyping, especially dic(Y). Since the braekage rejoining point of Case 1 was Yp11.32 having testes, but Case 2 was Yp11. 31 having no testis. It is suggested that the testis determining factor might be located at Yp11.32, at a distance but not likely very near the centromere of the short arm of Y chromosome as previously assumed.

KEY WORDS testis determining factor, localization, mixed and pure gonadysgenesis

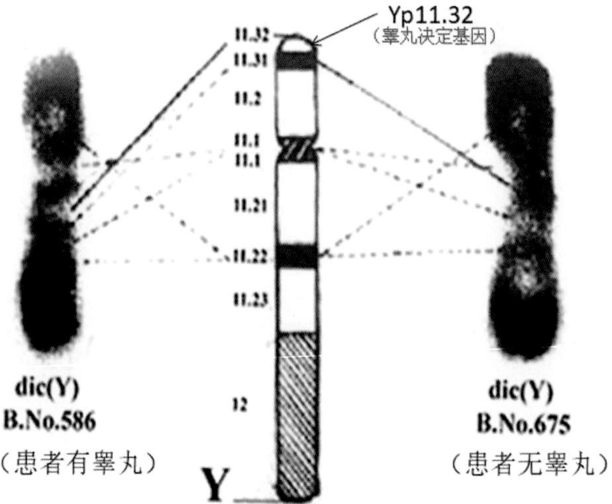

图 1 实线示例 1 和例 2 不同的 die(Y) 断裂重接点
（例 1 连接点为 Yp11.32，例 2 为 Yp11.31）

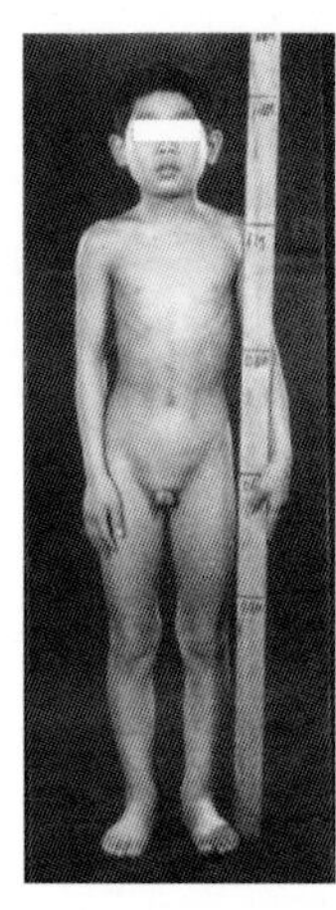

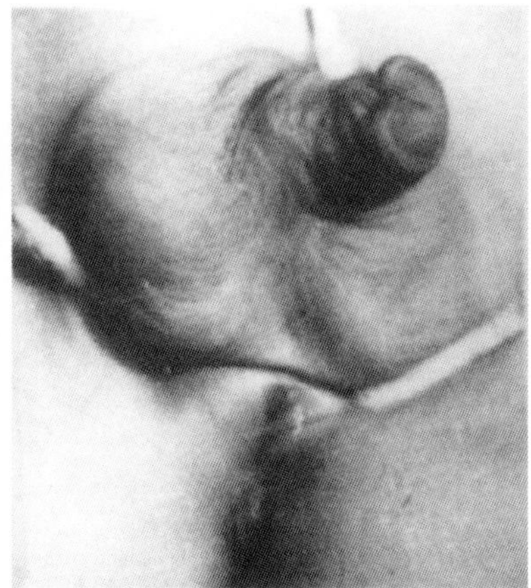

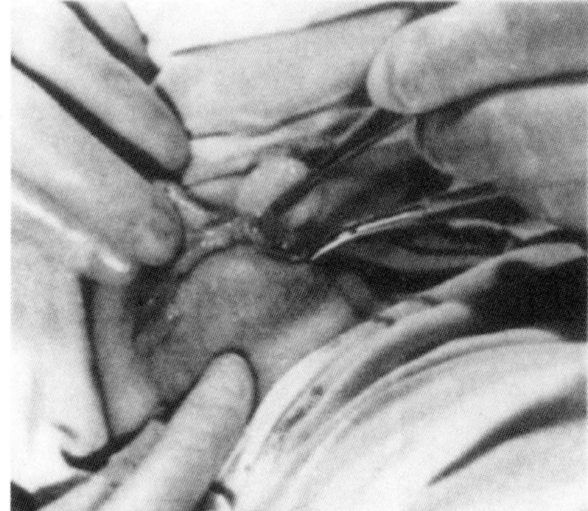

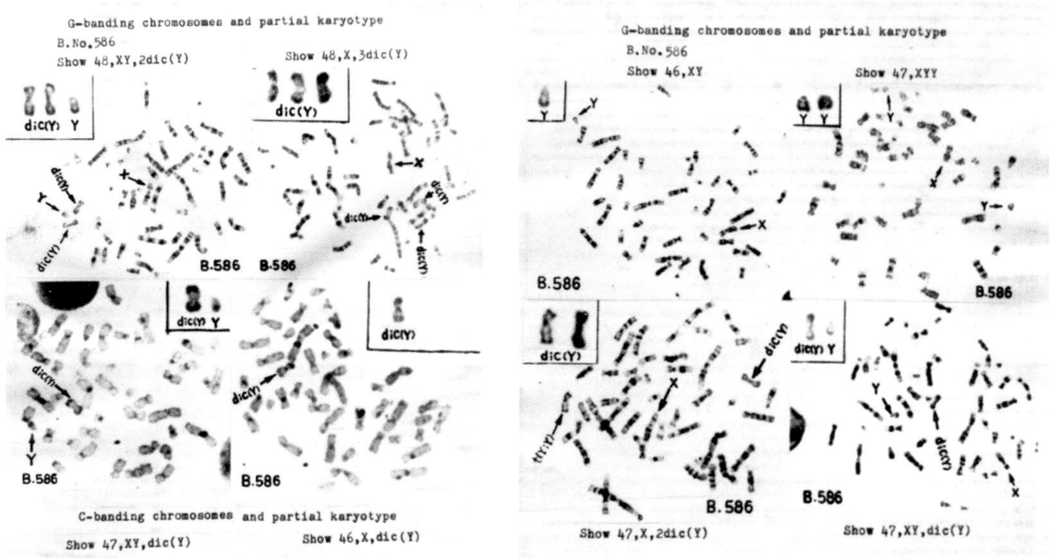

图 2　例 1 的体态和外阴，右侧阴囊内容物和 G，C 显带所见到的 8 种不同类型的细胞系

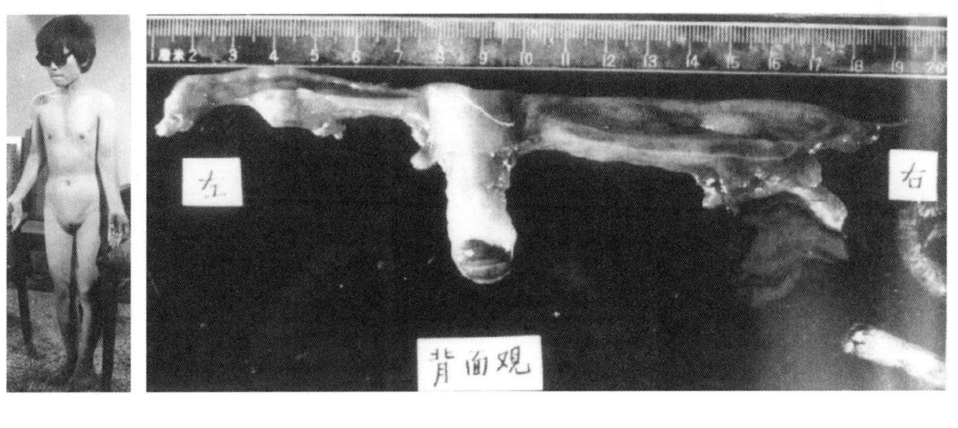

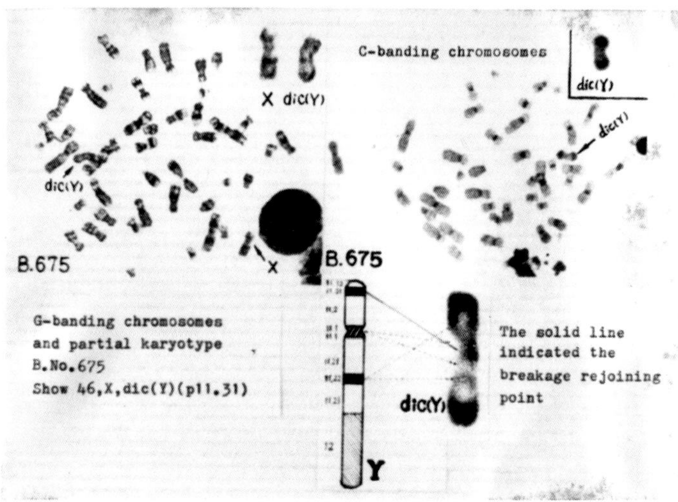

图 3　例 2 的体态，内生殖器官和 G,C 显带所见到的 2 种不同类型的细胞系

（七）Chinese Medical Journal 1984, 97(12): 921-927.

G-BANDED CHROMOSOMES OF 3,415 LIVEBORN INFANTS

Xia Jia-hui 夏家辉, Li Lu-yun 李麓芸, Dai He-ping 戴和平, Xu Jia 许嘉
Xu Fa-ming 许发明 and He Xiao-xuan 何小轩
Medical Genetics Laboratory, Hunan Medical College National Training Center of Medical Cytogenetics Changsha, Hunan

An investigation of 3,415 consecutive liveborn infants using G–banding is reported. The incidence of chromosomal aberrations was 0.73%. According to the pedigree analysis, 43% were transmitted from their parents and 57% arose de novo.

To investigate the incidence of chromosomal aberrations in the Chinese population, cord blood was obtained from 3,415 consecutive liveborn babies from 3 hospitals in the northern district of Changsha from May 3, 1979 to May 24, 1982.

Table 1. Cord blood samples of 3,415 cases

Hospital	Male	Female	Total
First Affiliated Hospital of Hunan Medical College	495	484	979
Maternity Hospital of Hunan	935	924	1859
First Municipal Hospital of Changsha	288	289	577
Total	1,718	1,697	3,415

SUBJECTS AND RESULTS

A total of 3,415 babies, 1,718 boys and 1,697 girls, were karyotyped with G–banding (Table 1). We counted thirty cells under the microscope in each liveborn infant. Three karyotypes were analysed. The results were identified by two scientists. 91.5% of the fathers and 84.2% of the mothers were 25–34 years of age (Table 2). Totally 25 cases (16 male, 9 female) of chromosomal aberrations were identified (Table 3), an incidence of 0.73% (male 0.93%, female 0.53%), which approximated to that reported in the literature (0.60% ~ 0.73% Table4).

The abnormal karyotypes are as follows[2-4](Figs1–11): 47,XX,+18; 47,XY,+22; 45,XO; 47, XXX (3 cases); 47, XXY(2 cases); 47, XYY; 46, XY, inv (5)(p15.1q33.1) mat; 46, XY, inv (3)(p13q25) pat; 46, XY, inv(7)(qllq22)pat; 46,XX,t(1;4)(q24;q21); 46,XY,t(1;8)(q25;p21); 46,XX,t(2;19)(2p19q;2q19p) mat; 46,XY,t(12;14)(q2409;q13)pat; 45,XX,t(13q;14q); 45,XY, t(13q;14q)pat; 45,XY,t(13q; 14q); 45,XY,t(14q; 21q)mat; 46,XX,t(15;19)(q13;p13); 45,X, ter rea(13;Y)(p11;q1200); 46,XY,t(Y;15)(q1200;p12)pat(3 cases, Table 3).

Among the 25 cases of abnormal karyotypes there were 7 cases of sex chromosome numerical anomalies (0.21%); 2 autosome numerical anomalies (0.06%); 4 Robertsonian translocations (0.12%); 5 reciprocal translocations (0.15%); 4 Y/autosome translocations (0.12%) and 3 inversions (0.08%). Pedigree analysis was done in 23 cases. GTG was used as routine, QFQ, CTG and high–resolution G-banding were used when necessary. 10 cases (43%) were transmitted from their parents with an average paternal age of

30.2 and maternal age of 27.0; 13 cases (57%) arose de novo with an average paternal age of 31.08 and maternal age of 28.54. 54 cases (1.58%) of chromosomal variants were found (Table 5). They were: inv(9) (28 cases); $9qh^-$ (1 case); dir dup(9)(q1200–q2200)(2 cases)(Fig12);$14p^+$ (1 case); $15ph^+$(3 cases); $15s^+$(2 cases); $16qh^+$ (3 cases); $21ph^+$(1 case); $22ph^+$(2 cases); Yp^+ (4 cases); Yqh^+(7 cases, Table 5).

Table 2. The parent's age of 3,245 newborns

Paternal	age (yr)	Maternal age(yr)						Total
		20～24	25～29	30～34	35～39	40～44	45	
20～24	Newborns	46	10	1				57
25～29	Newborns Abnormals %	315 2 0.63	1,427 8 0.63	15				1,757 10 0.57
30～34	Newborns Abnormals %	95 1 1.05	829 4 0.48	279 6 2.15	11			1,214 11 0.90
35～39	Newborns Abnormals %	5	51 1 1.96	101 2 1.98	16			173 3 1.73
40～44	Newborns Abnormals %		2	19 1 5.62	19	1		41 1 2.43
>45	Newborns			1	2			3
Total	Newborns Abnormals %	461 3 0.65	2,319 13 0.56	416 9 2.16	48	1		3,245 25 0.73

* 3,245 of 3,415 newborns were counted.

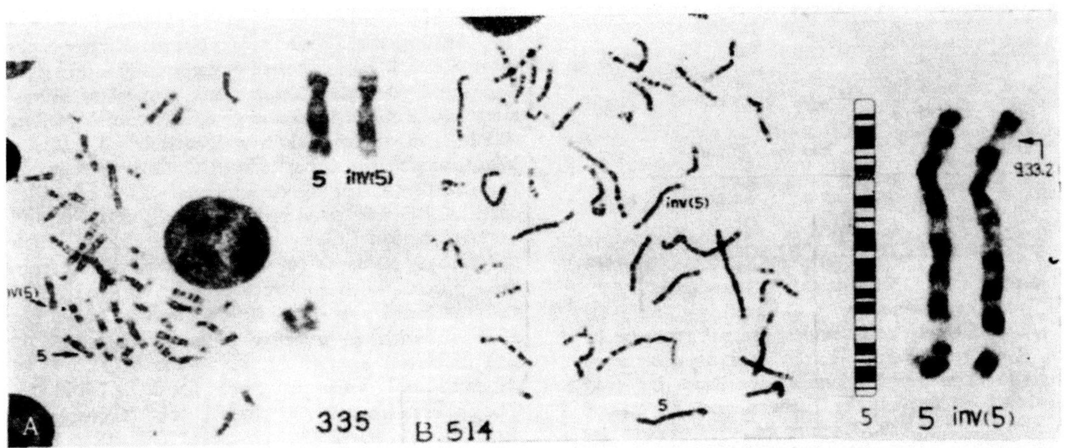

Fig 1A. No. 335, 46, XY, inv(5) (p15. 1q33.1) mat.

Fig 1B. No. 514. 46, XX, inv (5) (p15. 1q33.1) pat.

Table 3. The anomalous karyotypes among 3,415 newborns

C.B. No.	Date of birth	Sex	Karyotype	Development (exam date)	Investigation of pedigree	
					Parental age	Karyotype
335	79,11,7	Male	46,XY,inv(5) (p15.1q33.1)mat*	Normal (80,5)	p 34 m 30	46,XY 46,XX,inv(5)pat
552	80,2,2	Male	46,XY,t(1:8) (q25;p21)*	Normal (82,3)	p 43 m 32	
654	80,3,17	Male	47,XY,+22	Abnormal (80,8)	p 32 m 29	
988	80,12,19	Female	46,XX,t(1;4) (q25;q21)	Normal (82,6)	p 29 m 29	46,XY 46,XX
1192	81,4,1	Female	47,XXX	Mental retardation (81,9)	p 34 m 34	 46,XX
045	80,6,11	Female	47,XX,+18	Abnormal (80,6)	p 31 m 26	
01083	81,1,5	Male	45,XY,t(14;21) (14qter→cen→qter)mat	Normal (81,9)	p 30 m 31	46,XY 46,XX,t(14;21)
01271	81,2,17	Female	45,XX,t(13;14) (13pter-cen-14qter)	Normal (81,9)	p 36 m 28	46,XY 46,XX
01324	81,2,17	Male	46,XY,inv(3) (p13 q25)pat*	Normal (82,3)	p 31 m 30	46,XY,inv(3) 46,XX
01588	81,4,27	Female	46,XX,t(2;19) (2p19q;2q19p)mat*	Normal (81,8)	p 27 m 26	46,XY 46,XX,t(2;19)
-58	80,9,11	Female	46,XX,t(15;19) (q13;p13)*	Normal (82,5)	p 31 m 26	46,XY 46,XX
-445	81,3,9	Male	45,XY,t(13;14)pat (13qter→cen→14qter)	Normal (82,5)	p 29 m 25	45,XY,t(13;14) 46,XX
-621	81,5,9	Male	45,X,terrea(13;Y) (p11;q1200)	Normal (81,9)	p 30 m 29	46,XY 46,XX
-417	81,2,21	Male	46,XY,t(T;15) (q1200;p12)pat	Normal (82,6)	p 28 m 26	46,XY,t(Y;15) 46,XX
-256	80,12,17	Male	46,XY,t(Y;15) (q1200;p12)pat	Normal (82,3)	p 27 m 25	46,XY,t(Y;15) 46,XX
01745	81,6,5	Female	45,XO	Abnormal (82,5)	p 26 m 24	
01835	81,7,3	Male	47,XYY	Normal (82,5)	p 37 m 34	46,XY
02179	81,10,13	Female	47,XXX	Normal (82,5)	p 26 m 25	46,XY 46,XX
02348	81,11,12	Male	46,XY,inv(7) (q11 q22)pat*	Normal (82,5)	p 33 m 31	46,XY,inv(7)pat 46,XX
02318	81,11,3	Male	46,XY,t(Y;15) (q1200;p12)pat	Normal (82,5)	p 27 m 26	46,XY,t(Y;15) 46,XX
02388	81,11,16	Male	47,XXY	Abnormal (82,5)	p 34 m 29	
02819	82,3,4	Male	45,XY,t(13;14) (13qter→cen→14qter)		p 26 m 23	
02922	82,4,4	Female	47,XXX	Normal (82,5)	p 30 m 30	 46,XX
02574	81,12,25	Male	46,XY,t(12;14) (q2409;q13)pat*	Normal (82,5)	p 36 m 30	46,XY,t(12;14) 46,XX
02699	82,1,29	Male	47,XXY	Normal (82.5)	p 28 m 28	

* Not reported by other authors

Table 4. The comparison between the present survey and previous surveys in the world

	Present survey*	Edinburgh* (Bukton et al 1976)	Edinburgh (Jacobs et al 1980)	7 surveys** (Nielson et al 1975
Total population	3,415	3,993	11,680	54,749
Total males	1,718	2,072	7,849	34,379
Total females	1,697	1,921	3,831	20,370
47,XYY+mosaics	1(0.05)	4(0.19)	12(0.15)	35(0.10)
47,XXY+mosaics	2(0.12)	6(0.29)	11(0.14)	39(0.11)
47,XXX	3(0.18)	3(0.16)	5(0.13)	24(0.12)
45,XO	1(0.03)	—	—	—
47,+18	1(0.03)	1(0.02)	2(0.02)	8(0.01)
47,+21	0	3(0.07)	17(0.14)	63(0.11)
47,+22	1(0.03)	—	—	—
D/D translocation	3(0.09)	3(0.07)	6(0.05)	43(0.08)
D/G translocation	1(0.03)	—	—	—
Reciprocal translocation	5(0.15)	4(0.10)	10(0.09)	47(0.08)
Y/autosome translocations	4(0.12)	1(0.02)	—	6(0.01)
Inversions	3(0.09)	2(0.05)	3(0.03)	7(0.01)
Total rearrangements	16(0.47)	10(0.25)	26(0.22)	114(0.21)
Total abnormalities	25(0.73)	29(0.73)	78(0.67)	330(0.60)

* Using G-banding technique ** The survey included the data of Jacobs 1974.

Table 5. Karyotypes of infants with chromosomal variants among 3,415 newborns

Karyotype	Male	Female	Total	%
Inv(9)	11	17	28	0.82
9qh-	1			
dir dup(9) (ql200-2200)*	2			
No. 9 polymorphism	14	17	31	0.90
14P+		1		
15ph+	2	1		
15s+		2		
16qh+	2	1		
21ph+		1		
22ph+	1	1		
Yp+	4			
Yqh+	7			
Total	30	24	54	1.58

* Not reported by other authors.

DISCUSSION

The incidence of trisomy G in newborn infants. Before 1975, in the seven surveys of USA, England, Canada, and Denmark banded chromosome had not been used to investigate the incidence of newborn infants. Therefore, they were not able to identify chromosome 21 from chromosome 22. The lowest incidence was 0.07% in New Haven of USA. The highest incidence was 0.14% in Edinburgh of England. According to the compariason between the two data of Edinburgh in 1974 and 1980 the incidence was 0.07% and 0.14% respectively. Thus, the highest incidence doubled the lowest one in different places and different periods (Table 4). In our survey, a case with trisomy 22 was found, the incidence being 0.03%. The incidence of trisomy G was 0.07% in New Haven of USA in 1970 and Edinburgh of England in 1980, which also doubled that of our survey. It is evident that the incidence of our survey is the lowest among the nine data in the world literature. Moreover, we did not find a single case with trisomy 21. The reasons may be as follows:

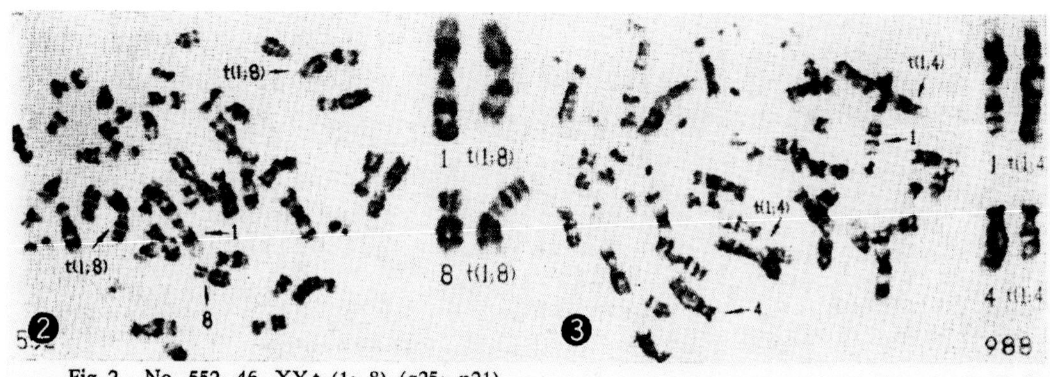

Fig 2. No. 552, 46, XY,t (1; 8) (q25; p21).
Fig 3. No. 988, 46, XX, t (1; 4) (q24; q21).

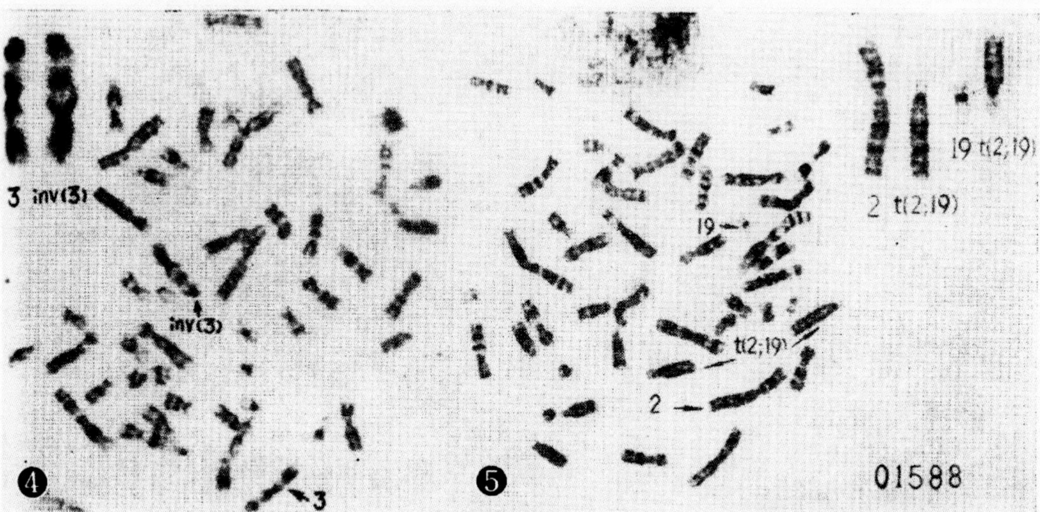

Fig 4. No. 01324, 46, XY, inv (3) (p13q25)pat.
Fig 5. No. 01588, 46, XX, t (2; 19) (2p19q;2q19p) mat.

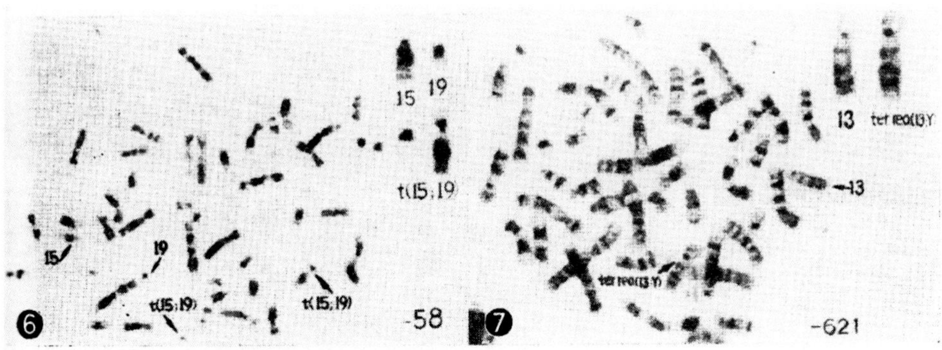

Fig 6. No.-58, 46, XX, t (15;19) (q13; p13).
Fig 7. No.-621, 45, X, ter rea (13; Y) (p11;q1200).

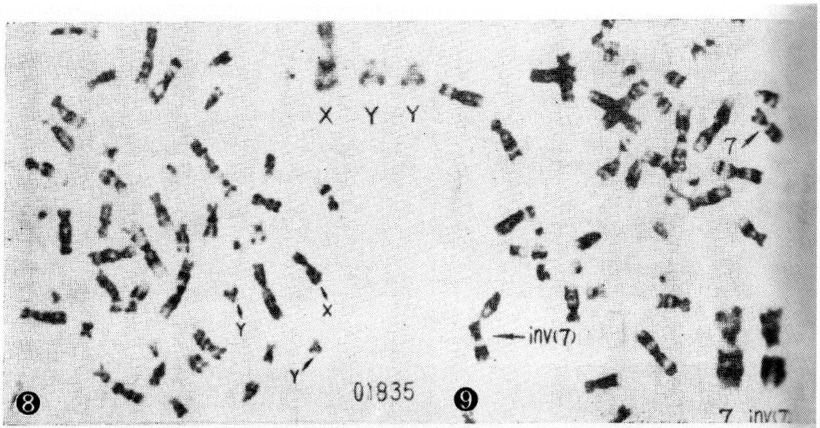

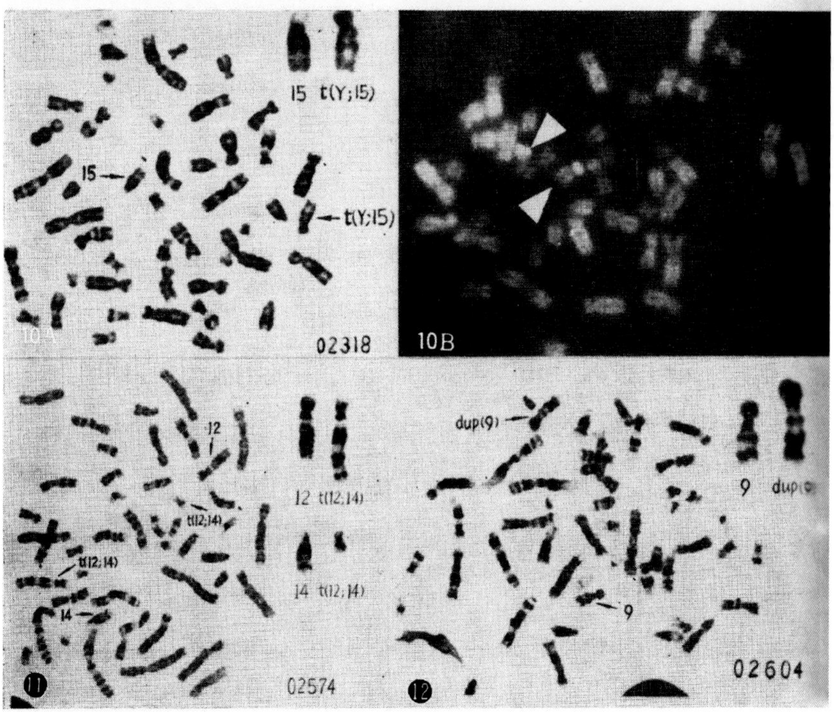

Fig 8. No.01835, 47,XYY.

Fig 9. No. 02348,46, XY, inv (7) (q11q22) pat.

Fig 10A. No.02318,46,XY,t(Y;15)(q1200;P12) pat.

Fig 10B. Q-banded, No.02318,46,XY,t(Y;15)(q1200;p12)pat.

Fig 11. No.02574,46,XY,t (12; 14) (q2409;q13) pat.

Fig 12. No.02604, 46, XY, dir dup (9)(q1200 ← q2200)

a. Because of the probability or wrong random sampling.

b. The child bearing age of the parents ranged from 25–34 years; among the fathers only 44 were over 40 years old; among the mothers only 49 were over 35 years old.

The origin of abnormal chromosome. Pedigree analyses were done in 23 cases.43% (10 cases) were transmitted from their parents. 57% (13 cases) arose de novo. Therefore, it is very important to make prenatal diagnosis for pregnant women who or whose husbands had the history of exposure.

Rearrangement. Rearrangement included five types: D/D translocation, D/G translocation, reciprocal translocation, Y/autosome translocation, and inversion. In our survey, the incidence of rearrangement was 0.47%. This doubled the data (0.21% ~ 0.25%) in the literature. The incidence of various types was apparent. The t(Y;15) had increased 6–12 times and the inversions 2–9 times. These types have not been identified without banding. Owing to the techniques of G-banding and various banding, we were able to obtain the above results.

Since the rearrangements have not showed any anomalous phenotype, carriers with chromosomal structural anomaly could marry each other in the population. According to our investigation, the incidence of such carriers was 1/106 couples. 50% ~ 100% of them may give birth to abnormal babies. Therefore, in order to prevent the birth of abnormal babies with chromosome disease, it is very important to set up genetic counseling clinic of chromosome diseases and make prenatal diagnosis.

REFERENCES（略）

（八）湖南医学院学报，1986, 11 (2): 103-109.

人类染色体 850 ~ 1000 条带的高分辨技术

湖南医学院 医学细胞遗传学国家培训中心、医学遗传学研究室、医学遗传学教研室
李麓芸 夏家辉 戴和平

内容提要 人类染色体高分辨技术包括标本制作和带型识别两个不可分割的部分。本文介绍了一种显示人类单组染色体 850 ~ 1000 条带的高分辨标本制作和识别要点，并提供了 850 ~ 1000 条带阶段的模式核型图。

关键词 染色体，人类染色体显带，高分辨带方法

1981 年人类细胞遗传学命名的国际体制——高分辨带（1981）[ISCN（1981）]，550 ~ 850 条带高分辨模式图的发表，标志着人类细胞遗传学技术及其应用又进入了一个新的发展阶段。虽然 Yunis 曾发表人类染色体 2000 条带的模式图，但至今仍未得到公认。我国李麓芸、夏家辉等以及周焕庚、许发明、宿远等人的工作，标志着我国人类细胞遗传学的研究已达到了 20 世纪 80 年代的国际水平。然而，1984 年在哈尔滨召开的“中国遗传学会人类高分辨染色体学

术讨论会”上，多数与会者对850条带技术的标本制作与带型识别仍感困难，为此，我们于1985年9月在我们“培训中心”举办的第一期研讨班上，对850～1000条带的标本制作和带型识别作了详细的介绍，现报道如下。

标本制作方法

外周血常规培养72小时，加胸腺嘧啶核苷0.3mg/ml，37 ℃培养17小时，用RPMI1640液洗脱，再置37 ℃培养5小时。加放线菌素D6μg/ml 60分钟，再加秋水仙胺0.4μg/ml，10分钟后，将细胞液移入10ml的离心管中，以3000转/min离心10分钟，除去上清液。加入已预温37 ℃的0.4%氯化钾与0.4%柠檬酸钠1:1的混合液8ml，置37 ℃水浴中15分钟。加3:1的甲醇冰醋酸固定剂1ml，轻轻混匀，以3000转/min离心10分钟；除去上清液，再加固定剂8ml，30分钟以后再换固定液，至少要更换2次固定液，每次离心均为3000转/min，10分钟。一般隔夜后制片，滴片前离心，吸尽上层固定剂，加入新固定剂8～10滴，用吸管轻轻将细胞团打散成细胞悬液，滴在预先用冰水冷却的载片上，每片滴1～2滴，立即在酒精灯上过火焰一次，不让其燃烧，再置70 ℃左右的烤箱中烘烤2～3小时。待自然冷却后，用已在37 ℃预温的生理盐水配成的0.025%胰酶溶液（新疆产）（pH值7.4±）显带处理1～3分钟，Giemsa染色15分钟。

上述方法中关键的改革步骤为：①将国际上通用的0.075M氯化钾低渗液，改为0.4%氯化钾与0.4%柠檬酸钠1:1混合液作低渗液。分裂指数可由1%～2%上升到6.9%。这可能与钠离子增高细胞膜的渗透性，维持了细胞渗透压的恒定，使细胞在膨大中不致破裂有关。②将离心速度从800～1000转/min加到3000转/min，减少了分裂细胞的丢失。③Yunis等采用5～6呎的高滴片法以促使染色体的分散，我室改用滴片后即过火焰一次的方法。由于促进了染色体的分散，用同份标本比较，其可计数分析的分裂相由16%增加到38%，而且减少了细胞的溅失。④国外常规是在滴片后将玻片置空气中（20 ℃）干燥3天以上或置60 ℃烤箱烘烤24小时，然后放置室温2～3天后行显带处理。我室采用70 ℃左右的烤箱烘烤2～3小时，自然冷却后当日行显带处理的方法。不但带型清晰，而且可使诊断的时间提前2～3天。

各号染色体的识别

1. 带的命名与再分　①由于高分辨带（ISCN1981）和（ISCN1985）的命名体制是在巴黎会议（1971）和人类细胞遗传学命名的国际体制（ISCN1978）基础上的发展，仅作了某些必要的修改，因此，掌握常规染色体和320条带显带染色体的识别，乃是一个细胞遗传学工作者进入高分辨领域的基础。②有关从550条带到850条带阶段各号染色体上带的再分化及其命名应参考ISCN（1981），不再赘述。③基于中期染色体的形成中，DNA分子的非同步的多级螺旋化是形成深浅带的物质基础，当我们从中期向前期逆向追溯染色体不断延长的特征的时候，我们可以设想其解旋也是非同步化的，这样，由中期染色体上的一条深带分化出来的深带必然是较深的，而由其浅带分化出来的深带必然是较浅的。

2. 确定单组染色体带纹数的标志　1号染色体带型的演变是我们确认一个分裂期细胞阶段的标志，当p36.2带出现时，该细胞即处于550条带阶段，当短臂末端出现p36.32带的同时p36.2再分化为p36.21、p36.22及p36.23带时，则该细胞处于850条带阶段，当q12分化成q12.1、q12.2和q12.3，同时，q21.2分化成q21.21、q21.22及q21.23时，则该细胞处于1000条带阶段。

3. 各号染色体的主要识别特征　下面就我们在实际工作中所总结的如何抓住某些主要特

征带来识别 850 ~ 1000 条带的各号染色体作一阐述。

1 号染色体：p12 带浓染，q12 带分化为 12.1、12.3 两条浓染的深带，着丝粒则位于 p12 和 q12.1 带之间。短臂的远端分化出 36.21,36.23 两条浓染的深带。这是区别长短臂的主要特征。长臂近侧段可见由 12.1、12.3、21.21、21.23、22.1、22.3、24.1、24.3 所组成的排列整齐的 8 条深带，其远侧段则可见由 31.1、31.3,41,43 所组成的三个明显的深带节段。

2 号染色体：着丝粒分化为 p11.1 和 q11.1。短臂可见由未分化的 p12，p14，p25.2 带以及已再分的 p16，p22，p24 所组成的六个深带节段。长臂可见由 12.1,12.3,14.1,14.3 和 22.1,22.3,24.1,24.3 以及 32.1,32.3,33.2,34 各自相邻的四条带所组成的三个深带群。

3 号染色体：着丝粒分化为 p11.1 和 q11.1。在短臂上可见由 14.1、14.31、14.33 三条深带和 22.1、22.3、24.1、24.3 四条深带所组成的两个深带群，其间由淡染的 21.1,21.2 和 21.31、21.32、21.33 所组成的节段相隔，它是区别长短臂的一个重要特征。在长臂上有 13.11、13.13、13.31、13.33、21.2、22.1、22.3、24、25.2、26.1、26.31、26.33、27.2、28 带共 14 条较均匀分布的深带，其末端平头、整齐，封底的 29.2 淡染深带也是区别 3 号染色体及其长短臂的一个可借鉴的特征。

4 号染色体：着丝粒分化为 p11 和 q11 带。短臂中部明显的三条深带为 15.1,15.31,15.33 带，这是与 5 号染色体短臂相区别的一个主要特征。长臂可以 13.1,21.21,22.1,26,28.3,32.1,34.3 这 7 条着色较浓的深带为基础，进一步辨认其有关的带。

5 号染色体：着丝粒分化为 p11.1 和 q11.1 带。当短臂 13.2 带未分化时，其短臂的 12,13.2,14.1,14.3 带所构成的深带节段与长臂的 32,33.2,34 带所构成的深带节段极其相似，可能造成长短臂的识别错误。其主要识别特征是：①短臂末端的 15.2,15.32 带较长臂 35.2,35.32 带着色深；②在长臂上有由 23.3,31.2,32,33.2,34 这 5 条带所组成的两个相邻而相似的节段，此点也是它与 4 号和 6 号染色体相区别的一个重要特征。

6 号染色体：着丝粒分化为 p11.1 和 q11.1 带。短臂上有由 21 带所分化出来的 21.1,21.2,21.31,21.32,21.33 带所组成的浅染区；长臂则可以 12,14,16,22,24,26 带及其所分化的深带节段为标志进行识别。

7 号染色体：着丝粒分化为 p11.1 和 q11.1 带。在短臂上可见由 14.1,14.3 和 21.1,21.3 所组成的两个深带节段，在长臂上则可见分别由 21.11,21.13,21.3；31.1,31.31,31.33；33,34.2,35,36.2 带所组成的三个深带群。后者是它与 6 号、8 号染色体相区别的重要特征。

8 号染色体：着丝粒分化为 p11.1 和 q11.1 带。平头整齐而浓染的 p23.2 深带是识别 8 号染色体短臂的一大特征。这也是它与 7 号和 9 号染色体短臂相区别的极重要的特征。短臂上有 12.3、21.2,22,23.2 四条明显的深带，长臂上各深带分布较均匀。

9 号染色体：着丝粒紧邻 p12 带。短臂中部可见 21.1、23 两条明显而浓染的深带。长臂可见分别由 21.11,21.13,21.31,21.33 以及 31.1,31.3,33.1,33.3 所组成的两个深带群。这也是它与 8 号和 10 号染色体相鉴别的主要特征。

10 号染色体：着丝粒分化为 p11.1 和 q11.1 带。短臂可见 12.1,12.3,14 三条浓染的深带。其长臂近侧部的 21.1 和 21.3 带规则且浓染，它是与 9 号和 11 号染色体相区别的一个重要特征。其中部和远侧部有分别由 23.1,23.31,23.33 和 25.1,25.3,26.12,26.2 带各自组成的两个深带群。

11 号染色体：着丝粒分化为 p11.11 和 q11 带。短臂上可见 11.12,12,14,15.2,15.4 五条分布均匀的深带，这是它与 12 号染色体相鉴别的重要特征。长臂中段有由 13.4,14.1,14.3,

22.1,22.3 五条带组成的深带群。末端有由 24.1,24.3 所组成的深带节段。

12 号染色体：着丝粒分化为 p11.1 和 q11 带。短臂中部有由 12.1 和 12.3 所组成的深带节段。长臂中部有由 14.1,14.3,21.1,21.31,21.33 五条带所组成的深带群，其远侧段有 23.1，24.2,24.32 三个明显的深带。

13 号染色体：长臂上可见分别由 13.1,13.3,21.1,21.3,31.1,31.3,33 带所组成的四个较均匀分布的深带节段。

14 号染色体：长臂近侧部可见浓染的 12 和 21 带。中部为由 23.1,23.3 带所组成的染色稍淡的深带节段。其远侧 31 带明显而浓染。

15 号染色体：在长臂近侧部，中部和远侧部有分别由 12,13.2,14 和 21.1,21.3,22.2，以及 23,24.2,25.1,25.3 带所组成的三个深带群。

16 号染色体：着丝粒位于 q11.2 带的顶部。其短臂远侧端有一条浓染而规则的深带 13.2，其长臂的近侧部和中部各有一条明显而浓染的深带 11.2 和 21 带，其远侧部有由 23.1,23.3 带所组成的深带节段。

17 号染色体：着丝粒分化为 p11.1 和 q11.1 带。短臂中部有一条浓染的 12 带，其远侧为一条淡染的 13.2 带。长臂中部有一个由 21.1,21.2,21.31,21.32,21.33 组成的浅染区。值得注意的是其远侧段 22,23.2,24,25.2,25.32 带的排列与 5 号染色体长臂远侧段 32,33.2,34，35.2,35.32 带的排列是极其相似的，两者的区别在于 17q23.2 带比 5q33.2 带染色稍浓。

18 号染色体：着丝粒分化为 p11.1 和 q11.1 带。短臂远端有一条浓染的深带 11.31。长臂可见均匀分布的四条浓染的深带 12.1,12.3,21.2 和 22.1。

19 号染色体：着丝粒分化为 p11 和 q11 带。其短臂中部有由 13.21,13.23,13.25 所组成的明显的深带节段。其长臂上可见由 13.121,13.123；13.21,13.23；13.41,13.43 所组成的三个两两成对的深带节段。

20 号染色体：着丝粒分化为 p11.1 和 q11.1 带。其短臂中部可见一条浓染的 p12 深带。长臂近侧部有一条明显而浓染的深带 q12 带，其远侧部有由 13.21,13.23 所组成的明显而浓染的深带节段。

21 号染色体：着丝粒分化为 p11.1 和 q11.1 带。长臂近侧和远侧段有分别由 21.1 和 21.3 以及 22.12 和 22.2 带组成的两个深带节段。

22 号染色体：着丝粒分化为浓染的 p11.1 和 q11.1 带。长臂上可见由 11.22,12.1,12.3，13.2,13.32 和 13.332 六条较均匀分布的深带。

X 染色体：着丝粒分化为 p11.1 和 q11.1 带。短臂中部有一条由 21.1,21.3 带组成的深带节段，其近侧端的一条规则的深带为 11.3 带，其远侧端的一条稍宽的深带为 22.2 带。长臂的近侧部可见一条紧靠着丝粒的明显而浓染的 q12 带以及由 21.1,21.31,21.33 带所组成的深带群，其远侧部可见分别由 23.1,23.3 和 25,26.2 以及 27.1,27.3 带所组成的三个深带节段。

Y 染色体：着丝粒分化为 p11.1 和 q11.1 带。短臂远侧有一条深染的 11.31 带。长臂近侧的规则浓染的深带即为 11.22 带，其远侧部的 q12 带已再分为 12.11,12.13,12.3 三条明显的深带。

High Resolution Technique in 850-1000 Bands Stage of Human Chromosomes

Li Luyun Xia Jiahui Dai Heping

(National Training Center of Medical Cytogenetics, Department of Medical Genetics, Medical

Genetics Laboratory, Hunan Medical College, Changsha)

High-resolution technique of human chromosome involves chromosome preparation and banding identification. Our method of chromosome preparation in 850–1,000 bands per haploid set of human chromosome is introduced. We used a new hypotonic solution and rapid centrifugation, dropped the slide and passed through the flame once, the mitotic index was increased to 6.9% and the countable and analyzable mitotic figure to 38% as well. The model karyotype in 850–1,000 bands per haploid set of human chromosome are supplied. According to the principles on the nomenclature ISCN(1981)(1985), each band was marked. The critical points of banding identification were described in detail.

Key words: Human chromosome; High resolution banding

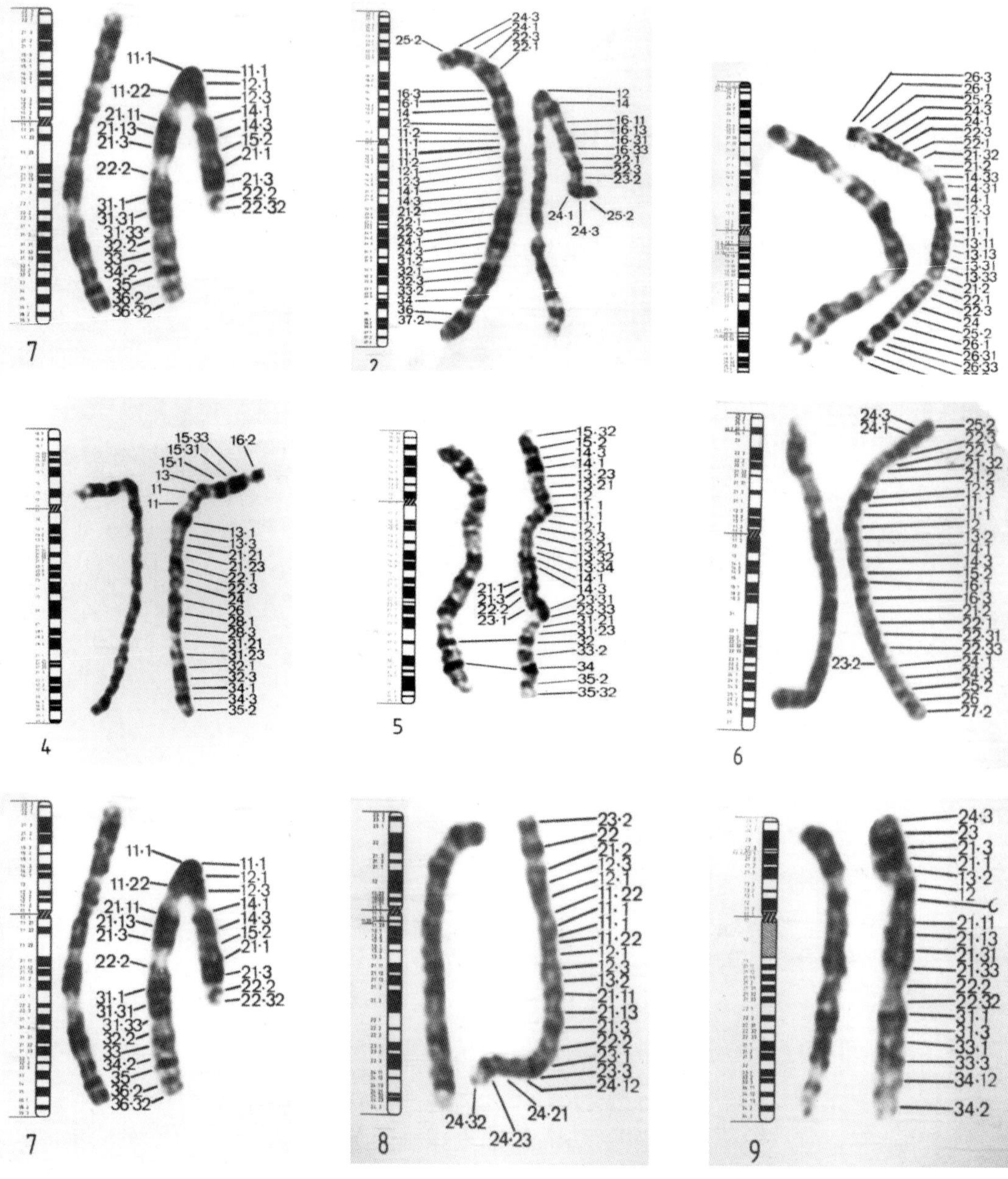

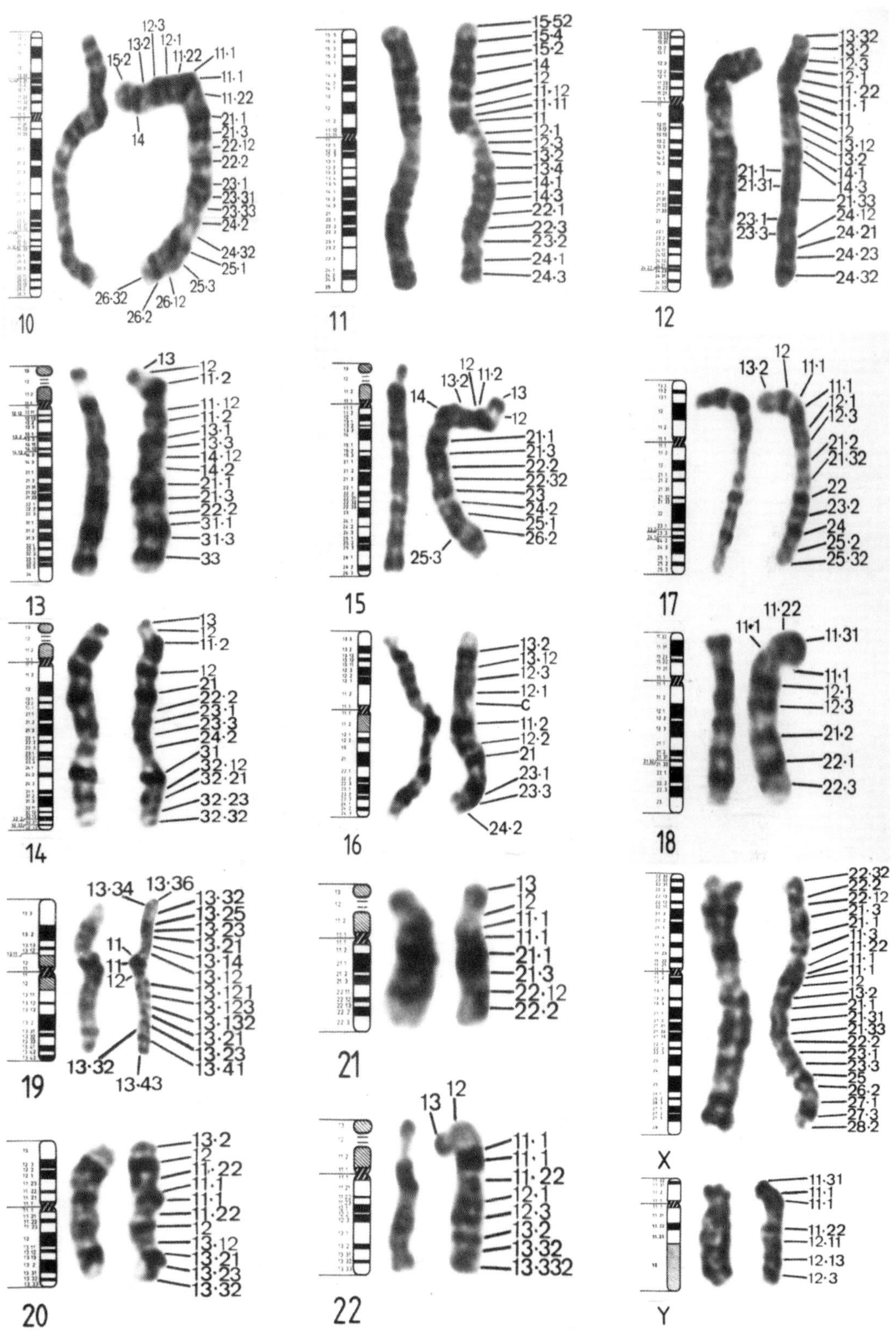

图示 850～1000 条带的染色体图

（九）Chinese Medical Journal 1986, 99(7): 527-534.

CHROMOSOME ANALYSES OF 2, 319 CASES IN GENETIC COUNSELING CLINIC

Li Lu-yun 李麓芸，Xia Jia-hui 夏家辉，Dai He-ping 戴和平 Xu Fa-ming 许发明，He Xiao-xuan 何小轩 and Xu Jia 许嘉

Medical Genetics Laboratory, Department of Medical Genetics, National Training Center of Medical Cytogenetics, Hunan Medical College, Changsha

In order to diagnose and prevent chromosome diseases, 2,319 cases of chromosome analysis were chosen from those seen in our genetic counseling clinic between April 25,1973 and June 27,1985.1,140 males and 1,179 females were examined. G–banding was used routinely. When necessary, CTG QFQ, N–banding, SCE, Lx, G–11 technics, X–body, Y–body and high–resolution G–banding technics were also employed. The Karyotypes of 39 patients with chromosome variants and 198 patients with chromosomal anomaly are discussed. Among them 49 cases of 27 kinds have never been reported in the literature.

2,319 cases of chromosome analysis were chosen from those seen in our genetic counseling clinic between April 25 1973 and June 27 1985. 1,140 males and 1,179 females were examined (Table 1). Their causes for seeking counselling are listed in Table 2. Most chromosomal analyses were made for lymphocytes, but other cells such as amniotic fluid cells, chorionic villi, skin fibroblasts, streak gonad, testes and spermatic cord cells were also examined. G–banding was used routinely. When necessary, CTG, QFQ, N–banding, SCE, Lx, G–11 technics, X–body, Y–body and high–resolution G–banding technics were also employed. Results of chromosomal analyses were as follows: 39 cases had chromosome variants (Table 3, Fig 1). 198 cases had chromosome anomalies. Among them 49 cases of 27 kinds have never been reported in the literature (Table 4, Figs 2–15). In accordance with the pedigree analyses 52(26.3%) of 198 cases were transmitted from the parents, 138 (69.7%) arose de nove, and 8(4.0%) were unceratin in origin. Thus, it is advisable to perform prenatal diagnosis of pregnant women who themselves or whose husbands have histories of exposure to clastogenic factors.[3]

Table 1. Age and sex

Sex	Age group (years)						Total
	0-	11-	21-	31-	41-	over 50	
Male	220	86	375	389	46	24	1,140
Female	197	99	570	270	21	22	1,179
Total	417	185	945	659	67	46	2,319

Table 2. Causes of counseling the 2,319 examinees

Causes	Cases	Percent (%)
Abortion, stillbirth, teratism, dead newborn	1,116	48.1
Mental retardation	338	14.6
Hermaphrodities	105	4.5
Female gonadal dysgenesis	71	3.1
Male gonadal dysgenesis	64	2.8
Primary infertillity	66	2.8
Other causes	559	24.1
Total	2,319	100.0

Table 3. Karyotypes of 39 cases with chromosomal variants in the series

Karyotype	Cases
46, XX, dir dup(9)(q1200 q21.2)* (Fig. 1)	1
46, XY, dir dup(9)(q1200 q21.2)	4
46, XX, inv(9)	5
46, XY, inv(9)	6
46, XX, 9qh+	2
46, XY, 9qh+	2
46, XX, 9qh−	1
46, XY, 9qh−	1
46, XY, 1qh−	1
46, XY, 14p+	2
46, XX, 14p+	3
46, XX, 15ph+	1
46, XY, 15p+	3
46, XX, 15s+	1
46, XX, 16qh+	2
46, X, Yqh+	4
Total	39

* Not reported by other authors

Table 4. Karyotypes of 198 cases with chromosomal anomaly in the series

Classification	Karyotype	No. of cases	Total
Autosomal numerical anomalies	47,XX,+21	19	
	47,XY,+21	28	
	47,XY,+mar	1	48
Autosomal structural aberrations	46,XY,t(1;4)(q43;q25)*[2,3](Fig 2)	2	
	46,XX,t(1;7)(p2205;q3600)*(Fig 3)	1	
	46,XX(XY),t(1;17)(p36;q21)*[2,3]	5	
	46,XX,t(2;9)(q31;p24)	1	
	46,XX,t(2;19)(2p19q;2q19p)*[2-4]	1	
	46,XYinv(3)(p13q25)*[2-4]	1	
	46,XY,t(3;13)(p21;q32)*(Fig 4)	1	
	46,XX,t(4;15)(q31;q13)*(Fig 5)	1	
	46,XX,t(4;10)(4p10p;4q10q)*(Fig 6)	1	
	46,XX(XY),inv(5)(p15.1q33.1)*[2-4]	7	
	46,XX(XY),t(5;7)(q22;p13)*[2,3]	2	
	46,XY,t(6;10)(q21;q26)	1	
	46,XX(XY),inv(7)(q11q22)	6	
	46,XX,t(7;9)(q32;p24)	1	
	46,XX,t(8:16)(p23;q13)*(Fig 7)	1	
	46,XX,del(9)(q11q13)	2	
	46,XX,del(9),del(9)(q11q13)*[2,3]	1	
	46,XX(XY),t(9;22)(p13;p12)*(Fig 8)	3	
	46,XX,−10,+inv del (10)(qter→q2205::p1505→cen→q2205:)* (Fig 9)	1	
	46,XY,t(10;16)(p15;q13)*(Fig 10)	1	
	46,XY,inv(12)(p11.21q13.3)*[1-3]	1	
	46,XY,t(12;14)(q2409;q13)	1	
	45,XX(XY),t(13q14q)	4	
	45,XY,t(13q15q)	5	
	45,XY,t(13;22)(13q22q)	1	
	46,XX,−13,+der(13),t(13;4)(q34;q25)*(Fig 2)	1	
	45,XX(XY),t(14q21q)	2	
	45,XX,t(14q14q)	1	
	46,XX,t(14;15)(q13;p13)*(Fig 11)	1	
	45,XX,t(15q22q)	1	
	45,XY,t(15q15q)	1	
	46,XX(XY),t(15;17)(q22;p13)	4	
	46,XX,−14,+der(14),t(14q21q)	1	
	45,XX,t(21q21q)	1	
	45,XY,−21,+t(21q21q)	1	
	45,XY,t(22q22q)	1	

(To be continued)

Table 4. (continued)

Classification	Karyotype	Case	Total
	46,XY,−22,+der(22),t(9;22)(p13;p12)*(Fig 8)	3	
	46,XX(XY),t(Y, 15)(q1200;p12)*[2-4]	5	77
Sex chromosome numerical anomalies	47,XXY	22	
	47,XXX	5	
	45,XO	15	42
Sex chromosome structural aberrations	46,X,del(X)(q13.1)*(Fig 12)	1	
	46,X,del(X)(q21)	1	2
Autosome mosaic	46,XX/47,XX,+dir dup(9)(q12)*(Fig 13)	1	
	46,XY/46,XY,t(7;14)(q11;p11)*(Fig 14)	1	
	45,XY/45,XY,t(13;13)(p12;p12)*[2,3]	1	
	46,XX/47,XX,+21	1	4
Sex chromosome mosaic	45,X/46,X,r(X)	1	
	45,X/46,XX	3	
	45,X/46,XY	7	
	45,X/46,XX/47,XXX	1	
	46,XX/47,XXX	3	
	45,X,inv(9)/46,XX,inv(9)	1	
	45X/47,XXX	1	
	46,XX/46,XY	3	
	46,XX/47,XXY	1	
	45,X/46,X,i(Xq)(Fig 16)	1	
	45,X/46,X,dic(Y)(p11.31)*(Fig 15)	1	
	45,X/46,XX/47,XX,+t(Y;Y)(p1;q11)*[2,3]	1	
	45,X/46,XY/46,X,dic(Y)/47,XYY/47,X,2dic(Y)/47,XY,dic(Y)/48,XY,2dic(Y)/48,X,3dic(Y)(p11.32)*(Fig 15)	1	25
Total			198

Note: * First reported in the world.

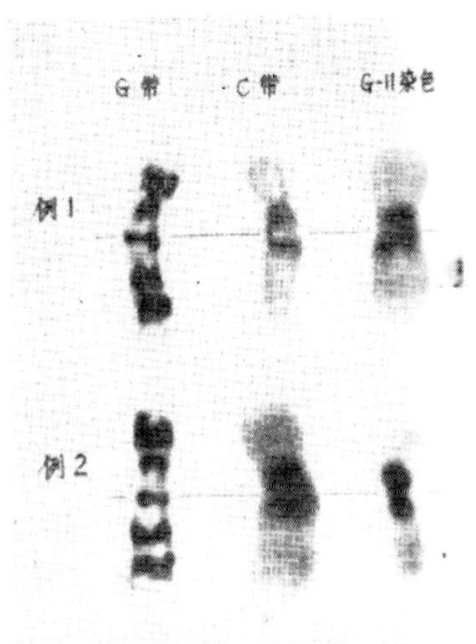

Fig 1. Comparison of G.C-banding and G-11 technics in Cases 1 and 2.

The extra G-banding at the secondary constriction of dir dup(9) of Cases 1 and 2 show a nonstained gap by G.C-banding and G-11 technics.

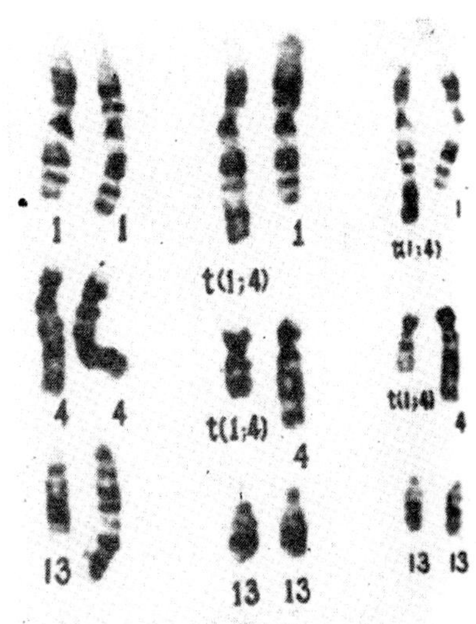

Fig 2-1. Partial karyotype of the infant, his father and his uncle.

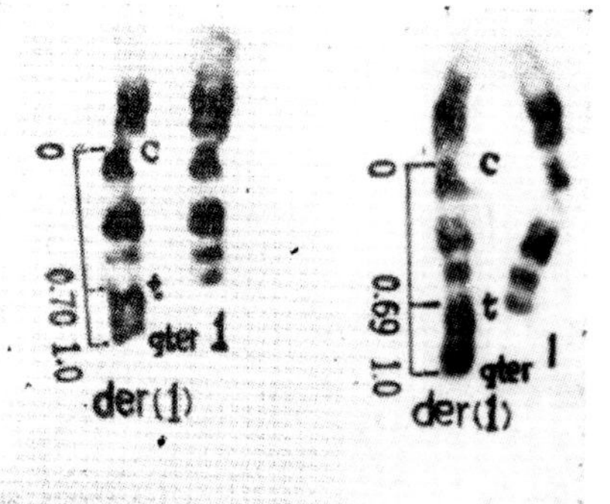

Fig 2-2. The relative position of the breakage and translocation spot on der(1) chromosome (c—centromere, qter—terminal of long arm, t—breakage and translocation spot).

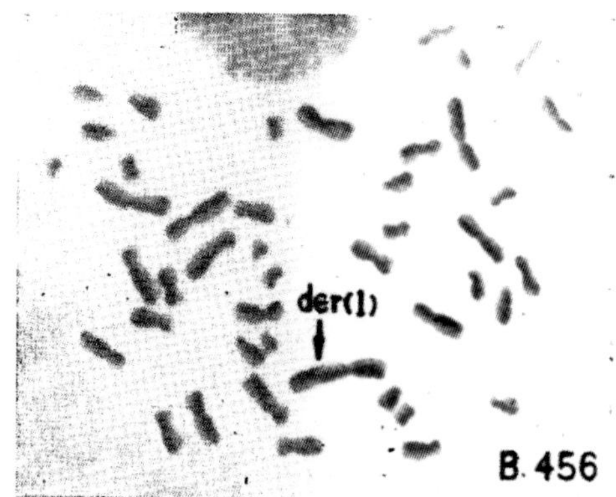

Fig 2-3. SCE of a peripheral blood cell from the infant's uncle (B.No. 456).

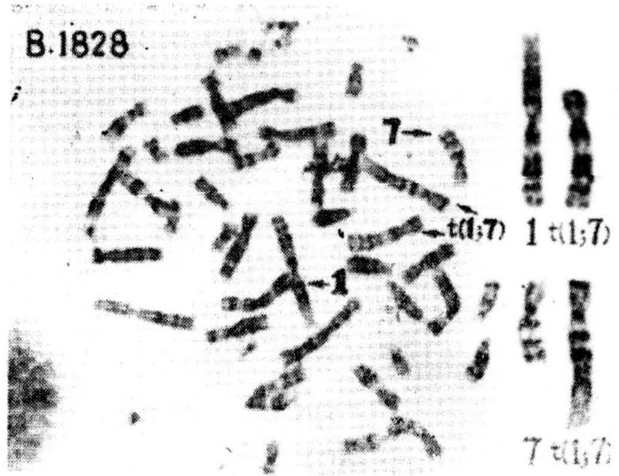

Fig 3. 46, XX, t(1;7) (p2205; q3600).

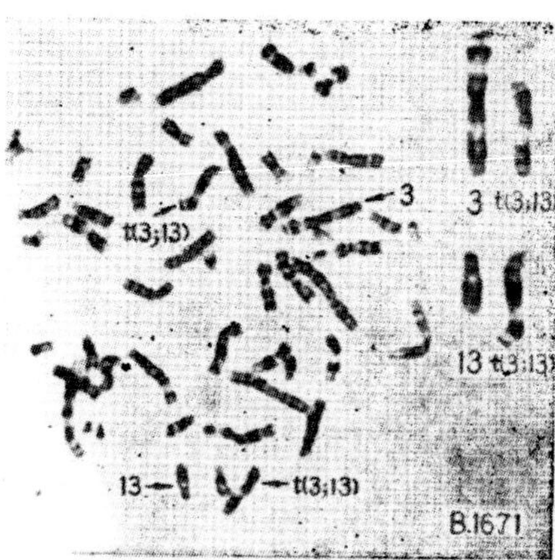

Fig 4. 46, XY, t(3;13) (p21;q32).

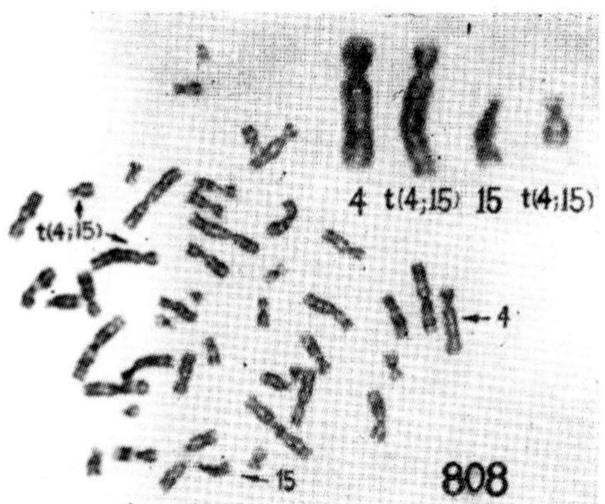

Fig 5. No.808 46, XX, t(4;15) (q31;q13).

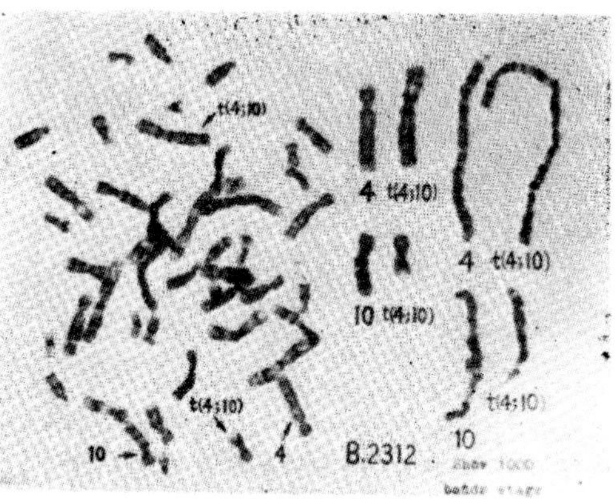

Fig 6. 46, XX, t(4;10) (4p10p;4q10q).

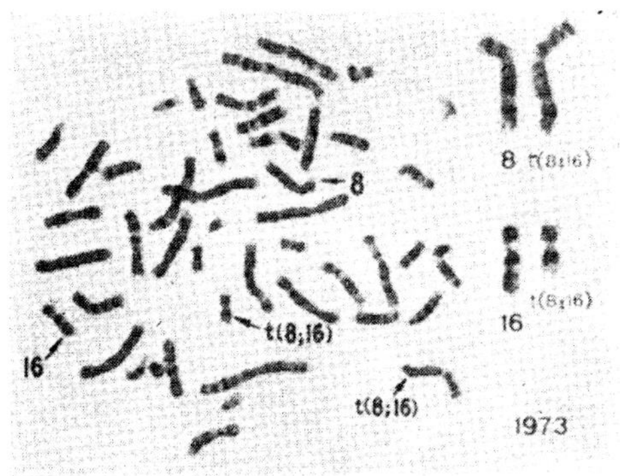

Fig 7. 46, XX, t(8;16) (p23;q13).

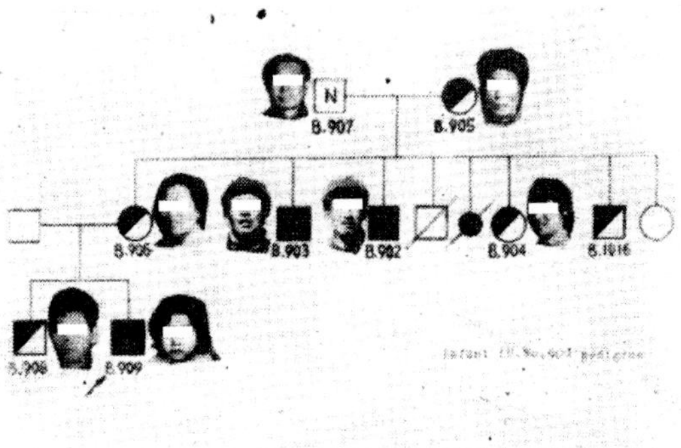

Fig 8-1. Pedigree of partial trisomy 9p.

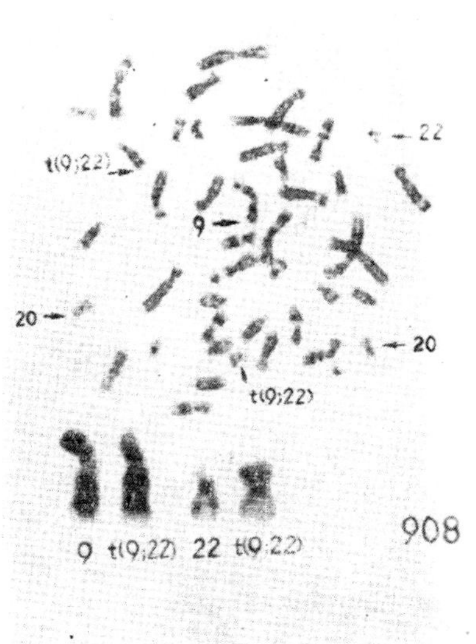

Fig 8-2. No.908. 46,XY, t(9;22) (p13;p12).

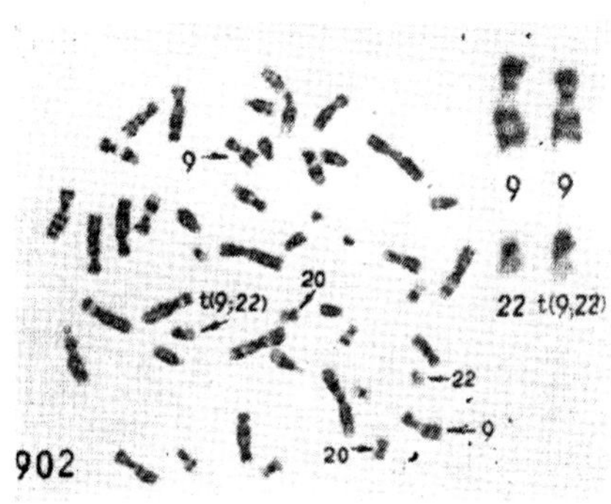

Fig 8-3. No. 902 46, XY, -22, +der(22), t(9;22) (p13;p12).

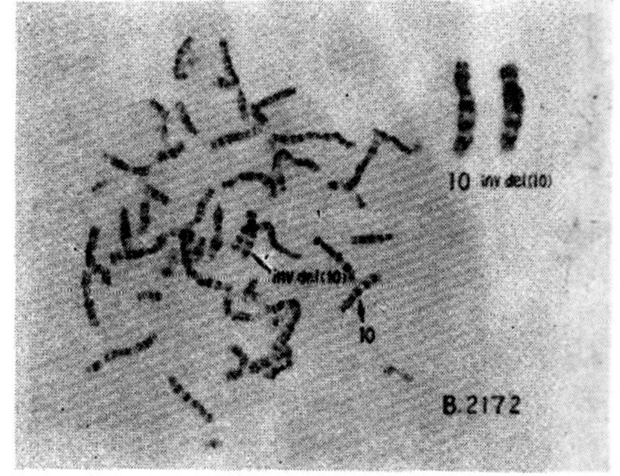

Fig 9. 46, XX, -10, +inv del (10) (qter → q2205::p1505 → cen → q2205).

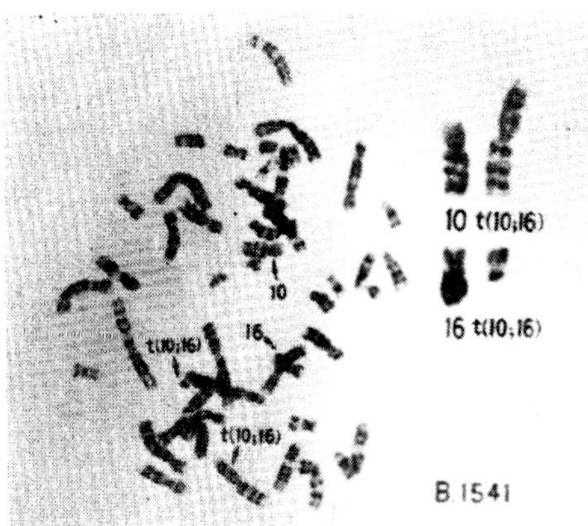

Fig 10. 46, XY, t(10;16) (p15;q13).

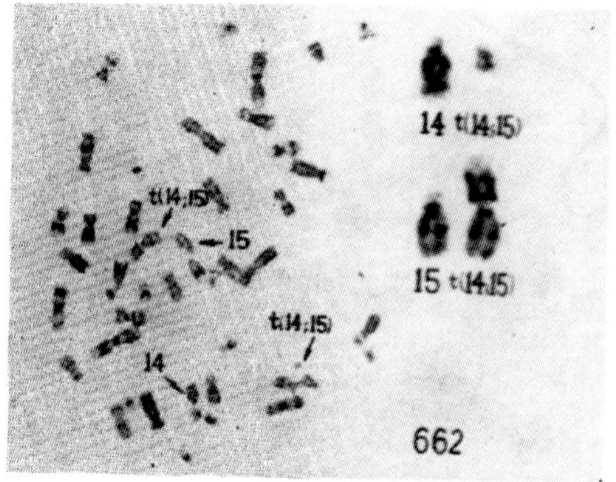

Fig 11-1. No. 662 46, XX, t(14;15) (q13;p13).

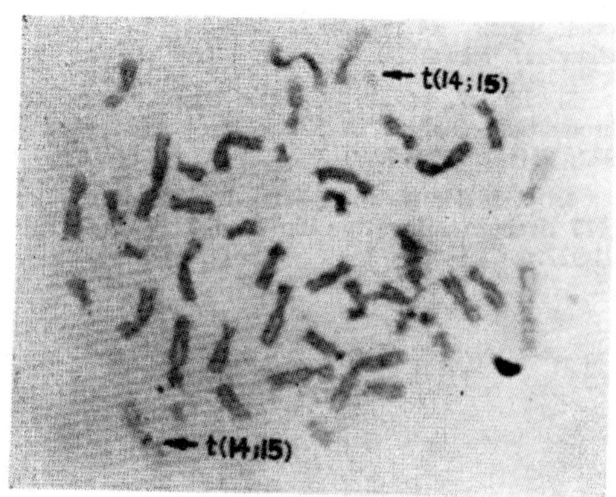

Fig 11-2. No. 662 46, XX, t(14;15) (q13;p13).

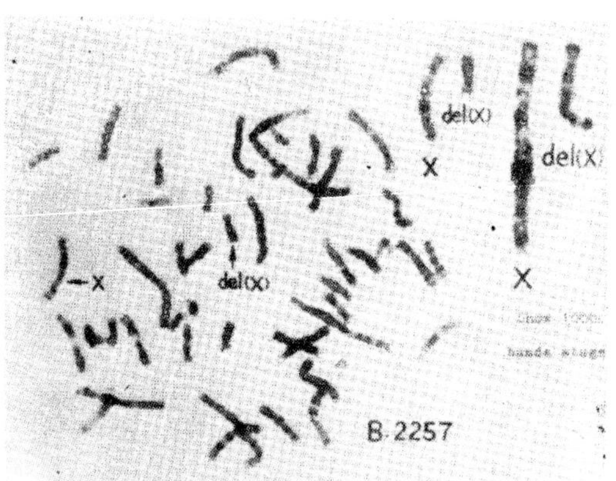

Fig 12. 46, X, del(X) (q13.1).

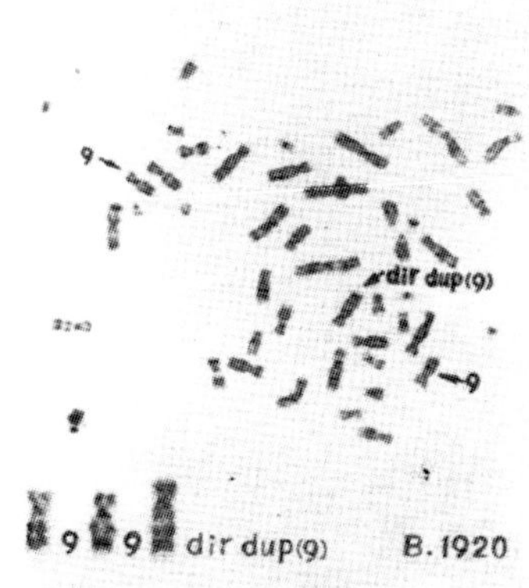

Fig 13. 47, XX, +dir dup(9) (q12).

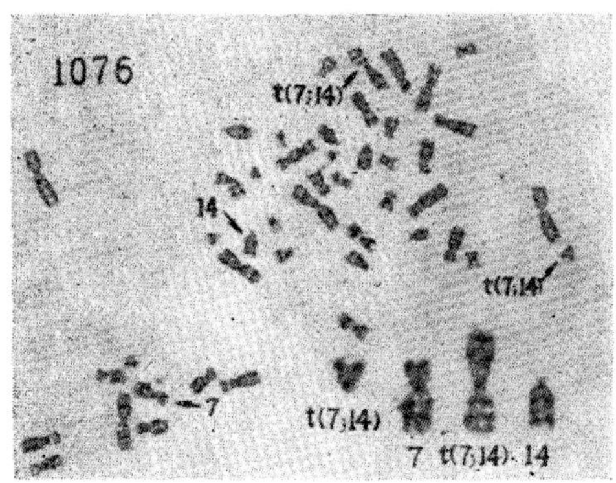

Fig 14. No. 1076 46, XY, t(7;14) (q11;p11).

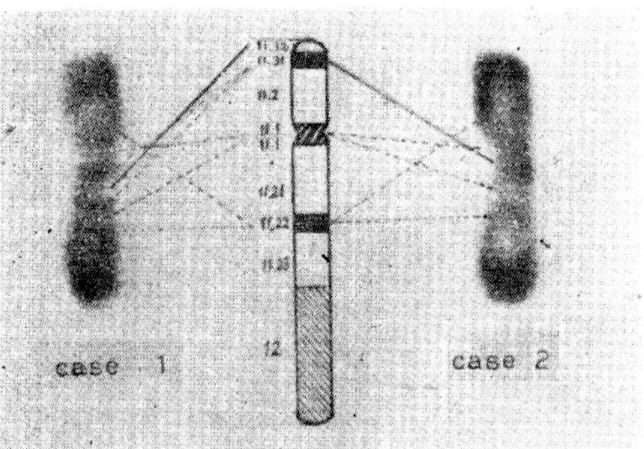

Fig 15. The solid line indicates the different breakage rejoin points in Cases 1 and 2.

Based on the investigation of the pedigrees with spontaneous abortion, it is advisable that even if the patient or their family members had only one spontaneous abortion, possible chromosomal disease carrier status should be checked to rule it out (Fig 8).

It is disclosed by the pedigree study of a 4q. partial trisomy affected child that his father and uncle were balancer carriers. Both of their karyotypes were 46, XY, t(1;4) (q43;q25). Because the child's breakage spot at band q25 on the long arm of chromosome 4 with t(13;4) was the same as his father's and uncle's, it is certain that the proband's extra segment (4q25 → 4qter) was derived from his father. His father and uncle were carriers of 1/4chromosome reciprocal translocation, while the affected child presented with t(13;4),so it was suspected that there were three family hot spots of chromosome breakage and translocation: 1q43, 4q25 and 13q34. This suspicion demonstrated rather high frequency SCEs at the reunited region between band q43 and q25 of the der(1)with t(1;4)(q43;q25) by SCE technic(Fig 2).[2,3]

On the basis of a comparison between the affected girl with 46,XX,del(9), del(9) (q11q13)and her mother who had 46,XX,del(9)(q11q13)in respect to language and mental development, it is suggested that secondary constriction of chromosome 9 may be related to moderate mental retardation with language development especially delayed.[2,3]

Since the patient with 45,X/46,X,dic(Y) (p11.31) had no testes and the patient with 45,X/46,XY/46, X dic(Y)/47, XYY/47, X,2dic(Y)/ 47,XY,dic(Y)/ 48,XY,2dic(Y)/ 48,X,3dic(Y) (p11.32) had testes, it is suggested that the testes determining factor may be located at band p11.32 on the distal short arm of chromosome Y(Fig 15).

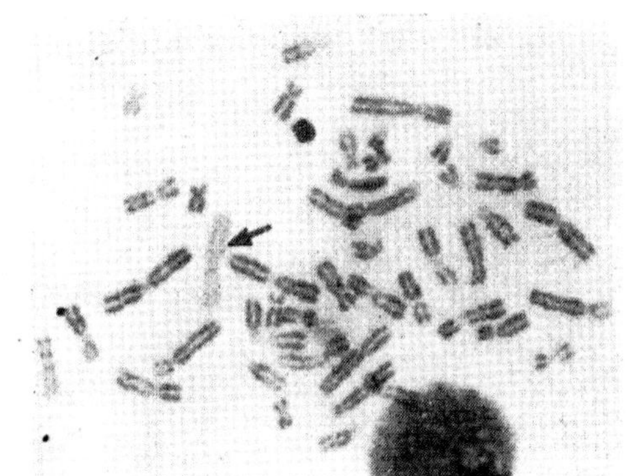

Fig 16. 46, X, i(Xq) arrow shows late replication i(Xq).

By observation of the late replicating chromosome X(Lx) of the peripheral lymphocytes of a patient with 46,X,del(X) (q21:) or 46,X,del(X) (q13.1) respectively and another patient with 45,X/46,X,i(Xq), and measurement of the X-body of the buccal epithelial cells, it is proved that one of the two X chromosomes have partial deletion (Xq21:), (Xq 13.1) or duplication i(Xq),all late replication chromosome X and X-body formation were the aberrated X chromosome constantly and not randomly (Fig 16).

REFERENCES

1. Borgaonkar DS. Chromosomal variation in Man. Ed 4. New York: Alan R Liss,1984.

2. Borgaonkar DS. Repository of chromosomal variants and anomalies in man. An international registry of abnormal karyotypes. Ed II. Delaware: Newark,1985.

3. Li LY, et al. Genetic counselling clinic chromosome analysis in 522 cases. Chin Med J 1982, 95(11):793–804.

4. Xia JH, et al. G-banded chromosomes of 3,415 liveborn infants. Chin Med J, 1984, 97(12): 921–927.

※ 该文 1984 年在《中华医学杂志（英文版）》发表，先后有美国、土耳其、波兰、捷克、荷兰、匈牙利、保加利亚、波兰、西班牙、日本、德国的 15 位学者来信索取论文。

Kemal Güz
Department of Medical Biology
and Genetics Faculty of Medicine
Akdeniz University

Barbara Panasiuk
INSTITUTE OF OBSTETRICS AND GYNAECOLOGY
DEPARTMENT OF CLINICAL GENETICS
MEDICAL SCHOOL, 15-062 Białystok, Warszawska 15
POLAND

Dear Doctor:
I should greatly appreciate receiving a reprint of your article as well as reprints of your previous papers on the same or related subjects:

Chin. Med. J. (Peking) 1986, 99 /7 (527-534)

Thank you in advance for your courtesy, Sincerely yours
SPP „Pogoń" zlec. 4493, N. 5000
B. Panasiuk

Dear Author:
I would appreciate a reprint of your article entitled
CHROMOSOME ANALYSES OF 2,319 CASES IN GENETIC COUNSELING CLINIC
from CHIN MED. J
Year JUL. 1986 Vol. 99(7) Page 527-534
Thank you for your courtesy.

Date:
Dear Doctor
I would greatly appreciate receiving a reprint of your article entitled:
Chromosome analyses of 2,319 cases in genetic counseling clinic
To: Department of ... University Hospital ... P.O. Box 9101 6500 HB Nijmegen THE NETHERLANDS

Date 86.11.19
Dear Colleague,
Многоуважаемый коллега!
I would appreciate receiving a reprint of your article appeared in
Будьте настолько любезны переслать мне Ваш труд:
Chromosome analyses of 2319 cases in genetic ...
Chinese Med. J. 1986 99(7), 527-

Dear Doctor XU JIA,
I would greatly appreciate a reprint of your article "A partial trisomy 4q in a male infant with chromosomes 4/13 translocation" which appeared in "Acta Genet. Sinica", 1982, 9, 117-124 (and other papers on clinical cytogenetics).
Thanking you for your courtesy.
Sincerely yours
I.W. LURIE

Dear Sir
I would very much appreciate 1 reprint of your paper
Studies on the cytogenetics of a patient with two ...
published in ACTA GENET. SIN. 9(4) 1982, 318-323 and as well reprints of other papers on related topics. Thanking you in anticipation
Yours very truly.
DR. Tetsuji kadotani, M.D., D.Med.Sc., D.Sc.
The Kadotani Medical Research Foundation
Saijohigashi-1248, Saijo, Higashihiroshima
724 Japan
角谷哲司
角谷産婦人科 角谷医学研究所
〒724 / 東広島市西条町西条東 1248
電話(08242)3—2288番(代表)

Dear Doctor Li:
I would appreciate a reprint of your article:
Chromosome analyses of 2,319 cases in genetic counseling clinic
which appeared in:
Chin Med J

Dr A.T. Midro
INSTITUTE OF OBSTETRICS AND GYNAECOLOGY
DEPARTMENT OF CLINICAL GENETICS
MEDICAL SCHOOL, Białystok, Warszawska 15
POLAND
Dear Doctor:
I should greatly appreciate receiving a reprint of your article as well as reprints of your previous papers on

Dear Sir!
I should appreciate a reprint of the following paper and of other papers you may have published on the same subject:
Mon cher Collègue!
Je vous serais obligé de vouloir bien me faire parvenir un extrait de votre ouvrage et vos autres publications du même sujet:
Geehrter Herr Kollege!
Ich wäre Ihnen für die Zusendung eines Sonderdruckes Ihrer folgenden Arbeit verbunden. — Weiters erbitte ich mir Ihre weiteren über dieses Thema verfassten Arbeiten:
CHIN MED J, 99, 7, 1986, 527

dr n. med. ...
INSTITUTE OF OBSTETRICS AND GYNAECOLOGY
DEPARTMENT OF CLINICAL GENETICS
MEDICAL SCHOOL, 15-062 Białystok, Warszawska 15
POLAND
Dear Doctor:
I should greatly appreciate receiving a reprint of your article

...OMÁNYI EGYETEM ...IAI INTÉZETE
Dear Doctor Li,
I would greatly appreciate a reprint of your paper on
Chromosome analyses of 2,319

...rg, den 6.II.83
Monsieur et très honoré
je vous serais obligé de bien vouloir me faire parvenir un tirage à part de vos plus récents travaux sur le sujet

Dear Doctor, I would greatly appreciate a reprint of your article:
Estimado colega, Le agradecería me enviase una separata de su artículo:
Cher Collègue, Je vous serais très obligé de m'envoyer un tirage à part de votre article:
Geehrter Herr Kollege, Ich wäre Ihnen für die Zusendung eines Sonderdruckes Ihrer folgenden Arbeit verbunden:
46 XX or XY, t(4;15) pat.
46 XX or XY, t(4;15)(p12;q12)
Any other reprints on the same general topic will be greatly appreciated.
Thanks a lot. Yours very truly.
Doctor

（十）遗传与疾病，1989, 6(3): 151-154.

脆性 X 综合征的临床和细胞遗传学研究

湖南医科大学医学遗传研究室 湖南-中国遗传医学中心
贺明伟 夏家辉 李麓芸 戴和平 何小轩 郑晖

内容提要 本文采用两种不同的诱导脆性 X 表达的方法，对 45 例遗传咨询门诊患者及其有关亲属进行了研究，发现了 8 个脆性 X 综合征家系。通过两种方法的对比，发现 5- 氟尿嘧啶核苷加咖啡因诱导脆性 X 表达的方法，有助于检出脆性 X 表达频率较低的个体，并对脆性 X 综合征与多动症的关系，脆性位点 Xq26 与智力低下的关系进行了讨论。

关键词 脆性 X 智力低下 多动症

近年来，对脆性 X 综合征的研究引起了医学遗传学界的广泛关注。1977 年 Sutherland 首先发现脆性 X 的表达依赖培养基的类型。以后发现，在缺乏叶酸和胸苷的培养条件下或加入诱导剂如氨甲蝶呤（MTX）、5- 氟尿嘧啶核苷（FUdR）和过量胸苷均可诱导脆性 X 的表达。但无论哪一种方法，脆性 X 只在一定比例的细胞中表达。其表达频率高的可达到 80%，低的不到 1%。脆性 X 表达频率低的患者会给临床诊断和遗传咨询带来一定的困难。为此，我们采用 FUdR 和咖啡因诱导的方法，对 45 名遗传咨询门诊患者及其有关亲属进行了检查，现报告如下。

材料与方法

一、对象的选择

根据脆性 X 综合征常见的临床表现，选择了 36 例智力低下患者进行脆性 X 染色体检查。患者中年龄最大 23 岁，最小 1 岁。27 例男患者中，12 例伴有多动症表现，5 例伴有脆性 X 综合征特有面容，2 例伴有大睾丸，1 例表现孤僻症状。按 WHO 的标准估计患者智力低下的程度，根据伍汉文等的方法计算睾丸体积。通过先证者选择有关亲属进行检查，共检查了 45 人。

二、细胞遗传学检查

除 1 例患者外，对受检者均采用两种诱导外周血细胞脆性 X 表达的方法，对女性携带者还采用了能同时显示脆性 X 和迟复制 X 的方法。每例男性患者至少计数 50 个细胞，女性患者至少计数 100 个细胞。我室脆性 X 阳性的标准为：脆性 X 阳性率为 2%；如脆性 X 表达频率低于或等于 1%，经复查一次仍不能达到上述标准者，即为脆性 X 阴性。

三、三种脆性 X 检查方法

1. TC199（日本 Nissu 产品）加 5% 小牛血清，30mM Hepes(Merck 公司产品）和 PHA,pH7.5。37 ℃培养淋巴细胞 92 小时，按本室常规收获制片，G 显带分析。

2. 参照 Yunis 等的方法，加以修改：在上述第一种培养条件下，于细胞培养 72 小时加入最终浓度为 0.05mM FUdR（西德 Serva 公司产品），继续培养 17 小时后加入最终浓度为 2.2mM 咖啡因，6 小时后按本室常规收获制片，G 显带分析。

3. 同时显示脆性 X 和迟复制 X 的方法：在上述第一种培养条件下，于细胞培养的 72 小时，加入最终浓度为 0.1 mM FUdR，继续培养 17 小时后，同时加入 5- 溴尿嘧啶核苷（BrdU）和咖啡因，最终浓度为 12 μg/ml 和 2.2 mM,6 小时后按本室常规收获制片，R 显带分析。

结　果

采用上述方法，在 36 例智力低下患者中共查出 8 个脆性 X 综合征家系，其中有 10 例患者和 6 例携带者，检出率为 27.8%（10/36）。他们的主要临床特征和细胞遗传学检查结果，见附表、图 1。

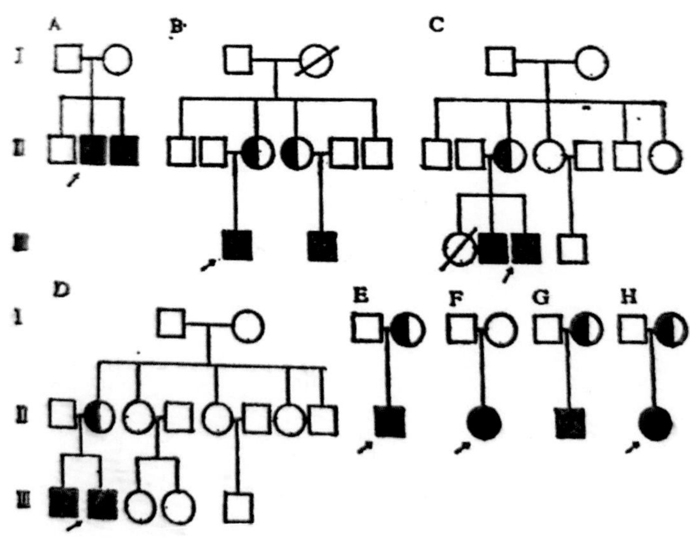

图 1　各患者家系谱

家系 C 是由于先证者（C III_3）的普通外周血培养（RPMI 1640 加 20% 小牛血清）在未加任何诱导的条件下，有一个细胞具有典型的脆性 X 而发现的。对该家系进一步检查确认母亲为携带者（C II_3），核型为：46,XX / 47,XX, + mar。其中一条 X 染色体有脆性位点 Xq26，另一条为脆性 X [fra(X)(q27)]，具有额外小染色体（mar）的细胞，占 12%(6/50)。她的两个患儿，大者（C III_2）有脆性 X 染色体，并有 mar(88/100)；小者（即先证者）有脆性位点 Xq26 和 Xq27, 无 mar（图 2）。对先证者复查，用 FUdR 和咖啡因处理，计数 55 个细胞，发现 Xq26 为 1/55,Xq27 为 1/55。对女性携带者的检查发现，智力正常的女性，其脆性 X 染色体为随机失活。

附表 脆性 X 综合征患者及携带者的脆性 X 检查结果和主要临床特征

家系	病例	年龄	性别	TC199+ 5%ECS	FUdR+C Xq27	FUdR+C Xq26	FUdR+C+BrdU EX	FUdR+C+BrdU LX	智力状态	行为	体征
A	Ⅱ₂	14	男	39/156	–	–	–	–	中度智低	无多动	长脸，前额突出，大耳，大睾丸，左 27.5cm^3，右 25.1cm^3
B	Ⅱ₁	8	男	14/100	8/50	0/50	–	–	中度智低	多动	长脸，前额突出，大耳，下颌稍突，双侧睾丸大小正常
	Ⅱ₃	34	女	10/100	7/85	3/85	4/116	4/116	正常	正常	正常
	Ⅱ₂	6	男	11/132	3/50	0/50	–	–	中度智低	多动	长脸，前额突出。大耳，下颌稍突，双侧睾丸大小正常
	Ⅱ₄	32	女	1/100	2/16	0/16	3/100	8/100	正常	正常	正常
C	Ⅱ₂	11	男	1/49	3/50	0/50	–	–	中度智低	无多动	眼距宽。右侧睾丸大小正常。左侧未下降
	Ⅱ₃	9	男	0/50	2/104	3/104	–	–	中度智低	无多动	右侧睾丸大小正常，左侧未下降
	Ⅱ₃	34	女	0/49	4/50	3/50	1/12	1/12	正常	正常	正常
D	Ⅱ₂	8	男	13/51	5/50	0/50	–	–	中度智低	多动	大耳，睾丸大小正常
	Ⅱ₂	34	女	5/50	4/50	0/50	2/54	1/54	正常	正常	正常
E	Ⅱ₁	23	男	0/50	3/53	0/53	–	–	中度智低	多动	长脸，前额稍突，大耳，大睾丸；左 27.9cm^3，右 19.6cm^3
	Ⅰ₂	51	女	0/50	3/21	0/21	2/71	2/71	正常	正常	正常
F	Ⅱ₁	8	女	1/50	4/69	1/69	–	–	轻度智低	无多动	头围稍大
G	Ⅱ₁	4	男	0/50	4/25	0/25	–	–	中度智低	多动	大耳，双侧睾丸大小正常
	Ⅱ₂	30	女	2/50	5/43	0/43	1/54	3/54	正常	正常	正常
H	Ⅱ₂	7	女	0/50	2/50	0/50	1/34	1/34	中度智低	多动	正常
	Ⅰ₁	32	女	0/50	1/50	0/50	0/50	3/50	正常	正常	正常

注：C= 咖啡因；A Ⅱ$_2$ 有一智低的弟，未查；B Ⅱ$_3$ 与 B Ⅱ$_4$ 为姐妹；D Ⅱ$_2$ 有一智低的哥，未查；F Ⅱ$_1$ 之父母拒作检查

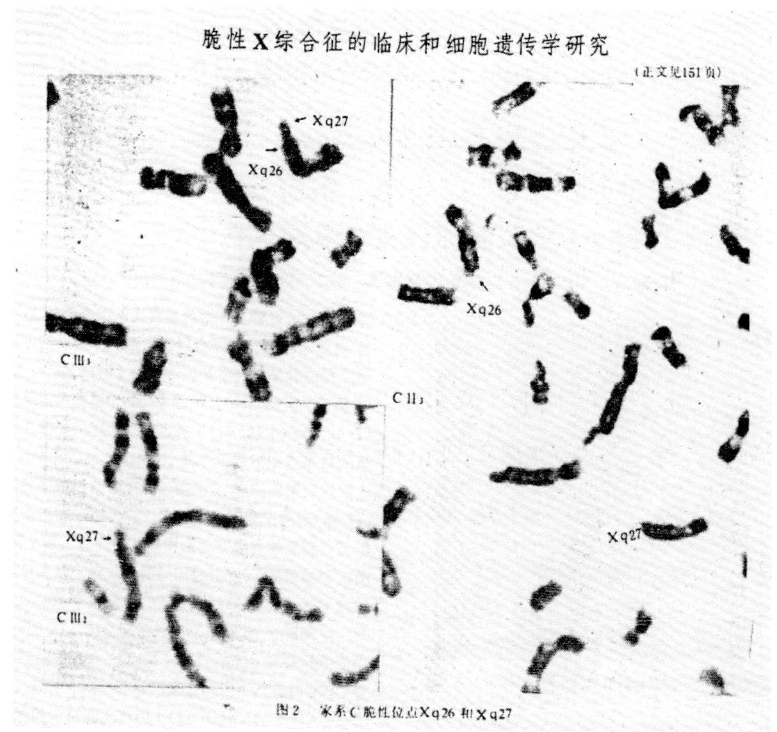

讨　论

一、关于检出脆性 X 低频率表达个体的问题

1986 年 De Arce 等 4 位脆性 X 研究者一致同意并推荐脆性 X 的诊断标准为：3 个甚至 2 个脆性 X 阳性的细胞、或总的表达频率高于各实验室自己培养条件下的基准频率（background frequency），即可以诊断。但是，部分患者脆性 X 表达频率较低，一直是临床诊断中较棘手的问题。我们参照 Yunis 等 1984 年报告的方法，采用普通 TC199 培养淋巴细胞，再加入 FUdR 和咖啡因诱导脆性 X 表达的方法，获得了较好的效果。7 例脆性 X 患者用 TC 199 加 5% 小牛血清培养淋巴细胞，脆性 X 为阴性，用 FUdR 和咖啡因诱导时则为阳性，且一般计数 50 个细胞可以达到脆性 X 阳性的诊断标准。但后一种方法对脆性 X 表达频率较高的个体，并无进一步提高脆性 X 表达的作用。FUdR 是胸苷合成酶抑制剂，对罕见型脆性位点，例如 Xq27 诱导作用强，对常见型脆性位点，例如 3p14 诱导作用弱。FUdR 剂量较大时能使细胞同步。咖啡因是复制后修复抑制剂，能缩短细胞 DNA 复制、修复和染色体浓缩的时间，从而促进两种类型脆性位点的表达。脆性 X 表达频率较低的个体可能在缺叶酸条件下，能够对脆性 X 修复，FUdR 和咖啡因则能抑制此种修复；而在缺叶酸条件下脆性 X 表达频率较高的个体，因无此修复功能，故上述方法不能使其脆性 X 的表达提高。

二、脆性 X 综合征与多动症

脆性 X 综合征的精神症状主要表现为多动症和孤僻症。Fryns 等报道，在 21 例脆性 X 男患者中，20 例伴有多动症，占 95.2%；3 例伴有孤僻行为，占 14.3%。本文报道的 8 名男患者中，5 例有多动症表现，占 67.5%。国内已报道的 11 个脆性 X 综合征家系，其中 9 个家系作了此项记载，在 26 例男患者中具有多动症表现的 16 例，占 61.5%；有孤僻行为的 10 例，占 38.4%。综上所述，智力低下伴多动症应作为脆性 X 患者最明显的临床指征，尤其是青春期前的男患者。

三、脆性位点 Xq26

B ü hler 等曾报道了脆性位点 Xq26，并认为是脆性 X 的变异体。第八届人类基因制图会议否定了这一脆性位点，原因是无后续报道和该位点的损伤存在于所有的中期染色体上。我们发现 B II_3、C III_3、C II_3 和 F II_1 都有此脆性位点（附表）。B II_3、C II_3 两个女性的两条 X 染色体各分别存在脆性位点 Xq26 和 Xq27，但表型正常，说明两个脆性位点的作用不同；C III_3 的 X 染色体同时有 Xq26 分别存在于 3 个无血缘关系的家系中，而且 Xq26 在加以诱导的条件下，以一定的比例表现出裂隙与断裂，符合脆性位点，但是否与智力低下有关还有待进一步研究。

参考文献（略）

（十一）遗传与疾病，1990, 7 (4):224-225.

脆性 X 综合征的产前诊断方法（附三例报告）

湖南医科大学医学遗传研究室 湖南-中国遗传医学中心 贺明伟 夏家辉 李麓芸

脆性 X 综合征的产前诊断是医学遗传学研究的新课题。截至 1988 年，国外已报道了 100 多例脆性 X 综合征的产前诊断。国内除周宪庭报道 1 例脆性 X 阴性诊断外，尚无脆性 X 产前阳性诊断的报道。我室在利用 1 例脆性 X 综合征患者和 2 例携带者的皮肤成纤维细胞，建立了脆性 X 检测方法的基础上，又建立了羊水细胞脆性 X 的检测方法，为 3 例外周血脆性 X 染色体阳性的孕妇作了羊水细胞脆性 X 产前检查，并对其中两例作了出生后或流产后的脐带血脆性 X 检查，现报道如下。

材料与方法

1. 3 例脆性 X 携带者均选自我室遗传咨询门诊患者，经外周血检查证实。例 1 和例 2 以前曾报道。

例 1 为 34 岁孕妇，智力正常。孕 2 产 1, 第 1 个男孩为脆性 X 综合征患者，本人为携带者。于第 2 次妊娠 19 周时作羊水细胞脆性 X 检查。

例 2 为例 1 的姐姐，37 岁孕妇，智力正常。孕 2 产 1, 第 1 个男孩为脆性 X 综合征患者，本人为携带者，于第 2 次妊娠 18 周时作羊水细胞脆性 X 检查。

例 3 为 27 岁的孕妇，智力正常。有 1 个弟弟为脆性 X 综合征患者，本人为携带者。孕 1 产 0, 于妊娠 20 周时作羊水细胞脆性 X 检查。

2. 皮肤成纤维细胞与羊水细胞脆性 X 检测：皮肤活检组织取自 1 例脆性 X 综合征患者和 2 例携带者，按本室常规进行培养。

将羊水细胞加入 3ml TC 199 和 1ml 小牛血清（pH 值 6.8）, 在普通温箱进行培养。待羊水细胞生长旺盛时换液，用 3.5ml TC199 和 0.5ml 小牛血清（pH 值同前）继续培养，于换液后的 12 小时内加入最终浓度为 8μmol/FUDR,（培养皮肤成纤维细胞需经 0.25%Diffco 胰酶消化传代后，用 3.5ml TC 199 和 0.5ml 小牛血清培养 24 小时，再加入最终浓度相同的 FUDR）。15~17 小时后同时加入最终浓度为 2mmol/L 的咖啡因和 0.2μg/ml 的秋水仙素，经 6~8 小时按本室常规收获细胞和制片，G 显带。

结果与讨论

在这1例患者和2例携带者的成纤维细胞中，均检出了脆性X染色体，其阳性率与外周血结果相似，提示该方法可以用于脆性X的产前诊断。分别对比两例携带者的皮肤成纤维细胞和外周血淋巴细胞的部分常染色体脆性部位，发现有些脆性部位在两种类型的细胞中都有表达；在淋巴细胞中检出的16q22未在成纤维细胞中发现；而在成纤维细胞中检出的3q27也未在淋巴细胞中发现。此为随机现象还是细胞类型的差异，有待进一步研究。

3例脆性X携带者的产前检查结果见附表。

从附表可见，例3的羊水细胞未见典型的脆性X，但有9个可疑，其中有1个高度可疑。该男孩生后6个月时随访，发现其面部表情稍呆板，常常吐舌，平时哭声较少。右耳外翻稍大于左耳，头围43cm，胸围44cm，身长67cm。因家属拒绝抽血检查，未能明确诊断。

附表 三例脆性X携带者的产前诊断结果

携带者	脆性X			脆性X	
	外周血	皮肤	子女	羊水	脐带血
例1	3/116	7/182	女	0/8	30/100
例2	17/185	4/50	女	2/24	4/86
例3	4/171	—	子	0/106	

1981年Jenkins EC等首先用羊水细胞成功地进行了脆性X综合征的产前诊断，随后又有人成功地利用绒毛和胎儿血作了脆性X产前诊断。在这些方法中，用羊水细胞作诊断的最多；用胎儿血作诊断的成功率最高，几乎达100%。但到目前为止，无论哪一种方法都有一定的局限性，所遇到的共同问题首先是用于诱导脆性X表达的培养系统在不同程度上降低了有丝分裂指数，使可用于脆性X染色体分析的细胞数减少；其次，由于脆性X的低频率表达，要求计数更多的细胞才能达到较为可靠的诊断，因而有时得到假阴性的结果；第三，随着计数细胞的增多，又因非特异性末端结构变异（non-specific telomeric structural changes, TSC）产生假阳性诊断的问题。在我们所做的3例脆性X产前诊断中，第1例因可用于分析的细胞数少，产生了假阴性。第2例在羊水细胞和脐带血细胞中均发现了脆性X，虽然作出了正确的诊断，（图1、图2），但分析的细胞数仍然较少。第3例因无法从形态上区分TSC和脆性X染色体而致无法确诊。我们的体会是，增加羊水的有丝分裂细胞数，是产前诊断取得成功的前提。在我国目前的条件下，宜采取下述步骤进行脆性X的产前诊断：先用绒毛细胞，而后用羊水细胞，采用至少两种细胞遗传学方法进行脆性X诱导；若仍无法确定诊断，可在妊娠22周左右，用穿刺抽取胎儿脐带血的方法进行脆性X的产前诊断。这样有利于提高脆性X产前诊断的准确性和成功率。

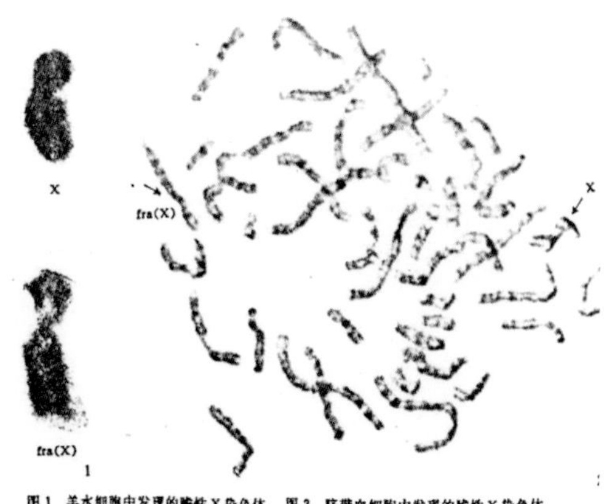

图1 羊水细胞中发现的脆性X染色体 图2 脐带血细胞中发现的脆性X染色体

参考文献（略）

（十二）参加国际会议发言与墙报

（1）GENES AND DISEASE Proceedings of the First Sino-American Human Genetics Workshop（中美人类遗传学“基因与疾病”首届研讨论会，1983年10月18日至20日北京）

GENES AND DISEASE

Proceedings of the First Sino-American Human Genetics Workshop
October 18-20, 1983, Beijing

P183-200 CYTOGENETIC STUDIES IN 3,415 LIVEBORN INFANTS AND 1,168 CASES IN THE GENETIC COUNSELING CLINIC（大会报告）

Li Lu-yun, Xia Jia-hui, He Xiao-xuan, Xu Jia, Xu Fa-ming, Dai He-Ping, Wu Han-wen, He Hong-en, and Lu Hui-lin
Medical Genetics Laboratory, Hunan Medical College

Since 1972, in order to diagnose chromosome diseases, we have set up methods for the cultivation of peripheral blood lymphocytes, amniotic fluid cells, chorionic villi, skin fibroblasts and bone marrow cells, techniques of GTG, CTG, QFQ, N–banding, techniques for the demonstration of X–body, Y–body, late replicating X(Lx) and SCE, G–11 and high–resolution G–banding. At the same time, we have begun investigating population cytogenetics. We have studied 3,415 liveborn infants and 1,168 cases in our genetic counseling clinics and the following is a report of the results of this study.

（一）ANALYSES OF G-BANDED CHROMOSOMES IN 3,415 LIVEBORN INFANTS

（详见前述（七）Chinese Medical Journal, 1984, 97(12):921-927）

（二）CHROMOSOME ANALYSES OF 1,168 CASES IN THE GENETIC COUNSELING CLINIC

Chromosome analyses were done for 1,200 patients who came to our genetic counselling clinic between April 1973 and May 1982. Satisfactory results were obtained in 1,168(97.3%) cases. Most of the chromosomal analyses were done on cultured peripheral lymphocytes; other tissue cells, such as amniotic fluid cells, skin fibroblasts, and cells from streak gonad, testis and spermatic cord, were also examined. G–banding was used routinely. When necessary, CTG, QFQ, N–banding, SCE, Lx, G–11 techniques, X–body, Y–body and high–resolution G–banding techniques were also employed.

Examinations were carried out on 582 males and 586 females. Of whom 1100(94.1%) were under 40. Among those who attended the clinic, 37.9% were couples with a history of spontaneous abortion, stillbirth, birth of a malformed child or early death of the newborn; 17.3% with congenital mental retardation; 5.7% were hermaphrodites; 3.6% with female gonadal dysgenesis; 3.2% with male gonadal dysgenesis; 3.0% with primary infertility and 29.3% with miscellaneous conditions (premarital or prenatal etc.) (Table 3). The results of chromosomal analyses were as follows: 14 cases of chromosomal variants including dir dup (9), inv(9), 9qh+,14p+,15ph+,15s+, 16qh+, (Table 4), 32 cases of male pseudohermaphroditism (46, XY female), 30 cases of female pseudohermaphroditism (46, XX male) and 129 cases (11%) with chromosomal anomalies either in structure or in number. Among them are 67 with numerical anomalies (12 different types) involving three chromosomes, namely, 21, X and Y, and 62 cases with structural anomalies involving seventeen chromosomes, namely Nos.1,2,3,4,5,7,9,12,13,14, 15,17,19,21,22, X and Y. According to the available literature, 36 cases with 21 types of chromosomal variants have never been reported before.Their karyotypes are as follows: 46,XY,t(1;4)(q43;q25); 46,XX or XY, t(1;17)(p36;q21); 46,XX,t(2;19)(2p19q;2q19p);46,XX,inv(3)(p13q25);46,XY,−13,+der(13), t(4;13)(q25;q34); 46,XX, t(4;15)(q31;q13); 46,XX or XY, inv(5) (p15q33); 46 XX or XY, t(5;7) (q22;p13); 46,XY,inv(7) (q11q22);46,XX,t(7;9)(q32;p24); 46,XX, del(9), del(9)(q11q13); 46,XX or XY, t(9;22)(p13;p12); 46,XY,−22,+der(22), t(9;22)(p13;p12); 46,XY, inv(12)(p1200q1400); 46,XY,t(12;14)(q2409;q13); 46,XX,t(14;15)(q13;p13); 46,XY/46, XY, t(7;14)(q11;p11); 46,XY/ 45,XY,t(13;13)(p12;p12); 45,X/46,XX/47,XX,t(Y;Y)(p1;q11);45,X/46,X,dic(Y)(p11.31); 45,X/ 46,XY/46,X,dic(Y)/ 47,XYY/ 47,X, 2dic(Y)/47,XY, dic(Y)/48,XY,2dic(Y)/48,X,3 dic(Y)(p11.32).

Table 3. Causes of Counseling in 1,168 Cases

Causes	Number of Cases	Percentage
Abortion (139 couples). stillbirth, teratism neonatal death	442	37.9
Congenital mental retardation	203	17.3
Hermaphrodities	67	5.7
Female gonadal dysgenesis	42	3.6
Male gonadal dysgenesis	37	3.2
Primary infertility	34	3.0
Others (premarital or prenatal etc.)	343	29.3
Total	1.168	100

Table 4. Karyotypes of 14 Cases With Chromosomal Variants

Karyotype	No. of cases
46,XX,dir dup(9)(q1200→q2200)	1
46,XY,dir dup(9)(q1200→q2200)	4
46,XX,inv(9)	2
46,XY,inv(9)	2
46,XY,9qh+	1
46,XY,14p+	1
46,XX,15ph+	1
46,XX,15s+	1
46,XX,16qh+	1
Total	14

Investigations of the family members showed that in 30 (23.1%) out of 129 cases the anomalies were transmitted from the parents; 77(59.7%) arose de novo and 22(17.2%) were uncertain in origin.

（三）DISCUSSION

1. The incidence of trisomy 21 in newborn infants:

Before 1975, there were altogether 7 reports from North America and Western Europe that dealt with the incidence of trisomy 21 in newborn infants. The lowest incidence (0.07%) was that reported from New Haven, U.S.A. and the highest (0.14%) from Edinburgh, England. Another report from Edinburgh in 1980 cited an incidence of 0.07%. In our present survey, only one case with trisomy 22 was found. The incidence of trisomy G was 0.03%. Not one case of trisomy 21 was detected. This could be due merely to chance or, to the fact that only a small number of mothers in our series were above 35 years of age.

2. A new variant of chromosome 9

Case 1, male, aged 18. He came to our genetic counseling clinic because of muscular atrophy. No other phenotypic abnormality was found. The increased length of qh of one No.9 chromosome in peripheral lymphocytes was demostrated by G–banding. The investigation of his family members showed that the father, brother and sister, all had the same variant chromosome 9, but they appeared normal. Chromosome analysis of the father was done by C–banding and by the G–11 technique, and showed that the qh of one No.9 was twice as large as that of its homologous chromosome. There was one lightly stained band in the middle of the darkly stained qh and the qh region was divided into two segments by this band. Comparison between G–banding and the G–11 technique showed that this band was 9q21.

Case 2, male, a newborn baby, showed the same variant of No.9 as that in case 1 in his cord blood. 4 months after birth, his growth and development were normal. The investigation of his family members showed that his mother's karyotype was normal, but the same variant chromosome was demonstrated by G–banding and the G–11 technique to be present in his father.

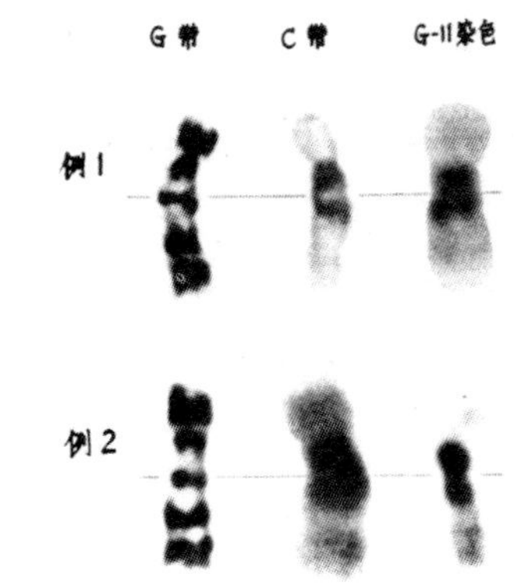

Fig. 1. Comparison of chromosome No. 9 by G-, C-banding and G-11 technique in cases 1 and 2. Note: The extra G-band at the secondary constriction of dir dup(9) in cases 1 and 2 shows up as a lightly stained band by c-banding and G-11 technique.

Madan (1978) reported that among 9 examinees there was an extra dark band in the qh region of No.9 in 3% ~ 50% of the cells. He believed that this is a new variant among the many polymorphic variants of No.9. Recently the same phenomenon was noted by Donlon et al. But our variant of chromosome No.9 is probably not the same. First of all, the extra dark band occurred in all cells of the carriers (30 cells counted in each person), Secondly, in comparing photographs it appears that the extra dark band stained darker than that reported previously. Thirdly, the extra dark band revealed by G–banding was only lightly stained by C–banding and the G–11 technique (Fig. 1). Therefore, we consider that it is a new variant of No.9. The extra dark band of this new variant of No.9 is a duplicated q1200.2200. Hence this is a dir dup(9)(q1200;2200).

3.Function of the secondary constriction of chromosome 9

The function of the secondary constriction of human chromosomes is largely unknown. Some evidence has shown that the secondary constriction of chromosome 1 might be related to the synthesis of 5sRNA. The function of the secondary constriction of chromosome9(q12) is not clear. Based on the available literature, only D. Sondek et al. have reported that the increase in size of the secondary constriction of No.9 (q12) might be related to mental retardation.

In our genetic counseling clinic, a girl and her mother, both with a deletion of the secondary constriction of chromosome 9 were found. The anomaly was demonstrated by G,C–banding and high resolution G–banding. The girl's karyotype was 46, XX,–9,–9,+del (9) (pter → q11::q13 → qter), +del(9) (pter → q11::q13 → qter). Her clinical features included moderate mental retardation and dysphasia. She could only speak one word at a time. Her mother's karyotype was 46, XX,–9,+del(9) (pter → q11::q13 → qter) with a normal phenotype. Hence the deletion of the secondary constriction of both chromosome 9 might be related to moderate mental retardation with delayed speech development. Since the girl had two del(9) chromosomes, the mother had only one and the father's karyotype was normal, this could happen only if the girl was the offspring conceived by the mother and one of her blood relatives who also carried the same deletion in one of the chromosomes No.9.

4. The relation between partial deletion or duplication of the X chromosome and X body formation in females

A case with the karyotype 46, X, del(X)(pter → q21) was detected by G–banding. The X–body in her buccal epithelial cells was smaller than that of normal females. Its length was 0.9–1.1μ, and width, 0.4–0.5μ. The normal X–body measured 1.1–1.4 μ in length and 0.5–0.9 μ in width. In 92 cells, all late–replicating X chromosomes were derived from a submetacentric chromosome very similar to chromosome 12. Therefore, all X–bodies of this patient were formed by the del(X)(pter → q21).

A case with the karyotype of 45,X/46,X,i(Xq)(Fig. 2) was identified. In 51 cells, all late–replicating X chromosomes were derived from i(Xq). These two cases showed that the late–replicating X and X–body were derived from the partially deleted or duplicated X chromosomes, as pointed out by others.

5. Chromosome analysis of couples with spontaneous abortions

One hundred and thirty–nine couples had one or more spontaneous abortions. Their reproductive histories were summarized in Table 5.

Fourteen out of 139 couples (5.0%) were found to have chromosomal aberrations. The incidence of aberrations was close to that reported elsewhere,13 kinds being identified(Table 5).Two cases with numerical abnormality were X chromosome mosaics. There were 12 cases with structural aberrations, involving chromosome Nos.1,2,4,7,9,12,13,14,15,17 and Y. All these structural aberrations were balanced translocations, among which 7 were reciprocal translocations and 5 were Robertsonian translocations. This finding indicates that balanced translocation in one of the parents is an important cause of spontaneous abortion.

Family investigations were carried out in 7 cases. The chromosome anomalies in 5 cases arose de novo; in 2 cases they were transmitted. The family members of the other 7 patients refused to be examined.

The above results suggest that new mutations play an important role in chromosomal abnormalities

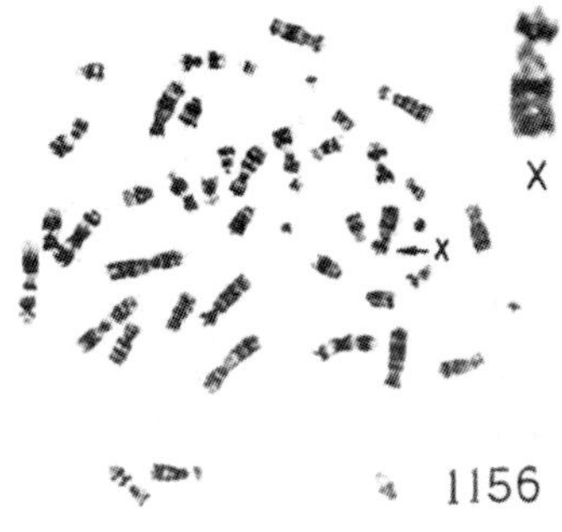

Fig. 2A. Case No 1156 shows 45,X.

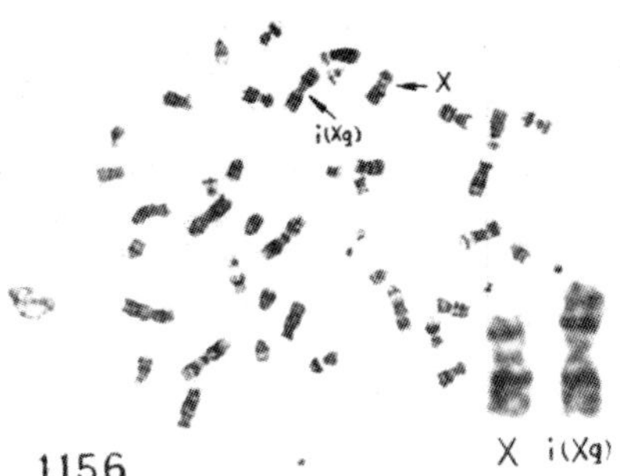

Fig. 2B. Case No. 1156 shows 46,X,i(Xq).

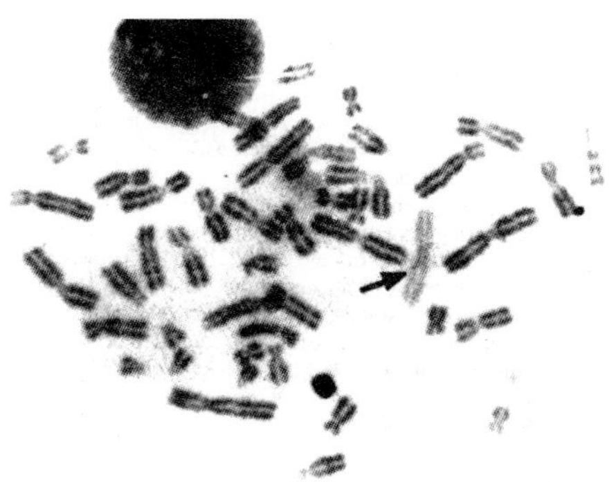

Fig. 2C. Case No. 1156 shows late-replicating i(Xq) chromosome.

Table 5. Abnormal Karyotypes Found in 139 Couples with History of Abortion

Case No.	Sex	Age	Karyotype	Reproductive history	Note
1.	M	38	46,XY/45,XY,t(13;13)(p12;p12)	*gll *all	
2.	M	26	46,XY,t(1;17)(p36;q21)mat	g4 a4	5 carriers in the pedigree
3.	F	26	46,XX,t(2;9)(q31;p24)	g3 al*ml*pl	
4.	F	30	45,X/46,XX	g2 al pl	
5.	M	34	46,XY,t(15;17)(q22.3;p13.1) pat	g5 a5	4 carriers in the pedigree
6.	F	28	46,XX,t(14;15)(q13;p13)	g3 a3	
7.	M	33	45,XY.t(15;15)(p11;p11)	g4 a4	
8.	F	25	45,XX,t(13q;14q)	g4 a4	
9.	M	38	46,XY,t(12;14)(q2409;q13)	g6 a4 ml pl	
10.	F	43	45,XX,t(13q;14q)	g2 a2	
11.	F	30	46,XX,t(4;15)(q31;q13)	g3 a3	
12.	F	29	46,XX,t(7;9)(q32;p24)	g4 a4	
13.	F	28	46,XX,t(Y;15)(q1200;p12)	g4 a4	
14.	F	26	46,XX/47,XXX	g3 a3	

*g = gravida a=abortion m=malformation p=pregnancy.

causing spontaneous abortion.

Eleven of the 14 couples had three or more abortions; one aborted twice; one had one abortion and, on another occasion, gave birth to a malformed fetus; one had only one abortion. Hence habitual abortion is still a major indication for chromosome analysis, but a history of only one abortion should not be dismissed lightly.

6. Where is the Testis–determining–factor (T.D.F.) situated?

Case 1. A 12 year–old boy had a body height of 125 cm and normal intelligence. The external genitalia were ambiguous and hypoplastic congenitally. His penis was only 3 cm in length and the urethral orifice was situated ventrally near the perineum. The scrotum was small and split into two parts. On the right side a mass was palpable, and the left side was empty. During exploratory laparotomy, the mass in the right side of the scrotum was found to be a testis, to the top of which a fallopian tube–like structure with fimbria was attached. Within the pelvis, there was a finger–tip sized uterus connected to a fallopian tube and fimbria on the left side. A streak of tissue, suspected to be a streak gonad, was found below the fallopian tube and there was a poorly developed vagina which shared a common orifice with the urethra.

Histologically, the mass in the right side of the scrotum was a testis with attached fallopian tube but no ovarian structures were seen. The pelvic contents were composed of a maldeveloped fallopian tube, uterus and cervix. Regretfully, the streak mass was not examined. Red cells were typed with respect to the ABO, MN, Rh and P systems. No mosaicism was detected. G and C banding analyses of peripheral lymphocyte chromosomes were performed twice and a total of 604 cells were studied. 8 cell lines were found and the karyotype of the patient was 45,X/46,X, dic(Y)/46,XY/47,X,2dic(Y)/47,XY,dic(Y)/47,XYY/48,XY, 2dic(Y)/48,X,3dic(Y). Of the eight cell lines,45,X and 46,X,dic(Y) acounted for 87.7%. The breakage–rejoining point of the dic(Y) was p11.32 (Fig. 3).

Case 2.A 17 year–old girl came to the clinic with the chief complaint of primary amenorrhea and short stature. She was 142 cm in height with poorly developed breasts and absent axillary and pubic hair.

The external genitalia was infantile and female in type. Exploratory laparotomy revealed bilateral streak gonads, fallopian tubes and an uterus with a thin and long cervix. Histologically, the uterus was maldeveloped; both fallopian tubes were normal; both streak gonads consisted of ovarian interstitial tissues without any follicles, seminiferous tubules or Leydig's cells. G and C banding analyses of peripheral lymphocyte chromosomes were performed three times. A totai of 170 cells were studied. The patient's karyotype was 45,X/46,X, dic(Y). The 45,X cells accounted for 52.4% and the 46,X, dic(Y) accounted for 46.5% of the cells. The breakage–rejoining point of the dic(Y) was p11.31(Fig.3).

In the two above–mentioned cases, close similarities of their chromosomal aberrations, especially of dic(Y), were evident. Since the breakage–rejoining point in case 1 was. Yp11.32, and the patient had testes, while, in Case 2, it was Yp11.31, and the patient did not have testis, it is suggested that the testis determining factor is located at Yp11.32 and not near the centromere of the short arm of the Y chromosome as proposed by some authors .

7. Family hot spot of chromosome breakage and translocation

In our genetic counseling clinic, we found an infant with partial trisomy 4q. His karyotype was 46,XY,−13,+der(13),t(4;13)(13pter → 13q34::4q25 → 4qter)(Fig.4).His father and uncle were both

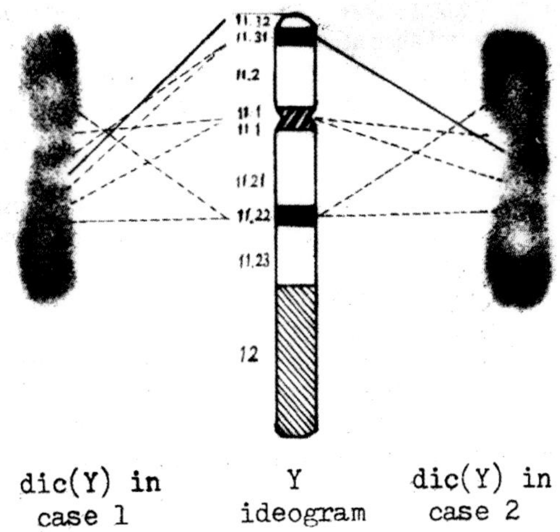

Fig. 3. The solid line indicates the different breakage-rejoining points in case 1 and case 2.

carriers of a balanced translocation between chromosomes1 and 4 with the same karyotype of 46,XY,t(1;4)(1pter → 1q43::4q25 → 4qter;4pter,4q25::1q43 → 1qter)(Fig.4).According to the banding pattern, the extra segment 4q25 → 4qter of der(13) of the infant was the same as the segment 4q25 → 4qter of his father's and uncle's der (1). Both breakage points were localized to band 5 in region 2 of the longarm of chromosome No.4. Therefore, the proband's extra segment must be derived from his father. Aberrations of chromosomal structure result from chromosome breakage and rearrangement. The derivative chromosome is the product of the primary rearrangement. The infant's der(13) probably resulted from another reciprocal translocation between the father's der(1) and chromosome No.13 during one of the mitotic divisions in the early stages of gametogenesis (Fig. 5). This indicates that the breakage and translocation spots on the derivative chromosomes (Fig. 6) in this family were probably highly unstable. Since SCE analysis is a sensitive method to study the stability of chromosomes and, in the t(1;4) carrier's cells, the der(1) chromosome is long enough to be distinguished accurately without banding, SCE analysis in the two carriers was carried out. 109 SCEs occurring on the long arms of one hundred der(1) chromosomes were localized in photographic prints and the relative distance from the centromere to the exchange point was measured. The distribution curve of SCEs was drawn by plotting the relative site of each exchange along the chromosome axis against the frequency of SCE(%). The distribution of 107 SCEs on the long arms of one hundred normal chromosome 1 was plotted using the same method. The results illustrate that the frequency of SCEs at the site of breakage and reunion of der(1)is significantly higher than at other sites or at corresponding sites of the normal chromosome1(Fig. 7). This indicates that the breakage and translocation site was unstable and that it was apparently a heritable trait in this family. In order to describe this condition, we suggest the term “family hot spot of chromosome breakage and translocation” . In this family there were three hot spots,1q43,4q25 and 13q34 and three relevant active terminals. In the transmission from parent to offspring, the same active terminal breaks and translocates again and again. The rearrangements between the active terminals should be regarded as a special kind of translocation. In the early stage of gametogenesis, the behavior of the derivative chromosome derived from the special translocation is more complex than that derived from ordinary translocations. It can result in various kinds of unbalanced gametes. It is necessary that chromosome analysis be done in families with translocation carrier's in order to find out if special translocation occurs in the family.

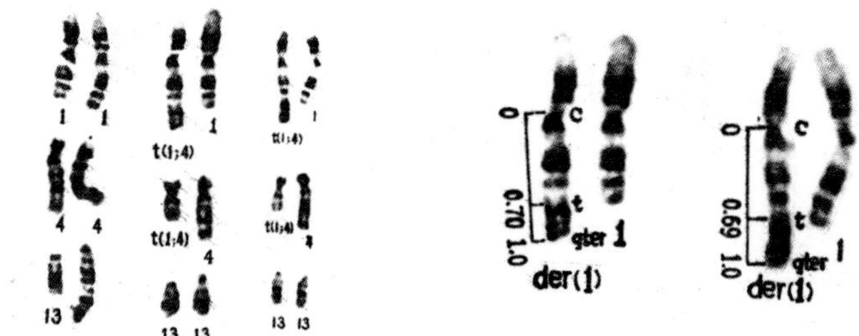

Fig. 4. Partial karyotypes of the infant, his father and his uncle.

Fig. 6. The relative position of the breakage and translocation spot of der(1) chromosome (C: centromere, qter: terminal of long arm, t: breakage and translocation spot).

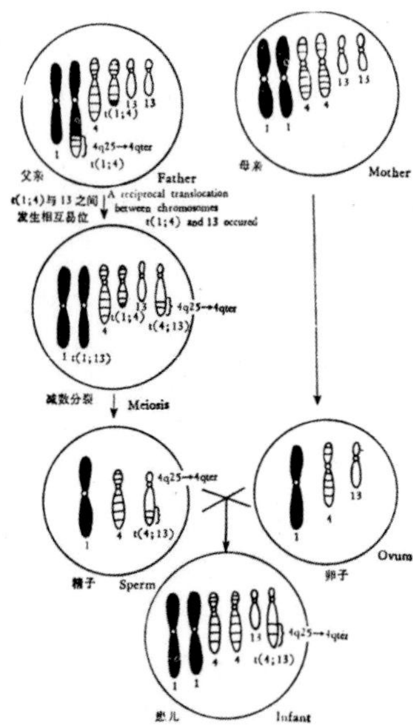

Fig. 5. Diagram of a possible mechanism of formation of the karyotype in the infant.

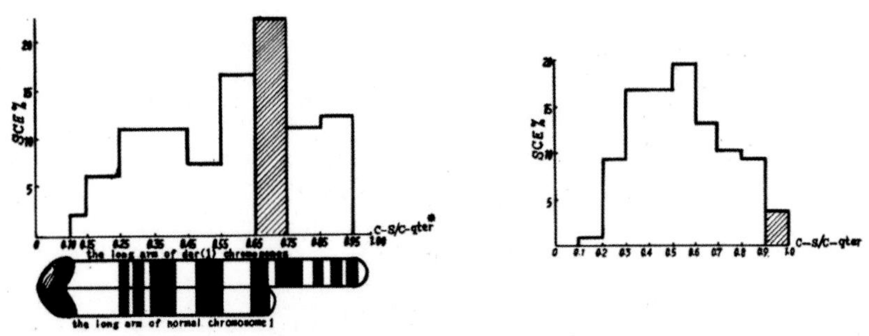

The distribution of 109 SCEs on the long arm of 100 der (1) chromosomes.

The distribution of 107 SCEs on the long arm of 100 normal chromosomes 1. (C: centromere, S: SCE site, qter: terminal of long arm.)

Fig. 7. Comparison of the distribution of SCEs on the long arm of der(1) chromosome and normal chromosome 1.

8. The prevention of chromosome disease

(1)New mutation. According to the above-mentioned data, chromosomal aberrations transmitted from parents to offsprings occurred with a relatively high frequency. De novo chromosomal aberrations occurred with an even higher frequency. Therefore, it is very important to study the action of clastogenic factors, to inform and educate couples during pregnancy as well as to perform prenatal diagnosis in pregnant women who or whose husband had a history of exposure to clastogenic factors.

(2) Carriers of chromosome diseases. Carriers of chromosome diseases are those with structural aberrations, such as different types of balanced reciprocal translocation, Robertsonian translocation, inversion, insertion, etc. Because there is no loss of genetic material, their phenotypes are usually normal.

The carrier with 46, XY, t(1;4)(q43;q25) induced his wife to have a spontaneous abortion and to give birth to a malformed baby with partial trisomy 4q. The carrier with 46, XX, t(2;9) (q31;p24)had only one spontaneous abortion, but gave birth, on another occasion, to a malformed baby who died at the age of 6 months[9]. In one family with 46,XX,inv(5)(p15.1q33.1), among the 4 married carriers, only the grandmother of the propositus had two spontaneous abortions and his aunt had only one spontaneous abortion, but 6 carriers with normal phenotype were found among the progeny. This suggests that in order to discover carriers we should pay great attention to those who or whose family members have had only one or two spontaneous abortions. Chromosome analysis should be done in all these cases. And, pregnant women in general should have prenatal diagnosis to prevent them from giving birth to abnormal babies.

（四）CONCLUSION

Our findings may be summarized as follows:

1. The incidence of chromosomal abnormalities in liveborn infants was 0.73%.
2. Most of the chromosome aberrations found in our survey arose de novo from chromosomal mutations.
3. The incidence of chromosomal abnormalities in couples with spontaneous abortion was 5.0%. Most of them carried balanced translocation.
4. The carriers of a balanced translocation should be regarded as having a special type of chromosome disease.
5. A new variant of No.9 was found.
6. The secondary constriction of No.9 might be involved in the determination of the mental status of a person.
7. If one of the two X chromosomes in a female is structurally aberrant, it is usually the one that is inactivated.
8. The T.D.F. might be located at band p11.32 on the short arm of the Y chromosome.
9. A “family hot spot” of chromosome breakage and translocation was reported.
10. Twenty-four different types of chromosome aberrations found in this survey have not been reported elsewhere.

REFERENCES（略）

（2）XV INTERNATIONAL CONGRESS OF GENETICS“第十五届国际遗传学大会”（印度新德里，1983 年 12 月 12 日至 21 日）

393 STUDY OF G-BANDED CHROMOSOMESIN 3,415 LIVEBORN INFANTS（医学遗传学分会大会报告）

Xia Jia-hui, Li Lu-yun, Dai He-ping, Xu Jia, Xu Fa-ming, He Xiao-xuan and LuHui-lin
Medical Genetics Laboratory, Hunan Medical College, Changsha, Hunan, China

To investigate the incidence of chromosomal aberrations in the Chinese population, cord blood was obtained from 3,415(male 1,718, female 1,697) consecutive liveborn babies from 3 hospitals in the north district of Changsha between 3 May 1979 and 24 May 1982. A total of 3,415 babies were karyotyped using G banding, among then, 25 cases (male 16, female 9) of chromosomal aberrations were identified (incidence of 0.73%). Their karyotypes are as follows: 47,XX, +18; 47,XY,+22; 45,XO; 47,XXX(3 cases); 47,XXY(2 cases); 47,XYY; 46,XY,inv(5) (p15.1q33.1)mat; 46,XY,inv(3)(p13q25)pat; 46,XY,inv(7) (q11q22)pat; 46,XX,t(1;4) (q24;q21); 46,XY,t(1;8)(q25;p21); 46,XX,t(2;19)(2p19q:2q19p) mat; 46,XY,t(12;14) (q2409;q13)pat; 45,XX,t(13q;14q); 45,XY,t(13q;14q)pat; 45,XY,t(13q;14q); 45,XY, t(14q;21q)mat; 46,XX,t(15;19)(q13;p13); 45,X,ter rea(13;Y) (p11; q1200); 46,XY, t(Y;15)(q1200;p12) pat(3 cases). Among the 23 pedigrees investigated,10(43%)were transmitted from the parents; 13(57%) cases arose de novo. 54 cases (1.58%) of chromosomal variants were found.

393. 3415 例活产胎儿的 G 显带染色体研究（医学遗传学分会大会报告）（中译稿）

夏家辉、李麓芸、戴和平等
医学遗传学实验室，湖南医科大学，长沙，湖南，中国

为调查中国人群染色体异常发生率，1979 年 5 月 3 日—1982 年 5 月 24 日在长沙市北区三家医院连续采集了 3415 例（男性 1718 例，女性 1697 例）活产胎儿脐带血。所有的 3415 例均进行 G 显带染色体核型分析。其中，鉴定出 25 个病例（男性 16 例，女性 9 例）存在染色体异常（发生率 0.73%）。他们的核型如下：47,XX,+18；47,XY,+22；45,XO；47,XXX(3 例）；47, XXY(2 例）；47,XYY；46,XY,inv(5)(p15.1q33.1)mat；46,XY,inv(3)(p13q25)pat; 46,XY,inv(7)(q11q22)pat; 46,XX,t(1;4)(q24;q21); 46,XY,t(1;8)(q25;p21); 46,XY,t(2;19) (2p19q;2q19p) mat; 46,XY,t(12;14)(q2409;q13)pat; 45,XX,t(13q;14q); 45,XY,t(13q;14q)pat; 45,XY, t(13q;14q); 45,XY,t(14q;21q)mat; 46,XX,t(15;19(q13;p13); 45,X,ter rea (13;Y) (p11;q1200); 46, XY,t(Y;15)(q1200;p12)pat(3 例）。在完成的 23 个患者的家系调查中，10 个患者（43%）来源于父母的遗传；13 个患者（57%）为新发突变所致。另 54 例（1.58%）为多态染色体异常携带者。

404. CHROMOSOME ANALYSIS OF 1,168 CASES IN GENETIC COUNSELING CLINIC（墙报）

Li Lu-yun, Xia Jia-hui, Dai He-ping, Xu Jia, Xu Fa-ming, He Xiao-xuan and Lu Hui-lin

Medical Genetics Laboratory, Hunan Medical College, Changsha, Hunan, China.

1,200 cases were obtained from our genetic counseling clinic between 25 April,1973 and 27 May,1982, of which, chromosome analysis of 1,168(97.3%) cases were done successfully. 129(11%) cases had chromosomal anomalies: numerical anomalies, 67; structural aberrations,62. 20 karyotypes in 36 cases had never. been reported in the world. Among the 129, 30(23.1%) cases were transmitted from the parents.77(59.7%) cases arose de novo. It is advisable to perform prenatal diagnosis for pregnant women who have the history of exposure to clastogenic factors. If any patient or their family members had a spontaneous abortion, it would be an important indication of detecting a carrier. Based on the study of some typical cases, the "family hot spot of chromosome breakage and translocation" has been found. The secondary constriction of chromosome 9 might be related to moderate mental retardation with language development especially delayed. The testis determining factor might be located at band p11.32 of the Y chromosome. The X chromosome with partial deletion or duplication late replicated permanently and formed X body.

404. 遗传咨询门诊的 1168 个病例的染色体分析（中译稿）

李麓芸 夏家辉 等
医学遗传学实验室，湖南医科大学，长沙，湖南，中国

1973 年 4 月 25 日—1982 年 5 月 27 日在遗传咨询门诊采集的 1200 个病例中，有 1168 例（97.3%）成功进行染色体分析。其中 129 例（11%）确诊染色体异常：含数量异常 67 例，结构异常 62 例。36 个病例中的 20 种核型为世界首报。在 129 个病例中，30 例（23.1%）为父母来源，77 例（59.7%）为新发突变。对可疑存在染色体诱变因素暴露史的孕妇应进行产前诊断。对孕妇及其家人有自然流产史者，是检出携带者的重要指征。针对典型病例的研究，发现了存在“人类染色体家族性断裂和易位热点”；9 号染色体次缢痕可能与中度精神发育迟缓伴语言发育延迟有关；睾丸决定因子应定位于 Y 染色体 p11.32 带；部分重复或缺失的 X 染色体恒定地迟复制并形成 X 小体。

（3）7 International Congress of Human Genetics Berlin (West) September 22-26, 1986 Abstracts Part 1 p115 “第 7 届国际人类遗传学大会”（德国西柏林，1986 年 9 月 22 日至 26 日）

C II.5

Li Luyun Xia Jiahui Dai Heping Xu Faming Xu Jia He Xiaoxuan
Medical Genetics Laboratory, Department of Medical Genetics
National Training Center of Medical Cytogenetics
Hunan Medical College, Changsha, Hunan, China

CHROMOSOME ANALYSES OF 2,319 CASES IN GENETIC

COUNSELING CLINIC

2,319 cases chromosome analyses were chosen from those seen in our genetic counseling clinic between 25 April 1973 and 27 June 1985. 1,140 males and 1,179 females were examined. Their causes for seeking counseling were abortion, stillbirth, teratism, dead newborn, mental retardation, hermaphrodities and so on. Most chromosomal analyses were made for lymphocytes, but other cells such as amniotic fluid cells, chorinic villi, skin fibroblasts, streak gonad, testis and spermatic cord cells were also examined. G-banding was used routinely. When necessary, CTG, QFQ, N-banding, S.C.E., Lx, G-11 technics, X-body, Y-body and High-Resolution G-banding technics were also employed. Results of chromosomal analyses were as follows:39 cases had chromosome variants. 198 cases had chromosome anomalies. Among them, 49 cases of 27 kinds have never been reported in the literature, involving nineteen chromosomes, i.e. Nos. 1, 2, 3, 4, 5,7,8,9,10, 12, 13, 14, 15, 16, 17, 19, 22, X and Y. In accordance with the pedigree analyses, 52(26%) of 198 cases were transmitted from the parents, 138(70%). arose de novo, and 8(4%) were uncertain in origin. Thus, it is advisable to perform prenatal diagnosis for pregnant women who themselves or whose husbands have histories of exposure to clastogenic factors.

C.V.26 Xia Jiahui Li Luyun Dai Heping
Medical Genetics Laboratory, Department of Medical Genetics
National Training Center of Medical Cytogenetics
Hunan Medical College, Changsha, Hunan, China

HIGH RESOLUTION TECHNIQUE IN 850-1,000 BANDS STAGE OF HUMAN CHROMOSOME

High-resolution technique of human chromosome contains chromosome preparations and banding identification. In this paper, the method of chromosome preparation in 850-1,000 bands per haploid set of human chromosome is introduced. Because we use the different hypotonic solution, rapid centrifugation, and make slides then over the fire at once, the mitotic index is increased to 6.9%, the countable and analyzable mitotic figures are increased to 38%. The model karyotype in 850-1,000 bands per haploid set of human chromosome is supplied. According to the principles on the nomenclature ISCN (1981), each band is marked. The points of banding identification are described in detail.

会后有 5 位国外同行专家来信向夏家辉索取 923 条带高分辨染色体模式核型图论文和照片：

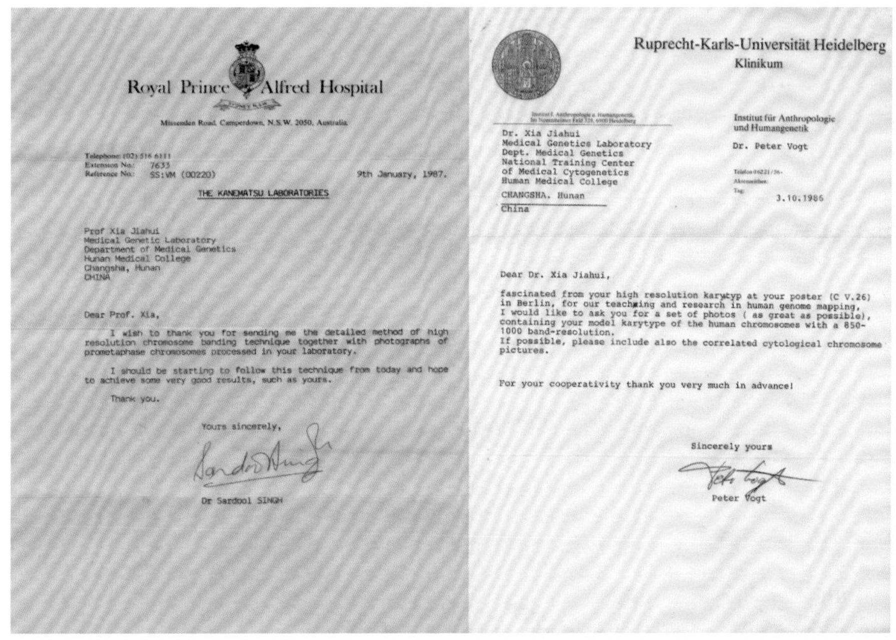

Royal Prince Alfred Hospital

Missenden Road, Camperdown, N.S.W. 2050, Australia

Telephone: (02) 516 6111
Extension No: 7633
Reference No: SS:VM (00220)

9th January, 1987.

THE KANEMATSU LABORATORIES

Prof Xia Jiahui
Medical Genetic Laboratory
Department of Medical Genetics
Hunan Medical College
Changsha, Hunan
CHINA

Dear Prof. Xia,

I wish to thank you for sending me the detailed method of high resolution chromosome banding technique together with photographs of prometaphase chromosomes processed in your laboratory.

I should be starting to follow this technique from today and hope to achieve some very good results, such as yours.

Thank you.

Yours sincerely,

Dr Sardool SINGH

Ruprecht-Karls-Universität Heidelberg
Klinikum

Institut für Anthropologie
und Humangenetik

Dr. Peter Vogt

Dr. Xia Jiahui
Medical Genetics Laboratory
Dept. Medical Genetics
National Training Center
of Medical Cytogenetics
Human Medical College
CHANGSHA. Hunan
China

3.10.1986

Dear Dr. Xia Jiahui,

fascinated from your high resolution karytyp at your poster (C V.26) in Berlin, for our teaching and research in human genome mapping, I would like to ask you for a set of photos (as great as possible), containing your model karytype of the human chromosomes with a 850-1000 band-resolution.
If possible, please include also the correlated cytological chromosome pictures.

For your cooperativity thank you very much in advance!

Sincerely yours

Peter Vogt

德国海德堡　　　　澳大利亚

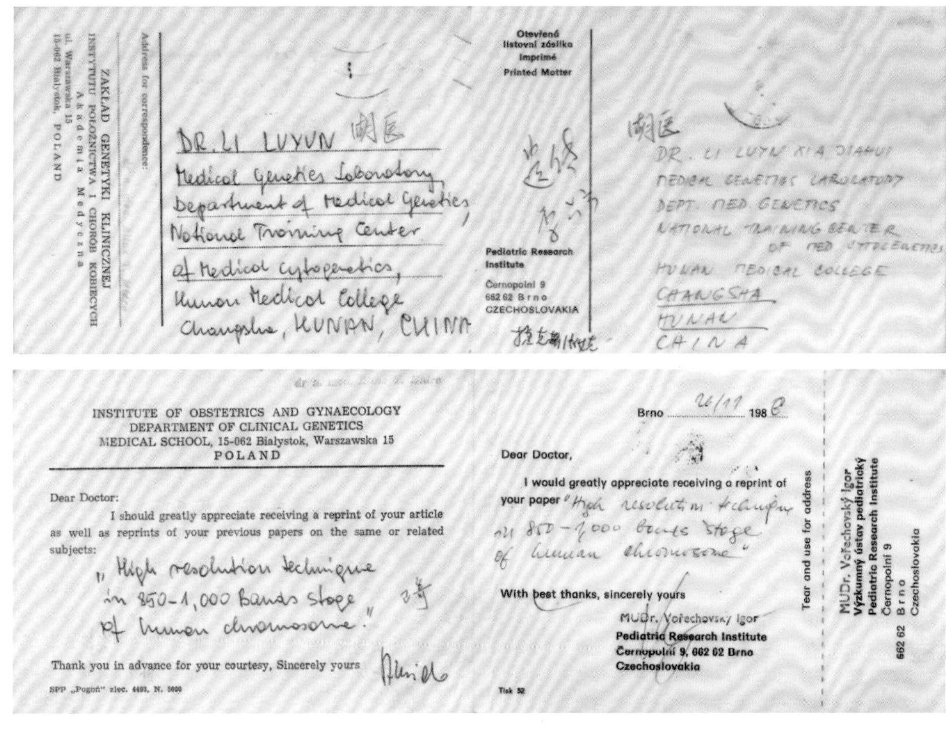

ZAKŁAD GENETYKI KLINICZNEJ
INSTYTUTU POŁOŻNICTWA I CHORÓB KOBIECYCH
Akademia Medyczna
ul. Warszawska 15
15-062 Białystok, POLAND

Address for correspondence:

DR. LI LUYUN 湖医
Medical Genetics Laboratory
Department of Medical Genetics
National Training Center
of Medical Cytogenetics,
Hunan Medical College
Changsha, KUNAN, CHINA

Otevřená listovní zásilka
Imprimé
Printed Matter

Pediatric Research Institute
Černopolní 9
662 62 Brno
CZECHOSLOVAKIA

捷克斯洛伐克

湖医
DR. LI LUYN XIA JIAHUI
MEDICAL GENETICS LABORATORY
DEPT. MED. GENETICS
NATIONAL TRAINING CENTER
OF MED CYTOGENETICS
HUNAN MEDICAL COLLEGE
CHANGSHA
HUNAN
CHINA

INSTITUTE OF OBSTETRICS AND GYNAECOLOGY
DEPARTMENT OF CLINICAL GENETICS
MEDICAL SCHOOL, 15-062 Białystok, Warszawska 15
POLAND

Dear Doctor:

I should greatly appreciate receiving a reprint of your article as well as reprints of your previous papers on the same or related subjects:

" High resolution technique in 850-1,000 bands stage of human chromosome."

Thank you in advance for your courtesy, Sincerely yours

SPP „Pogoń" zlec. 4493, N. 5000

Brno 26/11 1986

Dear Doctor,

I would greatly appreciate receiving a reprint of your paper "High resolution technique in 850-1,000 bands stage of human chromosome"

With best thanks, sincerely yours

MUDr. Voťechovský Igor
Pediatric Research Institute
Černopolní 9, 662 62 Brno
Czechoslovakia

Tisk 52

Tear and use for address

MUDr. Voťechovský Igor
Výzkumný ústav pediatrický
Pediatric Research Institute
Černopolní 9
662 62 Brno
Czechoslovakia

波兰　　　　捷克斯洛伐克

（4）8th International Congress of human genetics “第八届国际人类遗传学大会”（美国华盛顿，1991 年 10 月 9 日）

1665 **Poster Symposium 56**

Human Testis Determining Factor Mapping on Y Chromosome

He Xiaoxuan* Zhu Wenbing Li Luyun Xia Jiahui

The State Key Lab of Medical Genetics, Hunan Medical University, Changsha, Hunan, China.

This is a study of chromosomal in situ hybridization and DNA hybridization for 5 genital malformation patients with Y chromosome abnormality using the Y-derived probe Y-156. The combined cytogenetic result and hybridization data indicate that the hybridization results and clinical signs are consilient. That is, these cases with positive hybridization had testis tissue found and those cases with negative hybridization had not testis tissue found. It is significant that the compared study of phenotype, karyotype and hybridization result of 2 cases with different breakpoints of the same structure abnormality of Y chromosome suggest the testis determining factor (TDF) located in Yp11.32. Meanwhile, paper discuss the clinical value of Y-156 probe.

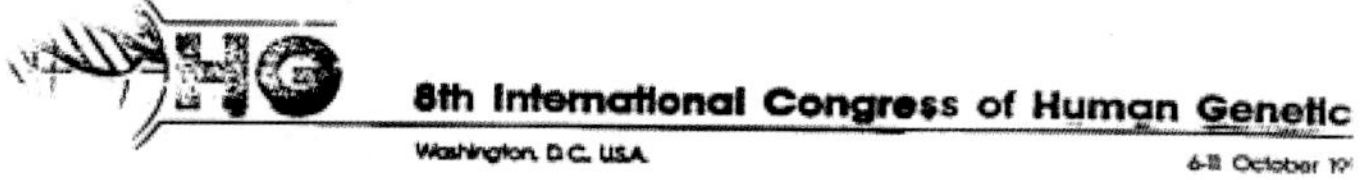

August 27, 1991

ı
Lab of
of China
versity
n

ıposium "Sex Determination" scheduled from 4:00 P.M. to 6:30
ıesday, 9 October 1991, Washington Convention Center, Room 32

ıan:

ıerators of the "Sex Determination" poster symposium, Dr.
Dr. Albert de la Chapelle, have prepared the following

Author	Presentation Time
View posters	4:00 P.M. - 4:30 P.M.
C. Bishop	4:30 P.M.
M. Mitchell	4:35 P.M.
M. Walter	4:40 P.M.
J. Griffin	4:45 P.M.
Discussion	4:50 P.M.
K. McElreavey	5:05 P.M.
R. Jager	5:10 P.M.
E. Pivnick	5:15 P.M.
Discussion	5:20 P.M.
P. Fechner	5:30 P.M.
H. Xisoxuan	5:35 P.M.
J. de Almeida	5:40 P.M.
L. McMorrow	5:45 P.M.
H. Ostrer	5:50 P.M.
G. Marchetti	5:55 P.M.
S. Wang	6:00 P.M.
Discussion	6:05 P.M.

first half-hour of the session, the audience will be given
to view the posters with authors at their boards. Author
ill follow, with each author being allowed 5 minutes to
ptional, authors may include up to _ slides or overhead
strations in their presentations.

cretary General
hn J. Mulvihill

easurer and
nance Committee Chair
imon M. Cohen

Program Committee Chair
Larry J. Shapiro

Executive Director
Gerry Gurvitch

Reply to:
8th ICHG Administrative Office
9650 Rockville Pike
Bethesda, Maryland 20814, US
Telephone: (301) 571-1825
Telefacsimile: (301) 530-7079

• 分子细胞遗传学与基因组病的研究 •

一、主要论文目录

1. 邓汉湘，何小轩，李麓芸，夏家辉. 人类高分辨染色体显微切割、体外扩增与微克隆技术. 中华医学杂志，1991, 71(2): 84–86

2. Deng H-X, He X-X, Li L-Y, Xia J-H, et al. Microdissection of Human High Resolution Banded Chromosome Polymerase Chain Reaction and Microcloning. Chinese Medical Journal, 1991, 104(8): 653–657（人类高分辨率显带染色体的显微切割聚合酶链反应和微克隆）

3. 何小轩，夏家辉，李麓芸，等. 人类染色体 11q23 → qter 区带显微切割及绘画. 科学通报，1993, 38(22): 2104–2107

4. 夏家辉，等. 14 个染色体区带特异性探针池的构建. 遗传学报，1994, 21(4): 253–256（全文）

5. 夏家辉，等. 人类 7 号染色体专特性探针池的构建及应用. 实验生物学报，1994, 27(3): 321–329（全文）

6. 傅俊江，夏家辉，龙志高，杨毅，等. 一例罕见的复杂易位携带者的染色体绘画研究. 遗传学报，1996, 23(4): 255–260（全文）

7. T Cai, D A Tagle, X Xia, P Yu, X X He, L Y Li, J H Xia. A Novel Case of Unilateral Blepharophimosis Syndrome and Mental Retardation Associated with de novo Trisomy for Chromosome 3q. Med Genet, 1997, 34: 772–776（一例由染色体 3q 末端部分三体导致的单侧睑裂综合征和精神发育迟滞患者）（全文）

8. Liang D, Wu L, Pan Q, Harada N, Long Z, Xia K, Yoshiura K, Dai H, Niikawa N, Cai F, Xia J. A father and son with mental retardation, a characteristic face, inv(12), and insertion trisomy 12p12.3–p11.2. Am J Med Genet A, 2006, 140(3): 238–244.（由 12 号染色体倒位并伴有 12p12.3–p11.2 片段倒位插入的部分三体所致的智力障碍和特异性面容的父子）（全文）

9. Lingqian Wu, Zhigao Long, Desheng Liang, Naoki Harada, Qian Pan, Koh-ichiro Yoshiura, Kun Xia, Heping Dai, Norio Niikawa, and Jiahui Xia. Pre-and Postnatal Overgrowth in a Patient with Proximal 4p Deletion. American Journal of Medical Genetics Part A, 2008, 146A: 791–794（近端 4p 缺失患者的出生前和出生后过度生长）（全文）

10. 参加国际会议报告与墙报【8th International Congress of human genetics“第八届国际人

类遗传学大会，1991 年 10 月 9 日，美国华盛顿】（全文）

墙报：Deng Hanxiang, He Xiaoxuan, Li Luyun,Xia Jiahui. Microdissection of Human Y Chromosome Polymerase Chian Reaction and Microcloning Technique（人 Y 染色体聚合酶链反应的显微切割和微克隆技术）

墙报：Li Luyun, Xia Jiahui, et al. Human X and Y Chromosomes Special Probe Pool Technique（人类 X 和 Y 染色体特异性探针池技术）

【SEVENTEENTH INTERNATIONAL CONGRESS OF GENETICS , 15–21 AUGUST 1993（第十七届国际遗传学大会，1993 年 8 月 15 至 21 日，英国伯明翰）】

墙报：Xia Jiahui, et al. The construction and its application of human chromosomal region band special probe pools（人染色体区带特异探针池的构建及其应用）

墙报：Li Luyun, Xia Jiahui et al. The study and application of human chromosomal 24 type special probe pools（人类 24 号染色体专用探针池的研究与应用）

二、论文全文

（一）遗传学报，1994, 21 (4) : 253-256.

14 个染色体区带特异性探针池的构建

夏家辉 杨毅 戴和平 潘乾 李麓芸
（湖南医科大学医学遗传学国家重点实验室 长沙 410078）

摘要 本文运用人类染色体显微切割和 PCR 技术，成功地构建了 14 个染色体区带专特性探针池，并通过染色体原位杂交证明它们均分别来源于相应的被切割的染色体区带。

关键词 探针池，染色体区带，显微切割，PCR，荧光原位杂交

人类细胞遗传学染色体显带技术的快速发展，使越来越多的疾病在染色体水平上找到了原发性的改变，一些与疾病相关的基因被定位到人类基因组中一个较小的区域范围内。1989 年 Lü decke 首次用显微切割 GTG- 显带染色体标本经 PCR 扩增成功，开创了在染色体单条带水平定向克隆的新纪元，Hampto，邓汉湘将其构建成探针池，并用于染色体绘画。我室利用染色体显微切割、PCR 技术成功地构建了 1q32、2q33、5q13、6p21、8q24.1、11q13、13q12、15q11、2-12、1p36.3、1q42、11q23-qter、17p13.2-pter、17q11.2、21q21.2-q22.1 共 14 个专特性探针池（probe pool）现报告如下。

1. 材料和方法

1.1 区带染色体显微切割标本的制备

从培养的正常男性淋巴细胞株（X-JHLC）中取 5ml 细胞液加一倍培养液，置 37 ℃培养 24 小时，加入胸腺嘧啶（Thymidine 0.3mg/ml) 同步培养 17 小时，洗脱释放 5.5 小时，加入秋水仙素（0.4μg/ml）30 分钟，0.075mo1/L KCl 3ml 低渗 3 分钟，用甲醇 : 冰醋酸（3:1) 固定 40 秒再用甲醇 : 冰醋酸（9:1）洗脱，干燥后将玻片标本置 pH7.4 的磷酸缓冲液（PBS）洗二次，70% 的乙醇洗二次，最后贮存于 -30 ℃过夜，GTG 显带，可获分裂相多的 320 ~ 550 条带阶段的显微切割染色体标本。

1.2 染色体显微切割

在倒置显微镜下（Olympus 900×）寻找分散良好、待切染色体区域不受邻近染色体干扰的中期分裂相。通过三维系统调控特制的经硅化的尖端直径约 0.17μ 的玻璃针定点切取 22 个 1q32、10 个 2q33、8 个 5q13、35 个 6p21、10 个 8q24.1、31 个 11q13、12 个 13q12、12 个 15q11.2-12、40 个 1p36.3、11 个 1q42、35 个 11q23-qter、25 个 17p13.2-pter、12 个 17q11.2 和 28 个 21q21.2-q22.1 的 DNA 片段（图版 1,1-a、b、c），并将切割下来的染色体 DNA 片段转移至一个相邻的经硅化的洁净干燥的油室里。

1.3 蛋白酶消化

用特制的尖端直径为 17～25μ 的玻璃微吸管向切割的染色体片段加入 2nl 蛋白酶 K（2mg/ml, 日本）混合物，并向油室内注入用 1×Sau3AI 缓冲液充分饱和的石蜡油，当石蜡油完全覆盖蛋白酶 K 混合液后，将油室放入培养皿中，置高湿度的 37 ℃培养箱孵育 8 小时。

1.4 抽提

用微吸管向蛋白酶 K 混合液加入 4～6 倍体积的经 1×Sau3AI 缓冲液饱和的苯酚。用微吸管反复抽吸 15 次，以充分灭活蛋白酶 K，然后吸去苯酚，重复上述步骤两次；将消化球转移至另一油室，用 2μl 氯仿清洗消化球，使氯仿带着残余苯酚向石蜡油中扩散，更换石蜡油，室温静置 1 小时。

1.5 酶切

加入等体积的 Sau3AI 酶混合液（4000U/ml），置 37 ℃孵育 6 小时。用与抽提蛋白酶 K 相同的方法或 70 ℃ 0.5 小时灭活 Sau3AI 内切酶的活性。

1.6 连接

加入等体积的引物——连接体混合物（12.5μmol/L），再加入等体积的 T4 DNA 连接酶（5000-9000units/ml）混合液，16 ℃孵育 8 小时。引物连接体是用 DNA 合成仪合成 10 个核苷酸的连接体与 24 个核苷酸引物 1:1 比例混合，58 ℃温育 1 小时形成：

5' CGGGAATTCTGGCTCTGCGACATG 3' 引物

3' CTGTACCTAG 5’ 连接体

其形成的 GATC 黏性末端与 Sau3AI 限制性内切酶酶切人类基因组产生的 GATC 黏性末端互补，由于黏性末端浓度不受限制，可大大地提高连接效率。填平 18 个碱基的引物-连接体末端之后，再用同样的引物作 PCR 扩增，这样就可扩增任一未知的 DNA 片段，保证了探针池的完整性。

1.7 体外扩增（PCR)

完成连接反应后，向连接混合液加水扩增至 2μl, 并将其转移到微型离心管中，稍离心，按下列步骤作 PCR, 以 6p21 为例：

	空白对照 (control)	6p21
10×PCR 缓冲液（buffer)	10μl	10μl
dNTPs(2.5mmol/L)	8μl	8μl
引物（primer 50μmol/L)	2μl	2μl
$MgCl_2$(25mmol/L)	6μl	6μl
切割产物（product of the dissected DNA)	0	0
水（water)	73.5μl	73.5μl
Taq 聚合酶（Taq DNApolymerase5000 U/ml)	0.5μl	0.5μl
石蜡油（paraffin oil)	100μl	100μl

热循环扩增（The amplification by PCR cycle):

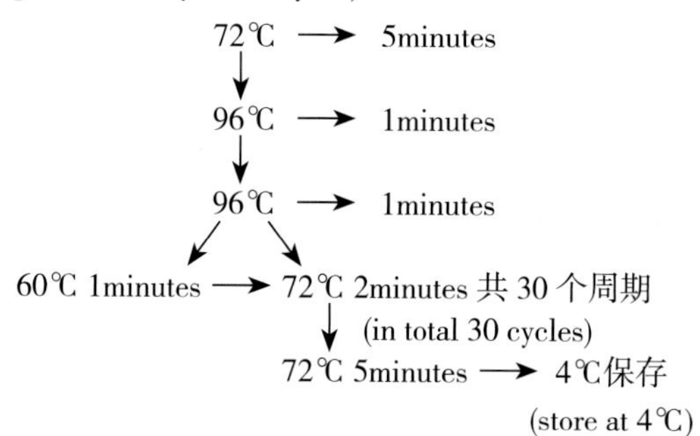

2. 结果与讨论

利用染色体显微切割技术定向切取特定区域 DNA 片段，经消化、酶切、连接和 PCR 反应后，获 100μl 初级 PCR 产物。电泳检测表明，DNA 片段大小主要集中在 300～900bp（图版 I,2），通过对 8q24.1 定向克隆获取的克隆子分析，DNA 片段在 300—900bp 不等（图版 I,3）。

取 2μl 初级 PCR 产物，再次扩增 10～12 个周期，成为次级 PCR 产物，纯化后，经 Biotin-16-duTP 标记，与正常男性的中期分裂相进行染色体原位杂交。用 DAPI 或 PI 染色，可见在蓝色 DAPI 背景上或红色的 PI 背景上被切割的染色体相应区带显示出绿色荧光（图版 II,III），而其他染色体区带均未见杂交信号。表明 1q32、2q33、5q13、6p21、8q24.1、11q13、13q12、15q11.2-12、1p36.3、1q42、11q23-qter、17p13.2-pter、17q11.2 和 21q21.2-q22.1 探针池均具有区带专特性。可用于相应染色体区带的基因克隆和探针分离。

到目前为止，定位在人类染色体上的基因已达 2325 个，约占人类总基因的 4%～5%，其中 98 个基因与上述 14 种专特性探针池密切相关，例：DAF、HF、C_4BPB 基因定位在 1q32,RASA 与 5q12-q13,HLA 系列与 6p21，MAFD、PBGD 与 11q23-qter，PGA_5、PGA_4、SEA 与 11q13,GART 与 21q21.2-q22.1 等。理论上 DNA 遗传标记与致病基因间的距离为 1 分摩被认为是紧密连锁的，可用于临床基因诊断，人类染色体组 DNA 约为 33 摩尔根＝3×10^9bp，按 1000 条带阶段计算，每一条带平均约 3 分摩。如已知多发性外生性骨疣的致病基因定位于 8q24.1 带上，即使该致病基因是位于 8q24.1 带的一端，用显微切割技术切取该条带克隆筛选到的 DNA 片段与致病基因间的距离最远也只有 3 分摩左右，因此利用筛选到的单拷贝探针检测人群中的 RFLP, 结合家系作连锁分析，分离和克隆与致病基因相关的诊断用探针，进而克隆其致病基因是可行的。

人类 DNA 全序列分析是一项庞大的工程，目前人类基因组大片段 DNA 的 YAC 文库已构建成功，为 DNA 大片段物理图谱的绘制提供了可能，但如何把 YAC 克隆子按染色体及染色体区带上的顺序依次排列，成为 DNA 全序列分析的首要问题。用染色体显微切割技术制备染色体特定区带探针池，可提供大量特异性的区带遗传标记，方便筛选特定区带的 YAC 克隆。将筛选的区带 YAC 克隆结合脉冲电场梯度凝胶电泳及染色体步移法等分子生物技术，完成物理图谱分析，然后以特异探针为区带遗传位标将各区带物理图谱串联，可提高人类 DNA 全序列分析的效率。

参考文献（略）

Construction of 14 DNA Probe Pools for Specific Chromosomal Bands①

Xia Jiahui Yang Yi Dai Heping Pan Qian Li Luyun

(State Key Laboratory of Medical Genetics of China Changsha Hunan 410078)

Abstract

Using the technique of human chromosome microdissection and PCR, we have successfully constructed 14 DNA probe pools for specific chromosomal bands. The chromosome in situ suppression (CISS) hybridization proved that DNA probe pools were derived from the chromosomal bands 1q32, 2q33, 5q13,6p21,8q24.1,11q13, 13q12, 15q11.2–12, 1p36.3,1q42,11q23–qter,17p13.2–pter,17q11.2 and 21q21.2–q22.1 respectively.

Key words Probe pool, Chromosomal banding, Microdissection, PCR, CISS hybridization

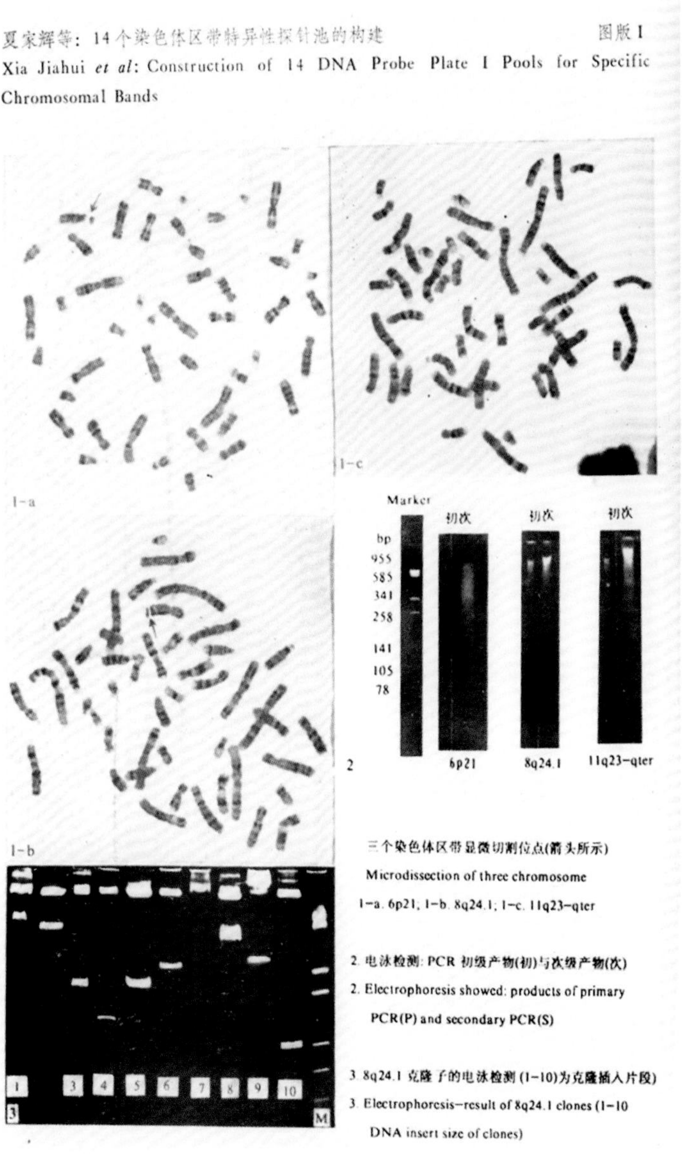

夏家辉等: 14 个染色体区带特异性探针池的构建　　图版Ⅱ

Xia Jiahui *et al*.: Construction of 14 DNA Probe Pool for Specific Chromosomal Bands　　Plate Ⅱ

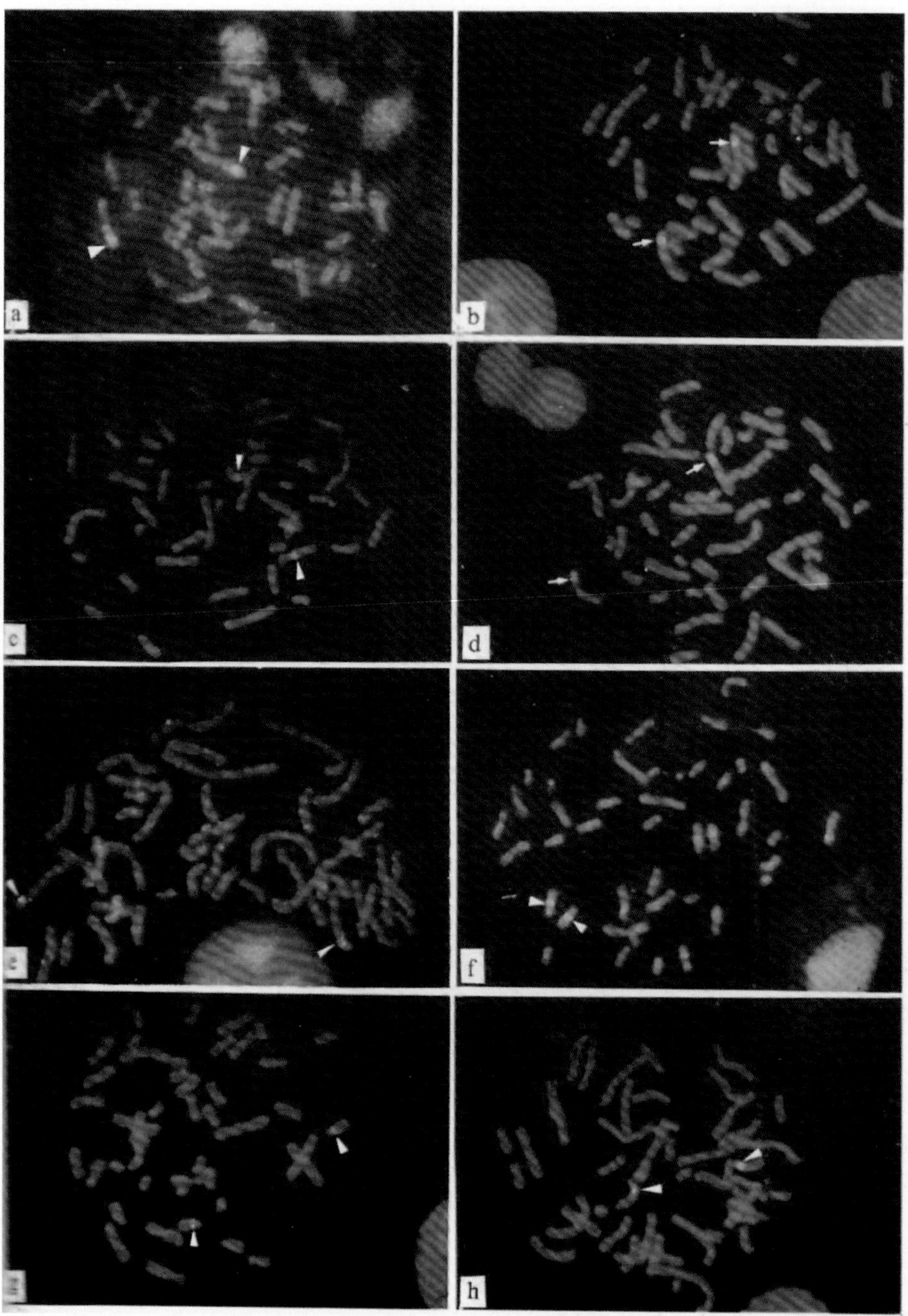

14 个区带专特性探针池与正常人染色体标本的杂交（箭头所示杂交信号）

The hybridization of 14 band-specifical probe pools with normal human chromosome (arrows show hybridization signals)

a. 1q32; b. 2q33; c.5q13; d. 6p21; e.8q24.1; f.11q13; g.13q12; h.15q11.2-12

夏家辉等：14 个染色体区带特异性探针池的构建　　图版Ⅲ

Xia Jiahui *et al.*: Construction of 14 DNA Probe Pool for Specific Chromosomal Bands　　Plate Ⅲ

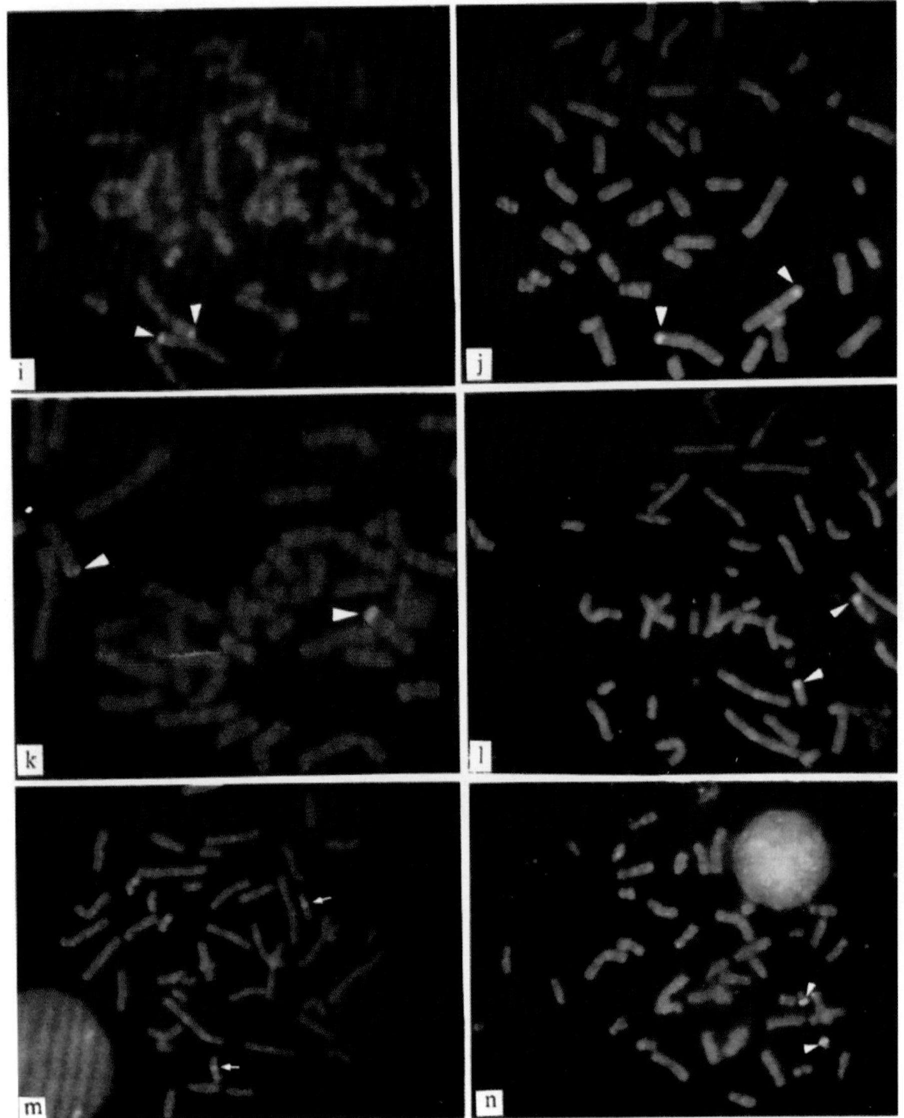

i. 1p36.3; j. 1q42; k. 11q23–qter; l. 17p13.2–pter; m. 17q11.2; n. 21q21.2–q22.1

（二）实验生物学报，1994，27(3)：321-329.

人类 7 号染色体专特性探针池的构建及应用

夏家辉　杜娟　戴和平　傅俊江　潘乾　龙志高　阮庆国　李麓芸

（湖南医科大学医学遗传学国家重点实验室，长沙，410078）

1986 年，美国的两个实验室用流式细胞分类器建立了人类 24 种染色体特异性探针池。这种方法的主要依据是染色体的 DNA 含量及着丝粒指数。因此对于这两项指标相近的染色体，就不可避免地出现相互污染，污染率有时高达 10%～50%。我室建立的显微切割、PCR 技术可以对任一染色体及区带进行显微切割、PCR 及染色体绘画，解决了上述难题。本文运用显微切割、PCR 技术构建了 7 号染色体专特性探针池，并完成了一个 7 号染色体结构异常患者的家系分析。

材料与方法

一、病例报告

患者，男，1988 年 11 月生，第一胎，足月平产。出生体重 3100 g，无窒息、缺氧史及产伤史，患儿智力低下，生长发育迟缓，出生后 11 个月方能独坐，1 岁仅能抓东西，发单音，1 岁 2 个月开始长牙，3 岁时颅骨缝未闭，前囟仍存 2 横指宽，3 岁能站，能叫父母，4 岁能跑，反应差，能讲简单的句子，能理解别人说话的意图，但不能准确表达解大、小便的意图。不能独自下蹲，无明显发绀及情感障碍。其父母体健，非近亲结婚，否认家族中存在类似患者。1993 年 3 月体检：身高 93.5 cm，头围 55 cm，眼距 4.8 cm，腹围 48.2 cm，胸围 54 cm，头颅大，前额宽呈鞍型，发际低，双眼距宽，双眼斜视，耳位低，颈短，腭弓高尖，牙齐，20 颗，胸廓无畸形，心尖区可闻及 IV/VIsm，无明显震颤，肺（—），腹平软，肝脾未及，四肢肌力 4～5 度，肌张力稍低，足弓平，X 腿，船型足，双足跖外翻站立，行走不稳，外生殖器正常，双睾丸下降。

二、患者及其父母的细胞遗传学检查

患者及其父母染色体常规 G 显带检查未见异常（图 1），高分辨染色体检查发现患儿的一条 21 号染色体长臂末端多一条深带，其染色体带型正常，继作患儿父母亲的高分辨染色体检查，其父正常，其母的一条 21 号染色体长臂末端多一条深带，其带型与患者相同，同时对其他各号染色体逐条进行带型比较分析发现，一条 7 号染色体的短臂可能缺失了 p21.2-pter。因此确认患儿母亲是一个平衡易位携带者，其核型可能为：46，XX，t(7;21)(7qter → 7p21.2::21q22.3 → 21qter; 21pter → 21q 22.3::7p 21.2 → 7pter)（图 2），肯定患儿的异常 21 号染色体来源于母亲，其核型可能为：46，XY，−21，+der(21)t(7;21)（21 pter → 21q 22.3::7p 21.2 → 7 pter)mat（图 3）。

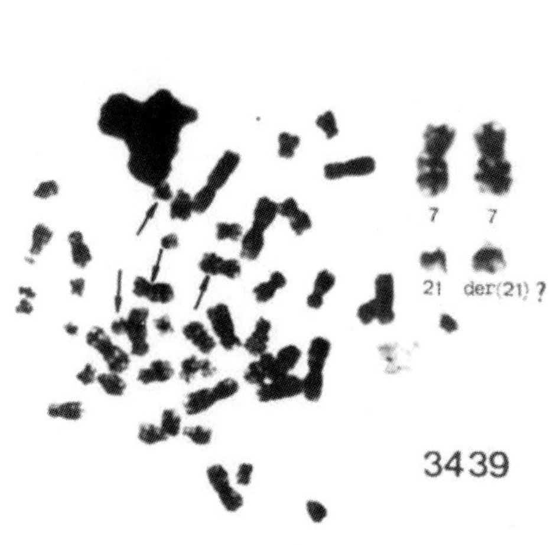

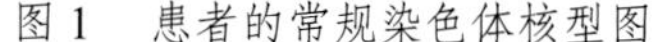
图 1　患者的常规染色体核型图

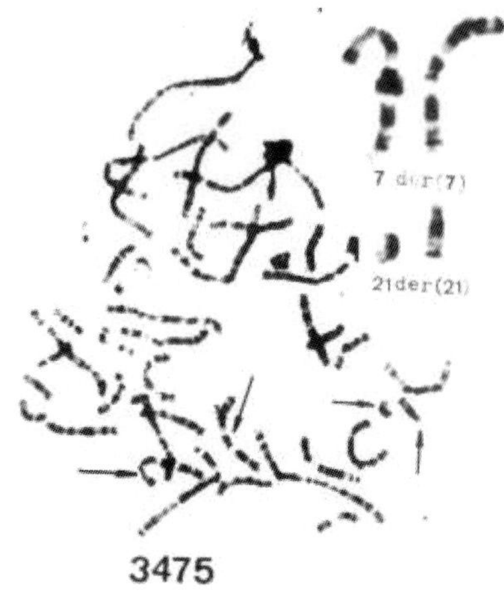

图 2　患者母亲的高分辨染色体核型图

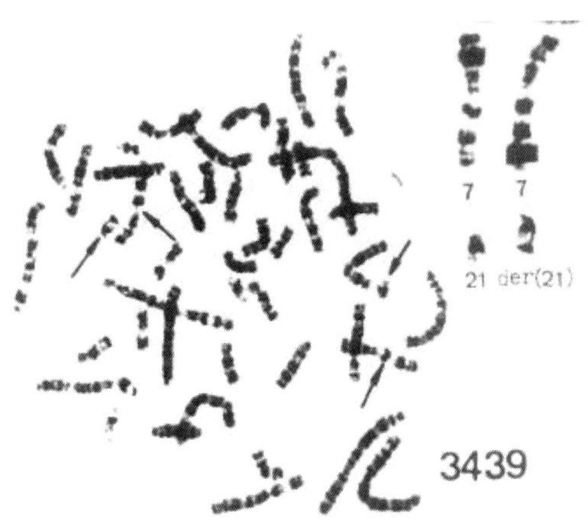

图 3 患者的高分辨染色体核型图

三、染色体显微切割标本的制备

取我室建立的正常男性 EB 病毒转化淋巴样细胞株 XELC 悬液制备显微切割标本。

四、染色体原位杂交标本的制备

取正常人或患者外周血按我室方法制备。

五、染色体专特性探针池制备

按我室介绍的方法显微切割用前述方法制备的 7 号染色体 29 条，加入 2 nl 蛋白酶 K（2 μg/μl），37 ℃消化过夜，苯酚（pH 值 7.8）抽提灭活后用氯仿处理，加入等体积的 Sau3AI 内切酶（1.4 u/μl），37 ℃消化 6 h，热灭活（80 ℃，30'）后加入等体积引物＋连接体混合液（1 体积引物＋ 1 体积连接体，58 ℃水浴连接 1h），再加入 T_4DNA 连接酶（8 u/μ1），7 ℃连接过夜。加水扩增体积后转至 eppendorf 管，按我室介绍的方法作 PCR 扩增 32 个周期。取 2 μl 初级 PCR 产物作次级 PCR 扩增 10 个周期。各取 10 μl 产物用 6% 的聚丙烯酰胺凝胶作电泳检测（图 4），然后用酚及氯仿抽提次级 PCR 产物，用纯水溶解作探针池。置 –20 ℃保存或用于原位杂交及染色体绘画。

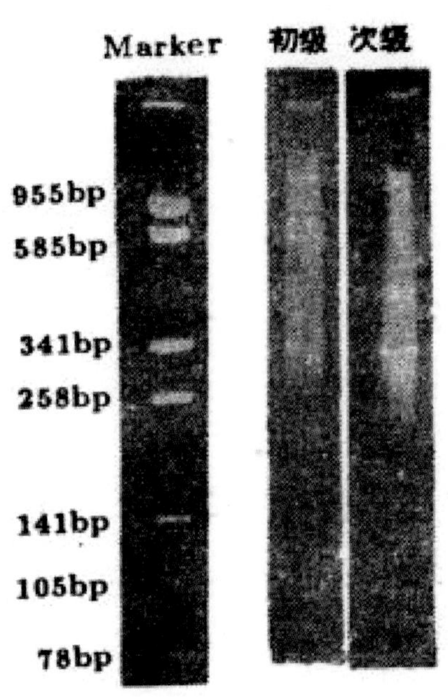

图 4 7 号染色体探针池 PCR 产物

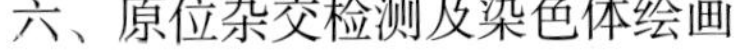

六、原位杂交检测及染色体绘画

原位杂交及染色体绘画按我室方法加以修改。取 7 号染色体探针池 1.0 μg，用随机引物法生物素（BM Kit）标记探针池，加入 8 μl stop buffer，通过 Sephadex G–50 柱（中号）分离纯化标记的探针，过柱前，先用 50 μg Salmon Sperm DNA 过柱一次以避免非特异性吸附，收集蓝色标记液约 600 μl，取 200 μl 标记液加入 9μg 约 30 倍量超声粉碎的正常人基因组 DNA（片段大小在 300 ~ 900 bp）进行竞争性原位杂交，常规乙醇沉淀。沉淀的 DNA 用 10 μl 杂交液

(50%Formamide，2×SSC，50 mmol/L PBS，10%Dex-tran Sulphate) 充分溶解，76 ℃变性 8 分钟，立即取出置冰上，稍离心，置 37 ℃水浴预杂交 20 分钟，取出置冰上待杂交。选取正常人外周血玻片作原位杂交以检测探针池的专特性，而后再选取患者或携带者的外周血染色体玻片作染色体绘画。每一杂交玻片加 80μl 变性液（70% Formamide，2×SSC，50 mmol/LPBS），盖上盖玻片，70 ℃变性 4 分钟，除掉盖玻片，依次投入 -20 ℃的 70%、90%、100% 的乙醇系列中脱水各 2 分钟，气干。取 10μl 经过变性的探针加到玻片上，盖蜡膜并用透明胶封片，置湿皿中 37 ℃杂交 17h。然后在 37 ℃条件下依次经 50% 甲酰胺 / 2×SSC 漂洗 2 次，2×SSC 漂洗 2 次，0.05% Tween-20/4×SSC 漂洗 1 次，每次 3 分钟。洗脱后，气干，每片滴加 80μl 含 1% Avidin-FITC/2.5%BSA 的 4×SSC 混合液，37 ℃温育 30 分钟。再用 0.05% Tween-20/4×SSC 37 ℃漂洗 2 次，每次 3 分钟，依次投入 70%、90%、100% 乙醇系列脱水各 2 分钟，气干，滴加荧光染料碘化丙啶（propidium iodide）染色，封片，置荧光显微镜下观察并照相。

结　果

一、聚丙烯酰胺电泳检测结果

显微切割、PCR 扩增之后的初级及次级 PCR 产物分布均匀，片段大小集中在 300～1000 bp（图 4）。

二、原位杂交检测 7 号染色体探针池结果

在荧光显微镜下，以红色 PI 为背景的中期分裂相中，在 2 条 7 号染色体上呈现恒定、均匀的黄绿色荧光，其他染色体上均无杂交信号（图版 1）。

三、患儿母亲的外周血细胞中期染色体标本作染色体绘画结果

一条 7 号染色体上分布恒定、均匀的黄绿色荧光，另一条 7 号染色体除短臂末端外其他部分也呈现恒定、均匀的荧光。一条 21 号染色体无任何信号，另一条 21 号染色体的长臂末端有恒定的杂交信号。完全证实了高分辨染色体的检查结果，确认其核型为：46，XX，t(7;21)(p21.2;q22.3)（图版 2）。

四、对患儿的外周血细胞中期染色体标本作染色体绘画结果

除两条 7 号染色体有杂交信号外，一条 21 号染色体的长臂末端也呈现恒定的杂交信号，而另一条 21 号染色体则无信号。从而直接证实了高分辨染色体检查的结果，确认患儿的核型为：46，XY，-21，+der(21)t(7;21)(p21.2;q22.3)mat（图版 3）。

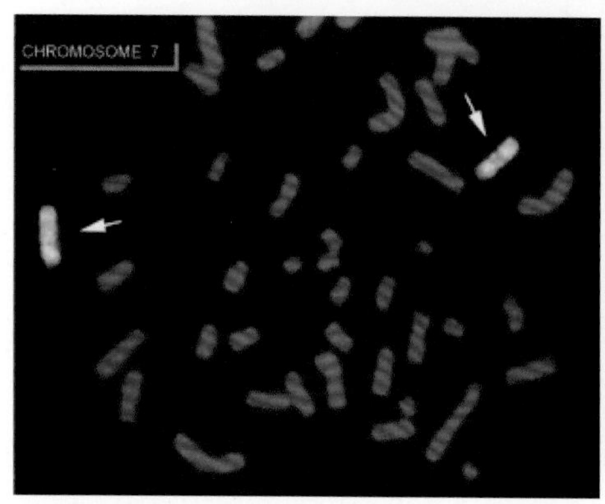

图版 1　7 号染色体探针池与正常人染色体标本原位杂交（箭头所示为 2 条 7 号染色体）

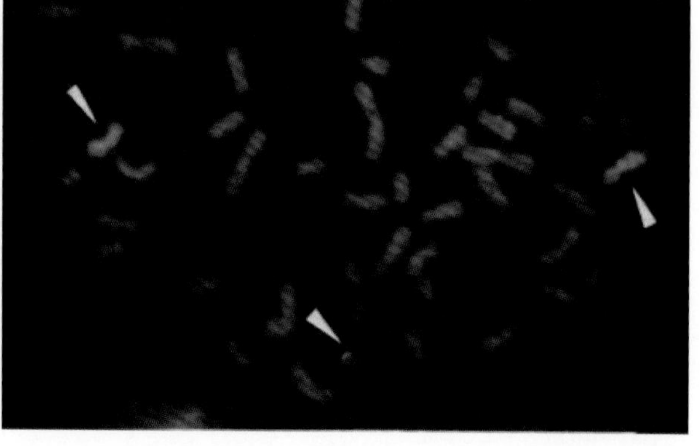

图版 2　7 号染色体探针池与患者母亲的染色体标本作染色体绘画（箭头所示一条正常 7 号染色体，一条异常 7 号染色体和一条长臂末端有荧光信号的异常 21 号染色体）

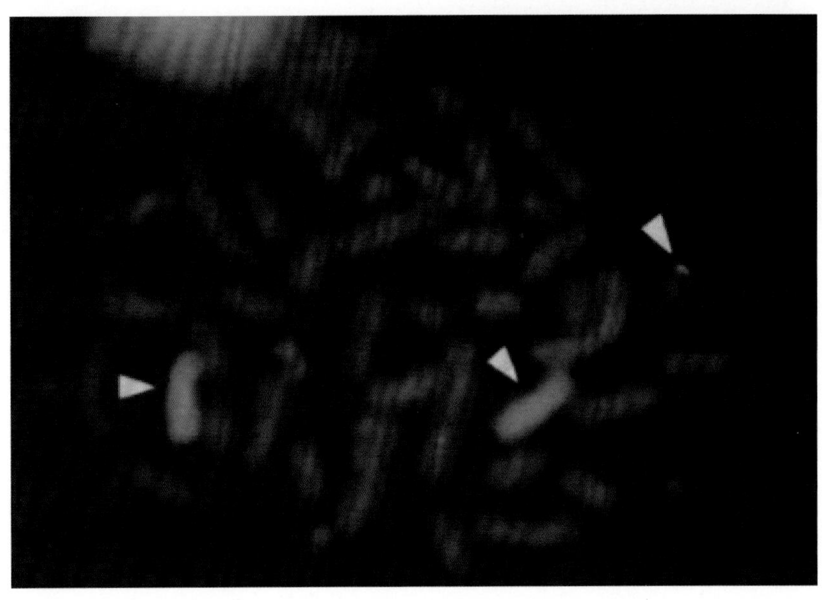

图版 3 7 号染色体探针池与患者的染色体标本作染色体绘画（箭头所示 2 条正常的 7 号染色体，一条长臂末端有荧光信号的异常 21 号染色体）

讨 论

一、7 号染色体和 6 号、8 号染色体同属 C 组，它们的 DNA 含量分别为 173×10^6bp，160×10^6bp，146×10^6bp，着丝粒指数分别为 39.05 ± 1.665，39.05 ± 1.771，40.12 ± 2.117，两项指标都十分相近，用流式细胞分类器难以将它们分开。本文运用显微切割、PCR 技术，准确、特异地切割了 29 条 7 号染色体，构建了 7 号染色体探针池。图 4 显示其初级和次级 PCR 产物分布均匀，片段集中在 300 ~ 1000bp 之间。原位杂交结果表明除两条 7 号染色体上有均匀、恒定的黄绿色荧光外，其他染色体上均无杂交信号。证明该探针池是专特的，也是完整的。同时说明显微切割、PCR 技术有着流式细胞分类器所没有的优越性，它解决了流式细胞分类器的污染问题，是一种更有效的构建文库的新技术。

二、本文患儿作染色体常规 G 显带检查时未见异常，进一步作高分辨染色体检查，发现一条 21 号染色体长臂末端多一条深带。但无法确定其来源，通过对其父母高分辨染色体的带型分析，证明患者的异常 21 号染色体来源于母亲，其母亲可能为 7 号和 21 号染色体平衡易位携带者，其母亲和患儿 21 号染色体上多余的一条深带可能是 7p21.2 → 7pter，母亲核型可能为 46，XX，t(7;21)(p21.2;q22.3)，患者核型可能为 46，XY，−21，+der(21)，t(7;21)(p21.2;q22.3)mat。用 7 号染色体专特性探针池对患者及其母亲作染色体绘画，结果显示其母亲的 1 条 7 号染色体短臂末端无杂交信号，1 条 21 号染色体长臂末端具有辉煌的荧光信号（图版 2）；患者的 2 条 7 号染色体和 1 条 21 号染色体长臂末端具有辉煌的荧光信号（图版 3），从而在分子水平上证实了细胞遗传学的分析结果，确认其母亲的核型为 46，XX，t(7;21)(p21.2; q22.3)，患者的核型又为：46，XY，−21，+der(21)t(7;21)(p21.2;q22.3)mat，显示了染色体探针池在鉴定异常染色体来源上的直观性和准确性。

三、人类遗传物质 DNA 的突变是一个从分子水平到细胞水平的连续过程。从分子水平的单个核苷酸改变，数个、数十个、上百个、数百个、上千个、数千个、上万个、数万个核苷酸改变到一个基因、数个、数十个、上百个基因的改变，到染色体上一个次亚带、亚带、带、一个区、一个臂到一条染色体、一组染色体的改变均已有记载，是人类数千种遗传病发生的基础，更是人群中产生不明原因智力低下患者的主要病因。已有的人类细胞遗传学研究资料证明，遗传物质缺失、重复的片段越大、死亡率越高，幸存者多具严重智力障碍；遗传物质缺失、重复的片段越小，患者的存活率越高，幸存者的智力障碍相对也较轻。因此，遗传学家推论遗传物质的微小缺失与重复更可能是人群中轻度智力低下患者的主要病因。20 世纪 70 年代初发现的人类染色体显带技术，由于解决了从染色体单个带到整条、整组染色体重复或缺失的检测问题，故至今已在全世界检出了 2 万余种染色体异常，发现了一百余种染色体综合征，重度智力低下几乎是这些综合征患者临床最共同的特征，由于这种细胞遗传学技术用一种方法作一次检测就可检查出上万种染色体异常、上百种染色体综合征，因此，在发达国家几乎每一个妇产医院和儿童医院均有专门的临床细胞遗传学诊断实验室，有力地控制了染色体病患儿的出生。然而，对小于染色体上一个亚带的遗传物质的突变未能找到一种像染色体显带技术一样的检测方法，虽然 20 世纪 70 年代以来，基因重组技术在基因及疾病相关的 DNA 片段克隆方面取得了长足的发展，对数十种严重的发病率高的疾病如进行性肌营养不良、自毁容貌综合征、血友病、蚕豆病等，不但克隆了基因或紧密连锁的诊断探针，而且进行了产前诊断，然而，由于这些仅占 4000 余种基因病中的极小部分，又加上每一种基因病的诊断需要独自的探针，有的甚至需要独自的几种，甚至数十种探针才能作出诊断，因此，在临床遗传学应用上存在着极大的困难。20 世纪 80 年代末，利用流式细胞分类器或染色体显微切割、酶促放大技术，在世界上建立的人类 24 种染色体专特性探针池技术，是一种将染色体 DNA 分子切割成长度为 300～1000 个核苷酸的片段，并能检测出从 3000 个核苷酸至染色体上一个亚带之间的微小重复或缺失的技术，因此研究者预言这一技术在人类遗传学方面的应用，将可能检测出人类数十万种新的遗传物质的微小突变，为数千种遗传病的基因定位和克隆指明方向。

摘　要

本文用显微切割、PCR 技术和染色体绘画技术，构建了人类第七号染色体特异性探针池，并完成了一个 7 号染色体结构异常患者的家系分析。

关键词　7 号染色体　显微切割　PCR 技术　探针池　染色体绘画

参考文献（略）

CONSTRUCTION AND APPLICATION OF THE CHROMOSOMAL SPECIFIC PROBE POOL FROM HUMAN CHROMOSOME NO. 7

Xia Jia-hui, Du Juan, Dai He-ping, Fu Jun-jiang, Pan Qian, Long Zhi-gao, Ruan Qing-guo, Li Lu-yun

(*State Key Laboratory of Medical Genetics*, *Hunan Medical University*, *Changsha*, *410078)*

ABSTRACT

We constructed a chromosomal specific probe pool from human chromosome No.7 using the techniques of chromosomal microdissection, PCR and chromosomal painting. A patient's pedigree with an abnormal chromosome No.7 were analysed by the above probe pool.

Key words: Chromosome No.7; Chromosomal microdissection; PCR. Probe pool; Chromosomal painting.

（三）遗传学报，1996, 23(4): 255-260.

一例罕见的复杂易位携带者的染色体绘画研究

傅俊江 夏家辉 龙志高 杨毅 潘乾 陈胜湘 李麓芸

（湖南医科大学医学遗传学国家重点实验室 长沙 410078）

摘要 本文报道了一例罕见的复杂易位男性携带者，结婚 8 年，其妻连续 7 次流产、死胎和出生早夭的畸形儿。用染色体显微切割、PCR 技术构建的人类 7 号和 8 号染色体特异性探针池对其进行了染色体绘画研究，分析确定其核型为：46，XY，-7，-8，-9，+der(7)t(7;9)(q2200;p24)，+der(8)inv ins(8;7)(q2100;q3l.2q2200)，+der(9)t(9;7)(p24;q31.2)，ish der (7)t(7;9)(wcp7+)，der(8)inv ins(8; 7)(wcp7+，wcp8+)，der(9)t(9;7)(wcp7+)。染色体绘画技术为研究染色体异常提供了一种有效的分子细胞遗传学技术。本文并对携带者复杂易位的发生机理进行了讨论。

关键词 复杂易位携带者，人类染色体，显微切割，探针池，染色体绘画

20 世纪 80 年代各种显带技术，特别是高分辨染色体显带技术得到了广泛应用，许多遗传性疾病在细胞遗传学水平上找到了病因。然而，尚有一些染色体异常，特别是新发生的（即非上代遗传的）染色体结构重排，难以通过细胞遗传学技术得到确诊。FISH 技术为解决这些细胞遗传学问题提供了一种有效的方法。染色体绘画技术就是用人类染色体特异性或区带特异性 DNA 文库作为探针池，与中期分裂相染色体进行染色体原位抑制（CISS）杂交。本文报道了一例罕见的复杂易位携带者，结婚后其妻连续 7 次流产死胎和生育早夭的畸形儿。用显微切割、PCR 技术构建的人类染色体特异性探针池对其进行染色体绘画研究，确定其核型为：46，XY，-7，-8，-9，+der(7)t(7; 9)(q2200;p24)，+der (8)inv ins(8; 7)(q2100;q31. 2q2200)，+der(9)t(9;7)(p24;q31.2). ish der(7)t(7;9) (wcp7+)，der(8)inv ins(8;7)(wcp7+，wcp8+)，der(9)t(7;9)(wcp7+)。并对其发生机制进行了讨论。

1. 材料和方法

1.1 病例资料

患者(B5442)，男，35岁，汽车站服务员，因其妻(B5443)3次出生早夭畸形儿，来我室就诊。患者结婚8年共妊娠7胎。第一胎，女孩，在破水30小时后出生，哭声特别小，20小时后死亡；第二胎孕近70天，自然流产；第三胎，孕7个月生一男孩，哭声不大，脚畸形，唇裂，几小时后死亡；第四胎在服感冒药后人工流产；第五胎妊娠4个月，因死胎引产；第六胎，男孩，出生后哭声不大，呼吸困难，经抢救，第二天好转，但后来得了新生儿肺炎，经抢救又好转。1个月后，又患肺炎、腹泻。在医院住院3个月后死亡；第七胎因害怕出生异常儿而人流（图1）。

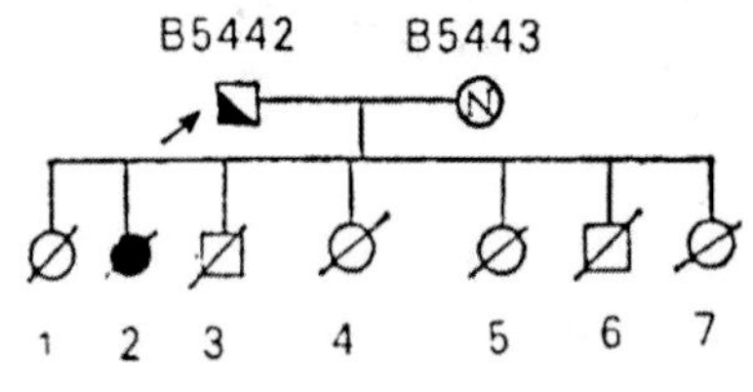

图1 患者家系图

Fig.1 Diagram of patient's pedigree

1. 足月产死亡；2. 自然流产；3. 早产死亡；4. 人工流产；5. 死胎；6. 足月产死亡；7. 人工流产

1.birth at term death; 2. spontaneous abortion; 3. premature birth; 4. artificial abortion; 5. stillbirth; 6. birth at term death; 7. artificial abortion

1.2 细胞遗传学检查

夫妻同时取外周血淋巴细胞培养，常规制备染色体标本经G显带，各分析30个中期分裂相，初步诊断患者核型可能为：46，XY，-7，-8，-9，+der(7)t(7；9)(q2200；p24)，+der(8)dir ins(8;7)(q2204；q2200q3204)，+der(9)t(9;7)(p24;q3204).（图2）。其妻核型正常。

1.3 人类染色体特异性探针池的构建

按我室方法分别切割7号染色体29条和8号染色体30条，蛋白酶K消化，酚/氯仿抽提，Sau3AI消化，加入引物连接体混合物进行连接和作初和次级PCR扩增，构建人类染色体特异性探针池。连接体序列：3' CTGTACCTAG 5'；引物序列：5' CGGGAATTCTGGCTCTGCGACATG 3'。

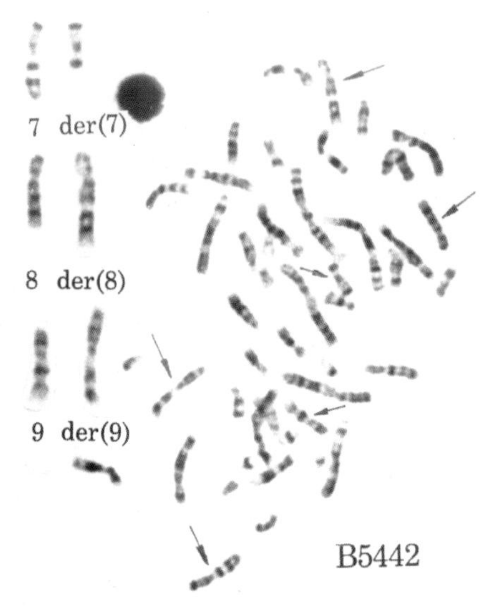

图2 患者核型

1.4 染色体绘画

用随机引物法或者PCR法标记探针池。PCR标记的引物序列同显微切割PCR引物序列。PCR标记法如下：取次级PCR产物1μl作为模板，加入10nmol/L dATP，dCTP，dGTP，7.5nmol/L dTTP，2.5nmol/L Biotin—16—1dUTP，2.5U Taq DNA聚合酶，Primer 1μl（50μmol/L），加水至50μl，加30μl石蜡油，95 ℃变性1分钟，按以下程序PCR扩增25个循环：95 ℃变性90秒，55 ℃退火2分钟，72 ℃延伸3分钟。最后72 ℃延伸5分钟。标记的PCR产物经G-50柱纯化后，加入约500μg人类胎盘DNA，常规酒精沉淀，沉淀的DNA用60μl杂交液（50%甲酰胺，2×SSC，50mmol/L PBS，10%Dextran Sulphate）溶解，每片玻片取8μl作杂交。患者的外周血或建株的淋巴细胞培养制备染色体杂交玻片。杂交玻片 RNase（100μg / ml）37 ℃消化 1 小时，加 80μl 变性液（70% 甲酰胺，2 × SSC，50mmol / L PBS）70 ℃变性 4 分钟，–20 ℃乙醇系列脱水（70%、90%、100%），气干加入经 75 ℃变性 7 分钟和 37 ℃预杂交 20 分钟的探针，封片，置 37 ℃杂交 17 小时。然后在 40 ℃ ~ 45 ℃条件下依次经 50% 甲酰胺 / 2 × SSC，0.1 × SSC，洗脱各 2 次，0.05% / Tween-20 / 4 × SSC 洗脱 1 次，每次 5 分钟气干，然后在 37 ℃条件下 1%Avidin-FITC / 2.5%BSA / 4 × SSC，温育 30 分钟，再作荧光免疫信号扩增，乙醇脱水，气干，Propidium Iodide 染色，置荧光显微镜下观察并照相。

2. 结　　果

2.1　用显微切割、PCR 技术构建了人类 7 号和 8 号染色体特异性探针池，经与正常人染色体中期分裂相进行荧光原位杂交检测，分别在两条 7 号和两条 8 号染色体显示出特异性的黄绿色荧光，证明它们均来自于所切割的相应的整条染色体。

2.2　用 7 号染色体特异性探针池与患者染色体中期分裂相进行染色体绘画，结果发现：一条正常的 7 号染色体整条，der(9) 染色体短臂末端，der(8) 染色体长臂中段和 der(7) 染色体除其长臂末端，都呈现出黄绿色荧光信号。用 8 号染色体特异性探针池与患者染色体中期分裂相进行染色体绘画，结果发现：一条正常的 8 号染色体整条，der(8) 除红色的长臂中段外，都呈现出了黄绿色的荧光信号。

结合 G 显带染色体检查结果，确定患者的染色体核型应为：46，XY，–7，–8，–9，+der(7)t(7；9)(q2200;p24)，+der(8)inv ins(8；7)(q2100;q31.2q2200)，+der(9)t(9；7)(p24;q31.2). ish der(7)t(7；9)(wcp7+)，der(8)inv ins(8;7)(wep7+，wcp8+)，der(9)t(9；7)(wcp7+)。

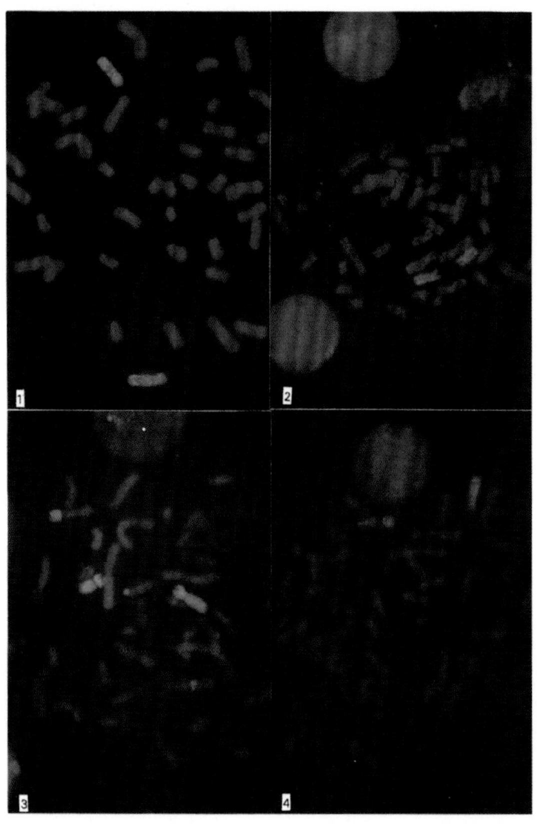

3. 讨　论

3.1　染色体绘画技术的应用

20 世纪 80 年代发展起来的高分辨染色体显带技术在诊断染色体异常中得到了广泛应用。然而，尚有一些染色体异常，特别是那些不是由上代遗传即新生的染色体结构重排、染色体复杂易位、微小易位、标记染色体的来源，难以用细胞遗传学技术得到确诊。FISH 技术为解决这些细胞遗传学问题在分子水平上提供了一种有效的方法。本例患者用细胞遗传学技术检查，初步诊断其核型可能为：46，XY，-7，-8，-9，+der(7)t(7；9)(q2200；p24)，+der(8)dir ins(8；7)(q2204；q2200q3204)，+der(9)t(9；7)(p24；q3204)。然后用染色体显微切割，PCR 技术构建成功的人类 8 号染色体特异性探针池，对患者染色体中期分裂相进行染色体绘画，发现 8 号染色体的断裂重接点稍靠着丝粒，因而再结合显带染色体检查结果，分析确定其断裂重接点应在 q2100，而不是 q2204；同时发现异常的 8 号染色体长臂中段为红色，细胞遗传学检查初步认为它可能来源于 7 号染色体（q2200q3204）。再用染色体显微切割、PCR 技术构建成功的人类 7 号染色体特异性探针池，对患者染色体中期分裂相进行染色体绘画。结果发现异常 8 号染色体长臂中段为黄绿色荧光，从而在分子水平上证实了来源于 7 号染色体。但发现易位到染色体 der(9) 远离 9q24 带的杂交信号带型，比插入到 8 号染色体 8q2100 带的杂交信号带型要稍宽而不是稍短。再结合显带染色体检查结果认为 der(8) 的长臂中段是由 7 号染色体的 q2200q31.2 反向插入，而不是正向插入，其长臂靠着丝粒起的第二条浅带全部及其下面一条深带的一部分，即其 q2200 和 q31.2 之间的片段反向插入到 8 号染色体长臂 q2100 处。这样，染色体绘画技术和染色体显带技术相结合，分析确定了患者的核型应为：46，XY，-7，-8，-9，+der(7)t(7；9)(q2200；p24)，+der(8)inv ins(8；7)(q2100；q31.2q2200)，+der(9;7)(p24；q31.2) ish der(7)t(7；9)(wcp7+)，der(8)inv ins(8；7)(wcp7+，wcp8+)，der(9)t(9;7)(wcp7+)。

因此，在细胞遗传学检查过程中，如果对一些结构发生重排的染色体，例如易位或插入的断裂重接点的定位有困难，或者标记染色体不能确定其来源，那我们以细胞遗传学检查结果作为基础，再用探针池技术对这些疑难病例作出准确的诊断。所以，染色体绘画技术是一种灵敏、快速和准确有效的分子细胞遗传学技术，是染色体显带技术的补充和发展。在遗传病的诊断和产前诊断，以及癌症遗传学中都具有非常重要的意义。为遗传病的基因定位和基因克隆指明了方向，提供了更多的信息。

3.2　发生机制探讨

基于该复杂易位携带者的 3 条异常染色体及其 4 个断裂点没有一个发生在同源染色体间的事实，本文认为发生这种复杂易位的极大可能性，是在精子或卵子形成以后和受精以前的一次击中事件中形成的，而不是“三次击中”事件中形成的。在单倍体的精子或卵子中，单倍体染色体以染色质丝的状态散布在细胞核中，如果某一电离粒子正好击中 7 号，8 号和 9 号染色体交叉重叠的点，则引起 7 号染色体在该位置发生两处断裂（7q2200 和 7q31.2），8 号染色体和 9 号染色体在该位置各发生一处断裂（8q2100 和 9p24），其断裂后的染色体由于细胞核内一些修复机制的“修复”作用（即错修复）而发生变位重接，即 7 号染色体远离 7q31.2 带的片段易位至 9 号染色体的 9p24 带上，7q2200 和 7q31.2 之间的长臂片段反向插入至 8 号染色体 q2100 带，9 号染色体远离 9p24 带的片段易位至 7 号染色体的 7q2200 带上（图 3，a，b，c 和 d）。这样，这种异常的精子或卵子与正常的卵子或精子结合成合子后，发育成为一个表型正常的复杂易位携带者，结婚后引起其妻（或本人）习惯性流产、死胎和生育早夭的畸形儿，给其妻（或本人）家庭和社会带来了严重的后果。因此，在贯彻《中华人民共和国母婴保健法》中应特别注意计划生育的男女在妊娠生育期的保护，如在医院照片（如 X 线等）则应注意保护性腺等，以防止遗传性疾病患儿的出生。

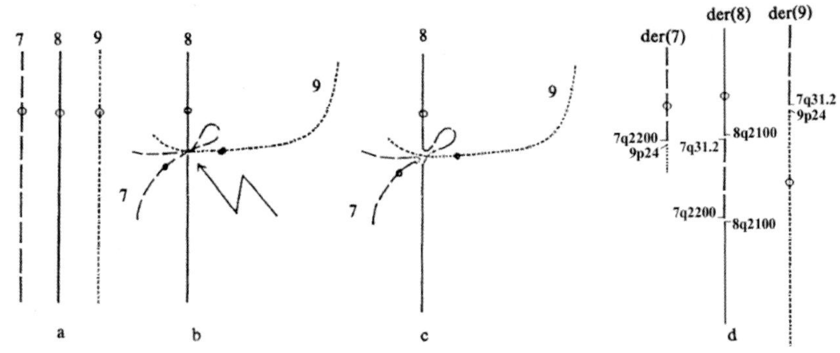

图 3 复杂易位的发生机制图

a.7、8 和 9 号染色体；b. 7、8 和 9 号染色体扭曲和相互重叠在一起；c. 7、8 和 9 号染色体在该处电离粒子一次击中而发生断裂；d. 断裂的染色体发生变位重接而形成 der(7), der(8) 和 der(9)

Fig 3 Diagram of formative mechanism of complex translocation

a.Chromosome 7,8 and 9; b. Torsion and overlapping together of chromosome 7,8 and 9; c. A ionization particle exactly hit at this site of chromosome 7,8 and 9 and broke there; d. The broken chromosomes rejoined and became chromosome der(7),der(8) and der(9).

参考文献（略）

（四）J Med Genet 1997, 34: 772-776.

A novel case of unilateral blepharophimosis syndrome and mental retardation associated with de novo trisomy for chromosome 3q

（一例由染色体 3q 末端部分三体导致的单侧睑裂综合征和精神发育迟滞患者）

T Cai, D A Tagle, X Xia, P Yu, X X He, L Y Li, J H Xia

Abstract

We have evaluated a 3 2/12 year old girl who presented with unilateral blepharophimosis, ptosis of the eyelid, and mental retardation. Additional dysmorphic features include microcephaly, high, narrow forehead, short stubby fingers, and adduction of the right first toe. Cytogenetic analysis showed an unbalanced karyotype consisting of 46,XX, add(7)(q+) that was de novo in origin. Fluorescence in situ hybridisation (FISH) using microdissected library probe pools from chromosomes 1, 2, 3, 7, and 3q26-qter showed that the additional material on 7q was derived from the distal end of the long arm of chromosome 3. Our results indicate that the patient had an unbalanced translocation, 46,XX,der(7) t(3;7) (q26-qter;q+) which resulted in trisomy for distal 3q. All currently reported cases of BPES (blepharophimosis-ptosis-epicanthus inversus syndrome) with associated cytogenetic abnormalities show interstitial deletions or balanced translocations involving 3q22-q23 or 3p25.3. Our patient shares similar features to BPES, except for the unilateral ptosis and absence of epicanthus inversus. It is possible that our patient has a contiguous gene defect including at least one locus for a type of blepharophimosis, further suggesting that multiple loci exist for eyelid development. (J Med Genet 1997;34:772–776)

Keywords: blepharophimosis; ptosis; mental retardation; 3q26–qter trisomy

Blepharophimosis or shortening of the horizontal orbital fissure is a congenital eyelid malformation that is inherited in an autosomal dominant fashion. There are now more than 150 cases described with the syndrome BPES (MIM 110100) showing combined features of blepharophimosis, ptosis, and epicanthus inversus. BPES features include epicanthus inversus (fold curving in the mediolateral direction, inferior to the inner canthus), low nasal bridge, and ptosis of the eyelids leading to narrowing, both vertically and horizontally, of the palpebral fissures. Thus, subjects with BPES have smaller than normal eyelid openings. The ptosis is usually bilateral and symmetrical. Additional dysmorphic features of the eye include nystagmus, microphthalmos, microcornea, and stenosis of the lateral canaliculi. Other pleiotropic features of BPES are mental retardation, notably seen in sporadic cases, and female infertility. The association with female infertility distinguishes two types of BPES, type I and type II, where in the latter type affected females are fertile, so transmission occurs through both sexes.

Earlier findings of cytogenetic abnormalities that included balanced translocations and interstitial deletions in association with BPES suggested a chromosomal location at 3q22–q23. Subsequent linkage studies have confirmed the map location for both types of BPES to the 3q22–q23 interval, indicating the possibility that the two types of BPES are allelic or that BPES represents a contiguous gene syndrome.

We report here a 3 2/12 year old, mentally retarded girl with blepharophimosis and unilateral ptosis in addition to multiple other anomalies. Cytogenetic analysis indicated an unbalanced 7q+ chromosome arising from trisomy of the 3q26–qter region.

Case report

The proband was the first child of a healthy couple and there were no other sibs nor any significant family history of the disorder (fig 1). Birth weight and length were reported to be normal but no records were found. The mother and father were 25 and 27 years old, respectively, at the birth of the child. The parents are of Chinese Han descent and are phenotypically normal. However, the paternal grandparents of the patient are first cousins. The pregnancy was uncomplicated except that the mother had an episode of unconsciousness lasting for one minute during the 12th week of pregnancy. The mother had no known contact with any teratogenic agent before or during

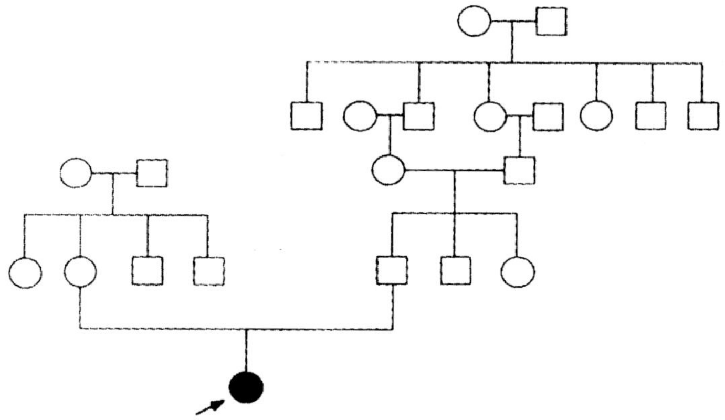

Figure 1 Pedigree of family 3673 with BPES.

pregnancy. The child had mild hypoxia lasting for a short time at birth.

The patient was first evaluated at 13 months of age when mild mental retardation and slight ptosis of the right eyelid were noted. However, no ophthalmological examination was done at that time. She could sit unaided, but was unable to crawl. The child showed slow responses to surrounding changes despite a normal audiology screen. She also had simple vocalisation. Physical examination showed that the lungs, heart, and abdomen were normal. No limb abnormalities were found and the fontanelles have fully closed. Thirteen teeth had erupted and bone X rays showed normal bone development typical of a 13 month old child.

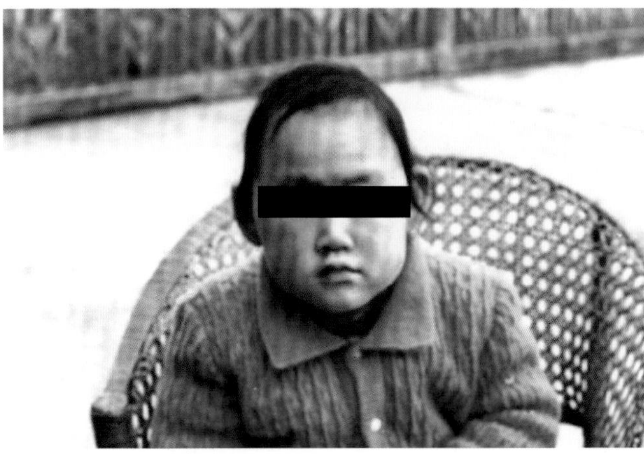

Figure 2 Anterior view of the proband aged 3years. Note the distinctive facial features showing blepharophimosis, ptosis of the right eye, high forehead, and microcephaly.(Photograph reproduced with permission.)

The child was re-examined at 38 months of age. Mental retardation was quite evident and the ptosis of the right eyelid had become obvious. Vocalisation consisted of a single word. On examination her length at 93.5 cm and weight at 14 kg were normal. A length and weight of 94.2 cm and 13.44 kg is average for a 3 year old Chinese Han girl. The occipitofrontal circumference (OFC) of 46cm was much smaller than normal (<1st centile and comparable to the mean OFC (46.2cm) for Chinese children at 18 months of age).[23] In addition the right temporal bone was smaller than the left, the occiput was flat, and the forehead was narrow (fig 2). The patient also showed blepharophimosis and ptosis of the right eyelid but there was no epicanthus inversus. The inner canthal distance (ICD) was 3.5 cm (>6th centile with a mean ICD (3.284 cm) age of a female adult) and the outer canthal distance (OCD) was 8.6cm (<1st centile with a mean OCD (8.672 cm) age of a female adult). The palpebral fissure length was normal at 2.5cm and the maximum vertical palpebral opening for the left eye was 0.6 cm compared to 0.4 cm for the right eye.

The proband also showed a dull face, gelasmus, hypotrichosis with a low posterior hairline, a flat nasal bridge, high but narrow palate, redundant skin on the neck, and low set and posteriorly rotated ears. Chest circumference was normal at 52.5 cm and the distance between the two nipples was also normal. The circumference of the abdomen was also normal at 53 cm, and the liver and spleen were of normal size. The finger to finger distance was normal at 91cm. The hands were broad and the fingers were short and stubby. The second toe on the right foot overrode the third toe and adduction of the first toe was evident. Her gait was immature and clumsy. Examination of the vulva was normal. Tests for muscular tone showed the child has mild generalised hypotonia. No abnormal pathological reflexes were found.

CYTOGENETICS

Peripheral blood was set up in 72 hour cultures and the metaphase spreads were prepared for

G banding and high resolution staining using standard techniques. Chromosomal analysis showed an unbalanced karyotype with additional material on the terminal end of the long arm of chromosome 7, 46,XX,7q+ (fig 3A, B). The karyotype of both parents was normal. No other cytogenetic abnormality was detected in the child's chromosomes. The banding patterns indicated that no chromosome 7 material was lost during the translocation although loss of a small region at the tip of 7q is possible.

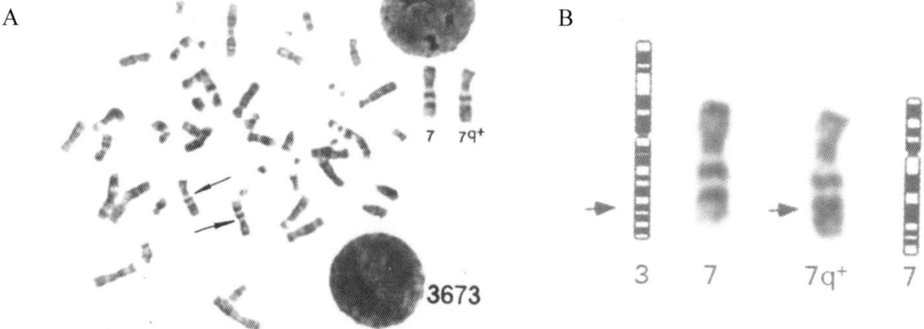

Figure 3 (A) Routine G banded karyotype of the patient. The two chromosomes 7 are indicated by arrows. (B) Partial chromosome 7 karyotype is shown with the arrows indicating where the breakpoints in chromosomes 3 and 7 occurred.

FISH

Fluorescent in situ hybridisation (FISH) with chromosome specific paint probes was performed using standard procedures. Whole chromosome microdissection probe pools from chromosomes 1, 2, 3, 7, and 21 were used. The chromosome 7 library probe indicated that one chromosome 7 did not have the signal extending completely to its long arm terminal end confirming the extra chromosome 7 material (results not shown). Closer examination also indicated that there was no visible reciprocal translocation of chromosome material from chromosome 7 to other chromosomes. Chromosome 21 microdissection probe pool was next used for chromosome painting because the patient's mental retardation is similar to that of trisomy 21. However, the results (data not shown) indicated that the extra chromosomal material on 7q was not derived from chromosome 21. Similarly, chromosome painting using whole chromosomes 1 and 2 library pools painted only chromosomes 1 and 2, respectively (data not shown). However, three signals were obtained when whole chromosome 3 library

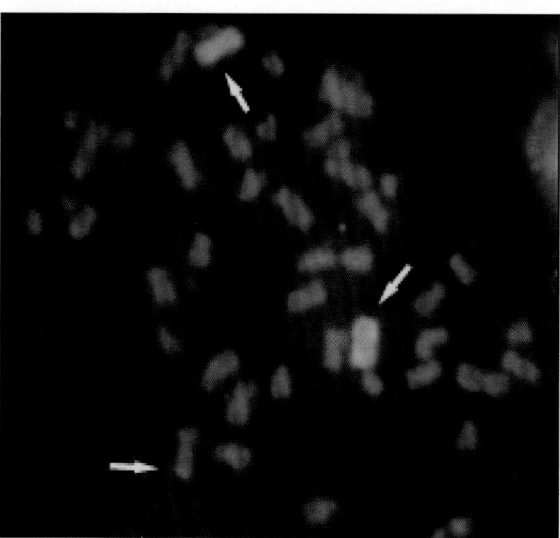

Figure 4 FISH with chromosome 3q26-qter specific probe. In addition to the signals from the normal chromosomes 3, an additional signal was obtained at the terminal end of chromosome 7q (indicated by an arrow) using the 3q26-qter microdissection probe pools.

pool probe was used where both chromosomes 3 were fully painted and an additional signal was present on the terminal der(7q) (results not shown).

The results of G banding (fig 3B) and FISH using chromosome 3 probe indicated that only the distal part (3q26–qter) of chromosome 3 may be involved in the duplication. Further FISH analysis was performed using microdissected chromosome band specific probe pool from 3q26–qter. The results confirmed that the additional material on 7q was derived from the region of 3q26–qter (fig 4). Since no extra chromosome painting signal was obtained with chromosome 7 library pool probe (see above), the additional 3q26–qter material on chromosome 7q was the result of an unbalanced translocation leading to trisomy 3q26–qter. The patient's karyotype was designated 46,XX,der(7)t(3;7)(q26–qter;7q+) de novo.

Discussion

The cumulative cytogenetic data for BPES cases have suggested overlapping chromosomal abnormalities in the 3q22–q23 region (reviewed recently in Jewett et al). However blepharophimosis and ptosis have also been associated with the loss of 3p25, suggesting genetic heterogeneity in patients with BPES. Recently, BPES in a large Indian pedigree was linked to chromosome 7pl 3–p21. Table 1 presents a summary of the spectrum of clinical features of BPES in association with known cytogenetic abnormalities compared to the features seen in our patient with trisomy 3q26–qter. With the exception of unilateral ptosis and absence of epicanthus inversus, the physical features of the patient presented in this study show similarities to that of BPES patients. Other cases of BPES without epicanthus inversus have previously been reported.

Table 1 Summary of BPES associated phenotype involving chromosome deletions and balanced translocations

Chromosome aberration	del(3p)	del(3q)	del (7p)	del(7q)	t(2;3)	t(3;4)	t(3;7)	t(3;8)	t(3;11)	This study
Chromosomal breakpoints	3qter-3p25.3	3q22-3q23	7p13-7p15	7pter-7q34	3q23; 2pter-2q22	3q23; 4p15	3q23; 7q23	3q23; 8p21	3q21; 11q23	Trisomy 3q26-qter
Blepharophimosis	+	+	+	+	+	+	+	+	+	+ (R)
Ptosis	+	+	−	+	+	+	+	+	+	+ (R)
Epicanthus inversus	+	+	+	+	+	+	+	+	+	−
Microcephaly	+	+	+	+	NR	−	−	+	−	+
Malformed ears	+	+	+	+	+	−	−	+	−	+
Malformed palate	NR	+	−	+	NR	−	NR	+	NR	+
Mental retardation	+	+	NR	+	+	−	−	+	−	+
Growth delay	+	+	+	+	+	−	−	+	−	+
Syndactyly of toes 2–3	NR	+	+	NR	+	−	NR	NR	NR	+ (R)
Adduction of toe 1	NR	+	+	NR	+	−	NR	NR	NR	+ (R)
References	29	11–16, 29	59	29	29	60	8	7	6	

+ present; − absent; NR not reported; (R) observed only on the right side of the body.

To our knowledge this is the first description of a partial trisomy for chromosome 3q26–qter that leads to blepharophimosis, ptosis, and mental retardation. Other reported cases of partial trisomy of the long arm of chromosome 3 are presented in table 2 and compared to our case. It is interesting that in two of these cases, unilateral anomalies of the right eye, similar to those described here, are associated with partial trisomy for 3q. Additional pleiotropic features in BPES consisting of microcephaly, developmental retardation, primary amenorrhoea, premature ovarian failure, cryptorchidism, cleft palate, micrognathia, dental anomalies, pectus excavatum, brachycamptodactyly, and polythelia indicate the possibility of a contiguous gene syndrome. It is reasonable to suspect that reported cases of BPES with multiple anomalies associated with cytogenetic abnormalities are the result of a contiguous gene syndrome, whereas isolated cases of BPES with no cytogenetic rearrangements may be the result of a single gene defect. In our patient the region of trisomy which is distal to 3q22–q23 further suggests that BPES is genetically heterogeneous and the clinical features may indicate a contiguous gene syndrome encompassing at least one locus for eyelid development in chromosome 3q. It is possible that a small undetectable chromosomal loss from the distal tip of chromosome 7q may have contributed to the clinical features of the patient described here. However, cases involving partial deletion or monosomy for chromosome 7q34–qter show clinical features of Smith–Lemli–Opitz (SLO, MIM 2704001) syndrome. SLO syndrome predominantly shows genitourinary abnormalities, cleft palate, and polydactyly. These features are not apparent in our patient though the microcephaly and mental retardation overlap in both diseases.

Table 2 Summary of clinical features associated with partial trisomy of 3q

Chromosomal breakpoints	3q21-qter	3q21-qter	3q22.1-q24	3q26	3q25-q28	3q26.2-qter	This study
Blepharophimosis	–	NR	–	–	+	–	+ (R)
Ptosis	–	NR	–	–	NR	–	+ (R)
Epicanthus inversus	–	–	–	–	–	–	–
Anophthalmia	–	+ (R)	–	–	–	–	–
Microcephaly	+	NR	–	NR	NR	NR	+
Malformed ear	NR	+	–	+	+	+	+
Malformed palate	NR	+	–	NR	+	+	+
Syndactyly of toes 2–3	–	NR	–	–	NR	NR	+ (R)
Adduction of toe 1	–	NR	–	NR	NR	NR	+ (R)
Talipes equinovarus	NR	+	–	NR	+	NR	–
Clinodactyly of 5th finger	+	+	+	NR	+	NR	–
Mental retardation	NR	+	+	NR	+	+	+
Growth delay	NR	+	–	+	+	NR	+
Short, webbed neck	+	+	–	+	NR	+	+
Hirsutism	NR	+	–	+	+	–	–
Cataract	NR	NR	NR	+	NR	+	–
Glaucoma	NR	NR	NR	+	NR	NR	–
Coloboma of iris of eyes	+ (R)	NR	NR	NR	NR	NR	–
References	32	33	35	61	62	63	

+ present; – absent; NR not reported; (R) observed only on the right side of the body.

It is of interest that a number of candidate genes of significance to eye development have been mapped to the distal long arm of chromosome 3. The retinol binding proteins RBP1 and RBP2 have been mapped to 3q21–q22 and 3q21–q25, respectively. Mouse mutants that are homozygous null in the RXRa retinoic acid receptor gene have smaller palpebral fissures than the wild type, indicating that retinoic acid signalling may play an important role in eyelid development. In addition, the ceruloplasmin (CP) gene has been mapped to 3q23 and mutations in this gene give rise to excessive iron accumulation resulting in neurodegeneration of the retina and basal ganglia. Another likely candidate is the HRY gene that has been mapped to 3q28–q29 and is the human homologue of the hairy gene in Drosophila. The protein product of the hairy gene is a participant in the Notch signalling pathway and is involved in segmentation and neural development during early Drosophila embryogenesis. The murine and rat homologues of this gene have been established to be important in eye development and morphogenesis. Additional studies will be necessary to determine the potential role(s) of these candidate genes in BPES.

（五）Am J Med Genet A 2006, 140(3): 238-244.

American Journal of Medical Genetics 140A:238–244 (2006)

A Father and Son With Mental Retardation, a Characteristic Face, Inv(12), and Insertion Trisomy 12p12.3-p11.2

Desheng Liang,[1,3] Lingqian Wu,[1,3]* Qian Pan,[1] Naoki Harada,[2,3,4] Zhigao Long,[1] Kun Xia,[1] Koh-ichiro Yoshiura,[2,3,4] Heping Dai,[1] Norio Niikawa,[2,3,4] Fang Cai,[1] and Jiahui Xia[1]

[1]National Laboratory of Medical Genetics of China, Xiangya Hospital, Central South University, Changsha, China
[2]Department of Human Genetics, Graduate School of Biomedical Sciences, Nagasaki University, Nagasaki, Japan
[3]CREST, Japan Science and Technology Agency, Kawaguchi, Japan
[4]Kyushu Medical Science Nagasaki Laboratory, Nagasaki, Japan

Received 19 September 2005; Accepted 31 October 2005

A male patient with mental retardation (MR) and mild facial features was shown by high-resolution G-banding to have pericentric inversion of chromosome 12 with an unknown segment inserted into the long arm of the inverted chromosome [46,XY,inv(12)(pter → p11.2::q14.1 → p11.2::?::q14.1 → qter)]. Both the inverted chromosome 12 and clinical manifestations were transmitted to his son. Karyotypes of the propositus' parents were normal. Studies with fluorescence in situ hybridization (FISH) in both the propositus and his son revealed that the extra segment was derived from 12p. Further FISH mapping and the genome-wide copy number detection by GeneChip Mapping 100K Array showed that an 11-Mb segment of 12p between two BAC clones, RP11-22H10 and RP11-977P2, was inserted at one of the reunion points in the long arm of the inv(12) chromosome. Analysis of parent–child transmissions of duplicated alleles using microsatellite markers defined the maternal origin of the chromosomal anomaly in the propositus and suggested a mechanism of its formation through a sister-chromatid rearrangement (SCR), that is, mismatched pairing and unequal crossover between sister chromatids as well as three break rearrangements including a U type rearrangement. Karyotypes of the propositus and his son were thus inv(12)(pter → p11.22::q14.1 → p12.3::q14.1 → qter). This is the first report of "pure" proximal 12p-trisomy including p12.3–p11.22 region. © 2006 Wiley-Liss, Inc.

Key words: inversion; duplication; partial trisomy 12p; mental retardation; FISH; genome-wide copy number detection

INTRODUCTION

Since the initial description of the trisomy 12p syndrome by Uchida and Lin [1973], a total of 39 additional cases have been described [Plaja et al., 1998; Tekin et al., 2001; Zumkeller et al., 2004; Tsai et al., 2005]. Common phenotype constituting the pure trisomy 12p syndrome included increased birth weight, hypotonia, developmental delay, and facial features characterized by a round face with prominent cheeks, prominent forehead, broad nasal bridge, short upturned nose, long philtrum, thin upper lip, broad everted lower lip, and abnormal ears [Tsai et al., 2005].

We encountered a 34-year-old man with mental retardation (MR) and mild facial anomalies who was shown by high-resolution G-banding to have pericentric inversion [46,XY,inv(12)(p11.2q14.1)] with an extra chromosomal material of unknown origin inserted into 12q14. Both the karyotype and phenotype were transmitted to his son. Assuming that the MR and facial features in this family was associated with their chromosome abnormalities, we carried out an investigation, especially focusing on the unknown extra material and inversion breakpoints.

Grant sponsor: State "Tenth-Five" Key Project of Science and Technology, China; Grant number: 2004BA720A02(04K5005); Grant sponsor: CREST, JST, Japan; Grant sponsor: NSFC, China; Grant number: 30571021; Grant sponsor: State "863 Program", China; Grant number: 2002BA711A08-13.

Dr. Lingqian Wu's present address is Department of Human Genetics, Graduate School of Biomedical Sciences, Nagasaki University, Nagasaki, Japan.

*Correspondence to: Dr. Lingqian Wu, National Laboratory of Medical Genetics of China, Xiangya Hospital, Central South University, Changsha, China. E-mail: wulq@med.nagasaki-u.ac.jp

DOI 10.1002/ajmg.a.31077

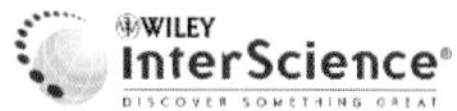

American Journal of Medical Genetics: DOI 10.1002/ajmg.a

MATERIALS AND METHODS

Clinical Report

The propositus, a 34-year-old man, was born with full-term delivery to a G1P1, 23-year-old mother with unremarkable pregnancy history. Consanguinity was denied. Birth weight was 3,200 g, length 46 cm, and OFC 39 cm. He sat alone at 9 months, crawled, walked alone, and spoke single words at age 15 months. He was first seen by us because of intellectual disability at age 9 years. Clinical observation at that time showed mental retardation and a characteristic face. GTG-banding showed that his karyotype was inv(12)(p11q14). Despite the advice for prenatal diagnosis, the propositus got married and had a son in August 2003. Both the propositus and his son were interviewed again in November 2004, because the propositus' parents observed that their grandson had almost the same condition as their son. On physical examination, the propositus' height was 165 cm, weight 65 kg, and OFC 58 cm and facial features of broad forehead, short nose, and lax lower lip were found (Fig. 1A). Psychometry showed moderate mental retardation with estimated IQ of 39. EEG suggested neuronal dysfunction in the cerebral cortex. The brainstem evoked potential implicated impairment of the visual pathway bilaterally. CT and MRI were normal. High-resolution GTL-banding showed a 46,XY,inv(12)(p11.2q14.1) karyotype with an extra chromosomal material of unknown origin inserted into the long arm of the inverted chromosome 12. The karyotypes of his parents were normal. Thus, the karyotype is interpreted as 46,XY,inv(12)(pter → p11.2::q14.1 → p11.2::?::q14.1 → qter) de novo (Fig. 1B).

The propositus' son was born after a full-term delivery to a 25-year-old G1P1 mother with an unremarkable pregnancy history. Consanguinity was denied. Apgar scores were 6–7 at 1 min because of his mild hypoxia due to a circular umbilical cord around his neck and 10 at 5 min. Birth weight was 4,400 g, length 48 cm, and OFC 40 cm. He raised his head at age 3 months, sat alone at 8 months, said single words, and walked alone at 13 months. He had a patent anterior fontanel. He resembled the father in facial appearance (Fig. 1A). Psychometry at age 15 months using Bayley Infantile Intelligence Development Scale showed that, Intelligence Developmental Index was equivalent to age 11 months and Motor Developmental Index equivalent to 13 months. Asymmetric infantile sleeping EEG demonstrated dysfunction of the cerebral cortex. CT and MRI were normal. High-resolution GTL-banding showed a 46,XY,inv(12)(pter → p11.2::q14.1 → p11.2::?::q14.1 → qter)pat karyotype (Fig. 1B). Karyotype of his mother was normal.

Fluorescence In Situ Hybridization (FISH) Analysis

Clones were obtained from the RPCI-11 BAC libraries and BAC DNA was isolated using an Automatic Plasmid Isolation System (PI-100, Kurabo Industries, Osaka, Japan). FISH using BAC DNA as a probe was performed on metaphase chromosomes of the propositus and his son. BAC clones mapped to 12p12-p11 and 12q14 were selected using the UCSC genome browser database (http://genome.ucsc.edu) and the contig map covering 12p12-p11 [Sugawara et al., 2003]. FISH analysis was as described previously [Shimokawa et al., 2004].

Genome-Wide Copy Number Detection

DNA from the propositus and his son was extracted from peripheral blood leukocytes using the QIAamp DNA Blood Maxi Kit (Qiagen GmbH, Hilden, Germany). DNA labeling, hybridization, washing, and staining for the GeneChip Mapping 100K Array™ (Affymetrix, Inc., Santa Clara, CA) were performed according to the standard Single Primer GeneChip Mapping Assay protocol (Affymetrix).

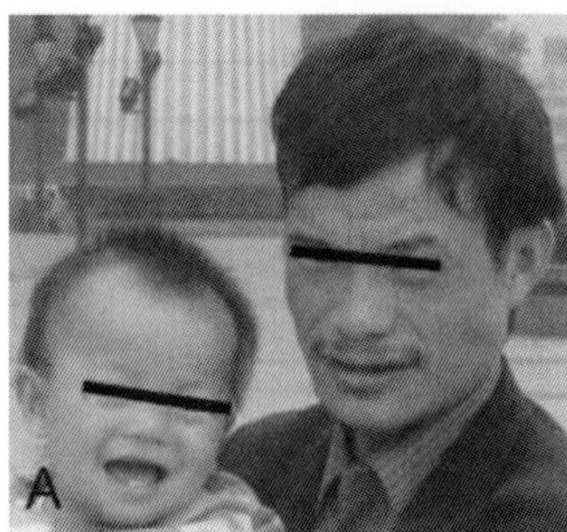

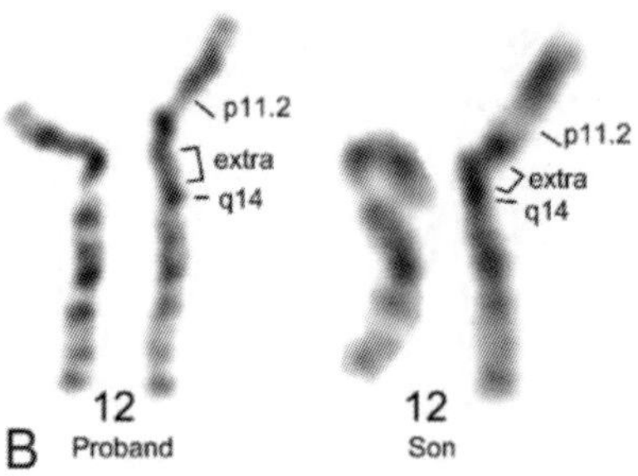

Fig. 1. **A**: Facial appearance of the propositus at age 33 years and his son at age 15 months. Note the broad forehead, short nose, and lax lower lip. **B**: GTG-banded partial karyotype, showing inv(12)(p11.2q14.1) with an extra material inside the inversion.

American Journal of Medical Genetics: DOI 10.1002/ajmg.a

Detection was performed with an Affymetrix Fluidics Station 400 and the GeneChip Scanner 3,000 with high-resolution scanning patch. The signal intensity data from the GeneChip Operating software were analyzed by GeneChip DNA Analysis Software (GDAS 2.0). Individual SNP copy numbers and chromosomal regions with gain or loss were evaluated with the Affymetrix GeneChip Chromosome Copy Number Tool. Copy numbers higher than 2.5 were plotted for each chromosome separately with green bars, copy numbers lower than 2.5 are represented by red bars.

Short Tandem Repeat Polymorphism (STRP) Analysis

Short tandem repeat polymorphism (STRP) analysis was performed on DNA from the propositus, his son, and the propositus' parents using 12 microsatellite markers that are located around the duplication region, according to Généthon Genetic Map [Dib et al., 1996]. PCR was performed at 95°C for 12 min, then for 10 cycles at 95°C for 30 sec, 52°C for 30 sec, and 72°C for 40 sec, finally for 25 cycles at 94°C for 30 sec, 55°C for 30 sec, and 72°C for 30 sec in a 20 μl reaction volume containing 50–100 ng genomic DNA, 1 U AmpliTaq Gold polymerase (Applied Biosystems, Foster City, CA), 500 nM primers, 1.5 mM $MgCl_2$, 200 μM dNTP, and 1× PCR buffer. PCR products were electrophoresed on the ABI Prism 3100 Genetic Analyzer (Applied Biosystems) and analyzed with software, GeneScan Analysis v.3.7, and Genotyper v.3.7 (Applied Biosystems).

RESULTS

FISH Analysis of the Inversion Breakpoints and the Extra Chromosome Material

A series of clones that are mapped to 12p12.1-11.22 (Fig. 2A) all hybridized to the short arm of normal chromosome 12 and to the both short and long arms of the inv(12) chromosome. In addition, three signals for these clones were shown in interphase nuclei (data not shown). These findings indicated that the extra material inserted into the inv(12) was derived from a 12p12.1-p11.22 segment.

BAC clone RP11-977P2 showed a common signal at the normal 12p and the long arm of the inv(12), but the signal on the inv(12) was 10-fold less intense (Fig. 2B), the finding implicating that the 12p breakpoint (the proximal boundary of the duplicated segment) of the inv(12) was covered by this clone. RP11-22H10 and RP11-606D9 showed a common signal on the short arms of both the normal 12 and the inv(12), and a 10-fold less intense signal at the long arm of the inv(12) than the common signals. It is most likely that a boundary of the duplicated segment was located within a 29-kb region between nucleotide position (nt) 17695757 and nt 17725491 according to the sequences of RP11-679C18 and RP11-22H10. Therefore, the inv(12) chromosome was confirmed to have a 12p12.3-p11.22 duplication spanning about 11 Mb from nt 17695757 to nt 28878898. FISH with double-color probes, RP11-977P2 and RP11-768G10, confirmed an inverted insertion of the segment into the 12q14.1 breakpoint (Fig. 2B). Three BAC-contig clones telomeric to RP11-1149N16 assigned the 12q breakpoint within RP11-41H6, which showed a common signal at 12q in both normal and inv(12) chromosomes as well as a faint signal at 12p of the inv(12) (Fig. 2C).

Increased Copy Number of a 12p Segment

Using the Affymetrix GeneChip, we detected the increased copy number of a 12p segment in the propositus and his son. Figure 3 shows a detailed plot of the copy number for individual SNP loci along chromosome 12p from the two patients. Based on the estimated copy numbers, SNP loci at 12p11.22 (*Hin*dIII: SNP_A-1662961 and SNP_A1719060) and at 12p12.3 (*Xba*I: SNP_A-1716707 and SNP_A-1757551) have 2.5- to 3.5-fold amplification (data not shown) concurrently in the propositus and his son, the results being consistent with the mapping profile by the FISH study.

Parental Origin and Mechanism of Formation of the 12p Duplication

As the propositus' parents had normal karyotypes, aberrant chromosome 12 of the propositus was the de novo type. Parent–child allele transmissions were analyzed with 12 microsatellite markers located within the duplicated region. Six markers were informative to trace the allele transmissions, and clearly defined the aberration of maternal origin (Table I). In view of the results of the FISH and GeneChip Analyses, both the propositus and his son should have three copies of alleles at each polymorphic site in the duplicated region. However, since there were no polymorphic sites showing three distinct alleles, one of the two alleles detected at each site in the two patients must be duplicated. In addition, such alleles deduced to be involved in the duplication commonly in the two patients were all derived from the propositus' mother (Table I). These findings were well interpreted to be a result of sister-chromatid rearrangement (SCR).

DISCUSSION

Using FISH with genomic clones and an Affymetrix genome-wide copy number detection system, we have identified in the patient and his son an 11-Mb duplication of a 12p12.3-p11.2 segment inserted into the 12q breakpoint of inv(12)(p11.22q14.1). To our

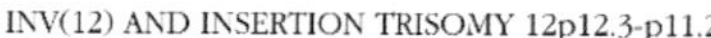

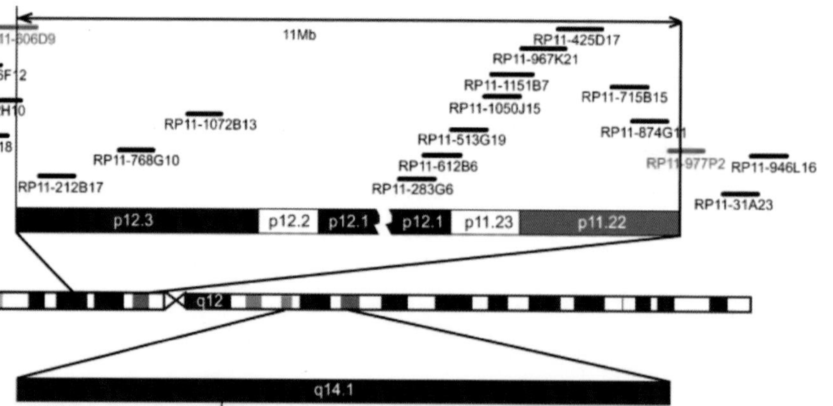

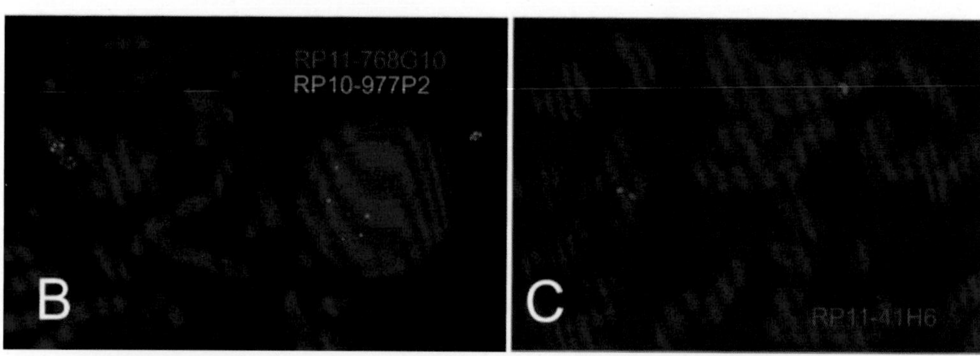

Fig. 2. **A**: Ideogram showing three breakpoints and the extent of a duplicated segment of chromosome 12 seen in the propositus and his son, and a series of BAC clones mapped to 12p12.1-11.22, 12p12.3, 12p11.22, and 12q14.1. Bar at the bottom represents an 11-Mb duplication of 12p. **B**: Two-color FISH analysis with BAC clones RP11-768G10 (red) and RP11-977P2 (green) as probes, showing a signal order of red-green-green-red from the telomere to the centromere in the derivative chromosome 12. The finding indicates that a portion of the short arm of chromosome 12 is inserted into its long arm, together with a pericentric inversion. **C**: FISH analysis of the propositus using a BAC clone (RP11-41H6), showing signals in both the normal 12p and the long arm of the inv(12) chromosome 12 in addition to a faint signal on its short arm. The finding indicates that the 12q breakpoint of the inverted chromosome lies within the clone.

knowledge, this is the first reported "pure" proximal trisomy 12p. With microsatellite analysis, we also defined the mechanism of formation of the duplication and inversion in the propositus to be of maternal origin, that is, SCR due to mismatched pairing and unequal crossover between sister chromatids, as well as three break rearrangements including a U type rearrangement [Van Dyke, 1988] (Fig. 4A).

Several mechanisms were possible to explain the clinical manifestations of mental retardation and facial features in our patients, for example, a functional imbalance of chromosome such as a dose effect of the duplication of 12p or disruption of gene(s) at the inversion breakpoints. However, according to information from the NCBI and the UCSC database, we did not find any known gene or refseq at the two breakpoint regions. Furthermore, disruption of gene(s) at either breakpoint was unlikely, because such a gene can be compensated by its intact copy on the duplicated chromosome.

Using the GeneChip Mapping 10K SNP Array, Rauch et al. [2004] concluded that the deduction of reliable cut off levels for array peaks allowed rapid molecular karyotyping with high sensitivity and specificity. Employing the GeneChip Mapping 100K SNP Array with a much denser SNP distribution that allows at least 0.5-Mb resolution, we successfully determined the extent of duplicated segment in our family and reproduced the results of FISH analysis.

American Journal of Medical Genetics: DOI 10.1002/ajmg.a

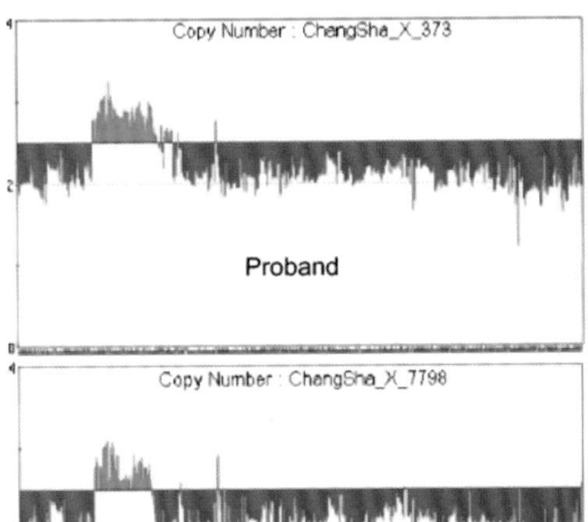

FIG. 3. Plots of the copy number for individual SNP loci along chromosome 12p in the propositus and his son by GeneChip Mapping 100K Array, showing a 2.5- to 3.5-fold amplification in both the two patients. Copy numbers >2.5 are plotted in green, and those <2.5 are represented in red.

On the basis of a classification for trisomy 12p proposed by Stengel-Rutkowski et al. [1981] and later by Allen et al. [1996], a total of 23 patients (including two cases we described) with "pure" trisomy 12p, either as the result of a duplication or an unbalanced translocation with the short arm of an acrocentric chromosome, have been known (Table II). Twelve of them were classified as partial trisomy 12p, and five were trisomy for terminal 12p (Fig. 4B). Because most of these previously reported cases of trisomy 12p had not undergone detailed phenotypic evaluations with consistent criteria, we subdivided cases of "pure" trisomy 12p into four groups, that is, A, B, C and D, according to the extent of 12p-duplicated region involved (Table II). Accordingly, some refinements in karyotype–phenotype correlation of trisomy 12p could be made. Accessory nipples and

TABLE I. Parent–Child Transmissions of Polymorphic Alleles in the Duplicated Region of the Propositus and His Son

	Father	Mother	Propositus	Spouse	Son
D12S1669	C/C	B/D	C/D	A/B	B/D
D12S1650	A/D	B/C	A/B	B/C	B/C
D12S1688	A/D	B/B	A/B	A/C	A/B
D12S1591	A/B	D/E	A/D	C/E	C/D
D12S1617	C/E	A/B	A/E	D/F	A/D
D12S1640	B/C	A/A	A/C	C/C	A/C

Alleles informative are underlined.

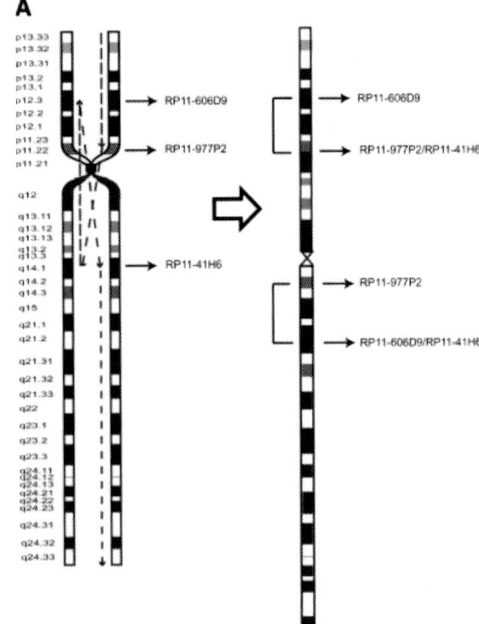

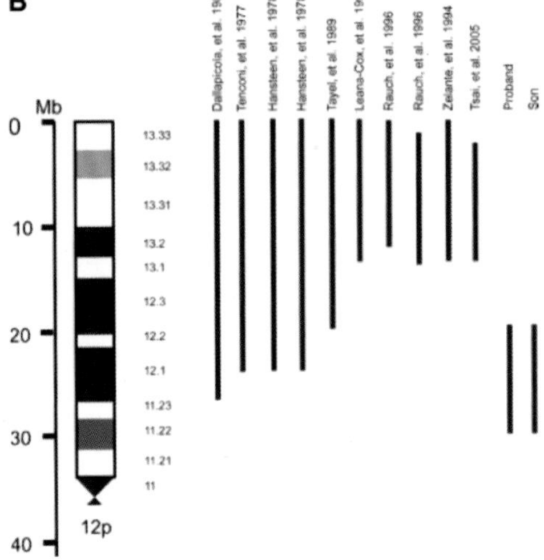

FIG. 4. A: A possible mechanism of formation of the 12p duplication and pericentric inversion 12 of the propositus, depicting mismatched pairing and unequal crossover between sister chromatids, as well as three break rearrangements (solid, hollow, and shade squares, respectively) including a U type rearrangement. B: Extent of duplication in previous and present cases.

American Journal of Medical Genetics: DOI 10.1002/ajmg.a

TABLE II. Comparison of Clinical Manifestations Among Different Groups of Trisomy 12p

	Reported cases [References]			
	A: Complete trisomy 12p for 12pter-p11.1	B: Terminal trisomy for 12pter-p13.1	C: Distal trisomy for 12pter-p12.1	D: Proximal trisomy for 12p12.3-p11.22
	[1–11]	[12–16]	[17–21]	Present cases
	11 cases	5 cases	5 cases	Propositus son
Birthweight	Normal or increase	Normal or increase	Normal or increase	Normal or increase
Turricephaly	+	×	+	×
Round face and/or prominent cheek	+	+	+	×
High forehead	+	×	+	+
Flat face	+	×	+	+
Epicanthic fold	+	+	+	×
Broad eyebrow	+	×	+	×
Broad nasal bridge	+	+	+	+
Short nose	+	+	+	+
Anteverted nostril	+	+	+	×
Large philtrum	+	+	+	×
Thin upper vermilion	+	+	+	+
Broad everted lower lip	+	+	+	+
Ear anomaly	+	+	+	×
Short neck	+	+	+	×
Polydactyly	+	×	×	×
Accessory nipple	+	×	×	×
Foot deformity	+	×	+	×
Hypotonia	+	+	+	×
Development delay	+	+	+	+
Speech	+	×	+	+
Mental retardation	+++	+	++	+

1, Armendares et al. [1975]; 2, Suerinck et al. [1978]; 3, Parslow et al. [1979]; 4, Parslow et al. [1979]; 5, Stengel-Rutkowski et al. [1981]; 6, Ray et al. [1985]; 7, Pfeiffer et al. [1992]; 8, Rauch et al. [1996]; 9, Allen et al. [1996]; 10, Tekin et al. [2001]; 11, Zumkeller et al. [2004]; 12, Leana-Cox et al. [1993]; 13, Rauch et al. [1996]; 14, Rauch et al. [1996]; 15, Zelante et al. [1994]; 16, Tsai et al. [2005]; 17, Dallapiccola et al. [1980]; 18, Tenconi et al. [1978]; 19, Hansteen et al. [1978]; 20, Hansteen et al. [1978]; 21, Tayel et al. [1989].

polydactyly of toes were only present in a subset of group A patients, suggesting that a segment responsible for these features is confined to the region centromeric to 12p11.22. Likewise, the region important for broad eyebrows and foot deformities may be mapped to a 5-Mb, 12p13.1-p12.3 segment, because they were present in groups A and C patients but not in groups B and D patients. Epicanthal folds, ear anomalies, short neck, and round face/prominent cheeks were observed in groups A, B, and C patients, not in group D patients, suggesting that these features may be associated with a segment telomeric to 12p12.3. Rauch et al. [1996] and Tsai et al. [2005] suggested that terminal 12p (12p13.3-p13.1) might contain a critical region for the facial features of trisomy 12p syndrome and that proximal 12p might contribute more to major structural features. However, the result of analysis based on our classification was inconsistent with their data. The distinct facial features of "pure" trisomy 12p were found in all cases of the four groups, even though mild in group D and no major structural features in group D.

In conclusion, we have reported hitherto underscribed, proximal (12p12.3-p11.2) trisomy associated with inv(12)(p11.2q14.1) in the father and his son. Since conventional cytogenetics only provide a 5–10 Mb resolution and therefore may overlook invisible chromosomal changes, higher resolution molecular cytogenetics, and genome-wide copy number detection techniques should be introduced to make a more accurate and reliable diagnosis of such chromosomal aberrations.

REFERENCES（略）

© 2006 Wiley-Liss 公司　　美国医学遗传学杂志 2006，140A：238-244

由 12 号染色体倒位并伴有 12p12.3-p11.2 片段倒位插入的部分三体所致的智力障碍和特异性面容的父子（中译稿）

Desheng Liang，[1,3] Lingqian Wu，[1,3*] Qian Pan，[1] Naoki Harada，[2,3,4] Zhigao Long，[1] Kun Xia，[1] Koh-ichiro Yoshiura，[2,3,4] Heping Dai，[1] Norio Niikawa，[2,3,4] Fang Cai，[1] Jiahui Xia[1]

[1] 中国医学遗传学国家实验室，湘雅医院，中南大学，长沙

[2] 日本长崎大学生物医学研究所人类遗传学系

[3] CREST，日本科技厅，川口市，日本

[4] 日本科学技术厅，川口县，日本九州医学科学长崎实验室，日本长崎

接收日期：2005 年 9 月 19 日；发表日期：2005 年 10 月 31 日

摘要

一位智力障碍伴有特殊面容的男性患者，高分辨 G 带核型检测示其 12 号染色体倒位以及一段未知来源的片段插入至该染色体长臂倒位片段内 [46,XY,inv(12) (pter → p11.2::q14.1 → p11.2::?::q14.1 → qter)]。先证者倒位 12 号染色体以及临床症状均传给其儿子，其父母的核型正常。荧光原位杂交（FISH）检测示先证者及其儿子额外的插入片段均来自 12 号染色体短臂（12p）。进一步的 FISH 定位和全基因组拷贝数 100K 微阵列基因芯片检测表明，在两个 BAC 克隆 RP11-22H10 和 RP11-977P2 之间的一个 11MB 的 12p 片段，插入至倒位 12 号染色体长臂的断裂重接点。利用微卫星标记对重复等位基因的亲子传递进行分析，确定了先证者染色体异常为母源性，并提出其形成机制为姐妹染色单体重排（SCR），即姐妹染色单体之间的不匹配配对和不平等交换，以及包括 U 型重排在内的三处断裂重排。先证者及其儿子的核型确定为 inv(12)(pter → p11.22::q14.1 → p12.3::q14.1 → qter). 这是包含 p12.3 - p11.22 片段的“单纯”近端 12p 三体的首次报道。

关键词　倒位；重复；父源性 12p 三体；智力障碍；荧光原位杂交（FISH）；全基因组拷贝数检测

概述

自 Uchida 和 Lin[1973] 等人首次报道 12p 三体综合征以来，迄今已经报道 39 个病例 [Plaja 等人，1998；Tekin 等人，2001 年；Zumkeller 等人，2004 年；Tsai 等人，2005]。12p 三体综合征的常见表现包括出生体重增加、肌张力不足、发育迟缓，面部特征性表现为圆脸伴有面颊突出、前额突出、宽鼻梁、朝天短鼻、长人中、上唇薄、下唇外翻、耳部异常等 [Tsai 等人，2005]。

本研究中一位 34 岁的智力障碍和轻度面部异常的男性先证者，高分辨率 G 带显示其有臂间倒位 [46，XY，inv（12）（p11.2q14.1）]，12q14 中插入了未知来源的其他染色体物质。其染色体核型和表型都遗传给了他的儿子。假设该家系的智力低下和面部特征与染色体异常相关，我们对此假设展开了研究，特别关注于未知来源的片段和倒位断裂点。

材料和方法

临床报告

先证者，34 岁，男性，足月分娩，孕 1 产 1，出生时母亲 23 岁，孕期无明显异常，父母非近亲结婚。出生时体重 3200g，身长 46cm，头围 39cm。9 个月可以独坐，15 个月大时，可

以爬和行走，说单字。9 岁时，因智力障碍首次到我室就诊。临床检查示智力障碍和面部异常表型。GTG 显带染色体检查示先征者核型为 inv（12）（p11q14）。尽管建议其行产前诊断，但先证者在 2003 年 8 月结婚并未经产前诊断生下一个儿子。随后，先证者的父母发现先证者及其儿子症状十分相似，于 2004 年 11 月再次携先证者和其儿子到我室就诊。先证者体查：身高 165 cm，体重 65 kg，头围 58 cm，面部特征为宽前额，短鼻，下唇松弛（图 1A）。智力测试结果显示中度智力障碍，IQ39。EEG 显示大脑皮层神经元功能障碍。脑干诱发电位示双侧视觉通路受累。CT 和 MRI 未见异常。高分辨显带染色体检查显示核型为 46，XY，inv（12）（p11.2q14.1），一段未知来源的片段插入至该倒位 12 号染色体长臂内。他父母的核型未见异常。因此，先征者核型被解释为新发的 46，XY，inv（12）（pter → p11.2::q14.1 → p11.2::?::q14.1 → qter）（图 1B）。

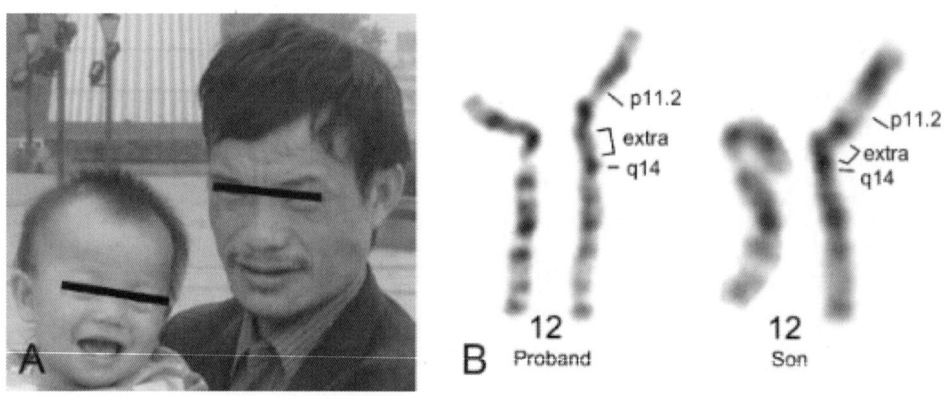

图 1　A：33 岁时先证者和他 15 月龄时儿子的面部容貌。关注其宽前额，短鼻和松弛的下唇。B:GTG 显带染色体部分核型:inv（12）（p11.2q14.1），伴有倒位片段内有外源片段。

先证者的儿子，出生时母亲 25 岁，孕 1 产 1，孕期无异常，父母非近亲结婚。产时脐带绕颈一周导致轻度缺氧，1 分钟的 Apgar 评分为 6 ~ 7 分，5 分钟评分 10 分。出生时体重 4400g，身高 48cm，头围 40cm。3 个月能抬头，8 个月能独坐，13 个月的时候可以独立行走。他有明显的前囟未闭。他的面部特征与其父亲相似（图 1A）。15 月龄时 Bayley 婴儿智力发育量表结果表明，智力发育指数相当于 11 月龄儿童，运动发展指数相当于 13 月龄儿童。非对称婴儿睡眠 EEG 显示大脑皮层功能障碍。CT 和 MRI 未见异常。高分辨率显带染色体检查示核型为 46，XY，inv（12）（pter → p11.2::q14.1 p11.2::?::q14.1 → qter）pat（图 1B）。他母亲的核型未见异常。

荧光原位杂交（FISH）分析

从 RPCI-11 BAC 文库中获得克隆，使用自动质粒分离系统（PI-100，Kurabo Industries，日本大阪）分离 BAC DNA。FISH 采用 BAC DNA 作为探针，对先证者及其儿子的中期染色体进行检测。通过 UCSC 基因组数据库（http://genome.ucsc.edu）和覆盖 12p12-p11 的 contig map（Sugawara 等人，2003），挑选到定位于 12p12-p11 和 12q14 的 BAC 克隆。FISH 分析如前所述 [Shimokawa 等人，2004]。

全基因组拷贝数检测

采用 QIAamp DNA 血液 Maxi 试剂盒（Qiagen GmbH，希尔登，德国）从先证者及其儿子的外周血白细胞中提取 DNA。100K ArrayTM（Affymetrix，圣克拉，加利福尼亚州）的基因芯片图谱的 DNA 标记、杂交、洗涤和染色过程是按照标准单引物基因芯片图谱测定方案

（Affymetrix）进行。

检测时使用的是 Affymetrix Fluidics 400 和高分辨率扫描的基因芯片扫描仪 3000。利用 DNA 基因芯片分析软件（GDAS 2.0）对信号强度数据进行分析。使用 Affymetrix 基因芯片染色体拷贝数工具评估个体单核苷酸多态（SNP）拷贝数以及染色体片段的获得与缺失。拷贝数高于 2.5 用绿色条表示，拷贝数低于 2.5 用红色条表示。

短串联重复多态（STRP）分析

根据 Généthon 遗传图谱 [Dib 等人，1996]，选取重复区域内的 12 个微卫星标记，对先证者及其儿子和其父母的 DNA 进行了短串联重复多态性（STRP）分析。PCR 条件为：95 ℃ 12 分钟，随后 10 个循环的 95 ℃ 30 秒，52 ℃ 30 秒，72 ℃ 40 秒，最后 25 个循环的 94 ℃30 秒，55 ℃ 30 秒，72 ℃ 30 秒。20ml 反应体积包括 50 ~ 100 ng 基因组 DNA，1U AmpliTaq gold 聚合酶（Applied Biosystems，福特斯，加利福尼亚州），500 nM 引物，1.5 mM MgCl2，200 uM 核苷酸，1 × PCR 缓冲液。PCR 产物在 ABI Prism 3100 分析仪（Applied Biosystems）上进行电泳，用 GeneScan Analysis v.3.7 和 Genotyper v.3.7 软件进行分析。

结　果

反转断点和其他染色体物质的 FISH 分析

一系列定位到 12p12.1-11.22（图 2A）的克隆，全部杂交到正常 12 号染色体的短臂和异常倒位（inv 12）染色体的短臂和长臂上。此外，在间期核可见这些克隆的 3 个的信号（数据未显示）。这些结果表明插入 inv（12）的外源片段来自于 12p12.1-p11.22。

BAC 克隆 RP11—977P2 显示一个位于正常的 12p 和 inv（12）长臂的常见信号，但是 inv（12）的信号强度弱 10 倍（图 2 b），这些发现表明，inv（12）的 12p 断裂点（重复片段的近端边界）是被此克隆覆盖。RP11-22H10 和 RP11-606D9 显示在正常 12 号染色体和 inv（12）的短臂上均显示相同的信号，而在 inv（12）的长臂上的信号比普通信号弱 10 倍。根据 RP11-679C18 和 RP11-22H10 的序列，重复片段的边界很可能位于核苷酸位置（nt）17695757 和 nt 17725491 之间的一个 29kb 区域。因此，inv（12）染色体被证实在 nt17695757 到 nt28878898 之间存在 12p12.3-p11.22 片段约 11 Mb 的重复。使用双色探针的 FISH 分析，RP11-977P2 和 RP11-768G10 证实了该片段反向插入到 12q14.1 断裂点上（图 2B）。三个 RP11-1149N16 的 BAC-contig 克隆端粒在 RP11-41H6 中重接到了 12q 断裂点，在正常和 inv（12）染色体的 12q 显示了相同的信号，在 inv（12）的 12p 显示了微弱的信号（图 2C）。

12p 片段的拷贝数增加

利用 Affymetrix 基因芯片，我们在先证者和他的儿子身上检测到一个 12p 的拷贝数增加。图 3 显示了这两位患者 12p 的逐个 SNP 位点拷贝数的详细图。基于预估的拷贝数，先证者及其儿子位于 12p11.22（HindIII:SNP_A-1662961 和 SNP_A1719060）以及 12p12.3（XbaI:SNP_A-1716707 和 SNP_A-1757551）的 SNP 位点，扩增倍数均为 2.5 ~ 3.5 倍（数据未显示），结果与 FISH 研究的定位一致。

12p 重复的亲本来源和形成机制

由于先证者父母的核型正常，因此先证者的 12 号染色体畸变属于新发变异（de novo）。我们利用重复片段内的 12 个微卫星标记进行亲子等位基因传递分析，有 6 个标记可为追踪等位基因传递提供信息，并明确指向母源性异常（表 1）。FISH 和基因芯片分析的结果，先证者和他的儿子的重复片段的每个多态位点应该有 3 份等位基因拷贝数。然而，没有多态位点发现存在 3 个不同等位基因，因此在先证者及其儿子的检测位点上的两个等位基因中，必定有一个是

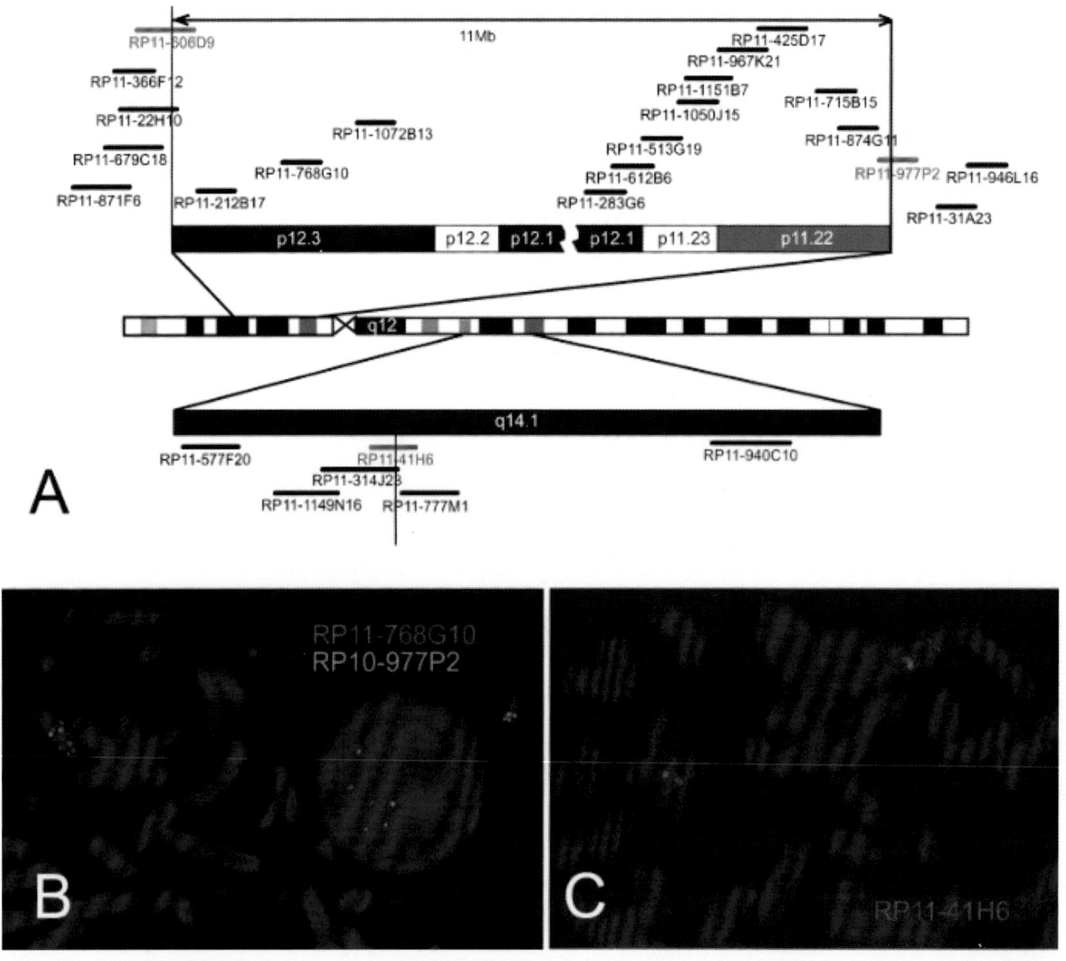

INV（12）和倒位 12p12.3-p11.2 241 三体

图 2　A：图示先证者及其儿子的三个染色体断裂点和 12 号染色体重复片段的范围，以及一系列 BAC 克隆，分别定位到 12p12.1-11.22，12p12.3，12p11.22 和 12q14.1。底部的 Bar 表示一个 11mb 的 12p 重复。B：用 BAC 克隆 RP11-768G10（红色）和 RP11-977P2（绿色）为探针进行双色 FISH 分析，12 号衍生染色体从端粒到着丝粒呈红 - 绿 - 绿 - 红的信号序列。这一结果表明，12 号染色体短臂的一部分插入到长臂中，同时还有一个臂间倒位。C：用 BAC 克隆（RP11-41H6）对先证者进行 FISH 分析，结果显示正常 12p 和 inv（12）12 号染色体的长臂上都有信号，短臂上也有微弱的信号。这一结果表明倒位染色体的 12q 断裂点位于该克隆内

重复的。此外，在这两位先证者中，这些被推测涉及重复的等位基因都来自先证者的母亲（表 I）。姐妹染色单体重排（SCR）可以很好地解释这些结果。

讨　论

使用有基因组克隆的 FISH 和 Affymetrix 全基因组拷贝数检测系统，我们在先证者和他的儿子身上发现了一段 11 mb 的 12p12.3–p11.2 片段的重复，插入到 inv（12）（p11.22q14.1）的 12q 断裂点。据我们所知，这是首次报道的“单纯”近端 12p 三体。微卫星标记分析，我们也确定了先证者重复和倒位的发生机制和母源性起源，为姐妹染色单体之间发生错配和不等交

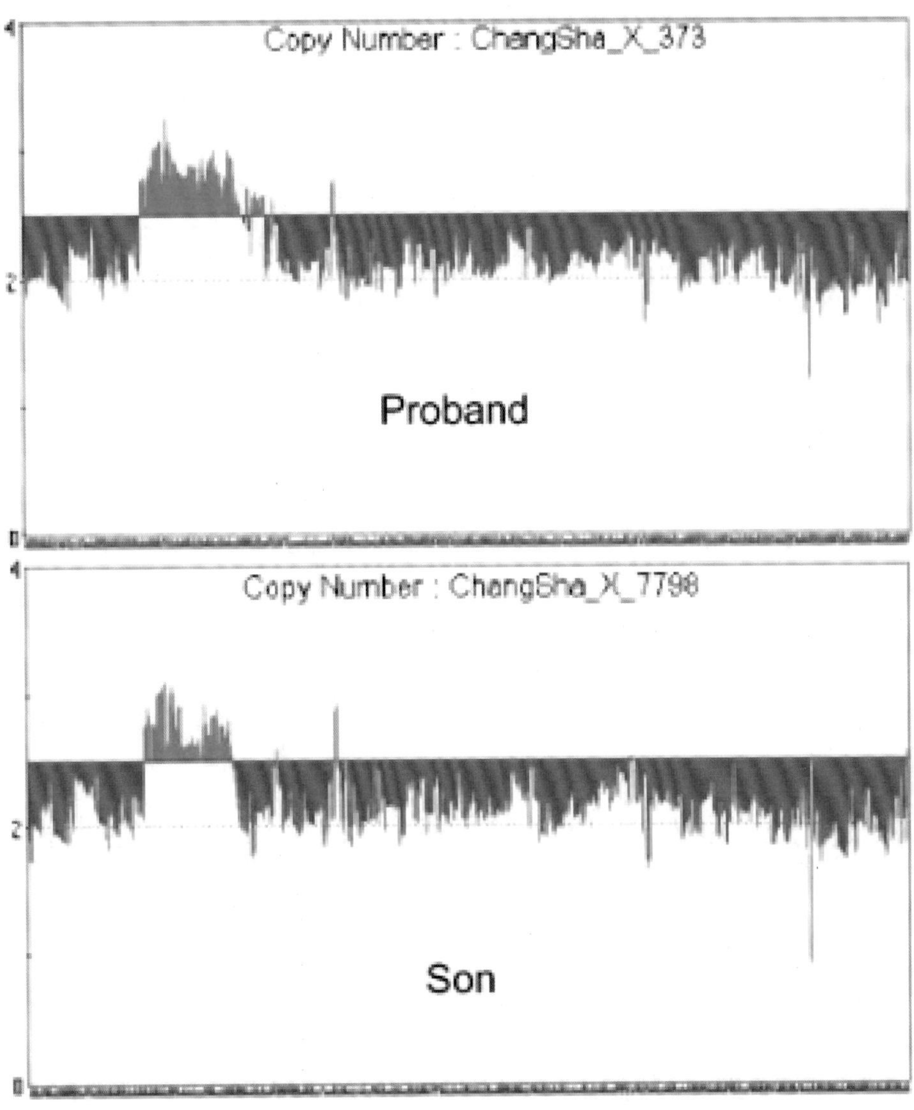

图 3　通过对先证者和他的儿子的 12p 染色体上的逐个 SNP 位点的 100K 微阵列基因芯片检测，结果显示在两个患者身上都有 2.5～3.5 倍的扩增。拷贝数 >2.5 用绿色表示，拷贝数 <2.5 的用红色表示

换，以及包括一个 U 型重排的三个断裂点重排 [Van Dyke，1988]（图 4）。

有几种发病机制可能解释先证者的智力障碍和面部特征的临床表现，例如 12p 重复的剂量效应或者倒位断裂点所在基因的破坏而导致的染色体功能失衡。然而，根据 NCBI 和 UCSC 数据库的信息，在两个断裂重接点未发现已知基因或者参考序列。此外，任何一个断点处的基因都不太可能被破坏，因为这样的基因可以通过重复染色体上完整的拷贝而获得剂量补偿。

Rauch 等人 [2004] 利用 10K SNP 微阵列芯片，推断出可靠的微阵列峰的阈值，可实现高灵敏度和高特异性的快速分子核型诊断。使用 SNP 分布更密集的 100K SNP 微阵列基因芯片，分辨率至少为 0.5mb，成功地确定了该家系中重复片段的范围，并复现了 FISH 分析的结果。

在 Stengel-Rutkowski 等人（1981）和后来艾伦等人 [1996] 提出的 12p 三体分类的基础上，我们了解到携带“单纯”12p 三体的总共有 23 个先证者（包括我们描述的两个案例），都是近端染色体短臂重复或者非平衡易位导致（表 2）。12 人归类为部分 12p 三体，5 人为 12p 末端三体（图 4 b）。这些先前报道的 12p 三体的大多数病例都没有经过统一标准的详细表型评估，我们根据 12p 重复区域的范围，将“单纯”12p 三体病例细分为 A、B、C、D 四组（表 2）。据此，12p 三体的核型 - 表型相关性可以做一些改进。副乳和多趾只出现在 A 组的一部分患者中，这提示导致这些特征的片段局限在 12p11.22 着丝粒区。同样，对于宽眉毛和脚部畸形很重要的区域可以定位到 12p13.1–p12.3 约 5mb 的片段，因为它们出现在 A、C 组而不是 B、D 组。在 A、B 和 C 组患者中观察到内眦赘皮、耳畸形、短颈和圆脸 / 脸颊突出，未在 D 组患者中发现，表明这些特征可能与 12p12.3 端粒片段有关。Rauch 等人 [1996] 和 Tsai 等人 [2005] 认为，12p 末端（12p13.3–p13.1）可能包含一个影响 12p 三体综合征面部特征的关键区域，而近端 12p 可能对主要结构特征影响更大。然而我们分类的分析结果与他们的数据并不一致。四组病例中均有明显的“单纯”12p 三体综合征面部特征，但 D 组症状轻微，D 组无主要结构特征。

总之，我们首次报道了一对父子同患 inv（12）（p12q14.1）相关的近端（12p12.3–p11.2）三体的病例。由于传统的细胞遗传学分析仅为 5 ~ 10mb 的分辨率，因此可能忽略不可见的染色体改变，所以应该引入更高分辨率的分子细胞遗传学和全基因组拷贝数检测技术来对这类染色体畸变做出更准确和可靠的诊断。

表 I　先证者及其儿子重复片段的多态等位基因的亲子传递分析

	Father	Mother	Propositus	Spouse	Son
D12S1669	C/C	B/D	C/D	A/B	B/D
D12S1650	A/D	B/C	A/B	B/C	B/C
D12S1688	A/D	B/B	A/B	A/C	A/B
D12S1591	A/B	D/E	A/D	C/E	C/D
D12S1617	C/E	A/B	A/E	D/F	A/D
D12S1640	B/C	A/A	A/C	C/C	A/C

下划线标记提供多态等位基因位点信息。

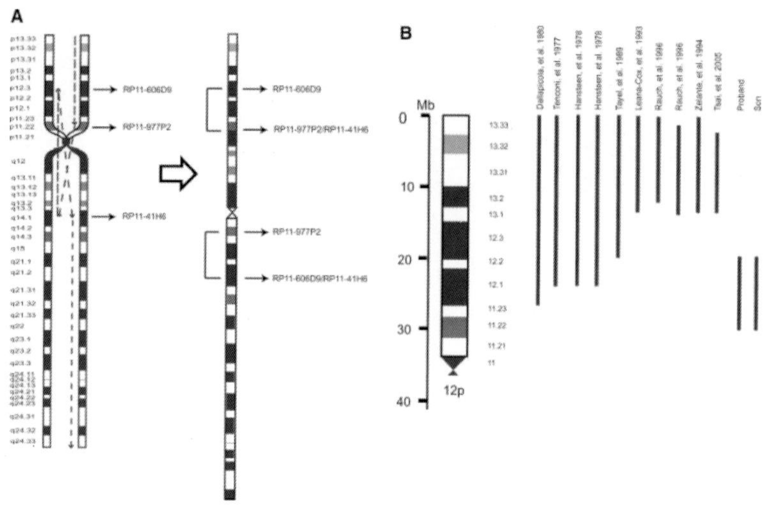

图 4　A：先证者 12 号染色体臂间倒位和 12p 重复的可能形成机制：姐妹染色单体之间发生错配和不等交换，以及包括一个 U 型重排的三个断裂点重排（分别表示为实体，空心，和阴影正方形）。B：既往和本病例的重复范围

表 II 12p 三体综合征不同组临床表现的比较

	A：完全 12p 三体 12pter–p11.1	B：末端 12p 三体 12pter–p13.1	C：远端 12p 三体 12pter–p12.11	D: 近端 12p 三体 12p12.3–p11.221
	[1 – 11]	[12 – 16]	[17 – 21]	本文病例
	11 例	5 例	5 例	先证者儿子
出生体重	未见异常或增加	正常或增加	正常或增加	正常或增加
尖头畸形	+	–	+	–
圆面和 / 或突颊	+	+	+	–
前额宽	+	–	+	+
面部扁平	+	–	+	+
内眦赘皮	+	+	+	–
宽眉	+	–	+	–
宽鼻梁	+	+	+	+
短鼻	+	+	+	+
鼻孔前倾	+	+	+	–
长人中	+	+	+	–
薄上唇	+	+	+	+
下唇外翻松弛	+	+	+	+
耳部异常	+	+	+	–
短颈	+	+	+	–
并指 / 趾	+	–	–	–
副乳	+	–	–	–
脚部畸形	+	–	+	–
张力减退	+	+	+	–
发育迟缓	+	+	+	+
语言发育迟缓	+	–	+	+
精神发育迟滞	+++	+	++	+

1.Armendares 等人 [1975]；2.Suerinck 等人 [1978]；3.Parslow 等人 [1979]；4.Parslow 等人 [1979]；5.Stengel–Rutkowski 等人 [1981] 6.Ray 等人 [1985]；7.Pfeiffer 等人 [1992]；8.Rauch 等人 [1996]；9.Allen 等人 [1996]；10.Tekin 等人 [2001]；11.Zumkeller 等人 [2004]；12.Leana–Cox 等人 [1993]；13.Rauch 等人 [1996]；14.Rauch 等人 [1996]；15.Zelante 等人 [1994]；16.Tsai 等人 [2005]；17.Dallapiccola 等人 [1980]；18.Tenconi 等人 [1978]；19.Hansteen 等人 [1978]；20.Hansteen 等人 [1978]；21.Tayel 等人 [1989].

（六）Am J Gene A 2008, 146A: 791-794.

American Journal of Medical Genetics Part A 146A:791–794 (2008)

Research Letter

Pre- and Postnatal Overgrowth in a Patient With Proximal 4p Deletion

Lingqian Wu,[1,2,3] Zhigao Long,[1] Desheng Liang,[1,2,3]* Naoki Harada,[2,3,4] Qian Pan,[1] Koh-ichiro Yoshiura,[2,3] Kun Xia,[1] Heping Dai,[1] Norio Niikawa,[2,3] and Jiahui Xia[1]

[1]National Laboratory of Medical Genetics of China, Xiangya Hospital, Central South University, Changsha, China
[2]Department of Human Genetics, Graduate School of Biomedical Sciences, Nagasaki University, Nagasaki, Japan
[3]Solution Oriented Research of Science and Technology (SORST), Japan Science and Technology Agency (JST), Kawaguchi, Japan
[4]Kyushu Medical Science, Nagasaki, Japan

Received 14 February 2007; Accepted 25 November 2007

How to cite this article: Wu L, Long Z, Liang D, Harada N, Pan Q, Yoshiura K, Xia K, Dai H, Niikawa N, Xia J. 2008. Pre- and postnatal overgrowth in a patient with proximal 4p deletion. Am J Med Genet Part A 146A:791–794.

To the Editor:

Terminal and interstitial deletions encompassing 4p16 result in Wolf–Hirschhorn syndrome (WHS) and the Pitt-Rogers-Danks syndrome (PRDS) [Wright et al., 1998]. A more proximal, interstitial deletion involving p16.1-p14 shows a distinct clinical entity without overlapping features with WHS and/or PRDS, and is characterized by long face, upslanting palpebral fissures, epicanthal folds, large lax lips, high-arched palate, micrognathia, prominent nose, tall and thin body habitus, broad hands and feet, and varying degrees of mental retardation [White et al., 1995; Tonk et al., 2003]. At least 22 cases of 4p16.1–p12 deletion have been reported [reviewed by Tonk et al., 2003], 17 of whom had a 4p16.1–p14 deletion with a common clinical profile [Romain et al., 1985; Fryns et al., 1989; Davies et al., 1990; Ishikawa et al., 1990; Chitayat et al., 1995; White et al., 1995; Innes et al., 1999; Tonk et al., 2003] (Table I). Here we report a girl with mental retardation, overgrowth and mild facial anomalies, who has a de novo 46,XX,del(4)(p16.1p15.2). A well-proportioned overgrowth pattern in our patient seems distinctive in comparison to reported features of patients with the proximal 4p deletion syndrome.

The patient, a 24-year-old female Han Chinese, was born at full-term to a 26-year-old G1P1 mother who reported an unremarkable pregnancy and nondiabetic history. Consanguinity of the parents was denied. Family history was negative for tall habitus: the body weight/height of her father, mother and a sister was 67 kg/175 cm, 49 kg/165 cm, and 43 kg/160 cm, respectively. Birth weight of the patient was 3,550 g (75th centile), length 61 cm (>97th centile) and OFC 37 cm (>97th centile). She has always been taller than the Chinese age-cohorts since birth. She raised her head at age 6 months, spoke at 15 months and walked at 3 years. She was diagnosed in her early childhood to have mental retardation by a local pediatrician and never attended school except for kindergarten. She has been able to care for herself since she was a teenager. On physical examination at age 23 years, her height was 181 cm (>97th centile), weight 74 kg (>97th centile) and OFC 58 cm, facial length 19 cm, and she had the following facial abnormalities: square-jawed face, epicanthal folds, prominent nose with overhanging tip, short philtrum, high-arched palate and hypoplastic earlobes (Fig. 1a,b). She has a tall, thickset and proportionate habitus without broad hands and feet. Her carpal bone age was advanced during her childhood and adolescence, but the recent radiographic findings at age 24 years were normal. Her first menstruation appeared at age 12 years, then it came regularly, and her secondary sexual characteristics developed normally. Psychometric testing showed moderate mental retardation with estimated IQ of 50, with poorer performance in calculations. Clinical manifestations of the patient including her facial gestalt did not fit to those for any of generalized overgrowth syndromes, such

Lingqian Wu and Zhigao Long contributed equally to this work.

Grant sponsor: NSFC, China; Grant number: 30571021; Grant sponsor: SORST, Japan Science and Technology Agency (JST).

*Correspondence to: Dr. Desheng Liang, National Laboratory of Medical Genetics, Xiangya Hospital, Central South University, 110 Xiangya Road, Changsha, Hunan 410078, China.
E-mail: liangdesheng@cnlmg.com

DOI 10.1002/ajmg.a.32221

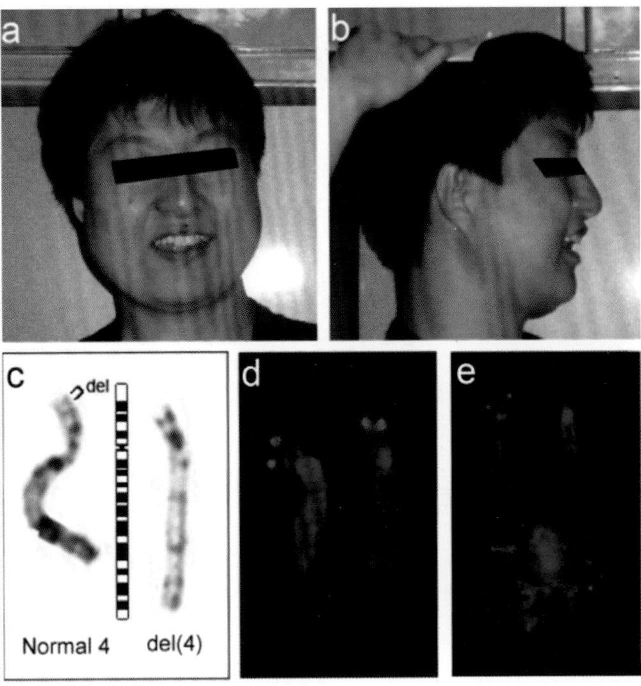

Fig. 1. A girl with a proximal 4p deletion. **a**,**b**: Facial appearance at age 23 years, showing well-developed, square-jawed face with hypoplastic earlobe. **c**: GTG-banded partial karyotype, showing del(4)(p16.1p15.2). **d**,**e**: FISH analysis using a BAC clone RP11-1150D2, showing signals in both normal and derivative chromosomes 4, and using a BAC clone RP11-29N16, showing a signal only in normal 4p and only one signal in an interphase cell.

as Weaver, Sotos, Simpson-Golabi-Behmel, Seip-Berardinelli, Perlman, Nevo, MOMO, Marshall-Smith, Beckwith-Wiedemann or Bannayan-Riley-Ruvalcaba syndromes [Douglas et al., 2003]. Thus, it is most likely that her overgrowth is constitutional and associated with a chromosomal deletion below.

High-resolution GTL-banding showed a 46,XX, del(4)(p16.1p15.2) karyotype (Fig. 1c). Fluorescence in situ hybridization (FISH) analysis with 11 BAC clones mapped to 4pter–4p14 [Kondoh et al., 2003] revealed that GS-36p21, RP11-1150D2 (Fig. 1d), 261G12 and 24K3 were retained, but RP11-29N16 (Fig. 1e), 77N9, 46O17, 79N22, 116N19, 192P23, and 106M4 were deleted. These results indicated that the WHS critical region is not deleted and that the proximal and distal deletion breakpoints are located in the regions between UCSC coordinate chromosome 4 nucleotide 24,549,727 and 24,551,523 and between nucleotide 6,504,169 and 6,504,249, respectively. Therefore, the deletion is assigned to an 18-Mb region (nt. 6,504,169–24,551,523) at 4p16.1–p15.2. The karyotypes of her father, mother and sister were normal.

Chitayat et al. [1995] reported three cases of the proximal 4p deletion syndrome and proposed 4p15.33–p15.2 as the minimal deleted segment for this syndrome, which was later supported by Innes et al. [1999]. However, our patient has a deletion encompassing the 4p16.1–p15.2 region, and there have been five reported cases of a deletion similar to our patients [Davies et al., 1990; White et al., 1995; Innes et al., 1999; Tonk et al., 2003]. All of these five cases shared several clinical features that include a long face, epicanthal folds, distinctive nose, thick lower lip, tall and thin habitus and moderate mental retardation. Thus, Tonk et al. [2003] suggested that the critical region for the proximal 4p deletion syndrome can be narrowed to a region from 4p16.1 to p15.2. As all reported cases that had a 4p16.1–p15.1 deletion manifested all typical features of this syndrome (Table I), the critical region should be confined to 4p16.1–p15.1. By a review of breakpoints of 4p16.1–p14 deletions in reported patients (Table I), we found that the tall habitus is most likely attributed to 4p16.1–p15.32 deletion, probably implying the presence of a negative control mechanism against tall status or overgrowth.

Overgrowth and other features in our patient merit comments. According to the information from Table II, 82% (14/17) of patients with a 4p16.1–p14

TABLE 1. Clinical Features of 18 Reported Cases of 4p16.1–4p14 Deletion

	Reported patients with deletion [references]							
	4p16.1–p15.2, present case	4p16.1–p15.2, 5 cases [1–4]	4p16.1–p15.1, 4 cases [2]	4p16.1–p14, 1 case [2]	4p15.33–15.2, 3 cases [5,6]	4p15.32–p14, 2 cases [2,7]	4p15.32–p15.2, 1 case [8]	4p15.2–14, 1 case [5]
Long face	−	+ + − + −	+ + + +	+	+ + +	+ −	?	+
Upslanted fissures	−	+ + ? + −	+ + + +	+	− ? ?	+ +	?	?
Epicanthal folds	+	+ + ? + −	+ + + +	+	− + −	+ +	−	+
Distinctive nose	+	+ + − − −	+ + + +	+	− − +	− −	?	−
High or cleft palate	+	− − ? + −	+ + + +	+	− + +	− −	+	+
Thick lower lip	−	+ + ?+ +	+ + + +	+	− + +	− +	+	−
Micrognathia	− (macrognathia)	− − − + −	+ + + +	+	− + +	+ −	+	+
Broad, short neck	−	− − − + −	−	+	− ? ?	− +	?	?
Broad hands and feet	−	− − ? + −	+ + + +	+	− + −	− −	?	+
Tall, thin habitus	Tall but symmetric	+ + + + +	+ + + +	+	+ − +	+ +	−	−
Mental retardation								
Mild	−	+ +	−	−	+	−	+	
Moderate	+	+ +	+ + + +	−	+ +	+ +		+
Severe	−	+ −	+	−	−			

1, White et al. [1995]; 2, Tonk et al. [2003]; 3, Innes et al. [1999]; 4, Davies et al. [1990]; 5, Chitayat et al. [1995]; 6, Romain et al. [1985]; 7, Fryns et al. [1989]; 8, Ishikawa et al. [1990]. ?, no available data.

deletion had a tall, thin stature, while the habitus of our patient was tall and well-proportioned, rather than thin, and began prenatally. In addition, her face was not long but her jaw was well developed. These features seem distinctive among the reported manifestations for the proximal 4p deletion syndrome, and might be attributed to possibly different extent of deletion between our and other patients with del(4)(p16.1p15.2), although our findings remain inconclusive as this is a single case and a possible role of genetic background within the family cannot be ruled out. Based on a familial transmission and reproductive fitness of the syndrome reported previously, as well as a possible reproductive capacity in our patient, we must exercise a caution when counseling patients with this condition [Tonk et al., 2003].

According to information from the Gene Predictions in the UCSC database, there are several candidate genes in the deleted segment that may explain the overgrowth in the present patient. Among them, the *SLC2A9* and *BAPX1* genes may play a role in the development and survival of chondrocytes in cartilage matrices and in skeletal development, respectively. The *FGFBP1* gene encoding fibroblast growth factor binding protein 1 may have a function similar to that of *FGFR3*, the gene for fibroblast growth factor receptor 3, which regulates endochondral ossification [Deng et al., 1996]. Moreover, the *PPARGC1A* gene (chr4: 23,402,742–23,500,798) that is located near the proximal breakpoint of the 18-Mb deleted region in our patient may involve in regulating cellular cholesterol homoeostasis and development of obesity.

REFERENCES

Chitayat D, Ruvalcaba RHA, Babul R, Teshima IE, Posnick JC, Vekemans MJJ, Scarpelli H, Thuline H. 1995. Syndrome of proximal interstitial deletion 4p15: Report of three cases and review of the literature. Am J Med Genet 55:147–154.

Davies J, Voullaire L, Bankier A. 1990. Interstitial deletion of the band 4p15.3 defined by sequential replication banding. Ann Genet 33:92–95.

Deng C, Wynshaw-Boris A, Zhou F, Kuo A, Leder P. 1996. Fibroblast growth factor receptor 3 is a negative regulator of bone growth. Cell 84:911–921.

Douglas J, Hanks S, Temple I, Davies S, Murray A, Upadhyaya M, Tomkins S, Hughes H, Cole T, Rahman N. 2003. NSD1 mutations are a major cause of Sotos syndrome and occur in some cases of Weaver syndrome but are rare in other overgrowth phenotypes. Am J Hum Genet 72:132–143.

Fryns JP, Yang-Aisheng, Kleczkowska A, Lemmens F, Vandecasseye W, van den Berghe H. 1989. Interstitial deletion of the short arm of chromosome 4—A phenotype distinct from the Wolff-Hirschhorn syndrome. Ann Genet 32:59–61.

Innes AM, Chudley AE, Carson NL, Dawson AJ. 1999. Interstitial 4p deletion in a child with an Angelman syndrome-like phenotype. Clin Genet 56:238–241.

Ishikawa T, Sumi S, Fujimoto S, Shima Y, Wada Y. 1990. Interstitial deletion of the short arm of chromosome 4 in a boy with mild

（七）国际交流与会议

国际交流

至今已完成的 1p32, 1p36. 3, 1cen, 1q11 → q23, 1q32, 1q42, 2q33, 2q32 → qter, 12cen, 13q12, 15q12, 16q11, 17p13, 17q11.2 → q12, Xp11.2, Xp21.1 → Xp21.2, Xp11.3 → p11.4 等 24 个染色体区带探针池，在国际人类基区组计划研究项目中已得到了广泛的应用，除荷兰、前捷克斯洛伐克、美国 ONCOR 等三个公司要求销售此产品外，自 1991 年以来，有关显微切割、PCR、微克隆、探针池技术的论文发表后，国外直接索取论文和应用探针池的国家有 26 个 139 人。即：USA 4 人，Mexico 2 人，Israel 4 人，Germany 10 人，Belgium 5 人 ，USSR 3 人，Czechoslovakia 10 人 ，Thailand 2 人，Poland 6 人，India 2 人，Greece 3 人，Switzerland 4 人，Cuba 1 人，Honkong 4 人，Canada 6 人，Austra 1 人，Australia 1 人，Japan 1 人，Romania 4 人 ，England 1 人，France 11 人，Iran 1 人，Holland 6 人，Spain 4 人，Malaysia 1 人，Argentina 2 人。

国际会议

（1）8th International Congress of human genetics“第八届国际人类遗传学大会”（美国华盛顿，1991 年 10 月 9 日）

2061

Microdissection of Human Y Chromosome Polymerase Chian Reaction and Microcloning Technique.

Deng Hanxiang, He Xiaoxuan, Li Luyun. Xia Jiahui

The State Key Lab of Medical Genetics of China. Hunan Medical University, Changsha, Hunan, China.

A modified technique for microdissection of specific region of human high resolution banded chromosome followed by polymerase chain reaction(PCR) with a artificial synthetic oligonucleotides as primer and microcloning was reported. This technique was successfully used to microdissect 4 chromosomal pieces from the distal and third from band 11.2 to the terminal of the short arm of Y chromosome where the test is determining factor is located: 3.6×10^4 clones were obtained after 30 cycles of PCR. We analysed 41clones with insert. The size of insert ranges 140–350bp with an average 250bp. A Southern blot analysis was done for one of them. A 2.5kb Hind III fragment was detected. This technique is simple, fast and effective for the cloning of eukaryotic genes.

2515

Human X and Y Chromosomes Special Probe Pool Technique

Li Luyun*, Xia Jiahui, Deng Hanxiang, He Xiaoxuan

The State Key Lab of Medial Genetics of China. Hunan Medical University, Changsha, Hunan, China.

The chromosomal microdissection technique was used to dissect 5 X chromosomes and 3 Y chromosomes followed by polymerase chain reaction(PCR) with a artificial synthetic oligonucleotides as primer. Then, the PCR products were used as template, randome sequence hexamers and biotin labeled dUTP labeling synthetic DNA were used as primer and probes separatily. In order to remove the repeated DNA, these denatured probes competitive hybridized with human genomic DNA. After that, these probes and chromosome sample with Brdu were used in situ hybridization. Then, the hybridized slides and avidin-labeled fluorescence isothiocyanate (FITC) were incubated together. We could detect the hybridization sign under the fluorescence microscope. The results showed that only X or Y chromosome had specific green fluorescence with yellow (DAPI stain) or red (propidium iodide stain) R-banding background.

Using above technique, a specific chromosomal probe pool was established within 1 day. This technique provides an effective method for detecting chromosomal microabnormalities.

（2）SEVENTEENTH INTERNATIONAL CONGRESS OF GENETICS , 15-21 AUGUST 1993 “第十七届国际遗传学大会”（英国伯明翰，1993 年 8 月 15 日至 21 日）

The construction and its application of human chromosomal region band special probe pools

Xia Jiahui, Li Luyun, Deng Hanxiang, He Xiaoxuan, Dai Heping et al.

The State Key Lab of Med Genet Human Medical University, Changsha, Hunan, China

The 10 probe pools of human chromosomal special bands of 1p36.3,1q32, 5q12-q13, 5q31, 6p21, 8q24.1,11q23-qter 11q13,17p13-pter,21q21.2-q22.1 were constructed by microdissection and polymerase chain reaction (PCR). Their speciality of region band was identified by chromosomal in site hybridization (Fig). PUC19 as a vector.8q24.1 PCR production was cloned. Forty single copy DNA were obtained. Its average length were 300 ± bp. Human genome fragment 1.2-12.9kb were detected using ECORI or Hind III digesting. These probes could be special genetic mark of 8q24.1 band. Four single-copy DNA sequencing were completed. Their length were 260bp,300bp,360bp, and 316bp, respectively(Fig). Because 8q24.1 is gene locus of exostoses L G syndrome. In order to detect probes for diagnosis, we are working on pedigree analysis of patients with multiple exostoses.

The study and application of human chromosomal 24 type special probe pools

Li Luyun, Xia Jiahui, Deng Hanxiang, He Xiaoxuan, Dai Heping et al.

The State Key Lab of Med Genet of China, Hunan Medical University, Changsha, Hunan, China

The 1-22. X and Y altogether 24 type special probe pools of human chromosome were constructed by microdissection and polymerase chain reaction (PCR) (Fig1). That is cut the DNA of one chromosome to become a large number of probes with 300 ± bp fragment. 3kb-3000kb micro-mutation were detected by chromosomal in site hybridization using above probes. Three cases with 46,XX,t(11;22)(q23.3;q11.2) and 46,XX,t(7;21) (p21.2,q22.3); 46,XY,-21.+der(21) t(7;21)(p21.2,q22.3) mat were identificated using no.7 and no.11 probe pools. The technique and its application could offer the information of gene location and cloning for several thousand genetic disease. We could prevent and diagnose the patients who did not know the cause of mental retardation.

• 分子遗传学与单基因遗传病的研究 •

一、主要论文目录

1. Xia Jiahui, Ruan Qingguo, He Xiaoxuan, Li Lingli, et al. SEQUENCING FOR 4 SINGLE-COPY DNA SEGMENTS FROM HUMAN CHROMOSOME 8q24.1, Chinese Medical Journal, 1994, 107(4): 257–259（人类染色体 8q24.1 4 个单拷贝 DNA 片段的测序）

2. 邓汉湘，范朝红，夏家辉，等. Molecular Cloning of a candidate Gene for Hereditary Multiple Exostoses type II. Progress in Natural Science, 1996, 6(6): 692–699（遗传性多发性外生骨疣II 型候选基因的分子克隆）

3. 唐勇，夏家辉，周江南，等. 4 个遗传性多发性外生性骨疣病家系的基因定位. 遗传学报，1998, 25(1): 1–7

4. 刘春宇，张春玲，夏家辉. 数据综合分析鉴定人类 Auxilin 基因. 生物化学与生物物理进展，1998, 25(5):434–439（全文）

5. Xia Jiahui（夏家辉），Wang Dean, Liu Chunyu, 等. Molecular Cloning and Localization of Human Ataxin2-like Gene. High Technology Letters, 1998, 4(2): 100–104（人 Ataxin2 样基因的分子克隆与定位）(摘录)

6. XIA Jiahui（夏家辉），LIU Chunyu（刘春宇），WANG Dean（王德安），等. Molecular cloning and localization of human atrophin-1-like gene. PROGRESS IN NATUREAL SCIENCE, 1999, 9(3): 203–210（人 atrophin–1 样基因的分子克隆与定位）(全文)

7. XIA Jia-Hui，LIU Chun-Yu, RUAN Qing-Guo, PAN Qian, et al. Molecular Cloning of Complete Coding Sequence of Human M6ba. Chinese Journal of Genetics，1999, 26(4):283–289（人 M6ba 全编码序列的分子克隆）(摘录)

8. 张宝荣，黄鉴政，夏家辉，等. MJD 基因 CAG 不稳定性扩增与临床研究，遗传，1999, 21(6): 17–20

9. 施小六，凌奇荷，夏家辉，等. 染色体单体型分析及突变检测在 Wilson 病临床诊断中的应用. 中华医学遗传学杂志，1999, 16(1):32–35

10. 李宜雄，吕新生，夏家辉，等. 中国人 Peutz-Jeghers 综合征 STK11 基因突变的研究. 中华医学杂志，1999, 79(6):425–427

11. 萧剑锋，唐北沙，夏家辉，等. 夏科 - 马里 - 图思病 Cx32、MPZ 和 PMP22 基因点突变的特点. 中华神经科杂志，1999, 32(3): 142–145

12. 唐北沙，夏家辉等，遗传性脊髓小脑型共济失调的 CAG 三核苷酸突变检测. 中华医学遗传学杂志，1999, 16(5): 281–284

13. XU Lei 徐磊 DENG Hanxiang 邓汉湘 XIA Jiahui 夏家辉，等. Identification of mutation in a candidate gene for hereditary multiple exostoses type Ⅱ, Chinese Medical Journal，1999, 112(1): 72–75（遗传性多发性外生骨疣Ⅱ型候选基因突变的鉴定）

14. Lei Xu, Jiahui Xia, Hujun Jiang, et al. Mutation analysis of hereditary multiple exostoses in the Chinese, Hum Genet, 1999, 105: 45–50（中国人遗传性多发性外生骨疣的突变分析）

15. 夏家辉，刘春宇，王德安，阮庆国，等. 与 Atrophin–1 同源的人类新基因的克隆和定位. 自然科学进展，1999, 9(11): 997–1003（摘录）

16. 夏家辉，禹宽平，刘春宇，潘乾，等. 从 9q34 肌氨酸血症位点克隆人二甲基甘氨酸脱氢酶样基因. 遗传学报，1999, 26(6): 591–597

17. 唐冬生，禹宽平，汤熙翔，张华莉，潘乾，戴和平，夏家辉. 生物信息学技术克隆人类神经髓鞘蛋白家族基因. 生物化学与生物物理学报，2000, 32(4): 364–368

18. 夏家辉，汤熙翔，唐冬生，崔峰，等. 人 Oligophrenin 1 样（OPHN1L）基因的克隆. 自然科学进展，2000, 10(10): 945–948

19. 萧剑锋，何云贵，禹宽平，唐北沙，谢光洁，夏家辉. 人类 Quaking 基因的 cDNA 克隆. 中华医学杂志 2000, 80(12)

20. 夏家辉，何云贵，曾志红，等. 人神经性耳聋多肽因子样基因克隆和表达分析. 中华医学杂志，2000, 80(5): 339–341

21. Jinfu Yang, Dongxu Hu, Jiahui Xia, et al. Three Novel TBX5 Mutations in Chinese Patients With Holt–Oram Syndrome, American Journal of Medical Genetics, 2000, 92: 237-240（中国 Holt–Oram 综合征患者的三种新的 TBX5 突变）

22. L.Q.Wu, Y.F.Yang, D.Zheng, H.Deng, Q.Pan, T.L.Zhao, F.Cai, Y.Fang, Z.GLong, H.P.Dai, B.S.Tang, Y.J.Yang, H.X.Deng, K.Xia, AND J.H.Xia. Confirmation and refinement of a genetic locus for disseminated superficial actinic porokeratosis (DSAP1) at 12q23.2–24.1. British Journal of Dermatology, 2004, 150: 999–1004（在染色体 12q23.2–24.1 鉴定了一个播散性浅表性光化性汗孔角化症位点）（全文）

23. Kun, Xia, Lingqian Wu, Xiaoping Liu, Xinhua Xi, Desheng Liang, Duo Zheng, Fang Cai, Qian Pan, Zhigao Long, Heping Dai, Zhengmao Hu, Beisha Tang, Zhuohua Zhang, Jiahui Xia, Mutation in PITX2 is associated with ring dermoid of the cornea , J Med Genet, 2004, 41:e129（PITX2 突变与角膜环状皮样瘤发生相关）（全文）

24. Zhu HY, Wu LQ, Pan Q, Tang BS, Liang DS, Long ZG, Dai HP, Xia K, Xia JH. Rapid genetic diagnosis and prenatal diagnosis of spinal muscular atrophy by denaturing high–performance liquid chromatography. Chin Med J, 2006, 119(14): 1222-1225（变性高效液相色谱法对脊髓性肌萎缩症的快速遗传诊断和产前诊断）（全文）

25. Sato D, Liang D, Wu L, Pan Q, Xia K, Dai H, Wang H, Nishimura G, Yoshiura K, Xia J, Niikawa N. A syndactyly type IV locus maps to 7p36. J Hum Genet, 2007, 52: 561–564（一个并指型 IV 型位点定位于 7p36）（全文）

26. Lingqian Wu, Desheng Liang, Norio Niikawa, Fen Ma, Miao Sun, Qian Pan, Zhigao Long, Zhongmin Zhou, Koh-ichiro Yoshiura, Hua Wang, Daisuke Sato, Gen Nishimura, Heping Dai, Xue Zhang, and Jiahui Xia. A ZRS duplication causes syndactyly type IV with tibial hypoplasia. Am J Med Genet A. 2009 Mar 16;149A(4):816-818.（ZRS 重复导致 IV 型并指畸形伴胫骨发育不全）（全文）

27. Jia-hui Xia, Chun-yu Liu, Bei-sha Tang, Qian Pan, et al. Mutations in the gene encoding gap junction protein β-3 associated with autosomal dominant hearing impairment. Nature Genetics, 20(4): 370-373, 1998（人类间隙连接蛋白 β-3 基因突变导致常染色体显性听力减退）（全文）

二、论文摘要

（一）High Technology Letters 1998, 4 (2) 100-104.

Molecular Cloning and Localization of Human Ataxin2-like Gene

Xia Jiahui（夏家辉），Wang Dean，Liu Chunyu，
Pan Qian，Dai Heping，Deng Hanxiang
（National Laboratory of Medical Genetics of China，
Hunan Medical University，Changsha 410078，P. R. China）

Abstract

Through analysis of EST database, a 1,226bp cDNA assembled from 8ESTs with significant similarity to human spinocerebellar ataxia 2 gene（ataxin2）is found. Based on these sequences，a 4,657bp complete coding cDNA which is predicated to encode 1,052 amino acids is cloned，which is termed ataxin 2-like . Northern blot analysis indicates that human ataxin2-like has two splicing forms. Comparison analysis bet ween human ataxin 2 and ataxin2-like shows that both cDNA and the protein predicated share striking similarity . Structure analysis of the protein indicates that it is a strongly hydrophilic protein . The gene is further mapped to chromosome 9p 11by fluorescence in situ hybridization.

Key words: Spinocerebellar ataxia, Homologue , Full-length cDNA, Splicing form, Fluorescence in situ hybridization

（二）Chinese Journal of Genetics 1999, 26 (4):283-289

Molecular Cloning of Complete Coding Sequence of Human M6ba

XIA Jia-Hui, LIU Chun-Yu, RUAN Qing-Guo, PAN Qian, LIAO Xiao-Dong, FU Jun-Jiang, CUI Feng, DENG Han-Xiang
(National Laboratory of Medical Genetics of China, Hunan Medical University, Changsha 410078)

X-linked, early onset Pelizaeus-Merzbacher disease (PMD) and part of X-linked spastic paraplegia are caused by mutation of proteolipid protein. M6b (U45955) partially cloned by Olinsky was considered as a member of PLP gene family. By nested PCR with primers based on sequence of 5' part of U45955 and vector arm of cDNA library, one novel fragment about 300bp partially overlapped but differed in 5' part with U45955 was obtained. Assembly of the novel sequence with U45955 make a 1.642kb cDNA sequence with an open reading frame encoding 265 amino acids, which was verified by sequence of PCR products from brain cDNA library. The cDNA (termed M6ba) and its deduced peptide sequence showed significant similarity to murine M6b gene and protein (91.2% and 93.4%respectively). Northern blot, PCR amplification in cDNA library and EST analysis indicated that human M6b gene has at least three splicing forms. M6ba also showed significant similarity to PLP gene, they encode strongly hydrophobic protein and all their hydrophobic region are highly conservative. Gene structure analysis showed that the coding region of M6ba was composed of seven exons.

KEY WORDS: M6ba; PLP; Gene; Cloning; Splicing form

（三）自然科学进展 1999, 9 (11): 997-1003.

与 Atrophin-1 同源的人类新基因的克隆和定位

夏家辉 刘春宇 王德安 阮庆国 崔峰 谢微 潘乾 廖晓东 戴和平 邓汉湘
（湖南医科大学医学遗传学国家重点实验室，长沙 410078）

摘要 将齿状核红核苍白球路易氏体退行性病变（DRPLA）致病基因（Atrophin-1）cDNA 序列对 EST 数据库进行同源性比较，得到与 Atrophin-1 显著相似的 EST 25 个，依 EST 间的相互关系构建 5 个 EST 重叠群，根据其中的 3 个 EST 重叠群设计引物，对 cDNA 文库扩增，PCR 法制备探针，筛选人 cDNA 和 gDNA 文库。cDNA 克隆经测序，拼接，获得含完整编码区的 cDNA 序列 4.6kb（命名为 Atrophin 样基因，Atrophin-like gene），其中有一个 3036bp 的阅读框架。基因编码区由 9 个外显子构成。基因组 DNA 克隆，经荧光原位杂交定位于 1p36。人、鼠 Atrophin-1 基因家族各成员的比较分析显示，均为亲水性较强的蛋白质，其 C 端保守性较强，有 2 个酸性与碱性氨基酸交替区。DRPLA，Haw River 综合征与 Atrophin-1 中 CAG 的过度重复相关，而人类 Atrophin 样蛋白中不含长的多聚谷氨酰胺残基（其基因中只有 3 次 CAG 的重复）。

关键词 Atrophin 样基因 齿状核红核苍白球路易氏体退行性病变 基因克隆 定位 基因家族

三、论文全文

（一）生物化学与生物物理进展 1998, 25 (5) :434-439.

数据综合分析鉴定人类 Auxilin 基因

刘春宇 张春玲 夏家辉
（湖南医科大学医学遗传学国家重点实验室，长沙 410078）

摘要 Auxilin 蛋白诱导 Hsp70c 蛋白与笼形蛋白的结合，在真核细胞衣被小泡脱衣被的过程中扮演了重要的角色。通过对已有 EST，STS 等数据库的综合分析，我们将人类 auxilin 基因定位到 1p31，D1S515 和 DIS19S 标记之间。26 个 EST 构成的 5 个重叠群，占该基因中共约 2.3kb 的部分 cDNA 序列，其中编码区长 501 bp，得到的序列与牛的 auxilin 基因显示有极高的同源性。各 EST 数据显示，auxilin 在人胚胎的多种组织中表达，在成人脑、表皮组织中也有表达。

关键词 auxilin 基因，定位，序列，数据综合分析
学科分类号 R394.3

真核生物细胞中的衣被小泡，是细胞器间物质运输以及细胞进行内吞，尤其是受体介导内吞作用的重要方式。衣被小泡的衣被主要由三叉枝状的笼形蛋白（clathrin）聚合成的球状体构成，笼形蛋白球状体装配、解聚、再装配的循环是衣被小泡行使功能的主要过程。Ahle 等[1]在牛脑组织衣被小泡的研究中发现 auxilin 蛋白和 AP180 都是衣被中的重要组成。结构型的 70ku 的热休克蛋白（Hsp70c）具有 ATP 酶的活性，催化笼形蛋白球状体解聚（衣被小泡脱衣被），1995 年 Ungewickell 等[2]研究发现，auxilin 是 Hsp70c 完成其催化功能的重要辅助因子。Auxilin 与笼形蛋白装配成的网梁结构相结合时，其羧基端的 J- 功能域（J–domain）则与 Hsp70c 作用，诱导 Hsp70c 与衣被的结合，同时激活 Hsp70c 的 ATP 酶活性[2,5]。1995 年 Schroder 等[6]克隆了源于牛脑组织的 auxilin 基因，这是目前公共数据库中唯一完整的 auxilin 基因序列。通过免疫印迹方法和 RNA 杂交分析，一般认为 auxilin 基因有在脑组织中特异表达的特性[1,6]通过对已有公开数据库，包括表达序列标记（expressed sequence tags，EST）、序列标记位点（sequence tag site，STS），人类基因索引（human gene index，HGI），Unigene 等数据库的分析，我们得到一批人 auxilin 的表达序列片段（EST），并在人基因组中定位了此基因。同时，EST 数据提示人类 auxilin 的表达不只限于脑组织。

1．材料方法

1.1 软件与数据库

采用 GCG 的 Seqlab 9.1 软件包进行核酸和蛋白质序列分析，核酸数据库为 GenBank104.0 版，EMBL52.0 版。蛋白质数据库为 PIR 54.0 版，SWISSPROT 35.0 版。通过 INTERNET 查询美国国家生物技术信息中心 (National Center of Biotechnology Information, NCBI）的 Unigene 数据库和基因组研究所（The Institute of Genome Research，TIGR）的人类基因索引（HGI）数据库。

1.2 数据分析

以牛 auxilin 基因 cDNA 序列（GenBank:U09237）对 EST 数据库进行 Blast 分析，将得到的 P 值小于 0.002 的人类 EST 与 GenBank 比较，去除与已克隆人类基因相似性大于 90% 的 EST。余下的 EST 以 Seqlab 之 Fragment Assembly 构建重叠群。各重叠群的同义序列用 FASTA 和 TFASTA 程序与 U09237 比较，根据相似区段的位置绘制同源重叠群图。

以 EST 对 STS 数据库进行 Blast 分析，根据一致的 STS 进行基因定位。再据 GDB 数据库将 STS 的定位与细胞遗传学的染色体区带对应。

2．结 果

2.1 人类 auxilin 的 EST 重叠群及基因序列

以牛 auxilin 基因的 cDNA 序列在 EST 数据库中作同源搜寻，得到人的显著同源 EST 共 26 个，共构成 5 个重叠群，其中 4 个重叠群只有单一 EST，1 个重叠群（aux–con3）由 22 个 EST 构成。5 个重叠群的组成见表 1。

因 EST 为一次性测序的结果，一般存在 5% 左右的序列误差。以与牛 auxilin 同源的序列段作为 EST 中有效序列段，比较各重叠群有效序列段与牛 auxilin 的基因关系，可见 5 个重叠群与牛 auxilin 同源序列的位置如图 1，两个重叠群位于编码区内，两个位于 3 ' 非编码区，一个最长的重叠群跨于终止密码子两侧。

将我们得到的全部有效序列及其翻译的蛋白质序列与牛 auxilin 基因及其编码的蛋白质序

表 1　人类 auxilin EST 重叠群

EST 重叠群编号	cDNA 克隆号	5'EST GenBank 编号	3'EST GenBank 编号	cDNA 组织来源
aux-con 1	446850	AA203616		胎肝脾
aux-con 2	kk6041	N84123		胎心
aux-con 3	c-0zf08	Z42974[1)]		婴儿脑
	c-0jc08	Z42434		婴儿脑
	235187	H78762[1)]	H78679[1)]	胎肝脾
	c-lzf12	ZA4405		婴儿脑
	c-Djc07	F05692		婴儿脑
	39627	R52420[1)]		婴儿脑
	GEN-407HO8	D55950		胎脑
	GEN-400C01	D55738		胎脑
	24126	T78206[1)]		婴儿脑
	30560	R18208[1)]		婴儿脑
	31641	R36734[1)]		婴儿脑
	24172	T78747[1)]		婴儿脑
	46200	H09209[1)]		婴儿脑
	23049	T75068[1)]		婴儿脑
	23048	T75067[1)]		婴儿脑
	245094		N54363[1)]	胎肝脾
	274045	N48413[1)]		黑色素细胞
	ATCC:122605	AA322036[1)]		小脑
	c-3g09	F12912[1)]		婴儿脑
	c-3ge10	F12913[1)]		婴儿脑
	DKFZphsnu1-1a7	Z98480[1)]		成人丘脑下核
aux-con 4	24126		R37867[1)]	婴儿脑
aux-con 5	274045		N38951[1)]	黑色素细胞

1) Unigene Hs.106891 中有的 EST.

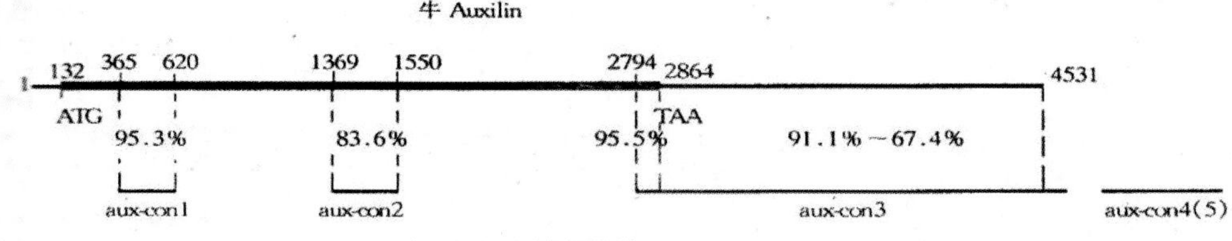

图 1　牛 auxilin 基因与人 auxilin EST 重叠群对比图

粗线标示牛 auxilin 基因的阅读框及起止密码子位置。百分比值示同源区段间核酸序列的相同碱基比例。4,5 号重叠群处于基因的 3' 非编码区且无牛 auxilin 基因对应序列，故二者相对位置不能确定，但因均为 3 号重叠群中 EST 所在 cDNA 克隆的 3' 端，也即在基因的 3' 端。

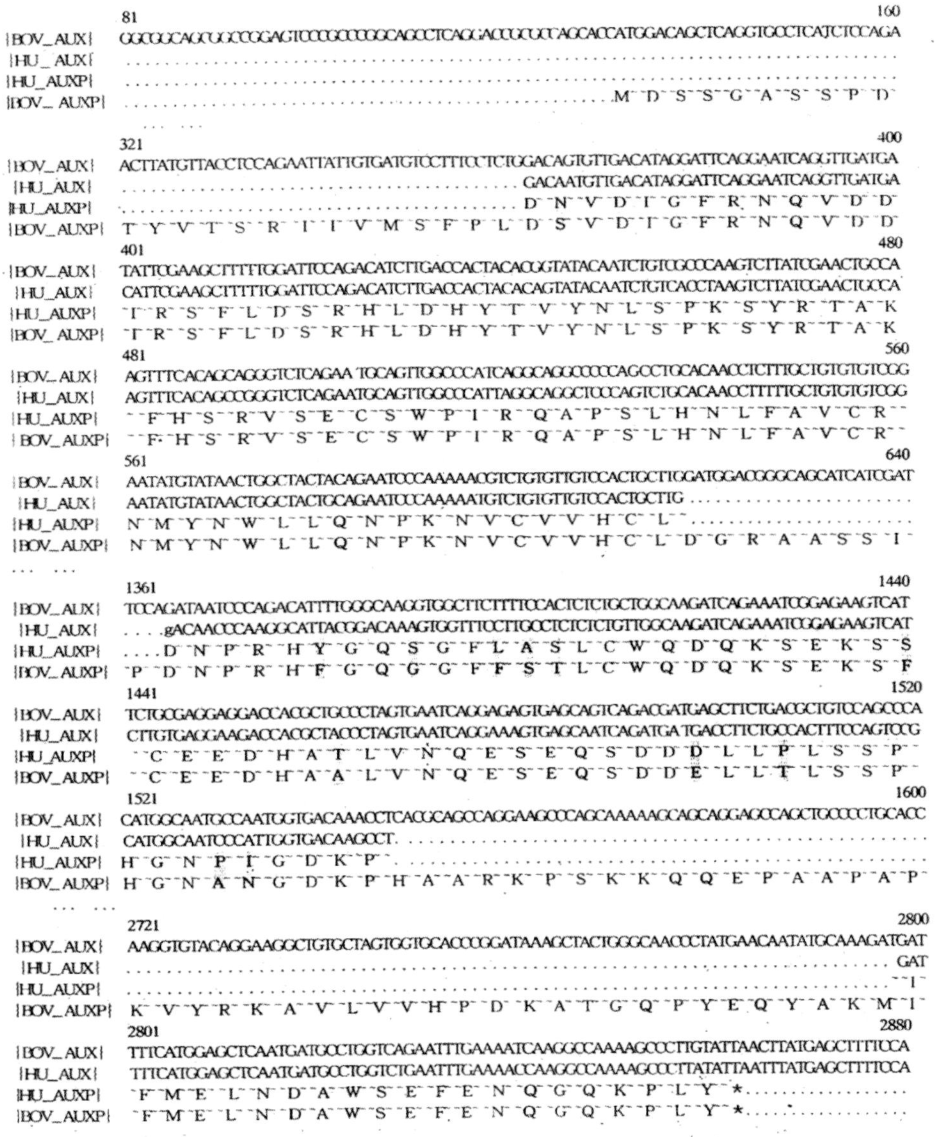

```
           81                                                                             160
|BOV_AUX|  GGCGGCAGCGGCCCGGAGTCCCGGCCCGGCAGCCTCAGGACCGCGCCAGCACCATGGACAGCTCAGGTGCCTCATCTCCAGA
|HU_AUX|   ................................................................................
|HU_AUXP|  ................................................................................
|BOV_AUXP| ..................................................M  D  S  S  G  A  S  S  P  D
... ...
           321                                                                            400
|BOV_AUX|  ACTTATGTTACCTCCAGAATTATTGTGATGTCCTTTCCTCTGGACAGTGTTGACATAGGATTCAGGAATCAGGTTGATGA
|HU_AUX|   ..........................................GACAATGTTGACATAGGATTCAGGAATCAGGTTGATGA
|HU_AUXP|  ..........................................D  N  V  D  I  G  F  R  N  Q  V  D  D
|BOV_AUXP| T  Y  V  T  S  R  I  I  V  M  S  F  P  L  D  S  V  D  I  G  F  R  N  Q  V  D  D
           401                                                                            480
|BOV_AUX|  TATTCGAAGCTTTTTGGATTCCAGACATCTTGACCACTACACGGTATACAATCTGTCGCCCAAGTCTTATCGAACTGCCA
|HU_AUX|   CATTCGAAGCTTTTTGGATTCCAGACATCTTGACCACTACACAGTATACAATCTGTCACCTAAGTCTTATCGAACTGCCA
|HU_AUXP|  I  R  S  F  L  D  S  R  H  L  D  H  Y  T  V  Y  N  L  S  P  K  S  Y  R  T  A  K
|BOV_AUXP| I  R  S  F  L  D  S  R  H  L  D  H  Y  T  V  Y  N  L  S  P  K  S  Y  R  T  A  K
           481                                                                            560
|BOV_AUX|  AGTTTCACAGCAGGGTCTCAGAATGCAGTTGGCCCATCAGGCAGGCCCCCAGCCTGCACAACCTCTTTGCTGTGTGTCGG
|HU_AUX|   AGTTTCACAGCCGGGTCTCAGAATGCAGTTGGCCCATTAGGCAGGCTCCCAGTCTGCACAACCTTTTTGCTGTGTGTCGG
|HU_AUXP|  F  H  S  R  V  S  E  C  S  W  P  I  R  Q  A  P  S  L  H  N  L  F  A  V  C  R
|BOV_AUXP| F  H  S  R  V  S  E  C  S  W  P  I  R  Q  A  P  S  L  H  N  L  F  A  V  C  R
           561                                                                            640
|BOV_AUX|  AATATGTATAACTGGCTACTACAGAATCCCAAAAACGTCTGTGTTGTCCACTGCTTGGATGGACGGGCAGCATCATCGAT
|HU_AUX|   AATATGTATAACTGGCTACTGCAGAATCCCAAAAATGTCTGTGTTGTCCACTGCTTG........................
|HU_AUXP|  N  M  Y  N  W  L  L  Q  N  P  K  N  V  C  V  V  H  C  L ........................
|BOV_AUXP| N  M  Y  N  W  L  L  Q  N  P  K  N  V  C  V  V  H  C  L  D  G  R  A  A  S  S  I
... ...
           1361                                                                          1440
|BOV_AUX|  TCCAGATAATCCCAGACATTTTGGGCAAGGTGGCTTCTTTTCCACTCTCTGCTGGCAAGATCAGAAATCGGAGAAGTCAT
|HU_AUX|   ....gACAACCCAAGGCATTACGGACAAAGTGGTTTCCTTGCCTCTCTCTGTTGGCAAGATCAGAAATCGGAGAAGTCAT
|HU_AUXP|  ....D  N  P  R  H  Y  G  Q  S  G  F  L  A  S  L  C  W  Q  D  Q  K  S  E  K  S  S
|BOV_AUXP| P  D  N  P  R  H  F  G  Q  G  G  F  F  S  T  L  C  W  Q  D  Q  K  S  E  K  S  F
           1441                                                                          1520
|BOV_AUX|  TCTGCGAGGAGGACCACGCTGCCCTAGTGAATCAGGAGAGTGAGCAGTCAGACGATGAGCTTCTGACGCTGTCCAGCCCA
|HU_AUX|   CTTGTGAGGAAGACCACGCTACCCTAGTGAATCAGGAAAGTGAGCAATCAGATGATGACCTTCTGCCACTTTCCAGTCCG
|HU_AUXP|  C  E  E  D  H  A  T  L  V  N  Q  E  S  E  Q  S  D  D  D  L  L  P  L  S  S  P
|BOV_AUXP| C  E  E  D  H  A  A  L  V  N  Q  E  S  E  Q  S  D  D  E  L  L  T  L  S  S  P
           1521                                                                          1600
|BOV_AUX|  CATGGCAATGCCAATGGTGACAAACCTCACGCAGCCAGGAAGCCCAGCAAAAAGCAGCAGGAGCCAGCTGCCCCTGCACC
|HU_AUX|   CATGGCAATCCCATTGGTGACAAGCCT.....................................................
|HU_AUXP|  H  G  N  P  I  G  D  K  P ......................................................
|BOV_AUXP| H  G  N  A  N  G  D  K  P  H  A  A  R  K  P  S  K  K  Q  Q  E  P  A  A  P  A  P
... ...
           2721                                                                          2800
|BOV_AUX|  AAGGTGTACAGGAAGGCTGTGCTAGTGGTGCACCCGGATAAAGCTACTGGGCAACCCTATGAACAATATGCAAAGATGAT
|HU_AUX|   .............................................................................GAT
|HU_AUXP|  ...............................................................................I
|BOV_AUXP| K  V  Y  R  K  A  V  L  V  V  H  P  D  K  A  T  G  Q  P  Y  E  Q  Y  A  K  M  I
           2801                                                                          2880
|BOV_AUX|  TTTCATGGAGCTCAATGATGCCTGGTCAGAATTTGAAAATCAAGGCCAAAAGCCCTTGTATTAACTTATGAGCTTTTCCA
|HU_AUX|   TTTCATGGAGCTCAATGATGCCTGGTCTGAATTTGAAAACCAAGGCCAAAAGCCCTTATATTAATTTATGAGCTTTTCCA
|HU_AUXP|  F  M  E  L  N  D  A  W  S  E  F  E  N  Q  G  Q  K  P  L  Y  *...................
|BOV_AUXP| F  M  E  L  N  D  A  W  S  E  F  E  N  Q  G  Q  K  P  L  Y  *...................
```

图 2 牛 auxilin 基因与人 auxilin 片段的核酸和多肽序列比较

BOV_AUX 为牛 auxilin cDNA 序列，BOV_AUXP 为牛 auxilin 的蛋白质序列，HU_AUX 为人 auxilin 片段，HUAUXP 为人 auxilin 多肽片段，阴影覆盖的为两种蛋白质间不同的残基，数字表示牛 auxilin cDNA 中的碱基位置

列比较，结果如图 2。在编码区 EST 重叠群对应的三个同源区段间核酸序列的一致性分别为 95.3%（255 bp），83.6%（181 bp），95.5%（70bp）；而蛋白质序列间的一致性分别为 98.8%（85 个残基），88.5%（60 个残基）和 100%（21 个残基）。3 ' 非编码区中的序列除前 100 bp 段达 91.1% 一致外，相似性在 67.4% 到 85.3% 之间，平均相似性为 76.2%。

在有效序列翻译得到的多肽序列中，第一个片段为 tensin 同源段，在 C 端氨基酸序列为 J-domain 的一部分，据已有的研究，J-domain 是 auxilin 行使功能所必需，这进一步肯定了我们得到的是人类的 auxilin 基因。

人类 auxilin 的编码片段与鸡的 Tensin 及鼠等的周期素 G 相关激酶等蛋白质显著同源。

2.2 人类 auxilin 基因的定位

EST H78762 中含有一 STS 序列:G26332，而此 STS 定位于 1 号染色体，在四个表达序列定位图谱中的定位分别为:WI-18348 图谱和 A003M20 图谱中定位于 D1S515 与 D1S198 之间；位于放射杂交定位图中 1 号染色体 213.0cR 处。

在 GDB 数据库查询，D1S515 位于 D1S203 和 D1S198 之间，三标记均处在染色体 1p31 处。

2.3 人类 auxilin 基因的表达情况

根据获得的人类 auxilin 的 EST 来源（表 1），可知 auxilin 基因的 EST 有 17 个源于胎脑 cDNA 文库，占全部 cDNA 克隆的 68%。提示此基因在胎脑中表达丰度很高。同时，在胎肝脾、胎心、黑色素细胞、小脑及丘脑下核等 cDNA 文库中也得到 auxilin 的部分序列，说明在这些组织和发育阶段中 auxilin 也有表达。

3. 讨 论

3.1 人类 auxilin 的基因表达不只限于脑组织

Ahle 等 [1] 以免疫印迹的方法在牛脑、肝、肾上腺组织中做了牛 auxilin 的表达分析，只发现在脑中有该基因的表达。而推测该基因可能为神经细胞的某种独特功能服务。Schroder 等 [6] 进行了小鼠脑、心、肝、肾、脾中的 RNA 印迹实验，也只在脑中发现有 auxilin 的表达。而 Maycox 等 [7] 的研究则显示神经组织的衣被小泡中 auxilin 是主要组成之一，因此目前一般认为 auxilin 是一种脑特异囊泡相关的蛋白质 [8]。

本研究的分析显示人 auxilin 在多种组织（脑、肝脾、心、皮肤）中，尤其是胚胎的多种组织（肝脾、心）中有表达。而这些有表达的组织或发育阶段恰是 Ahle，Schroder 等的研究所未涉及到的。这一结果提示文献中报道 auxilin 仅在脑中表达的结果可能并不全面。换而言之，auxilin 可能不只在神经系统中发挥作用，而是有更广泛的生理功能。

3.2 人类 auxilin 基因全长 cDNA 的克隆

auxilin 基因的大体框架结构已通过 EST 的分析建立，据此，只需以 RT-PCR 和 5 ' RACE 的方法填补缺口，即可很容易得到此基因的全长 cDNA 序列。对已有 cDNA 克隆的再测序，尤其是 446850 和 kk6041 两个克隆的测序可能为获取 auxilin 的完整编码序列提供直接的帮助。

3.3 利用综合数据分析进行基因分离、定位及表达研究

目前国际上两个主要进行公开 EST 数据分析的研究项目是 NCBI 的 Unigene 项目和 TIGR 的 HGI 项目，在 Unigene 中有一个 EST 簇（cluster）:Hs.106891，其中包含了我们分析得到的 26 个 EST 中的 19 个（位于我们得到的 3、4、5 号重叠群中），并且提供了该 EST 簇的分子标记定位，但并不明确此簇与 auxilin 基因的关系，在 HGI 中，一个 EST R72017 推测为 auxilin 基因的部分，而我们的分析显示 R72017 是人类周期素 G- 相关激酶（HsGAK）的一部分，而非 auxilin 的组成 . 这可能是因为 auxilin 与 HsGAK 同源性较高造成的误差。本研究将 EST 序列、定位、表达、cDNA 克隆等数据进行了全面的综合分析，得出了有关 auxilin 基因结构和表达、定位等的重要新信息。

总之，通过综合数据分析，我们得到了人类 auxilin 基因的部分序列及基因的大体结构，并将之定位在 1p31。这是人类基因组计划进展到今天，利用已有数据开展基因克隆的一种成功尝试，为人类 auxilin 基因的全长克隆创造了便利的条件。有关 auxilin 表达的新认识，对于我们了解 auxilin 在生命过程中的功能具有重要的提示作用。

参考文献（略）

Identification and Mapping of Human Auxilin Gene by Integrated Data Analysis.

LIU Chun-yu, ZHANG Chun-ling, XIA Jia-hui
(National Laboratory of Medical Genetics of China, Changsha 410078, China).

Abstract Auxilin is a molecular chaperon which induces binding of Hsp70c to clathrin, playing an important role in uncoating of coated vesicle isolated from brain. Through integrated analysis of public database such as dbEST, dbSTS, partial cDNA sequence of human auxilin was identified and mapped to 1p31, between marker D1S515 and D1S198. Totally 26 ESTs were found to be part of human auxilin and used to construct five contigs, which make totally 2.3kb sequence and contains 501bp coding sequence. All the sequences obtained and the corresponding putative translation showed high homologous to bovine auxilin. At the same time, EST data indicate that human auxilin expressed in several tissues at fetal stage, also in brain and melanocyte at adult stage.

Keywords auxilin, localization, sequence, expression, integrated data analysis

(二) PROGRESS IN NATUREAL SCIENCE 1999, 9(3):203-210.

Molecular cloning and localization of human atrophin-1-like gene

XIA Jiahui (夏家辉), LIU Chunyu (刘春宇), WANG Dean (王德安), RUAN Qingguo (阮庆国), CUI Feng (崔峰), XIE Wei (谢徽), PAN Qian (潘乾), LIAO Xiaodong (廖晓东), DAI Heping (戴和平) and DENG Hanxiang (邓汉湘)
(State Key Laboratory of Medical Genetics, Hunan Medical University, Changsha 410078, China)
Received April 29,1998; revised May 29,1998

Abstract Through the analysis of EST (Expressed Sequence Tag) database, 25 human ESTs with significant similarity to human atrophin-1 gene, which is responsible for dentatorubral pallidoluysian atrophy(DRPLA),were assembled into 5 contigs. Based upon three of these contigs, three probes were designed to screen the human cDNA libraries and genomic DNA libraries. Sequences of the cDNA clones obtained from heart and testis cDNA libraries were assembled into a 4.6kb cDNA sequence (termed atrophin-1 like gene, ATNIL) which contained a complete open reading frame putatively encoded 1012 amino acids. The coding region is composed of 9 exons. Both cDNA and deduced protein sequence share striking similarity with human atrophin-1 and rat atrophin-1-related gene and protein. Comparative analysis also indicated that C-terminus of the protein was more conservative than its N-terminus. It was a strongly hydrophilic protein with two regions of alternating acidic and basic amino acid residues as the human atrophin-1 and rat atrophin-1 related protein were. We further mapped this gene to chromosome 1p36 by fluorescence in situ hybridization.

Keywords: atrophin-1-like gene, dentatorubral pallidoluysian atrophy, gene cloning, mapping, gene family

Dentatorubral pallidoluysian atrophy (DRPLA) which happens relatively frequently in Japan and

Haw River syndrome reported in North America are all caused by unstable expansion of a CAG repeat coding for glutamine in atrophin-1 gene localized on chromosome 12[1-6]. And the expanded repeats have a tendency to increase in successive generation. The size of the (CAG)n, repeat expansion shows inverse correlation with the onset age of the disease. This dynamic mutation resembles the situation of five other neurodegenerative diseases including SBMA (spinal and bulbar muscular atrophy)[7], SCA1 (spinocerebellar ataxia 1)[8], SCA2(spinocerebellar ataxia2) [9], SCA3/MJD (spinocerebellar ataxia 3/ Machado–Joseph disease)[10] and HD(Huntington disease)[11]. All these diseases result from the pathologic gain–of–function caused by the mutations consisted of the increased size of a polymorphic tandem CAG repeat in the coding region. But the underlying mechanism of this dynamic mutation remains unknown.

Previous research on atrophin-1 showed that coding sequence of human atrophin-1 is 88% identical to that of rat atrophin-1 at the DNA level and 94% identical at the protein level, but a shorter polyglutamine is encoded by rat atrophin-1 gene[12,13]. The situation is almost the same for murine atrophin-1 compared with human atrophin-1:86% identical at the DNA level;92%identical at the protein level. The repeat expansion of atrophin-1 seems not affect the expression of atrophin-1[3,5,14]. Numbers of CAG repeat of atrophin-1 in mice varied between 3 to 8 with the strains' difference [15]. As one EST (GenBank: M78755) showed 64% identical with the atrophin-1, it is proposed that a novel gene family of atrophin exists[4] Atrophin-1 related gene was cloned in rat, it did not contain long CAG repeat but had two regions of alternating acidic and basic residues[16]. Based on the analysis of public EST database and the screening of the human cDNA library, we cloned the complete coding sequence of human atrophin-1-like gene, and further mapped it to 1p36. Also its gene structure has been illustrated.

1 Materials and methods

1.1 Analysis of EST database

Public EST database of NCBI (National Center of Biotechnology Information) was analyzed by Seq lab of GCG (Genetics Computer Group, Madison, USA). The cDNA sequence of atrophin-1 excluding the CAG repeat region was subjected to BLAST (Basic Local Alignment Search Tool)[17] searching against the dbEST of NCBI. Homologous ESTs with about 60% identities in over 100 bp were selected to do further BLAST searching to find ESTs overlapped with them. Clone ID of the ESTs above were used to do LOOKUP searching in the dbEST to find EST sequences of both ends of the clones containing atrophin-1-homologous ESTs. By this way,25 ESTs from 14 clones were selected (table 1). The EST contigs of the selected ESTs were constructed by FRAGMENT ASSEMBLY of Seq lab. After that, the consensus sequence of the EST contigs was subjected to FASTA comparison with human atrophin-1. The relative position map of EST contigs was drawn based on the position of similar region in the FASTA results (figure 1).

1.2 Primer design

Based on the sequences of EST contigs 2, 3 and 5, primers were designed as in table 2.

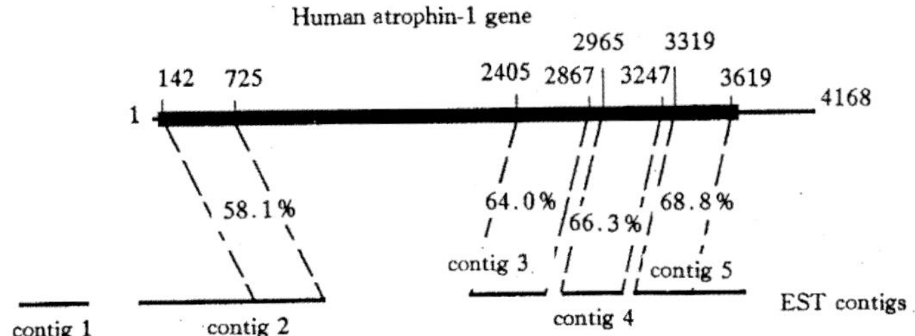

Fig. 1. Relative position map of EST contigs homologous to human atrophin-1. Contig 1, AA21069; Contig 2, consensus sequence of N93910, H29903, AA021286, AA017010, W48573, H92190, H83959, N62796, H29816, AA016211, W48874, AA021188, AA020984; Contig 3, consensus sequence of M78755, H27325; Contig 4, consensus sequence of T70470, T69336; Contig 5, consensus sequence of T69261, T69416, H12676, W76393, H27326, W72041, H12626. The coding region (74-3628 bp) of atrophin-1 gene is given as a bold line.

Table 1 ESTs homologous to human atrophin-1 and related cDNA clones

5'EST	Clone ID	3'EST	5'EST	Clone ID	3'EST
T70470	82966	T69416	W48573	324991	W48874
T69336	82870	T69261	AA021286	364108	AA021188
H12676	14633	H12626	AA021069	363874	AA020984
W76393	345612	W72041	H29903	174794	H29816
H27325	158421	H27326		221775	H92190
AA017010	360807	AA016211		222328	H83959
N93910	278421	N62796	M78755	HHCME23	

Amplification with these primer pairs (HAR1F/HAR1R; HAR2F/HAR2R; HAR3F/HAR3R) were performed with cDNA from human heart and testis cDNA library. The products were verified by sequencing as to be identical to those of the corresponding ESTs, then used as templates for generating probes by PCR.

Table 2 Primers designed based on EST contigs homologous to human atrophin-1

Contig	EST	Primer and sequence (5'—3')	Products Length (bp)
Contig 2	AA020984	HAR3F: tgtgggtgtggggaacag	342
		HAR3R: gagagagttcagacagtcgcag	
Contig 3	M78755	HAR2F: gcgggaggagagcaagag	265
		HAR2R: gggttaagggcatgtagaagg	
Contig 5	W72041	HAR1F: agtgaagggtgtgaactg	175
		HAR1R: agaggatttcctgagactg	

1.3 cDNA library screening

Probes labelled with α-^{32}P-dATP by PCR were used to screen approximately one million plaques of cDNA library (Clontech λ-gt10, Clontech, Palo Alto, USA).Using the procedures of Clontech[1)] to plate library and transfer the phage DNA to nylon membrane, then the membrane was denatured, neutralized, rinsed and dried. The membrane was prehybridized with salmon sperm DNA at 65 ℃ for 3 h, hybridized with the denatured probes at 65 ℃ for 17 h (hybridization solution contains 2×10^6 cpm/mL probes), washed and exposed to the X-ray film at −70 ℃ overnight. After secondary screening, the positive clones were obtained.

1.4 Genomic DNA library screening

The same method as that for cDNA library screening was used to screen the human genomic DNA library constructed in λ-EMBL3 SP6/T7 vector (Clontech).

1.5 DNA extraction and purification of cDNA and genomic DNA clones

A phage DNA of positive clones were prepared according to the method of Clontech. The inserts of cDNA clones were amplified with the primers annealed to sequences flanking the cloning site using Clontech Advantage Hi-Fi PCR system. The PCR products were recovered in the low-melting point gel, purified and cloned into pGEM-T easy vector (Promega, USA). JM109 bacteria were transformed and the recombinant colonies were selected by blue-white screening, cultured in 1.5 mL solution. Plasmids DNA was prepared with Miniplasmid kit of Qiagen (Qiagen, Germany).

1.6 Sequencing of cDNA

Sequence analysis of the plasmid DNA was performed with M13 forward and reverse primers as well as the cDNA sequence-specific primers on the ABI 377 sequencer with ABI PRISM Dye Terminator Cycle Sequencing kit or ABI PRISM Dye Primer Cycle Sequencing kit. (ABI,USA)

1.7 Fluorescence in situ hybridization

The entire genomic DNA clones were labelled with biotin-16-dUTP by nick-translation according to the methods previously described[18]. Avidin-FITC system was used to detect the signal.

1.8 Gene structure analysis

The genomic DNA clones obtained as above were subjected to sequencing with primers located in the cDNA sequence of the atrophin-1 like gene. By this way, the sequences at exon/intron boundaries were obtained.

2 Results

2.1 cDNA sequence of human atrophin-1-like gene

Seven clones were obtained through screening heart cDNA library with HAR3R/HAR3F probe, two of them were sequenced. Four clones were obtained through screening testis cDNA library with HAR2R/HAR2F probe and sequenced. Three clones were obtained through screening heart cDNA library with HAR1R/HAR1F probe and sequenced. Sequence analysis showed that all the sequenced clones are overlapped. But one gap estimated as about 400 bp existed. Based on the flanking sequence, a pair of PCR primers were designed: DRP4 5'–TGGCTCGCTTCCCCT ACCCGCC–3'; DRP5 5'–CCTC TCGACAAACGAACACTACTATG–3'. A sequence (termed HuA-gap2) filling the gap was obtained in amplification products from testis, skeletal muscle, pancreas, heart and liver cDNA libraries. Assembling all the sequences above makes a 4.598kb sequence termed human atrophin-1-like gene, ATN1L (fig. 2). It was deposited under GenBank accession number AF016005.

The longest open reading frame in the composite ATNIL is from base 565 through 3061, putatively encodes an 1012 amino acids peptide.

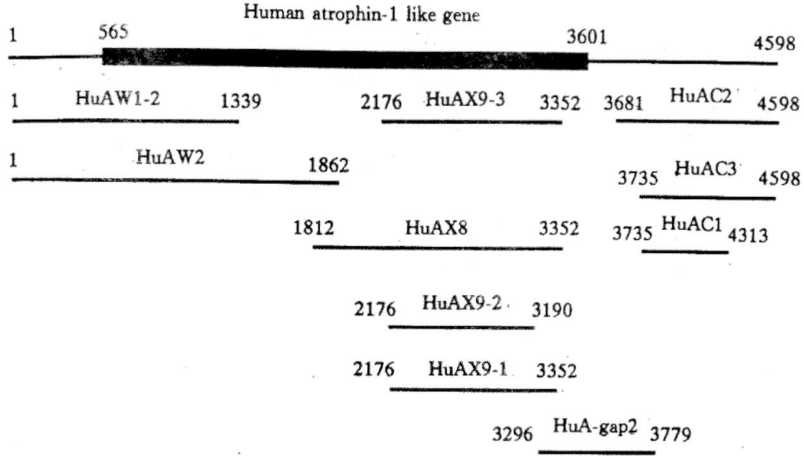

Fig.2 Clones obtained by screening cDNA library for human atrophin-1-like gene. All clones were obtained from heart cDNA library except that HuAX8, HuAX9-1, HuAx9-2, HuAX9-3 were from testis cDNA library. HuA-gap2 was the PCR products from testis, skeletal muscle, pancreas, heart and liver cDNA libraries with primer pair DRP4/DRPS.

2.2 Homology analysis

Comparative analysis revealed that similarity between the 3' part of coding sequence of human atrophin-1 gene (GenBank accession number U23851) and human atrophin-1-like gene is relatively higher,69.9% identity in 1 783bp(base 2 176 through 3 959 of ATN1L).Whereas four regions in 5' and middle part of atrophin-1-like gene (base 860-960,1 360-1 560,1660-1760,1860-1960) showed no similarity with atrophin-1 gene. No significant similarity was found between these two proteins in the 5'UTR and 3'UTR either.

The situation at protein level is similar: 69.4% identical in 473 amino acids (residue 540-1013) of C-terminus between human atrophin-1-like protein and human atrophin-1 protein (SWISSPROT: P54259). Taking 100 amino acids as a comparison unit, similarities between N-terminus of these two proteins range from 30% to 50%. Lots of proline and serine are present in corresponding position in N-terminus of these two proteins and they occupy the highest percentage: proline and serine count for 22.0% and 14.3% respectively in 1-540 residues of human atrophin-1-like protein, while 22.4% proline and 16.8% serine in the corresponding region of atrophin-1 protein (residue 1-720). But in atrophin-1-like protein, no long run of polyproline, polyserine and polyglutamine could be found contrasting to the situation of atrophin-1. Two regions of alternating basic and acidic residues composed mainly of arginine and glutamic acid were found to be similar in atrophin-1 and atrophin-1-like protein. One of the two regions situated at residue 625 through 647 of atrophin-1-like protein, is corresponding to residue 805-832 of atrophin-1 protein. Another region located in residue 746–768 of atrophin-1-like protein is corresponding to a shorter region of atrophin-1: residue 925 to 940.

PEPTIDESTRUCTURE analysis of Seqlab using the method of Chou-Fasman[19]and Garnier-Osguthorpe-Robson[20] indicated that the two conserved region may form alpha-helix. A con-served histidine-rich region (60% histidine) was located in residue 871-885 of atrophin-1-likeprotein and in residue 1 045-1 059 of atrophin-1 protein, respectively.

Similar to atrophin-1 protein, the atrophin-1-like protein is a hydrophilic protein. But the yare differently charged, the theoretical pI value of atrophin-1 is 9.75, while that of the atrophin-1-like protein is 7.64.

The similar region of human and rat atrophin-1-like (GenBank accession number U44091) gene covered the whole coding region and part of 5' and 3' UTR with 86.6% identity.

Sequence comparison revealed 91.4% identity in full-length peptide sequence of atrophin-1-like protein of human and rat (rat atrophin-1-like protein, SWISSPROT: P54258), except that a eight-residues sequence (HPQRPPAP) is absent in rat atrophin-1-like protein around residue 253 present in human's counterpart.

2.3 Mapping of human atrophin-1-like gene

Screening the genomic DNA library with HAR1R/HAR1F, HAR2R/HAR2F, HAR3R/HAR3F radiolabeled probes, one clone was obtained by each probe. FISH analysis of all three clones mapped the gene to 1p36 (Plate I).

2.4 Gene structure of atrophin-1-like gene

Sequencing of the genomic DNA clones obtained made all the intron/exon boundaries available (fig. 3). All nine exon sequences are deposited under GenBank accession number from AF041096 to AF041104.

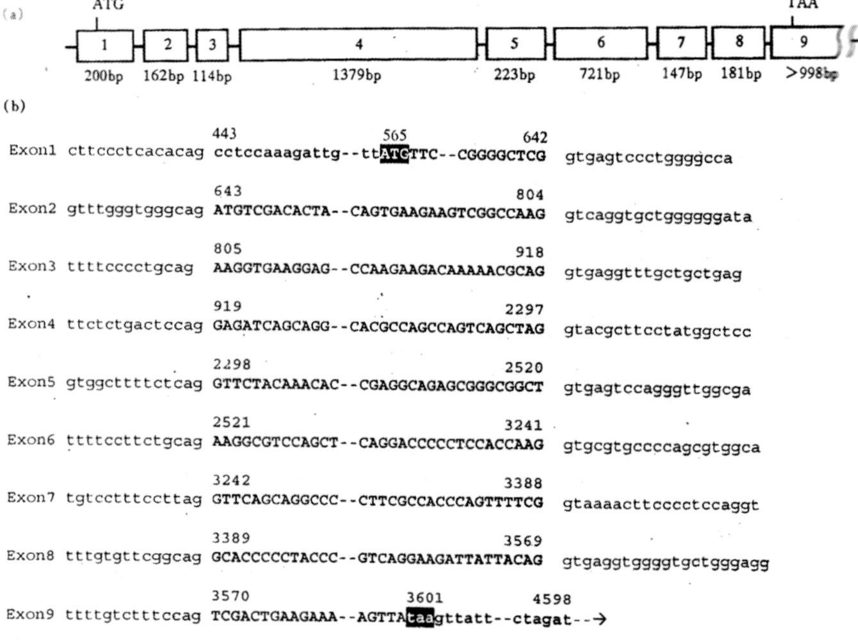

Fig. 3 Genomic structure of atrophin-1-like gene covering coding region. (a) Distribution of exons of atrophin-1-likegene. The size of exons and locations of start and stop codons are given. (b) Isolated exon-intron junction of ATNIL. The cDNA sequence found in genomic DNA (i.e. exon) are shown in boldface. The coding region is shown by uppercase letters. Non-coding sequence is shown by lowercase letters. Start and stop codons are highlighted with dark background. Al exon sequences are arranged in the middle block with the numbers indicating their position in cDNA sequence. All intron sequences are arranged at both sides.

3 Discussion

Significant similarity between human and rat atrophin-1-like gene and atrophin-1 gene indicated that they belong to a novel gene family. Since no novel ESTs homologous to, but different from atrophin-1 and atrophin-1-like genes was found in the recent dbEST searching, it appears that atrophin gene family might be a very small gene family with only these two members.

The two conserved regions of alternating acidic and basic residues in human and rat atrophin-1 and atrophin-1-like protein were also found in human U1–70K snRNP protein[21]. It's also proposed that this kind of domain may be related with protein-protein interaction.

Only three repeats of CAG could be found in human atrophin-1-like gene. In analysis of 20unrelated persons with primers flanking CAG repeat, no polymorphism was detected. At the same time, the CAG repeat is located at 5'part of atrophin-1 (around base 1 532), which is to the right of the less conserved region between atrophin-1 and atrophin-1-like gene. All these facts suggest that, at least, the long run of polyglutamine is not essential for the common function of atrophin gene family.

（三）British Journal of Dermatology 2004, 150:999-1004.

British Journal of Dermatology 2004; **150:** 999–1004. DOI: 10.1111/j.0007-0963.2004.05912.x

CONCISE COMMUNICATION

Confirmation and refinement of a genetic locus for disseminated superficial actinic porokeratosis (DSAP1) at 12q23.2-24.1

L.Q.WU, Y.F.YANG,* D.ZHENG, H.DENG, Q.PAN, T.L.ZHAO,* F.CAI, Y.FENG,† Z.G.LONG, H.P.DAI, B.S.TANG,† Y.J.YANG, H.X.DENG, K.XIA AND J.H.XIA

*National Laboratory of Medical Genetics, *Department of Thoracic Surgery, Xiangya Second Hospital, and †Department of Neurology, Xiangya Hospital, Central South University, 110 Xiangya Road, Changsha, Hunan 410078, China*

Accepted for publication 5 November 2003

Summary

Background Our previous study has identified two loci for disseminated superficial actinic porokeratosis (DSAP), but the genes responsible are still unknown.

Objectives To narrow down the candidate regions and to assess candidate genes.

Methods A genome-wide scan and linkage analysis were carried out in a newly collected five-generation Chinese family with DSAP. In addition, six candidate genes were screened for possible DSAP-associated mutations.

Results DSAP in this family was associated with chromosome 12q. Fine mapping and haplotype construction refined the DSAP1 locus to a 4·4-cM interval. No disease-associated mutation was detected in *CRY1, C4ST1, TXNRD1, HCF2, CMKLR1* or *KIAA0789* genes.

Conclusions The DSAP1 locus was localized to a 4·4-cM interval at chromosome 12q23.2-24.1. *CRY1, C4ST1, TXNRD1, HCF2, CMKLR1* and *KIAA0789* genes were not associated with DSAP1.

Key words: disseminated superficial actinic porokeratosis, DSAP1, gene mapping, genome-wide scan, linkage analysis, refined mapping

Porokeratosis is a rare cutaneous disorder of keratinization, and is a morphologically distinct condition of the skin first described in 1893.[1] There are at least four, possibly six, subtypes of porokeratosis,[2] of which disseminated superficial actinic porokeratosis (DSAP, OMIM 175900), characterized by multiple, small, annular, anhidrotic and keratotic lesions, is the most common. The lesions occur almost only in sun-exposed areas of the skin, and mostly develop with autosomal dominant transmission.

The genetic defects and the pathogenesis of DSAP are still unknown. By genome-wide scanning, we have identified two loci for DSAP, the DSAP1 locus at a 9·6-cM region at chromosome 12q23.2-24.1,[3] and DSAP2 at a 6·4-cM region at chromosome 15q25.1-26.1.[4] To narrow down the candidate regions and to identify the possible disease-associated genes, we collected another five-generation Chinese family with DSAP. A genome-wide scan and linkage analysis first linked this family to chromosome 12q. Further fine mapping and haplotype construction, in combination with previously published data, finally refined the locus for DSAP1 to a 4·4-cM interval. By a candidate gene approach, we screened cryptochrome 1 (*CRY1*), chondroitin 4-*O*-sulfotransferase 1 (*C4ST1*), thioredoxin reductase 1 (*TXNRD1*), host cell factor 2 (*HCF2*), *Homo sapiens* chemokine-like receptor 1 (*CMKLR1*) and *KIAA0789* genes in this family, but no disease-associated mutation was detected.

Correspondence: K.Xia.
E-mail: nlmglcy@xysm.net
L.Q.W. and Y.F.Y. contributed equally to this work.

Family and methods

A five-generation Chinese family with autosomal dominant inheritance was collected from a rural area of Anhui Province. Twenty-nine members of this family were involved in this study. Affected members developed the cutaneous lesions in their teenage years, and the earliest onset of the disease in this family was at 10 years (V-10) (Fig. 1). Affected individuals have multiple, uniformly small, minimal, annular, keratotic lesions, ranging from 0·1 to 0·2 cm in diameter. The number of lesions on every patient varied considerably, but the majority had over 30. The lesions tend to occur at sun-exposed sites such as the face, neck and distal parts of the limbs, and undergo clinical exacerbations during the summer months following sun exposure. Skin biopsy was performed on one patient (IV-3). Histological examination showed the typical cornoid lamella consisting of a compact column of parakeratotic cells (data not shown). Informed written consent was obtained before blood sampling. DNA was obtained by standard proteinase K digestion and phenol-chloroform extraction.

A genome-wide scan (ABI PRISM Linkage Mapping Set Version 2; PE Applied Biosystems, Foster City, CA, U.S.A.) was performed in this family with 382 micro-

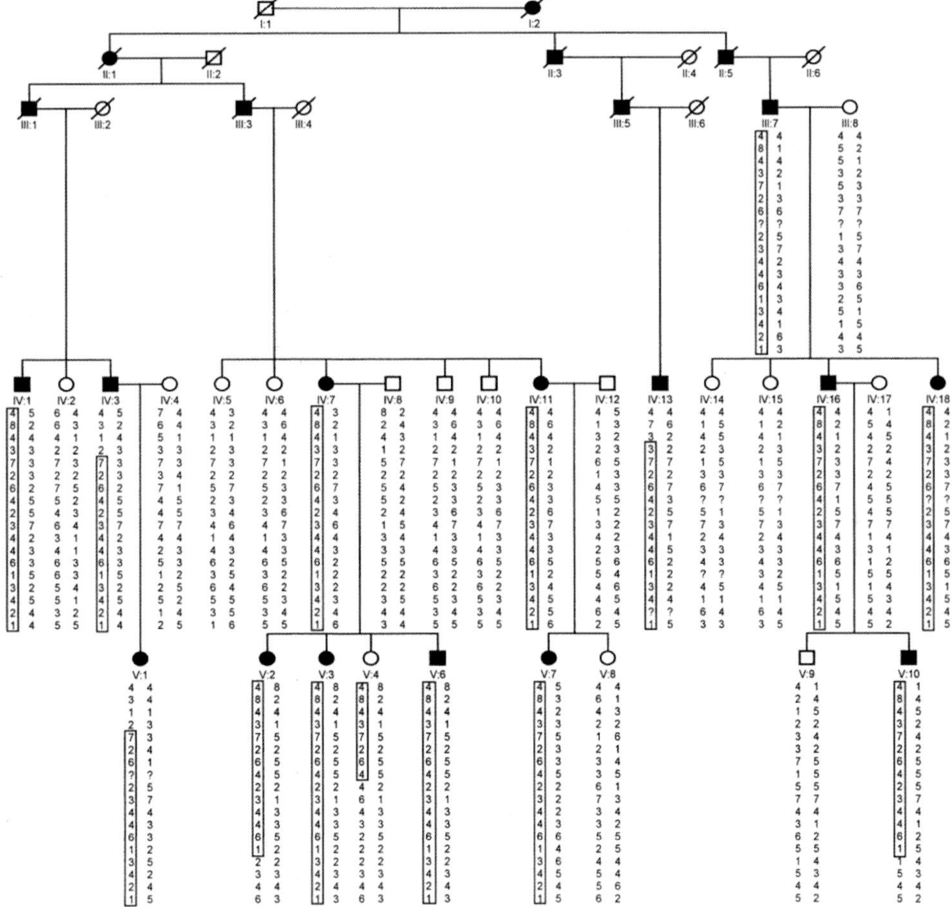

Figure 1. Recombination analysis of the family with disseminated superficial actinic porokeratosis (DSAP) from Anhui Province. Pedigree of the family affected with autosomal dominant DSAP showing haplotype analysis for 18 markers on 12q. Markers are listed top to bottom: centromere; D12S346; D12S1671; D12S306; D12S1727; D12S1607; D12S318; D12S78; D12S338; D12S1342; D12S330; D12S1613; D12S1605; D12S84; D12S1583; D12S1341; D15S354; D12S369; D12S79; telomere. The haplotype cosegregating with the disorder is boxed. Question marks (?) indicate that the genotype is not determined.

satellite markers from 22 autosomes spaced at ~ 10-cM intervals. Polymerase chain reaction (PCR) and electrophoresis were performed as previously described,[3] and we analysed this family using 15 additional microsatellite markers on chromosome 12q between D12S346 and D12S79, which were previously used for fine mapping of the locus for DSAP1.[4] Microsatellite marker-allele data were analysed by GENESCAN 3.0, and each allelic profile was verified by two independent researchers.

Pairwise analysis was performed using the LINKAGE package.[5] The gene frequency and the penetrance in heterozygotes were taken as 0·0001 and 1·0, respectively. The allele frequencies for each marker were assumed to be equal, as well as the recombination frequencies in males and females.

Mutation detection was carried out including all coding exons and flanking intronic splicing sites of *CRY1* gene (cryptochrome 1, GenBank NT_035235), *C4ST1* gene (chondroitin 4-O-sulfotransferase 1, GenBank NM_000057), *TXNRD1* (thioredoxin reductase 1, GenBank NM_003330), *HCF2* (host cell factor 2, GenBank NM_013320), *CMKLR1* (*H. sapiens* chemokine-like receptor 1, GenBank NM_004072) and *KIAA0789* (GenBank XM_033113). Two affected individuals, IV-3 (from this family) and V-23 (from the family we studied previously[3]), were screened and the PCR products were sequenced directly by the ABI PRISM 3100 DNA sequencer to detect mutations.

Results

In our initial genome-wide scan, the locus for this five-generation family was localized to chromosome 12q23.2-24.1. The LOD scores obtained were 4·28 at D12S78 ($\theta = 0{\cdot}1$), and 1·13 and 3·12 at neighbouring markers D12S346 and D12S79 ($\theta = 0{\cdot}1$), respectively. A further 15 microsatellite markers on chromosome 12 were tested for fine mapping. Combined pairwise LOD scores between the relevant markers and the disease locus are give in Table 1; the maximum two-point LOD score was 6·92 ($\theta = 0$) for marker D12S1342. Haplotypes were constructed using the Cyrillic program to define the borders of the cosegregating region (Fig. 1). An important recombination was observed between D12S338 and D12S1342 in individual V-4 (aged 32 years), favouring the supposition that the disease gene exits telomeric to marker D12S338. A cross-over between markers D12S1583 and D12S1341 was found in individuals V-2 and V-10, suggesting D12S1341 as a distal flanking marker. We previously mapped the disease gene between the markers D12S1727 and D12S1605 in a large Chinese Hunan pedigree, and the combined analysis reveals that the DSAP1 locus is located in a 4·4-cM interval between the markers D12S338 and D12S1605. All clinically affected subjects within a family shared a common haplotype.

Table 1. Two-point LOD scores between the disease gene and 18 markers on chromosome 12q23.2-24.1

	LOD score at $\theta =$[a]									
Locus	0·00	0·01	0·02	0·05	0·10	0·15	0·20	Genetic distance[b]	Z_{max}	θ_{max}
D12S346	– ∞	0·57	0·83	1·08	1·13	1·06	0·92	0·1	1·14	0·08
D12S1671	– ∞	1·33	2·12	2·97	3·29	3·21	2·94	0·5	3·30	0·11
D12S306	– ∞	−1·53	−0·69	0·29	0·84	0·99	0·99	1·4	1·01	0·17
D12S1727	– ∞	1·82	2·04	2·19	2·08	1·84	1·55	1·3	2·19	0·05
D12S1607	– ∞	2·47	2·70	2·87	2·77	2·53	2·22	2·5	2·87	0·05
D12S318	2·82	2·77	2·71	2·54	2·25	1·96	1·66	1·4	2·82	0·00
D12S78	– ∞	4·25	4·45	4·53	4·28	3·89	3·42	0·0	4·54	0·04
D12S338	– ∞	3·39	3·60	3·72	3·54	3·21	2·82	3·3	3·72	0·04
D12S1342	6·92	6·80	6·68	6·32	5·68	5·03	4·34	0·0	6·92	0·00
D12S330	5·85	5·73	5·62	5·28	4·69	4·08	3·46	0·5	5·85	0·00
D12S1613	5·03	4·93	4·84	4·55	4·05	353	3·00	0·6	5·03	0·00
D12S1605	4·60	4·52	4·44	4·18	3·75	3·30	2·84	1·2	4·60	0·00
D12S84	4·14	4·06	3·99	3·76	3·37	2·97	2·55	1·6	4·14	0·00
D12S1583	6·91	6·79	6·67	6·30	5·67	5·01	4·33	3·4	6·91	0·00
D12S1341	– ∞	2·60	3·08	3·52	3·52	3·23	2·82	0·7	3·58	0·07
D12S354	– ∞	2·33	2·82	3·29	3·32	3·08	2·72	1·5	3·36	0·07
D12S369	– ∞	2·15	2·65	3·14	3·23	3·04	2·73	0·0	3·24	0·08
D12S79	– ∞	1·16	1·95	2·80	3·12	3·04	2·79	–	3·13	0·11

[a]LOD scores were calculated under an autosomal dominant mode of inheritance and a penetrance of 100%. [b]Sex-averaged genetic distance from the next marker in cM according to the Généthon Human Genetic Linkage Map (1996).

A *CRY1* T/C single-nucleotide polymorphism was present at 41 bp in the fifth coding exon of the *CRY1* gene; both of the patients screened were C/C homozygous. No mutation or polymorphism was detected in exons or splicing sites of *C4ST1*, *TXNRD1*, *HCF2*, *CMKLR1* or *KIAA0789* genes.

Discussion

DSAP was first described by Chernosky and Freeman in 1967,[6] and the earliest previously reported age at onset of the disease is 12 years.[3] Lesions of DSAP can usually be distinguished clinically from other conditions, but the causes of DSAP are still unknown. DSAP in the elderly may represent a type of immunosuppression-induced porokeratosis where the pathological clone for porokeratosis is present but remains latent until the amount of sun exposure, together with the physiological age-related lowering of immunocompetence, bring about its expression.[7] DSAP has been reported to be associated with systemic psoralen plus ultraviolet (UV) A treatment,[8] and this evidence indicates that some subtypes of DSAP may be caused by environmental rather than genetic factors.

In the family reported here the earliest onset of the disease was at 10 years, and the clinical appearance is similar to that in the first family we reported;[3] there were no obvious differences in age at onset, distribution and numbers of lesions, histological characters etc. Both families are Han ethnic living in rural areas, and showing autosomal dominant inheritance.

Our previous studies showed that DSAP is a genetically heterogeneous disorder and identified two loci for DSAP, on chromosomes 12q and 15q. In this study we mapped a third DSAP family to 12q, thus confirming previous findings and defining this family as DSAP1-associated. An important recombination was observed between D12S338 and D12S1342 in individual V-4 of this family, a 32-year-old woman with an 11-year-old normal son. She does not carry the disease-linked haplotype below D12S338, which favours the supposition that the disease gene exits telomeric to marker D12S338. Examination of the recombinant individuals by pairwise linkage analysis indicates that the disease locus in this family resides in a 10·6-cM interval between D12S338 and D12S1341. Combining this finding with previous data,[3] we finally narrowed the DSAP1 locus to a 4·4-cM region on chromosome 12q23.2-24.1 between D12S338 and D12S1605.

Narrowing down of the DSAP1 locus has provided the possibility of identifying candidate genes. By database searching, more than 10 genes were found at chromosome 12q23.2-24.1, including cryptochrome 1 (*CRY1*), host cell factor 2 (*HCF2*), nuclear transcription factor Y, beta (*NFYB*), chondroitin 4-*O*-sulfotransferase 1 (*C4ST1*), thioredoxin reductase 1 (*TXNRD1*), *H. sapiens* regulatory factor X-4 (*RFX4*), *H. sapiens* chemokine-like receptor 1 (*CMKLR1*), *KIAA0789*, *DKFZP434K0427*, *FLJ10659* and *FLJ10388* (http://genome.ucsc.edu).

CRY1 encodes an enzyme that mediates photoreactivation, a repair mechanism that removes UV-induced DNA damage. CRY1 protein lacks photolyase activity on the cyclobutane pyrimidine dimer and the (6-4) photoproduct, but may function as a blue light photoreceptor in humans.[9] Mammalian cryptochromes may act as light-independent components of the circadian clock and probably regulate Per1 transcriptional cycling by contacting both the activator and its feedback inhibitors.[10] Mutation screening of *CRY1* was undertaken, but no disease-associated mutation was detected.

C4ST1 is an interesting candidate gene for DSAP; it plays an important role in chondroitin and dermatan sulphate synthesis in different tissues[11] and is strongly expressed in colorectal adenocarcinoma.[12] C4ST catalyses the transfer of sulphate from 3′-phosphoadenosine 5′-phosphosulphate to position 4 of the *N*-acetylgalactosamine residue of chondroitin. The ratio of 4-sulphation/6-sulphation changes during the development of rat skin, and human *C4ST* mRNAs (6·0 and 1·9 kb) are expressed ubiquitously in various adult human tissues. The distribution of human C4ST, the role of actinic radiation in the pathogenesis of DSAP and the increased proneness to develop carcinoma[13,14] imply that *C4ST1* is a good candidate.

TXNRD1 is a central enzyme in protection against oxidative damage or redox control of cell function and is expressed in nearly all tissues including skin, but at varying levels.[15,16] *TXNRD1* is important for DNA synthesis and gene transcription, implicating it as a key enzyme in control of cell growth, and it should therefore be considered as a candidate.

HCF2 and nuclear transcription factor Y, beta (*NFYB*) are both transcription factors localized to 12q23.2-24.1. Human herpes simplex virus (HSV) can cause skin disorders and HCF2 could play a role in HSV infection.[17] *HCF* is expressed in many tissues, especially the testis, and it has recently been implicated in control of the cell cycle. Nuclear transcription factor Y consists of A, B and C subunits which are evolutionarily conserved; it binds to CCAAT motifs in a variety of promoters and is expressed ubiquitously. It plays a broad role in regulating a large number of eukaryotic genes including the albumin, α-globin, β-actin, α-collagen or histone genes and the class II genes of the major histocompatibility complex. Transcription analyses with a dominant negative *NFY* expression vector confirmed that NFY mediates the action of *v-Src* oncogene. These transcription factors are located in the critical region and cannot be neglected.

Another cutaneous disorder, porokeratosis palmaris et plantaris disseminata (PPPD), was recently mapped to a 6·9-cM region at chromosome 12q24.1-24.2,[18] which overlaps only about 1 Mb with the region for DSAP1 we identified. As DSAP and PPPD are both disseminated types of porokeratosis, these two disorders may be caused by mutations in the same gene. According to the database, this critical 1-Mb region contains only five genes, among which *CMKLR1* and *KIAA0789* are the most attractive. *CMKLR1* is expressed in broad tissues associated with haematopoietic and immune function, including spleen, thymus, appendix, lymph node, bone marrow and fetal liver,[19] and DSAP has been confirmed to be associated with immunosuppression. *KIAA0789* is a member of the family of KIAA proteins, a large protein family that may play an important role in cell function; we also considered it as a candidate gene, although its function is still unknown.

Unfortunately, no mutation was detected in the above-mentioned genes, suggesting that we should screen more genes in this region to elucidate the genetic basis for DSAP1. Forecast genes such as *DKFZP434K0427*, *FLJ10659* and *FLJ10388* should be confirmed by experimentation and then screened as candidates.

Among the many genes known it is difficult to select functional candidates for an unclear pathological mechanism. Although we previously thought keratin genes might be good candidates for the disorder, no known keratin was found in the loci for DSAP. Perhaps some other gene families contribute to DSAP. Some skin-derived expressed sequence tags that have been mapped to this region may also be considered as candidates. These must also be characterized and screened for mutations. Identification of genetic mutations responsible for autosomal dominant DSAP will give insight into the pathophysiology and provide a basis for therapy of this condition.

Acknowledgements

This work was supported financially by the †973† programme, the †863† programme, and the National Natural Science Foundation (39896200, 39980018, 30080014). We are grateful to the family members who participated in this study. We express our thanks to Xiangya Hospital and Xiangya Second Hospital, Central South University for support.

References

1 Mibelli V. Contributo allo studio della ipercheratosi dei canali sudoriferi. *G Ital Mal Venereol Pelle* 1893; **28**: 313–55.
2 Chernosky ME. Porokeratosis. *Arch Dermatol* 1986; **122**: 869–70.
3 Xia JH, Yang YF, Deng H *et al.* Identification of a locus for disseminated superficial actinic porokeratosis at chromosome 12q23.2-24.1. *J Invest Dermatol* 2000; **114**: 1071–4.
4 Xia K, Deng H, Xia JH *et al.* A novel locus (DSAP2) for disseminated superficial actinic porokeratosis maps to chromosome 15q25.1-26.1. *Br J Dermatol* 2002; **147**: 650–4.
5 Lathrop GM, Lalouel JM. Easy calculations of lod scores and genetic risks on small computers. *Am J Hum Genet* 1984; **36**: 460–5.
6 Chernosky ME, Freeman RG. Disseminated superficial actinic porokeratosis (DSAP). *Arch Dermatol* 1967; **96**: 611–24.
7 Patrizi A, D'Acunto C, Passarini B, Neri I. Porokeratosis in the elderly: a new subtype of disseminated superficial actinic porokeratosis. *Acta Derm Venereol (Stockh)* 2000; **80**: 302–4.
8 Allen AL, Glaser DA. Disseminated superficial actinic porokeratosis associated with topical PUVA. *J Am Acad Dermatol* 2000; **43**: 720–2.
9 Hsu DS, Zhao X, Zhao S *et al.* Putative human blue-light photoreceptors hCRY1 and hCRY2 are flavoproteins. *Biochemistry* 1996; **35**: 13871–7.
10 Griffin EA Jr, Staknis D, Weitz CJ. Light-independent role of CRY1 and CRY2 in the mammalian circadian clock. *Science* 1999; **286**: 768–71.
11 Hiraoka N, Nakagawa H, Ong E *et al.* Molecular cloning and expression of two distinct human chondroitin 4-O-sulfotransferases that belong to the HNK-1 sulfotransferase gene family. *J Biol Chem* 2000; **275**: 20188–96.
12 Okuda T, Mita S, Yamauchi S *et al.* Molecular cloning, expression, and chromosomal mapping of human chondroitin 4-sulfotransferase, whose expression pattern in human tissues is different from that of chondroitin 6-sulfotransferase. *J Biochem (Tokyo)* 2000; **128**: 763–70.
13 Leache A, Soto de Delas J, Vazquez Doval J *et al.* Squamous cell carcinoma arising from a lesion of disseminated superficial actinic porokeratosis. *Clin Exp Dermatol* 1991; **16**: 460–2.
14 Happle R. Cancer proneness of linear porokeratosis may be explained by allelic loss. *Dermatology* 1997; **195**: 20–5.
15 Gasdaska JR, Gasdaska PY, Gallegos A, Powis G. Human thioredoxin reductase gene localization to chromosomal position 12q23-q24.1 and mRNA distribution in human tissue. *Genomics* 1996; **37**: 257–9.
16 Rundlof AK, Carlsten M, Arner ES. The core promoter of human thioredoxin reductase 1: cloning, transcriptional activity, and Oct-1, Sp1, and Sp3 binding reveal a housekeeping-type promoter for the AU-rich element-regulated gene. *J Biol Chem* 2001; **276**: 30542–51.
17 Lee S, Herr W. Stabilization but not the transcriptional activity of herpes simplex virus VP16-induced complexes is evolutionarily conserved among HCF family members. *J Virol* 2001; **75**: 12402–11.

在染色体 12q23.2-24.1 鉴定了一个播散性浅表性光化性汗孔角化症位点（中译稿）

摘要 播散性浅表性光化性汗孔角化症是一种常染色体显性遗传的皮肤疾病，其特征是有微小环形的无汗和角化病变。该疾病的遗传基础尚不明确。利用全基因组分析对一个大型中国家系进行研究，我们鉴定出染色体 12q23.2-24.1 与播散性浅表性光化性汗孔角化症有关。精细定位研究显示播散性浅表性光化性汗孔角化症基因定位在标记 D12S1727 和 D12S1605 之间的 9.6cM 的区域，该区域的最大两点 LOD 值在 D12S782，大小为 20.53（ θ =0.00）。这是第一个鉴定出主要表型为汗孔角化症的遗传病的位点。该研究为分离引起播散性浅表性光化性汗孔角化症的基因提供了一个图谱位置。

关键词 播散性浅表性光化性汗孔角化症，基因图谱，全基因组扫描，连锁分析

汗孔角化症是一种角化障碍，以明显的周围角化脊为特征，在组织学上与角化板相对应 (Dover *et al.*, 1986)。有 4 ~ 6 种不同亚型的汗孔角化症（Chernosky, 1986）：①经典的 Mibelli 型汗孔角化症 (MIM175800)，在 1893 年由 Mibelli 最早描述，是一种在所有皮肤和黏膜均有损伤的早发型汗孔角化症 (Schamroth *et al.*, 1997)；②弥漫性浅表性光敏性汗孔角化症 (DSAP,MIM 175900)，为汗孔角化症中最常见的类型，在阳光暴露部位有多发的、小的浅表性损伤 (Chernosky and Freeman, 1967)；③弥漫性足底、手掌型汗孔角化症（MIM 175850），最初发生手掌和足底的多发损伤，随后累及身体其他部位，出现大量的、小的浅表性损伤 (Guss *et al.*, 1971)；④点状的足底、手掌汗孔角化症（M175860），为一种少见的点状角化病变，通常为针尖样损伤，只限于手掌和足底的汗孔角化症 (Brown, 1971)。除了以上 4 种，还有两种变异型的汗孔角化症：⑤线型汗孔角化症，通常影响肢端，儿童期发病，有些类似线性疣状痣 (Rahbari *et al.*, 1974)；⑥足底分散性汗孔角化症，通常被认为是足底鸡眼，无家族性，在成年患病；患者在足底受压区有广泛单个角样片状损伤，有疼痛和触痛 (Taub and Steinberg, 1970)。

在这些亚型中，DSAP 是最常见的汗孔角化症，特征是患者皮肤有大量小的、均一的、环形的、无汗的角化损伤，有稍隆起的角化边缘和轻度中央萎缩 (Chernosky and Anderson, 1969; Chernosky and Freeman, 1967)。日光或紫外照射可能诱导加剧 DSAP 的损伤，但另一些诱导因素如免疫抑制剂也对 DSAP 有影响 (Chernosky and Anderson, 1969; Fields *et al.*, 1995)。受累家系中患者皮肤损伤通常在青少年时发生，在三四十岁的时候接近完全外显 (Chernosky, 1986)。

到目前为止，还没有发现包括 DSAP 在内的汗孔角化病基因型的位点。在本项研究中，我们在来自湖南省的一个患有 DSAP 的大型家系中使用了 382 个微卫星标记，进行了全基因组扫描。发现了第一个汗孔角化症的遗传位点，定位在 12 号染色体的长臂。我们进行了 ATP2A2 的突变分析，该基因是导致毛囊角化病的一个基因，定位在 12q24.1，但是没有找到该基因的突变。

材料与方法

家系

该项目来源于一个 7 代的家系，包含 348 名个体，来自中国湖南省的农村。共有 248 名超过 10 岁的家系成员参与此研究。包含 41 名患者，其中 26 名男患者，15 名女患者（图 1）。所有的研究对象都签署了知情同意书。血液样本来源于 82 名主要的成员。该家系中最早发病年龄是在 12 岁。患者有多个均一的、小的、圆形的角化皮损，直径为 0.1 ~ 0.3cm。随着疾病的发展，一些患者的皮损直径可达 1 ~ 3cm，伴随稍隆起的暗棕色角质边缘和中央轻度萎缩。损伤好发于阳光暴露部位，如脸、颈、四肢远端。皮损在夏季阳光暴晒后加剧。对一个患者（V-

26）做了皮肤活体组织检查。组织检查提示角化不全柱组成典型的角化片层，在角化不全柱下有粒层缺乏和减少，在浅表皮下外周血管有非特异性淋巴细胞浸润。

基因分型

从外周血中分离出 DNA。使用常染色体上 382 个荧光微卫星标记进行全基因组分析，各荧光标记平均间距 10 cM。标记用 PCR 进行扩增，条件如下：50 ng 基因组 DNA，每个引物 2 pmol，0.2 mM 每 dNTP，0.5 μl 10 × bufferII,3.0 mM MgC_{l2}，0.2 U ampliTaq Gold DNA 聚合酶（Perkin Elmer），总体积 5 μl。样品在 thermocycle 中 95 ℃孵育 12 分钟，94 ℃ 30 秒。退火温度从 63 ℃ 1 分钟开始，然后每个循环下降 0.5 ℃；72 ℃ 1 分钟 50 秒，15 个循环。接着 94 ℃ 30 秒，56 ℃ 1 分 59 秒，24 个循环，最后 72 ℃ 15 分钟。收集 PCR 产物，在 5% 聚丙烯酰胺的变性胶上电泳，使用 Applied Biosystems 377XL DNA 程序。等位基因的大小由每一列内部标准尺寸的基础决定，结果由 Gene Scan 3.0 和 Genotype 2.1 软件分析。

连锁分析

数据分析基于常染色体显性疾病的遗传模式，且该家系疾病的完全外显年龄为 12 岁。鉴于该疾病是罕见病，将异常等位基因的频率设置为 1/10000。重组率设男女相等。用 Linkage program version 5.1 去判断两点法 LOD 分数 (Lathrop and Lalouel, 1984)，假定家系中的等位基因的频率是平等的。构建单倍型用来减少家族中交叉的数量，确定 DSAP 位置的最小候选区域。

ATP2A2 的突变分析

设计引物来扩增 ATP2A2(Genbank accession number:AC006088) 的 21 个外显子和侧翼内含子剪接位点，DNA 来自于两位患者Ⅵ -23 和Ⅵ -37 的基因组 DNA。用标准反应 MIX 去进行 PCR，用 ABI Prism 377XL DNA sequence 对产物测序进行突变分析。

结　果

初始的基因组扫描鉴定了 DSAP 在 12q23.2–24.1 的一个位点。在标记 D12S78 上出现了最大的 LOD 分数，为 20.52，且重组率为 0。其临近标记 D12S346 和 D12S79 的 LOD 分数分别为 13.19 和 3.47，重组率为 0.1。基因的精确定位对 16 个多肽微卫星标记在 D12S346 和 D12S79 间进行了测试，覆盖率达到了 20.3cM。在相应的标记和疾病位点之间的两两组合的 LOD 分数在表 1 中给出。

单体型分析被用来确定共分离区的边界（图 1）。IV–17,IV–20，VII–5，在 D12S1727 和 D12S1607 之间发生重组，提示疾病基因的近端边界。V1–41 VI–19 在 D12S1613 和 D12S1605 之间发生重组，提示疾病基因的远端边界。这些结果表明该家系中 DSAP 的疾病基因定位在 D12S1727 和 D12S1605 之间 9.6 cM 范围内。

在两位患者中进行了基因 ATP2A2 的突变分析，但是在 21 个外显子上的测序结果都显示没有突变。

讨　论

在国内外有一些对汗孔角化症基因研究有描述得很好的家系，但是目前为止没有发现与该疾病有关的位点和基因 (Li and Xiao, 1996; Pang *et al.*, 1994; Pirozzi and Rosenthal, 1976)。汗孔角化症的遗传基础和致病机制是未知的。这些变异的遗传图谱和接下来该基因和其他有关致病基因的克隆也许可以为遗传基础和疾病致病机制提供分子研究思路。在这个研究中，我们鉴定了一个患有 DSAP 的七代的大家系。对该家系进行全基因组扫描，我们定位了一个 DSAP（一个最常见的汗孔角化症的变体）的位点，在 12q23.2–24.1。

1967 年，Chernosky 和 Freeman 首次描述了 DSAP。DSAP 是一种皮肤病变，病变主要发生在皮肤被太阳照射的区域，该疾病的患者一般在少年时期开始发病，在三四十岁的时候完全外显。最早发的疾病报道在 13 岁 (Holmes *et al.*, 1997)。在这项研究中，DSAP 最早发的时间在 12 岁。该家系中一个带有疾病单倍型的 10 岁男孩（VII–6），没有发现病变。所有携带疾病单倍型的 12 岁以上的个体都有典型的病变，提示在该家系中超过 12 岁的个体就完全外显。该家系中个体患者比报道的提前外显，可能部分是因为严重暴晒，因为家系成员在农村需要进行长期的户外劳作。

DSAP 偶尔也和汗孔角化症的其他亚型共同存在，比如线性汗孔角化症或典型的 Mibelli 汗孔角化症 (Commens and Shumack, 1987; Dover *et al.*, 1986; Welton, 1972)。对于这种共存的一个解释是 Happle 提出的杂合性缺失理论 (Happle, 1991, 1997)。但是在这个 7 代的家系中，没有发现 DSAP 与其他亚型的汗孔角化症共存。

有趣的是，另外一种皮肤病，叫作毛囊角化，其特征是脂溢性区疣状丘疹、掌 – 足底凹陷和明显的指甲异常，该疾病被证实由 ATP2A2 的变异导致 (Sakuntabhai *et al.*, 1999)。毛囊角化定位到染色体 12q24.1(Ruiz-Perez *et al.*, 1999) 的 D12S2239 和 D12S2263 之间，距离本研究的 DSAP 疾病远端位点 D12S1605 的距离为 2.8cM。因为 ATP2A2 与 DSAP 的位点联系紧密，先前也有研究提示这两种疾病可能由相同的基因导致 (Richard *et al.*, 1998; Steel, 1998; Xia *et al.*, 1998)，但是在这个中国大家系中进行了突变分析，没有发现该基因在 21 个外显子上的突变。这提示 DSAP 不是由 ATP2A2 导致的。另外，染色体 12q11–q14 的一个角蛋白集群被证实与许多皮肤疾病有关，比如表皮松懈性角化过度，掌跖角化病，周期性鱼鳞病伴表皮松懈性角化过度 (Kimonis *et al.*, 1994; Rothnagel *et al.*, 1992; Sybert *et al.*, 1999)，但是不认为这个区域的角蛋白是 DSAP 的候选基因，因为 DSAP 的位点和角蛋白群的距离较远，有 47cM。我们推断 DSAP 是另一种角蛋白或者免疫相关基因导致的。大量的 EST、基因组测序和已知基因定位到这个区域，但是没有明显的 DSAP 的候选基因。更多家系的数据收集，对可能位点的鉴定以及候选基因克隆都正在进行中。

DSAP 定位到染色体 12q，然后对 DSAP 基因进行鉴定，有利于我们对其他汗孔角化症的进一步的理解。

表 1　致病基因和染色体 12q23.2-q24.1 之间的两点法 LOD 值

Table I. Two-point LOD scores between the disease gene and 16 markers of chromosome 12q23.2-q24.1

Marker	LOD score at $\theta =$ [a]							Genetic distance[b]	Z_{max}	θ_{max}
	0.00	0.001	0.01	0.05	0.10	0.15	0.20			
D12s1671	−∞	6.24	8.06	8.60	8.10	7.30	6.36	0.5	8.63	0.04
D12S306	−∞	9.34	10.16	10.05	8.30	8.38	7.35	1.4	10.27	0.02
D12s1727	−∞	−1.78	1.11	2.71	2.98	2.86	2.57	1.3	2.98	0.10
D12s1607	4.94	4.93	4.84	4.44	3.93	3.41	2.88	2.5	4.94	0.00
D12s318	5.97	5.96	5.86	5.41	4.83	4.22	3.60	1.4	5.97	0.00
D12s78	20.53	20.50	20.20	18.84	17.08	15.22	13.27	0.0	20.53	0.00
D12s338	10.92	10.90	10.77	10.10	9.19	8.19	7.13	3.3	10.92	0.00
D12s1342	12.92	12.90	12.70	11.79	10.61	9.39	8.13	0.0	12.92	0.00
D12s330	11.68	11.65	11.46	10.61	9.51	8.37	7.18	0.5	11.68	0.00
d12s1613	6.91	6.90	6.79	6.27	5.57	4.83	4.07	0.6	6.91	0.00
d12s1605	−∞	5.67	6.57	6.76	6.35	5.76	5.07	1.2	6.80	0.03
d12s84	−∞	9.03	11.11	11.93	11.37	10.38	9.17	1.6	11.93	0.05
d12s1583	−∞	8.57	11.35	12.39	11.90	10.94	9.74	3.4	12.39	0.05
d12s1341	−∞	−1.52	4.28	7.52	8.05	7.74	7.05	0.7	8.05	0.10
d12s354	−∞	1.98	6.80	9.32	9.41	8.77	7.83	1.5	9.50	0.08
d12s369	−∞	2.64	3.86	4.60	4.51	4.15	3.66	–	4.62	0.07

[d]LOD 分数在常染色体显性遗传的模式下推断，外显率 100%。将 VII 除外。

[b]Sex 根据 Genethon 人类遗传连锁图谱 (1996) 计算出的距离下一个标记的平均遗传距离（厘摩）

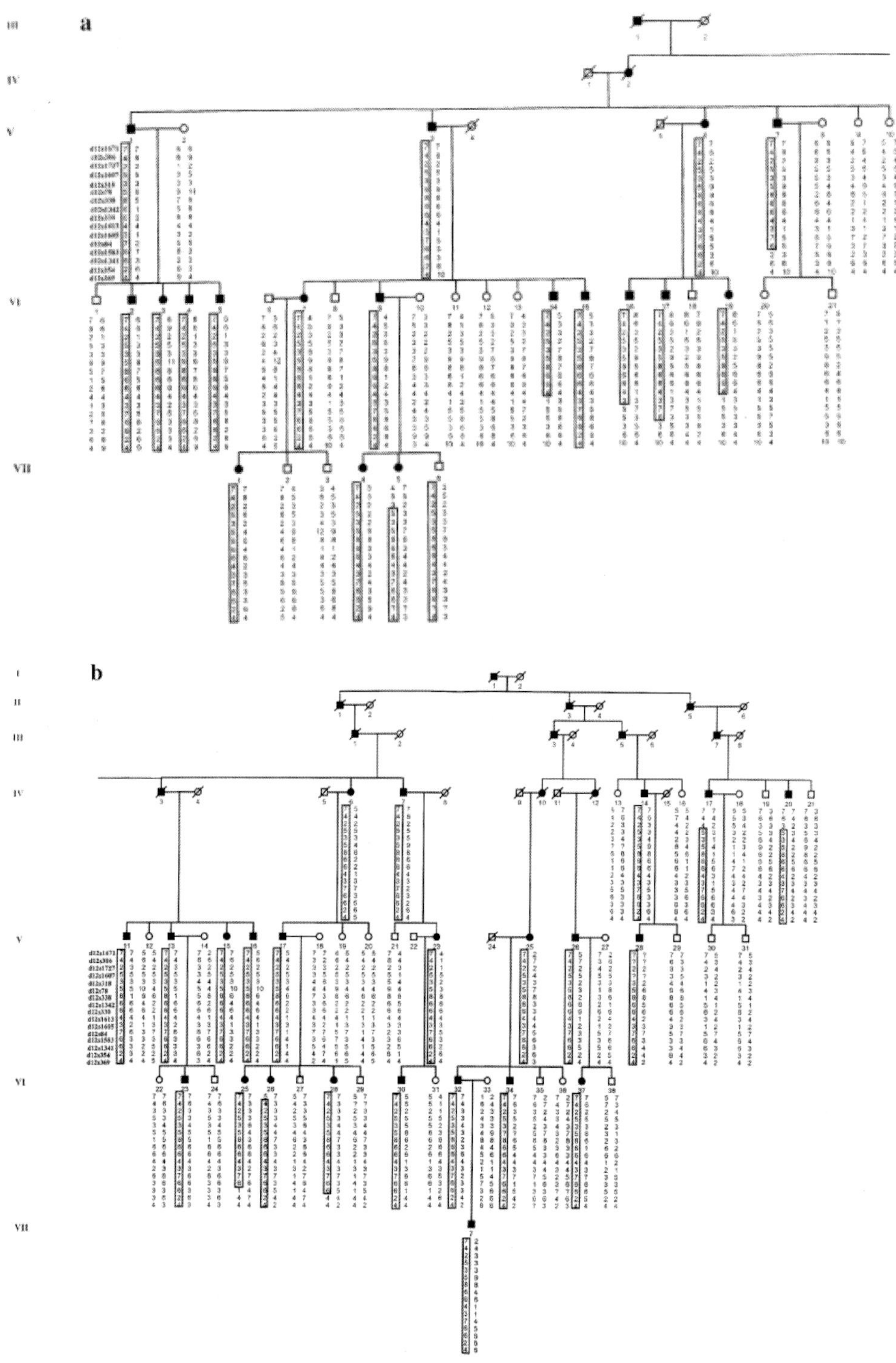

图 1 来自湖南省的 DSAP 家系的重组分析。(a,b) 患有常染色体显性 DSAP 的家系显示，在 12q 的 16 个标记的单倍型分析。标记从上到下列出来：染色体 -d12s306-d12s306-d12s1727-d12s1607-d12s318-d12s78-d12s338-d12s1342-d12s330-d12s1613-d12s1605-d12s84-d12s1583-d12s1341-d12s354-d12s369- 端粒。与疾病共分离的单倍体被框出来了。问号显示该基因型是不确定的

（四）J Med Genet 2004, 41: e129.

ONLINE MUTATION REPORT

Mutation in *PITX2* is associated with ring dermoid of the cornea

K Xia, L Wu, X Liu, X Xi, D Liang, D Zheng, F Cai, Q Pan, Z Long, H Dai, Z Hu, B Tang, Z Zhang, J Xia

J Med Genet 2004;**41**:e129 (http://www.jmedgenet.com/cgi/content/full/41/12/e129). doi: 10.1136/jmg.2004.022434

Ring dermoid of the cornea (RDC, MIM180550) is an autosomal dominantly inherited syndrome characterised by bilateral annular limbal dermoids with corneal and conjunctival extension. The genetic basis of RDC is unknown. We report linkage of chromosome 4q24-q26 to RDC and identification of a missense mutation in *PITX2* in 17 disease affected individuals but not in eight genetically related normal individuals in a large Chinese family.

Key points

- The ring dermoid of the cornea (RDC, MIM180550) is an autosomal dominantly inherited syndrome characterised by bilateral annular limbal dermoids with corneal and conjunctival extension.
- We report linkage of a 15 cM interval on chromosome 4q24-q26 to RDC. A missense mutation in *PITX2* was found in 17 disease affected individuals but not in eight genetically related normal individuals in a large Chinese family, and in 157 normal unrelated individuals.
- Given that *PITX2* functions in eye development, these findings suggest mutations in *PITX2* as a potential cause of RDC.

METHODS

A large Chinese family with 17 individuals affected by the RDC was identified (figs 1 and 2). All patients were diagnosed by the same physician (XHX). Informed written consent for blood sample collection was obtained from all participants.

Linkage analysis and genotyping were done essentially as previously described.[1] Genome-wide screening was carried out with 382 microsatellite markers covering all autosomal chromosomes, with an average interval of 10 cM (ABI PRISM™ linkage mapping set, version 2.0). Fine mapping was accomplished using fluorescent labelled primers from the Marshfield database. Alleles were analysed by GeneScan analysis, version 3.0 software, and Genotyper, version 2.1 software (ABI PRISM™ linkage analysis and haplotype construction). Two point linkage analysis was conducted using the MLINK program of the Linkage 5.1 package (Rockefeller University, New York, USA). The disease allele frequency was set at 0.0001 with the recombination fraction (θ) in male and female subjects considered equal. The penetrance frequency of the disease was assumed to be 0.99 with autosomal dominance. The most likely haplotype was constructed by the Cyrillic program (Electrotechnical Laboratory, Tokyo, Japan).

For mutation analysis, all exons and intron-exon boundaries of selected genes were amplified by polymerase chain reaction (PCR) using genomic DNA of the proband as template and primers designed according to the genomic sequences obtained from Genbank. Sequencing of the PCR products was automated (ABI3100 sequencer).

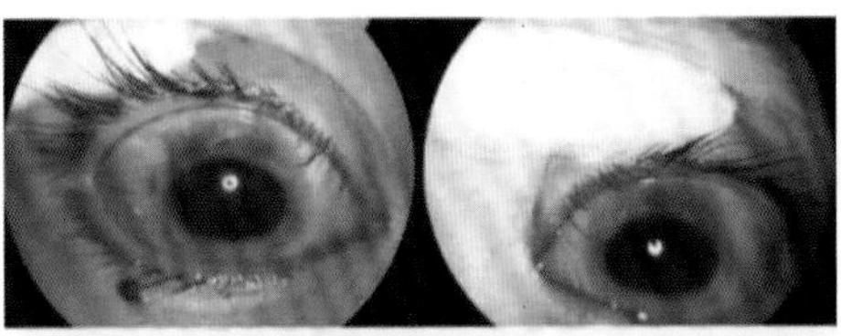

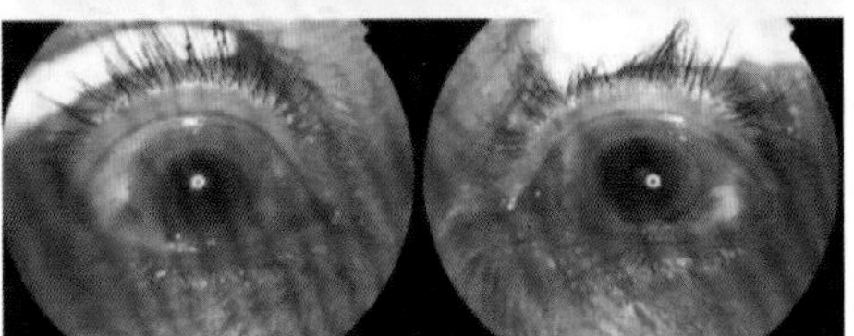

Figure 1 Eyes affected by ring dermoid of the cornea (RDC) in two patients, II-2 (upper panel) and IV-3 (lower panel). Yellow-white tumour-like apophyses are visible on the corneal border of both eyes. The apophyses are diffuse in the superficial layer of the cornea and conjunctiva. The corneal border is not clear and the diameter of the transparent region of cornea is diminished to about 7–8 mm. The upward shift of the right pupil of IV-3 is caused by cataract resection (the affected individual, IV-3, also has bilateral glaucoma and congenital cataracts in the right eye).

RESULTS

In this large Chinese family, 21 of 36 genetically linked individuals were affected by RDC.[2] Patients showed yellow-white tumour-like apophyses (2–3 mm high and 3–5 mm wide) on the corneal border of both eyes (fig 1). The apophyses were clinically detectable at birth and progressively impaired the patients' vision with aging. Some affected individuals also had glaucoma (II-2, III-4, and IV-3), unilateral cataracts (IV-3), or involuntary oscillation of the eyes (IV-3). The only clinical manifestation in the affected individuals were in the eyes. Consistent with previously reported autosomal dominantly inherited patterns of RDC, affected cases were found in both male and female descendants of each of four generations.

The linkage analysis was carried out with samples collected from 17 affected individuals, eight genetically related normal

Abbreviations: RDC, ring dermoid of the cornea

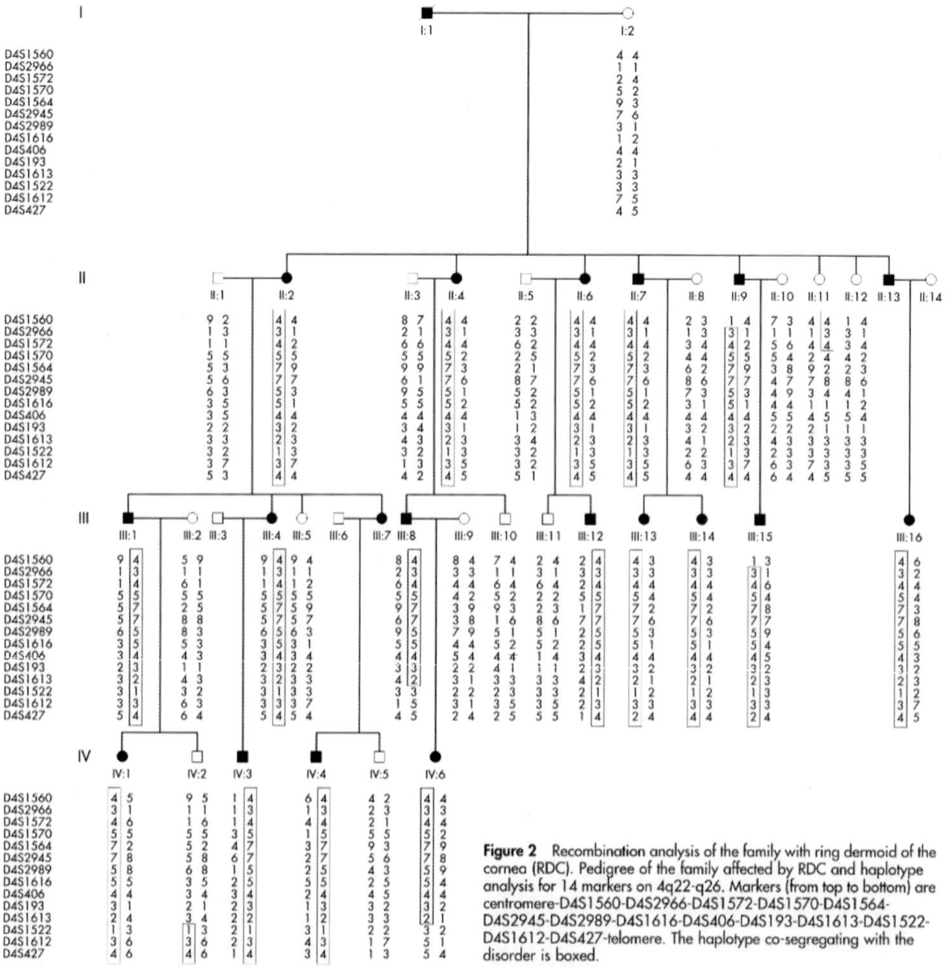

Figure 2 Recombination analysis of the family with ring dermoid of the cornea (RDC). Pedigree of the family affected by RDC and haplotype analysis for 14 markers on 4q22-q26. Markers (from top to bottom) are centromere-D4S1560-D4S2966-D4S1572-D4S1570-D4S1564-D4S2945-D4S2989-D4S1616-D4S406-D4S193-D4S1613-D4S1522-D4S1612-D4S427-telomere. The haplotype co-segregating with the disorder is boxed.

siblings, and seven genetically unrelated family members. Results showed a maximum two point lod score of 3.91 ($\theta = 0$), 2.33 ($\theta = 0$), and 1.87 ($\theta = 1$) for D4S1572, D4S406, and D4S402, respectively. The results establish a linkage of RDC to chromosome 4q. Fine mapping using 12 microsatellite markers around D4S1572 and D4S406 identified a maximum two point lod score of 6.72 ($\theta = 0$) for D4S2989. The lod scores for the neighbouring markers D4S2945 and D4S161 were 5.04 and 5.01 ($\theta = 0$), respectively (table 1). Haplotype analysis for 14 markers on chromosome 4q showed that all affected family members were carriers of the risk haplotype (fig 2). Recombination between D4S1560 and D4S2966 was detected in affected individuals II-9 and III-15. Another recombination between D4S1613 and D4S1522 was found in affected individuals III-8 and IV-6. Most normal members of the family who were examined did not carry the haplotype. However, the genetically related normal individual II-11 carried a partial haplotype with a recombination between D4S1572 and D4S1570, suggesting that the candidate risk gene is located distal to D4S1572. Moreover, a genetically related normal individual, IV-2, carried the haplotype with a recombination between D4S1613 and D4S1522, where a recombination was detected in III-8 and IV-6. The results indicate that the candidate risk gene is located at the proximal side of D4S1522 (fig 2). Together, the haplotype between D4S1572 and D4S1522 co-segregates with the disease in this family. Thus a linkage of the RDC locus to a 15 cM interval between D4S1572 and D4S1522 was established.

The genomic interval between D4S1572 and D4S1522 contains 65 known genes and 56 reference genes. Three potential candidate genes for RDC were chosen for further mutation examination, based on both their tissue specific expression and their roles in regulating cell proliferation, differentiation, and migration that may play an important part in RDC pathogenesis.[2] These include *IDAX* (NM 025212),[3] *TM4SF9* (NM005723),[4] and *PITX2* (NM 153427).[5] Mutation analysis showed no mutations in *IDAX* or *TM4SF9*

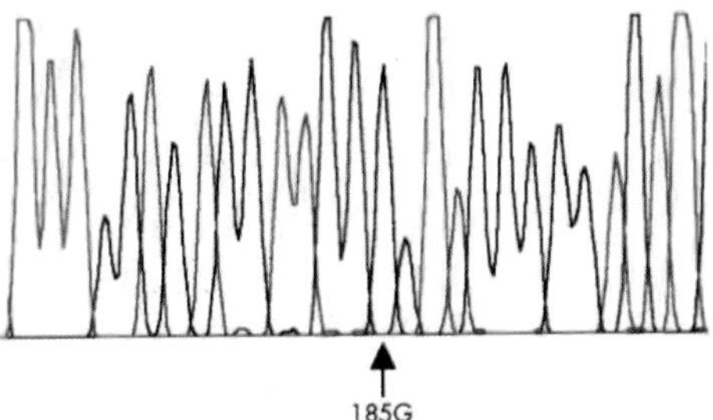

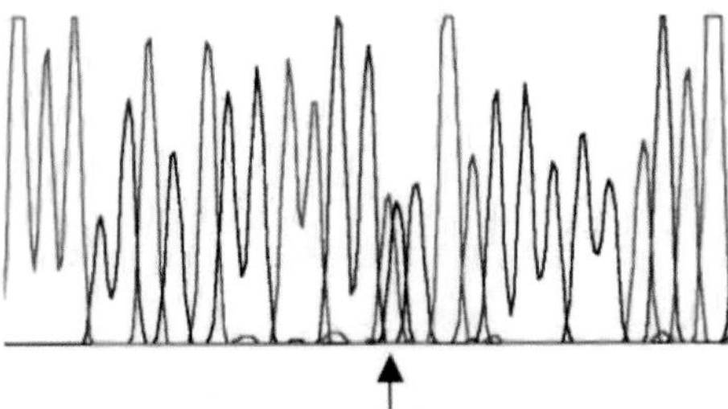

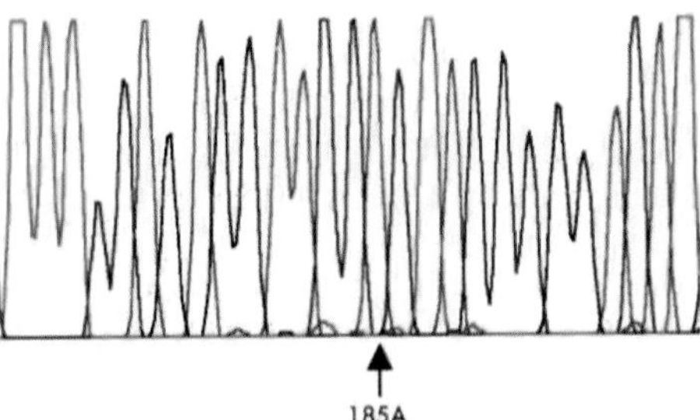

Figure 3 Partial sequence chromatographs of *PITX2*. Normal *PITX2* 185G (upper panel), the heterozygous missense mutation 185G→A identified in all patients except patient III-12 (middle panel), and a homozygous mutation 185G→A identified in patient III-12 (lower panel) are shown.

of the proband. A heterozygous mutation of guanine to adenine (185G→A) was detected in *PITX2* of the proband (fig 3). Further sequence analysis showed a perfect segregation of this mutation with the disease in all 17 affected individuals in the family. Interestingly, affected individual III-12 showed a homozygous mutation. The mother of III-12 is an affected person harbouring a heterozygous G185A mutation, while the father is normal, with no mutation at nucleotide 185. Genetic analysis confirms that the father is the biological father (not shown). It is likely that III-12 carries a mutation inherited from the mother and a de novo mutation at the same position. No mutation of *PITX2* was detected in eight genetically related normal individuals, seven genetically unrelated individuals in the family, and 150 ethnically appropriate normal controls. The results indicate that the sequence change observed is not a common polymorphism.

COMMENT

PITX2, a downstream target of wnt/β-catenin pathway, encodes a homeodomain transcription factor required for normal development of multiple organs, including eye, heart, and pituitary.[6–13] Mutations in *PITX2* are associated with multiple dominantly inherited diseases related to malfunction of the eyes, including Riger syndrome,[5] iridogoniodysgenesis,[14] iris hypoplasia,[15] and Peter's anomaly.[16] This study suggests that mutation in *PITX2* is linked to another eye disease. The *PITX2* G185A mutation found in RDC patients is a novel disease associated mutation resulting in a substitution of arginine by histidine at amino acid 62 (R62H) located in the conserved DNA binding homeodomain (fig 4). The mutation probably results in changes in its transcriptional activity, as with other disease associated mutations identified in this gene.[17–21] Identification of this novel mutation in *PITX2* may reveal the molecular mechanism underlying the RDC pathology.

ACKNOWLEDGEMENTS

This study was supported by Chinese 973 projects (G1998051002 and 2001CB510302), 863 projects (2002BA711A07–08,03, Z19–02–02–02, 2001AA227011, and 2002BA711A08), the Chinese National Natural Science Foundation (39980018, 30070410, 30270735, and 30340078), the Cheung Kong Scholars Programme, and the Life Science Research Foundation of Hunan Province.

Authors' affiliations

K Xia, L Wu, X Liu, D Liang, D Zheng, F Cai, Q Pan, Z Long, H Dai, Z Hu, Z Zhang, J Xia, National Laboratory of Medical Genetics of China, Central South University, Changsha, Hunan, China
X Xi, Xiangya 2nd Hospital, Central South University
B Tang, Xiangya Hospital, Central South University

Conflicts of interest: none declared

Correspondence to: Dr K Xia, National Laboratory of Medical Genetics of China, Central South University, Changsha, Hunan, China; nlmglcy@xysm.net

REFERENCES

1 **Xia JH**, Yang YF, Deng H, Tang BS, Tang DS, He YG, Xia K, Chen SX, Li YX, Pan Q, Long ZG, Dai HP, Liao XD, Xiao JF, Liu ZR, Lu CY, Yu KP, Deng HX. Identification of a locus for disseminated superficial actinic porokeratosis at chromosome 12q23.2–24.1. *J Invest Dermatol* 2000;**114**:1071–4.
2 **Mattos J**, Contreras F, O'Donnell FE. Ring dermoid syndrome. A new syndrome of autosomal dominantly inherited, bilateral, annular limbal dermoids with corneal and conjunctival extension. *Arch Ophthalmol* 1980;**98**:1059–61.
3 **Hino S**, Kishida S, Michiue T, Fukui A, Sakamoto I, Takada S, Asashima M, Kikuchi A. Inhibition of the Wnt signaling pathway by Idax, a novel Dvl-binding protein. *Mol Cell Biol* 2001;**21**:330–42.
4 **Todd SC**, Doctor VS, Levy S. Sequences and expression of six new members of the tetraspanin/TM4SF family. *Biochim Biophys Acta* 1998;**1399**:101–4.
5 **Semina EV**, Reiter R, Leysens NJ, Alward WL, Small KW, Datson NA, Siegel-Bartelt J, Bierke-Nelson D, Bitoun P, Zabel BU, Carey JC, Murray JC. Cloning and characterization of a novel bicoid-related homeobox transcription factor gene, RIEG, involved in Rieger syndrome. *Nat Genet* 1996;**14**:392–9.
6 **Gage PJ**, Suh H, Camper SA. Dosage requirement of *Pitx2* for development of multiple organs. *Development* 1999;**126**:4643–51.
7 **Baek SH**, Kioussi C, Briata P, Wang D, Nguyen HD, Ohgi KA, Glass CK, Wynshaw-Boris A, Rose DW, Rosenfeld MG. Regulated subset of G1 growth-control genes in response to derepression by the Wnt pathway. *Proc Natl Acad Sci USA* 2003;**100**:3245–50.
8 **Briata P**, Ilengo C, Corte G, Moroni C, Rosenfeld MG, Chen CY, Gherzi R. The Wnt/beta-catenin→*Pitx2* pathway controls the turnover of *Pitx2* and other unstable mRNAs. *Mol Cell* 2003;**12**:1201–11.
9 **Clevers H**. Inflating cell numbers by Wnt. *Mol Cell* 2002;**10**:1260–1.
10 **Kioussi C**, Briata P, Baek SH, Rose DW, Hamblet NS, Herman T, Ohgi KA, Lin C, Gleiberman A, Wang J, Brault V, Ruiz-Lozano P, Nguyen HD, Kemler R, Glass CK, Wynshaw-Boris A, Rosenfeld MG. Identification of a Wnt/Dvl/beta-Catenin→*Pitx2* pathway mediating cell-type-specific proliferation during development. *Cell* 2002;**111**:673–85.

Table 1 Two point LOD scores between the disease gene and 14 markers of chromosome 4q22-q26

Locus	Genetic distance†	LOD SCORE AT θ=* 0.0	0.1	0.2	0.3	0.4	Z_{max}	θ_{max}
D4S1560	104.75	−2.50	1.25	1.17	0.86	0.45	1.25	0.1
D4S2966	106.89	3.41	2.87	2.26	1.57	0.81	3.41	0
D4S1572	107.95	3.91	3.41	2.72	1.88	0.93	3.91	0
D4S1570	109.02	3.58	2.98	2.31	1.56	0.73	3.58	0
D4S1564	112.62	6.07	5.04	3.90	2.66	1.30	6.07	0
D4S2945	116.37	5.04	4.21	3.30	2.27	1.11	5.04	0
D4S2989	117.06	6.72	5.64	4.44	3.09	1.55	6.72	0
D4S1616	117.06	5.01	4.33	3.47	2.43	1.21	5.01	0
D4S406	117.06	2.33	1.91	1.45	0.95	0.39	2.33	0
D4S193	117.06	6.07	5.08	3.97	2.74	1.35	6.07	0
D4S1613	121.61	6.63	5.57	4.38	3.05	1.53	6.63	0.1
D4S1522	123.13	0.64	3.93	3.31	2.38	1.21	3.93	0.1
D4S1612	124.45	−3.79	1.85	1.59	1.14	0.60	1.85	0.1
D4S402	124.45	−1.97	1.87	1.63	1.19	0.63	1.87	0.1
D4S427	124.45	−3.69	1.40	1.19	0.76	0.32	1.40	0.1

*LOD scores were calculated under an autosomal dominant mode of inheritance and a penetrance of 100%.
†Sex averaged genetic distance from the next marker in centimorgans according to the Genethon human genetic linkage map (1996).

```
NM_153426-PITX2-VAR2    KEAASSKFFPRQHPGANEKDKSQQGKNEDVGAEDPSKKKRQRRQRTHFTSQQLQELEATF 104
MOUSE-NM_011098         KESASSKLFPRQHPGANEKDKGQQGKNEDVGAEDPSKKKRQRRQRTHFTSQQLQELEATF 104
RAT-NM_019334           -----------------EKDKGQQGKNEDVGAEDPSKKKRQRRQRTHFTSQQLQELEATF 58
NM_153427-PITX2-VAR1    -----------------EKDKSQQGKNEDVGAEDPSKKKRQRRQRTHFTSQQLQELEATF 58
NM_000325-PITX2-VAR3    HRLEVHTISDTSSPEAAEKDKSQQGKNEDVGAEDPSKKKRQRRQRTHFTSQQLQELEATF 111
Gallus                  HRLEVHTISDTSSPEAAEKEKSQQGKSEDAGPEDPSKKKRQRRQRTHFTSQQLQELEATF 120
Danio                   HRLDVHTVSDTSSPESVEKEKGQS-KNEDSN-DDPSKKKRQRRQRTHFTSQQLQELEATF 101
NM_002653-PITX1         ESSDTELPEKERGGEPKGPEDSGAGGTGCGGDDPPAKKKKQRRQRTHFTSQQLQELEATF 108
                                                :..    .    . :**;***;********************

NM_153426-PITX2-VAR2    QRNRYPDMSTREEIAVWTNLTEARVRVWFKNRRAKWRKRERNQQAELCKNGFGPQFNGLM 164
MOUSE-NM_011098         QRNRYPDMSTREEIAVWTNLTEARVRVWFKNRRAKWRKRERNQQAELCKNGFGPQFNGLM 164
RAT-NM_019334           QRNRYPDMSTREEIAVWTNLTEARVRVWFKNRRAKWRKRERNQQAELCKNGFGPQFNGLM 118
NM_153427-PITX2-VAR1    QRNRYPDMSTREEIAVWTNLTEARVRVWFKNRRAKWRKRERNQQAELCKNGFGPQFNGLM 118
NM_000325-PITX2-VAR3    QRNRYPDMSTREEIAVWTNLTEARVRVWFKNRRAKWRKRERNQQAELCKNGFGPQFNGLM 171
Gallus                  QRNRYPDMSTREEIAVWTNLTEARVRVWFKNRRAKWRKRERNQQAELCKNGFGPQFNGLM 180
Danio                   QRNRYPDMSTREEIAVWTNLTEARVRVWFKNRRAKWRKRERNQQAELCKNGFGPQFNGLM 161
NM_002653-PITX1         QRNRYPDMSMREEIAVWTNLTEPRVRVWFKNRRAKWRKRERNQQLDLCKGGYVPQFSGLV 168
                        ********* ************.********************* ;***.*: ***.**:
                           ↑
                         R > H
```

Figure 4 Sequence comparison of the homeodomain of human *PITX2* and several proteins related to the homeodomain containing protein bicoid. The missense mutation R68H in a conserved amino acid detected in patients with ring dermoid of the cornea is indicated.

11 **Martin DM**, Skidmore JM, Fox SE, Gage PJ, Camper SA. *Pitx2* distinguishes subtypes of terminally differentiated neurons in the developing mouse neuroepithelium. *Dev Biol* 2002;**252**:84–99.

12 **Martin DM**, Skidmore JM, Philips ST, Vieira C, Gage PJ, Condie BG, Raphael Y, Martinez S, Camper SA. *PITX2* is required for normal development of neurons in the mouse subthalamic nucleus and midbrain. *Dev Biol* 2004;**267**:93–108.

13 **Hsieh YW**, Zhang XM, Lin E, Oliver G, Yang XJ. The homeobox gene Six3 is a potential regulator of anterior segment formation in the chick eye. *Dev Biol* 2002;**248**:265–80.

14 **Kulak SC**, Kozlowski K, Semina EV, Pearce WG, Walter MA. Mutation in the RIEG1 gene in patients with iridogoniodysgenesis syndrome. *Hum Mol Genet* 1998;**7**:1113–17.

15 **Alward WL**, Semina EV, Kalenak JW, Heon E, Sheth BP, Stone EM, Murray JC. Autosomal dominant iris hypoplasia is caused by a mutation in the Rieger syndrome (RIEG/PITX2) gene. *Am J Ophthalmol* 1998;**125**:98–100.

16 **Doward W**, Perveen R, Lloyd IC, Ridgway AE, Wilson L, Black GC. A mutation in the RIEG1 gene associated with Peters' anomaly. *J Med Genet* 1999;**36**:152–5.

17 **Lines MA**, Kozlowski K, Walter MA. Molecular genetics of Axenfeld-Rieger malformations. *Hum Mol Genet* 2002;**11**:1177–84.

18 **Graw J**. The genetic and molecular basis of congenital eye defects. *Nat Rev Genet* 2003;**4**:876–88.

19 **Priston M**, Kozlowski K, Gill D, Letwin K, Buys Y, Levin AV, Walter MA, Heon E. Functional analyses of two newly identified *PITX2* mutants reveal a novel molecular mechanism for Axenfeld-Rieger syndrome. *Hum Mol Genet* 2001;**10**:1631–8.

20 **Saadi I**, Semina EV, Amendt BA, Harris DJ, Murphy KP, Murray JC, Russo AF. Identification of a dominant negative homeodomain mutation in Rieger syndrome. *J Biol Chem* 2001;**276**:23034–41.

21 **Espinoza HM**, Cox CJ, Semina EV, Amendt BA. A molecular basis for differential developmental anomalies in Axenfeld-Rieger syndrome. *Hum Mol Genet* 2002;**11**:743–53.

PITX2 突变与角膜环状皮样瘤发生相关（中译稿）

K Xia, L Wu, X Liu, X Xi, D Liang, D Zheng, F Cai, Q Pan, Z Long, H Dai, Z Hu, B Tang, Z Zhang,J Xia

角膜环状皮样瘤（RDC, MIM180550）是一种常染色体显性遗传综合征，其特征表现为双侧环形皮样瘤以及角膜和结膜的延伸。角膜环状皮样瘤的遗传学病因尚未明确。我们在一个包含 17 例患者的中国家系中，发现了 RDC 与 4q24–q26 区域连锁，并鉴定出该区间内 *PITX2* 基因的错义突变与疾病表型共分离，在家系内 8 个有亲缘关系的正常个体中则未检测出该突变。

综合 *PITX2* 基因在眼发育过程中的作用，表明 *PITX2* 基因的突变是 RDC 的病因。

方　法

在一个大的中国家系中，有 17 个个体被诊断为患有 RDC（图 1、图 2）。所有的患者都由同一个医生确诊。所有参与研究的人员的血液样本收集都获得了书面同意。

根据先前的研究，我们对这个家系进行了连锁分析和基因型分型 [1]。之后我们使用了 382 个微卫星位点进行了基因组扫描，每两个微卫星位点的平均遗传间隔为 10cM，这 382 个微卫星位点能覆盖所有常染色体（基因组扫描试剂盒：ABI PRISM^{TM} linkage mapping set,2.0 版）。随后，我们使用了 Marshfield 数据库中的荧光标记引物进行了精细定位。使用 Gene Scan 软件（3.0 版）和 Genotyper 软件（2.1 版）进行等位基因分析（ABI PRISM 连锁分析和单体型构建）。使用连锁包 5.1（美国纽约，洛克菲勒大学）中的 MLINK 程序进行两点间连锁分析。疾病等位基因频率设置为 0.0001，并且男性和女性受试者的等位基因重组率被认为是均等的。该疾病的外显率为 0.99，为常染色体显性遗传。最有可能的单体型是通过 Cyrillic 程序（日本东京，电工实验室）构建的。

为了对突变进行分析，我们以先证者的基因组 DNA 为模板，根据由 Genbank 获得的基因组序列设计了引物，使用聚合酶链式反应（PCR）技术扩增了所选基因的所有外显子片段以及外显子 - 内含子边界片段。对 PCR 产物进行自动化测序（ABI3100 测序仪）。

结　果

在这个中国大家系中的 36 个有遗传学关系的个体中，21 位患有 RDC[2]。在这些患者双眼的角膜缘上出现了黄 - 白色的肿瘤样突起（2 ~ 3ml 高，3 ~ 5ml 宽）（图 1）。刚出生时，这些突起就能在临床上被检测出来，并且随着年龄的增长，患者的视力也会逐渐受损。一些患者也患有青光眼（II–2、III–4、IV–3），单侧的白内障（IV–3）以及眼睛的无意识震颤（IV–3）。在这些患者中，唯一的临床表型就是眼睛异常。与以前报道的 RDC 的常染色体显性遗传模式一致，在四代人的男性和女性后代当中，都能找到患病个体。

从 17 例患者、8 位具有亲缘关系的兄弟姐妹和 7 位不具有遗传学关系的家庭成员中收集样本进行连锁分析。结果显示两点间最大 Lod 值为 3.91（θ=0）、2.33（θ=0）和 1.87（θ=1），连锁分析标记分别对应为 D4S1572，D4S406 和 D4S402。结果表明 4 号染色体长臂与 RDC 存在连锁。使用 D4S1572 和 D4S406 周围的 12 个微卫星标记进行精细定位，发现 D4S2989 的两点间最大 Lod 值为 6.72（θ=0）。相邻的标记 D4S2945 和 D4S161 的 Lod 值分别为 5.04 和 5.01（θ=0）（表 1）。对 4 号染色体长臂上的 14 个标记进行单体型分析，结果显示所有患者都是风险单体型携带者（图 2）。在患者 II–9 和 III–15 中检测到 D4S1560 和 D4S2966 的重组。在患者 III–8 和 IV–6 中 ，也发现了 D4S1613 和 D4S1522 的重组。这个家庭参与研究的绝大多数正常个体中，检测结果表明未携带单体型。然而，具有亲缘性的正常个体Ⅱ –11 携带有 D4S1572

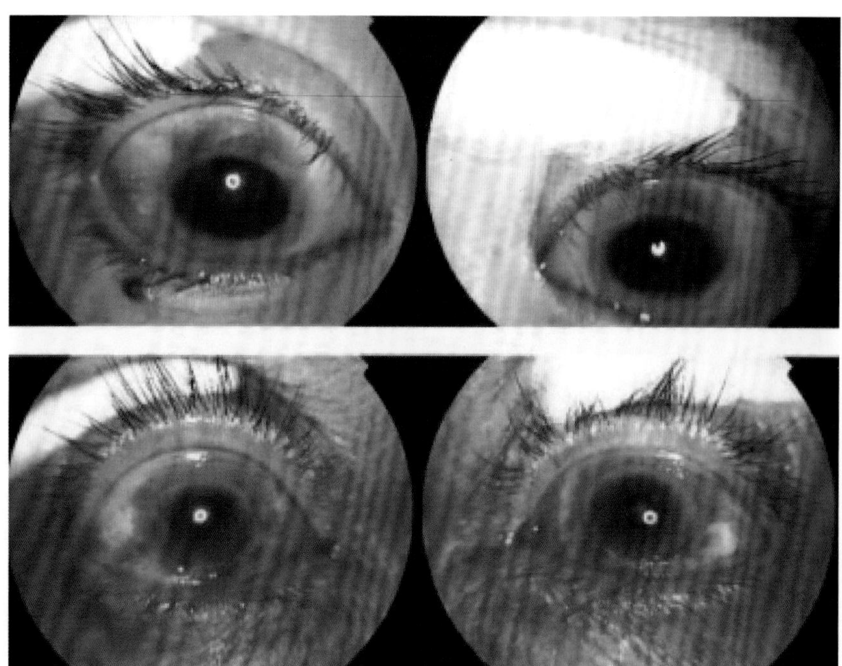

图 1　2 例角膜环皮样瘤（RDC）患者的眼睛：II-2（上面板）和 IV-3（下面板）。两只眼睛的角膜缘上的黄 - 白肿瘤样突起都是可见的。这些突起散布在角膜和结膜的浅层。角膜边界不清，透明区角膜直径缩小至 7～8mm。患者 IV-3 右瞳孔向上移位是白内障切除手术引起的（患者 IV-3 同时患有双侧青光眼和右眼先天性白内障）。

表 1　疾病基因与染色体 4q22-q26 上的 14 个连锁分析标记之间的两点间 Lod 值

Table 1 Two point LOD scores between the disease gene and 14 markers of chromosome 4q22-q26

Locus	Genetic distance†	LOD SCORE AT θ=*					Z_{max}	θ_{max}
		0.0	0.1	0.2	0.3	0.4		
D4S1560	104.75	−2.50	1.25	1.17	0.86	0.45	1.25	0.1
D4S2966	106.89	3.41	2.87	2.26	1.57	0.81	3.41	0
D4S1572	107.95	3.91	3.41	2.72	1.88	0.93	3.91	0
D4S1570	109.02	3.58	2.98	2.31	1.56	0.73	3.58	0
D4S1564	112.62	6.07	5.04	3.90	2.66	1.30	6.07	0
D4S2945	116.37	5.04	4.21	3.30	2.27	1.11	5.04	0
D4S2989	117.06	6.72	5.64	4.44	3.09	1.55	6.72	0
D4S1616	117.06	5.01	4.33	3.47	2.43	1.21	5.01	0
D4S406	117.06	2.33	1.91	1.45	0.95	0.39	2.33	0
D4S193	117.06	6.07	5.08	3.97	2.74	1.35	6.07	0
D4S1613	121.61	6.63	5.57	4.38	3.05	1.53	6.63	0.1
D4S1522	123.13	0.64	3.93	3.31	2.38	1.21	3.93	0.1
D4S1612	124.45	−3.79	1.85	1.59	1.14	0.60	1.85	0.1
D4S402	124.45	−1.97	1.87	1.63	1.19	0.63	1.87	0.1
D4S427	124.45	−3.69	1.40	1.19	0.76	0.32	1.40	0.1

*LOD scores were calculated under an autosomal dominant mode of inheritance and a penetrance of 100%.
†Sex averaged genetic distance from the next marker in centimorgans according to the Genethon human genetic linkage map (1996).

*LOD 值以常染色体显性遗传模式计算，外显率为 100%

根据人类遗传连锁图谱（1996），距离下个标记的性别平均遗传距离的厘摩数。

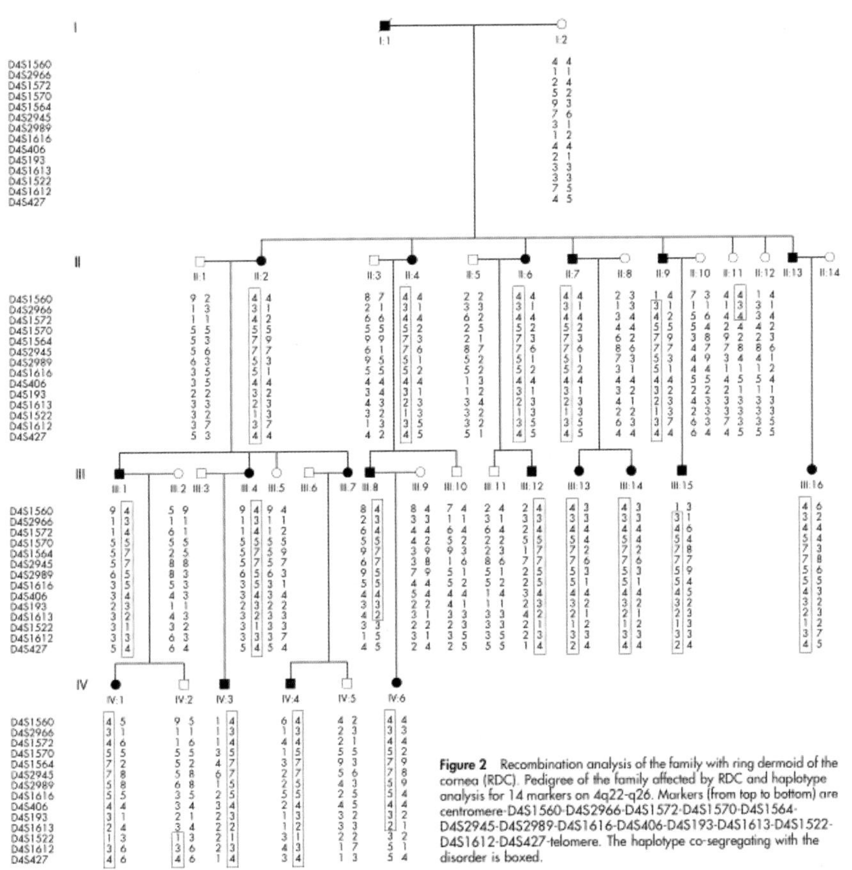

Figure 2 Recombination analysis of the family with ring dermoid of the cornea (RDC). Pedigree of the family affected by RDC and haplotype analysis for 14 markers on 4q22-q26. Markers (from top to bottom) are centromere-D4S1560-D4S2966-D4S1572-D4S1570-D4S1564-D4S2945-D4S2989-D4S1616-D4S406-D4S193-D4S1613-D4S1522-D4S1612-D4S427-telomere. The haplotype co-segregating with the disorder is boxed.

图 2 角膜环状皮样瘤 (RDC) 家系的重组分析。受 RDC 影响的家系系谱图及染色体 4q22-q26 上的 14 个用于单体型分析的标记。标记（从上至下）：着丝粒 -D4S1560-D4S2966-D4S1572-D4S1570-D4S1564-D4S2945-D4S2989-D4S1616-D4S406-D4S193-D4S1613-D4S1522-D4S1612-D4S427- 端粒。与疾病共分离的单体型被框了起来

和 D4S1570 重组的部分单体型，表明候选风险基因位于 D4S1572 的远端。此外，具有亲缘关系的正常个体 IV-2 携带了 D4S1613 和 D4S1522 重组的单体型，这个重组在Ⅲ -8 和Ⅳ -6 中也被检测到。这些结果表明候选风险基因位于 D4S1522 附近（图 2）。同时，D4S1572 和 D4S1522 之间的单体型与这个家系的疾病共分离。因此，RDC 与标记 D4S1572 和 D4S1522 之间的 15cM 的基因组区域存在连锁。

在 D4S1572 和 D4S1522 之间的基因组片段内，包括 65 个已知基因和 56 个参考基因。我们选择了三个潜在的 RDC 候选基因做进一步的突变鉴定，选择标准是基于它们的组织特异性表达和它们在调节细胞增殖、分化和迁移方面的作用可能在 RDC 发病机制中起重要作用 [2]。它们分别是 *IDAX*(NM 025212)[3]、*TM4SF9*(NM 005723)[4] 和 *PITX2*(NM 153427)[5]。突变分析结果显示：在先证者中，*IDAX* 和 *TM4SF9* 基因未发生突变。在先证者的 *PITX2* 基因中检测到一个由鸟嘌呤到腺嘌呤（185G → A）的杂合突变。进一步的测序分析结果显示这个突变与该家系所有的 17 名患者完全分离。有趣的是，患者Ⅲ -12 为纯合突变，而 III-12 的母亲是一个携带杂合突变 G185A 的患者，但他父亲是正常的，在 185 位核苷酸没有发生突变。并且遗传学分析证实这确实是他的生物学意义上的父亲（未展示）。我们分析这是因为Ⅲ -12 从他母亲获得了

一条 4 号染色体的该基因的突变，同时由父亲遗传的 4 号染色体的同一位点产生了一个相同的新发突变。在这个家系的 8 位具有亲缘关系的正常个体和 7 位不具有遗传学关系的个体以及 150 例正常对照中，则未检测出 *PITX2* 的突变。这表明我们检测到的序列改变不是一个普遍性的多态。

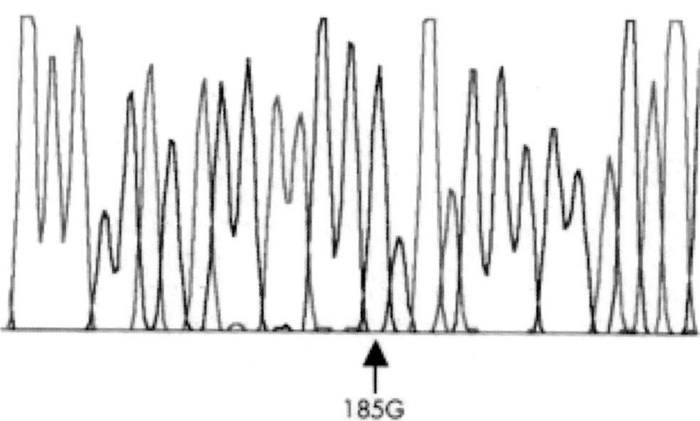

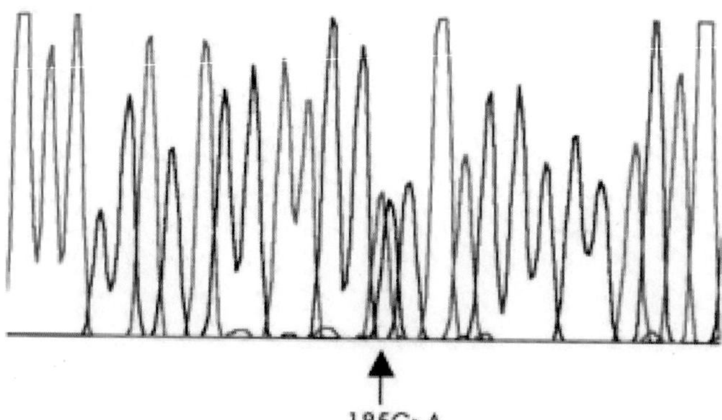

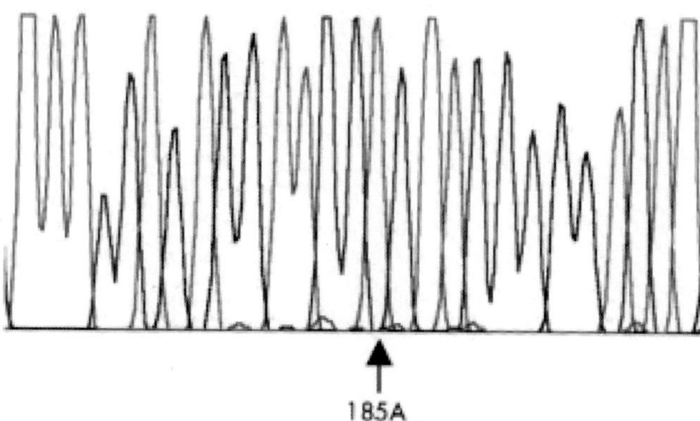

图 3 *PITX2* 的部分序列色谱。正常 *PITX2* 序列的 185 位核苷酸是 G（上层）；除Ⅲ -12 外，所有患者均检出杂合错义突变 185G → A（中层）；在Ⅲ -12 中检测出纯合突变 185 G → A（下层）

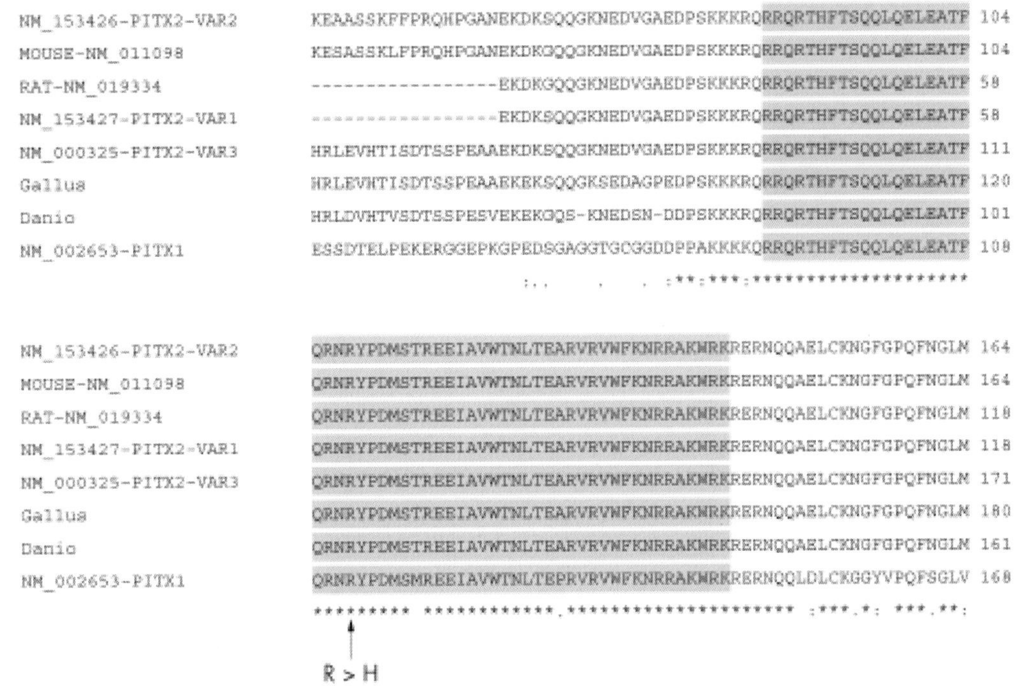

图 4 人类 *PITX2* 蛋白同源结构域与几种含蛋白质二聚体的同源结构域的相关蛋白的序列对比。表明角膜环形皮样瘤患者的保守氨基酸序列中存在错义突变:R68H

总 结

PITX2 是 wnt/β-catenin 信号通路的一个下游靶点，编码多个器官正常发育所需的一个同源域转录因子，包括眼睛、心脏和垂体 [6-13]。*PITX2* 的突变与多种和眼发育障碍相关的显性遗传性疾病相关，包括 Riger 综合征 [5]、虹膜发育不全综合征 [14]、虹膜发育不良 [15] 和彼得异常 [16]。这项研究表明 *PITX2* 突变与另一种眼部疾病有关。在 RDC 患者中发现的 *PITX2* 核苷酸 185 位 G → A 突变是一种新的疾病相关突变，使得位于 DNA 保守结合同源域的 62 号氨基酸的精氨酸被组氨酸取代（R62H）（图 4）。像在该基因中发现的其他疾病相关突变一样，该突变可能导致其转录活性的变化 [17-21]。这个 *PITX2* 新突变的鉴定可能有助于揭示 RDC 病理表型下的分子发生机制。

（五）Chin Med J 2006, 119(14):1222-1225.

1222 Chin Med J 2006; 119(14):1222-1225

Brief report

Rapid genetic diagnosis and prenatal diagnosis of spinal muscular atrophy by denaturing high-performance liquid chromatography

ZHU Hai-yan, WU Ling-qian, PAN Qian, TANG Bei-sha, LIANG De-sheng, LONG Zhi-gao, DAI He-ping, XIA Kun and XIA Jia-hui

Keywords: *spinal muscular atrophy; SMA; SMN1; SMN2; DHPLC; gene diagnosis; prenatal diagnosis*

Spinal muscular atrophy (SMA) is a common autosomal recessive neuromuscular disorder[1] (1 in 6000 to 10 000 births) caused by mutations in the *SMN1* gene at 5q13. More than 90%−98% of SMA patients show homozygous deletion of *SMN1*,[2] which has proved to be useful in the diagnosis of SMA. But it is hampered because of the existence of a highly homologous gene, *SMN2*.[3] Based on nucleotide mismatches between *SMN1* and *SMN2*, the following two DNA tests are usually performed: single-strand conformational polymorphism (SSCP)[3] and polymerase chain reaction (PCR) followed by a restriction enzyme digestion.[4,5] In this study we developed a new method for rapid genetic diagnosis of SMA by denaturing high-performance liquid chromatography (DHPLC), which is based on different retention of homoduplexes and heteroduplexes in detecting the homozygous deletion of *SMN1*. Both genetic and prenatal diagnoses were performed successfully for a SMA family by DHPLC, which was confirmed as a rapid and effective technique for detecting the deletion of *SMN1*.

METHODS

Patients

A total of 49 samples were taken from 5 SMA patients diagnosed by restriction enzyme digestion at the National Laboratory of Medical Genetics (deletion of exon 7 and 8 in 4 patients and deletion of exon 7 in 1 patient), 10 parents (obligate carriers) of the 5 patients, and 30 normal controls. Another couple (family 1) with an 8-year-old SMA-affected boy desired to carry out prenatal genetic diagnosis for their fetus (20-week gestation, Fig. 1). After informed consent was obtained, peripheral blood (I:1, I:2, and II:1) and amniotic fluid (II:2) were collected for extraction of genomic DNA by the phenol-chloroform method.

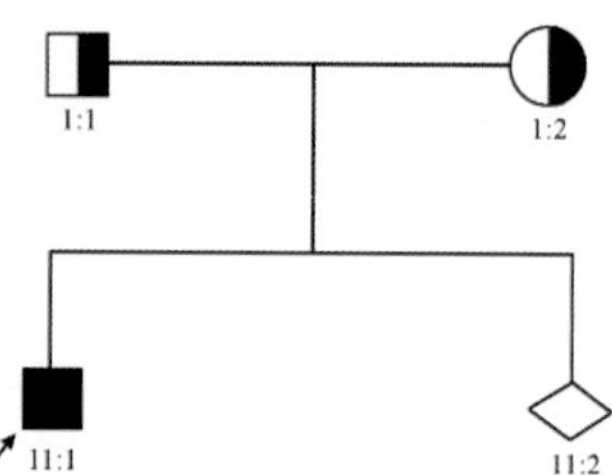

Fig. 1. Pedigree of family 1. II: 1 is the proband of the family, his mother (I: 2) has another gestation. The amniotic fluid of the fetus II: 2 was analyzed at the 20th gestational week.

DHPLC analysis

The following primers were synthesized to amplify exon 7 of the SMN gene: SMN forward 5'-AGA CTA TCA ACT TAA TTT CTG ATCA-3', and reverse 5'-GAT TCA CTT TCA TAA TGC TGG-3'. 541C960 and 541C1120 for exon 8 were synthesized as described.[3] Twenty microliters of reaction mixture contained 30 ng genomic DNA in 10×PCR buffer

National Laboratory of Medical Genetics, Xiangya Hospital, Central South University, Changsha 410078, China (Zhu HY, Wu LQ, Pan Q, Liang DS, Long ZG, Dai HP, Xia K and Xia JH)

Department of Neurology, Xiangya Hospital, Central South University, Changsha 410078, China (Tang BS)

Correspondence to: Dr. WU Ling-qian, National Laboratory of Medical Genetics of China, Xiangya Hospital, Central South University, Changsha 410078, China (Tel: 86-731-4472093. Fax: 86-731-4478152. Email: wulq@xysm.net)

This study was supported by grants from National 863 Program (No. 2002BA711A07-08) and National 973 Program (No. 2001CB510302).

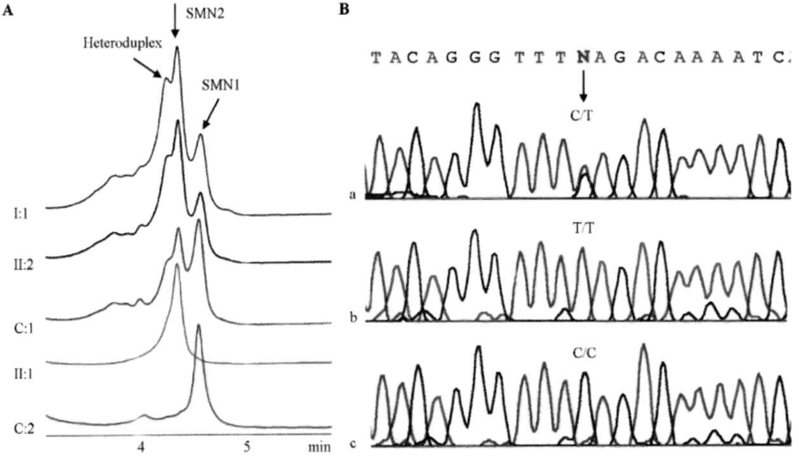

Fig. 2. A: chromatographic analysis of family 1 and two control samples. I: 1, II: 2, C: 1 with two homoduplex peaks and one heteroduplex peak; II: 1, C: 2 with one homoduplex peak only. **B:** Sequence analysis. a, II: 2 with *SMN1*/*SMN2* genes; b, II: 1 with the *SMN2* gene only; c, normal control C: 2 with the *SMN1* gene only.

(Qiagen, Germany) with 15 mmol/L $MgCl_2$, 5× Q-solution, 200 μmol/L dNTPs, 20 pmol/L primers, and 0.1 U HotStart Taq (Qiagen, Germany). PCR was carried out on a Perkin-Elmer thermal cycler. A 15-minute initial denaturation at 95°C was followed by 35 cycles (95°C for 30 seconds, 54°C and 58°C for exon 7 and 8, respectively for 30 seconds, 72°C for 30 seconds), and a final elongation at 72°C for 7 minutes, and finally ended with a holding period at 4°C.

For heteroduplex analysis, the PCR amplification products were subject to an additional 5-minute denaturation at 95°C, followed by gradually reannealing from 95°C to 25°C over a period of 60 minutes. The prepared sample was then directly loaded into the autosampler of the automated DHPLC system, the WAVE® nucleic acid fragment analysis system, equipped with a DNASep1 cartridge (Transgenomic, USA). The samples were run under partially denaturing conditions at 53.6°C (exon 7) and 55.8°C (exon 8). The start- and end-points of the gradient were adjusted according to the size of the PCR products using an algorithm provided by navigator software.

PCR-enzyme digestion analysis

In order to compare with the DHPLC result, the samples from the SMA family were simultaneously examined by restriction enzyme digestion. The primers for PCR-enzyme digestion (both *SMN1* and *SMN2*) were R111, X7-Dra, and 541C940, 541C1120, respectively.[4] The amplicons of exon 7 and exon 8 were digested by restriction enzyme DraI and DdeI respectively as described.[5]

DNA sequencing

To confirm the accuracy of DHPLC, exon 7 amplicons of I:1, II:1, II:2, and two normal controls (C:1 with both heteroduplex and homoduplex peaks, C: 2 with homoduplex peak only) were sequenced. The amplified products were purified by exonuclease and then sequenced by the ABI Big Dye terminator cycle sequencing kit (ABI Biosystems, USA) according to the manufacture's instructions and run on an ABI 3100 sequencer. The sequencing results were analyzed with the DNASTAR® software program package.

RESULTS

DHPLC analysis

The parents of SMA patients and 29 control samples displayed heteroduplex peaks in both exon 7 and 8. In Fig. 2A (chromatogram of exon 7), I:1, II:2 and one control (C:1) showed two homoduplexes and one heteroduplex of *SMN1* and *SMN2*, which were clearly separable on the DHPLC chromatogram based on different retention time. For II:1 and a control individual (C:2), only one homoduplex peak was observed on the chromatogram. However, each homoduplex peak had its own retention time, which distinguished *SMN1* (4.58 minutes) from *SMN2* (4.39 minutes). The retention time of the heteroduplex peak (4.26 minutes) was shorter than that of homoduplex peak of *SMN2* or *SMN1*. These findings revealed that II:1 lacking *SMN1* but retaining *SMN2*, and C:2 bearing only *SMN1*. Similar DHPLC results were also found in exon 8 (pictures were not provided).

Interestingly, one SMA patient was detected deletion of exon 7 only by PCR-enzyme digestion previously, but deletion of both exon 7 and 8 by DHPLC.

DNA sequencing

I: 1, II: 2 and C: 1 showed C/T heterozygous at position +6 of exon 7, suggesting that they carried both *SMN1* and *SMN2* genes (Fig. 2B-a, only provided the sequencing result of II:2). Nevertheless, II:1 (Fig. 2B-b) and C:2 (Fig. 2B-c) displayed only T and C, indicating that they carried only *SMN2* and *SMN1* genes, respectively.

PCR-enzyme digestion of family 1

DraI digestion of exon 7, II:1 showed only one band of 163 bp, whereas I:1, I:2, II:2 and C:1 showed two bands of 187 bp and 163 bp;[6] DdeI digestion of exon 8, II:1 showed only one band of 122 bp, but the others showed two bands of 187 bp and 122 bp (Fig. 3). The enzyme digestion result indicated that the proband was homozygous deletion of *SMN1*, which was consistent with the DHPLC result.

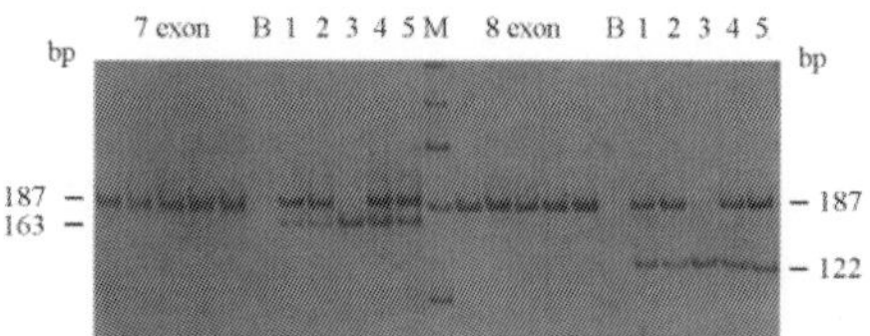

Fig. 3. Enzymatic digestion results of family 1. M: 100 bp DNA marker, B: blank. On the left of M is the result before and after DraI digest of exon 7. On the right of M is the result before and after DdeI digest of exon 8. Lanes 1 to 5 mean I: 1, I: 2, II: 1, II: 2 and C: 1, respectively.

DISCUSSION

Molecular diagnosis of SMA presents a special difficulty owing to the duplication and inversion of 500 kb in the region, which result in the presence of two homologous *SMN* genes differing only in 3 intronic and 2 exonic nucleotides.[7] It has been demonstrated that the translationally silent, single-nucleotide C→T difference between *SMN1* and *SMN2* at position +6 of exon 7 disrupts a putative exonic splicing enhancer (ESE) site[8] or a splice inhibitor site,[9] resulting in alternative splicing of exon 7 of *SMN2*, in which exon 7 is skipped, and an unstable and inactive protein isoform, SMNΔ7, with a different carboxy terminus, causes the molecular defect responsible for SMA.

Two methods have been used to detect the homozygous deletion of the *SMN1* gene, but SSCP[10] is considered to be time-consuming. The enzymatic digestion[5] performed in our laboratory sometimes showed digestion failure or partial digestion, which may lead to misdiagnosis.

DHPLC as a novel, nongel-based method is very sensitive to DNA sequence variation including the absence of the homozygous SMN gene in SMA patients.[11,12] It is performed on a WAVE DNA fragment analysis system by a DNASep column containing nonporous alkylated polystyrene-divinylbenzene particles that are electrically neutral and hydrophobic. Triethylammonium acetate (TEAA) is a positively charged reagent that facilitates interaction between the stationary matrix and negatively charged DNA molecules. DNA fragments are eluted from the column by increasing the ratio of acetonitrile to TEAA. The eluted DNA from the column is then detected by scanning with a UV detector at 260 nm. The detection is based on differences in the retention time of perfectly matched homoduplexes and heteroduplexes containing one mismatched base pair.

In this study, the previously identified homozygous deletions of *SMN1* exon 7 and 8 were detected by DHPLC. In one SMA patient, only deletion of exon 7 of *SMN1* was detected by PCR-enzyme digestion; however, he was detected with deletion of exon 7 and 8 by DHPLC. The difference between the results of the two methods might be caused by incomplete enzymatic digestion. In family 1, the proband was confirmed to be a SMA patient bearing only *SMN2*, whereas the fetus did not inherit the homozygous deletion. And the DHPLC results of family 1 were completely consistent with those of enzymatic digestion and sequencing analysis, indicating the sensitivity and preciseness of this method.

About 9% of normal individuals showed homozygous deletion of the SMN2 gene,[13] and in our study a normal control with only *SMN1* was also found. Moreover, DHPLC analysis showed that the retention time of homoduplex *SMN1* was different from that of homoduplex *SMN2*. Therefore, we could distinguish SMA patients with *SMN2* only from normal individuals, despite the normal one carried *SMN1* only or *SMN1* and *SMN2* both. In this study, only one heterozygous peak and two homozygous peaks were observed, which were not completely identical to the results reported previously,[14] two heterozygous peaks formed by *SMN1* and *SMN2* could be clearly identified. The chromatographic difference between various groups may be resulted from different DNA polymerases used in PCR, or different acetonitrile concentrations in dilution buffer. However, this difference did not influence the results of analysis.

In conclusion, a new DHPLC-based method for detection of homozygous deletion of the *SMN1* gene is feasible in gene diagnosis and prenatal diagnosis of SMA patients and fetus at risk. In detecting the homozygous deletion of *SMN1*, compared with SSCP and PCR-enzyme digestion, DHPLC is rapid, accurate and sensitive. DHPLC can be used for genetic diagnosis and prenatal diagnosis of SMA patients.

REFERENCES

1. Ogino S, Leonard DG, Rennert H, Ewens WJ, Wilson RB. Genetic risk assessment in carrier testing for spinal muscular atrophy. Am J Med Genet 2002; 110: 301-307.
2. Burghes AHM. When is a deletion not a deletion? When it is converted. Am J Hum Genet 1997; 61: 9-15.
3. Lefebvre S, Bürglen L, Reboullet S, Clermont O, Burlet P, Viollet L, et al. Identification and characterization of a spinal muscular atrophy-determining gene. Cell 1995; 80: 155-165.
4. van der Steege G, Grootscholten PM, van der Vlies P, Draaijers TG, Osinga J, Cobben JM, et al. PCR-based DNA test to confirm clinical diagnosis of autosomal recessive spinal muscular atrophy. Lancet 1995; 345: 985-986.
5. Li Q, Ma YL, Pan Q, Xia JH, Dai HP. Genetic diagnosis and prenatal diagnosis of spinal muscular atrophy by restriction endonucleases digestion of PCR product. Natl Med J China (Chin) 2001; 81: 1447-1449.
6. Wu T, Ding XS, Li WL, Yao J, Deng XX. Prenatal diagnosis of spinal muscular atrophy in Chinese by genetic analysis of fetal cell. Chin Med J 2005; 118: 1274-1277.
7. Wirth B. An update of the mutation spectrum of the survival motor neuron gene (SMN1) in autosomal recessive spinal muscular atrophy (SMA). Hum Mutat 2000; 15: 228-237.
8. Cartegni L, Krainer AR. Disruption of an SF2/ASF dependent exonic splicing enhancer in SMN2 causes spinal muscular atrophy in the absence of SMN1. Nat Genet 2002; 30: 377-384.
9. Kashima T, Manley JL. A negative element in SMN2 exon 7 inhibits splicing in spinal muscular atrophy. Nat Genet 2003; 34: 460-463
10. Rodrigues NR, Owen N, Talbot K, Patel S, Muntoni F, Ignatius J, et al. Gene deletions in spinal muscular atrophy. J Med Genet 1996; 33: 93-96
11. Sutomo R, Akutsu T, Takeshima Y, Nishio H, Sadewa AH, Harada Y, et al. Rapid SMN1 deletion test using DHPLC to screen patients with spinal muscular atrophy. Am J Med Genet 2002; 113: 225-226.
12. Mazzei R, Conforti FL, Muglia M, Sprovieri T, Patitucci A, Magariello A, et al. A simple method for diagnosis of autosomal recessive spinal muscular atrophy by denaturing high-performance liquid chromatography. J Child Neurol 2003; 18: 269-271.
13. Anhuf D, Eggermann T, Rudnik-Schoneborn S, Zerres K. Determination of SMN1 and SMN2 copy number using TaqMan technology. Hum Mutat 2003; 22: 74-78.
14. Su YN, Hung CC, Li H, Lee CN, Cheng WF, Tsao PN, et al. Quantitative analysis of SMN1 and SMN2 genes based on DHPLC: A highly efficient and reliable carrier-screening test. Hum Mutat 2005; 25:460-467.

(Received November 17, 2005)
Edited by QIAN Shou-chu and LIU Dong-yun

（六）J Hum Genet 2007, 52:561-564.

J Hum Genet (2007) 52:561–564
DOI 10.1007/s10038-007-0150-5

SHORT COMMUNICATION

A syndactyly type IV locus maps to 7q36

Daisuke Sato · Desheng Liang · Lingqian Wu · Qian Pan · Kun Xia · Heping Dai · Hua Wang · Gen Nishimura · Koh-Ichiro Yoshiura · Jiahui Xia · Norio Niikawa

Received: 26 March 2007 / Accepted: 2 April 2007 / Published online: 3 May 2007

Abstract Syndactyly occurs as an isolated abnormality or a part of a malformation syndrome. Syndactyly types I, II, III and V have been mapped to chromosomal regions 2q34–q36, 2q31–q32, 6q21–q23.2 and 2q31–q32, respectively, whereas syndactyly type IV (SD4) is extremely rare, and its gene localization has not yet been assigned. The SD4 manifests complete syndactyly of all fingers accompanied with polydactyly, and flexion of the fingers gives the hand a cup-shaped appearance. We performed a linkage and haplotype analysis of a Chinese pedigree with autosomal dominant, non-syndromic SD4 using a set of 406 microsatellite markers. The analysis gave the maximum two-point LOD score of 1.613 at recombination fraction of 0.00 and penetrance of 1.00. Thus, the SD4 locus in the family was likely assigned to a 17.39-cM region at a segment between markers D7S3070 and D7S559 at 7q36, although the LOD score obtained was not high enough to conclude the localization. Analysis of three candidate genes, *LMBR1*, *SHH* and *ZRS*, failed to identify any pathogenic mutations. Our gene mapping may give a clue to identify the putative SD4 gene and provide a better understanding of normal human limb development.

Keywords Syndactyly type IV · Linkage analysis · Disease gene mapping

Daisuke Sato and Desheng Liang equally contributed to this study.

D. Sato · D. Liang · L. Wu · K.-I. Yoshiura · N. Niikawa
Department of Human Genetics, Nagasaki University Graduate School of Biomedical Sciences, Nagasaki, Japan

D. Sato · D. Liang · L. Wu · K.-I. Yoshiura · N. Niikawa
Solution Oriented Research of Science and Technology (SORST), Japan Science and Technology Agency (JST), Kawaguchi, Japan

D. Sato
Department of Pediatrics, Hokkaido University Graduate School of Medicine, Sapporo, Japan

D. Liang · L. Wu (✉) · Q. Pan · K. Xia · H. Dai · J. Xia
National Laboratory of Medical Genetics, Xiangya Hospital, Central South University, 110 Xiangya Road, Changsha, Hunan 410078, China
e-mail: wulingqian@cnlmg.com

H. Wang
Women and Children's Hospital of Hunan Province, Changsha, China

G. Nishimura
Department of Radiology, Tokyo Metropolitan Kiyose Children's Hospital, Tokyo, Japan

Introduction

Syndactyly is one of the most frequent congenital limb abnormalities and occurs as an isolated anomaly or a part of a malformation syndrome. Syndactyly falls into five major types I–V based on different combinations of affected fingers and toes and showing an autosomal dominant mode of inheritance. Syndactyly type I (OMIM 185900), type II (OMIM 186000), type III (OMIM 186100) and type V (OMIM 186300) have been mapped to chromosomal regions 2q34–q36, 2q31–q32, 6q21–q23.2 and 2q31–q32, respectively. Among them, only type III syndactyly was suggested to be an allelic disorder of oculodentodigital dysplasia (ODDD, MIM 164200) that is caused by mutations in the gene for gap junction protein alpha-1 (GJA1). Genes responsible for other types of syndactyly have not been identified. Syndactyly type IV (SD4, OMIM 186200) is extremely rare and has been reported only twice since the first description by Haas in 1940 (Gillessen-Kaesbach and Majewski 1991; Rambaud-Cousson et al. 1991). Patients with this disease have complete syndactylism of all the fingers accompanied with polydactyly and cup-shaped hands due to flexion of the fingers. The etiology of SD4 has remained unknown, and its gene localization has not yet been mapped.

We recently encountered a Chinese pedigree with autosomal dominant SD4. Herein we report on their clinical manifestations and genetic linkage study.

Materials and methods

This study was approved by the Committee for Ethical Issues on Human Genome and Gene Analysis, Nagasaki University. We ascertained a five-generation non-consanguineous Chinese family with autosomal dominant, non-syndromic syndactyly (Figs. 1, 2). The family consisted of 23 members, including 8 affected individuals (4 females and 4 males). A total of 11 family members (6 affected and 5 unaffected individuals) were available for clinical evaluations and linkage and haplotype analyses.

All the patients examined were mentally normal, but had hand and/or foot anomalies. Individuals II-2, III-2 and III-6 had bilateral complete syndactyly with flexion of fingers, cup-shaped hands, polydactyly with two additional small and non-functional fingers at the edge of both hands, six metacarpals (Fig. 2a, b) and normal feet. In addition to the hand polysyndactyly, individuals III-5 and IV-1 had foot anomalies such as seventh and eighth toes on the left and right foot, respectively, and partial cutaneous syndactyly between toes two and three. Their excess toes existed on the tibial side of both feet, and lower extremities were bent and tubby, and showed tibial hemimelia. Knee and ankle joint malformations were present in III-5 and IV-1. Radiograph of the hands and left foot of III-5 showed six metacarpals (Fig. 2g), seven metatarsals and tibial hypoplasia (Fig. 2h), leading to a diagnosis of the disease in the family as Haas type (type IV) mirror-image polydactyly of hands and feet with tibial hypoplasia. III-5 (Fig. 2c–f) also had two triphalangeal thumbs bilaterally. Individual IV-3 presented with syndactyly of fingers two to six and toes five to six, stiffness of proximal interphalangeal joints in all his fingers and two additional small and non-functional fingers bilaterally. None of the five patients showed bone fusion radiologically.

DNA samples were extracted from peripheral blood leukocytes of the 11 members of the family after obtaining written informed consents. We carried out a whole-genome search except for the chromosome X. These individuals

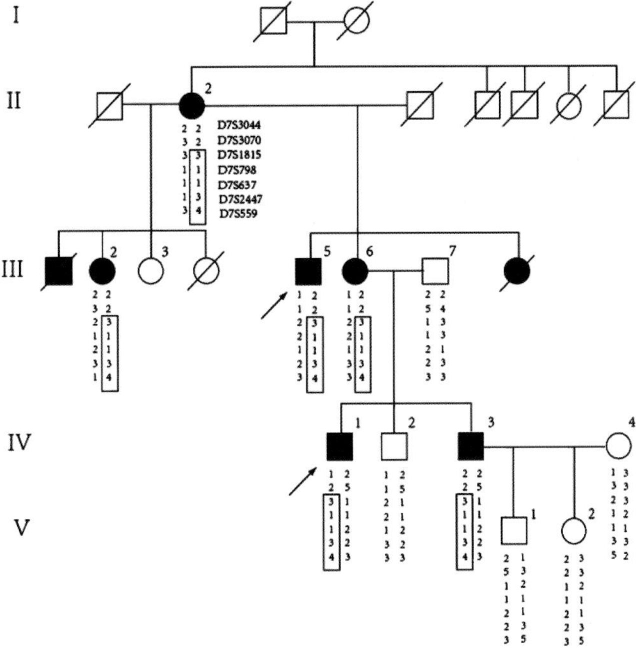

Fig. 1 Pedigree of a Chinese SD4 family with haplotypes at seven marker loci on chromosome 7. The *number in the box* depicts haplotype common to affected individuals

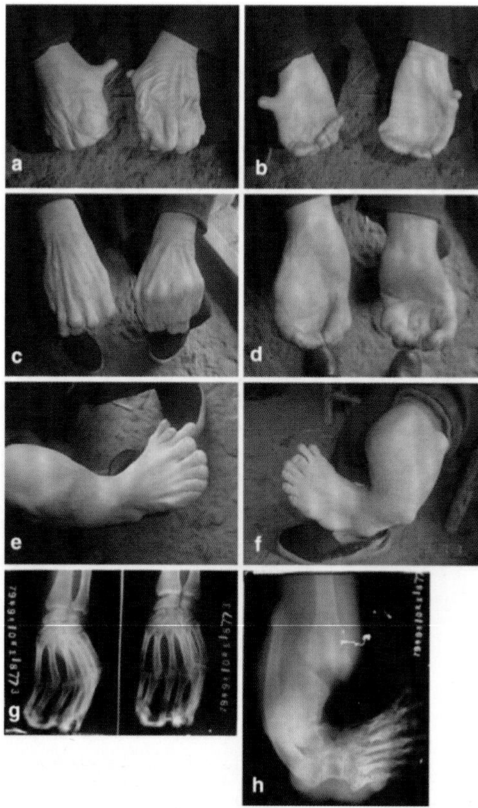

Fig. 2 Hand/foot malformations of affected individuals. **a, b** Polysyndactyly of fingers in III-6. **c–f** Polysyndactyly of fingers and/or toes in III-5. **g, h** Radiograph of hands and left leg/foot in III-5, showing six metacarpals and seven metatarsals without bone fusion, and tibial hypoplasia

were genotyped at 406 microsatellite marker loci that are distributed with an average of 10-cM intervals over the whole genome. Two-point LOD scores were calculated using the MLINK program of the FASTLINK package, assuming that the disease in the family is inherited in an autosomal dominant mode with complete penetrance (penetrance = 1.00), the disease-allele frequency is 0.001 and allele frequencies are equal at all the marker loci.

A mutation screening in three candidate genes, *LMBR1* for limb region 1 protein, *SHH* for sonic hedgehog and *ZRS* for an *SHH* regulator, was performed in six affected individuals and two unaffected members of the family. All exon and flanking intron sequences of *LMBR1* and *SHH* and a 774-bp highly conserved sequence of *ZRS* were amplified by PCR for direct sequencing. PCR conditions were set at 40 cycles of 94℃ for 30 s, 62℃ for 30 s and at 72℃ for 45 s in a 15-μl mixture containing 1× PCR buffer with 1.5 mM $MgCl_2$, 0.2 mM each of dNTP, 1 μM each primer and 0.4 units ExTaq DNA polymerase (TaKaRa, Otsu, Japan). PCR products were treated with ExoSAP-IT (AmershamBiosciences, Piscateway, NJ), and both strands of DNA were sequenced with BigDye Terminator Sequencing kit version 3.1 according to the supplied protocol (AppliedBiosystems, Foster City, CA). The reaction mixture was purified using Sephadex G-50 superfine (AmershamBiosciences) and analyzed on the ABI Genetic Analyzer 3100 (AppliedBiosystems) with the Sequence-Analysis software (AppliedBiosystems) and aligned with the AutoAssembler version2.1.1 software (AppliedBiosystems) to find DNA alterations.

Results and discussion

The disease in the Chinese family was clinically diagnosed as syndactyly type IV (SD4), because one (III-5) of the affected members had complete syndactylism of all fingers and toes accompanied with polydactyly. Flexion of fingers together with cutaneous syndactyly gave his hands a cup-shaped appearance. SD4 in the family was inherited as an autosomal dominant mode as was reported in the family with SD4 (Gillessen-Kaesbach and Majewski 1991; Rambaud-Cousson et al. 1991).

At an initial genotyping at the 406 marker loci, only seven members [five affected and two unaffected members (II-2, III-2 and 5–7, and IV-2 and 3)] were available. We obtained a possible linkage of the disease locus to five markers (*D2S2152*, *D7S559*, *D12S1052*, *D16S3039* and *D17S1822*) on chromosomes 2, 7, 12, 16 and 17 with LOD scores higher than 1.00. However, haplotype analysis excluded four of the five loci and retained *D7S559* as a candidate region for SD4 at 7q36.3. We then performed a second analysis by the use of more markers around 7q36.3 and by adding four more members (one patient IV-1 and three unaffected members IV-4, V-1 and V-2) who participated in the study later. The maximum two-point LOD score within the locus was 1.613 at recombination fraction of 0.00 and penetrance of 1.00 (Table 1). Haplotype analysis showed that all the six affected members had the same haplotype "3-1-1-3-4" for five marker loci, D7S1815, D7S798, D7S637, D7S2447 and D7S559 (Fig. 1). From these findings, it is most likely that SD4 in the Chinese family was assigned to a 17.39-cM region at 7q36, although the LOD score obtained was not high enough to conclude a concrete linkage. Direct sequencing of patients' DNA for exon and flanking intron sequences of *LMBR1* and *SHH* and the conserved sequence of *ZRS* revealed no pathogenic mutation.

To a similar region where we assigned a SD4 locus, several forms of limb abnormalities have been mapped.

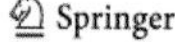

Table 1 Two-point LOD score of chromosome 7q markers at various recombination fractions

Marker	Position (cM)	LOD score at theta (penetrance = 1.00)						
		0.00	0.05	0.10	0.15	0.20	0.25	0.30
D7S3044	153.7	−2.75	−0.480	−0.225	−0.096	−0.021	0.024	0.047
D7S3070	165.6	0.68	0.714	0.700	0.657	0.594	0.517	0.430
D7S1815	167.1	1.380	1.276	1.166	1.050	0.928	0.798	0.660
D7S798	169.9	0.861	0.796	0.728	0.657	0.581	0.500	0.415
D7S637	174.0	0.519	0.479	0.437	0.393	0.347	0.298	0.246
D7S2447	175.5	1.192	1.013	0.900	0.784	0.663	0.540	0.415
D7S559	183.0	1.613	1.446	1.271	1.090	0.902	0.712	0.526

They include preaxial polydactyly (Hing et al. 1995; Heus et al. 1999; Zguricas et al. 1999), complex polysyndactyly (Tsukurov et al. 1994), triphalangeal thumb (Heutink et al. 1994; Radhakrishna et al. 1996; Balci et al. 1999) and acheiropodia (Ianakiev et al. 2001). Among genes in the region, *LMBR1*, *SHH* and *ZRS* merit comments. It was shown that five point mutations residing in the highly conserved sequence of *ZRS* were associated with congenital preaxial polydactyly (Lettice et al. 2003; Gurnett et al. 2007), mutations in the chicken *Lmbr1* are linked to chicken polydactyly (Huang et al. 2006), and *Shh* was responsible for the digit duplication activity in chick embryos (Riddle et al. 1993). Unfortunately, we failed to identify any pathogenic mutations of these genes in the SD4 patients from the Chinese family.

In conclusion, we have mapped the SD4 locus in the Chinese family to 7q36. This may become a clue to identify the gene responsible for this rare disease and provide a better understanding of normal human limb development.

Acknowledgments We are grateful to the patients and relatives for their participation in this study. N. Niikawa was supported in part by a Grant-in-Aid for Scientific Research (Priority Areas for Applied Genomics, no. 17019055) from the Ministry of Education, Culture, Sports, Science and Technology of Japan and by SORST from the Japan Science and Technology Agency (JST). L. Wu was supported by the Research Grant (30571201) from National Natural Science Foundation of China.

Conflict of interest The authors of this manuscript declare that they have no competing interests.

References

Balci S, Demirtas M, Civelek B, Piskin M, Sensoz O, Akarsu AN (1999) Phenotypic variability of triphalangeal thumb-polysyndactyly syndrome linked to chromosome 7q36. Am J Med Genet 87:399–406

Gillessen-Kaesbach G, Majewski F (1991) Bilateral complete polysyndactyly (type IV Haas). Am J Med Genet 38:29–31

Gurnett CA, Bowcock AM, Dietz FR,Morcuende JA, Murray JC, Dobbs MB (2007) Two novel point mutations in the long-range SHH enhancer in three families with triphalangeal thumb and preaxial polydactyly. Am J Med Genet 143:27–32

Haas SL (1940) Bilateral complete syndactylism of all fingers. Am J Surg:363–366

Heus HC, Hing A, van Baren MJ, Joosse M, Breedveld GJ, Wang JC, Burgess A, Donnis-Keller H, Berglund C, Zguricas J, Scherer SW, Rommens JM, Oostra BA, Heutink P (1999) A physical and transcriptional map of the preaxial polydactyly locus on chromosome 7q36. Genomics 57:342–351

Heutink P, Zguricas J, van Oosterhout L, Breedveld GJ, Testers L, Sandkuijl LA, Snijders PJLM, Weissenbach J, Lindhout D, Hovius SER, Oostra BA (1994) The gene for triphalangeal thumb maps to the subtelomeric region of chromosome 7q. Nat Genet 6:287–291

Hing AV, Helms C, Slaugh R, Burgess A, Wang JC, Herman T, Dowton SB, Donis-Keller H (1995) Linkage of preaxial polydactyly type 2 to 7q36. Am J Med Genet 58:128–135

Huang YQ, Deng XM, Du ZQ, Qiu X, Du X, Chen W, Morisson M, Leroux S, Ponce de Leon FA, Da Y, Li N (2006) Single nucleotide polymorphisms in the chicken *Lmbr1* gene are associated with chicken polydactyly. Gene 374:10–18

Ianakiev P, van Baren MJ, Daly MJ, Toledo SPA, Cavalcanti MG, Correa Neto J, Lemos Silveira E, Freire-Maia A, Heutink P, Kilpatrick MW, Tsipouras P (2001) Acheiropodia is caused by a genomic deletion in c7orf2, the human orthologue of the *Lmbr1* gene. Am J Hum Genet 68:38–45

Lettice LA, Heaney SJH, Purdie LA, Li L, de Beer P, Oostra BA, Goode D, Elgar G, Hill RE, de Graaff E (2003) A long-range *Shh* enhancer regulates expression in the developing limb and fin and is associated with preaxial polydactyly. Hum Mol Genet 12:1725–1735

Radhakrishna U, Blouin JL, Solanki JV, Dhoriani GM, Antonarakis SE (1996) An antosomal dominant triphalangeal thumb: polysyndactyly syndrome with variable expression in a large Indian family maps to 7q36. Am J Med Genet 66:209–215

Rambaud-Cousson A, Dudin AA, Zuaiter AS, Thalji A (1991) Syndactyly type IV/hexadactyly of feet associated with unilateral absence of the tibia. Am J Med Genet 40:144–145

Riddle RD, Johnson RL, Laufer E, Tabin C (1993) Sonic hedgehog mediates the polarizing activity of the ZPA. Cell 75:1401–1416

Tsukurov O, Boehmer A, Flynn J, Nicolai JP, Hamel BCJ, Traill S, Zaleske D, Mankin HJ, Yeon H, Ho C, Tabin C, Seidman JG, Seidman C (1994) A complex bilateral polysyndactyly disease locus maps to chromosome 7q36. Nat Genet 6:282–286

Zguricas J, Heus H, Morales-Peralta E, Breedveld G, Kuyt B, Mumcu EF, Bakker W, Akarsu N, Kay SPJ, Hovius SER, Heredero-Baute L, Oostra BA, Heutink P (1999) Clinical and genetic studies on 12 preaxial polydactyly families and refinement of the localisation of the gene responsible to a 1.9 cM region on chromosome 7q36. J Med Genet 36:32–40

（七）Am J Med Genet A 2009, 149A(4):816-818.

RESEARCH LETTER

AMERICAN JOURNAL OF medical genetics PART A

A *ZRS* Duplication Causes Syndactyly Type IV With Tibial Hypoplasia

Lingqian Wu,[1,2]* Desheng Liang,[1,2] Norio Niikawa,[2,3] Fen Ma,[4] Miao Sun,[4] Qian Pan,[1] Zhigao Long,[1] Zhongmin Zhou,[1] Koh-ichiro Yoshiura,[2,5] Hua Wang,[6] Daisuke Sato,[2,5] Gen Nishimura,[7] Heping Dai,[1] Xue Zhang,[4] and Jiahui Xia[1]

[1]National Laboratory of Medical Genetics, Central South University, Changsha, Hunan, China

[2]Solution Oriented Research of Science and Technology (SORST), Japan Science and Technology Agency (JST), Kawaguchi, Japan

[3]Research Institute of Personalized Health Sciences, Health Sciences University of Hokkaido, Hokkaido, Japan

[4]McKusick-Zhang Center for Genetic Medicine, Institute of Basic Medical Sciences, Chinese Academy of Medical Sciences, Peking Union Medical College, Beijing, China

[5]Department of Human Genetics, Nagasaki University Graduate School of Biomedical Sciences, Nagasaki, Japan

[6]Women and Children's Hospital of Hunan Province, Changsha, Hunan, China

[7]Department of Radiology, Tokyo Metropolitan Kiyose Children's Hospital, Tokyo, Japan

Received 27 September 2008; Accepted 22 December 2008

How to Cite this Article:
Wu L, Liang D, Niikawa N, Ma F, Sun M, Pan Q, Long Z, Zhou Z, Yoshiura K-I, Wang H, Sato D, Nishimura G, Dai H, Zhang X, Xia J. 2009. A *ZRS* duplication causes syndactyly type IV with tibial hypoplasia.
Am J Med Genet Part A 149A:816–818.

TO THE EDITOR:

Point mutations in the highly conserved sequence of the long-range sonic hedgehog (*SHH*) regulator (*ZRS*) at 7q36.3 cause preaxial polydactyly (PPD) [Lettice et al., 2002, 2003; Gurnett et al., 2007; Furniss et al., 2008]. Genomic duplications of *ZRS* cause the triphalangeal thumb-polysyndactyly syndrome (TPTPS) and syndactyly type IV (SD4) [Klopocki et al., 2008; Sun et al., 2008]. SD4 (OMIM 186200) is a rare disorder first described by Haas [1940] [see also Gillessen-Kaesbach and Majewski, 1991; Rambaud-Cousson et al., 1991; Sato et al., 2007; Sun et al., 2008]. Patients with this condition have complete syndactyly of all fingers with polydactyly, and cup-shaped hands due to flexion of fingers. We previously assigned SD4 to a 17.39-cM region at 7q36 in a Chinese SD4 family with tibial hypoplasia using linkage and haplotype analyses, however, direct sequencing of the patients' DNA showed no pathogenic mutation in *LMBR1*, *SHH* or the conserved sequence of *ZRS* [Sato et al., 2007]. Here, we confirm that SD4 with tibial hypoplasia is caused by a genomic duplication involving *ZRS*, which may lead to abnormal regulation of *SHH* expression.

The family studied here is the same one reported previously [Sato et al., 2007], including eight affected individuals who had complete syndactyly of all fingers, polydactyly, cup-shaped hands, and occasionally hypoplastic tibiae, which lead to a diagnosis of Haas type mirror-image polydactyly of hands and feet (SD4) with tibial hypoplasia. DNA samples were extracted from six affected and five unaffected individuals of the family after obtaining written informed consent in accordance with study protocols approved by the University Ethics Committees.

To test whether SD4 with tibial hypoplasia is associated with a copy number mutation, we used a qPCR assay to determine RCN of *ZRS* based on the ΔΔCt method [Sun et al., 2008] and detected a *ZRS* duplication in one affected individual (III-5) of the SD4 family. Using this qPCR assay, we confirmed that the duplication co-segregated with the limb phenotype in all affected relatives but was not detected in any unaffected relatives or in 50 unrelated control Han Chinese. To determine the size of the genomic duplication, we

Grant sponsor: NSFC, China; Grant number: 30571021; Grant number: 30730097; Grant sponsor: National Key Technologies R&D Program, China; Grant number: 2006BAI05A08; Grant sponsor: SORST, Japan Science and Technology Agency (JST); Grant sponsor: Scientific Research on Priority Areas "Applied Genomics, Japan; Grant number: 17019055.

L. Wu and D. Liang contributed equally to this work.
*Correspondence to:
Dr. Lingqian Wu, National Laboratory of Medical Genetics, Central South University, 110 Xiangya Road, Changsha, Hunan 410078, China.
E-mail: wulingqian@sklmg.edu.cn

Published online 16 March 2009 in Wiley InterScience (www.interscience.wiley.com)
DOI 10.1002/ajmg.a.32740

performed qPCR assays as described previously [Sun et al., 2008] in two affected persons, III-5 (with tibial hypoplasia) and IV-3, using a cut-off RCN of 1.3; we identified a duplication of at least 105 kb spanning from nt. 156232366 to nt. 156337864 which contains *ZRS* (Fig. 1A).

Our multiple qPCR assays detected the minimal duplication but could not give precisely the breakpoints in the case. Therefore, we performed copy number and LOH analyses on three samples of IV-1 (with tibial hypoplasia), IV-3 and IV-2 (unaffected) using Illumina HumanHap550-Duo (http://www.Illumina.com). A duplication covering a 97-kb segment from nt. 156240230 to nt. 156336835 and involving *LMBR1* (Fig. 1B) was found in both patients, while no copy number variant in this region was detected in IV-3. Two SNPs flanking both sides of the duplication, rs6956930 (nt. 156230391) and rs2365750 (nt. 156345168), are not duplicated, indicating the centromeric breakpoint region of 1.975 kb from nt. 156230391 to nt. 156232366, and the telomeric breakpoint region of 7.3 kb from nt. 156337864 to nt. 156345168.

Based on the observations of an SD4 family, Rambaud-Cousson et al. [1991] suggested that SD4 is in fact a complex entity which can include a variety of lower limb malformations in addition to its typical abnormalities. We also suggested previously that SD4 with tibial hypoplasia might be a severe clinical subtype of SD4 [Sato et al., 2007], which has been genetically confirmed in the present study. Moreover, three abnormalities, that is, triphalangeal thumb, mirror polydactyly and tibial hemimelia tend to overlap among SD4, PPD, TPTPS, THPTTS (tibial hemimelia polysyndactyly triphalangeal-thumb syndrome) and mirror polydactyly with tibial hemimelia, all of which have been mapped to 7q36 [Heutink et al., 1994; Tsukurov et al., 1994; Zguricas et al., 1999]. Therefore, Kantaputra and Chalidapong [2000] proposed that THPTTS, TPTPS, PPD-2/3, and Haas-type syndactyly (SD4) are pathogenetically related. Our work, together with these previous reports [Lettice et al., 2003; Klopocki et al., 2008; Sun et al., 2008], confirmed that TPTPS and SD4 are allelic with PPD2/PPD3 (Table I) and indicated that THPTTS, TPTPS, PPD-2/3, and SD4 represent a phenotypic spectrum caused by various mutations of *SHH* or its regulator, *ZRS*.

Recently, various genomic duplications involving *ZRS* have been reported in seven families with TPTPS and/or SD4 in at least two distinct ethnic groups [Klopocki et al., 2008; Sun et al., 2008]. Sun et al. [2008] suggested that the smallest region of overlap (SRO) among various sizes of duplications in families they collected should be the critical region for PPD and SD4, which was strongly supported by our SD4 family. In comparison with seven other reported families with a duplication involving *ZRS* [Klopocki et al., 2008; Sun et al., 2008], the present family, even though with the smallest duplication, shows the most severe lower limb malforma-

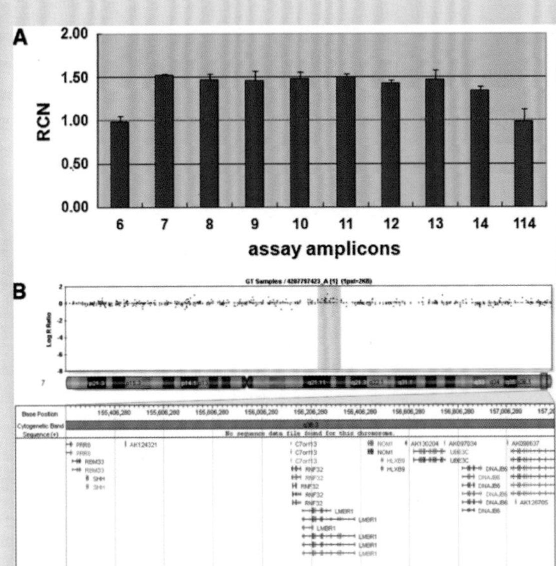

FIG. 1. Detection of *ZRS* duplication. A: The qPCR assay confirming a *ZRS* duplication in an affected individual (III-5). The duplication was seen as a 1.5-fold normalized RCN. B: Plots of the copy number for individual SNP loci along chromosome 7q by Illumina HumanHap550 Genotyping Chips, showing a 96,605 bp duplication from nt 156,240,230 to nt 156,336,835 at 7q36.3 in one affected member with tibial hypoplasia (IV-1). Schematic diagram of the known gene, *LMBR1*, affected by this duplication is depicted below the plots.

TABLE I. Clinical Phenotypes of 16 Reported Families With Mutations of *ZRS*

Mutations types	7 Point mutations	8 Duplications		
Clinical diagnosis, families [Refs.]	PPD2/3, 8 [1–3]	SD4, 1 [4]	SD4-severe, 1 [5]	TPTPS, 6 [4, 6]
Polydactyly				
Pre-axial	+	+	+	+
Post-axial	−	+	+	+
Hand	+	+	+	+
Foot	+	−	+	+
Mirror image	−	+	+	−
Triphalangeal thumb				
Single	+	−	−	+
Duplication	+	+	+	+
Syndactyly				
Complete	−	+	+	+
Partial	−	+	+	+
Cutaneous	−	+	+	+
Osseous	−	−	−	+
Hand	−	+	+	+
Foot	−	−	+	+
Cup-shaped hand	−	+	+	−
Tibial hypoplasia	−	−	+	−

1. Lettice et al. [2003]; 2. Gurnett et al. [2007]; 3. Furniss et al. [2008]; 4. Sun et al. [2008]; 5. Present study; 6. Klopocki et al. [2008].

tions. This may indicate that there is no correlation between phenotypic severity and the extent of duplications and in turn implies that a critical region for the disorders may exist within the smallest duplication. For detection of the copy number mutation, while the multiple qPCR assay used in the present study is rapid, sensitive and cheap, the SNP array method provides more precise results helpful for breakpoint mapping.

REFERENCES

Furniss D, Lettice LA, Taylor IB, Critchley PS, Giele H, Hill RE, Wilkie AO. 2008. A variant in the sonic hedgehog regulatory sequence (*ZRS*) is associated with triphalangeal thumb and deregulates expression in the developing limb. Hum Mol Genet 17:2417–2423.

Gillessen-Kaesbach G, Majewski F. 1991. Bilateral complete polysyndactyly (type IV Haas). Am J Med Genet 38:29–31.

Gurnett CA, Bowcock AM, Dietz FR, Morcuende JA, Murray JC, Dobbs MB. 2007. Two novel point mutations in the long-range *SHH* enhancer in three families with triphalangeal thumb and preaxial polydactyly. Am J Med Genet Part A 143A:27–32.

Haas SL. 1940. Bilateral complete syndactylism of all fingers. Am J Surg 50:363–366.

Heutink P, Zguricas J, van Oosterhout L, Breedveld GJ, Testers L, Sandkuijl LA, Snijders PJ, Weissenbach J, Lindhout D, Hovius SE, Oostra BA. 1994. The gene for triphalangeal thumb maps to the subtelomeric region of chromosome 7q. Nat Genet 6:287–292.

Kantaputra PN, Chalidapong P. 2000. Are triphalangeal thumb-polysyndactyly syndrome (TPTPS) and tibial hemimelia-polysyndactyly-triphalangeal thumb syndrome (THPTTS) identical? A father with TPTPS and his daughter with THPTTS in a Thai family. Am J Med Genet 93:126–131.

Klopocki E, Ott CE, Benatar N, Ullmann R, Mundlos S, Lehmann K. 2008. A microduplication of the long range *SHH* limb regulator (*ZRS*) is associated with triphalangeal thumb-polysyndactyly syndrome. J Med Genet 45:370–375.

Lettice LA, Horikoshi T, Heaney SJ, van Baren MJ, van der Linde HC, Breedveld GJ, Joosse M, Akarsu N, Oostra BA, Endo N, Shibata M, Suzuki M, Takahashi E, Shinka T, Nakahori Y, Ayusawa D, Nakabayashi K, Scherer SW, Heutink P, Hill RE, Noji S. 2002. Disruption of a long-range cis-acting regulator for *Shh* causes preaxial polydactyly. Proc Natl Acad Sci USA 99:7548–7553.

Lettice LA, Heaney SJ, Purdie LA, Li L, de Beer P, Oostra BA, Goode D, Elgar G, Hill RE, de Graaff E. 2003. A long-range *Shh* enhancer regulates expression in the developing limb and fin and is associated with preaxial polydactyly. Hum Mol Genet 12:1725–1735.

Rambaud-Cousson A, Dudin AA, Zuaiter AS, Thalji A. 1991. Syndactyly type IV/hexadactyly of feet associated with unilateral absence of the tibia. Am J Med Genet 40:144–145.

Sato D, Liang D, Wu L, Pan Q, Xia K, Dai H, Wang H, Nishimura G, Yoshiura K, Xia J, Niikawa N. 2007. A syndactyly type IV locus maps to 7q36. J Hum Genet 52:561–564.

Sun M, Ma F, Zeng X, Liu Q, Zhao XL, Wu FX, Wu GP, Zhang ZF, Gu B, Zhao YF, Tian SH, Lin B, Kong XY, Zhang XL, Yang W, Lo W, Zhang X. 2008. Triphalangeal thumb-polysyndactyly syndrome and syndactyly type IV are caused by genomic duplications involving the long-range, limb-specific *SHH* enhancer. J Med Genet 45:589–595.

Tsukurov O, Boehmer A, Flynn J, Nicolai JP, Hamel BCJ, Traill S, Zaleske D, Mankin HJ, Yeon H, Ho C, Tabin C, Seidman JG, Seidman C. 1994. A complex bilateral polysyndactyly disease locus maps to chromosome 7q36. Nat Genet 6:282–286.

Zguricas J, Heus H, Morales-Peralta E, Breedveld G, Kuyt B, Mumcu EF, Bakker W, Akarsu N, Kay SP, Hovius SE, Heredero-Baute L, Oostra BA, Heutink P. 1999. Clinical and genetic studies on 12 preaxial polydactyly families and refinement of the localisation of the gene responsible to a 1.9 cM region on chromosome 7q36. J Med Genet 36:32–40.

（八）Nature Genetics 1998, 20(4):370-373.

（1）在 *Nature Genetics* 12月期上发表的论文 *Mutations in the gene encoding gap junction protein β-3 associated with autosomal dominant hearing impairment* 及翻译稿

letter © 1998 Nature America Inc. • http://genetics.nature.com

Mutations in the gene encoding gap junction protein β-3 associated with autosomal dominant hearing impairment

Jia-hui Xia[1], Chun-yu Liu[1], Bei-sha Tang[2], Qian Pan[1], Lei Huang[1], He-ping Dai[1], Bao-rong Zhang[6], Wei Xie[1], Dong-xu Hu[5], Duo Zheng[1], Xiao-liu Shi[1], De-an Wang[1], Kun Xia[1], Kuan-ping Yu[1], Xiao-dong Liao[1], Yong Feng[3], Yi-feng Yang[5], Jian-yun Xiao[3], Ding-hua Xie[4] & Jian-zheng Huang[6]

Hearing impairment is the most commonly occurring condition that affects the ability of humans to communicate[1]. More than 50% of the cases of profound early-onset deafness are caused by genetic factors[2,3]. Over 40 loci for non-syndromic deafness have been genetically mapped, and mutations in several genes have been shown to cause hearing loss[4]. Mutations in the gene encoding connexin 26 (*GJB2*) cause both autosomal recessive and dominant forms of hearing impairment[5,6]. To study the possible involvement of other members of the connexin family in hereditary hearing impairment, we cloned the gene (*GJB3*) encoding human gap junction protein β-3 using homologous EST searching and nested PCR. *GJB3* was mapped to human chromosome 1p33–p35. Mutation analysis revealed that a missense mutation and a nonsense mutation of *GJB3* were associated with high-frequency hearing loss in two families. Moreover, expression of *Gjb3* was identified in rat inner ear tissue by RT-PCR. These findings suggest that mutations in *GJB3* may be responsible for bilateral high-frequency hearing impairment.

To clone a novel human connexin, 27 ESTs sharing more than 60–75% homology with connexins were retrieved from the EST database at NCBI. Two overlapping ESTs were assembled into a contig with 83% identity to rat and mouse *Gjb3*. To identify the human gene, a 650-bp fragment amplified from a human genomic library and a novel fragment of approximately 400-bp—generated by nested PCR from a placental cDNA library—were assembled using their overlapping ends, resulting in a 1,059-bp fragment containing an ORF putatively encoding 270 aa. The predicted protein has four hydrophobic transmembrane domain-like motifs, a structure similar to that of the connexins[7]. An identical fragment was amplified from a human placental cDNA library using two primers corresponding to the 3′ and 5′ sequences of the 1,059-bp fragment. The fragment shares 83% homology with rat and mouse *Gjb3*, 67.8% homology with human *GJB1* and 75.9% homology with human *GJB2*. Therefore, we designated this gene *GJB3*, as it encodes gap junction protein β-3. *GJB3* was mapped to chromosome 1p33–p35 by FISH using a 13-kb genomic clone together with chromosomal R-banding (Fig. 1).

To detect possible disease-causing mutations of *GJB3*, we sequenced the entire coding region of *GJB3* using samples derived from probands of 42 families with hereditary diseases linked to 1p32–p36, including sensorineural deafness[8,9] (6 families), erythrokeratodermia[10] (5 families), Charcot-Marie-Tooth disease[11] (13 families) and ptosis[12] (4 families), and 14 control families with retinitis pigmentosa and deafness not linked to 1p32–p36. One missense mutation and one nonsense mutation were detected in two sensorineural deafness families characterized by bilateral high-frequency hearing impairment. No mutations were detected in the individuals affected with other diseases (data not shown). In a family from Zhejiang province (Fig. 2*c*, NDF006), a G→A substitution at position 547 of *GJB3*, resulting in a glutamine-to-lysine change at position 183 (Fig. 2*a*), occurred in 4 of 7 genetically related family members from 3 generations (II-3, II-4, III-2 and IV-1). Two male carriers (II-3, age 52 and II-4, age 56) were clinically diagnosed with bilateral sensorineural deafness; audiograms showed a normal threshold below 2,000 Hz and impaired threshold above 2,000 Hz (Fig. 2*e*). Both carriers have had progressive hearing difficulties and tinnitus since approximately 40 years of age. The female carrier (III-2, age 27) has normal hearing with tinnitus and an audiogram showing a 20–25 dB decrease at frequencies of 2,000–8,000 Hz.

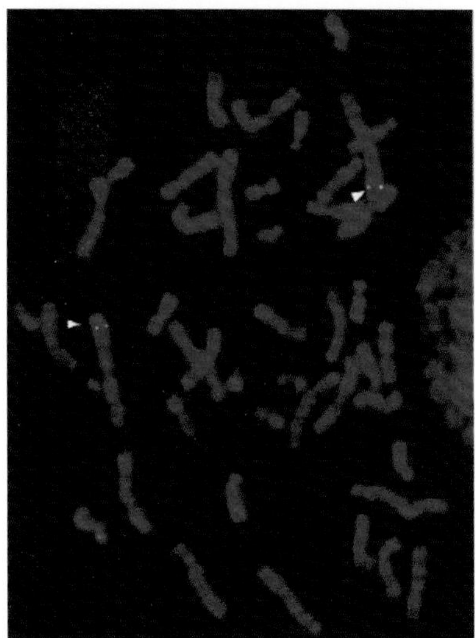

Fig. 1 Chromosome mapping of *GJB3*. Metaphase chromosomes were hybridized with a biotin-labelled genomic DNA clone, followed by R-banding. Yellow hybridization signals at chromosome 1p33–35 are indicated by arrows.

[1]National Lab of Medical Genetics of China; [2]Department of Neurology, [3]Department of Otorhinology, The Affiliated Xiangya Hospital; [4]Department of Otorhinology, [5]Department of Cardiothoracic Surgery, The Second Affiliated Hospital, Hunan Medical University, Changsha, Hunan 410078, PRC. [6]Department of Neurology, The Second Affiliated Hospital, Zhejiang Medical University, Hangzhou, Zhejiang 310009, PRC. Correspondence should be addressed to J.-h.X. (e-mail: nlmglcy@public.cs.hn.cn).

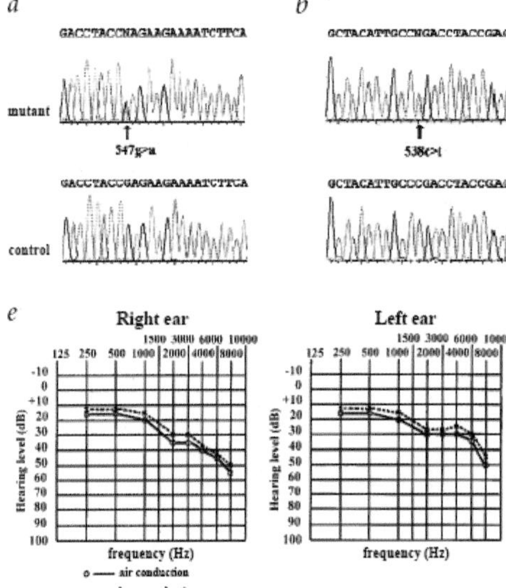

Fig. 2 *GJB3* mutations in two families. ***a,b***, Sequencing chromographs for individuals with *GJB3* mutations and normal individuals. One mutation carrier and one normal individual from each family (*a*, NDF006; *b*, NDF005) are shown. Arrow, position of mutation. ***c,d***, Pedigrees of two families harbouring *GJB3* mutations. In family NDF006 (*c*), II-3, II-4, III-2 and IV-1 harbour the missense mutation 547G→A, resulting in replacement of glutamine with lysine at aa 183 of GJB3. In family NDF005 (*d*), II-2, II-4, II-5 and III-1 have the nonsense mutation 538C→T, resulting in a truncated product lacking the C terminus of GJB3 after aa 180. Square, male; circle, female; open, unaffected; filled, hearing impaired; grey, individual with hearing threshold increase but clinically unaffected. Age and genotype of each individual is given below each symbol. WT, wild-type GJB3; E183K, Glu→Lys at aa 183; R180X, Arg→stop at aa 180. ***e***, Audiogram of II-4 of pedigree NDF006. All affected individuals have similar audiograms.

Current diagnostic standards classify her audiogram as normal. The youngest carrier (IV-1, age 3) has a normal acoustic impedance test and auditory-evoked brainstem response. In a family from the Hunan province (Fig. 2*d*, NDF005), four genetically related individuals (II-2, II-4, II-5 and III-1) carried a C→T mutation at nt 538 of *GJB3*, resulting in a stop codon at aa 180 (Fig. 2*b*). Two male carriers (II-4, age 51 and III-1, age 23) have had hearing difficulties with clinical symptoms and audiograms similar to the patients in NDF006 beginning after 30 and 20 years of age, respectively. One female carrier (II-2, age 46) has a audiogram similar to that of III-2 in NDF006, whereas the other (II-5, age 43) is normal. The tympanograms and physical and biochemical examinations of all affected individuals of both families were normal. All genetically related family members (three individuals in NDF006) without a *GJB3* mutation have normal acoustic threshold (data not shown). Sequence analysis of the entire coding region of *GJB3* in 208 randomly selected, unrelated, normal individuals showed no missense or nonsense mutations. Two types of reported polymorphisms of *GJB2* (79G→A and 109G→A; ref. 13) were found in family members genetically related to *GJB3* mutation carriers, and a novel change (341A→G) was observed in their genetically unrelated family members and in ten unrelated individuals with normal hearing (data not shown). None of the three types of changes segregated with hearing loss in these two families. Our results indicate that the three types of nucleotide changes of *GJB2* in these two families are polymorphisms and may not be the cause of the hearing loss in these two families. In adult rat, expression of *Gjb3* was detected in cortex, spinal cord and inner ear (Fig. 3), suggesting a role of *GJB3* in normal hearing. Our results suggest that mutations in *GJB3* may be involved in pathogenesis of sensorineural deafness.

Residues R180 and E183 are well conserved among all cloned connexins (Fig. 4). The change of acidic glutamine to a basic lysine at the boundary between the second extracellular domain and the fourth transmembrane domain of *GJB3* may affect the anchorage of this protein in the membrane. A similar mutation of *GJB1* (E186K) has been detected in a family affected by the X-linked dominant form of Charcot-Marie-Tooth disease[7,14], suggesting a role for E186 in maintaining the normal function of connexins. The R180X mutation in NDF005 results in a truncated protein lacking the fourth transmembrane domain and the third intracellular domain at the carboxy terminus of *GJB3*. This study provides evidence that mutations in *GJB3* may cause an autosomal dominant form of non-syndromic hearing impairment at high frequencies. In two families, all four male adults carring *GJB3* mutations show progressive hearing impairment (Fig. 2). The youngest male carrier (IV-1, NDF006; age 3) is probably below the age of onset of hearing loss. It remains unknown as to why female carriers have either subclinical (II-2 in NDF005 and III-2 in NDF006) or non-detectable (II-5 in NDF005) hearing impairment. Noise exposure for male mutation carriers was not significantly different from their female siblings (as recalled by the family members). It is well known that age-related hearing impairment is more prevalent in males than in females. Another

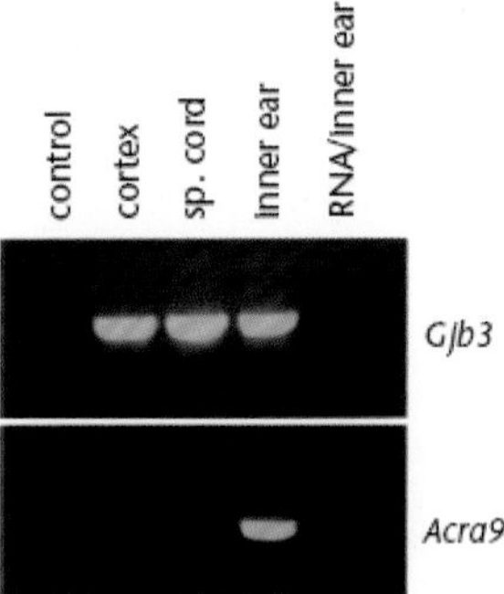

Fig. 3 RT-PCR analysis of *Gjb3* expression in inner ear of adult rats. Total RNA was isolated from cortex, spinal cord (sp. cord) and inner ear tissue of adult rats. *Gjb3* expression was detected by RT-PCR (top, *Gjb3*); inner ear-specific *Acra9* was used as a positive control (bottom, *Acra9*). Amplification in the absence of cDNA transcript was used as a negative control. RNA derived from inner ear tissue was also amplified as a control for possible DNA contamination (RNA/inner ear); no contamination of genomic DNA in these samples was seen.

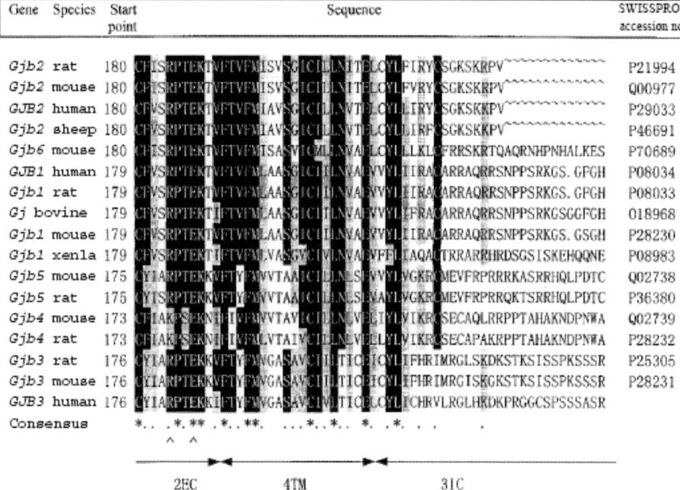

Fig. 4 Sequence alignment of human GJB3 with other β-class gap junction proteins. Protein sequence, Swissprot accession numbers and conserved residues are shown. Arrows indicate the range of putative domains of gap junction proteins: 2EC, second extracellular domain; 4TM, fourth transmembrane domain; 3IC, third intracellular domain. A complete gap junction protein has three intracellular, two extracellular and four transmembrane domains. Protein sequence alignment was done with Pileup of GCG. Identical residues are highlighted with a dark background; similar residues are shaded; *, residues identical in all proteins; ., residues similar in all proteins; ^, mutation site.

possibility is that female carriers develop a type of irregular dominant phenotype of *GJB3* mutations, or that they carry a genetic factor to compensate for the effect of *GJB3* mutations. A similar situation may occur in 34M→T mutation carriers of *GJB2*. *In vivo*, 34M→T mutation may cause either a dominant form of non-syndromic deafness or may not affect hearing impairment[6,15]. *In vitro*, this mutation acts in a dominant negative fashion to inhibit the channel activity of its wild-type counterpart[16]. We hypothesize that the unaffected phenotype of some 34M→T carriers is due to either genetic compensation or environmental masking. More studies are needed to fully understand how *GJB3* mutation causes hearing impairment.

Methods

Clinical diagnosis. Research subjects were given the following examinations: (i) otologic examination; (ii) pure tone audiometry including air and bone conduction at 250, 500, 1,000, 2,000, 3,000, 4,000, 6,000 and 8,000 Hz; (iii) acoustic impedance tests including tympanometry and acoustic reflex; (iv) auditory-evoked brainstem response and acoustic impedance (children only); and (v) physical and biochemical examinations, including thyroid, liver, kidney and nervous system examinations. Family members were considered to be affected if they met all of the following criteria: (i) bilateral hearing impairment of more than 25 dB at multiple frequencies or of more than 30 dB at one frequency[8,17,18]; (ii) normal tympanogram (indicating normal middle ear); and (iii) exclusion of other risk factors which could lead to deafness, including chronic middle-ear infection, otologic trauma, ototoxic antibiotics, Meniere disease and so on.

EST database analysis. Seqlab of GCG (Genetic Computer Group) was used to perform data analysis. The coding sequences of gap junction proteins (GJA1, GJA4, GJA5, GJA7 and GJB2) were BLAST analysed against an EST database (National Center of Biotechnology Information). Human ESTs with significant homology to gap junction proteins were further analysed to exclude sequences of known connexins.

cDNA cloning. We designed primers cx31af (5′–GCAGGTAGGCAAGCCCCCACCAG–3′), cx31ar (5′–AAGACGAACACCACGGACAGCCAGA–3′), cx31bf (5′–CTGCACACTCTCTGGCATGGCTT–3′) and cx31br (5′–ACAGATGGTGAGTACGATGCAGACGG–3′) for PCR cloning on the basis of the sequence of two ESTs (AA078777 and AA079696). As the coding sequences of known gap junction proteins are transcribed from a single exon, we initially carried out PCR using genomic DNA as template. A 650 bp fragment of human *GJB3* was amplified using primers cx31af and cx31br. To obtain full-length cDNA, we designed primers λ gt10-5 (5′–TTGAGCAAGTTCAGCCTGGTTAAGTC–3′) and λ gt10-3 (5′–GTGGCTTATGAGTATTTCTTCCAGGG–3′) on the basis of the sequence of λ gt10 vector arms of a cDNA library. Nested PCR was performed from a human cDNA library using primers cx31bf and cx31bc (5′–CATTGCCCGACCTACCGAGAAGAAA–3′) paired with λ gt10-5 or λ gt10-3, respectively. Products were recovered from an 8% polyacrylamide gel and sequenced with an ABI Prism dye terminator cycle sequencing kit and an ABI 377 DNA sequencer. To verify the ORF, primer cx31dg2 (5′–GCCACACTGCCCTGCATTTCCC–3′) at the 3′ UTR and primer cx31af at the 5′ UTR were used to amplify the coding region of *GJB3* from a human placental cDNA library. PCR products were purified and sequenced using primers cx31af and cx31bf.

Screening a genomic DNA library. To isolate a genomic DNA clone for chromosomal mapping of *GJB3*, a 193-bp DNA fragment located in the 3′ UTR of *GJB3* was amplified with primers cx31f1 (5′–CAACATGCGGGCTGCCAATG–3′) and cx31f2 (5′–TGTCCTTTGAGGGTGGCACTG–3′). The sequence of this fragment was confirmed, followed by ^{32}P-labelling (3.6×10^5 cpm/ml) for screening of a human genomic DNA library (about 750,000 clones), as described in the λ Library Protocol Handbook (Clontech). Three phage clones with more than 13 kb of insert were isolated. Phage DNA was purified with a λ kit (Qiagen), and sequenced with primers cx31af, cx31ar and cx31bf. Sequence analysis of one of three phage clones indicated it contained the entire coding sequence of *GJB3*.

Chromosomal mapping of *GJB3*. Genomic phage DNA was labelled with biotin-16-dUTP, mixed with placental DNA, precipitated in ethanol and dissolved in hybridization solution (30 μl; 50% formamide, 2×SSC, 50 mmol/L PBS, 10% dextran sulfate). Human chromosome preparation was hybridized with the mixture at 37 °C for 17 h, followed by washes at 40–45 °C. Hybridization signals were amplified immunologically. The slides were counterstained with PI and DAPI, and examined microscopically.

Mutation detection. The coding sequence of *GJB3* was amplified from genomic DNA samples with primers cx31af and cx31dg2, followed by sequencing with primers cx31af, cx31ar and cx31bf.

Analysis of *Gjb3* expression. Tissue including cortex, spinal cord and inner ear were dissected from adult rats. Total RNA was isolated with RNAzol B (Tel-Test). RT-PCR was done as described[19]. Primers used for *Gjb3* detection were: 5′–GACTTTGACTGTAACACCAGGCAG–3′ (sense) and 5′–

ATCACCACTCTCCAGCAGCTTGTG–3′ (anti-sense). Amplification of the gene (*Acra9*) encoding the inner ear-specific α9 acetylcholine receptor was used as a positive control. Primers for *Acra9* were: 5′–AACCAGGTGGACATATTCAATGCC–3′ (sense) and 5′–CAAGATCCTGGACATGTACTTCAG–3′ (anti-sense). PCR products were analysed on a 1% agarose gel.

GenBank accession number. *GJB3*, AF052692.

Acknowledgements

This study was supported by a Chinese 863 projects grant (z19-02-02-02), the Chinese Natural Science Foundation (grant 39392902) and SmithKline Beecham-Hunan Medical University Collaborative Project.

Received 3 June; accepted 21 October 1998.

1. Morton, N.E. Genetic epidemiology of hearing impairment. *Ann. N.Y. Acad. Sci.* **630**, 16–31 (1991).
2. Marazita, M.L. *et al.* Genetic epidemiological studies of early-onset deafness in the U.S. school-age population. *Am. J. Med. Genet.* **46**, 486–491 (1993).
3. Reardon, W. Genetic deafness. *J. Med. Genet.* **29**, 521–526 (1992).
4. Van Camp, G., Willems, P.J. & Smith, R.J.H. Non-syndromic hearing impairment: unparalleled heterogeneity. *Am. J. Hum. Genet.* **60**, 758–764 (1997).
5. Denoyelle, F. *et al.* Connexin 26 gene linked to a dominant deafness. *Nature* **393**, 319–320 (1998).
6. Kelsell, D.P. *et al.* Connexin 26 mutations in hereditary non-syndromic sensorineural deafness. *Nature* **387**, 80–83 (1997).
7. Bergoffen, J. *et al.* Connexin mutations in X-linked Charcot-Marie-Tooth disease. *Science* **262**, 2039–2042 (1993).
8. Coucke, P. *et al.* Linkage of autosomal dominant hearing loss to the short arm of chromosome 1 in two families. *N. Engl. J. Med.* **331**, 425–431 (1994).
9. Van Camp, G. *et al.* Linkage analysis of progressive hearing loss in five extended families maps the DFNA2 gene to a 1.25-Mb region on chromosome 1p. *Genomics* **41**, 70–74 (1997).
10. van der Schroeff, J.G., van Leeuwen-Cornelisse, I., van Haeringen, A. & Went, L.N. Further evidence for localization of the gene of erythrokeratodermia variabilis. *Hum. Genet.* **80**, 97–98 (1998).
11. Ben Othmane, K. *et al.* Localization of a gene (*CMT2A*) for autosomal dominant Charcot-Marie-Tooth disease type 2 to chromosome 1p and evidence of genetic heterogeneity. *Genomics* **17**, 370–375 (1993).
12. Engle, E.C., Castro, A.E., Macy, M.E., Knoll, J.H. & Beggs, A.H. A gene for isolated congenital ptosis maps to a 3-cM region within 1p32–p34.1. *Am. J. Hum. Genet.* **60**, 1150–1157 (1997).
13. Kelley, P.M. *et al.* Novel mutations in the connexin 26 gene (*GJB2*) that cause autosomal recessive (DFNB1) hearing loss. *Am. J. Hum. Genet.* **62**, 792–799 (1998).
14. Fain, P.R., Barker, D.F. & Chance, P.F. Refined genetics mapping of X-linked Charcot-Marie-Tooth neuropathy. *Am. J. Hum. Genet.* **54**, 229–235 (1994).
15. Scott, D.A., Kraft, M.L., Stone, E.M., Sheffield, V.C. & Smith, R.J. Connexin mutations and hearing loss. *Nature* **391**, 32 (1998).
16. White, T.W., Deans, M.R., Kelsell, D.P. & Paul, D.L. Connexin mutation in deafness. *Nature* **394**, 630–631 (1988).
17. Ayimu, D. & Qiu, C. Pure tone threshold in 5000 normal ears. *J. Audiol. Speech Pathol.* **5**, 144–145 (1997).
18. Hull, R.H. Hearing evaluation of the elderly. in *Handbook of Clinical Audiology* (ed. Katz, J.) 426–441 (Williams & Wilkins, Baltimore, 1978).
19. Elgoyhen, A.B., Johnson, D.S., Boulter, J., Vetter, D.E. & Heinemann, S. α9: an acetylcholine receptor with novel pharmacological properties expressed in rat cochlear hair cells. *Cell* **79**, 705–715 (1994).

人类间隙连接蛋白 β-3 基因突变导致常染色体显性听力减退（中译稿）

夏家辉[1] 刘春宇[1] 唐北沙[2] 潘乾[1] 黄蕾[1] 戴和平[1] 张宝荣[6] 谢徽[1]
胡冬煦[5] 郑多[1] 施小六[1] 王德安[1] 夏昆[1] 禹宽平[1] 廖晓东[1] 冯永[3]
杨一峰[5] 肖健云[3] 谢鼎华[4] 黄鉴政[6]
湖南医科大学，中国医学遗传学国家重点实验室[1]
湖南医科大学，附属湘雅医院神经内科[2]
湖南医科大学，附属湘雅医院耳鼻咽喉科[3]
湖南医科大学，第二附属医院耳鼻咽喉科[4]
湖南医科大学，第二附属医院心胸外科[5]
浙江医科大学，附属第二医院神经内科[6]

听力减退是人群中影响交流的、发病率最高的疾患。早发性耳聋 50% 是由遗传因素引起的，已有超过 40 个非综合征型的耳聋基因被定位，已证实其中一些基因的突变能导致听力丧失，间隙连接蛋白 26(GJB2) 基因的突变能引起常染色体隐性和显性的听力减退。为了研究间隙连接蛋白家族中与听力减退可能相关的其他成员，我们用同源筛选与巢式 PCR 的方法克隆了编码人类间隙连接蛋白 β-3 的基因 GJB3，并将其定位于人类 1 号染色体 1p33～p35，突变分析证明，一个无义突变和一个错义突变分别与 2 个高频听力丧失的家系有关，另外，我们用 RT-PCR 的方法证实了大鼠内耳中 Gjb3 基因的表达，此发现表明 GJB3 基因的突变可能是双侧高频听力减退的病因。

为了克隆一个新的人类间隙连接蛋白，我们从 NCBI 的 EST 数据库中通过同源比较得到了 27 个 EST，它们与已克隆的间隙连接蛋白存在 60%～75% 以上的同源性。其中有 2 个 EST 形成了一个重叠群，该重叠群与大鼠和老鼠的 Gjb3 基因的一致性达 83%，为了得到人类的 GJB3 基因，根据重叠群的序列设计引物，从人类基因组文库中扩增得到 650bp 的片段，同时在人类胎盘 cDNA 文库中用巢式 PCR 方法得到了一个近 400bp 新序列，与从 gDNA 中扩增得到的序列拼接成 1059bp 的序列，阅读框可编码 270 个氨基酸，预测该蛋白有 4 个疏水的跨膜区的功能域，该结构与间隙连接蛋白相似。分别在 1059bp 的 5’和 3’端设计引物，从人类胎盘 cDNA 文库中扩增得到一片段，该片段与大鼠和老鼠的 Gjb3 同源性为 83%，与人类 GJB1 同源性为 67.8%，GJB2 同源性为 75.9%，由于该基因编码间隙连接蛋白 β3，因此我们将该基因命名为 GJB3。我们用一个含有 GJB3 基因的 13kb 基因组 DNA 克隆与染色体 R 带进行荧光原位杂交，将 GJB3 定位于 1 号染色体 1p33～p35（图 1）。

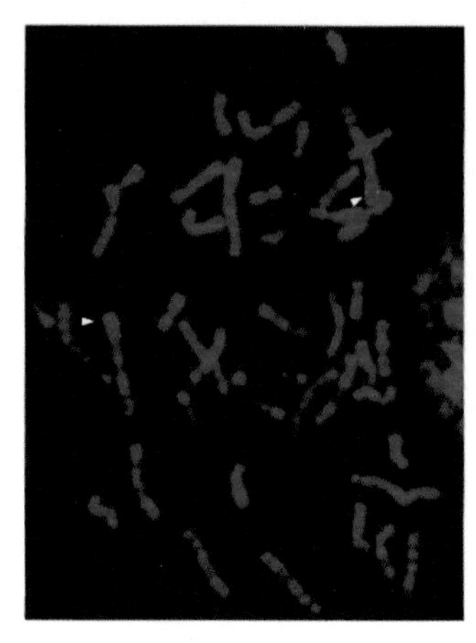

图 1 GJB3 的染色体定位。生物素标记的基因组 DNA 克隆与中期相染色体杂交，随后做 R 带，箭头显示黄色杂交信号位于染色体的 1p33-p35

为了检测 GJB3 突变可能导致的疾病，我们对 42 个定位于 1p32-p36 的遗传病家系进行了 GJB3 基因的测序分析，这些家系包括神经性耳聋家系（6 个），变异性红皮肤角化病家系（5 个），Charcot-Marie-Tooth 家系（13 个）和上睑下垂家系（4 个），同时做为对照还作了 14 个非定位于 1p32-p36 的视网膜色素变性伴耳聋家系。在 2 个以双侧高频听力下降为主要特征的神经性耳聋家系中发现了一个错义突变和一个无义突变。其他疾病患者未发现突变。在浙江

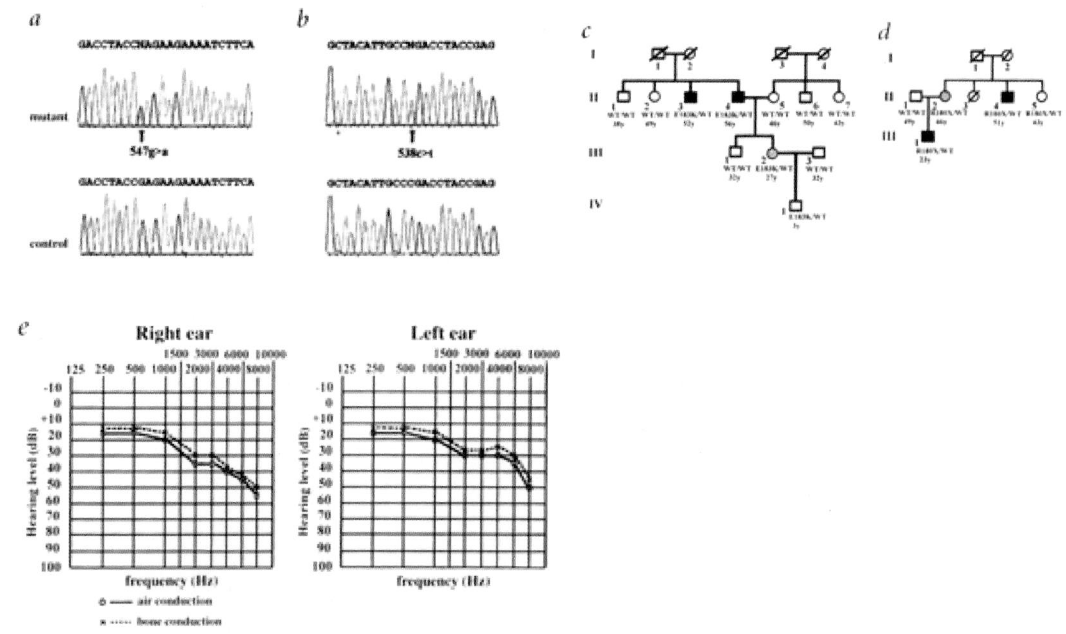

图 2　两个家系中的 GJB3 突变。a,b 为 GJB3 的正常和突变的测序图谱。每个家系中一个突变个体，一个正常个体（a, NDF006; b, NDF005）箭头所指为突变位置。c.d 为带有 GJB3 突变的 2 个家系图，家系 NDF006(c)，II-3,II-4,III-2 和 IV-1 有 547 位 G → A 的错义突变，导致 GJB3 第 183 位谷氨酸被赖氨酸置换。家系 NDF005（d）, II-2, I1-4,II-5 和 III-1 的第 538 位 C → T 的无义突变，导致 GJB3C 端第 180 位以后氨基酸丢失。方框示男性，圆圈示女性；空心示正常人；实心示听力减退患者；灰色示听力阈值增加的亚临床个体。各符号下方标示为年龄和基因型。WT 示野生型 GJB3;E183K 第 183 位谷氨酸变为赖氨酸;R180X 示第 180 位精氨酸变为终止密码子。e NDF006 家系中 II-4 的听力图。

家系（图 2c, NDF006）中，GJB3 基因的 547 位 G 成了 A，导致多肽链中 183 位谷氨酸变成赖氨酸（图 2a），该家系 3 代 7 个有血缘关系的人中有 4 个人（II-3，II-4，III-2，IV-1）有此突变，其中 2 个男性（II-3，52 岁 ,II-4，56 岁）临床诊断为双侧神经性耳聋，听力图显示：2000Hz 以下的听阈正常，而 2000Hz 以上的听阈异常（图 2e），二人在 40 岁左右均有进行性听力障碍和耳鸣。一个女性（III-2，27 岁）听力正常伴耳鸣，听力图显示在 2000Hz-8000Hz，有 20~25dB 下降，未达到判断受累的标准。最小的携带者（IV-1，3 岁）经脑干诱发电位和声阻抗测试证实听力正常。在湖南家系（图 2d，NDF005）中，4 个遗传相关的个体（II-2，II-4，II-5，III-1）带有 GJB3 基因 538 位 C 到 T 突变，导致第 180 位氨基酸变为终止密码子（图 2b），其中 2 个男性（II-4，51 岁，III-1，

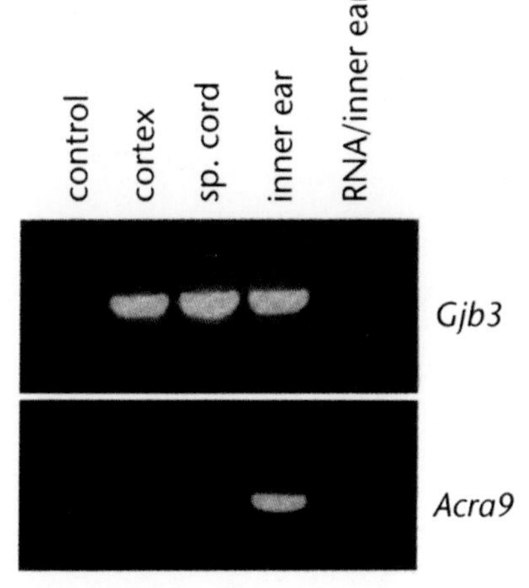

图 3　RT-PCR 分析成年大鼠内耳中 Gjb3 的表达。抽提了成年大鼠皮质、脊索和内耳组织的总 RNA。RT-PCR 测 Gjb3 的表达，内耳特异性表达的 Acrα-9 基因（乙酰胆碱受体 α9）作为阳性对照，无模板的 PCR 为阴性对照，同时对内耳组织的 RNA 也做了扩增，作为判断有无 DNA 污染的对照，结果显示样本无基因组 DNA 的污染。

23 岁）分别于 30 岁和 20 岁后就开始表现出听力减退的临床病征，听力图与 NDF006 的患者相似。一个女性携带者（II–2,46 岁）听力图与 NDF006 的 III–2 相似，另一个 II–5，43 岁，听力正常。2 个家系所有受累个体的鼓室压图测试和全身体格和生化检查正常。家系中所有无突变的遗传相关个体，听力曲线均正常（数据未给出）。对随机选择的 208 个无关正常个体进行了 GJB3 的全长编码区测序，未发现错义突变和无义突变。在遗传相关的 GJB3 突变携带者中发现了 2 种已报道的 GJB2（79G → A，109G → A）的多态，在非遗传相关的个体和 10 个不相关的听力正常的个体中还发现了一个新的 GJB2 的改变（341A → G）。在 2 个家系中三种改变均未与听力丧失共分离，结果表明，2 个家系中 GJB2 的三种核酸改变均为多态，而不是导致听力丧失的原因。为了证明 GJB3 在形成正常听力中的作用，在成年大鼠的皮质、脊索和内耳中进行了 Gjb3 的表达检测（图 3）结果提示 GJB3 的突变可能与神经性耳聋有关。

在所有已克隆的间隙连接蛋白中，R180 和 E183 是保守性很强的残基（图 4），位于 GJB3 第 2 个胞外功能域和第 4 个跨膜功能域之间的 183 位酸性的谷氨酸突变成碱性的赖氨酸可能影响该蛋白质在膜中的锚定。GJB1 的类似突变（E186K）见于 X 连锁显性的 Charcot–Marie–Tooth 病，提示 186 位的谷氨酸对维持间隙连接蛋白 s 的正常功能是重要的。NDF005 家系检测到的 R180X 突变导致了缺少 GJB3 羧基端第 4 跨膜功能域和第三胞内功能域的截短蛋白的形成。本研究提示 GJB3 突变可能是一种常染色体显性遗传型高频听力减退的病因。两个家系中 4 个有 GJB3 突变的成年男子均有进行性听力减退（图 2）。最年轻的有突变的男孩（IV–1, DNF006; 3 岁）尚不到发病年龄，关于女性突变携带者处于听力减退的亚临床状态 (II–2,NDF005 和 III–

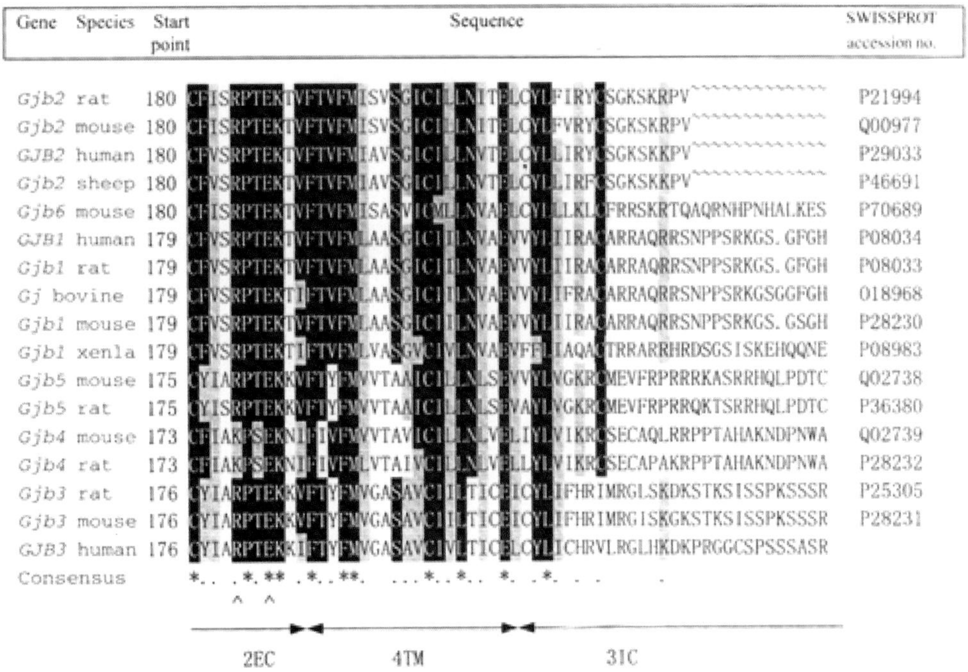

```
Gene  Species  Start point  Sequence                                                       SWISSPROT accession no.
Gjb2  rat      180  CFISRPTEKTVFTVFMISVSGICILLNITELCYLFIRYCSGKSKRPV~~~~~~~~~~~~~~   P21994
Gjb2  mouse    180  CFISRPTEKTVFTVFMISVSGICILLNITELCYLFVRYCSGKSKRPV~~~~~~~~~~~~~~   Q00977
GJB2  human    180  CFVSRPTEKTVFTVFMIAVSGICILLNVTELCYLLIRYCSGKSKKPV~~~~~~~~~~~~~~   P29033
Gjb2  sheep    180  CFVSRPTEKTVFTVFMIAVSGICILLNVTELCYLLIRFCSGKSKKPV~~~~~~~~~~~~~~   P46691
Gjb6  mouse    180  CFISRPTEKTVFTVFMISASVICMLLNVAELCYLLLKLCFRRSKRTQAQRNHPNHALKES   P70689
GJB1  human    179  CFVSRPTEKTVFTVFMLAASGICIILNVAEVVYLIIRACARRAQRRSNPPSRKGS.GFGH   P08034
Gjb1  rat      179  CFVSRPTEKTVFTVFMLAASGICIILNVAEVVYLIIRACARRAQRRSNPPSRKGS.GFGH   P08033
Gj    bovine   179  CFVSRPTEKTIFTVFMLAASGICIILNVAEVVYLIFRACARRAQRRSNPPSRKGSGGFGH   018968
Gjb1  mouse    179  CFVSRPTEKTVFTVFMLAASGICIILNVAEVVYLIIRACARRAQRRSNPPSRKGS.GSGH   P28230
Gjb1  xenla    179  CFVSRPTEKTIFTVFMLVASGVCIVLNVAEVFFLIAQACTRRARRHRDSGSISKEHQQNE   P08983
Gjb5  mouse    175  CYIARPTEKKVFTYFMVVTAAICILLNLSEVVYLVGKRCMEVFRPRRRKASRRHQLPDTC   Q02738
Gjb5  rat      175  CYISRPTEKKVFTYFMVVTAAICILLNLSEVAYLVGKRCMEVFRPRRQKTSRRHQLPDTC   P36380
Gjb4  mouse    173  CFIAKPSEKNIFIVFMVVTAVICILLNLVELIYLVIKRCSECAQLRRPPTAHAKNDPNWA   Q02739
Gjb4  rat      173  CFIAKPSEKNIFIVFMLVTAIVCILLNLVELLYLVIKRCSECAPAKRPPTAHAKNDPNWA   P28232
Gjb3  rat      176  CYIARPTEKKVFTYFMVGASAVCIILTICELCYLIFHRIMRGLSKDKSTKSISSPKSSSR   P25305
Gjb3  mouse    176  CYIARPTEKKVFTYFMVGASAVCIILTICELCYLIFHRIMRGISKGKSTKSISSPKSSSR   P28231
GJB3  human    176  CYIARPTEKKIFTYFMVGASAVCIVLTICELCYLICHRVLRGLHKDKPRGGCSPSSSASR
Consensus           *.. .*.** .*..**.   ...*..*.. *. .*. . .   .
                     ^  ^
                    2EC          4TM          3IC
```

图 4　GJB3 与 β 类间隙连接蛋白的序列比较。蛋白质序列、Swissprot 接受号和保守残基均已标示。箭头所示为预测的间隙连接蛋白的功能域，2EC: 第 2 个胞外区；4TM：第 4 个跨膜区；3IC：第 3 个胞内区。一个完整的间隙连接蛋白有 3 个胞内区，2 个胞外区和 4 个跨膜区。用 GCG Pileup 软件进行蛋白质序列比较。一致的残基用黑色背景标明；阴影部分为相似残基，* 示在所有蛋白质中均一致的残基；· 示所有蛋白质中相似的残基；Λ 示突变位点。

2,NDF006）或无听力减退（II-5,NDF005）的原因不是十分清楚。据家系成员回忆，男性突变携带者与他们的同胞姐妹在噪声暴露方面无明显的差异。众所周知，在年龄相关的听力减退中，男性比女性更多见。另一种可能性是女性 GJB3 突变携带者表型为不规则显性，或者女性携带者存在对突变的 GJB3 进行补偿的遗传因子。类似的现象见于 GJB2 34M → T 的突变携带者。GJB2 的 34M → T 突变可导致显性的非综合征型耳聋，也可无听力的减退。在体外实验中，GJB2 34M → T 突变以显性负性作用的方式抑制野生型 GJB2 的通道活性。我们推测一部分 GJB2 的 34M → T 突变携带者之所以表型正常是由于遗传补偿作用或环境因素的作用所致。要很好地认识 GJB3 的突变是如何导致了听力减退还需要进行更深入的研究。

方　法

临床诊断：所有参与本研究的家系成员均接受如下检查：(i) 耳镜检查；(ii) 纯音测听（包括气导和骨导）：250Hz、500Hz、1000Hz、2000Hz、3000Hz、4000Hz、6000Hz 和 8000Hz；（ⅲ）声阻抗测试（包括鼓室压图测试、声反射试验）；(iv) 年幼者行脑干诱发电位和声阻抗测试；(v) 全身体格和生化检查：包括甲状腺、肝功能、肾功能和神经系统检查。家系成员完全符合以下条件者判为受累患者：(i) 双耳单个频率超过 30dB 或两个及两个以上频率超过 25dB[8,17,18]；(ii) 鼓室压图正常（提示中耳正常）；（ⅲ）排除其他可能致聋因素：如慢性中耳感染、耳外伤、耳毒性药物和梅尼埃病等。

EST 数据库分析：以 GCG(Genetic Computer Groups, USA) 的 Seqlab 进行数据分析，以已克隆的人类间隙连接蛋白（GJA1、GJA4、GJA5、GJA7 和 GJB2）的编码区对 NCBI（National Center of Bioinformatic Institute）的 EST 据库进行 BLAST 搜寻，得到与人的间隙连接蛋白基因显著相似的人类 EST 再作进一步分析，排除已克隆的间隙连接蛋白 s 基因的片段。

cDNA 克隆：在 EST AA078777，AA079696 中设计引物 cx3laf (5'-gcaggtagg caagcccccaccag-3'), cx3lar(5'-aagacgaacaccacggacagccaga-3'), cx31bf(5'-ctgcacactct ctggcatggctt-3'), cx31br(5'-acagatggtgagtacgatgcagacgg -3')，因已有研究表明间隙连接蛋白在编码区均为单外显子，故首先采用基因组 DNA 为模板，用引物 cx3laf 和 cx31br 扩增出 GJB3 的 650bp 的片段。为获取全长 cDNA 序列，在 λgt10 载体两侧臂设计引物 λgt10-5 或 λgt10-3，以人胎盘 cDNA 文库总 DNA 为模板，cx31bf, cx3lbc（5'-cattgcccgacctaccgagaagaaa-3'）与 λgt10-5(5'-ttgagcaagttcagcctggttaagtc-3') 和 λgt10-3 (5'-gtggcttatgagtattcttccaggg-3') 引物分别做巢式 PCR 扩增，PCR 产物经 8% 聚丙烯酰胺凝胶电泳回收、纯化，用 ABI PRISM Dye Terminator Cycle Sequencing 法，在 ABI377 自动测序仪上完成测序。为了证实阅读框，用 3'UTR 区设计引物 cx3ldg2(5'-gccacactgccctgcatttccc-3')，与 5'UTR 区引物 cx3laf，在人胎盘 cDNA 文库总 DNA 中扩增 GJB3 编码区，纯化扩增产物，以 cx31af 和 cx3lbf 为引物测序。

基因组 DNA 文库筛选：以位于 GJB3 基因 3'UTR 的 引物 cx31f1 (5'-caacatgc gggctgccaatg-3')，cx31f2(5'-tgtcctttgagggtggcactg-3') 扩增人 gDNA（产物 193bp)。测序证实后作为探针。用 PCR 法以 α-^{32}P-dATP 标记探针，放射性比活度 3.6×10^5cpm/μl。筛选的人基因组 DNA 库（约 750,000 个克隆），得到 3 个插入子大于 13Kb 的噬菌体克隆。用 λDNA 抽提试剂盒 (QIAGEN 公司) 纯化噬菌体 DNA，分别以 cx31af、cx31ar、cx31bf 引物测序，证实一个克隆含有 GJB3 的全长 cDNA 编码序列。

GJB3 的染色体定位：得到的基因组噬菌体 DNA 用 biotin-16-dUTP 标记。标记产物加入 50 倍人胎盘 DNA，乙醇沉淀，再用杂交液（30μl；50% 甲酰胺，2 × SSC, 50mmol/L PBS,10% 硫酸葡聚糖）溶解，与人中期染色体于 37 ℃杂交 17 小时，在 40–45 ℃下洗脱，免疫荧光信号放大，碘化丙啶 (PI) 和 4,6- 二氨基 -2- 苯吲哚 (DAPI) 复染，荧光显微镜下观察。

突变检测：以受检者基因组 DNA 为模板，用引物 cx31af 和 cx31dg2 扩增 GJB3 的编码序列，以 cx31af,cx31ar,cx31bf 测序。

Gjb3 的表达分析：分离出大鼠的皮质、脊索和内耳，用 RNA201B(Tel-Test) 提取总 RNA。参照文献所述方法 RT-PCR。用引物 5'-GACTTTGACTGTAACACCAGGCAG-3'(有意义链）和 5'-ATCACCACTCTCCGCAGCTTGTG-3'(反义链）检测 Gjb3。扩增编码内耳特异性乙酰胆碱受体 α9 的基因 (Acrα9) 作为阳性对照，扩增 Acrα9 的引物为：5-AACCAGGTGGACATATTCAATGCC-3’（有意义链）和 5’-CAAGATCCTGGACATGTACTTCAG-3'(反义链)。PCR 产物用 1% 琼脂糖胶进行检测分析。

GenBank 登记号:GJB3, AF052692

致谢：本研究受中国国家 863 计划（课题编号:ZL9-02-02-02)、中国国家自然科学基金重点项目（项目号 39392902）和 SmithKline Beecham–湖南医科大学合作项目资助。

（2）该基因研究的评论文章 One connexin，two diseases 及翻译稿

One connexin, two diseases

Karen P. Steel

MRC Institute of Hearing Research, University of Nottingham, University Park, Nottingham NG7 2RD, UK. e-mail: karen@ihr.mrc.ac.uk

The complexity of human genetic disease continues to confuse, and it sometimes seems remarkable that so much progress has been made in identifying disease genes when subsequent work shows that the story is much more involved than was at first imagined. In this issue, one group reports on the genetic cause of a skin disease[1] and another, of hearing loss[2]. Each disorder is attributed to mutations in the same gene, which poses the question: how can mutations in one gene lead to such diverse disorders?

The gene in question is *GJB3*, which encodes the connexin 31 component of gap junctions. Gap junctions connect adjacent cells, allowing small molecules to pass from one cell to the next and are believed to play an important role in intercellular communication (Fig. 1). Members of the connexin family have highly conserved sequences and four transmembrane domains separating two extracellular loops and one cytoplasmic loop, with cytoplasmic carboxy- and amino-terminal ends (Fig. 2; refs 3,4). Six connexin molecules assemble to form one connexon, which docks with its counterpart in the neighbouring cell to form the gap junction channel. A connexon composed of one type of connexin may dock with a connexon of another type to form a heterotypic channel, but connexin-31 connexons are unusual in that they only form functional channels when docked with an identical connexin 31 connexon.

Connexin genes have long been aetiologic candidates for skin disorders, because many are expressed in the skin and some are upregulated in damaged or psoriatic skin. On page 366, Gabriela Richard and colleagues provide the first description of mutations in a connexin gene (*GJB3*) causing a skin disorder—in this case erythrokeratodermia variabilis[1]. This dominant disease is characterized by variable regions of hyperkeratosis and transient red patches. *GJB3* was a good candidate gene, as its chromosomal position colocalizes with the disease locus and it is expressed in hair follicles and skin, with high levels of expression in differentiating keratinocytes[5–7]. Three missense mutations were detected; two affect the same amino acid residue at position 12 at the N terminus, while the third results in a substitution in the second transmembrane domain (Fig. 2).

GJB3 mutations are also described in progressive, dominantly inherited hearing loss by Jia-hui Xia and colleagues (see page 370; ref. 2). This is the third connexin associated with hearing impairment. X-linked Charcot-Marie-Tooth syndrome, characterized

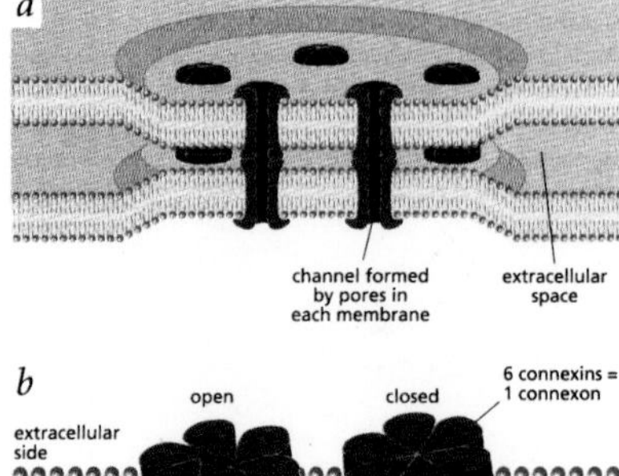

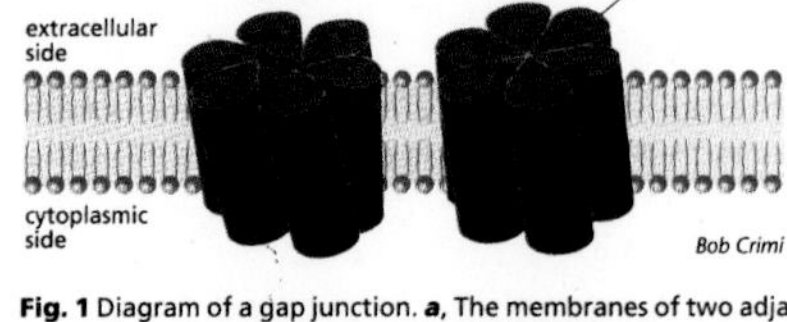

Fig. 1 Diagram of a gap junction. ***a***, The membranes of two adjacent cells become closely apposed and the hexameric connexons of each membrane dock with their counterparts in the membrane of the neighbouring cell to form a complete channel linking the two cells. The gap junction is composed of a cluster of these channels. ***b***, Each connexon is formed of six connexins. Adapted from ref. 3, with kind permission from the *European Journal of Biochemistry*.

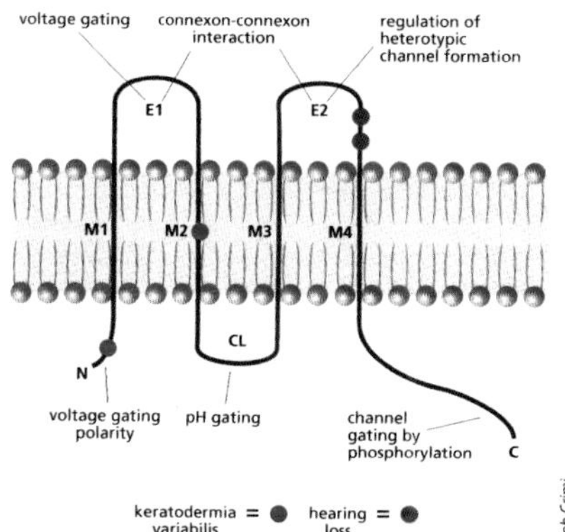

Fig. 2 Predicted arrangement of the connexin 31 molecule within the cell membrane. Four transmembrane domains (M1–M4) separate the intracellular N-terminal domain (N), the two extracellular loops (E1 and E2), the cytoplasmic loop (CL) and the C-terminal domain. Roles for each domain have been proposed[3]. The locations of mutations associated with the skin disease erythrokeratodermia variabilis are indicated by red spots, while the mutations causing hearing loss are shown by green spots.

by progressive hearing loss along with other symptoms, is caused by mutations in *GJB1* (encoding connexin 32; ref. 8) and mutations in *GJB2* (encoding connexin 26) are a frequent cause of recessive non-syndromic hearing impairment[9,10], and occasionally, of dominant, progressive hearing loss[11]. Xia and colleagues report two mutations, both affecting the second extracellular loop domain of connexin 31 (Fig. 2). One is a nonsense mutation (R180X), leading to a predicted truncation of the fourth transmembrane and C-terminal cytoplasmic domains, and the other is a missense mutation, changing a conserved glutamine to lysine (E183K; Fig. 2). As with those effecting the skin disorder, these mutations exert a variable penetrance, with some carriers having either subclinical hearing impairment or normal hearing. This variability is probably due to variations in compensating pathways or interacting molecules, and is perhaps not surprising given that the auditory system seems to manage well for the first two or three decades of life in all carriers, until the onset of hearing loss. *GJB3* is expressed in the inner ear, as demonstrated by RT-PCR analysis carried out by Xia *et al.*, and Stefan Heller and colleagues have noted that a connexin of the same molecular weight is also expressed in the inner ear of the chicken[12]. Gap junctions are widespread within the supporting cells of the cochlear duct of the inner ear[13], but the precise locale of connexin 31 expression in the mammalian cochlea remains to be determined; informed speculation regarding its role in cochlear function must therefore wait. Autosomal dominant, progressive hearing loss (locus DFNA2) has been localized to the same chromosomal region as *GJB3* (ref. 14), suggesting that *GJB3* is a good candidate for involvement in DFNA2. As linkage to this region has been found in 5 of 21 families with autosomal dominant hearing loss[14], mutations in *GJB3* may be a relatively common cause of dominant hearing loss.

Different functions for different domains

How can the same gene underlie two such different diseases? Relatively little is known about the function of the different domains of connexin 31, but the high degree of sequence conservation between the connexin genes allows us to infer some properties from *in vitro* studies carried out on other connexins using specific mutations and chimaeric molecules[3,4,15–18]. The N-terminal domain harbouring two of the missense mutations that cause the skin disorder is thought to be involved in determining the polarity of the voltage gating (that is, it determines whether the channel opens when the cytoplasm is at negative or positive potential[15]). The third 'skin' mutation affects a residue that sits next to a conserved proline residue in the second transmembrane domain which is critical for voltage gating activity[16]. In contrast, both of the mutations associated with hearing loss affect residues in an extracellular loop that is thought to be involved in regulating the specificity of connexon-connexon interactions. One of these, the nonsense mutation, should truncate the protein, eliminating the fourth transmembrane domain and the C-terminal region with its four potential sites for phosphorylation[5], which are believed to have a role in controlling gating of the whole channel. Thus, the mutations in *GJB3* may affect different aspects of channel function, which might explain the different phenotypes.

Cx32 throws a spanner in the works

Challenging this hypothesis, however, is the fact that mutations in *GJB1* (encoding connexin 32) which result in X-linked Charcot-Marie-Tooth disease affect both the glycine at position 12, whose *GJB3* counterpart is mutant in keratodermia, and the glutamine at the position equivalent to 183, which is mutant in hearing loss. The effect of these variations (G12S and E186K, respectively) on trafficking connexin 32 in rat pheochromocytoma cells was explored through transfection experiments[17]. Both resulted in very low levels of expression compared with that obtained using wild-type *GJB1*, and the mutant proteins were retained in the Golgi apparatus rather than appearing at the cell surface. If the mutations in *GJB3* have an effect similar to that of their counterparts in *GJB1*, defective protein trafficking may lead to a similar aberration in the localization of mutant proteins, making the different phenotypes difficult to explain. It should be noted, however, that the E186K variant seems be localized to the cell membrane (but fails to produce a functional channel) in a *Xenopus* oocyte expression system[18], emphasizing the importance of characterizing expression in mammalian cells which may more closely resemble the *in vivo* circumstances. Transfection experiments should provide clues to the phenotypic differences arising from different mutations in *GJB3*; differential trafficking of mutant proteins by different tissues is one possible explanation. Targeted mutagenesis of mouse *Gjb3* is another obvious experimental route.

Finally, it should be noted that a number of syndromes involve both hearing impairment and skin diseases, and at least two involve erythrokeratodermia[19]; *GJB3* therefore represents a good candidate regarding aetiologic role. One gene underlying diverse disease phenotypes is not a new observation, but it is useful to be continually reminded of the diverse nature of genetic aetiology, as we prioritize our investigations of candidate genes in the course of positional cloning. One wonders if *GJB3* would have been considered a candidate for one disease if it had already been demonstrated to cause the other? □

1. Richard, G. *et al. Nature Genet.* **20**, 366–369 (1998).
2. Xia, J. *et al. Nature Genet.* **20**, 370–373 (1998).
3. Bruzzone, R., White, T.W. & Paul, D.L. *Eur. J. Biochem.* **238**, 1–27 (1996).
4. Goodenough, D.A., Goliger, J.A. & Paul, D.L. *Annu. Rev. Biochem.* **65**, 475–502 (1996).
5. Hoh, J.H., John, S.A. & Revel, J.P. *J. Biol. Chem.* **266**, 6524–6531 (1991).
6. Butterweck, A., Elfgang, C., Willecke, K. & Traub, O. *Eur. J. Cell Biol.* **65**, 152–163 (1994).
7. Brissette, J.L., Kumar, N.M., Gilula, N.B., Hall, J.E. & Dotto, G.P. *Proc. Natl Acad. Sci. USA* **91**, 6453–6457 (1994).
8. Bergoffen, J. *et al. Science* **262**, 2039–2042 (1993).
9. Kelsell, D.P. *et al. Nature* **387**, 80–83 (1997).
10. Estivill, X. *et al. Lancet* **351**, 394–398 (1998).
11. Denoyelle, F. *et al. Nature* **393**, 319–320 (1998).
12. Heller, S., Sheane, C.A., Javed, Z. & Hudspeth, J. *Proc. Natl Acad. Sci. USA* **95**, 11400–11405 (1998).
13. Kikuchi, T., Kimura, R.S., Adams, J.C. & Paul, J.C. *Anat. Embryol.* **191**, 101–118 (1995).
14. Van Camp, G. *et al. Genomics* **41**, 70–74 (1997).
15. Verselis, V.K., Ginter, C.S. & Bargiello, T.A. *Nature* **368**, 348–351 (1994).
16. Suchyna, T.M. *et al. Nature* **365**, 847–849 (1993).
17. Deschênes, S.M. *et al. J. Neurosci.* **17**, 9077–9084 (1997).
18. Bruzzone, R. *et al. Neuron* **13**, 1253–1260 (1994).
19. Gorlin, R.J., Toriello, H.V. & Cohen, M.M. *Hereditary Hearing Loss and its Syndromes* (Oxford University Press, Oxford, 1995).

一种间隙连接蛋白，两种疾病（中译稿）

Karen P. Steel

人类遗传疾病的复杂性很容易让人迷惑。显而易见，在鉴定疾病基因方面已取得了很大的进展，但以下所报道的工作显示事情远比最初想象的要复杂一些。在本期杂志里，一个实验组报道了皮肤疾病的病因，另一组报道了听力减退的病因，两种疾病都是由同一基因突变所致，这就产生了一个疑问：一个基因的突变怎么导致两个不同的疾病？

这个基因就是 GJB3，它编码间隙连接中的间隙连接蛋白 31（Connexin 31）。间隙连接是连接相邻的细胞，允许小分子从一个细胞到另一个相邻的细胞，在细胞间连接中起了重要的作用（图 1）。间隙连接蛋白家族的成员都有高度保守的序列，由四个跨膜区域分隔两个细胞外环和一个胞质环，羧基末端和氨基末端均在细胞质内。6 个间隙连接蛋白分子形成一个连接子（Connexon），相邻细胞的连接子相连形成间隙连接通道。由一种类型的间隙连接蛋白构成的连接子可与另一种间隙连接蛋白构成的连接子形成异源型通道，但是 Connexin31 连接子不是这样，它们只与相同的连接子相连才形成有功能的通道。

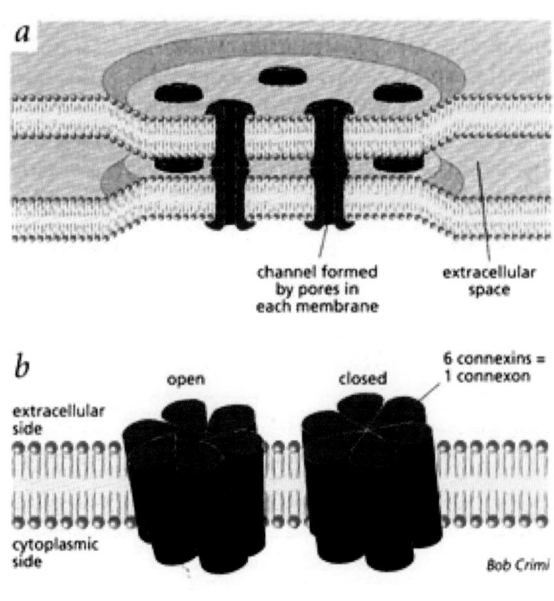

图 1 间隙连接的图表

a. 两个相邻的细胞膜相贴，相邻细胞膜上的六聚体连接子相互连接形成一个完整的通道连接两个细胞，间隙连接是由一簇这样的通道构成。

b. 每个连接子由 6 个间隙连接蛋白构成。

间隙连接蛋白基因很久以来就被作为皮肤疾病的候选基因，因为许多基因在皮肤表达，而且有一些在受损或患牛皮癣的皮肤表达失调。在本期杂志的 366 页，Gabriela Richard 等报道了间隙连接蛋白基因 GJB3 的突变导致了一种皮肤病—变异性红皮肤角化病。这种显性遗传病以不同区域皮肤的过度角化和暂时的红斑为特征。GJB3 在染色体上的位点与该疾病的位点一致，在毛囊和皮肤表达，在分化的角化细胞高度表达。检测到三个错义突变，其中两个累及 N- 末端 12 位的同一个氨基酸残基，另一个在第二个跨膜区域导致一个氨基酸的替换（图 2）。

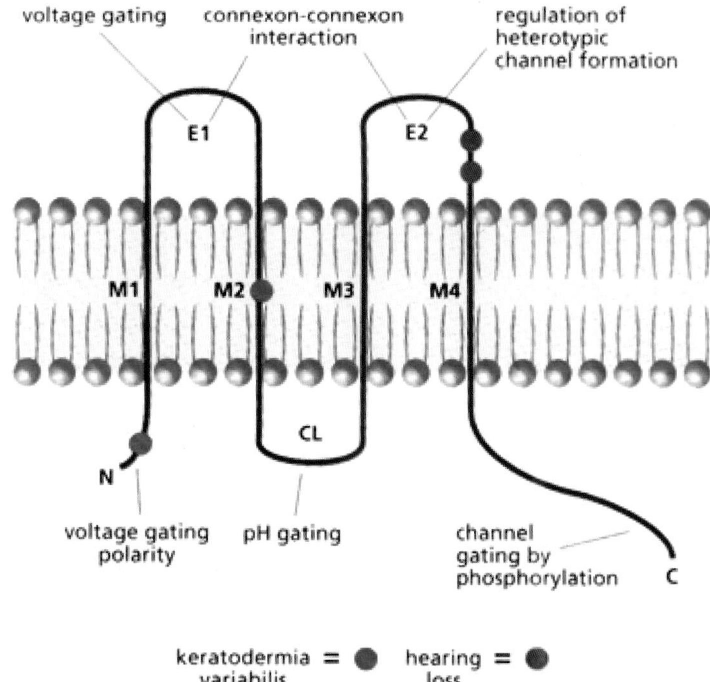

图 2　Connexin 31 分子在细胞膜上的预测结构，4 个跨膜区域分隔胞内 N- 末端区域，两个胞外环，一个胞内环和 C- 末端区域，每个区域的功能都已提出。变异性红皮肤角化病的相关突变位点用红点表示，导致听力减退的突变用绿点表示。

夏家辉教授等也报道了 GJB3 在显性进行性听力减退的遗传疾病中的突变。这是第三个与听力损害有关的间隙连接蛋白。X 连锁的 Charcot–Marie–Tooth 综合征，伴有进行性听力减退和其他症状，是由 GJB1（编码间隙连接蛋白 32）突变所致；GJB2（编码间隙连接蛋白 26）的突变常导致隐性非综合征型听力减退，偶尔也导致显性进行性听力减退。夏教授等报道了两种突变，它们均累及 Connexin31 的第二个细胞外环区域，一个是无义突变（R180X），估计导致第四跨膜区域和胞质内的羧基末端区域的截短，另一个是错义突变，保守的谷氨酸变为赖氨酸。这些突变显示了不同的外显率，一些携带者有亚临床的听力减退或正常听力，这种变异可能是代偿的通道或相互作用的分子的变化所致，也有可能是所有携带者在听力减退之前的最初 20~30 年里听力系统能正常工作。GJB3 通过 RT–PCR 分析证实在内耳里表达，Stefan Heller 等曾报道一个同样分子量大小的间隙连接蛋白也在鸡的内耳里表达。间隙连接在内耳耳蜗的支持细胞中广泛存在，但是在哺乳类动物的耳蜗中 Connexin31 表达的精确位置仍有待确定。至于有关它在耳蜗功能中作用的推测仍有待研究。

常染色体显性遗传的进行性听力减退（DFNA2）已被定位于与 GJB3 相同的染色体位点，提示 GJB3 是 DFNA2 的候选基因。在 21 个常染色体显性听力减退的家系中发现 5 个与这个区域连锁，故 GJB3 的突变可能是常染色体显性听力减退的一个常见原因。

不同区域的不同功能

一个基因怎能导致两个不同的疾病？对 Connexin31 不同区域的功能了解甚少，但是间隙连接蛋白基因之间序列的高度保守性允许我们从其他有特异性突变和嵌合体分子的间隙连接蛋白的体外研究推测它的某些特性。存在两个导致皮肤疾病的错义突变的 N- 末端区域被认为与确定门控电压的极性有关（即它决定通道是在胞质处于正电位还是处于负电位时开放）。皮肤疾病中的第三个突变累及了第二跨膜区域中保守的脯氨酸残基相邻的一个氨基酸残基，而第二跨膜区域对门控电压的活性很重要。相反，两个与听力减退有关的突变累及了胞外环的氨基酸残基，胞外环被认为与调节连接子之间相互作用的特异性有关。其中的一个无义突变，使蛋白质截短，使第四跨膜区域和有四个可能的磷酸化位点的 C- 末端区域消失，而这些在控制整个通道的门控起了一定的作用。所以，GJB3 的突变可能影响了通道功能的不同方面，这可解释为何它的突变导致不同的表型。

Cx32 在这些工作中的作用

这个假说受到的挑战是导致 X 连锁 Charcot-Marie-Tooth 的 GJB1（编码 Connexin32）的突变中一个累及了 12 位的甘氨酸，而 GJB3 同一位点的突变致角化病，另一个累及了谷氨酸，其位点相当于致听力减退的突变位点 183。通过转染实验探索了大鼠嗜铬细胞瘤细胞间隙中的连接蛋白 32 发生这些变异（G12S 和 E186K）所导致的效应。与野生型 GJB1 相比，两种变异都导致很低的表达水平，突变的蛋白质存在于高尔基体中而不是出现在细胞表面。如果 GJB3 的突变与 GJB1 相同位点的突变有相似的效应，缺损型蛋白可能导致与上述相似的位置异常，这就很难解释表型的不同。然而，需要提到的是 E186K 变异在海胆卵细胞表达系统中似乎还是位于细胞膜（没有产生功能通道），这强调了更接近体内环境的哺乳类细胞的特异性表达的重要性。转染试验应为 GJB3 的不同突变导致不同表型提供了线索；不同组织中突变蛋白的运输存在差异是一个可能的解释。老鼠 GJB3 的定点突变是另一个实验路线。

最后值得一提的是许多综合征包含有听力减退和皮肤疾病，至少其中两个有红皮肤角化病，所以 GJB3 可能是很好的候选基因。一个基因导致不同的疾病表型不是一个新的发现，但它提醒我们在定位克隆中优化候选基因的筛选时要考虑遗传病因的多样性。人们想知道，如果 GJB3 已被认为是一种疾病的病因，那它还会作为另一种疾病的病因吗？

（3）1998 年 11 月 16 日编辑部的通知：编辑部将于 11 月 30 日美国东部时间 17 时在网上发布有关该研究的新闻，并要求在他们发布新闻之前，我们不要向外界作任何报道

Subject: URGENT!!
Date: Mon, 16 Nov 98 18:58:11 -0500
From: "CARINA DENNIS"<c.dennis@natureny.com>
To: <nlmglcy@public.cs.hn.cn>, <sherrib@box-s.nih.gov>, <karen@ihr.mrc.ac.uk>

Dear Colleagues,

We are highlighting your paper in our upcoming press release. Attached below is a draft of the section of the press release pertaining to your article. I would be grateful if you could read through the text and inform me immediately if there are any factual inaccuracies (Please note: we do not want issues on 'style' as our press releases are crafted to be simple and accessible for general media).

We are on a very tight deadline and therefore we will need your feedback by tomorrow (Tuesday) afternoon at 3pm (our time in New York) at the absolute latest if we are to incorporate further changes.

If you are contacted by journalists, We ask that you mention that the work was published in Nature Genetics and remind them of our embargo date which, for the December issue, is 17:00 EST Monday 30th November.

Many thanks,
Carina

Carina Dennis
Nature Genetics

****

Nature Genetics press release - December 1998

EMBARGO: 17:00 EST, Monday, 30th November, 1998

* please mention Nature Genetics as the source of these items *

主题：紧急 !!

日期：1998 年 12 月 6 日星期一 18:58:11-0500

From：“CARINA DENNIS” <c.dennis@natureny.com>

To：<nlmglcy@public.cs.hn.cn>，<sherrib@box-s.nih.gov>，<karen@ihr.mrc.ac.uk>

Dear Colleagues,

我们正在着重讨论你们即将在我们杂志上发表的文章，下面的附件是你们文章的印刷草稿，敬请你们能够仔细阅读一下这份草稿，如果有任何不准确的地方请立即告诉我。（请注意：我们的杂志不追求“时尚”，我们发表的文章都是简朴的，为大众媒体所接受的）

因为时间紧迫，所以希望你们能赶在明天（星期二）中午 3 点（纽约时间）之前将修改后的最新文件传给我们，以便于我们做进一步的修改

如果你们要发布新闻，我们要求你们提到你们的工作已经在《自然遗传学》杂志 12 月的期刊上发表，在 12 月 30 日星期一，美国东部时间 17:00 之前禁止发布任何新闻。

多谢，

Carina

Carina Dennis

Nature Genetics

****

Nature Genetics press release-December 1998

EMBARGO: 17:00 EST, Monday, 30th November, 1998

*please mention *Nature Genetics* as the source of these items *

(4)《自然遗传学》(*Nature Genetics*) 1998 年 12 月期新闻公报《间隙连接蛋白与疾病基因》

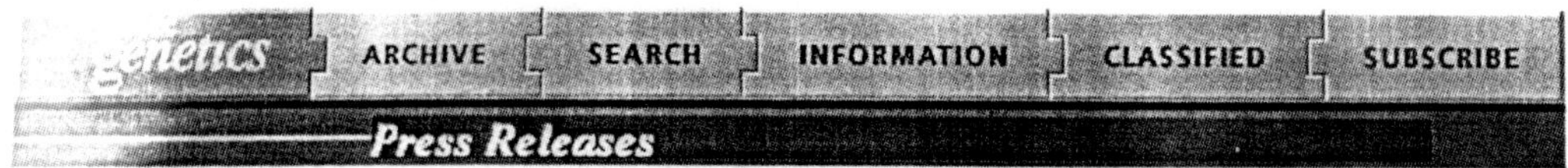

Press Release for *Nature Genetics*: December 1998

Please mention *Nature Genetics* as the source of these items

Connecting disease genes to connexin

page 366 page 370; *News & Views*, page 319

Neighbouring cells communicate with each other by exchanging materials through channels known as gap junctions. Each gap junction is made up of six smaller units, called connexins, which assemble as a complex at the surface of the cell and dock with their counterparts on neighbouring cells to form a channel linking the two cells. There are many different kinds of connexins that assemble into different combinations to make distinct types of gap junctions. The genes encoding connexins are expressed in various parts of the body, and many are found to be expressed in the skin.

Two reports now reveal that mutation of the same connexin gene can cause very different human diseases. Jia-hui Xia, of the National Lab of Medical Genetics of China, and colleagues have discovered mutations in the *GJB3* gene in patients with an inherited form of hearing loss. Sherri Bale, of the National Institutes of Health, and colleagues report that defects in the same gene cause erythrokeratodermia variabilis, a condition where the patients have transient red patches on the skin and skin overgrowth (hyperkeratosis). These findings underscore the importance of cellular communication, and how the components that mediate it may be shared between various cell types. In an accompanying *News & Views* article, Karen Steel, of the University of Nottingham, discusses how mutations in distinct parts of *GJB3* might affect different functions of the protein and lead to dramatically different diseases.

nature genetics

《自然遗传学》(*Nature Genetics*) 1998 年 12 月期新闻公报

间隙连接蛋白与疾病基因(中译稿)

(见 366、370 页和新闻与评论栏目的 319 页)

相邻的细胞通过间隙连接通道交换物质而彼此联系。每一个间隙连接都由六个小的亚单位组成，称为间隙连接蛋白(Connexin)。它们在细胞表面聚集成复合物，并与相邻细胞上的同种蛋白质锚定形成连接两个细胞的通道。许多种不同的间隙连接蛋白按不同的组合形式组装成彼此不同的间隙连接。编码间隙连接蛋白的基因在身体的不同部位表达，其中很多被发现在皮肤表达。

两篇报告显示同种间隙连接蛋白的突变可导致人体的不同疾病。中国医学遗传学国家重点实验室的夏家辉教授及其同事在患有一种遗传性听力减退的患者中发现了 GJB3 基因的突变，美国国立卫生研究院的 Sherri Bale 教授却发现同一个基因的缺陷导致变异性红皮病，一种患者患有短暂性的皮肤红斑及过度生长(过度角化)的疾病。这些发现为细胞通讯的重要性以及这些介导细胞通讯过程的亚单位是如何在不同的细胞类型中发挥作用提供了依据。在同期的新闻与评论文章中，Nottingham 大学的 Karen Steel 教授撰文探讨了 GJB3 基因的不同部位的突变怎样影响蛋白质的不同功能以至于戏剧性地导致不同的疾病。

（5）1998 年 12 月 8 日国际权威著作 *OMIM Home* 立即作了收录

OMIM ENTRY 600101 http://www.ncbi.nlm.nih.gov/htbin-post/Omim/dispmim?600101

OMIM Home | Search | Comments （中译稿）

*600101 DEAFNESS, AUTOSOMAL DOMINANT NONSYNDROMIC SENSORINEURAL 2; DFNA2

TABLE OF CONTENTS

Database Links

MEDLINE | Gene Map | GDB

Gene Map Locus: 1p32

Note: pressing the symbol will find the citations in MEDLINE whose text most closely matches the text of the preceding OMIM paragraph, using the Entrez MEDLINE neighboring function.

TEXT

Coucke et al. (1994) demonstrated linkage to markers on chromosome 1p of a form of nonsyndromic, autosomal dominant progressive sensorineural hearing loss in a large Indonesian family. The hearing loss first affected the high frequencies during the teens or 20s and became profound within 10 years. To locate the responsible gene, a genome screen was performed using microsatellite markers. Coucke et al. (1994) then performed linkage analyses in an American family and a Dutch family with similar patterns of hereditary hearing loss. In the Indonesian family, the linkage to 1p was supported by a multipoint lod score of more than 7; in the American family, deafness was linked to the same locus on 1p, with a multipoint lod score of more than 5. In the Dutch family, which had been reported by Huizing et al. (1966) as discussed in 124800, linkage to 1p was excluded. In the Indonesian and American families, the deafness locus was situated in a 6-cM region delineated by flanking markers D1S255 and D1S211.

Three forms of nonsyndromic hearing loss had previously been mapped: (1) an autosomal dominant variety, which first affected the low frequencies (DFNA1; 124900), mapped to 5q31-q33 and studied in a large Costa Rican family; (2) an autosomal recessive form mapped to 13q12 (DFNB1; 220290) and studied in a northern Tunisian family; and (3) an autosomal recessive form mapped to 11q13 and studied in a Tunisian family (DFNB2; 600060).

The genes responsible for nonsyndromic deafness are likely to have specific roles in the hearing process. Little is known at the molecular level about the process of hearing in the cochlea, and virtually nothing is known about the genes involved. Candidate genes for the site of the mutation in DFNA2 include the gene for the alpha-2 polypeptide of collagen VIII (COL8A2; 120252), which maps to the same region. Mutation in the COL4A5 gene (303630) leads to deafness in the Alport syndrome, and deafness is associated with some of the syndromes caused by mutation in the COL2A1 gene (120140). (Chen et al. (1995) referred to this form of dominant nonsyndromic deafness mapping to 1p32 as DFNA3.)

Van Camp et al. (1997) added linkage studies on 3 further families with autosomal dominant hearing loss from Belgium and the Netherlands to the 2 extended families previously reported from Indonesia and the United States. These 5 families showed a similar progressive sensorineural hearing loss, starting in the high frequencies and also affecting the middle and low frequencies later in life. Combining the information from all families linked to 1p, the candidate region was reduced to a 1.25-Mb region between markers D1S432 and MYCL1 (164850), which maps to 1p34.3.

Marres et al. (1997) examined 43 presumably affected persons in a 6-generation family with DFNA2. Regression analysis showed significant and equal linear progression in the disorder with age (by about 1 decibel per year) at all frequencies. In 25 to 35% of the patients, an increased vestibuloocular reflex (hyperreactivity) as measured by rotatory responses was observed. Marres et al. (1997) stated that, including this family, 4 families had been reported to show linkage to 1p.

Balciuniene et al. (1998) did linkage studies in a Swedish family with postlingual progressive nonsyndromic deafness showing autosomal dominant inheritance pattern. Markers selected for each of 2 loci, DFNA2 on 1p and DFNA12 (601842) on 11q, provided strong indications for linkage, suggesting that both genes contributed to the etiology of hearing impairment in this family. Linkage with DFNA12 yielded a lod score greater than 3; markers at locus DFNA2 yielded a lod score greater than 2. Further scrutiny of the family showed that severely affected members had haplotypes linked to the disease allele on both chromosomes 1 and 11, whereas individuals with milder hearing loss had haplotypes linked to the disease allele on either chromosome 1 or chromosome 11. The observations suggested an additive effect of 2 genes, each gene resulting in a mild and sometimes undiagnosed phenotype, but the 2 together resulting in a more severe phenotype. This is then a possible example of digenic inheritance. Since DFNA12 has been related to mutation in the alpha tectorin gene (TECTA; 602574), it may be possible to provide molecular evidence for the role of that gene in DFNA12 in some patients of this family.

Xia et al. (1998) mapped the gene encoding the connexin gene GJB3 (603324) to 1p35-p33. Because mutations in the connexin 26 gene (GJB2; 121011) cause both autosomal dominant and autosomal recessive hearing loss, they sought mutations in the GJB3 gene in families with sensorineural deafness and found a missense mutation in one family and a nonsense mutation in a second family. The deafness was characterized by progressive high-frequency hearing loss in adulthood, with milder expression in females. Mutations in GJB3 should, obviously, be sought in the DFNA2 families. 

REFERENCES

1. Balciuniene, J.; Dahl, N.; Borg, E.; Samuelsson, E.; Koisti, M. J.; Pettersson, U.; Jazin, E. E. :
Evidence for digenic inheritance of nonsyndromic hereditary hearing loss in a Swedish family. *Am. J. Hum. Genet.* 63: 786-793, 1998.
PubMed ID : 9718342

2. Chen, A. H.; Ni, L.; Fukushima, K.; Marietta, J.; O'Neill, M.; Coucke, P.; Willems, P.; Smith, R. J. H. :
Linkage of a gene for dominant non-syndromic deafness to chromosome 19. *Hum. Molec. Genet.* 4: 1073-1076, 1995.
PubMed ID : 7655461

3. Coucke, P.; Van Camp, G.; Djoyodiharjo, B.; Smith, S. D.; Frants, R. R.; Padberg, G. W.; Darby, J. K.; Huizing, E. H.; Cremers, C. W. R. J.; Kimberling, W. J.; Oostra, B. A.; Van de Heyning, P. H.; Willems, P. J. :
Linkage of autosomal dominant hearing loss to the short arm of chromosome 1 in two families. *New Eng. J. Med.* 331: 425-431, 1994.
PubMed ID : 8035838

4. Huizing, E. H.; Van Bolhuis, A. H.; Odenthal, D. W. :
Studies on progressive hereditary perceptive deafness in a family of 335 members. I. Genetical and general audiological results. *Acta Otolaryng.* 61: 35-41, 1966.
PubMed ID : 5919636

5. Marres, H.; van Ewijk, M.; Huygen, P.; Kunst, H.; van Camp, G.; Coucke, P.; Willems, P.; Cremers, C. :
Inherited nonsyndromic hearing loss: an audiovestibular study in a large family with autosomal dominant progressive hearing loss related to DFNA2. *Arch. Otolaryng. Head Neck Surg.* 123: 573-577, 1997.
PubMed ID : 9193215

6. Van Camp, G.; Coucke, P. J.; Kunst, H.; Schatteman, I.; Van Velzen, D.; Marres, H.; van Ewijk, M.; Declau, F.; Van Hauwe, P.; Meyers, J.; Kenyon, J.; Smith, S. D.; Smith, R. J. H.; Djelantik, B.; Cremers, C. W. R. J.; Van de Heyning, P. H.; Willems, P. J. :
Linkage analysis of progressive hearing loss in five extended families maps the DFNA2 gene to a 1.25-Mb region on chromosome 1p. *Genomics* 41: 70-74, 1997.
PubMed ID : 9126484

7. Xia, J.; Liu, C.; Tang, B.; Pan, Q.; Huang, L.; Dai, H.; Zhang, B.; Xie, W.; Hu, D.; Zheng, D.; Shi, X.; Wang, D.; Xia, K.; Yu, K.; Liao, X.; Feng, Y.; Yang, Y.; Xiao, J.; Xie, D.; Huang, J. :
Mutations in the gene encoding gap junction protein beta-3 associated with autosomal dominant hearing impairment. *Nature Genet.* 20: 370-373, 1998.

CLINICAL SYNOPSIS

View Clinical Synopsis Entry

CONTRIBUTORS

Victor A. McKusick - updated : 11/24/1998

Victor A. McKusick - updated : 9/16/1998
Victor A. McKusick - updated : 8/27/1997
Victor A. McKusick - updated : 4/14/1997

CREATION DATE

Victor A. McKusick : 9/1/1994

EDIT HISTORY

alopez : 11/30/1998
terry : 11/24/1998
dkim : 10/12/1998
alopez : 9/18/1998
terry : 9/16/1998
jenny : 9/5/1997
terry : 8/27/1997
jenny : 6/3/1997
mark : 4/14/1997
terry : 4/10/1997
mimadm : 9/23/1995
mark : 7/13/1995
carol : 11/30/1994
carol : 9/1/1994

600101 耳聋，常染色体显性非综合征型感觉神经性耳聋 2（DFNA2）（中译稿）

定位 1p32

Coucke（1994）证明染色体 1p 上的标志（marker）与一个大的非综合征型的常染色体显性进行性感觉神经性听力丧失的印度尼西亚大家系连锁。听力丧失最先影响高频（在 10 多岁或 20 多岁的人），迄后在 10 年内逐渐加重。为了定位这个致病基因，使用微卫星标志进行全基因组扫描。Coucke（1994）又在具相似听力丧失的美国和荷兰家系中进行了连锁分析。在印度尼西亚家系中，与 1p 连锁，其 Lodscore 值大于 7；在美国家系，耳聋基因与 1p 相同位点连锁，其 Lodscore 值大于 5，而由 Huizing（1996）最先报道的荷兰家系则证明不与 1p 连锁（124800），在印度尼西亚和美国家系，耳聋位点被确定在 6cM 区域，其侧翼标记为 D1S255 和 D1S211。

三种非综合征型耳聋先前被定位：①一个常染色体显性变型，最先影响低频（DFNA1；124900），定位在 5q31-q33，这是在一个大的哥斯达黎加家系中研究的；②一个常染色体隐性型，定位在 3q12（DFNB1；220290），这是在一个北突尼斯家系中研究的；③一种隐性型，定位在 11q13, 这也是在一个突尼斯家系中研究的（DFNB2；600060）。

非综合征型耳聋致病基因可能在听力过程有特别作用，关于耳蜗听力的分子水平机制目前知之甚少，而事实上有关参与其过程的基因一无所知。DFNA2 位点的候选基因包括胶原蛋白 VIIIα-2 多肽（COL8A2;120252），这个基因定位在同一区域。COL4A5 基因（303630）突变导致 Alport 综合征的耳聋，而与某些综合征相关的耳聋是 COL2A1 基因（120140）的突变引起（陈等（1995）提到这一型的显性非综合征型耳聋定位到 1p32，命名为 DFNA3）。

Van Camp 等（1997）对 3 个具常染色体显性听力丧失的比利时和荷兰家系，连同先前报道的印度尼西亚和美国家系补充了连锁研究。这 5 个家系显示有相似的进行性感觉神经性听力丧失，起始于高频，而后在生命后期影响中频和低频，结合所有与 1p 连锁的家系的信息，候选区域被缩小至 1.25Mb 区域，位于标志 D1S432 与 MYCL1（164850）之间，定位在 1p34.3。

Marres 等（1997）检查了一个 DFNA2 六代家系中 43 个可能受累成员。回归分析明显显示在所有频率上随年龄发病呈进行性加重（每年大约 1db)。在 25% 至 35% 的患者中，前庭眼反射增强。Marres 等指出（1997），包括这个家系，4 家系被报道与 1p 连锁。

Balciuniene 等（1998）在具语后的进行性非综合征型耳聋的瑞士家系的连锁研究中显示了常染色体显性遗传型，选择了 2 位点上的标志：1p 上的 DFNA2 和 11q 上的 DFNA12(601842)。连锁分析表明这两个位点上的基因在这个家系的听力损伤的病因学上可能起了作用。与 DFNA12 连锁的 Lodscore 值大于 3，而与 DFNA2 位点标志的 Lodscor 值大于 2。对这个家系的进一步细察显示严重受累的成员既与 1 号又与 11 号染色体疾病位点呈单体型连锁，而轻微听力损伤的患者与 1 号或 11 号疾病位点呈单体型连锁。观察表明了这 2 个基因的累加效应，每一个基因产生轻微的且有时还不能明确诊断的表型，但是 2 个基因合在一起则导致了更加严重的表型，这可能是一个双基因遗传的例子，由于 DFNA12 已经证明与 α- 耳蜗覆膜素（α-tectorin）基因（TECTA,602574）突变相关，这可能为这个家系中的某些患者提供了这个基因的分子证据。

夏等 (1998) 定位了编码间隙连接蛋白 GJB3（603324）基因到 1p35-p33，因为间隙连接蛋白 26 基因（GJB2；121011）突变可引起显性和隐性听力损伤，他们在具感觉神经性耳聋的家系中搜寻 GJB3 的突变，在一个家系中发现了一个错义突变，另一个家系中发现了无义突变，耳聋以成年期进行性高频听力丧失为主，女性中轻微表达。很明显，应该在 DFNA2 家系中搜寻 GJB3 的突变。

OMIM Home | Search | Comments

*603324 GAP JUNCTION PROTEIN, BETA-3; GJB3

Alternative titles; symbols

CONNEXIN 31 GAP JUNCTION PROTEIN; CX31

TABLE OF CONTENTS

Database Links

MEDLINE

Note: pressing the symbol will find the citations in MEDLINE whose text most closely matches the text of the preceding OMIM paragraph, using the Entrez MEDLINE neighboring function.

TEXT

Richard et al. (1998) identified 2 expressed sequence tags (ESTs) from the human EST database by their similarity to mouse Gjb3 and Gjb5. By radiation hybrid mapping, they placed them in proximity with a sequenced tag site (STS) that is linked to GJA4 (121012). Comparison of genomic and cDNA sequence of GJB3 showed an exon-intron organization common to that of genes encoding connexins. The complete coding sequence was contained in a single, uninterrupted open reading frame (ORF) of 813 nucleotides preceded by a putative splice junction located 25 nucleotides upstream of the ATG initiation site and followed by the 3-prime untranslated region with a polyadenylation signal at position 1,583. The protein Cx31, of predicted molecular weight 30.8 kD, consists of 270 amino acids and differs from its rodent homologs at 40 residues that are confined mainly to the cytoplasmic loop. Protein structure analysis confirmed a structural organization typical for beta-connexins, including a conserved arrangement of 3 cysteine residues in each extracellular loop.

Erythrokeratodermia variabilis (EKV; 133200) is an autosomal dominant genodermatosis with considerable intra- and interfamilial variability. It has a disfiguring phenotype characterized by the independent occurrence of 2 morphologic features: transient figurate red patches and localized or generalized hyperkeratosis. Both features can be triggered by external factors such as trauma to the skin. EKV was mapped to 1p by linkage to the RH locus (111700), which is located at 1p36.2-p34, by van der Schroeff et al. (1984). GJA4, a positional candidate gene, was excluded by sequence analysis (Richard et al., 1997). Richard et al. (1998) detected heterozygous missense mutations in GJB3 in 4 EKV families leading to substitution of a conserved glycine by charged residues (gly12 to arg, 603324.0001; gly12 to asp, 603324.0002), or change of a cysteine (cys86 to ser; 603324.0003). These mutations were predicted to interfere with normal Cx31 structure and function, possibly due to a dominant-negative effect. Thus, the results provided evidence that intercellular communication mediated by Cx31 is crucial for epidermal differentiation and response to external factors. Richard et al. (1998) could not identify GJB3 mutations in 8 other EKV families. This may be explained by the occurrence of mutations that affect protein expression in portions of the gene that they had not screened. Alternatively, EKV may be heterogeneous and mutations in another gene, possibly a functional partner of Cx31, could give rise to a similar phenotype. Such a candidate was Cx30.3, which had not been cloned at that point. This report was the first to link mutations in a gene encoding a connexin to a human skin disorder. Further functional in vitro and in vivo studies are needed to understand how mutant Cx31 alters differentiation of the epidermis (hyperkeratosis) and affects the cutaneous microcapillary system (transient erythema).

Mutations in the gene encoding connexin 26 (GJB2; 121011) cause both autosomal recessive and autosomal dominant forms of hearing impairment. To study the possible involvement of other members of the connexin family in hereditary hearing impairment, Xia et al. (1998) cloned the gene (GJB3) encoding human gap junction protein beta-3 using homologous EST searching and nested PCR. Mutation analysis revealed that a missense mutation and a nonsense mutation of GJB3 were associated with high-frequency hearing loss in 2 families. Moreover, expression of Gjb3 was identified in rat inner ear tissue by RT-PCR.

It is well known that age-related hearing impairment is more prevalent in males than in females. It was noteworthy that, in the 2 families studied by Xia et al. (1998), female carriers were either subclinically affected or had undetectable hearing impairment. Noise exposure for male mutation carriers was not significantly different from their female sibs (as recalled by the family members).

It should be noted that a form of autosomal dominant nonsyndromic sensorineural deafness has been mapped to 1p32 (DFNA2; 600101); mutations in GJB3 should be sought in those linked families.

Xia et al. (1998) mapped the GJB3 gene to 1p35-p33 by fluorescence in situ hybridization.

ALLELIC VARIANTS

.0001 ERYTHROKERATODERMIA VARIABILIS [GJB3, GLY12ARG]

In a Swiss EKV (133200) patient with localized hyperkeratosis, Richard et al. (1998) detected a heterozygous G-to-C transversion at nucleotide 34 that resulted in a nonconservative change (G12R) from glycine (GGT) to a positively-charged arginine (CGT) in the site.

.0002 ERYTHROKERATODERMIA VARIABILIS [GJB3, GLY12ASP]

In a parent-offspring pair with generalized EKV (133200), Richard et al. (1998) found a missense mutation resulting from a G-to-A transition of nucleotide 35, changing glycine to aspartic acid (G12D).

.0003 ERYTHROKERATODERMIA VARIABILIS [GJB3, CYS86SER]

In a 3-generation EKV (133200) family with localized hyperkeratosis and also in a sporadic case with generalized hyperkeratosis, Richard et al. (1998) found a heterozygous T-to-A transversion at nucleotide 256, which resulted in replacement of cysteine with serine (C86S).

.0004 DEAFNESS, AUTOSOMAL DOMINANT NONSYNDROMIC SENSORINEURAL [GJB3, GLN183LYS]

In a family of Zhejiang province, Xia et al. (1998) found a G-to-A transition at position 547 of the GJB3 gene, resulting in a glutamine-to-lysine change of codon 183. The mutation was found in 4 individuals in 3 generations of a family. Two males were diagnosed with bilateral sensorineural deafness. Both had had progressive hearing difficulties and tinnitus since approximately 40 years of age. A female with the mutation, aged 27, had normal hearing with tinnitus and an audiogram showing a 20- to 25-dB decrease at frequencies of 2,000 to 8,000 Hz.

.0005 DEAFNESS, AUTOSOMAL DOMINANT NONSYNDROMIC SENSORINEURAL [GJB3, ARG180TER]

In a family from the Hunan province of China, Xia et al. (1998) found that 4 individuals carried a C-to-T mutation at nucleotide 538 of GJB3, resulting in a stop codon at amino acid 180. Two male carriers, aged 51 and 23, had hearing difficulties with clinical symptoms and audiograms showing high frequency hearing loss beginning after 30 and 20 years of age, respectively.

REFERENCES

1. Richard, G.; et al; et al :
Linkage studies in erythrokeratodermias: fine mapping, genetic heterogeneity and analysis of candidate genes. *J. Invest. Derm.* 109: 666-671, 1997.

2. Richard, G.; Smith, L. E.; Bailey, R. A.; Itin, P.; Hohl, D.; Epstein, E. H., Jr.; DiGiovanna, J. J.; Compton, J. G.; Bale, S. J. :
Mutations in the human connexin gene GJB3 cause erythrokeratodermia variabilis. *Nature Genet.* 20: 366-369, 1998.

3. van der Schroeff, J. G.; Nijenhuis, L. E.; Meera Khan, P.; Bernini, L. F.; Schreuder, G. M. T.; van Loghem, E.; Volkers, W. S.; Went, L. N. :
Genetic linkage between erythrokeratodermia variabilis and Rh locus. *Hum. Genet.* 68: 165-168, 1984.
PubMed ID : 6437964

4. Xia, J.; Liu, C.; Tang, B.; Pan, Q.; Huang, L.; Dai, H.; Zhang, B.; Xie, W.; Hu, D.; Zheng, D.; Shi, X.; Wang, D.; Xia, K.; Yu, K.; Liao, X.; Feng, Y.; Yang, Y.; Xiao, J.; Xie, D.; Huang, J. :
Mutations in the gene encoding gap junction protein beta-3 associated with autosomal dominant hearing impairment. *Nature Genet.* 20: 370-373, 1998.

CREATION DATE

Victor A. McKusick : 11/30/1998

EDIT HISTORY

alopez : 11/30/1998
alopez : 11/30/1998

ALLELIC VARIANTS

- 0001 : ERYTHROKERATODERMIA VARIABILIS
  - Mutation : GJB3, GLY12ARG
- 0002 : ERYTHROKERATODERMIA VARIABILIS
  - Mutation : GJB3, GLY12ASP
- 0003 : ERYTHROKERATODERMIA VARIABILIS
  - Mutation : GJB3, CYS86SER
- 0004 : DEAFNESS, AUTOSOMAL DOMINANT NONSYNDROMIC SENSORINEURAL
  - Mutation : GJB3, GLN183LYS
- 0005 : DEAFNESS, AUTOSOMAL DOMINANT NONSYNDROMIC SENSORINEURAL
  - Mutation : GJB3, ARG180TER

603324 间隙连接蛋白 β-3;GJB3;Connexin 31 间隙连接蛋白;Cx31（中译稿）

Richard 等（1998）从人类 EST 中得到 2 个与小鼠 GJB3 和 GJB5 相似的 EST，通过放射杂交定位，发现它们与 GJB4（121012）相连的一个 STS 相邻近。GJB3 的 gDNA 序列和 cDNA 序列相比较，显示内含子、外显子结构与其他连接蛋白基因一致，其开放阅读框由连续的 813 个核苷酸组成，ATG 上游 25bp 处有一剪接位点，3' 非翻译区（3' UTR）1,583bp 处有一多聚 A 信号。Cx31 蛋白预计分子量 30.8kD，由 270 个氨基酸组成，与啮齿动物的同源蛋白有 40 个残基不同，主要分布于胞质区。蛋白质结构分析证实，确有一个 β 类连接蛋白的典型结构，包括每个胞外环上保守的 3 个半胱氨酸分布。

变异性红皮肤角化病（EKV;133200）是一种有家族内、外可变性的常染色体显性皮肤遗传病。该疾病表型具有两种独立发生的形态学特征：暂时性的特征性的红斑和局限性或广泛性表皮角化。这两个特征均可由外来因素如皮肤创伤引发。EKV 通过与 RH 位点（111700）定位于 1p，Vander Schroeff 等（1984）将其定位于 1p36.2~p34。Richard 等（1997）通过序列分析将位置候选基因 GJA4 排除。Richard 等（1998）在 4 个 EKV 家系中检测到 GJB3 杂合错义突变，即保守的甘氨酸被带电氨基酸残基所取代（甘氨酸 12 变成精氨酸，603324.0001；甘氨酸 12 变成天冬氨酸，603324.0002）或者半胱氨酸改变（半胱氨酸变成丝氨酸，603324.0003），这些突变可能通过显性负性效应干扰正常 Cx31 的结构和功能。这些结果证实由 Cx31 介导的细胞间通讯对于上皮分化和细胞对外界因素作出反应都是十分重要的。Richard 等（1998）在另外 8 个 EKV 家系中没有检测到突变。这可以解释为影响蛋白质表达的突变可能发生在未检测到的基因区域，或者 EKV 具有异质性，其他基因（可能是 Cx31 的某个功能相关基因）的突变导致了相似的表型。仍未克隆的 Cx30.3 可能就是一个这样的基因。这篇报道首次将连接蛋白基因发生的突变与人类皮肤病联系起来。有必要进行进一步的体内、体外功能研究以表明突变的 Cx31 是如何影响表皮分化和皮肤微循环系统的。

编码 Cx26（GJB2;121011）的基因发生突变可导致常染色体隐性型和常染色体显性型听力损伤。为了研究连接蛋白家族的其他成员在遗传性听力损伤中的可能作用，夏等 (1998) 采用同源 EST 搜寻和巢式 PCR 的方法克隆了编码人类间隙连接蛋白 β3 的基因 GJB3。突变分析表明 2 个家系中 GJB3 的一种错义突变和一种无义突变导致高频听力丧失。同时，在大鼠内耳组织中通过 RT-PCR 检测到 GJB3 基因的表达。

众所周知，与年龄相关的听力损伤男性较女性更多见。值得注意的是，夏等 (1998) 研究的 2 个家系中，女性突变携带者有的表现为亚临床状态，有的未检测到听力损伤，据家庭成员称男性突变携带者的噪音暴露并未比他们的女性同胞更严重。

值得注意的是有一型常染色体显性非综合征型感觉神经性耳聋已被定位于 1p32（DFNA2;600101）;GJB3 的突变可以在那些有关家系中查找。

夏等（1998）通过荧光原位杂交将 GJB3 基因定位于 1p35 ~ p33。

等位基因变异

001 变异性红皮肤角化病（GJB3，甘氨酸 12 精氨酸）

在一个表现为局限性表皮角化 (EKV) 的瑞士 EKV（133200）患者中，Richard 等 (1998) 检测到 34 位核苷酸杂合性的碱基改变 G → C，导致非保守性的氨基酸改变，即由甘氨酸 (GGT) 变为带正电荷的精氨酸（CGT）。

002 变异性红皮肤角化病（GJB3, 甘氨酸 12 天冬氨酸）

在一个父母与子代各有一人患 EKV（133200）的家系中，Richard 等（1998）发现一个错义突变导致 35 位核苷酸由 G 变成 A，使甘氨酸变成天冬氨酸（G12D）。

003 变异性红皮肤角化病（GJB3，半胱氨酸 86 丝氨酸）

在一个局限性表皮角化伴散发的广泛性表皮角化的 3 代 EKV（133200）家系中，Richard 等（1998）发现 256 位核苷酸杂合性的改变，由 T 成 A，使得半胱氨酸由丝氨酸取代。

004 常染色体显性非综合症型感觉神经性耳聋（GJB3，谷氨酸 183 赖氨酸）

在一个浙江家系中，夏等（1998）发现 GJB 基因 547 位碱基由 G 变成 A，导致 183 位密码子由谷氨酸变成赖氨酸。该突变在一个 3 代家系中的 4 名成员中均检测到。其中两位男性患双侧感觉神经性耳聋，且均在 40 岁后呈进行性发展的听力障碍和耳鸣，而一名 27 岁的带有突变的女性听力正常，但有耳鸣，听力图显示在 2000 到 8000Hz 的频率有 20～25dB 的下降。

005 常染色体显性非综合征型感觉神经性耳聋（GJB3，精氨酸 180 终止子）

在一个来自中国湖南省的家系中，夏等（1998）发现 4 名成员的 GJB3 基因 538 位核苷酸由 C 突变成 T，导致 180 位氨基酸变成终止密码子。其中两名年龄分别为 51 岁和 23 岁的男性，分别在 30 岁和 20 岁以后出现听力障碍，临床症状和听力图显示他们高频听力丧失。

（6）1999 年 1 月 21 日《自然遗传学》给夏家辉教授来函请求审稿

Subject: **nature genetics review query**
Date: Thu, 21 Jan 99 17:58:25 -0500
From: "BETTE PHIMISTER"<b.phimister@natureny.com>
To: <nlmglcy@public.cs.hn.cn>

PRIVATE & CONFIDENTIAL

Dear Dr. Xia,

We were wondering whether you'd be kind enough to review a correspondence entitled "Deafness linked to DFNA2: one locus, but how many genes?" by Guy Van Camp and colleagues for Nature Genetics. We normally ask our reviewers to get back to us within seven days of receiving the manuscript; if this sounds feasible, please send a quick reply, so that we can get the paper out to you by express mail. If you won't be able to help us on this occasion, can you suggest any alternative reviewers?

Thank you very much,

Bette Phimister, PhD
Associate Editor

主题:《自然遗传学》审稿请求（中译稿）

时间：1999 年 1 月 21 日，星期四，17:58:25

来自:”BETTE PHIMISTER”<b.phimister@natureny.com>

给:<nlmglcy@public.cs.hn.cn>

私人的和机密的

亲爱的夏博士，

您是否愿意审阅一下 Guy Van Camp 和他的同事所著的“Deafness linked to DFNA2: one locus, but how many genes?”（耳聋与 DFNA2 连锁：一个位点，但是有多少个基因呢？）。我们一般要求我们的审稿人能够在收到原稿的 7 天内回复我们。如果可行，请尽早回复，这样的话我们将会以快递的方式把文章寄给您。如果这一次您不能帮助我们，您能否介绍其他的审稿人？

非常感谢，

Bette Phimister 博士
副编辑

(7)《自然遗传学》请夏家辉审稿及其对审稿要求的信件

JAN-26-1999 15:44

P.01

nature genetics
345 Park Avenue South, 10th flr.
New York, NY 10010-1707
Tel: 212-726-9314
Fax: 212-545-8341
e-mail: natgen@natureny.com

In reply please quote:
NG 6903 van Camp

26 January, 1999

Prof. Jia-hui Xia
Nat'l Lab of Medical Genetics of China
Hunan Medical Univ
Changsha 410078
China
FAX: 011 86 731 447 8152

Dear Professor Xia,

Thank you very much for agreeing to assess the scientific merits of the enclosed paper for possible publication in the monthly journal *Nature Genetics*.

Nature Genetics seeks to publish a broad range of papers detailing exciting advances in any aspect of genetics that is likely to be of particular interest and relevance to the genetics community (especially mammalian genetics). Our major interests include the characterization of genes implicated in human hereditary disorders; molecular analysis of the genome; and major advances in genetic diagnosis and gene therapy. However, we increasingly intend to publish papers which address the functional role of genes in any organism which enhance our understanding of mammalian biology and the human genome.

Competition for our space is fierce, and we can only accommodate less than a fifth of the papers we receive. Our ability to publish only the most interesting manuscripts of those we receive is one reason why *Nature Genetics* has achieved an average citation index of 38.9, among the highest of scientific research journals. In providing comments, please consider the following questions.

Has the manuscript flaws which should prohibit its publication? If so, please provide details. If the conclusions are not original, it would be very helpful if you could provide relevant references. On a more subjective note, do you feel that the results presented are of immediate interest to many people in your own discipline, or to people from several disciplines? If you recommend publication, please outline, in a paragraph or so, what you consider to be the outstanding features. If you feel that specific additional experiments would strengthen the case for publication in *Nature Genetics*, we would be grateful for suggestions.

Specific criticisms are passed on to authors. Please put your name on your report so that we can distinguish it from those of other reviewers. We shall pass on your name only if you specifically permit it. Colleagues may be consulted (and should be identified for us), but please bear in mind that the manuscript's contents are strictly confidential.

Please fax your comments to us in New York, at (212) 545-8341, or e-mail them to us at: **natgen@natureny.com**. If you are unable to review the paper within ten days, please let us know immediately by fax or phone, preferably with suggestions for alternative referees. Finally, please return all figures when you return the manuscript to us.

Many thanks for your help with this paper, and I look forward to hearing from you.

Yours sincerely,

Bette Phimister, PhD
Associate Editor

Nature America Inc.

尊敬的夏教授：

您能够对即将在期刊 *Nature Genetics* 发表的这篇文章予以评述，我们表示非常的感谢，而这些文章与整个遗传学界(特别是哺乳动物遗传学)有着特殊意义和关系。

Nature Genetics 发表各个领域在基因研究方面取得突破性进展的文章，我们刊登文章的主要领域包括人类遗传病基因的特性，基因组方面的分子分析，以及基因治疗和基因诊断方面取得的主要进展。但是，我们正逐步打算将重点转移到发表与有机体基因功能相关的文章，因为这些文章能够提高我们对于人类基因组以及哺乳动物生物学方面的理解和认识。

我们杂志的投刊竞争是很激烈的，我们每期能发表不到 1/5 我们所收的稿件。由于 *Nature Genetics* 公开发表那些在基因领域最有意义的文章，因此，我们杂志的平均引用指数达到了 38.9，属于科研杂志中最好的之一。因此，在提供评述时，请考虑以下几个问题：

· 该所投的稿件是否有某些缺陷而不能发表。如有，请详细陈述。

· 如果文章所得出的结论是非独创性结论，那么请您提供相关的参考文献，这将有助于我们的工作。在评述中请用这一种更主观的口气来评述，即您觉得所陈述的结论对于您自己学科的人有益，还是对几个学科的人有益。

· 如果您建议发表该文章，则请您用一段话概括该文章的优点。如果您认为某些特殊的附加试验可以增大发表在 *Nature Genetics* 上文章的力度，则对于您所提供的建议不甚感激。

我们将会把某些特定的评述反馈给作者。所以请您在您所写的评述上签署名字，这样我们便可以将您的评述和其他作者所写的评述区分开。对于我们反馈给作者的评述，只有在获得您同意后，我们才会把名字和评述一并返回。您可以与您的同事们进行商议（请将他们的身份通知我），文章内容最好不要向外披露。对于稿件的内容请将您的评论传真到下列地址 :New York (212)545-8341

E-mail 地址 :hatgen@natureny. com

如果您不能在 10 天之内评论完该文章，请立即传真或电话通知我们，最好可以建议其他的评论人员。最后，您将稿件退还给我们时请一并退还所有的图解，再次感谢您对此文发表所予以的帮助，我们期待您的回音。

您真诚的

Bette Phimister 哲学博士

副编辑

（8）《基础科学研究快报》1999 年第 1 期《中国基础科学研究十大新闻首次评选结果揭晓》

基础科学研究快报

科技部基础研究高技术司
中国科技信息研究所
科技部高技术研究发展中心

一九九九年
（第 1 期）

（总第八十四期）
一九九九年一月二十日

中国基础科学研究十大新闻首次评选结果揭晓

为进一步推动全社会对基础研究工作的关心和重视，激励和鼓舞广大科学家攀登科学高峰，科技部组织了 1998 年中国基础科学研究十大新闻评选。这是我国首次对基础科学研究进行的十大新闻评选活动。

此次评选侧重于重大科学进展和重要的科学研究活动，一些重要的会议、政策等方面的内容不在评选之列。

评选活动得到了广大科学家的大力支持和响应。在此我们衷心地感谢科学家和有关方面的支持和鼓励。根据反馈表的统计，并按得票多少，评选出 1998 年中国基础科学研究十大新闻。

1998 年中国基础科学研究十大新闻

1、我国科学家成功克隆出神经性耳聋疾病基因

湖南医科大学"中国医学遗传学国家重点实验室"夏家辉教授等在国际上首次克隆出以高频性听力下降为主要特征的神经性耳聋基因，这是国内克隆出的第一个疾病基因。克隆成功的神经性耳聋疾病基因已申办了国际专利保护。并在国际权威杂志"自然"杂志上发表了这项研究成果的论文。

2、我国发现迄今最古老的动物化石群和世界最早的被子植物

由台湾清华大学的李家维教授与中国科学院南京地质古生物所陈均远研究员合作研究的成果——"前寒武纪海绵及其细胞构造"，在 2 月 6 日的美国《科学》杂志上发表论文；2 月 5 日英国《自然》杂志上也刊登了由我

（9）《中国教育报》1999年3月《“长江学者奖励计划”专家评审委员会会议召开——第一批特聘教授人选、首届“长江学者成就奖”人选及第二批设置特聘教授岗位的学科产生》

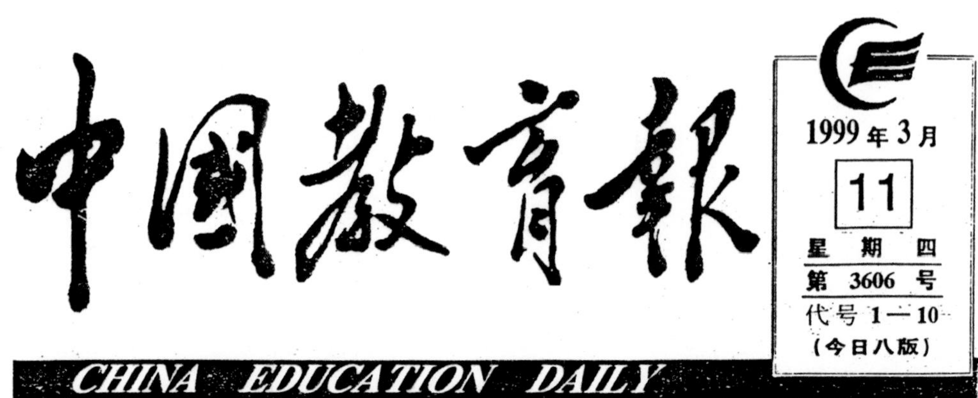

中国教育报

1999年3月 11 星期四 第3606号 代号1—10（今日八版）

CHINA EDUCATION DAILY

“长江学者奖励计划”专家评审委员会会议召开

第一批特聘教授人选、首届“长江学者成就奖”人选及第二批设置特聘教授岗位的学科产生

本报讯 记者从教育部了解到，教育部和李嘉诚先生及其领导的长江基建（集团）有限公司合作实施的“长江学者奖励计划”取得重要进展。“长江学者奖励计划”专家评审委员会会议于近日在京召开，杨振宁、朱光亚等国内外著名学者作为评审专家出席了会议，审定第一批特聘教授人选、首届“长江学者成就奖”人选以及设置第二批特聘教授岗位的学科。记者还了解到，此前教育部曾邀请45位中国科学院院士、中国工程院院士召开的“长江学者奖励计划”同行专家评审会议，对第一批特聘教授候选人、首届“长江学者成就奖”候选人进行了初审，初审意见提交本次会议审定。

去年11月12日，教育部通过新闻媒体及因特网向海内外正式公布了第一批获准设置特聘教授岗位的63所高等学校148个学科并公开招聘。（下转第二版）

（上接第一版）各有关高校同时面向国内外进行了公开招聘。在学校遴选推荐、同行专家评审的基础上，经此次专家评审委员会会议审定，产生了田刚、夏志宏、佘振苏、白岗、邓兴旺、陈竺、陈永川等首批特聘教授人选。评审过程中专家一致认为，应聘特聘教授人员受聘期间原则上均应保证全时工作，全面履行岗位职责，领导本学科在其前沿领域赶超或者保持国际先进水平。对少数目前在海外工作且在国际上本学科领域有重大影响的知名学者，经“长江学者奖励计划”专家评审委员会同意，可作为特殊情况考虑，但须保证每年在国内特聘教授岗位工作的最短时间不得少于4个月，并完成规定的特聘教授岗位目标和工作任务。

目前，各有关高等学校正与通过评审的特聘教授人选签订聘任合同，特聘教授将于近期陆续上岗工作。

按照《“长江学者成就奖”实施办法(试行)》的要求，截至1998年11月15日，共有26所高等学校推荐了49名“长江学者成就奖”候选人，经此次会议审定，决定首届“长江学者成就奖”设一等奖两名（奖金各100万），分别授予夏家辉教授领衔的湖南医科大学“人类神经性高频性耳聋致病基因（GJB3）克隆”课题组和上海第二医科大学陈竺院士；设二等奖一名（奖金50万），授予清华大学范守善教授。

此次专家评审委员会会议还审定了第二批获准设置特聘教授岗位的学科。据统计，共有153所高等学校的554个学科申请设置第二批特聘教授岗位。经与会专家认真评审，最后确定在110所高等学校的302个学科设置第二批特聘教授岗位。第二批获准设岗的高校将于近日正式面向国内外公开招聘，有意应聘的国内外中青年学者均可直接与招聘学校联系。

参与评审的院士、国内外著名学者对“长江学者奖励计划”给予了高度评价，认为“长江学者奖励计划”的启动是教育部实施的一项意义深远而且非常及时的工作，必将极大地促进我国高等学校的人才培养及学科建设，为我国高校在世界范围内学术地位和竞争实力的全面提高起到十分积极的作用。院士们还表示，目前高等学校中很多重点学科的拔尖人才有流失的倾向，“长江学者奖励计划”的实施使这批优秀人才得以稳定，并使他们对在国内继续发展充满信心。

据悉，教育部将于3月底在北京隆重举行“第一批特聘教授受聘暨首届‘长江学者成就奖’颁奖典礼”。第一批特聘教授、首届“长江学者成就奖”获奖者及部分院士、专家、部分大学校长届时将出席典礼。

（10）2001 年科技部专家小组对医学遗传学国家重点实验室的现场评估意见

对中国医学遗传学国家重点实验室的现场

评估意见

医学遗传学国家重点实验室开展医学遗传学的基础和应用基础研究，采用现代细胞遗传学、分子细胞遗传学、分子遗传学、分子细胞生物学和临床医学相结合的手段，研究某些遗传病的遗传基础及其发病机制，达到诊治和预防某些遗传病的目的，研究方向明确，重点突出，符合我国国情和国际发展的趋势。

该实验室五年来共承担国家级课题 22 项，省部级课题 12 项，其中 863 计划 4 项，973 计划 1 项，国家自然科学基金 17 项，教育部重大项目 1 项，跨世纪优秀人才计划基金 1 项，获科研经费 2189 万元。此外，该实验室还获美国 SB 公司资助 4 个项目，经费 2882 万元，该实验室是我国医学遗传学研究领域中具有很强竞争力的实验室。

该实验室在建立“中国遗传病资源保藏中心”和“中国遗传病基因诊断与治疗中心”所搜集家系的基础上，在遗传病致病基因的定位和克隆上取得了重大成果。如在国际上最早完成了两种皮肤病和一种耳聋遗传病的基因定位，克隆了与遗传病相关的基因 17 个，且已在 Gene Bank 登录，特别是于 1998 年克隆了遗传性神经性高频性耳聋疾病相关基因“GJB3”，实现了在我国本土上克隆遗传病致病基因零的突破，获得国内外同行的高度评价。在基因治疗新载体的研究方面，首次从双随体小染色体获得的特异性片段，成功地构建了一种全新的人源性基因载体，取得了载体研究原创性的成果。此外在开展疾病基因功能的研究方面，也取得了可喜的进展。

以上研究成果，在 *Nature Genetics*、*Human Genet.* 和 *American* J.*Med.Genet.* 等国际权威杂志上发表论文 10 篇，在国内核心期刊发表论文 42 篇，出版专著 2 本，已鉴定成果 1 项，转让成果 2 项。获国家自然科学奖二等奖和国家科技进步奖二等奖各 1 项，省部委奖 4 项。这些成就表明该实验室在医学遗传学领域研究中在国际上占有一席之地。

该实验室一贯重视人才培养和学术梯队建设，学科带头人夏家辉院士富有科学献身精神，治学严谨，学术造诣深，在国际上享有较高的知名度，其敬业精神感染并教育了年轻科技人员，他们通过国内外实验室的紧密合作，和内部的 " 双向选择 " 与优胜劣汰的竞争机制，已形成年龄和知识结构合理的具有创新、团结和拼搏精神的学术队伍。五年来，该实验室招收硕士生和博士生各 29 人，博士后 4 人，已毕业硕士生 15 人，博士生 9 人，其中 1 人获全国优秀博士论文奖，博士后出站 1 人。为国家培养了大批专业人才。

实验室积极实行开放，五年共设开放课题 21 项。该实验室管理严格，各种规章制度健全，职责明确，工作有序，资料完整，运行有效，依托单位对实验室给予全力支持。

存在问题和希望：

1. 作为国家重点实验室，向全国开放不够。
2. 充分发挥本实验室的传统优势，继续加强家系的收集，促进致病基因的研究。

中国医学遗传学国家重点实验室现场评估专家小组

2001 年 3 月 19 日

（11）科学技术部文件（国科发基字〔2001〕275号）《关于发布2001年生命科学国家重点实验室、部门开放实验室评估结果的通知》，我室被评为六个优秀实验室之一

科学技术部文件

国科发基字〔2001〕275号

关于发布2001年生命科学国家重点实验室、部门开放实验室评估结果的通知

教育部、国防科学技术工业委员会、农业部、卫生部、国家计划生育委员会、中国科学院、国家自然科学基金委员会、中国人民解放军总后勤部卫生部：

根据《关于对国家重点实验室进行新一轮评估的通知》（国科发基字〔1999〕064号文）和《国家重点实验室评估规则》的精神，今年我部委托国家自然科学基金委员会（以下简称基金会）组织了对生命科学实验室的评估工作，参评实验室包括33个国家重点实验室和23个部门开放实验室。经对基金会上报的评估结果和总结进行认真审核，现将评估结果通报如下：

1. 作物遗传改良国家重点实验室、生物大分子国家重点实验室、人类基因组研究开放实验室、淡水生态与生物技术国家重点实验室、新药研究国家重点实验室、医学遗传学国家重点实验室等六个实验室为优秀类实验室。

植物分子遗传国家重点实验室、生物防治国家重点实验室、干旱农业生态国家重点实验室、核医学国家重点实验室、农业生物技术国家重点实验室、胚胎分子生物学开放实验室、计划生育药具国家重点实验室、内分泌开放实验室等八个实验室为较差类实验室。

其它42个实验室为良好类实验室（详见附件一）。

2. 我部将根据评估结果对实验室给予运行补助经费。根据评估规则，较差类中的部门开放实验室将不能参加下一轮的实验室评估。较差类国家重点实验室应进行限期整改。

3. 希望各参评实验室、依托单位和主管部门认真总结经验，针对评估专家组提出的问题和建议，充分认识到存在的差距和不足，找准今后的努力方向、目标和重点，重点研究提出解决

问题的方法和措施，切实加强实验室建设，创造有利于提高研究水平、产生创新成果的学术氛围和良好环境，使实验室研究水平有大的提高，进一步巩固和增强在承担国家重大（重点）和关键性科研任务的竞争力。

4. 各主管部门应帮助较差类实验室总结经验教训，认真解决存在的问题，特别是在运行管理、承担国家重大（重点）科研任务，研究水平等方面，进一步加强管理，安排好今后的科研工作；同时实验室应针对评估专家组提出的主要问题和建议，紧密围绕本学科和领域发展的需求，制定详细的整改方案。

为进一步做好今后的实验室各项工作，现将国家自然科学基金委员会上报的“2001 年生命科学国家重点实验室和部门开放实验室评估工作总结”转发给你们，请在工作中参考，并做好 2002 年信息科学国家重点实验室、部门开放实验室评估工作的准备。

附件：1.2001 年生命科学国家重点实验室、部门开放实验室评估结果

2.2001 年生命科学国家重点实验室、部门开放实验室评估工作总结 (国家自然科学基金委员会)

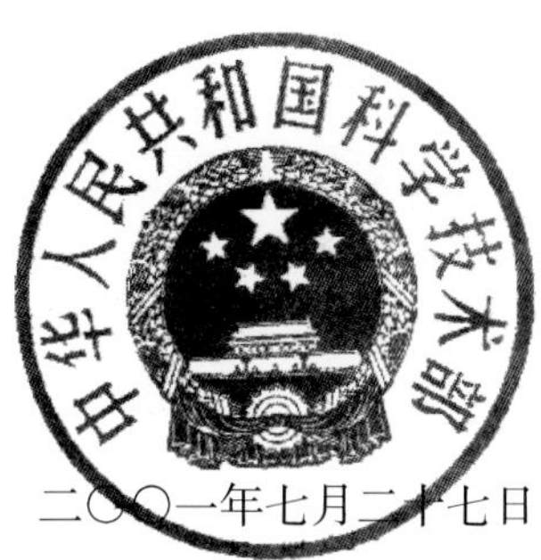

二〇〇一年七月二十七日

主题词：国家重点实验室评估结果通知

抄送：国家发展计划委员会、财政部、上海市人民政府、江苏省人民政府、各有关实验室。

科学技术部办公厅　　2001 年 8 月 6 日印发

2001年生命科学国家重点实验室、部门开放实验室评估结果

（排名不分先后）

实验室名称	主管部门	依托单位
一、优秀类实验室		
作物遗传改良国家重点实验室	教育部	华中农业大学
生物大分子国家重点实验室	中国科学院	生物物理研究所
人类基因组研究开放实验室	卫生部	上海第二医科大学
淡水生态与生物技术国家重点实验室	中国科学院	水生生物研究所
新药研究国家重点实验室	中国科学院	药物研究所
医学遗传学国家重点实验室	教育部	中南大学
二、良好类实验室		
医学分子生物学国家重点实验室	卫生部	中国医科院基础研究所
系统与进化植物学开放实验室	中国科学院	植物研究所
视觉信息加工开放实验室	中国科学院	生物物理研究所

（12）《2001年生命科学国家重点实验室、部门开放实验室评估工作总结》（2001年6月）

2001年生命科学国家重点实验室、部门开放实验室评估工作总结

国家自然科学基金委员会

2001年6月

根据科技部“关于2001年度对国家重点和部门开放实验室进行评估的通知”，国家自然科学基金委员会聘请142位专家，按照国家重点实验室评估规则及评估指标体系，组织实施了对生命科学56个实验室的评估工作。现场评估分成7组，从3月1日至25日对实验室进行了全面的现场考察；复评工作（聘请28位专家）从5月15日至20日于北京进行。通过现场评估和复评，形成了对参评实验室的评估意见和排序结果，现将评估有关情况总结如下。

（一）

生命科学领域的学科范围较广，今年参评的实验室与上一轮评估相比，数量由43个增至56个。根据研究性质，参评实验室分为基础研究类14个，应用基础研究类42个。评估专家对这些实验室在1996–2000年的研究工作和成果、队伍建设和人才培养、开放交流和运行管理进行了全面评估，在充分肯定成绩的同时，指出了实验室存在的不足，明确提出了进一步努力的方向。

1. 实验室承担了大量科研任务，取得了丰硕的科研成果等各类重要任务，其中863计划260个课题，国家重点基础研究发展规划973项目177个课题，攀登计划127个课题，国家自然科学基金项目1209项，国家攻关项目370个课题，省部委重大（点）项目692项。实验室在承担国家重大科技项目、解决国家科技发展的重大、急需和关键问题方面发挥着重要的作用。

实验室在所评估的5年期内取得了重要的研究成果。以实验室为主要完成单位，共获得国家自然科学二等奖7项，三等奖10项，四等奖1项；国家科技进步一等奖3项，二等奖30项，三等奖25项；国家发明二等奖1项，三等奖2项，四等奖1项。省部级科技进步一等奖54项，二等奖143项，三等奖127项。在国外刊物上发表学术论文2473篇，国内重要刊物上发表论文9116篇；出版中文专著509部，外文专著67部。获得国外发明专利1项，国内发明专利及新药证书138项；已鉴定成果316项，技术转让628项。这些成果表明，与上一评估周期相比，生命科学领域的实验室整体科研实力和研究水平都有了很大提高，实验室能够准确地把握本学科领域的研究方向，紧紧围绕国家目标，与国家的经济、社会和科技的发展以及国防建设的重大关键科学问题密切结合，突出重点，勇于创新，为我国的基础研究与应用基础研究工作做出了积极的贡献。

基础研究实验室注重学科前沿的探索和多学科交叉渗透，发挥自身优势，突出创新，积极参与国际竞争，某些研究工作已在国际上占有一席之地。生物大分子国家重点实验室在蛋白质折叠及其帮助蛋白、蛋白质二级结构预测、生物活性蛋白质三维结构的解析以及膜蛋白和膜质相互作用中均进行了系统深入的研究，在国际重要刊物上发表了大量论文。医学分子生物学国家重点实验室的研究工作涉及人体重要细胞生命活动和人类的许多重大疾病，在真核基因表达调控、生殖相关基因及其蛋白的研究方面做出了系统和创新的工作。尤其是关于遗传性乳光牙本质致病基因的研究取得了突破性的进展，论文于2001年2月在*Nature Genetics*（IF30.693）

杂志上发表。系统与进化植物学开放实验室采用宏观与微观相结合的综合手段，在桦木科的系统发育和演化、种子植物科属地理及中国种子植物的特有属等研究中提出了一些重要的学术观点；定义了一个长期未定的基因组，首次构建了稻属全部 10 个基因组之间的关系，阐明了稻属中大多数异源四倍体的起源；利用多基因的方法，对松科植物进行了系统学及分子进化研究，重建了松科的系统发育，根据 MatK 基因分子钟推断的松科各属的分化时间与化石证据相吻合。分子生物学国家重点实验室从信号分子、受体、信号转导通路等几个层次开展信号转导研究，建立了脂肪细胞分化、附睾特异表达基因和酵母真核基因调控等工作系统，在附睾程序性表达研究取得重大突破，新基因 Binlb 的研究成果于 2001 年 3 月在 *Science* 上发表，引起了国际上相关研究领域同行的重视，国外新闻媒体也纷纷跟踪报道。

应用基础研究实验室通过研究工作为推动经济和社会发展解决重大科学技术问题、提供理论基础和技术储备并形成自主的知识产权，取得了许多实用性的应用成果。

作物遗传改良国家重点实验室建立了国内密度最高的水稻分子标记图谱和国内首张玉米、棉花、油菜、薏苡的分子标记连锁图，据此对光敏不育、品质性状、抗性、育性性状等基因进行了定位与分离克隆研究，特别是在水稻反转录转座子、水稻着丝粒和油菜硼高效基因的遗传研究方面取得重要成果。他们研制的高产优质油菜新品种华油杂 3 号、4 号与华协 1 号，多抗优质特性的水稻改良型汕优 63 等，在生产上已得到大面积推广应用。人类基因组研究开放实验室大规模地采集了我国多民族人群的 DNA 样品，对中国南北方 28 个不同民族人群的源流关系与国际上的 15 个人群进行比较，得出了中华民族可分为南北两大人群，史前人群迁徙由南向北以及东亚人群基因可能源于非洲的观点，在国际学术界产生了重大影响，关于全反式维甲酸和下丘脑 - 垂体 - 肾上腺轴基因表达谱的研究，不仅对我国人类基因组研究起了有力的推动作用，在人类疾病治疗的应用方面也作出了重要贡献，其研究成果发表在国际有重大影响的刊物上。淡水生态与生物技术国家重点实验室转基因鱼育种研究处国际领先水平，他们深入研究了人类活动对淡水生态的影响，探索了蓝藻水华暴发的生态学机理和遏制办法；建立了鱼类比较能量学新的理论模型，在生产应用中取得了明显经济效益和生态效应。新药研究国家重点实验室在系统深入研究石杉碱化学和药理的基础上，经结构修饰和生物活性筛选发现优于石杉碱的化合物 ZT-1，在国际上首先完成了外消旋石杉碱乙的手性合成，并在早老性痴呆相关生物靶分子的研究方面取得了新进展，引起了很大的反响。医学遗传学国家重点实验室在国际上最早完成了两种皮肤病和一种耳聋遗传病的基因定位，克隆了与遗传病相关的基因 17 个，已在 Gene Bank 登录。特别是于 1998 年克隆了遗传性神经性高频性耳聋疾病相关基因，实现了在我国本土上克隆遗传病致病基因零的突破，被评为当年“中国十大科技新闻”之一。

2. 实验室重视和加强优秀人才培养，已成为吸引、稳定、培养优秀人才的重要基地

参评实验室十分重视研究队伍的建设和人才培养工作。在依托单位和主管部门的大力支持下，采取了一系列有效措施，吸引和培养了一批优秀的中青年人才，具有较高素质、知识结构和年龄结构合理的研究群体逐步形成。许多老一代资深科学家为实验室的创建和发展呕心沥血、不计名利。在实验室发展的新时期，继续为中青年学术带头人铺路架桥，使一批优秀中青年学术带头人勇挑重担，在国际和国内学术界崭露头角。医学遗传学国家重点实验室夏家辉院士坚持在“争世界第一”的科研实践中锻造和选拔接班人，实验室已形成了老中青三代科学家组成的一个优秀研究团队。淡水生态与生物技术国家重点实验室凭借在国内外有一定学术地位的整体优势，发挥科研条件好和学术气氛浓的传统，激励青年学者接受挑战，在竞争中培养优秀科研人才。

（13）《总结经验，锐意创新，开创我国基础研究工作新局面》——科学技术部程津培副部长的讲话（2005 年 2 月 8 日）

总结经验，锐意创新，开创我国
基础研究工作新局面
——科学技术部程津培副部长的讲话

各位代表、各位专家、同志们：

今天，我们在这里隆重集会，纪念国家重点实验室计划实施 20 周年和国家重点基础研究发展计划（973 计划）实施 5 周年。首先，我代表科学技术部，向在国家重点实验室和基础研究工作第一线辛勤劳动的科学家、广大科研人员和科技管理工作者致以崇高的敬意！向长期以来关心、支持基础研究发展，为基础研究工作做出卓越贡献的各级领导和同志们表示衷心的感谢！本次会议的主题是：总结国家重点实验室建设和 973 计划实施的成就和经验，表彰先进，规划未来，推动我国基础研究更快更好地发展。下面我代表科技部做工作报告。

一、国家重点实验室建设计划和 973 计划的实施，是国家全面加强基础研究工作的重大举措（略）

1．国家重点实验室建设计划（略）

2. 973 计划（略）

二、国家重点实验室建设计划与 973 计划的实施成绩斐然，成效显著（略）

1．国家重点实验室已经成为代表我国基础研究学术水平与装备水平的科研基地、高层次人才培养基地和国内外学术交流中心

国家重点实验室是改革开放后我国第一个基地建设计划。建设初期，在相对艰苦的条件下，很快武装起一支精干的基础研究队伍，搭建起相对精良的科研平台，尝试建立先进的运行机制，为优秀人才施展才华提供了舞台，为海外留学人员回国创业提供了条件，发挥了历史性的重要作用。最近几年，在各有关部门的关心和支持下，国家重点实验室得到了快速发展，在研究成果、条件建设、人才培养、管理创新等方面均取得了可喜的成绩，成为我国科技创新体系的重要组成部分。

——在科学研究前沿和服务于国家重大战略目标方面均做出了突出贡献

国家重点实验室作为体现我国基础研究水平的代表，取得了一批具有国际先进水平的科技成果，已经成为重大原始性创新的摇篮，推动着我国整体基础研究工作向国际先进水平迈进。

科学与工程计算国家重点实验室完成“哈密尔顿系统的辛几何算法”，在天体力学的轨道计算、粒子加速器中的轨道计算和分子动力学的计算中获得广泛应用，获得 1997 年国家自然科学一等奖。现代古生物学和地层学国家重点实验室在地球早期生命演化和“寒武纪大爆发”

研究领域位居世界前列，该实验室与其他单位合作获得2003年国家自然科学一等奖。医学遗传学国家重点实验室成功克隆了神经性高频性耳聋疾病基因，实现了在中国本土克隆遗传病疾病基因零的突破。

（14）《中国医学科学院学报》2005年第3期沈岩院士评述《人类疾病基因的识别——机遇与挑战》

中国医学科学院学报
ACTA ACADEMIAE MEDICINAE SINICAE

·院士述评·

人类疾病基因的识别——机遇与挑战

沈 岩*

（中国医学科学院 中国协和医科大学 基础医学研究所医学分子生物学国家重点实验室，北京 100005）

摘要：人类基因组计划的完成极大推动了人类疾病，尤其是复杂疾病遗传机制的研究。基因组学研究为发现与环境因素作用并最终导致疾病的遗传基础提供了有效的方法。基因组医学研究的突破尚需时日，它需要基础与临床医学研究的合作与共同努力，但同时也为我们提供了新的机遇和挑战。

关键词：遗传性疾病；复杂疾病；基因

中图分类号：Q75 **文献标识码**：A **文章编号**：1000-503X(2005)03-0263-02

Disease Gene Identification: Opportunities and Challenges

Shen Yan*

(National Laboratory of Medical Molecular Biology, Institute of Basic Medical Sciences, CAMS and PUMC, Beijing 100005, China)

Abstract: The recent achievements of the Human Genome Project make it increasingly feasible to determine the genetic basis of human diseases, especially complex traits. Genomics will provide powerful means to discover hereditary elements that interact with environmental factors leading to diseases. However, the expected transformation toward genomics-based medicine will occur over decades, which requires the joint efforts of many scientists and physicians. Such transformation provides both opportunities and challenges to everyone involved in this field.

Key words: genetic diseases; polygenic diseases; genomics

Acta Acad Med Sin, 2005,27(3):263－264

人类疾病是遗传（基因组信息）与环境因素相互作用形成的复杂动态系统脱离正常运行状态的结果。除获得性疾病（外伤、感染等）外，人类疾病按遗传学可分为染色体病、线粒体病、单基因病和多基因病。“人类基因组计划”就是通过全面揭示人类基因组信息来识别严重危害人类健康的肿瘤、心血管等疾病的基因，阐明疾病的发病机制，获得有效的预防、诊断和治疗措施。2003年4月14日，温家宝总理与美、英、日、法、德等国政府首脑联名发表《六国政府首脑关于完成人类基因组序列图的联合声明》，对人类基因组计划的完成表示祝贺，并指出生物医学和人类健康将在人类基因组计划的基础上取得革命性进步，希望科学和医学界继续致力于应用这些新发现以减少人类的痛苦，为世界各国人民创造一个更加健康的未来。疾病基因的识别是目前以及未来20年医学研究的重点和焦点之一。

我国单基因遗传病致病基因识别鉴定研究的突破以1998年中南大学夏家辉教授课题组克隆出神经性耳聋致病基因为标志。2001年以来，我国研究者又先后鉴定出遗传性乳光牙本质、A-1型短指、儿童白内障、家族性房颤、儿童失神癫痫、红斑肢痛症、单纯先天性白内障和角膜环状皮样瘤等疾病的致病基因。基于丰富的疾病资源和已经取得的成功经验，我国科学界在遗传病致病基因鉴定方面还会取得更多的成果。

多基因病是指由两个或两个以上基因与环境因素共同作用所导致的疾病。其遗传方式不遵循简单的孟德尔遗传模式。多基因病在人群中的总发病率

* 中国科学院院士 Member of Chinese Academy of Sciences

• 第五部分

主编与参编著作

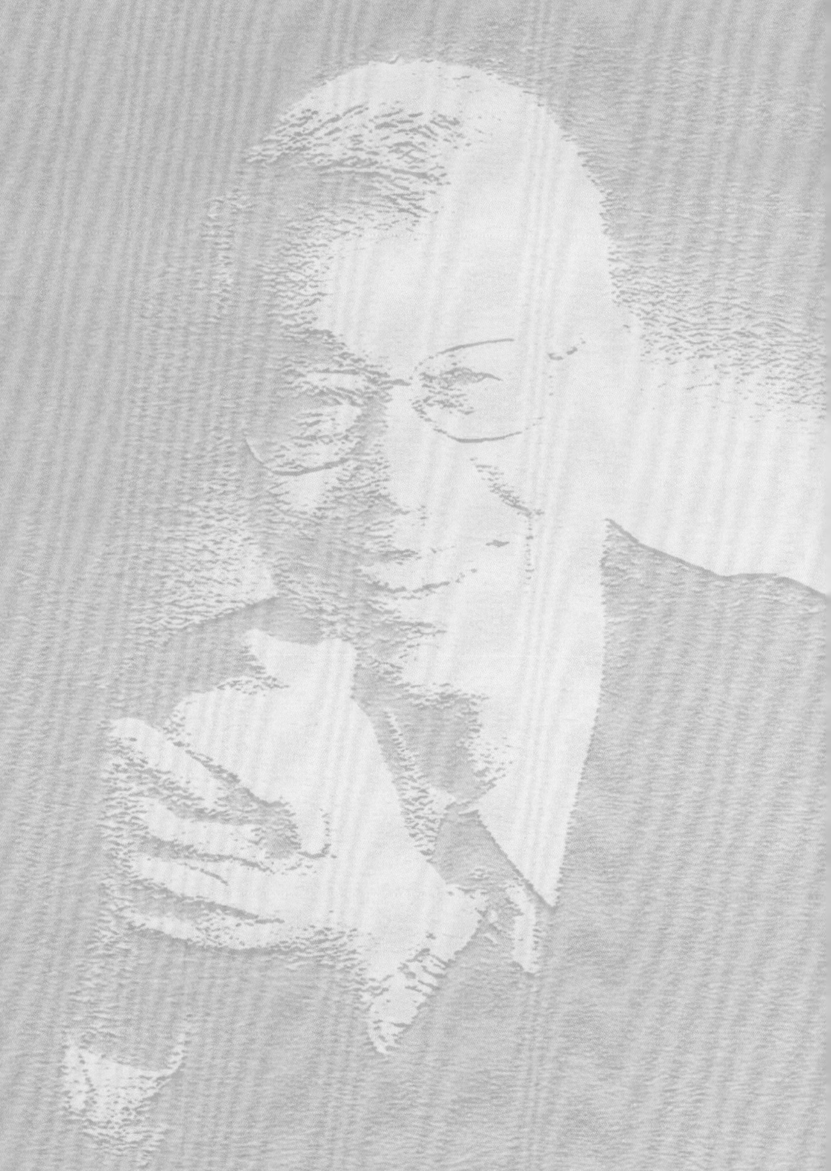

• 著作目录 •

1. 夏家辉，伍汉文编．医学遗传学讲座，1976年油印本，七五级医学生教材（4万余字）

2. 夏家辉，伍汉文编．医学遗传学讲座，1977年铅印本，七六级医学生教材（5万余字）

3. 夏家辉等编．医学细胞遗传学实验室工作手册，1978年油印本，全国重点医学院校染色体技术训练班教材（11万余字）

4. 夏家辉编．医学细胞遗传学实验室工作手册，1980年，中国产前诊断细胞遗传学短训班教材（7万余字）

5. 夏家辉，李麓芸，戴和平编．医学细胞遗传学实验室工作手册，1982年，全国进修班教材（19万余字）

6. 夏家辉编．医学遗传学讲座，1983年，湖南医科大学研究生教材（2万余字）

7. 夏家辉编．遗传学条目，钱信忠主编．医学小百科・优生，1983年，天津科学技术出版社（3万余字）

8. 夏家辉编．染色体病的诊断与预防，中国大百科全书总编辑委员会编．中国百科年鉴，1983年，上海科学技术出版社（1200字）

9. 夏家辉编．染色体畸变条目，卢惠霖主编．中国医学百科全书・医学遗传学，1984年，上海科学技术出版社（3万字）

10. 夏家辉编．第十一章 遗传咨询与优生，许由恩主编．遗传病的产前诊断与优生，1985年，上海科学技术出版社（5万余字）

11. 夏家辉编．医学遗传学讲座，1986年，湖南医科大学研究生教材（30万余字）

12. 夏家辉主编．中国人类染色体异常目录・第一版（A Catalogue of Human Chromosomal Anomalies in China-I），1986年（24万余字）

13. 夏家辉主编．严重致畸、致愚、致残的遗传病之主要特征，1987年，湖南省卫生厅妇幼处

14. 周焕庚，夏家辉．张思仲编著．人类染色体，第一、六、八、十一章，1987年，科学出版社（22万余字）

15. 夏家辉，李麓芸著．染色体病，1989年，科学出版社（27.8万字）

16. 夏家辉主编．中国人类染色体异常目录二（A Catalogue of Human Chromosomal Anomalies in China-II），1990年，湖南科学技术出版社（50余万字）

17. 夏家辉，李麓芸编．染色体病条目，李汝祺主编．中国大百科全书・生物学分册——遗传学，1991年，中国大百科全书出版社（5000余字）

18. 夏家辉编．第四章 染色体畸变及染色体病（2.2万余字），第十章第二节 产前诊断（8000余字），杜传书主编，医学遗传学基础（教科书），1992年，人民卫生出版社

19. 夏家辉编．第六章 人类染色体和染色体畸变，杜传书、刘祖洞主编．医学遗传学（第二版），1992年，人民卫生出版社（6万余字）

20. 夏家辉主编．世界首报中国人染色体异常核型图谱(Chromosomal Atlas of the First Reported Abnormal Karyotypes in the World among Chinese)，1993年，河南科学技术出版社（65.2万字）

21. 夏家辉主编．中国人类染色体异常核型数据库，1996 年，湖南科学技术出版社（67.2 万字）

22. 夏家辉主编．医学遗传学讲座，1998 年，湖南科学技术出版社（23.5 万字）

23. 夏家辉主编．遗传病基因诊断新技术及其临床应用研讨班讲义，中国医学遗传学国家重点实验室，湖南 – 中国遗传医学中心，中国医学细胞遗传学国家培训中心，1998 年

24. 夏家辉编．第三章 人类染色体和染色体病（2 万余字），陈竺主编．全国高等医学教材建设研究会规划教材——医学遗传学，2001 年，人民卫生出版社

25. 夏家辉等编．第十章遗传病基因定位与基因克隆（7 000 字），陈竺，强伯勤，方福德主编．基因组科学与人类疾病，2001 年，科学技术出版社

26. 夏家辉主编．《医学遗传学》（供研究生用）全国高等医药院校教材．全国高等医药教材建设研究会规划教材，2004 年，人民卫生出版社（69 万字）

27. 夏家辉主编．《医学遗传学》．名誉主编吴阶平，中华医学百科大辞海，基础医学（第二卷），2008 年 12 月，中国文化艺术出版社

28. 夏家辉，邬玲仟，梁德生主编．全国临床医师临床遗传学基础理论与遗传病遗传咨询培训班多媒体课件汇编，2014 年至 2018 年 1 ~ 11 期

• 代表性著作封面 •

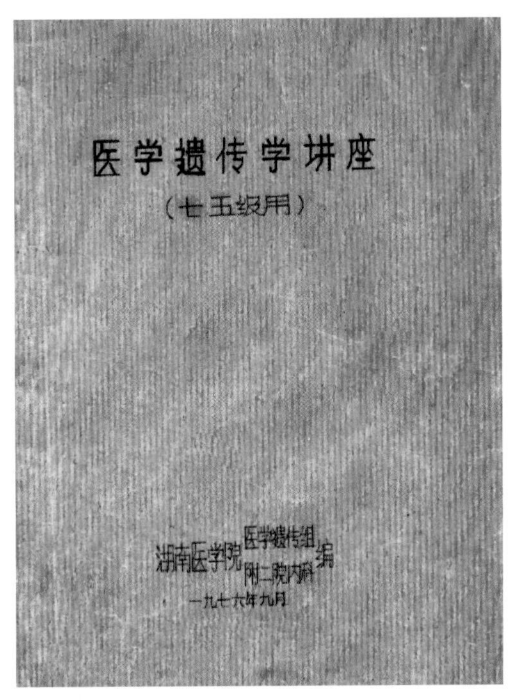
医学遗传学讲座
（七五级用）
湖南医学院 医学遗传组 附二院内科 编
一九七六年九月

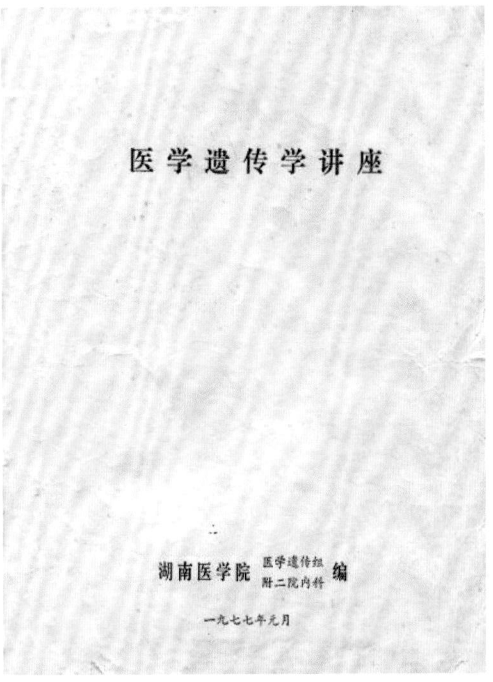
医学遗传学讲座
湖南医学院 医学遗传组 附二院内科 编
一九七七年元月

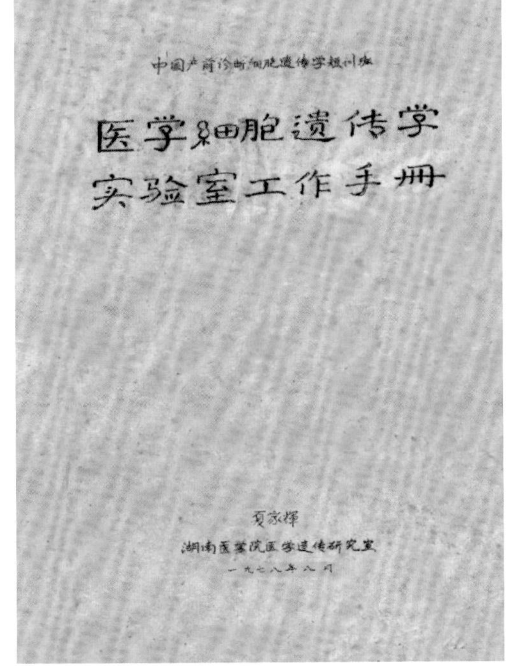
中国产前诊断细胞遗传学短训班
医学細胞遺传学
实验室工作手册
夏家辉
湖南医学院医学遗传研究室
一九七八年八月

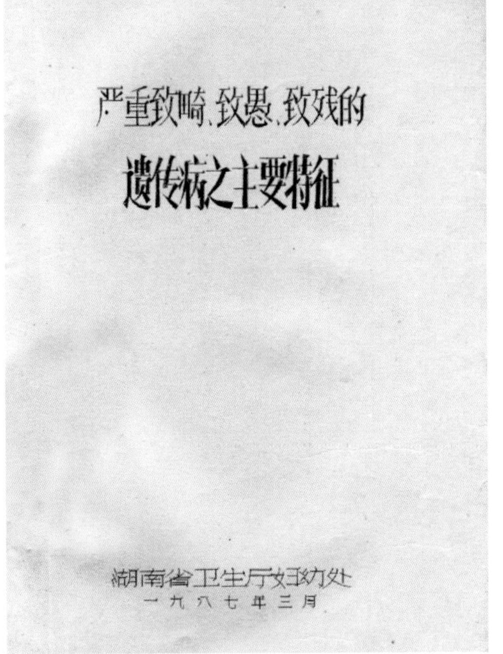
严重致畸、致愚、致残的
遗传病之主要特征
湖南省卫生厅妇幼处
一九八七年三月

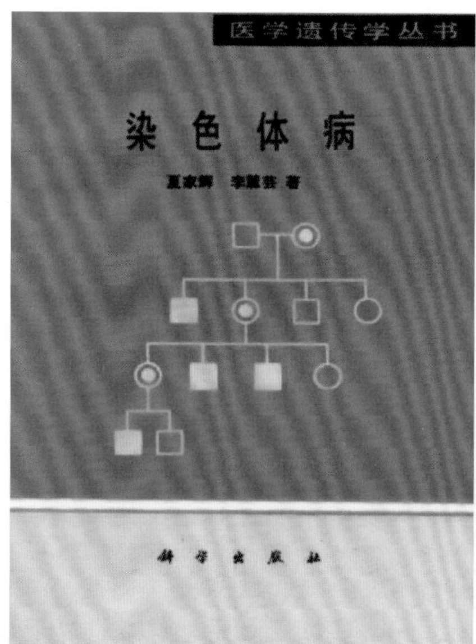
医学遗传学丛书
染色体病
夏家辉 李麓芸 著
科学出版社

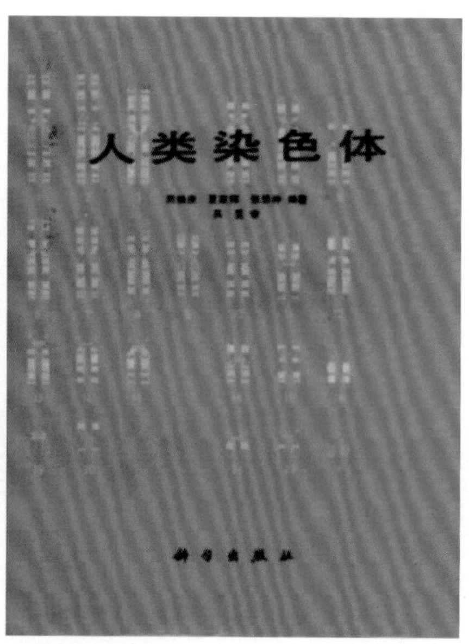
人类染色体
科学出版社

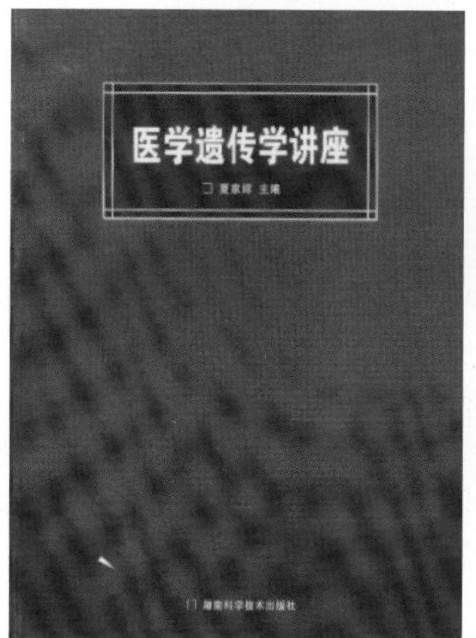
医学遗传学讲座
夏家辉 主编
湖南科学技术出版社

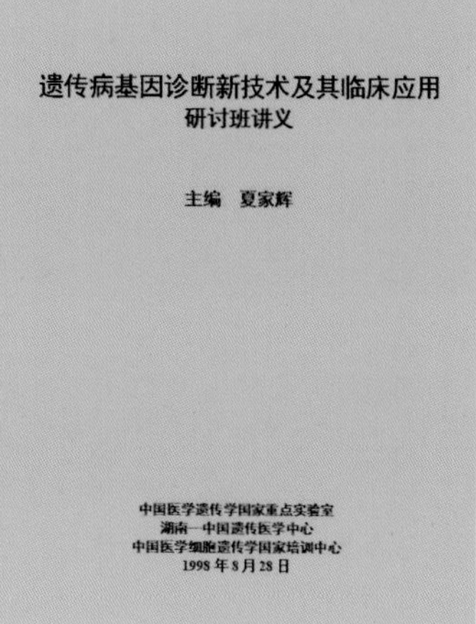
遗传病基因诊断新技术及其临床应用
研讨班讲义
主编 夏家辉
中国医学遗传学国家重点实验室
湖南-中国遗传医学中心
中国医学细胞遗传学国家培训中心
1998年8月28日

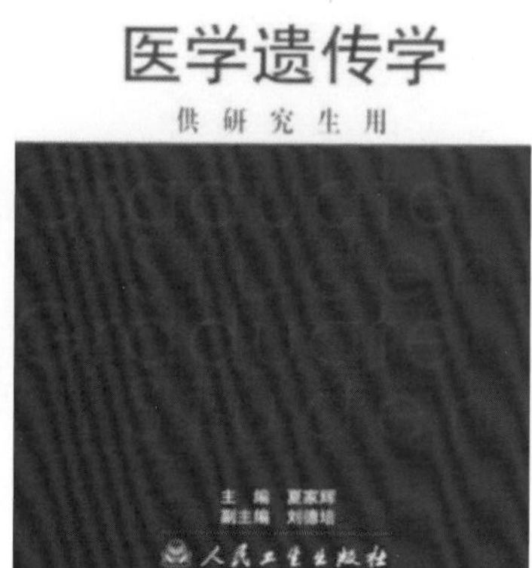
医学遗传学
供研究生用
主编 夏家辉
副主编 刘德培
人民卫生出版社

• 医学遗传学基础 •

医学遗传学（medical genetics）是人类遗传学与医学相互渗透而形成的一门崭新的学科，是研究人类性状和行为的遗传基础及其疾病的发生机制、传递规律、诊断、治疗与预防的医学基础学科。

“医学遗传学”有其自身的基础理论（基因论）、知识体系、独立的技术支持和疾病命名体系：

（1）独自的理论基础（基因论）：即基因在上下代遗传中，按分离定律、自由组合定律、连锁交换定律三大遗传规定传递。医师在遗传病的诊断、预防、治疗、咨询中必须遵循其基本的遗传学理论。

（2）独自的知识体系：染色体的基本知识、染色体国际命名体制，基因的基本知识和国际命名体系，细胞有丝分裂、减数分裂的基本知识及其与染色体、基因遗传的关系等。

（3）独立的技术支持：细胞遗传学技术、分子细胞遗传学技术、分子遗传学技术等。

（4）独立的疾病分类体系：国际上将遗传病分类为染色体病、基因组病、基因病、多基因病、体细胞遗传病，对各种疾病都有独立的命名体系和诊断规范体系。

作为临床医师，只有掌握了以上基础理论、基本知识、独立的技术与疾病分类体系，才能对遗传病作精准的诊断、产前诊断与治疗。

2004 年 10 月“国际人类基因组计划”基本完成后，国内外一致公认“医学遗传学”与“临床医学”相互渗透所形成的“临床医学遗传学科”已成为对 3000 多种、总发病率达 20% 以上遗传病进行精准诊断、产前诊断、预防和治疗的前沿学科。

第一章 三大遗传规律

遗传规律包括 1865 年孟德尔发现的分离定律（law of segregation）、自由组合定律（law of independent assortment）和 1928 年摩尔根等发现的连锁、交换定律（law of linkage and crossing-over）。

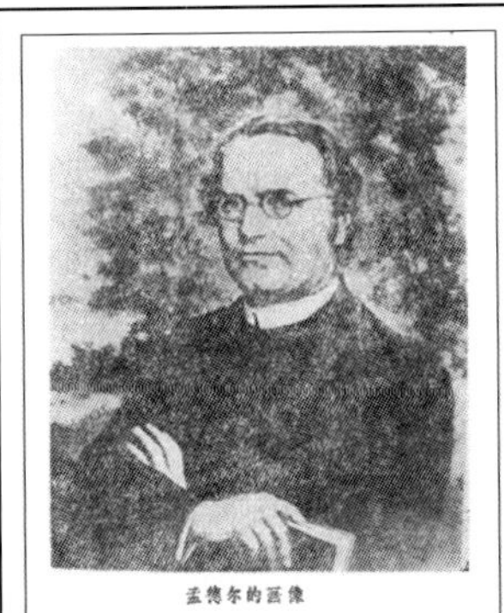

捷克共和国（奥地利）人，是遗传学的奠基人。他通过豌豆杂交实验，发现了遗传的分离定律和自由组合定律。1865年2月8日和3月8日宣读了《植物杂交的试验》论文，被誉为现代遗传学之父。

孟德尔（Gregor Mendel）
（1822—1884）

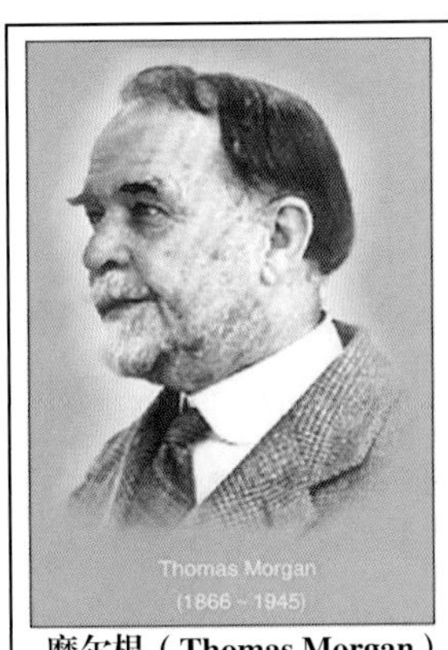

美国进化生物学家，遗传学家和胚胎学家。以果蝇为主要研究材料，证明基因在染色体上，发现了连锁交换遗传定律，1928年出版了《基因论》。1933年由于发现染色体在遗传中的作用，获得了诺贝尔生理学与医学奖。

摩尔根（Thomas Morgan）
（1866—1945）

一、孟德尔分离定律

在生物体细胞中，控制相对性状（relative character）的遗传因子（hereditary factor）成对存在（如 AA，Aa，aa）且不相融合，一个来自父方的花粉，另一个来自母方的卵细胞；在杂合子中（Aa）能够表现其相对性状的（如 A）称为显性遗传因子（ dominant factor ）、不能够表现其相对性状的（如 a）称为隐性遗传因子（ recessive factor ）。AA、aa 为纯合子（ homozygous ），Aa 为杂合子（ heterozygous ）。决定显性性状的遗传因子有两种（AA，Aa），决定隐性性状的遗传因子仅一种（aa）即隐性性状只有在纯合子（aa）中才能表现。在形成配子（精子或卵子）时成对遗传因子（AA，Aa，aa）必须分离，每个配子只能获得成对遗传因子的一个（A 或 a），通过精、卵随机结合形成带有成对因子（ AA，Aa，aa）的合子，从而决定新个体的相对性状的形成。

综上述，生物体的性状都是由成对遗传因子决定的。成对遗传因子在形成配子时，必须分开，每个配子只能得到成对遗传因子的一个；子代个体的成对遗传因子一个来自父方，另一个来自母方，这就是分离定律。

二、孟德尔自由组合定律

当具有两对（或更多对）相对性状的亲本进行杂交，控制不同性状的遗传因子的分离和组合是互不干扰的。在形成配子时，决定同一性状的成对的遗传因子必须分离，一个配子只能带有成对遗传因子的一个；决定不同性状的遗传因子可以自由组合，即可以同时进入一个配子；通过配子随机结合形成带有成对遗传因子、具不同组合类型的合子，从而决定生物体的性状。

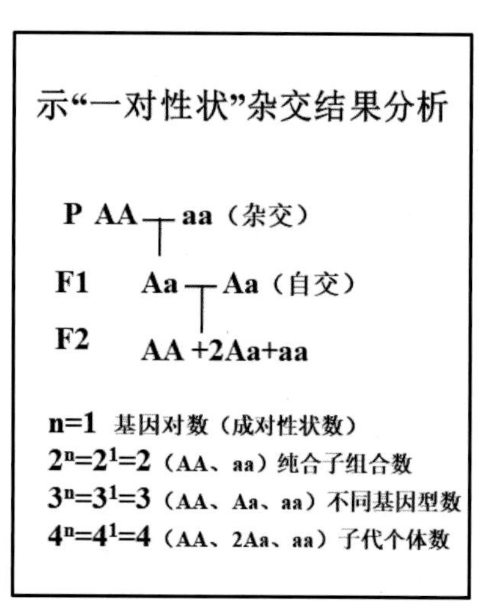

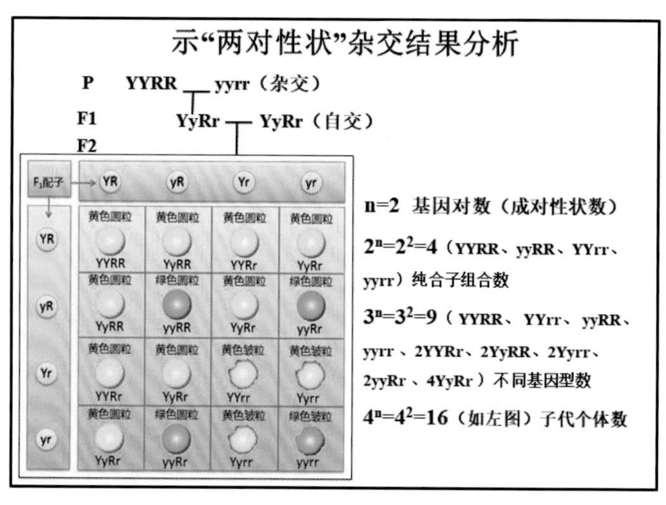

设 n 代表杂交亲本可区分的成对性状的数目，则 2^n 是杂种 F2 纯合子的组合数，3^n 是杂种 F2 不同遗传因子组合的项数，4^n 是杂种 F2 整个系列的个体数。上图为 1～2 对性状的杂交，其 F1 代自交产生 F2 代的分析结果

三、孟德尔定律的重新发现与基因在染色体上的"萨顿假说"

1900 年三位科学家先后通过自己的豌豆杂交实验证实了孟德尔发现的颗粒遗传学说。1902 年萨顿（W.Sutton,1877—1916）完成了 1 种蝗虫的染色体研究，确认其体细胞的染色体为 24 条，按形态可区分为 12 对；在生殖细胞的形成中成对染色体通过配对继而再分离，使每个配子只能得到成对染色体的 1 条，不同对的染色体可以自由组合进入同一配子。1903 年他在《遗传中的染色体》一文中提出了基因在染色体上的"萨顿假说"——染色体携带基因，染色体在减数分裂中的行为符合孟德尔的"分离与自由组合规律"。1909 年丹麦生物学家约翰逊（W.L.Johannsen, 1857—1927）给孟德尔的"遗传因子"一词起了一个新名字，叫做"基因"（gene），并且提出了表现型（phenotype）和基因型（genotype）的概念。表现型是指生物个体表现出来的性状，如豌豆的高茎和矮茎；与表现型有关的基因组成叫作基因型，如高茎豌豆的基因型是 DD 或 Dd，矮茎豌豆的基因型是 dd。控制相对性状的基因，叫做等位基因（allele），如 D 和 d。

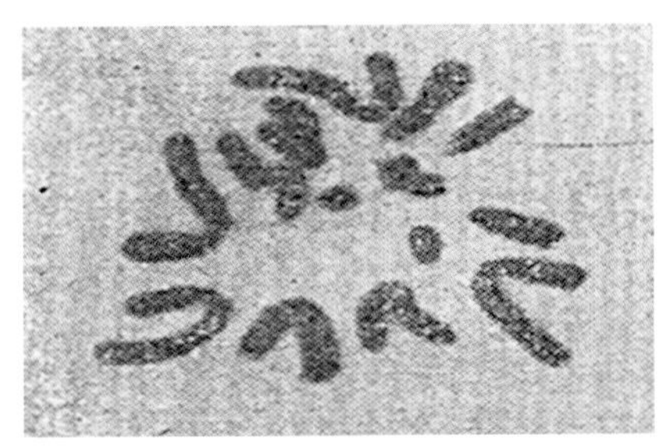

（a）精原细胞有丝分裂的中期

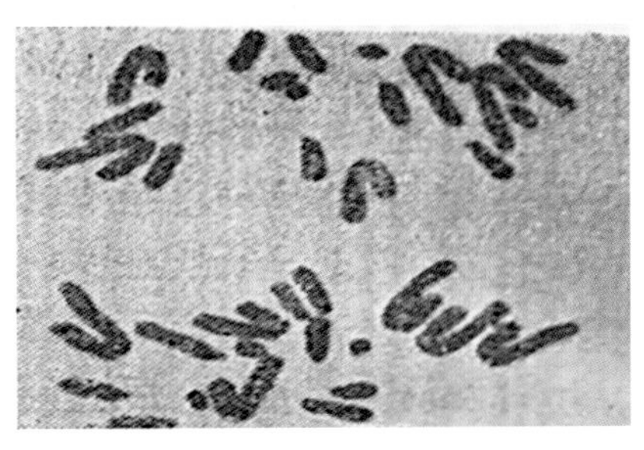

（b）同前后期

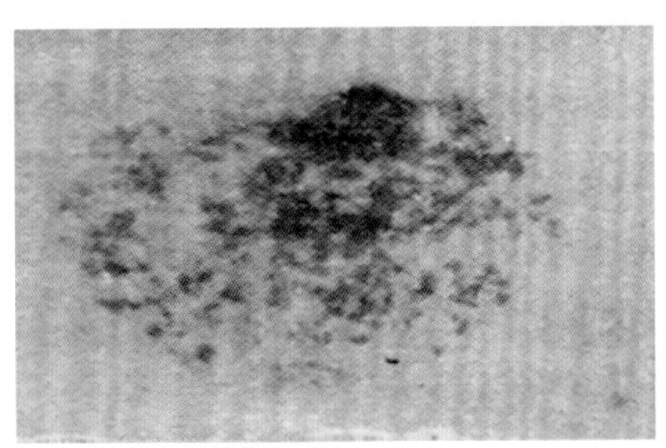

（c）减数分裂细线期，深染区为异染质化 X 染色体

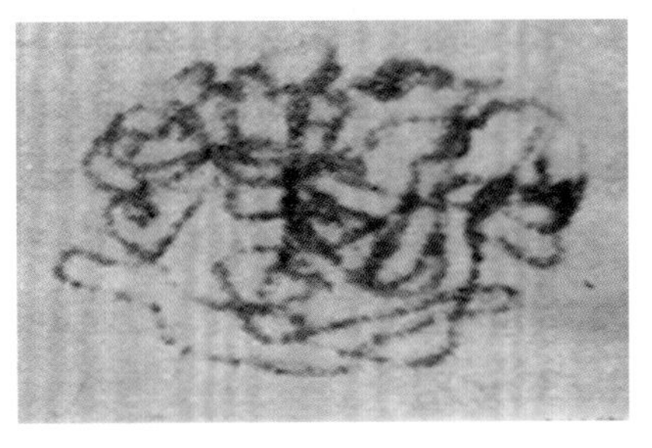

（d）偶线期，可见成对的染色质丝

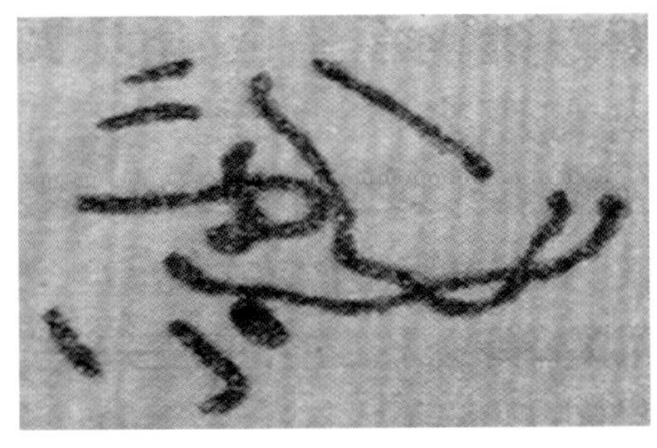

（e）晚粗线期 X 染色体呈"U"形

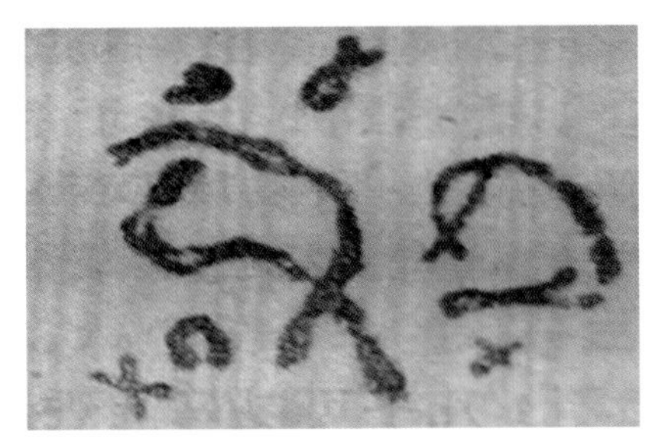

（f）早双线期，可见同源染色体配对、交叉

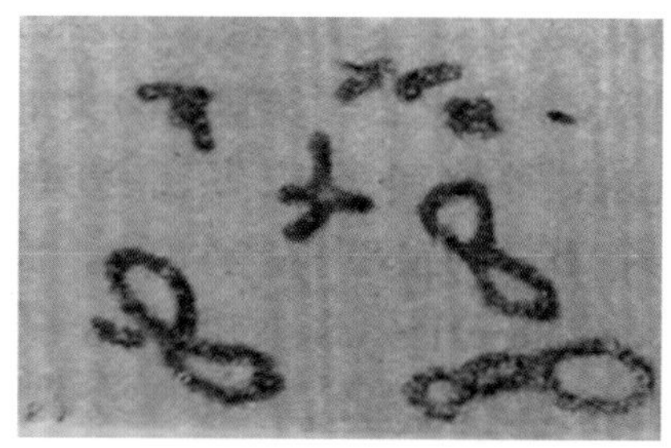

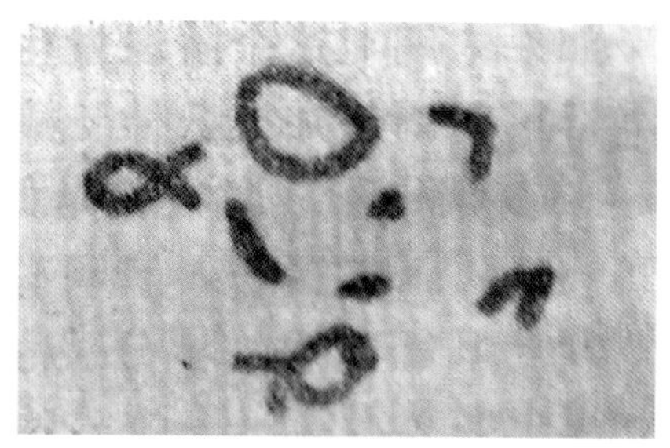

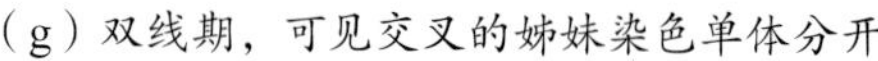
（g）双线期，可见交叉的姊妹染色单体分开

（h）早终变期，在箭头指的 X 染色体和其左侧的常染色体的收缩情况几乎一样

图示一种“蝗虫”在精子形成的减数分裂中同对染色体配对与分离的部分照片
［引自李汝祺编著（1985 年）. 发生遗传学 . 北京：科学出版社］

四、摩尔根的连锁与交换定律

1908 年摩尔根（T.Morgan）等根据果蝇的生活周期短（10～12 天），产卵率高（每个雌蝇可产卵 200～700 个左右），容易饲养等优点，引进红眼黑腹果蝇（*D.melanogaster*）开展了遗传学实验。查明果蝇的染色体为 4 对，第 2、3、4 对是雌、雄共有（用 A 代表），第 1 对雌蝇为 XX；雄蝇为 XY，即 AAXX 为雌蝇，AAXY 为雄蝇。子代雄蝇的 Y 染色体来自父方，X 染色体只能由母方遗传；父方的 X 染色体只能传给子代雌蝇，通过子代雌蝇传给孙代。

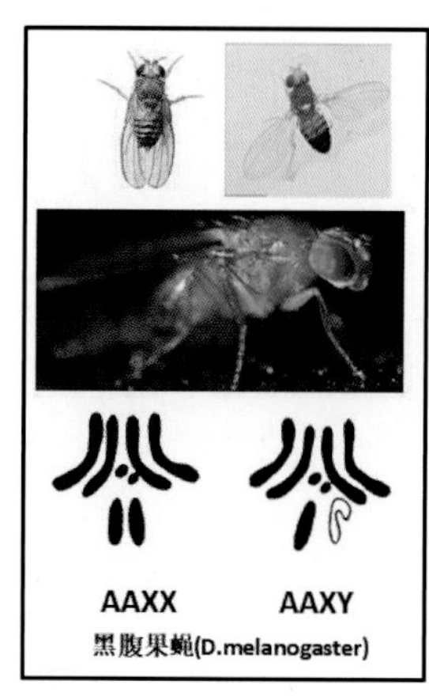

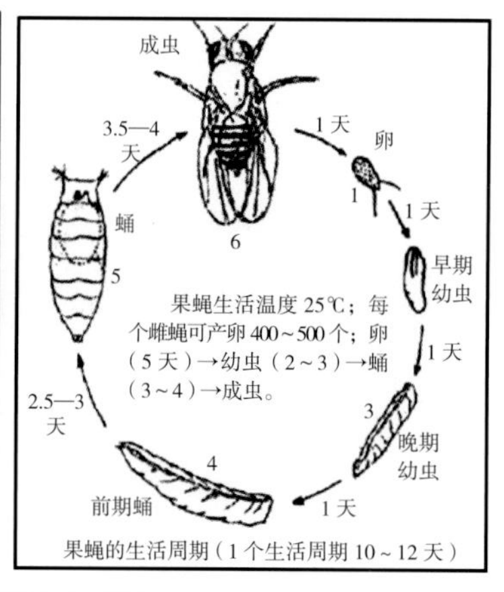

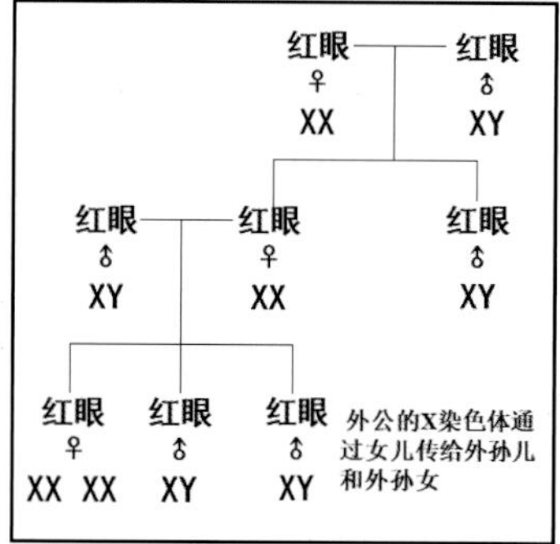

图示果蝇的染色体组成、生活周期与性染色体的遗传

（一）确认基因位于染色体上的实验——伴性遗传（sex-linked inheritance）

1910 年 5 月摩尔根等在成千上万只红眼果蝇的后代中发现了一只变异的白眼雄果蝇，他们将白眼雄蝇与正常的红眼雌蝇进行交配，子一代雌、雄果蝇全为红眼（1237 只），通过子一代自交，出现了 1/4 的白眼雄果蝇，其红眼与白眼果蝇比例为 3:1，说明控制白眼的基因是隐性的；让子一代红眼雌蝇与白眼雄蝇测交，其后代白眼和红眼果蝇比例为 1:1，完全符合孟德尔的分离定律。随后，摩尔根等根据白眼性状与 X 染色体在上下代之间的遗传完全一致，即父方的隐性基因所决定的白眼性状通过女儿传给了外孙儿，从而确认了白眼基因位于 X 染色体上。

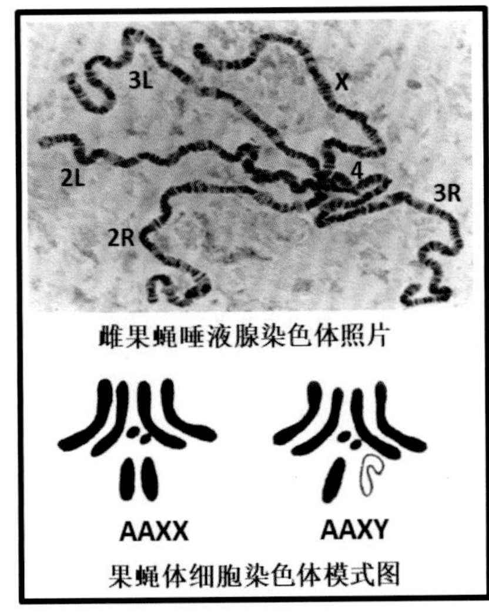

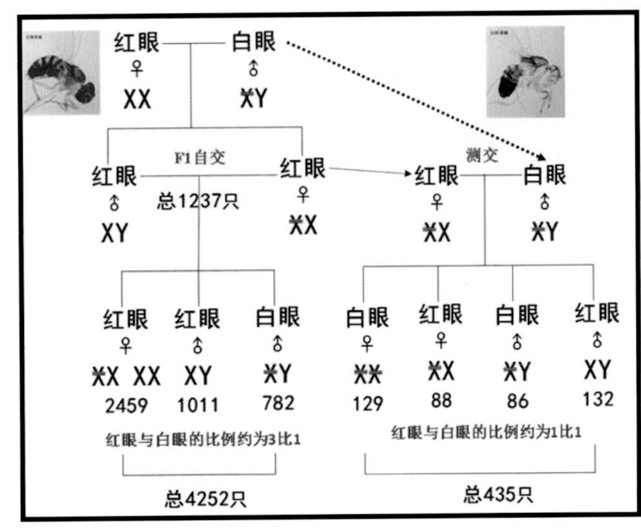

图示果蝇的染色体照片、X 染色体上白眼突变的遗传

（二）基因连锁与交换定律的实验

1910 年后摩尔根等相继发现了果蝇的数十种变异，如体色隐性黑色突变，翅膀隐性残翅突变。将灰身长翅的雌果蝇（GGLL）与黑身残翅的雄果蝇（ggll）交配，F1 代全是灰身长翅（GgLl）。将 F1 代雌果蝇与双隐性雄果蝇（黑身残翅，ggll）测交，按照自由组合定律，其后代的灰身长翅、灰身残翅、黑身长翅、黑身残翅的比应为 1∶1∶1∶1；实验结果示其 4 种性状之比约为 41.5%∶8.5%∶8.5%∶41.5%，其中两亲本型即灰身长翅和黑身残翅占 83%。摩尔根结合果蝇配子形成的减数分裂中染色体配对、交叉的遗传现象推论：灰身（G）长翅（L）基因和黑身（g）残翅（l）基因始终连锁在一起，是由于它们位于同一条染色体上，所以 F1 代杂合子在形成配子时，这两对基因不能自由组合；但由于在配子形成的减数分裂中在同源染色体配对时发生了同源染色体片段之间的相互交换，导致其上基因的重组，其基因重组的频率为 17%。

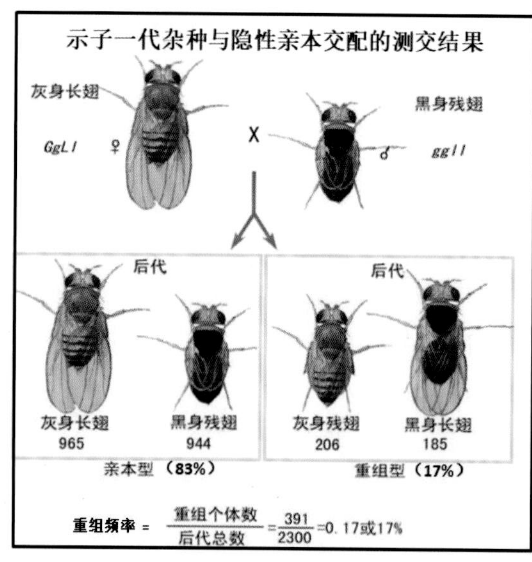

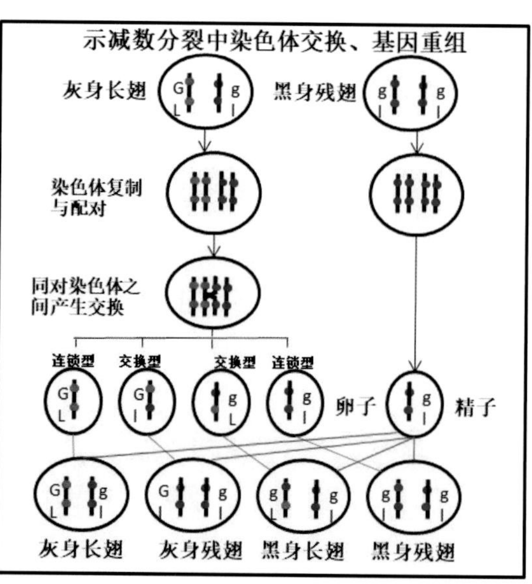

图示果蝇两对性状（灰身与黑身、长翅与残翅）基因的连锁与交换遗传

（三）减数分裂中染色体不等交换是果蝇的棒眼突变与回复突变的遗传基础

摩尔根等在研究果蝇棒眼突变与染色体结构畸变的关系中，发现果蝇的正常眼是由 X 染色体 1641～1647 区段的 6 条横纹所决定。这 6 条横纹重复 2 次，表现为棒眼突变；重复 3 次则表现为超棒眼突变。让棒眼雌果蝇与正常雄蝇交配，子代出现了正常眼和超棒眼果蝇，在显微镜下观察其唾液腺染色体，发现超棒眼 X 染色体重复了 3 次，正常眼只重复 1 次，其原因是在雌果蝇配子形成的减数分裂中，由于染色体之间的不等交换产生了带 1 次重复和带 3 次重复的 X 染色体，如下图。

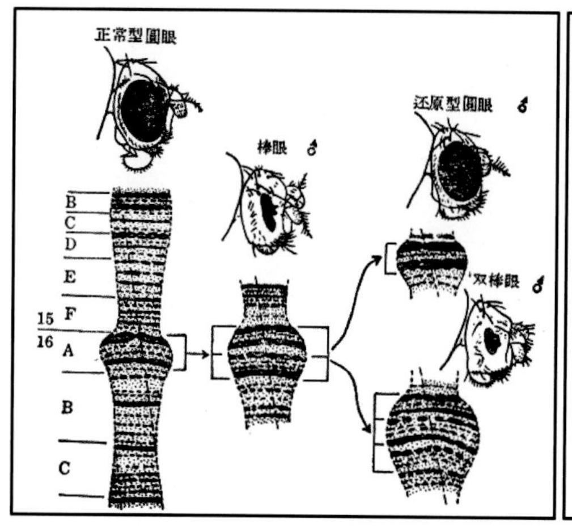

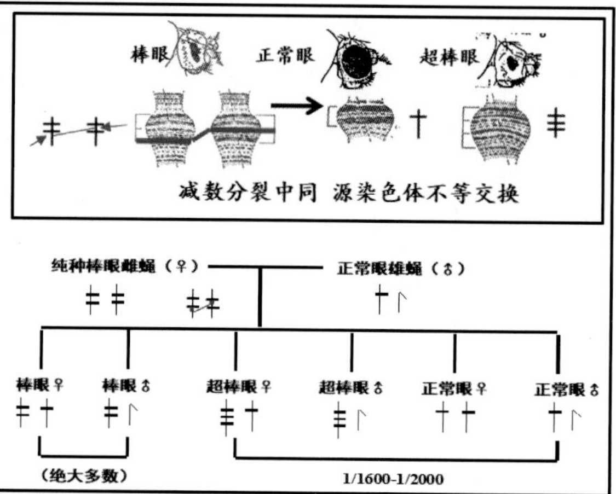

图示果蝇棒眼突发与染色体结构畸变的关系

（四）同一染色体上的不同对等位基因“连锁与交换”的证据

摩尔根等通过带有标记 X 染色体的红眼和棒眼两对性状的遗传与标记 X 染色体的遗传一致性的观察研究，为基因的“连锁与交换定律”提供了直接的细胞学证据。即同一条染色体上的两个基因（c 和 B；C 和 b）一般是联合遗传，在两对等位基因（Cc 和 Bb）之间随着同源染色体的交换而改变其连锁关系（CB 和 cb）。

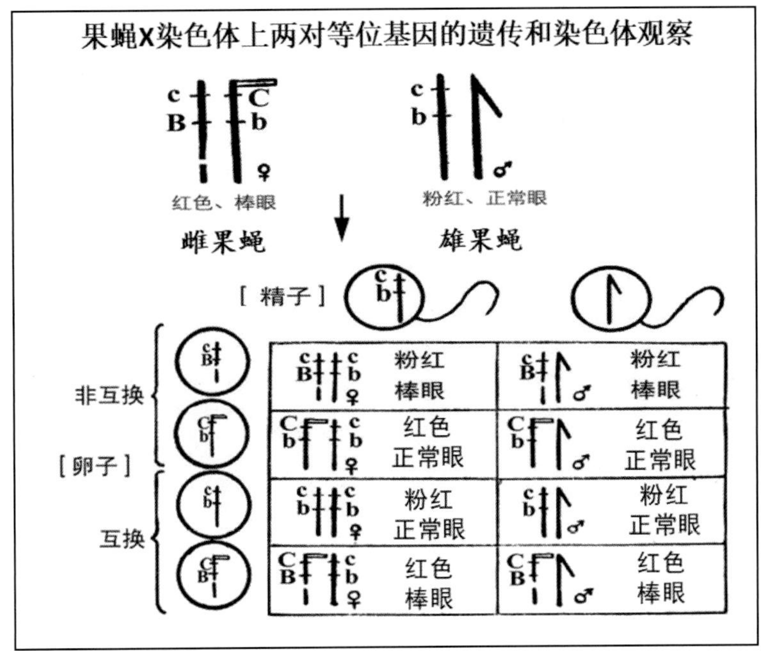

C 示显性、红眼基因；c 示隐性、粉红眼基因；B 示显性、棒眼基因；b 示隐性、正常眼基因雌果蝇的一条 X 染色体在显微镜下可见断裂，杂交证明携带有 c/B 基因；另一条 X 染色体在显微镜下可见尾部，携带有 C/b 基因。雄果蝇一条为 Y 染色体，另一条 X 染色体带有 c/b 基因

摩尔根的连锁与交换定律

摩尔根等通过果蝇的白眼、黑色、残翅等数十种突变类型之间杂交与测交实验，发现了遗传的连锁与交换定律：基因位于染色体上，位于同一染色体上的基因在遗传中连锁在一起进行传递，即基因连锁；在生殖细胞形成的减数分裂中，同对染色体之间有时发生交换，从而造成了基因连锁关系的改变，即位于同一对染色体上的不同对的等位基因之间随着染色体的互换，而产生基因交换。连锁和互换是生物界的普遍现象，也是造成生物多样性的重要原因之一。一般而言，两对等位基因相距越远，发生交换的机会越大，即交换率越高；反之，相距越近，交换率越低。因此，交换率可用来反映同一染色体上两个基因之间的相对距离。以基因重组率为 1% 时两个基因间的距离记作 1 厘摩（cM）。

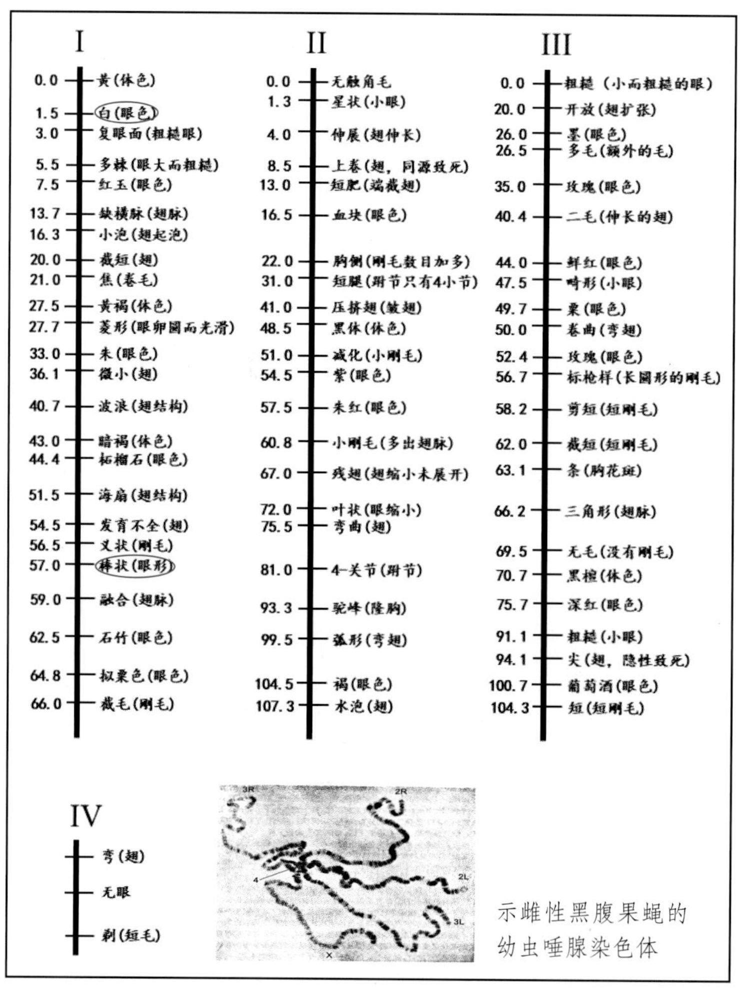

图示黑腹果蝇 *D.Melanogaster* 染色体的简化基因连锁图
[引自李汝祺编著(1985年). 发生遗传学. 北京：科学出版社]

摩尔根的基因论（The Theory of the Gene）

1928 年 8 月摩尔根将孟德尔与他自己所完成的遗传学实验和发现的规律予以总结为《基因论》，其要点如下：

1. 生物体的一切性状（包括生物学行为）即表现型是由生物体成对的基因即基因型决定的。

2. 染色体是基因的载体，基因呈直线排列在染色体上，成对染色体上的基因组成一个连锁群。位于成对染色体上同一位置的基因称为等位基因（allele）。

3. 在配子形成中等位基因必须分开，每个配子只含成对等位基因的一个，即按孟德尔“分离定律”遗传。

4. 在配子形成中不同对染色体上的基因，在配子中可以自由组合，即按孟德尔“自由组合定律”遗传。

5. 在配子形成中同一条染色体上的基因一般是连锁遗传的；同一连锁群的基因（位于同一对染色体上的两个基因链）可以通过染色体间的交换形成基因间的新的连锁遗传，即按摩尔根“连锁与交换定律”遗传。

这些原理使我们在最严格的“数学”基础上研究遗传学问题，又容许我们在遗传学调查和实验中很准确地预测将会发生的事件。在这几方面，基因论完全满足了一个科学理论的必要条件。

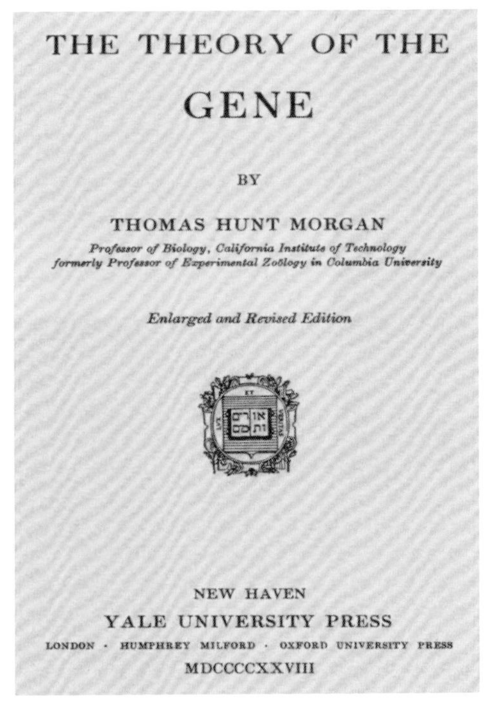

THE THEORY OF THE

GENE

BY

THOMAS HUNT MORGAN

Professor of Biology, California Institute of Technology
formerly Professor of Experimental Zoölogy in Columbia University

Enlarged and Revised Edition

NEW HAVEN

YALE UNIVERSITY PRESS

LONDON · HUMPHREY MILFORD · OXFORD UNIVERSITY PRESS

MDCCCCXXVIII

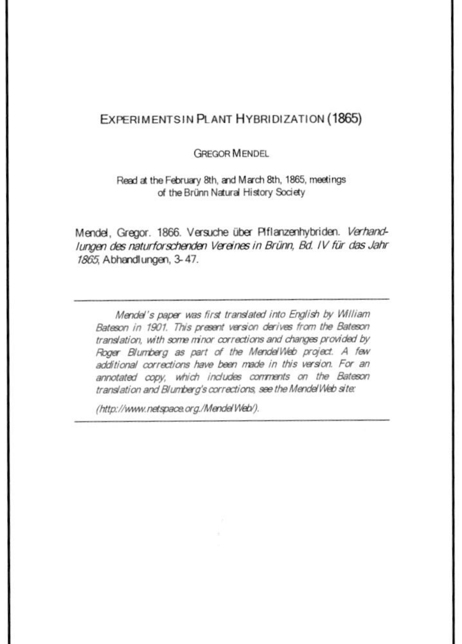

EXPERIMENTS IN PLANT HYBRIDIZATION (1865)

GREGOR MENDEL

Read at the February 8th, and March 8th, 1865, meetings
of the Brünn Natural History Society

Mendel, Gregor. 1866. Versuche über Pflanzenhybriden. *Verhandlungen des naturforschenden Vereines in Brünn, Bd. IV für das Jahr 1865*, Abhandlungen, 3-47.

Mendel's paper was first translated into English by William Bateson in 1901. This present version derives from the Bateson translation, with some minor corrections and changes provided by Roger Blumberg as part of the MendelWeb project. A few additional corrections have been made in this version. For an annotated copy, which includes comments on the Bateson translation and Blumberg's corrections, see the MendelWeb site:

(http://www.netspace.org./MendelWeb/).

第二章　人类基因组与染色体

近代细胞与分子遗传学查明，“基因”的化学成分是 DNA 分子，一条“染色体”是一个 DNA 分子，“基因”是组成染色体 DNA 分子中一段有遗传功能的核苷酸序列。人体细胞含有 2 种“基因组”，即“核基因组”和“线粒体基因组”，“核基因组”包括第 1 号至 22 号常染色体加 X、Y 性染色体共计 24 条染色体即 24 个 DNA 分子；“线粒体基因组”仅含 1 条环状 DNA 分子。“人类基因组计划”是综合采用 100 年发展起来的生物学技术，特别是 DNA 分析技术，完成各号染色体上 DNA 分子的 4 种核苷酸的数量及其排列序列的测定及其基因数的分析。是认识人类自身，保障人类健康，认识一切人体结构和生命现象的基础。2004 年 10 月完成并公布了人类基因组计划的研究结果。

一、人类细胞核的染色体组成及其命名

1959 年查明组成人体细胞核的染色体为 46 条 23 对，称为“二倍体”（2n），精子和卵子仅含 23 条染色体，称为“单倍体”（n）。男性“核型”为 46, XY; 女性“核型”为 46, XX；1 号至 22 号男女共有称为“常染色体”；X、Y 染色体与性别有关称为“性染色体”；同一对染色体又称为“同源染色体”，一条来自父方，一条来自母方。

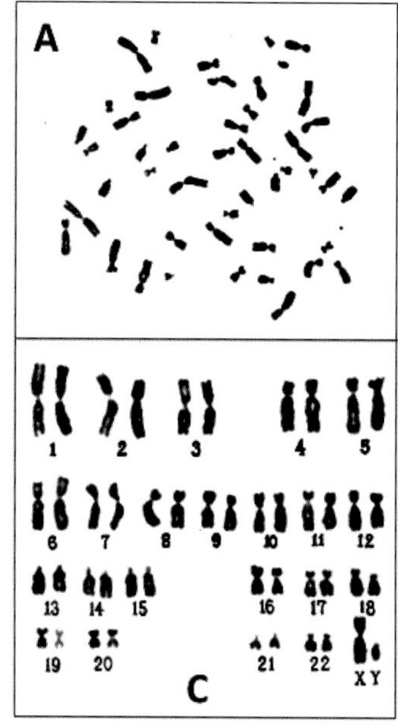

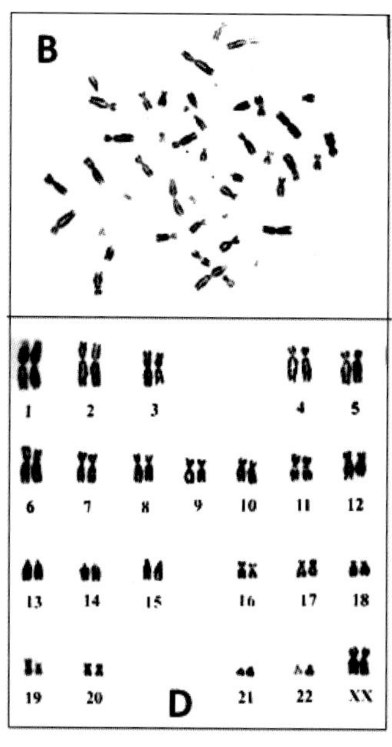

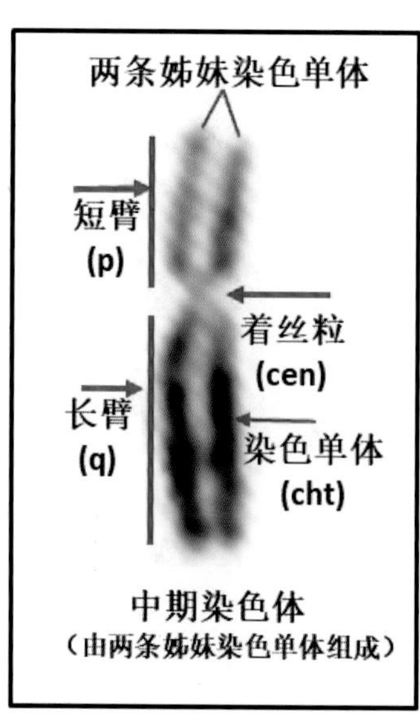

左图上 A 和 B 分别为男性和女性外周血细胞的中期染色体照片。
左图下 C 和 D 分别为男性和女性外周血细胞染色体核型分析照片。
男性核型为 46，XY；女性核型为 46，XX。

二、细胞核、染色体、染色质丝

人体细胞的 46 条染色体在光学显微镜下以均质的形态组成细胞核；在电子显微镜下以“染色质丝”的形态缠绕在一起组成“线团样”细胞核。在细胞有丝分裂中经过复制和多极螺旋化而成为光学显微镜下可见的中期染色体。

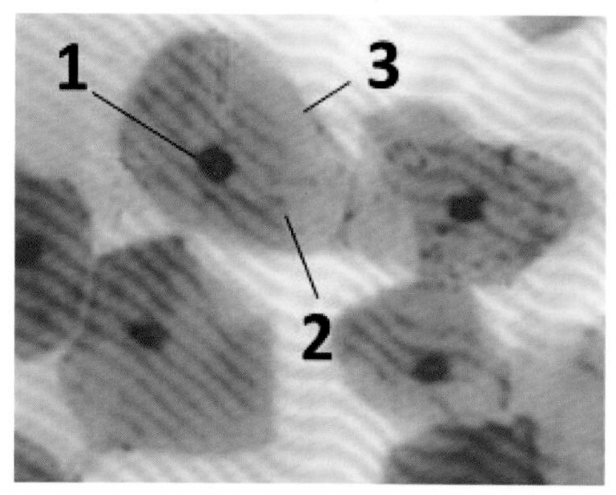

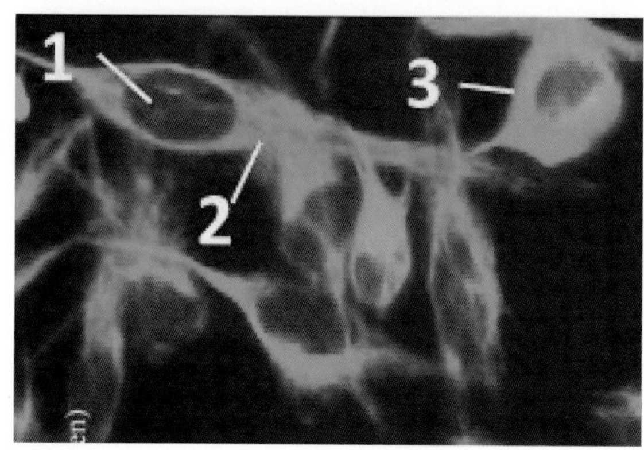

示人细胞光镜照片
1. 细胞核；2. 细胞质；3. 细胞膜

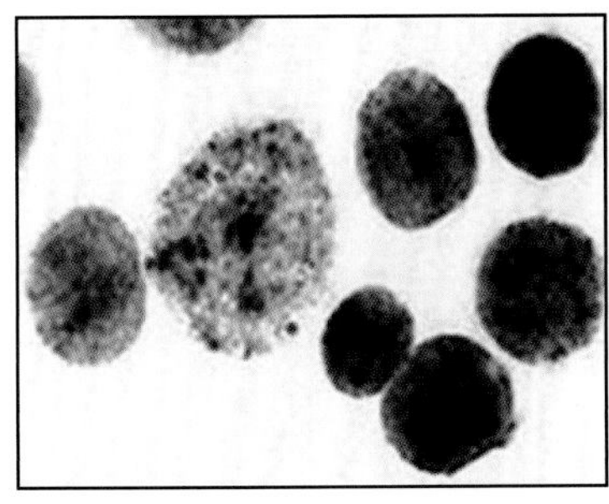
示人淋巴细胞核光镜照片

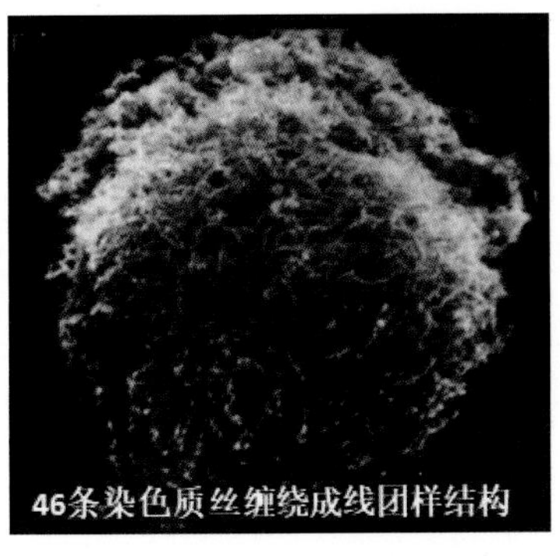

示人淋巴细胞核电镜照片

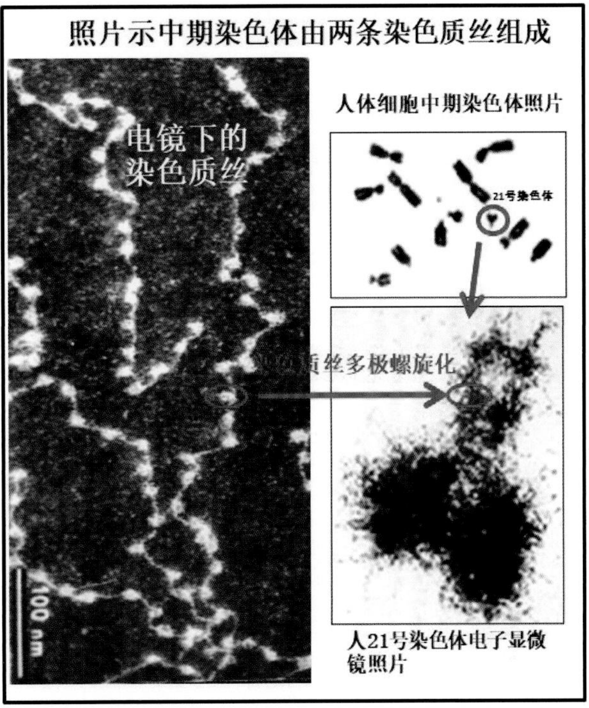

示中期染色体由两条染色质丝组成

三、一条染色质丝是一个 DNA 分子

一个 DNA 分子由互补的两条单核苷酸链组成，DNA 分子（脱氧核糖核酸）是由戊糖、磷酸和 4 种碱基组成，即 2 种嘌呤（腺嘌呤 A；鸟嘌呤 G) 和 2 种嘧啶（胞嘧啶 C；胸腺嘧啶 T）。

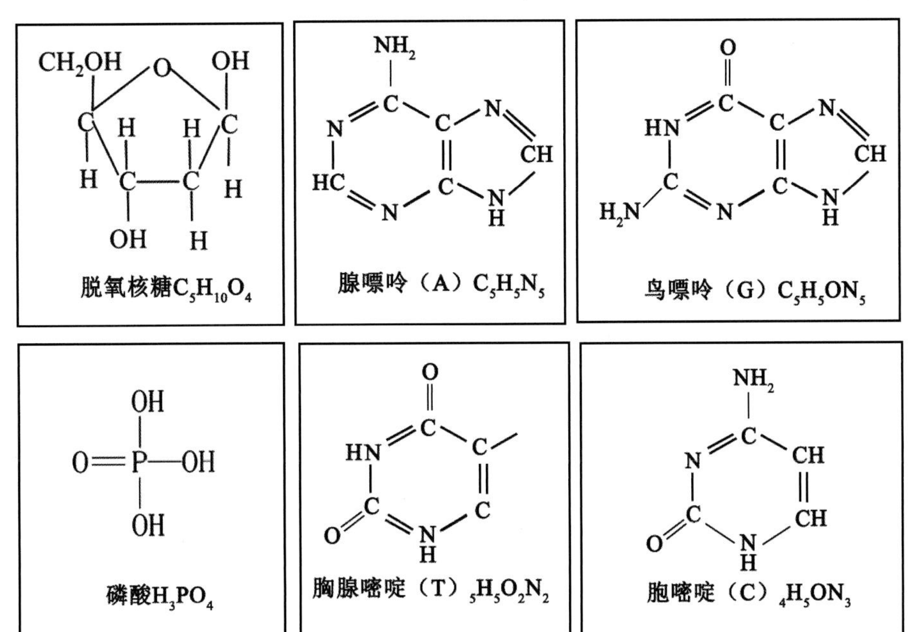

DNA 的戊糖为脱氧戊糖，脱氧戊糖的 C1 与嘌呤的 N9 或嘧啶的 N1 以“糖苷键”连接成为“核苷”。“核苷”分子中的戊糖的羟基与磷酸以“磷酸酯键”连接而成为“核苷酸”，即腺嘌呤核苷酸（A）、鸟嘌呤核苷酸（G）、胞嘧啶核苷酸（C）和胸腺嘧啶核苷酸（T）。

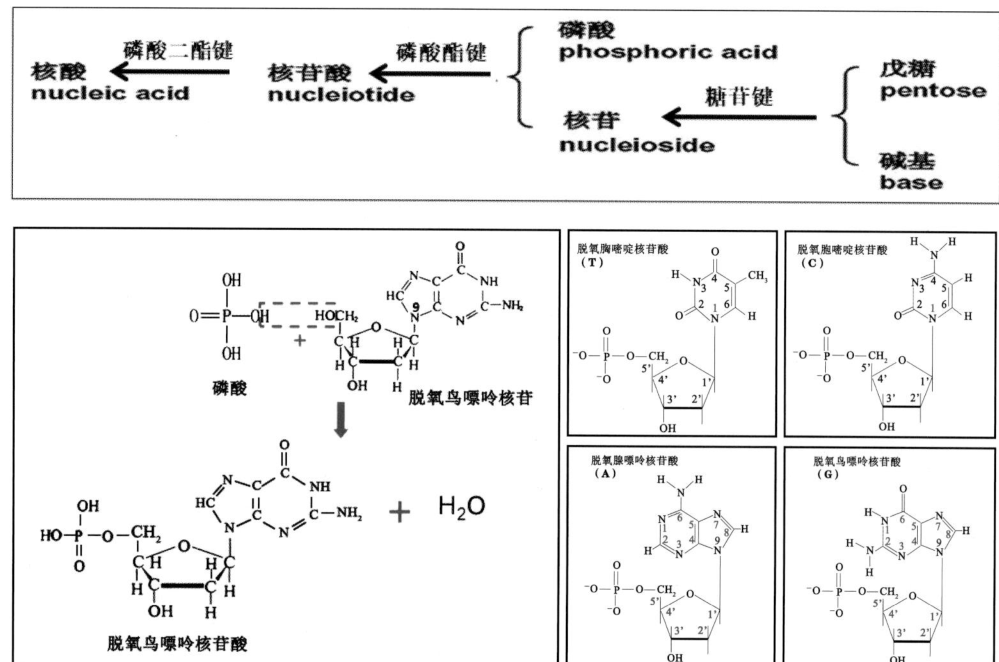

四种单核苷酸（A、T、G、C）通过 3′，5′“磷酸二酯键”连接形成“多核苷酸”的线性大分子，一个 DNA 分子是由互补的两条单核苷酸链按 A–T、G–C 配对成双链核苷酸组成的分子，其中“磷酸基和脱氧核糖基”构成 DNA 链的“骨架”，“骨架”中间的可变部分的“碱基排列顺序”决定了 DNA 分子的功能。

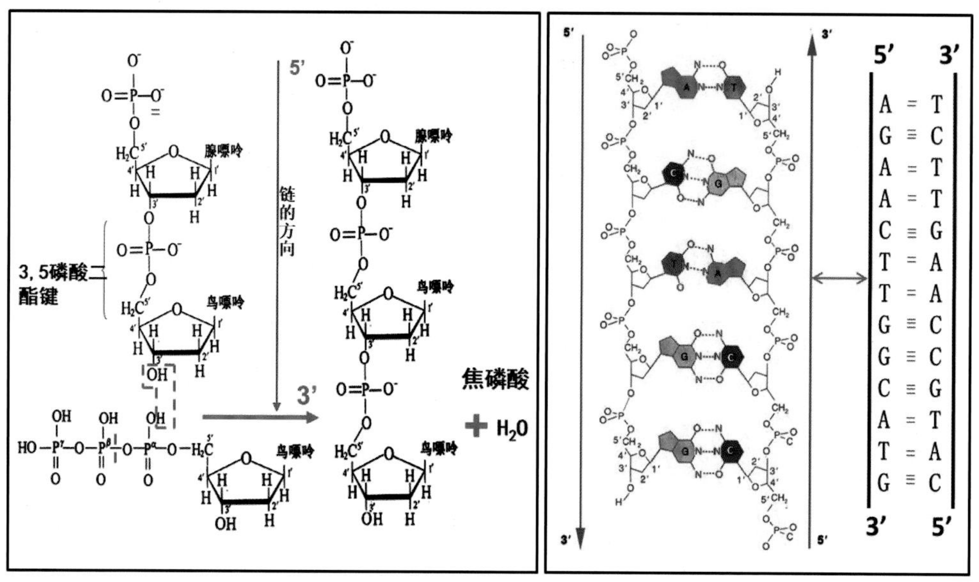

一条染色体是一个 DNA 分子　　　　“多核苷酸”的线性大分子

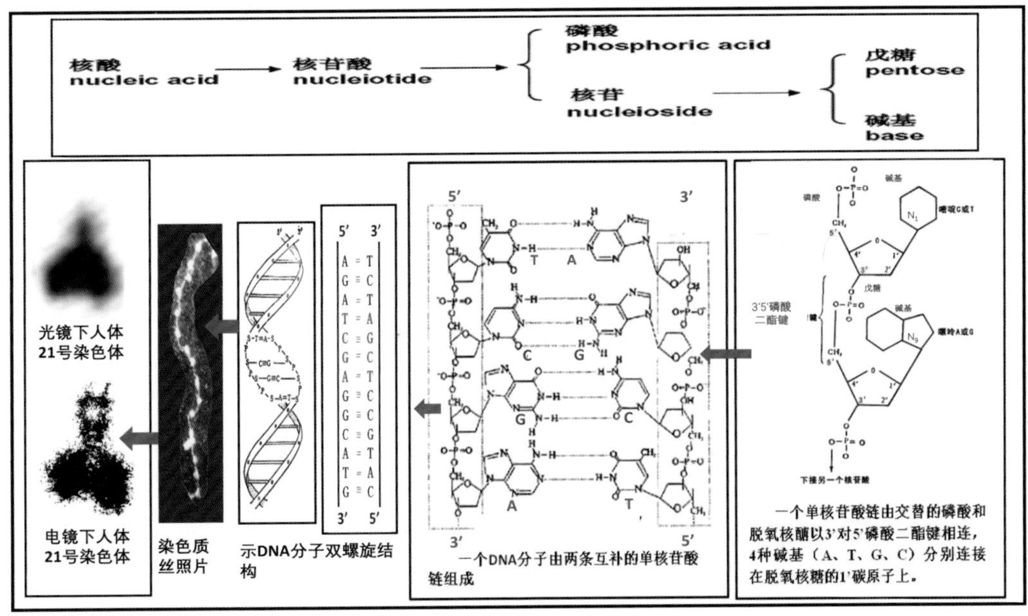

由单核苷酸→多核苷酸→DNA 分子→染色质丝→中期染色体的示意图

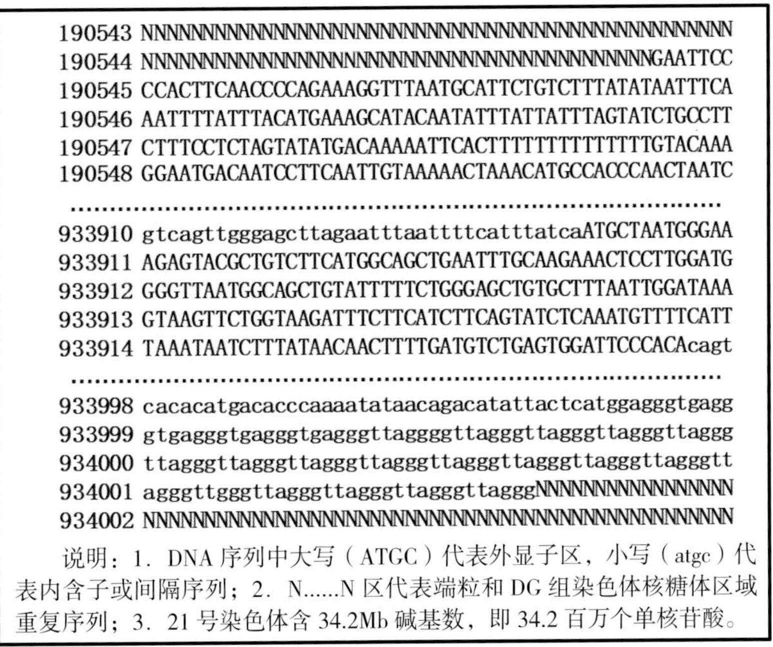

190543 NNNNNNNNNNNNNNNNNNNNNNNNNNNNNNNNNNNNNNNNNNNNNNNNNN
190544 NNNNNNNNNNNNNNNNNNNNNNNNNNNNNNNNNNNNNNNNNNNGAATTCC
190545 CCACTTCAACCCCAGAAAGGTTTAATGCATTCTGTCTTTATATAATTTCA
190546 AATTTTATTTACATGAAAGCATACAATATTTATTATTTAGTATCTGCCTT
190547 CTTTCCTCTAGTATATGACAAAAATTCACTTTTTTTTTTTTTTGTACAAA
190548 GGAATGACAATCCTTCAATTGTAAAAACTAAACATGCCACCCAACTAATC

……………………………………………………………………

933910 gtcagttgggagcttagaatttaattttcatttatcaATGCTAATGGGAA
933911 AGAGTACGCTGTCTTCATGGCAGCTGAATTTGCAAGAAACTCCTTGGATG
933912 GGGTTAATGGCAGCTGTATTTTTCTGGGAGCTGTGCTTTAATTGGATAAA
933913 GTAAGTTCTGGTAAGATTTCTTCATCTTCAGTATCTCAAATGTTTTCATT
933914 TAAATAATCTTTATAACAACTTTTGATGTCTGAGTGGATTCCCACAcagt

……………………………………………………………………

933998 cacacatgacacccaaaatataacagacatattactcatggagggtgagg
933999 gtgagggtgagggtgagggttaggggttagggttagggttagggttaggg
934000 ttagggttagggttagggttagggttagggttagggttagggttagggtt
934001 agggttgggttagggttagggttagggttagggNNNNNNNNNNNNNNNNN
934002 NNNNNNNNNNNNNNNNNNNNNNNNNNNNNNNNNNNNNNNNNNNNNNNNNN

说明：1. DNA 序列中大写（ATGC）代表外显子区，小写（atgc）代表内含子或间隔序列；2. N......N 区代表端粒和 DG 组染色体核糖体区域重复序列；3. 21 号染色体含 34.2Mb 碱基数，即 34.2 百万个单核苷酸。

人类 21 号染色体 DNA 测序结果部分核苷酸序列图

四、“基因”是染色体上一段有遗传功能的 DNA 片段

“典型的基因结构”从 DNA 片段的 5’端到 3’端由启动子（GC 框、CAAT 框、TATA 框、转录起始点、ATG、转录起始密码），结构基因（N+1 个外显子；N 个内含子），终止子（转录终止密码、转录终止点、polyA 信号）三部分的核苷酸序列组成。

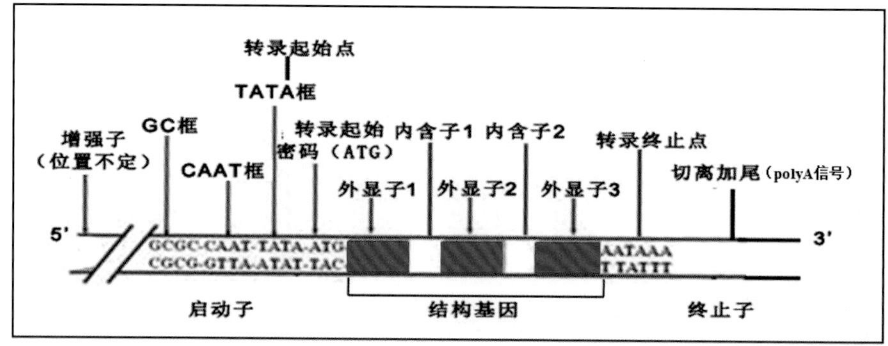

典型的真核生物基因结构示意图

五、线粒体基因组测定结果

线粒体基因组（mtDNA）——线粒体是位于真核细胞的细胞核之外含 DNA 的细胞器。mtDNA 是位于线粒体内的环状 DNA 分子，呈母系遗传。每个细胞可含上万个线粒体，每一个线粒体内有 2～10 个拷贝的 mt DNA。

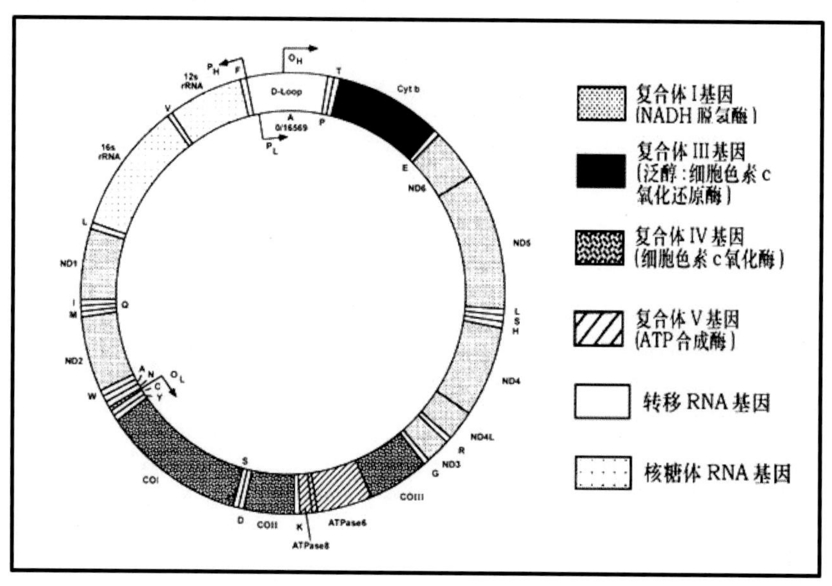

图示线粒体 DNA 序列与基因排列

1981 年剑桥大学的 Anderson 小组测定了完整的人 mtDNA 序列（故人的 mtDNA 序列又称“剑桥序列”），其长度为 16,569bp，含 37 个结构基因。mtDNA 分子为双链闭合环状 DNA 分子，外环为重链（H），内环为轻链（L）。基因排列非常紧凑，除与 mtDNA 复制及转录有关的一小段区域外，无内含子序列。大多数基因由 H 链转录，包括 2 个 rRNA，14 个 tRNA 和 12 个编码多肽的 mRNA，L 链编码另外 8 个 tRNA 和一条多肽链。mtDNA 上的基因相互连接或仅间隔几个核苷酸序列，一些多肽基因相互重叠，几乎所有阅读框都缺少非翻译区域。很多基因没有完整的终止密码，而仅以 T 或 TA 结尾，mRNA 的终止信号是在转录后加工时加上去的。所有的 13 种蛋白质产物（其中 12 种是由重链编码转录的 mRNA 多肽链和 1 种由轻链编码转录的多肽链）均参与组成呼吸链。mtDNA 与核 DNA 不同，其分子上无核苷酸结合蛋白，无 DNA 损伤修复系统，易于突变。

六、核基因组测定结果

核基因组（nuclear genome）——核基因组为线状 DNA 分子，由 22 条常染色体加上 X、Y 性染色体共计 24 个线状 DNA 分子组成，人的体细胞除了成熟的红细胞以外，都具有一套完整的基因组 DNA。

经测定人类基因组即 24 个 DNA 分子核苷酸总量为 2.85 Gb（gigabase pair，十亿个单核苷酸），其中 20%～30% 为基因和基因相关顺序（10% 为蛋白质氨基酸的编码顺序，大于 90% 为非编码顺序）；70%～80% 是基因以外的非编码顺序（20%～30% 是中度或高度重复顺序，70%～80% 是单一或低度重复顺序）。

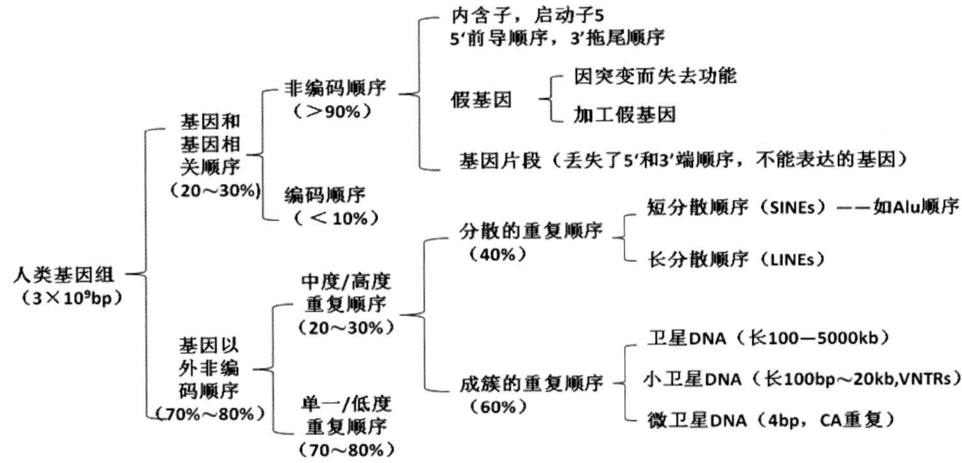

人类基因组的序列

参考 P.C. Winter et al. 《Instant Notes in Genetics》SIOS Scientifice Publihers Limiter, 1998. Fig1

2004 年 10 月公布的人类基因组计划所完成的 1～22 号染色体（DNA 分子）和 X 染色体（DNA 分子）、Y 染色体（DNA 分子）检测结果如下表：

人的各号染色体大小及估计的基因数

染色体号	碱基数（Mb）	基因数目	染色体号	碱基数（Mb）	基因数目	染色体号	碱基数（Mb）	基因数目
1	222.8	1988	9	117.8	778	17	77.8	1104
2	237.5	1246	10	131.6	730	18	77.6	267
3	194.6	1033	11	131.1	1264	19	55.8	1337
4	187.2	743	12	130.3	1009	20	59.5	592
5	177.7	834	13	95.6	318	21	34.2	243
6	167.3	1050	14	88.3	646	22	34.8	471
7	154.7	916	15	81.3	589	X	150.4	766
8	142.6	692	16	78.9	839	Y	24.8	76

（1 对核苷酸为 1bp; 1000bp=1kb; 1000kb=1Mb; 1000Mb=1Gb） 总计：2.85Gb

资料来源：Finishing the euchromatic sequence of the human genome, *Nature*, Vol 431, 21 October 2004 | www.nature.com/nature, www.ensenbl.org

人类核基因组测定结果最终证明

1．每条染色体是一个 DNA 分子，“基因”是 DNA 分子上一段有遗传功能的核苷酸序列、呈线性排列在染色体上；按“典型的基因结构”对各号染色体（DNA 分子）测序结果进行分析，整个基因组约含 19531 个“基因”。各号染色体所含基因数不同，1 号染色体含 1988 个基因，Y 染色体仅含 76 个基因。

2．同一条染色体上的基因是连锁的，同对染色体（同源染色体，homologous chromosomes）上的两个基因链组成一个“连锁群”（linkage group）。人类核基因组共有 24 个连锁群，由 1 号至 22 号同源染色体组成 22 个连锁群，另加 X 连锁群和 Y 连锁群。

3．位于同对染色体同一位点、决定同一相对性状形成的基因称为“等位基因”（allele），用同一大小字母表示（A，a）；“等位基因”有显性（A）和隐性（a）之分，在杂合子状态（Aa）能决定性状形成的基因称为“显性基因”（dominant gene）；只能在纯合子状态（aa）表现其所决定的性状基因称为“隐性基因”（recessive gene），成对等位基因的组成（AA，Aa，aa）称为“基因型”，由“基因型”决定的“性状”称为“表现型”。

4．“基因”大小差异较大，从 65bp 到 2000kb 不等，目前发现最大的是编码抗肌萎缩蛋白的基因（突变导致假性肥大型进行性肌营养不良症，DMD）有 2400 kb，虽然它含有 79 个外显子，但其中的“编码序列”只占整个基因序列的 0.6%。

第三章　染色体（DNA 分子）的遗传

父母传给子女什么东西？父亲提供精子，母亲提供卵子，在母体的输卵管内精卵结合成合子，合子在子宫内分裂、分化发育成胎儿。据此，可以肯定父母的遗传信息必然是由精子和卵子带给子女的。

仔细观察染色体在亲、子代细胞和亲子代个体之间的遗传，在体细胞的有丝分裂过程中，46 条染色体有规律地复制一次，而后被均等地分给两个子细胞，所以子细胞也保持了 46 条染色体。在性细胞的成熟分裂（减数分裂）中，染色体有规律地复制，并在同源染色体间发生有规律的配对、交换与分离，染色体仅复制一次而细胞连续分裂了两次，从而形成仅含有 23 条染色体（单倍体，n）的精子或卵子，再通过精、卵结合又恢复 46 条 23 对（二倍体，2n），从而保持了其亲子代个体间染色体的恒定性。

一、DNA 分子（染色体）的“半保留复制”

在细胞有丝分裂中，每条染色体即每个 DNA 分子分别完成其复制，首先 DNA 双链分子在不同区段被解旋酶分成两条单链即复制子，以四种脱氧三磷酸核苷为原料，在 DNA 聚合酶催化下合成新链。由于新链是完全按照老链的核苷酸排列顺序合成的，因此，DNA 分子保持了原来的核苷酸排列顺序，由于新合成的每个 DNA 分子两条核苷酸链中一条来自亲代 DNA 分子，另一条是新合成的多核苷酸链，这一复制过程是半保留性的，故名“半保留复制”（semiconservative replication）。

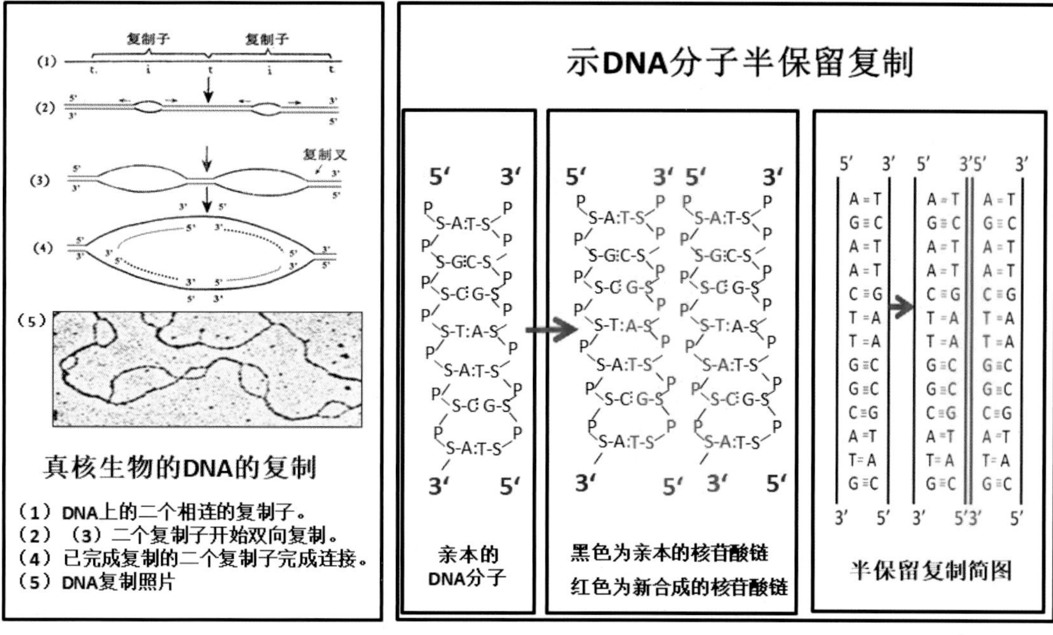

图示 DNA 分子（染色体）的半保留复制

二、人体细胞增殖的有丝分裂

在个体发育中“受精卵”通过万亿次 DNA 分子复制和细胞有丝分裂，形成由各种组织、器官、系统组成的约含 10 万亿个细胞的“个体”，每个细胞含两个基因组（2n），从而确保了“个体”每个细胞的遗传一致性。

细胞的有丝分裂是一个连续的过程，从染色体（DNA）的复制到两个细胞形成中，染色体形态的变化，人为地将其分为 DNA 合成期和分裂期（前、中、后、末四个时期），这种一个细胞变成两个细胞的过程叫“细胞周期”。

人体细胞含 46 条 23 对染色体，在细胞有丝分裂中 DNA 分子（染色体）按半保留方式复制 1 次，细胞分裂 1 次，细胞由一个变成 2 个，子细胞保存了 46 条 23 对染色体，从而保证了机体所有细胞的染色体（DNA 分子）数目的恒定性。

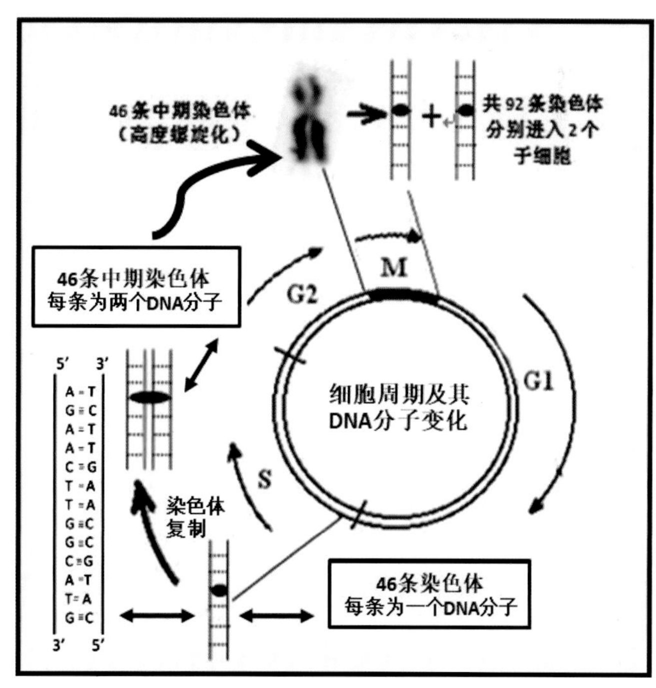

细胞有丝分裂模式图

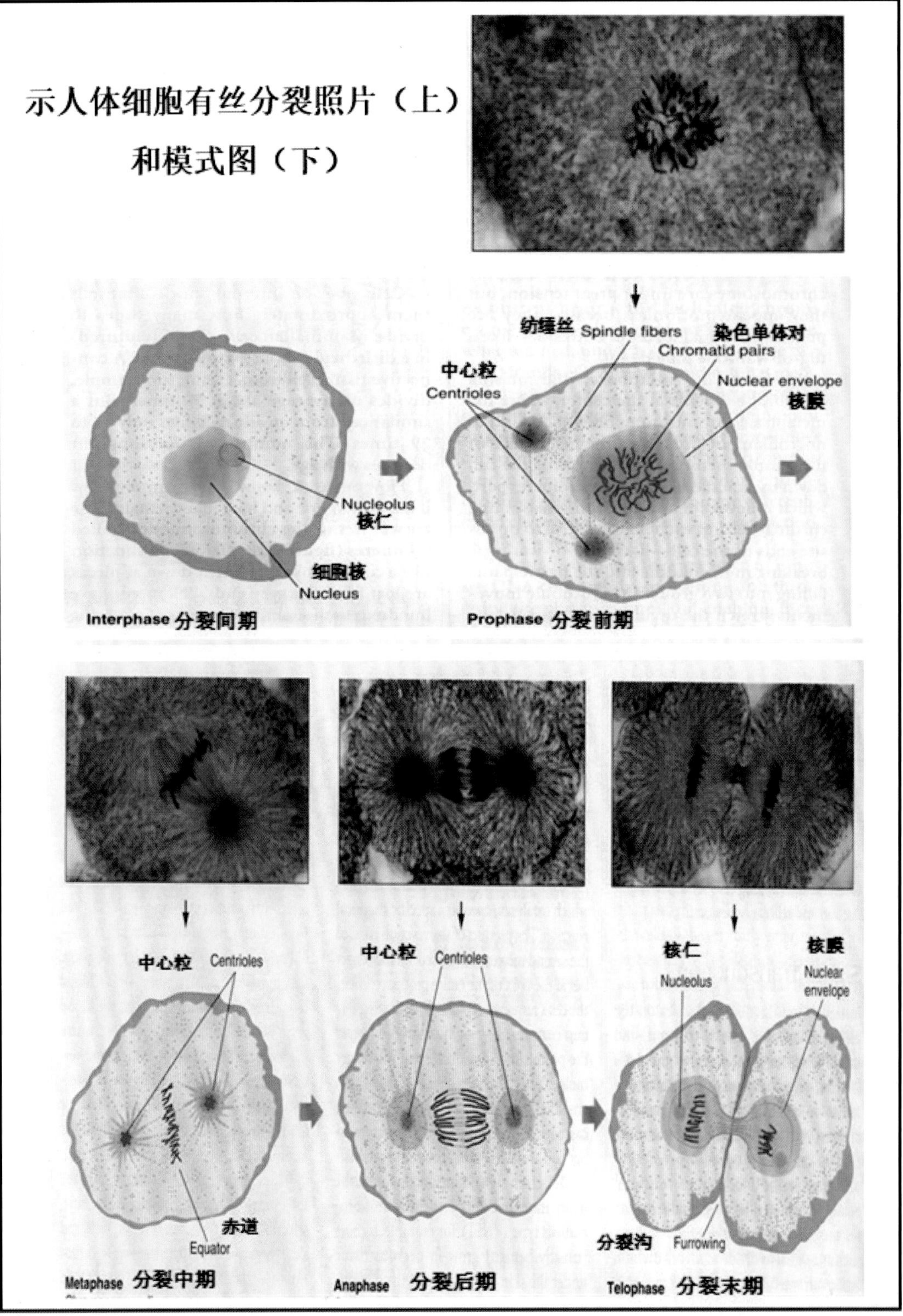

图示人体细胞有丝分裂照片和模式图

［引自 Ricki Lewis (2005). Human Genetics Concepts and Applications (Sixth Edition), New York, Schenectady: CareNet Medical Group, 在引用中将“图注”翻译为中文］

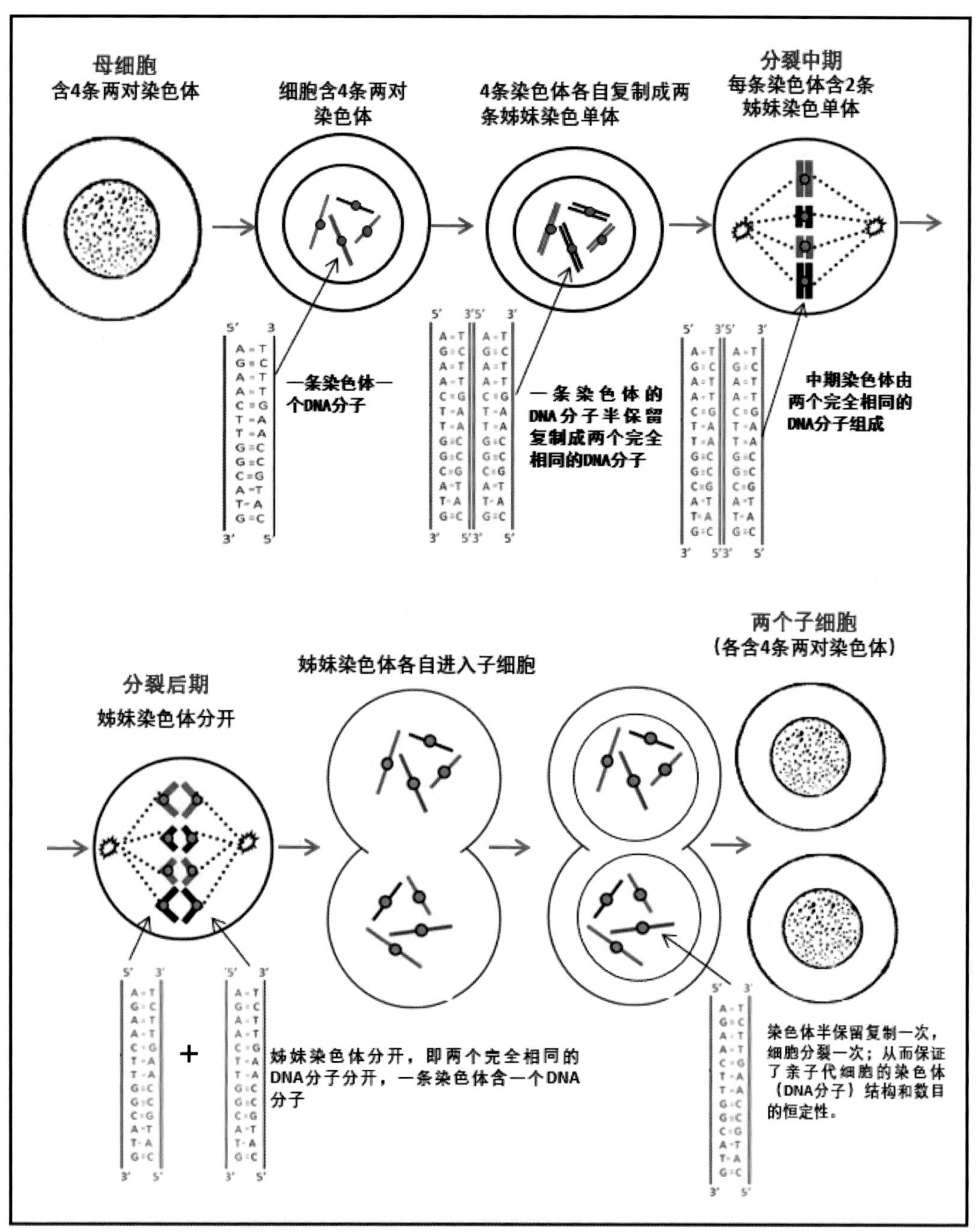

图示细胞有丝分裂模式图

三、人体配子（精子、卵子）形成的减数分裂

在上下代遗传过程中，父亲睾丸的精原细胞和母亲卵巢的卵原细胞通过特殊的“细胞减数分裂”，即染色体（DNA 分子）复制 1 次，细胞连续分裂 2 次以及在分裂过程中发生的同源染

色体配对、分开和交换的过程，从而使母方形成了由不同染色体（DNA 分子）组成的单倍体卵子（22 条常染色体＋ X 染色体）、父方形成了由不同染色体（DNA 分子）组成的单倍体精子（22 条常染色体＋ X 染色体或 22 条常染色体＋ Y 染色体），精卵结合成受精卵（合子），受精卵含 2 个染色体组即二倍体（女性为 22 对常染色体＋ X、X 染色体；男性为 22 对常染色体＋ X、Y 染色体）。从而保证了在亲子代间“不同个体”遗传的多样性和稳定性。

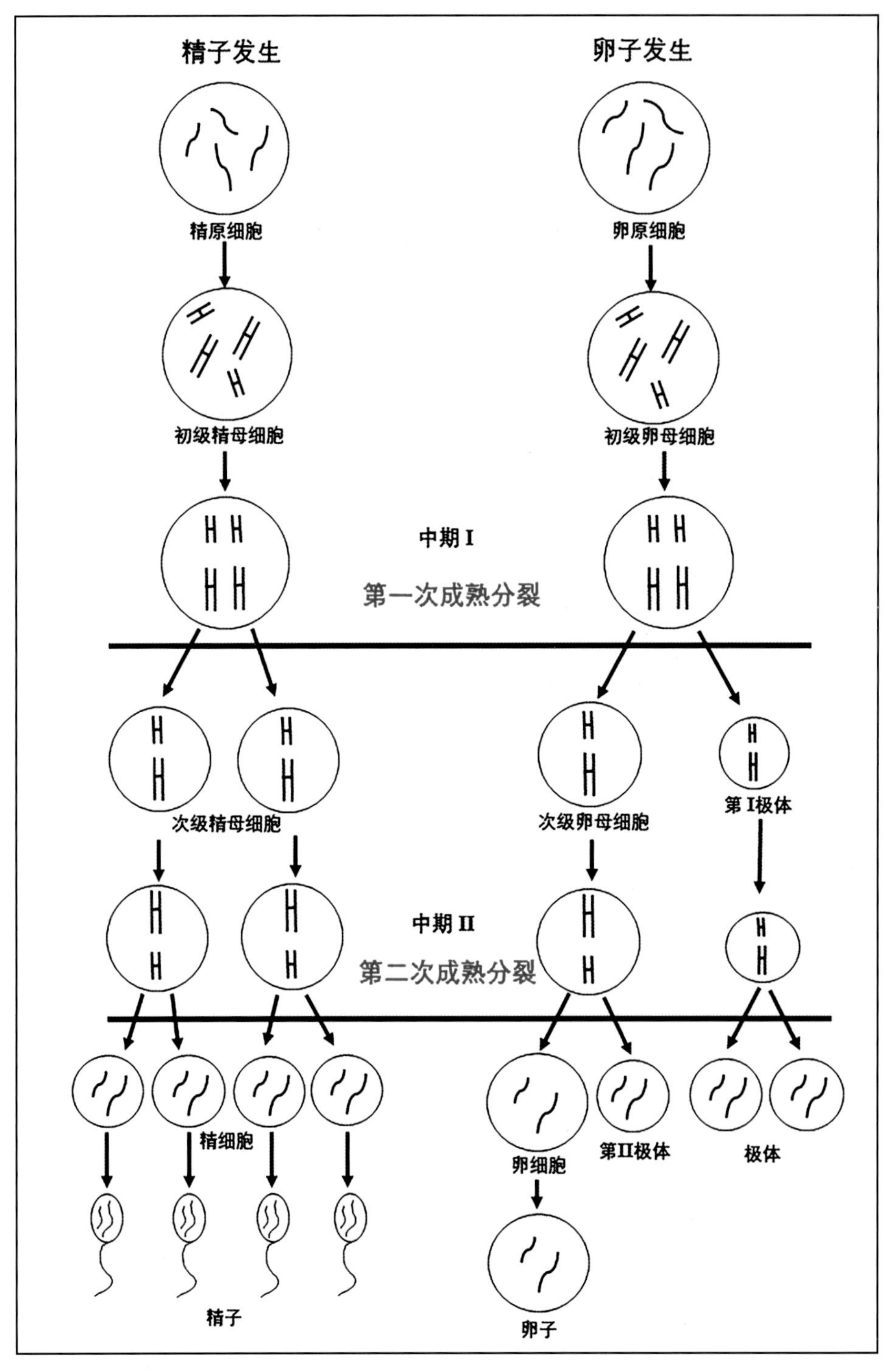

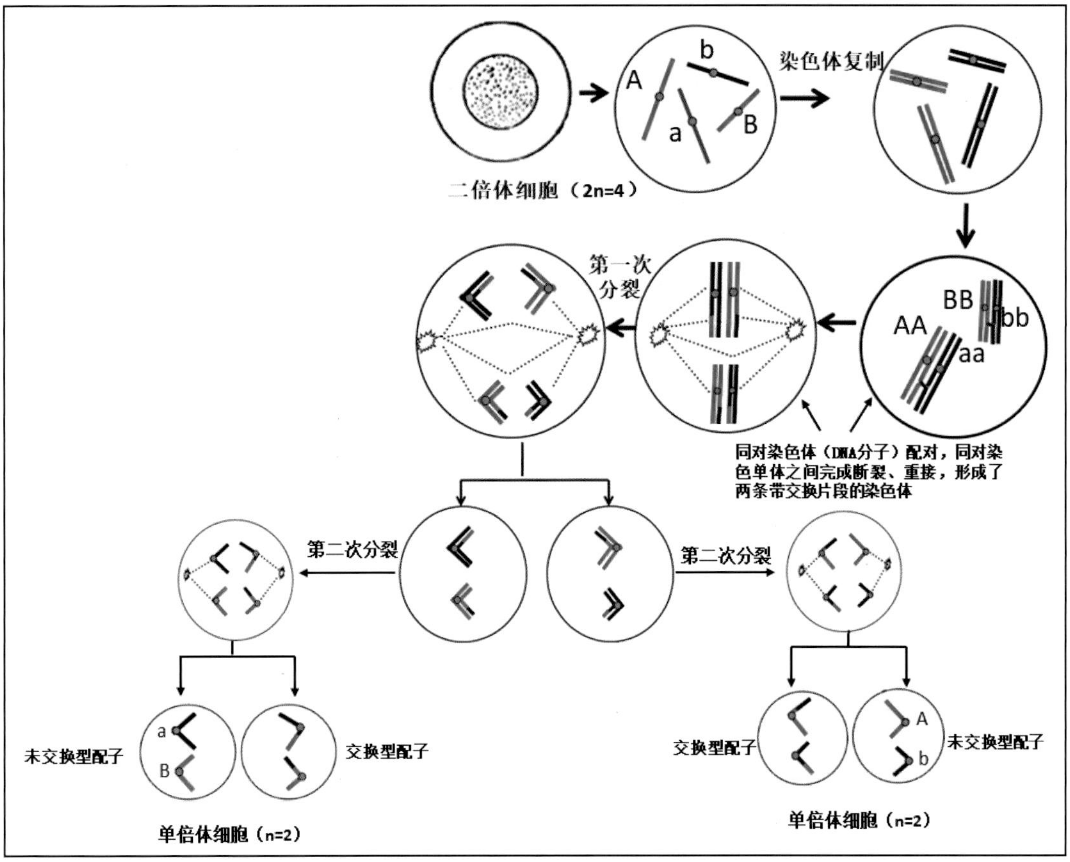

二倍体细胞（2n=4）

A b a B

染色体复制

AA BB aa bb

第一次分裂

同对染色体（DNA分子）配对，同对染色单体之间完成断裂、重接，形成了两条带交换片段的染色体

第二次分裂

第二次分裂

a B 未交换型配子

交换型配子

交换型配子

A b 未交换型配子

单倍体细胞（n=2）

单倍体细胞（n=2）

图示在精子或卵子形成的减数分裂中通过同源染色体之间的“配对与交换”形成“交换型配子”的过程

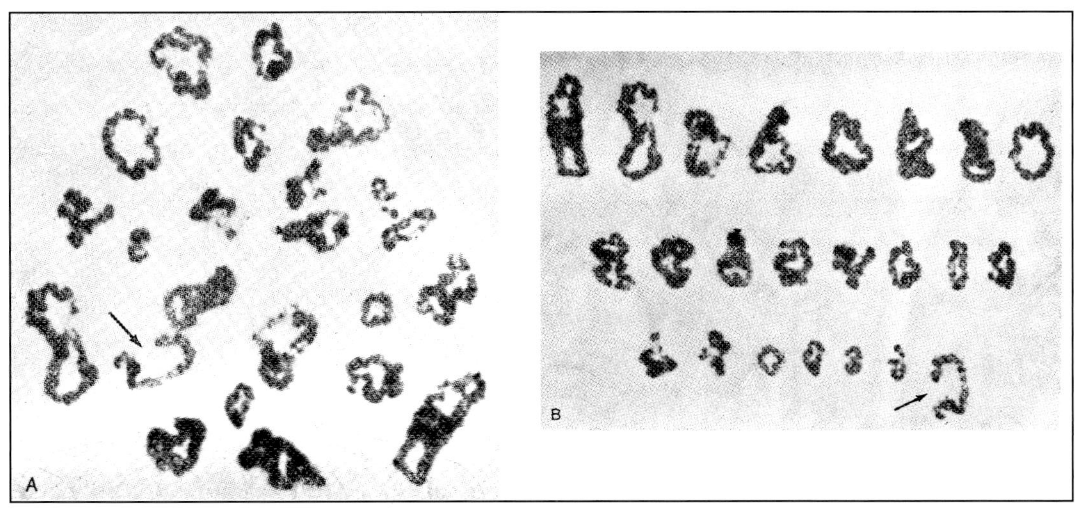

图示 A. 一个未成熟男性生殖细胞，处于第一次减数分裂前，表现出 23 对同源染色体配对；B. 细胞之染色体组型。箭头标出的 X 和 Y 染色体表现出特征性的末端对末端连接。（引自 C·斯特恩著，吴旻译 . 人类遗传学原理 . 北京：科学出版社）

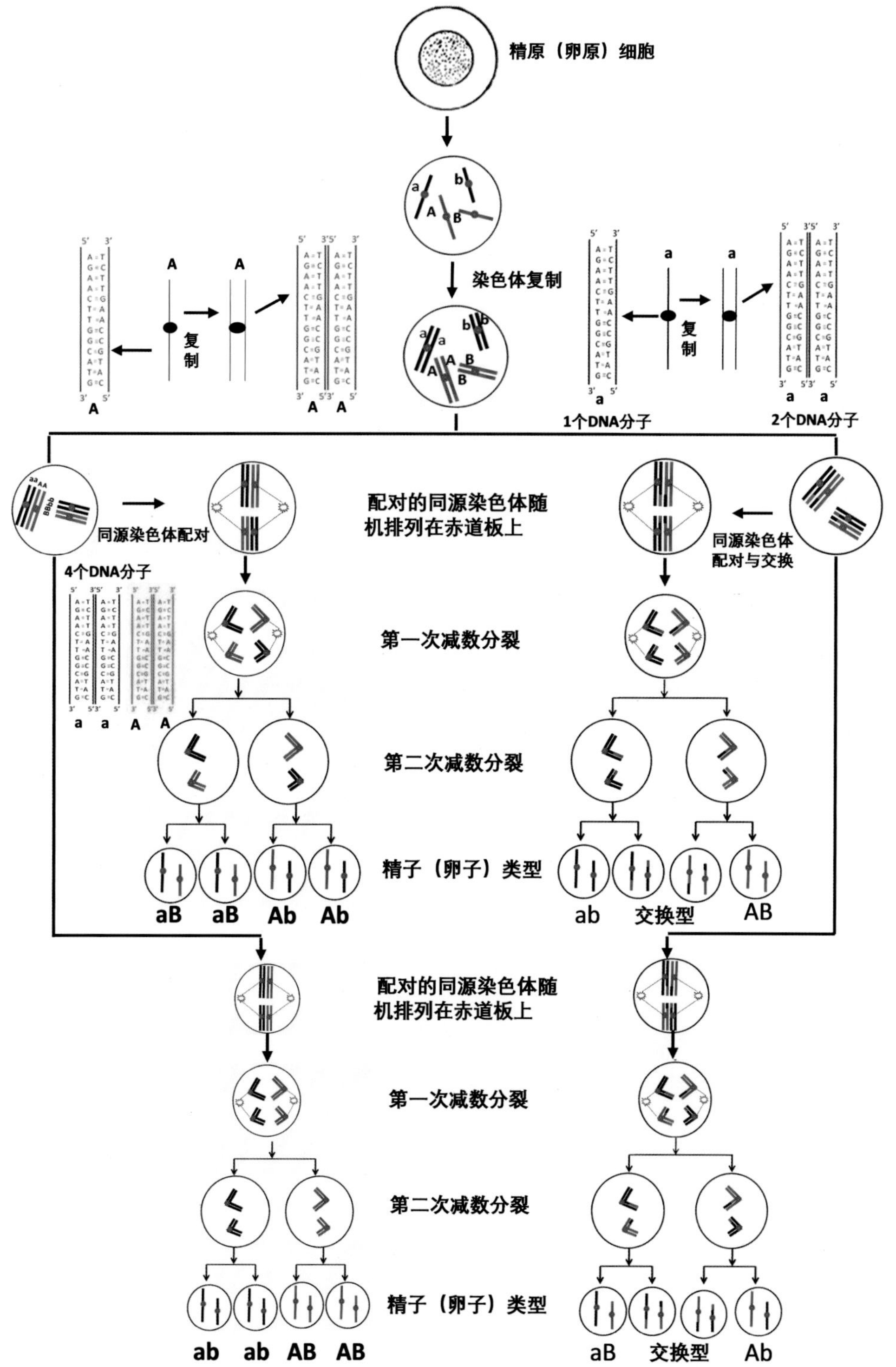

图示精子（卵子）在减数分裂中两对染色体 (Aa; Bb) 通过交换与自由组合所形成的配子类型

两对染色体（Aa 或 Bb）在配子形成的减数分裂中，同对染色体必须分离，不同对染色体可以自由组合形成四种（AB,Ab, aB,ab）配子即 $2^2=4$；同时通过同一对染色体之间的交换，又产生了四种交换型配子

四、减数分裂的生物学意义

1. 按照孟德尔分离定律，在配子形成中“等位基因”必须分开，每个配子只含成对等位基因的一个；在配子形成的减数分裂中，同对染色体（同源染色体）必须分开，每个配子只含有同对染色体的一条，从而保证了每个配子只含成对“等位基因”的一个，这就是分离定律的细胞学基础。

示1号染色体的遗传

一对染色体（1号）可以形成两种类型的配子，四种类型的后代，即$2^1\times 2^1=4$

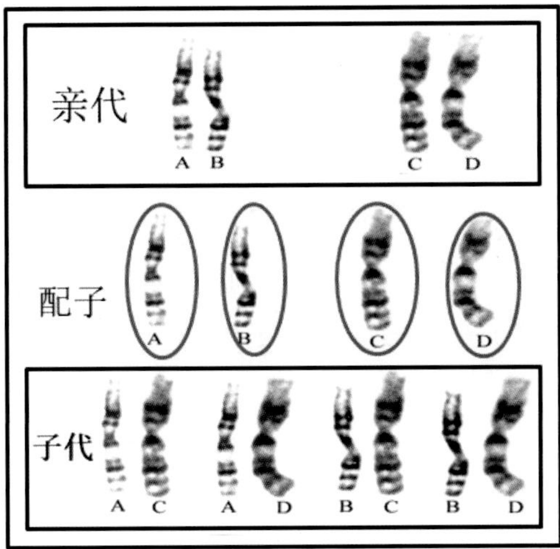

在配子形成的减数分裂中同对染色体（A与B;C与D）必须分开，子代的1号染色（AC、AD、BC、BD）一条来自父方，一条来自母方

示X、Y染色体的遗传

父方的X1、Y染色体和母方的X2、X3染色体在形成配子时必须分开

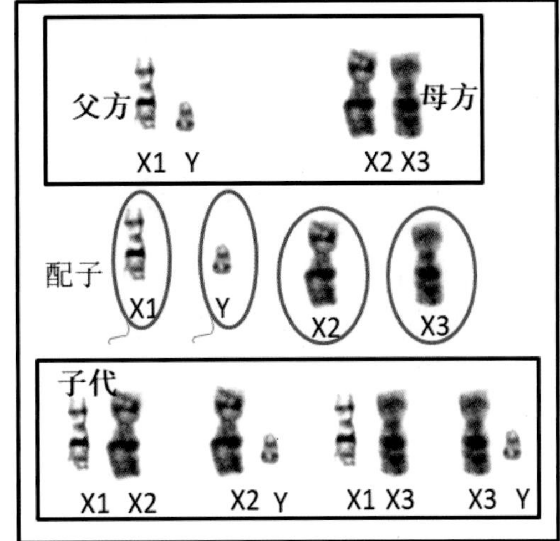

儿子X染色体是来自母亲，父亲的Y染色体只传给儿子，X染色体只传给女儿，通过女儿传给外孙女和外孙儿，这就是外孙儿像外公或舅舅一样患同一种遗传病的遗传基础。

图示人类“同源染色体”在亲子代之间按“分离定律”遗传

2. 按照孟德尔自由组合定律，决定不同性状的遗传因子在遗传中可以自由组合，即可以同时进入一个配子；通过配子随机结合形成带有成对遗传因子、具不同组合类型的合子，从而决定生物体的性状。在配子形成的减数分裂中，不同对的染色体之间通过自由组合可以同时进入一个配子，这就是自由组合定律的细胞学基础。

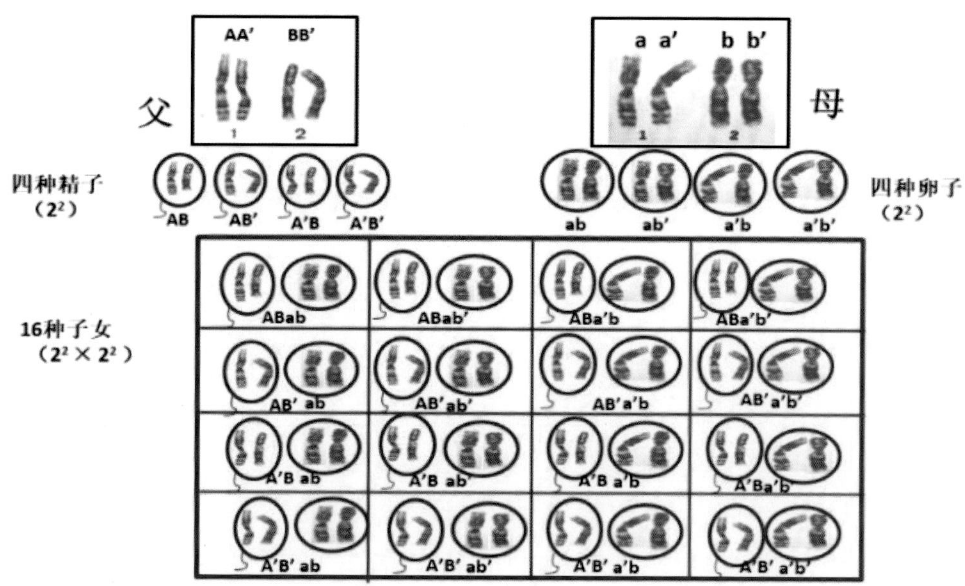

两对染色体（1、2号）在减数分裂中通过同对染色体分开（分离律），不同对染色体自由组合（自由组合定律），形成四种类型的配子，16种类型的后代，即 $2^2\times2^2=16$

图示人类两对染色体在亲子代之间按“自由组合定律”遗传

3．按摩尔根“连锁与交换定律”，在配子形成中同一条染色体上的基因一般是连锁遗传的；同一连锁群的基因（位于同一对染色体上的两个基因链）可以通过染色体间的交换形成基因间的新的连锁遗传；在减数分裂中，每一条染色体通过“半保留复制”一般能真实遗传（原DNA分子）给配子；但同一对染色体在减数分裂中通过同源染色体之间的配对与交换，可导致位于同一对染色体上的两个基因链之间连锁关系的改变，这就是“连锁交换定律”的细胞学基础。

人类有23对染色体，在减数分裂中，通过同源染色体间的分离和非同源染色体间的自由组合，则可形成 2^{23} 即8388608种类型的精子或卵子，精、卵随机结合则可形成 $2^{23}\times2^{23}$ 即70368744177664种（七十多万亿种）不同的合子，也就是说按照分离与自由组合定律，亲生父母及亲兄弟、姐妹之间就一对染色体来说有1/2的可能性是完全一样的；但在23对染色体之间通过分离与自由组合，一对夫妇可以出生七十多万亿种类型的染色体组成的子女，这就是“龙生龙、凤生凤”“一娘生九子，九子九个样”的遗传学基础。

以上就是经典的分离、自由组合律（不包括连锁、交换律）所具有的生物学意义；也就是亲子代之间之所以相像而又千差万别的遗传的细胞学基础。

第四章　DNA突变是遗传病发生的基础

“遗传病”是由于遗传物质DNA（脱氧核糖核酸）分子突变(包括染色体畸变与基因突变)所致的疾病。

除线粒体遗传病主要由母方遗传外，其他类型在亲子间严格按照分离律、自由组合律、连锁与交换律三大遗传规律遗传。其中约30%是由于带有DNA突变的父母遗传的；约70%是在父母的精子、卵子形成中或受精卵早期分裂中新发生的 DNA 突变所致。

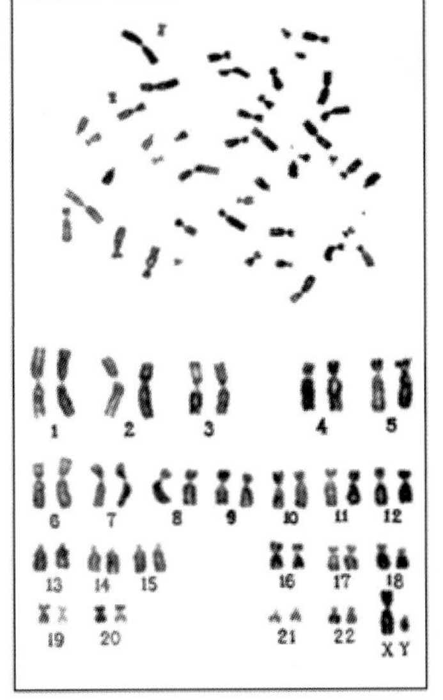

图示正常男性染色体及其核型

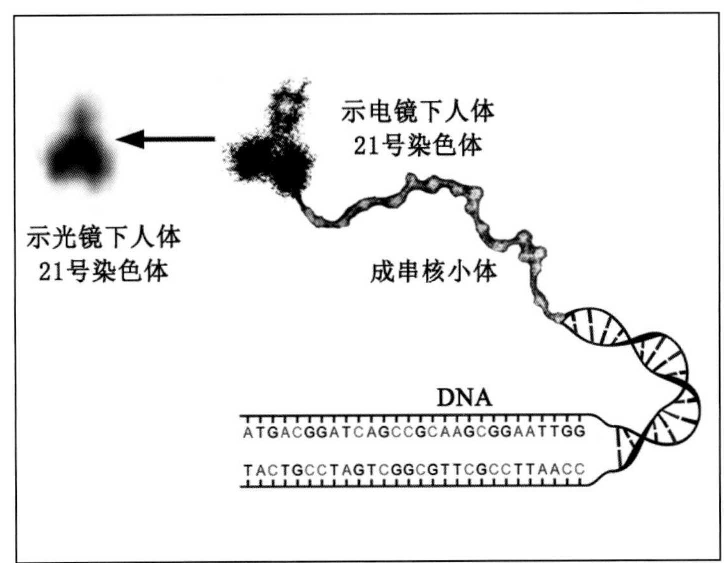

图示一条染色体是一个 DNA 分子

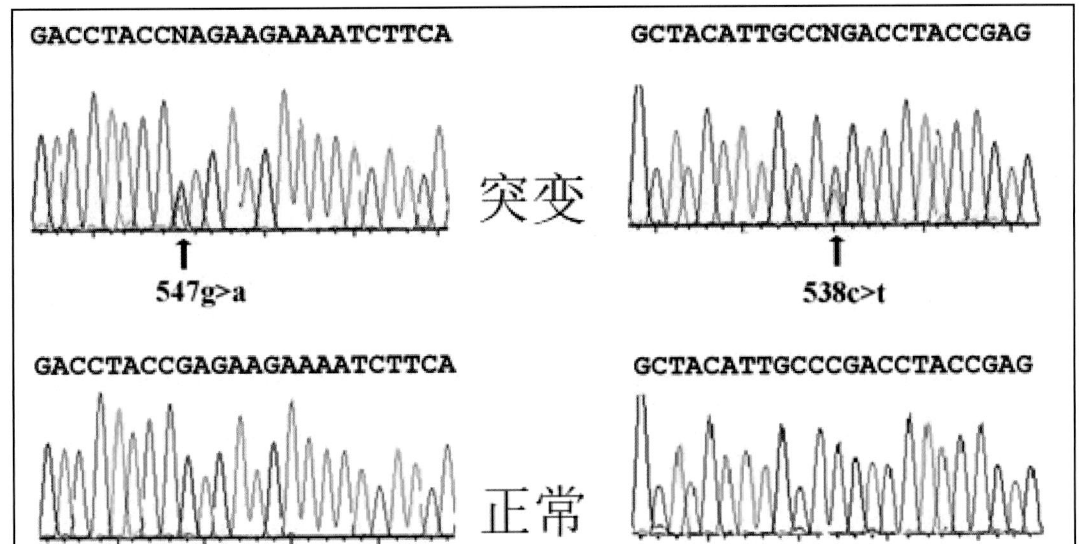

图示基因突变

各种“致突变因素”即机体代谢产物、物理因素、生物因素、化学因素作用于精子、卵子和早期卵裂球的细胞核和线粒体 DNA，可引起上亿种类型的“基因突变或染色体畸变”，其中已查明与遗传病相关的突变达 40 余万种（详见下图）。

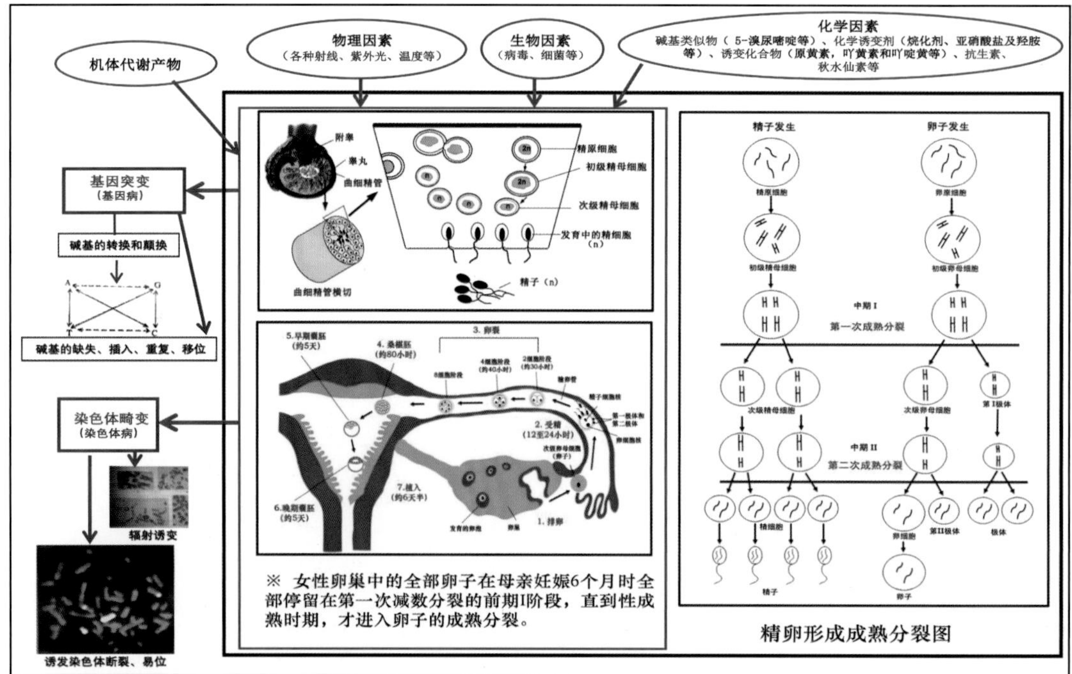

根据其 DNA 突变类型与起源的不同可分为如下类型：

突变类型：基因突变、染色体畸变；突变起源：自发突变、诱发突变。

一、自发突变

自发突变是在个体发育和亲子代遗传的 DNA 复制中，在内外环境的作用下所导致的基因突变和染色体畸变。

（一）各种生物的基因自发突变

有关人、小鼠、果蝇的相关基因的自发突变率

生物类型	相关基因自发突变频率	突变发生时期
人	白化病 $a^{+}\to a$ 1×10^{-5} 血友病 $h^{+}\to h$ 3×10^{-5} 视网膜色素变性病 2.3×10^{-5}	每个世代的精子、卵子形成与受精过程中 每个世代的精子、卵子形成与受精过程中 每个世代的精子、卵子形成与受精过程中
老鼠	色变 $c^{+}\to c$ 3×10^{-5}	每个世代的精子、卵子形成与受精过程中
果蝇	黄体（雌）$Y\to y$ 1×10^{-5} 白眼 $W\to w$ 4×10^{-5} 褐眼 $Bw\to bw$ 3×10^{-5} 黑檀体 $E\to e$ 2×10^{-5}	每个世代的卵子形成中 每个世代的精子、卵子形成与受精过程中 每个世代的精子、卵子形成与受精过程中 每个世代的精子、卵子形成与受精过程中

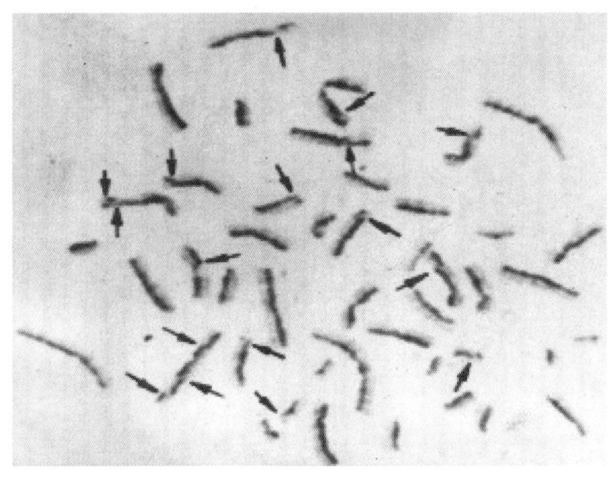

图示人体淋巴细胞在体外培养中产生的姊妹染色单体自发互换

（二）染色体交换过程中产生的基因突变

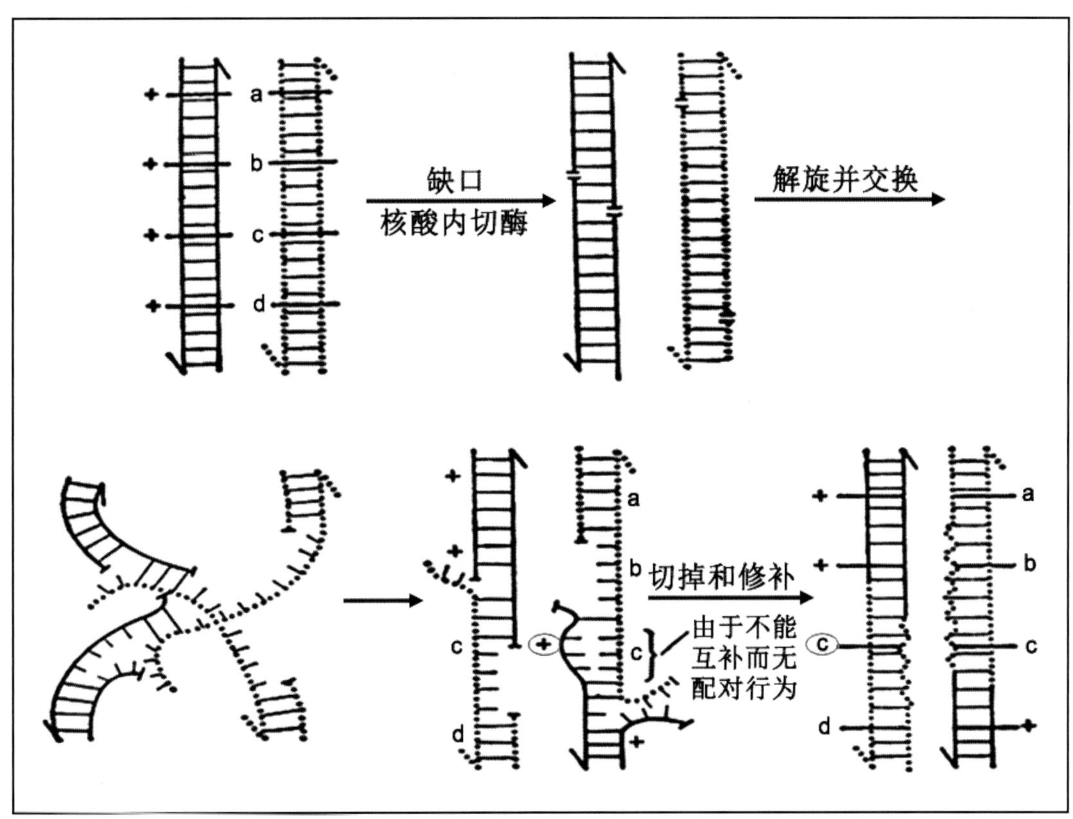

图示有丝分裂中的“姐妹染色单体”或减数分裂中的“同源染色体”之间产生交换的过程中导致基因突变的可能机制

（三）减数分裂中染色体不分离产生的三体型、单体型患者

至今已记载的常染色体单体综合征有 21 和 22 号染色体单体综合征 2 种，性染色体有 X 单体综合征 1 种；常染色体三体综合征有 7、8、9、13、14、18、19、20、21、22 等 10 种，性染色体三体或多体综合征有 XXX、XXXX、XXXXX、XXY、XXXY、XYY 等。

已报道的 D、G 组染色体三体型患者有 13、14、21、22 三体型综合征，一般生命期较长；单体型患者仅有 21、22 单体型综合征，一般出生后死亡。其中 21 染色体三体综合征发生率与孕妇年龄紧密相关，从 35 岁的 1/400 至 46 岁的 1/20。

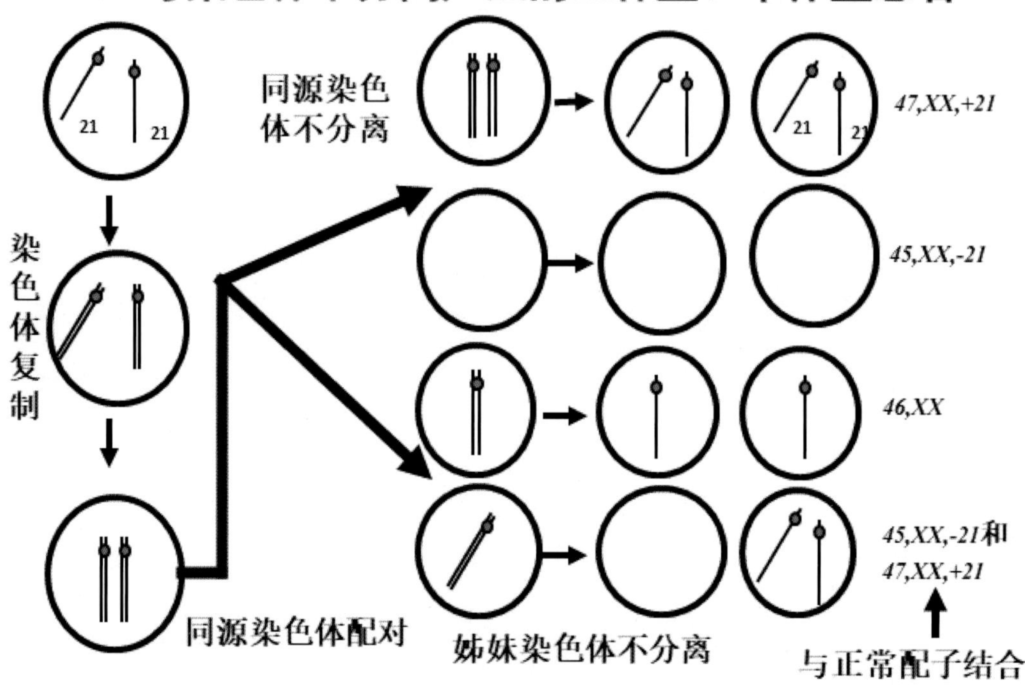

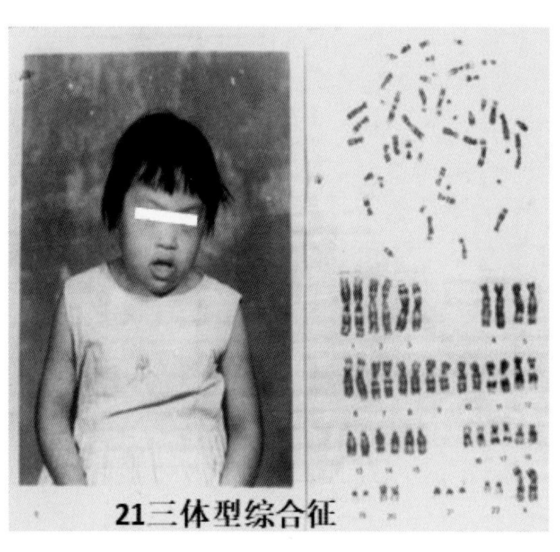

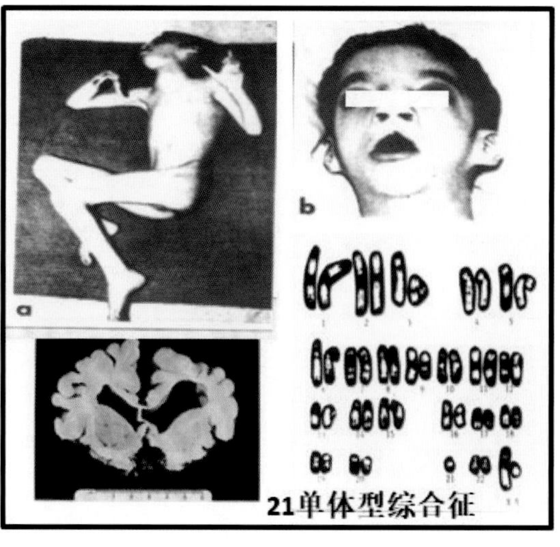

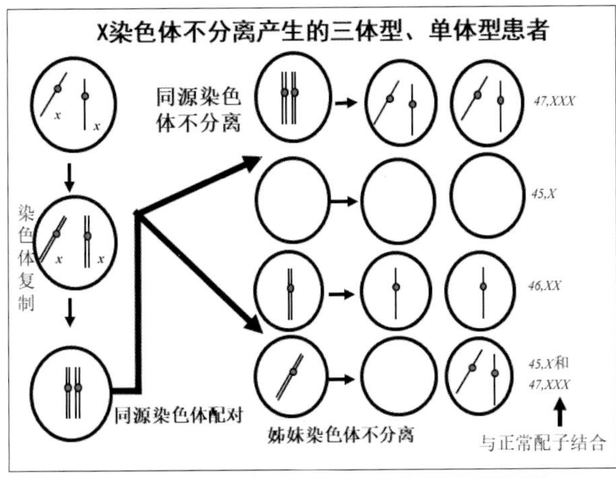

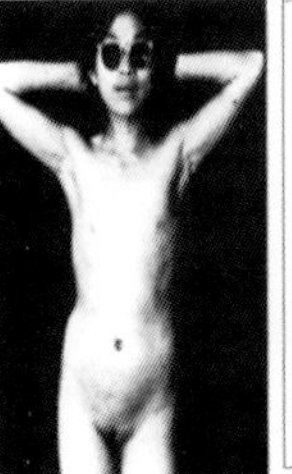
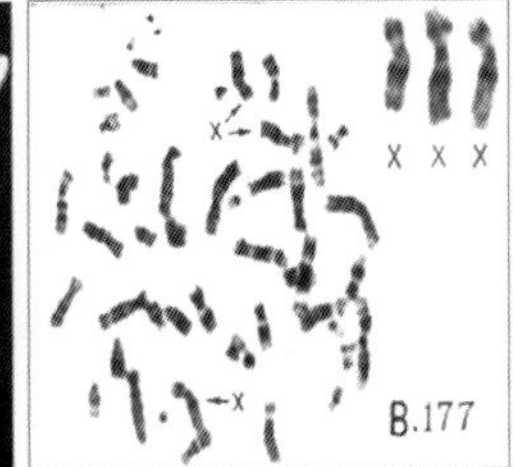

47,XXX患者，其发生率与母亲年龄相关，43岁产妇升高至1/450，

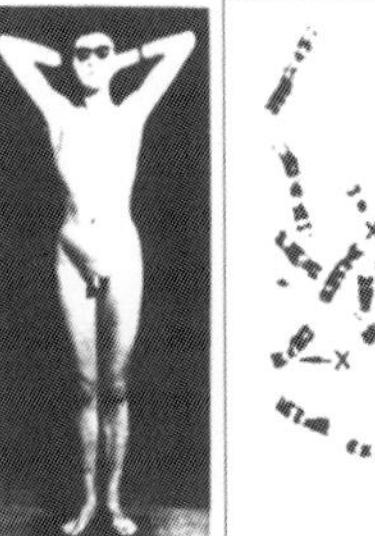
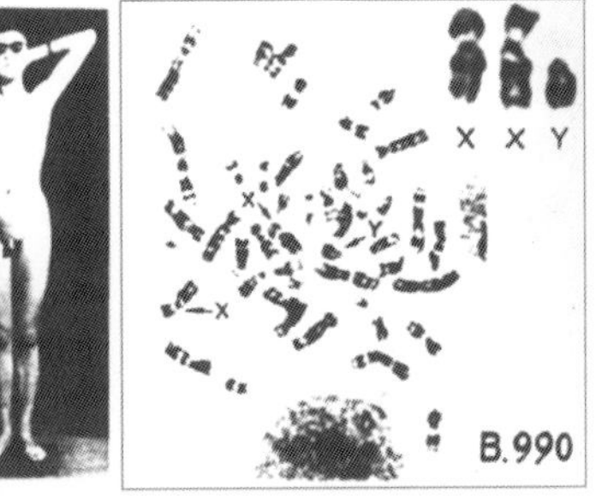

47,XXY患者，其发生率与母亲年龄有关，43岁产妇升高至1/300，

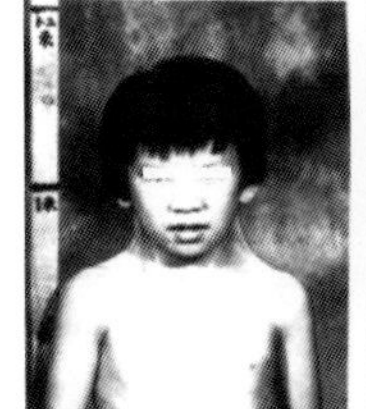
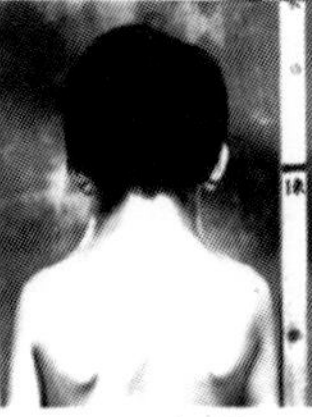
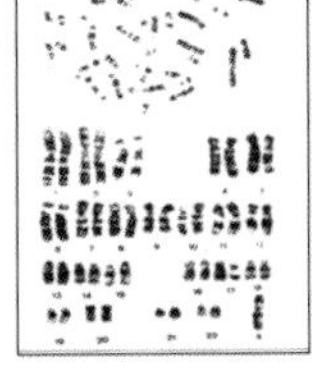

45,X 患者

（四）有丝分裂中染色体着丝粒错分裂产生的短臂或长臂等臂染色体患者

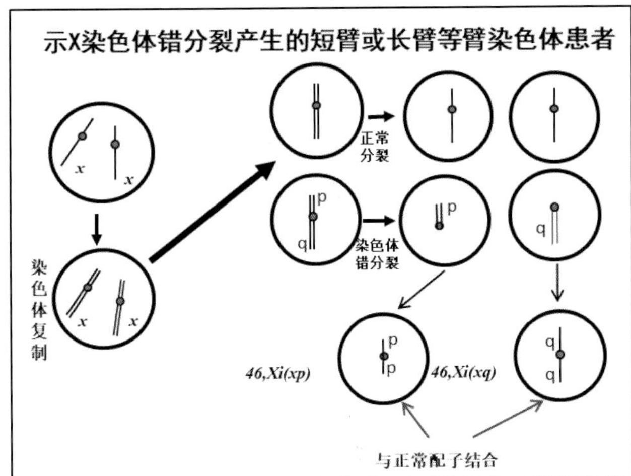

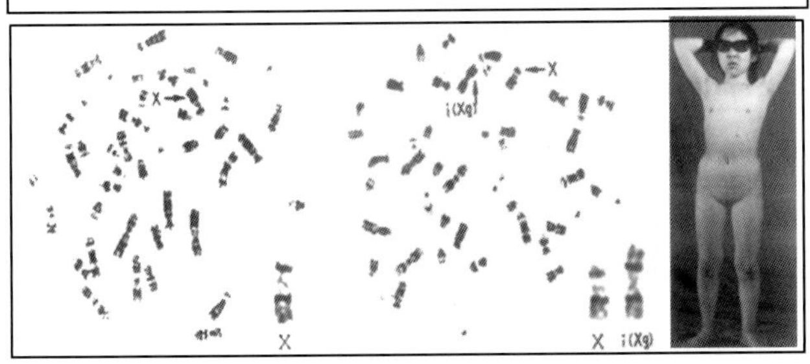

图示一个 X 染色体长臂等臂染色体的女性（性发育异常、身材矮小）

一个由于着丝粒错分裂导致的7号染色体整臂易位携带者

女，25岁，携带者，孕4产0，因不明原因习惯性流产就诊。两年内自然流产3次，均发生在妊娠2个月以内。采外周血及皮肤成纤维细胞作染色体分析，均证实其核型为：46, XX,t(7;7) (pter→p10::p10→pter;qter→q10::q10→qter)

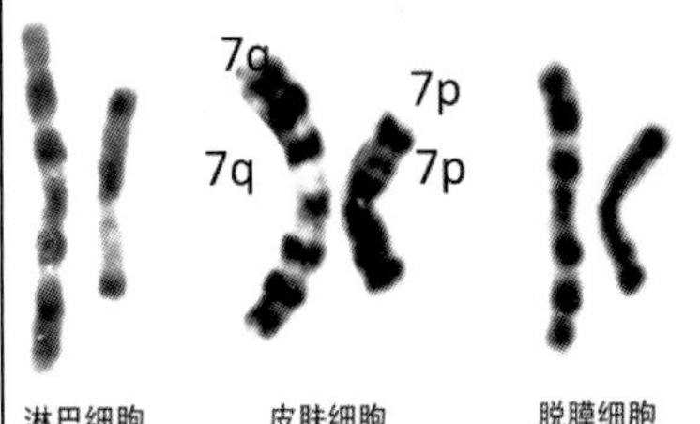

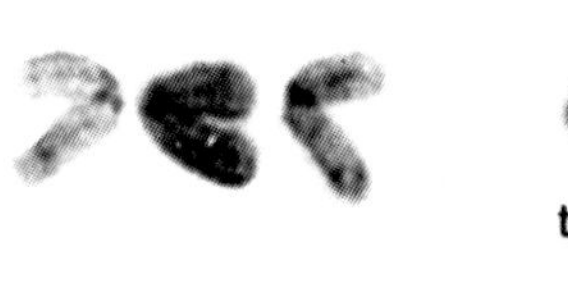

（五）D、G 组染色体随体联合突变

D 、G 组染色体短臂共同参与核仁形成（如下图），由于其功能和结构上的一致性，是 D、G 组染色体之间在外因作用下形成易位的原因。

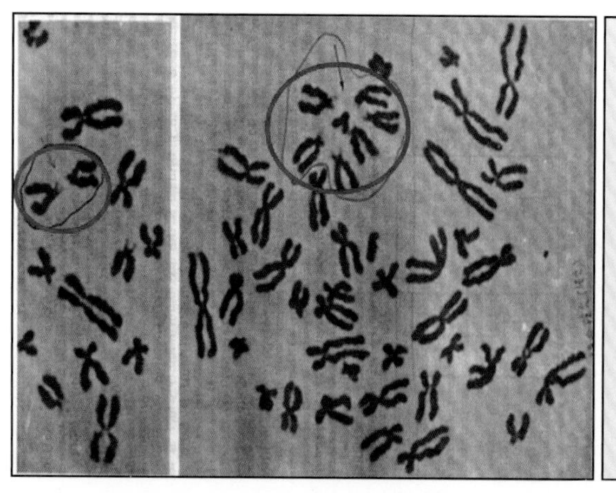

示 D、G 组染色体短臂对短臂（短臂为核仁组织区）

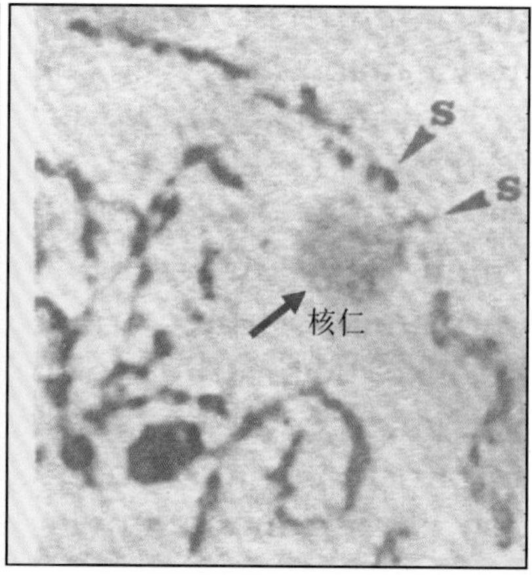

示 D、G 组染色体短臂核仁组织区参与核仁形成

一个 14/21 号染色体随体联合易位携带者及其遗传

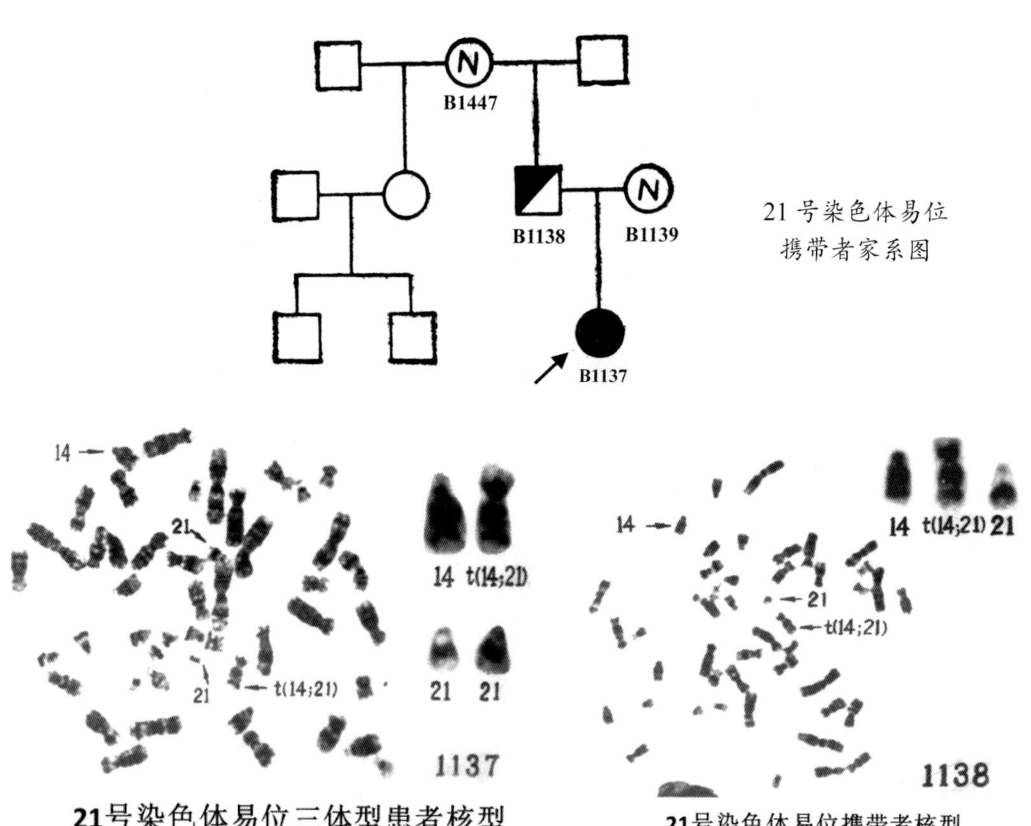

21号染色体易位三体型患者核型

21号染色体易位携带者核型

（六）由染色体核内复制形成的多倍体突变

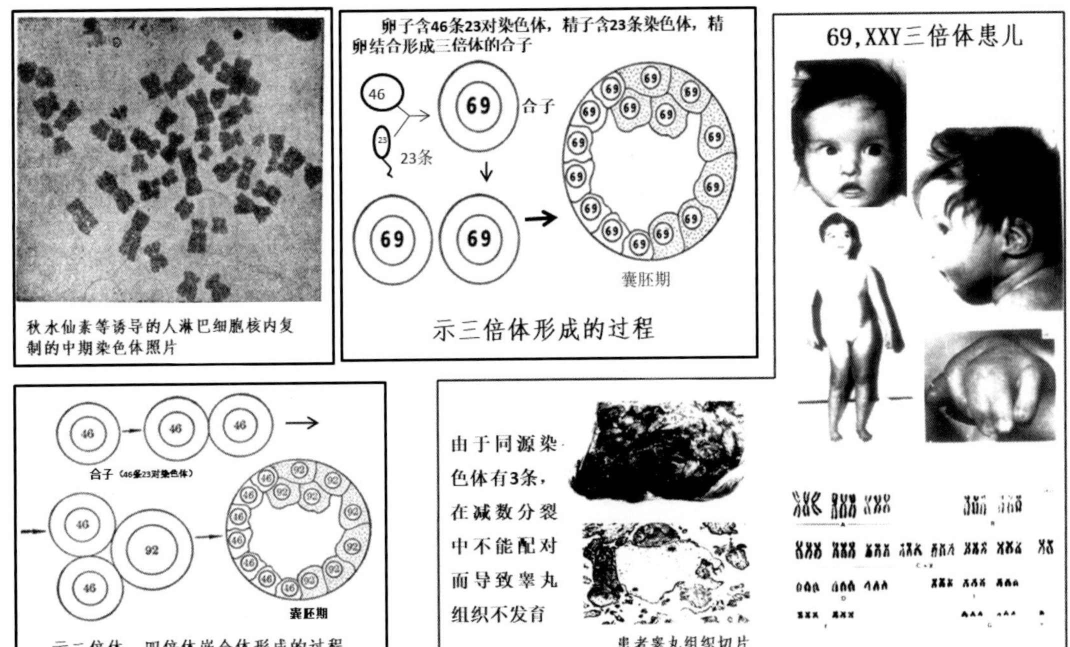

秋水仙素等诱导的人淋巴细胞核内复制的中期染色体照片

示三倍体形成的过程

示二倍体、四倍体嵌合体形成的过程

患者睾丸组织切片

二、诱发突变

诱发突变是在个体发育、亲子代遗传的 DNA 复制中，在已知的物理因素（紫外线、X 射线及其他辐射等）、化学因素（亚硝酸、碱基类似物等）和生物因素（病毒等）的作用 下所导致的基因突变与染色体畸变。

（一）辐射诱变

1. X 射线诱发果蝇 X 染色体上基因致死突变

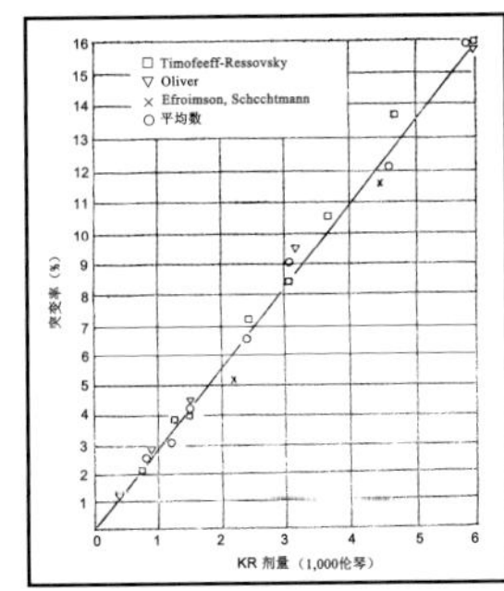

表示 Timonfeeff–Ressorsky 使特定剂量的 X 射线以不同处理方式的实验

处理时间	R/min^{-1}	F_2 培养数	致死诱变数	致死率 %
15 分钟	240	493	54	11.0
6 小时	10	521	60	11.5
6 天每天 5 分钟	120	423	47	11.1
对照		1827	2	0.1

图示 X 射线诱发果蝇 X 染色体上基因致死突变频率与辐射剂量的关系

2. X 射线离体照射对人体外周血细胞诱发的畸变

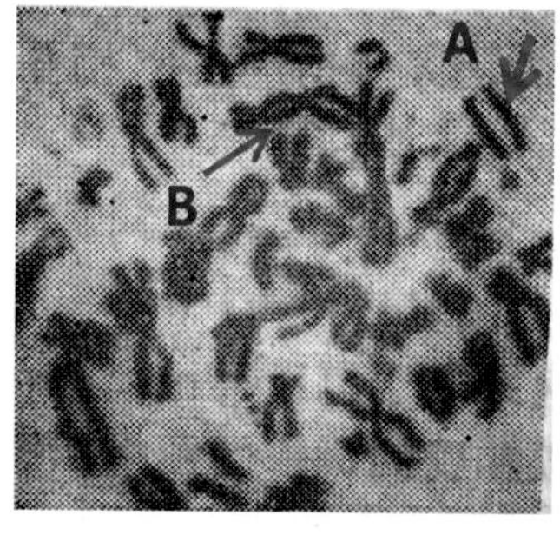

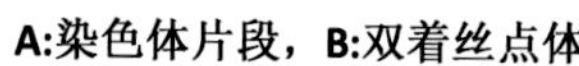
A:染色体片段，B:双着丝点体

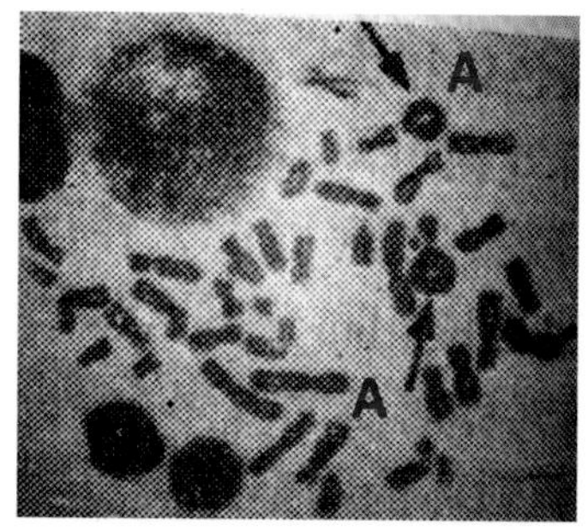

A:染色体环

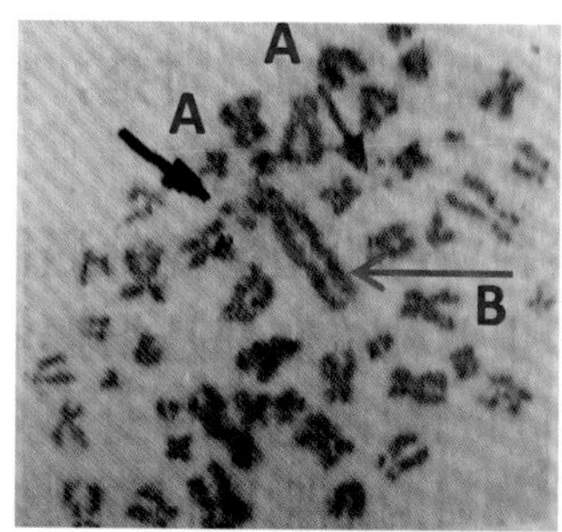

A:双微体，B:异常染色体

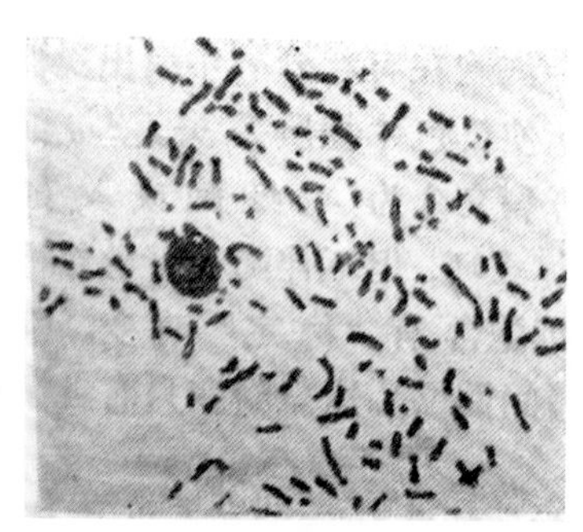

超倍体

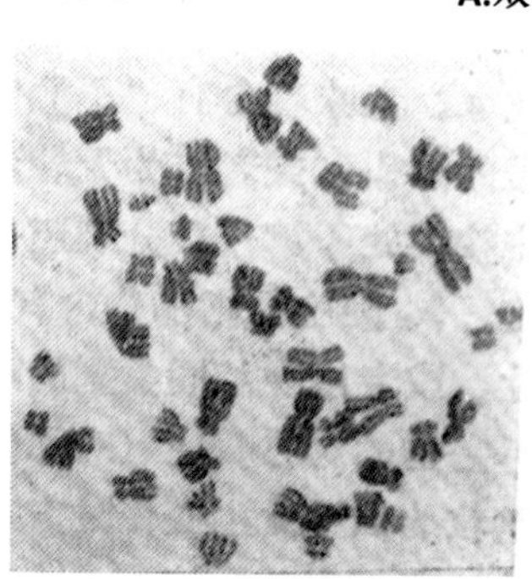

内复制

一次射线击中事件导致的染色体复杂易位携带者

男，35 岁，表型正常，核型为：46,XY,der(7) t(7;9)(q22; p24),der(8)dir ins(8;7) (q22;q22 q32), der(9) t(9;7) (p24; q32)，与其妻子孕 7 产 3，其中 1 次自然流产，3 次人工引产，1 女性胎儿出生 24 小时死亡，2 男性胎儿具多发畸形，分别于出生数小时内与 3 个月死亡。由于易位仅涉及 7、8、9 号三对同源染色体中的一条，所以该突变只可能是在精子形成后受精前发生的一次击中事件。该男性最大可能是由其父亲的被击中的精子与母亲的正常卵子结合形成的合子后发育的个体。

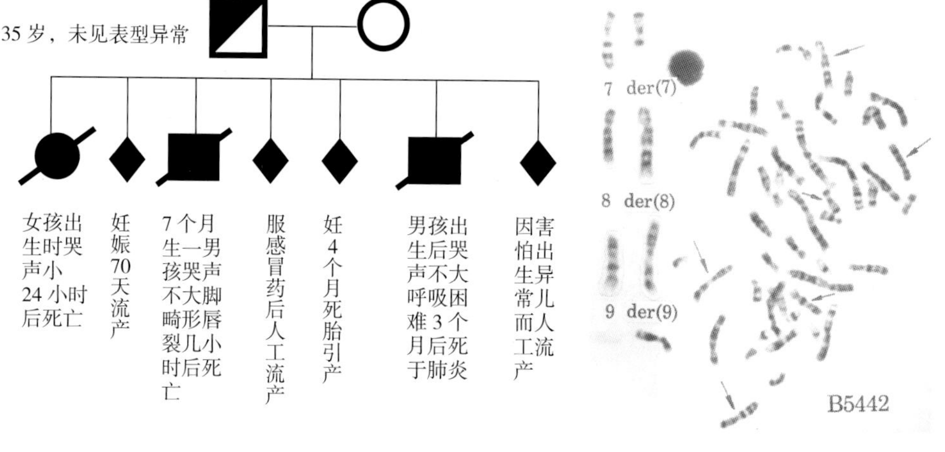

患者 G 显带照片

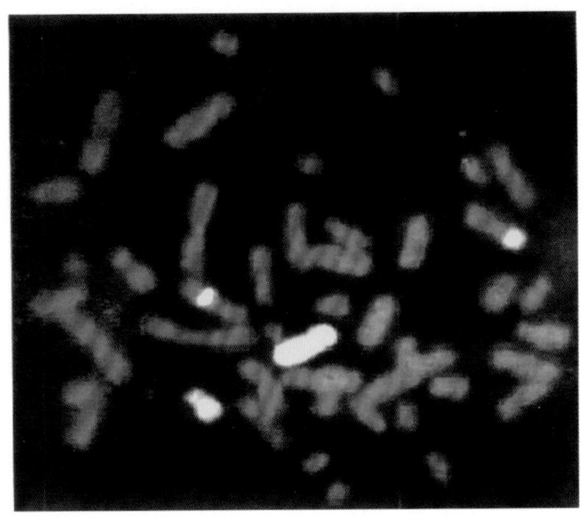

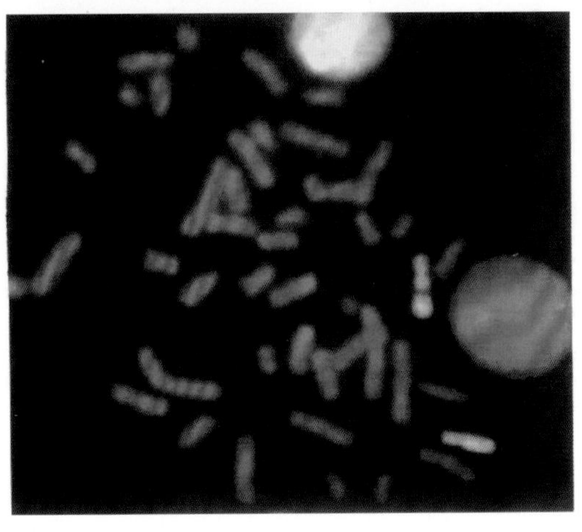

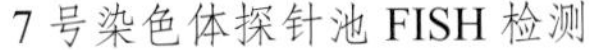

7 号染色体探针池 FISH 检测　　8 号染色体探针池 FISH 检测

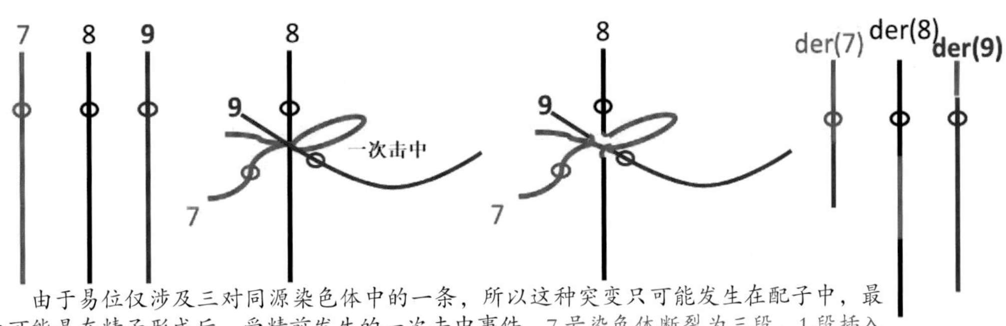

由于易位仅涉及三对同源染色体中的一条，所以这种突变只可能发生在配子中，最大可能是在精子形成后，受精前发生的一次击中事件。7 号染色体断裂为三段，1 段插入 8 号，1 段易位至 9 号；9 号断裂 2 段，1 段易位至 7 号。

（二）碱基类似物的诱发突变

有一类化合物的分子结构与天然碱基结构非常相似，这类化合物我们称它为碱基类似物，它可以在 DNA 复制中代替天然碱基，引起配对错误，从而由一碱基对替换另一碱基对，如 5-溴尿嘧啶与胸腺嘧啶有类似的结构，并能替代胸腺嘧啶与腺嘌呤互补配对，如图所示。

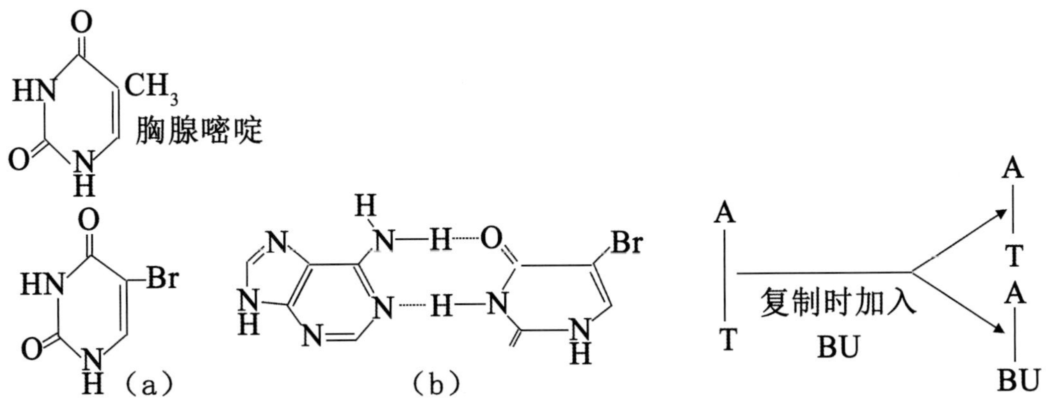

（a）5-溴尿嘧啶；（b）5-溴尿嘧啶与腺嘌呤互补配对

5- 溴尿嘧啶有酮式、烯醇式两个异构体（图 A），两者间可互相转变。这两个异构体具有不同的配对的特性，5- 溴尿嘧啶酮式能与腺嘌呤配对，而 5- 溴尿嘧啶烯醇式不能与腺嘌呤配对，却能与鸟嘌呤配对（图 B）。通常 5- 溴尿嘧啶以酮式结构存在于 DNA 分子中，有时由于 5 位上的溴的影响，5- 溴尿嘧啶则转变为烯醇式结构存在于 DNA 分子中。这样，通过 5- 溴尿嘧啶烯醇式异构体，在 DNA 复制中与鸟嘌呤配对，使原来的 A–T 对转换成 G–C 对，其转变过程（图 C）。如果在复制时，5- 溴尿嘧啶烯醇式异构体掺入 DNA，与鸟嘌呤配对，在下一次复制时，由于 5- 溴尿嘧啶烯醇式异构体转变为酮式异构体，与腺嘌呤配对，结果就导致在下一次复制时 G–C 对转换成 A–T 对（图 D）。

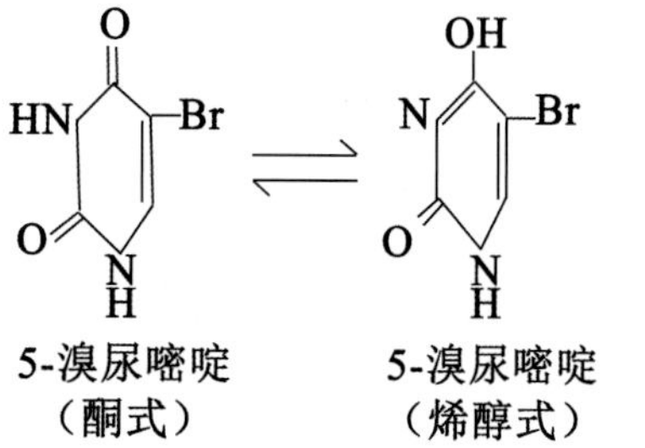

5-溴尿嘧啶（酮式） 5-溴尿嘧啶（烯醇式）

A

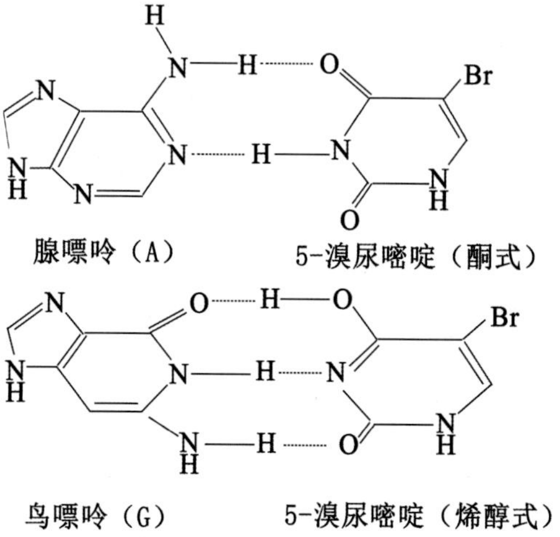

腺嘌呤（A） 5-溴尿嘧啶（酮式）

鸟嘌呤（G） 5-溴尿嘧啶（烯醇式）

B

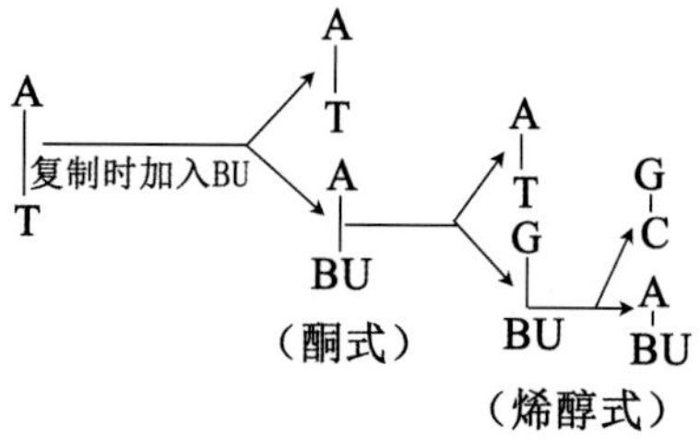

复制时加入BU

（酮式） （烯醇式）

C

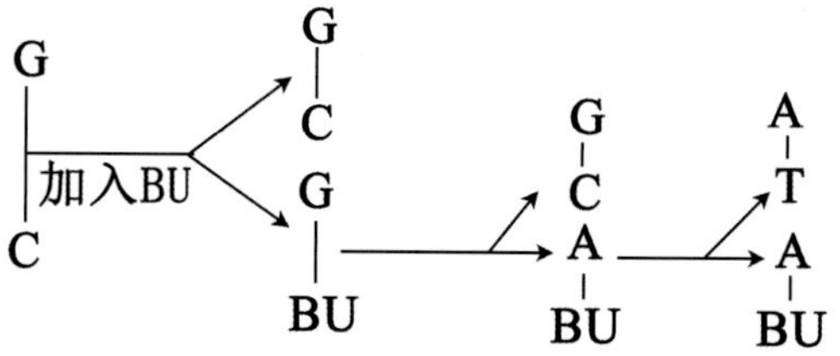

加入BU

D

（三）改变 DNA 化学结构的化学诱变剂

一些烷化剂、亚硝酸盐及羟胺都能改变核酸中的核苷酸的化学结构，因而导致碱基的替换。

1. 亚硝酸

亚硝酸具有氧化脱氨的作用，它能使腺嘌呤（A）脱去氨基，成为次黄嘌呤（H）。次黄嘌呤不能与胸腺嘧啶配对，却能与胞嘧啶配对。这样，受亚硝酸处理的 DNA 分子中就具有了次黄嘌呤，经过 DNA 的复制，会使原来的 A–T 对转换为 G–C 对（如下图 1）。

同样机制，亚硝酸使胞嘧啶脱去氨基，成为尿嘧啶。结果使尿嘧啶不能与鸟嘌呤配对，而与腺嘌呤配对。这样，经过 DNA 复制，使原来的 G–C 对转换成为 A–T 对（如下图 2）。

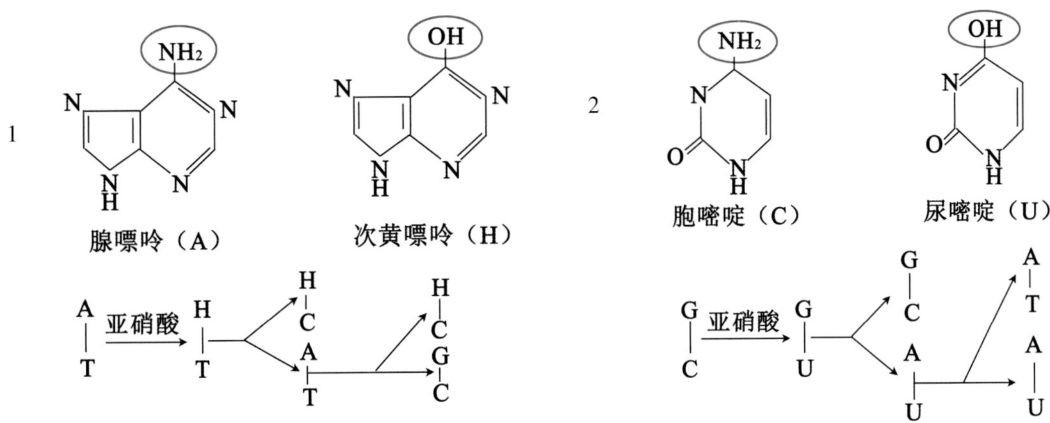

亚硝酸对嘌呤和嘧啶的作用

2. 烷化剂

烷化剂能使 DNA 分子中的碱基烷基化，导致配对时出现误差，产生碱基替换现象。例如，硫酸二乙酯可以使鸟嘌呤乙基化变成 7- 乙基鸟嘌呤（下图 1），由于它不能与胞嘧啶配对，仅能与胸腺嘧啶配对（下图 2），这样在 DNA 复制时，该位点改变为 7- 乙基嘌呤与胸腺嘧啶配对，从而导致下一次 DNA 复制时使原来的 G–C 对被转化成 A–T 对（下图 3）。

1 鸟嘌呤 7-乙基鸟嘌呤

2 7-乙基鸟嘌呤 胸腺嘧啶

3

用烷化剂硫酸二乙酯处理鸟嘌呤，鸟嘌呤乙基化后，配对行为改变，出现碱基转换
（1）鸟嘌呤的乙基化；（2）7- 乙基鸟嘌呤与胸腺嘧啶配对；（3）配对行为改变，出现碱基转换，^{m}G 代表烷基化鸟嘌呤

3. 羟胺（HA）

羟胺（HA）是一种还原剂，作用于胞嘧啶，使它的氨基变成醇基，不再与鸟嘌呤配对。因此，在 DNA 复制中，能将 G–C 对转换成 A–T 对（下图）。

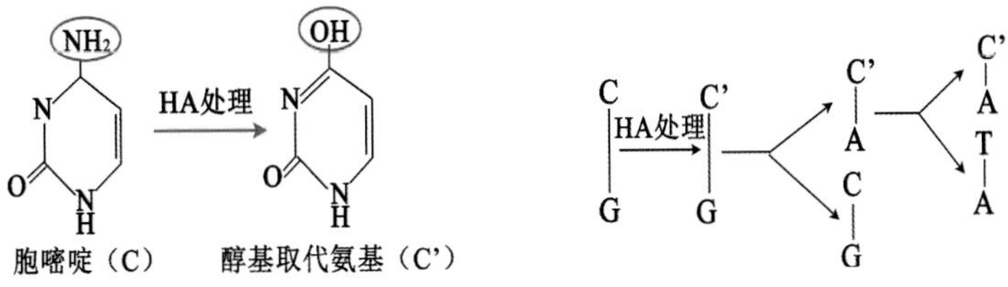

用羟胺处理后，配对行为改变，出现碱基转换，C-G 转换 T-A

（四）结合到 DNA 上的诱变化合物

有一些诱变化合物，如吖啶类（原黄素 proflavin，吖黄素 acriflavin 和吖啶黄 acridine yellow) 的分子是较为扁平形的，能够结合到 DNA 上，并插入邻近碱基之间，使碱基间断开，并且使 DNA 双链歪斜，导致两个 DNA 分子发生交换，由于在交换时两个 DNA 分子排列出现参差不齐，产生不等位交换，形成两个重组分子，一个含碱基对多 [（+）突变型]，一个含碱基对少 [（-）突变型]；吖啶类物质还能与 DNA 分子结合或打开 DNA 链，使其插入一个新的碱基或丢失一个碱基，引起 DNA 中的密码编组的移动，产生移码突变（如下图）。当在正常密码子顺序中的第二个密码子 AGU 的 G 和 U 之间，由于吖啶类物质的作用插入一个 A，那么会使自第二个密码子以后的密码编组全部改变。如果在第一个密码子中丢失一个 C，那么自第一个密码子以后的密码编组就全部改变了。这样就会引起 DNA 分子中的密码子顺序严重的改变，产生移码突变，致使多肽链中的氨基酸排列顺序与正常多肽链中的氨基酸排列顺序完全不一样了（如下图）。

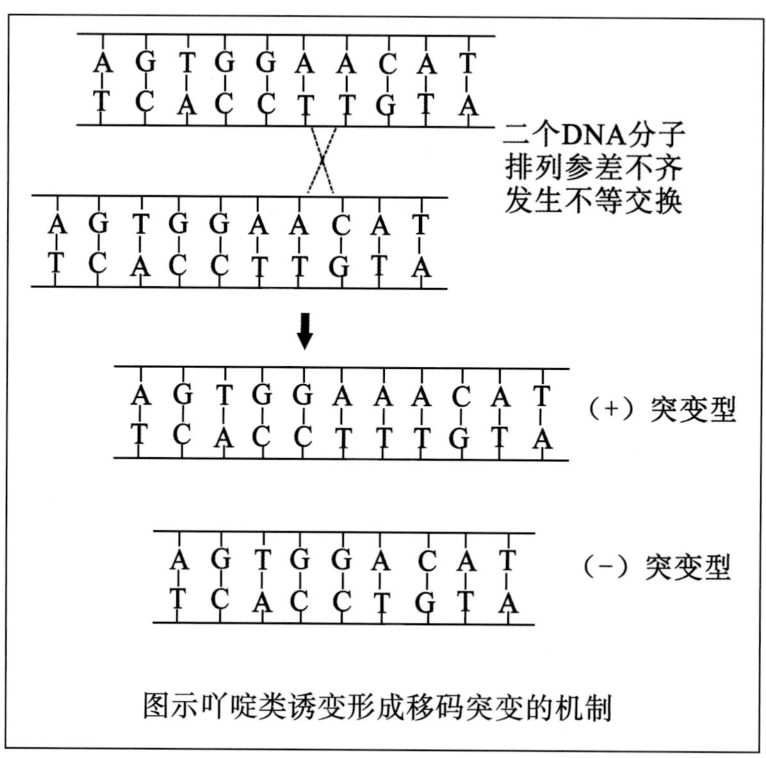

图示吖啶类诱变形成移码突变的机制

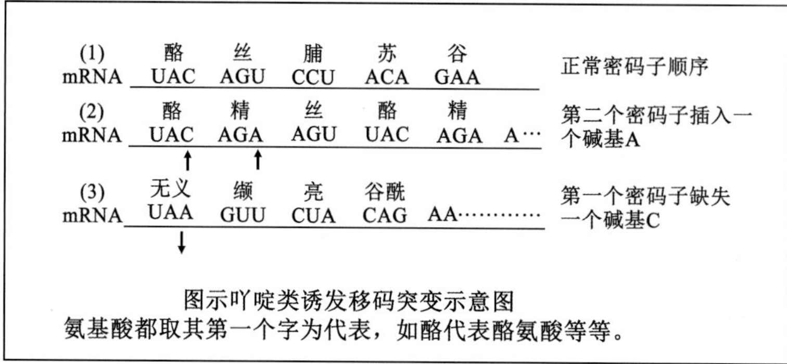

图示吖啶类诱发移码突变示意图
氨基酸都取其第一个字为代表，如酪代表酪氨酸等等。

第五章　遗传病的致病机制

“基因”是 DNA 分子的一段特定的核苷酸排列顺序。生物体的所有遗传信息均以三联体遗传密码（genetic code）的形式编码在 DNA 分子上，遗传信息的传递必须经过基因（DNA）的转录（transcription）和翻译（translation）的过程。这种从 DNA 到 RNA 再到蛋白质的遗传信息的传递被称为生物学的“中心法则”（central dogma）。

一、中心法则

“基因”是 DNA 分子的一段特定的核苷酸排列顺序。生物体的所有遗传信息均以三联体遗传密码的形式编码在 DNA 分子上，遗传信息的传递必须经过基因（DNA）的转录和翻译的过程。基因的转录是以 DNA 分子的一段特定的核苷酸序列（基因）的一条链（基因链）为模板，以 ATP、CTP、GTP、UTP 作为原料，在 RNA 聚合酶催化下，按 A=U，G ≡ C 碱基互补方式以 5’→3’方向合成 mRNA 的过程。mRNA 成熟后，在 tRNA 及核糖体的协同作用下，根据 mRNA 核苷酸序列所携带的遗传信息合成蛋白质的过程称为翻译，最后由蛋白质执行各种生命功能，从而表现相应的遗传性状。这种从 DNA 到 RNA 再到蛋白质的遗传信息的传递被称为生物学的“中心法则”。

20 世纪 80 年代以后，在某些致癌 RNA 病毒研究中发现，遗传信息也存在于 RNA 分子中，由 RNA 通过逆转录（reverse transcription）的方式将遗传信息传递给 DNA。这为中心法则加入了新的内容。因此，目前认为生物界遗传信息传递的中心法则为：

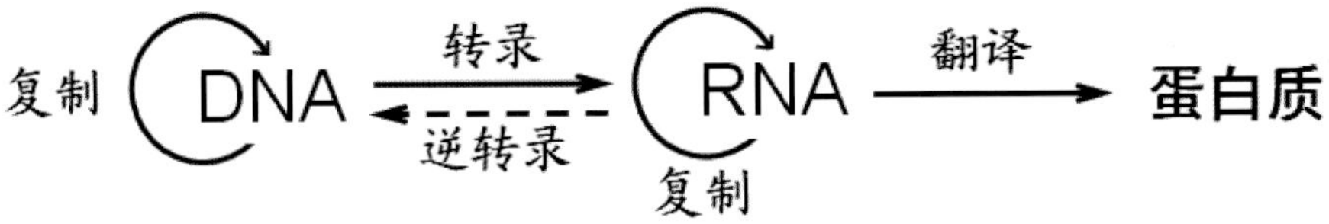

二、“基因”控制蛋白质氨基酸序列决定其功能

在细胞代谢中，按“中心法则”，基因（DNA 片段）在细胞核内将 DNA 单核苷酸序列所记录的遗传信息按 A=U，G ≡ C 配对的原则转录为前体 mRNA（信使 RNA），经切除内含子、修饰加工为成熟 mRNA 后，由核内转移到细胞质与内质网上的核糖体结合。在 tRNA 的参与下，按 mRNA 所携带的氨基酸三联体密码子序列，即以 mRNA 分子的三个相邻的核苷酸（又称遗传密码子）决定一个氨基酸的方式将一个个的氨基酸连接为特异的氨基酸链（肽链），从而通过决定蛋白质氨基酸排列顺序（一级结构）决定蛋白质或酶的性质，最终决定机体的生物学性状或疾病。据此，一般可认为“隐性基因”是由于突变失去了合成相应蛋白质或酶的能力的基因，“显性基因”是通过突变可以合成某一新的具有功能的蛋白质和酶的基因。

第一个核苷酸 5′	第二个核苷酸				第三个核苷酸 3′
	U	C	A	G	
U	苯丙氨酸	丝氨酸	酪氨酸	半胱氨酸	U
	苯丙氨酸	丝氨酸	酪氨酸	半胱氨酸	C
	亮氨酸	丝氨酸	终止密码子	终止密码子	A
	亮氨酸	丝氨酸	终止密码子	色氨酸	G
C	亮氨酸	脯氨酸	组氨酸	精氨酸	U
	亮氨酸	脯氨酸	组氨酸	精氨酸	C
	亮氨酸	脯氨酸	谷氨酰胺	精氨酸	A
	亮氨酸	脯氨酸	谷氨酰胺	精氨酸	G
A	异亮氨酸	苏氨酸	天冬酰胺	丝氨酸	U
	异亮氨酸	苏氨酸	天冬酰胺	丝氨酸	C
	异亮氨酸	苏氨酸	赖氨酸	精氨酸	A
	甲硫氨酸	苏氨酸	赖氨酸	精氨酸	G
G	缬氨酸	丙氨酸	天冬氨酸	甘氨酸	U
	缬氨酸	丙氨酸	天冬氨酸	甘氨酸	C
	缬氨酸	丙氨酸	谷氨酸	甘氨酸	A
	缬氨酸	丙氨酸	谷氨酸	甘氨酸	G

表示决定各氨基酸的三联体密码子

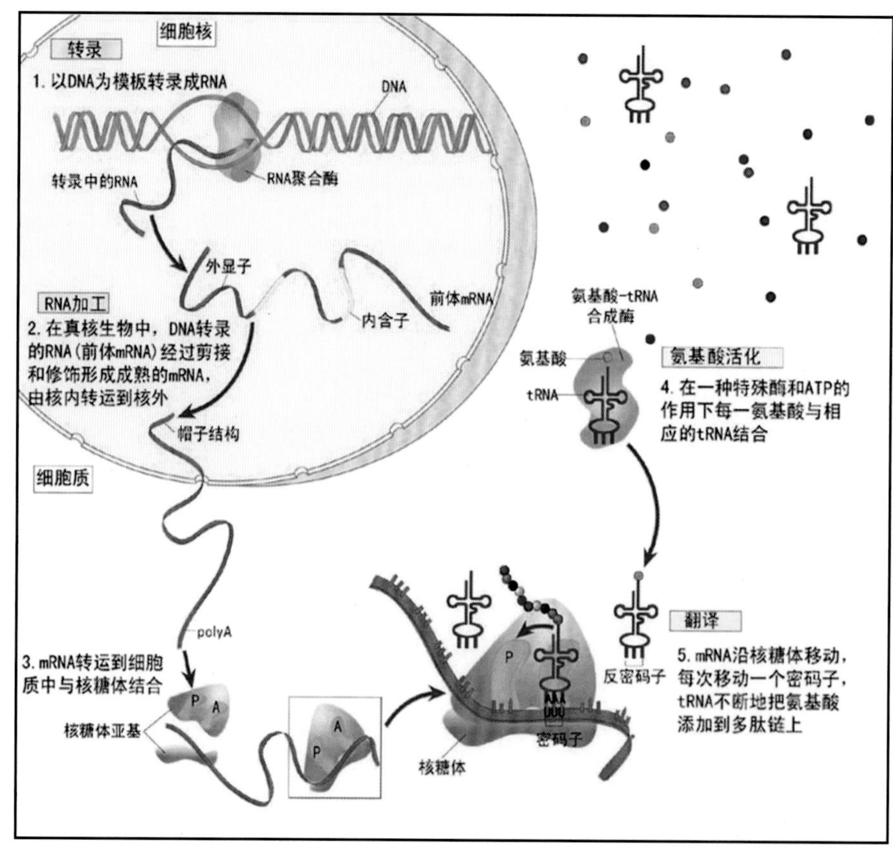

图示依据“中心法则”从基因（DNA）到信使 RNA（mRNA）到蛋白质的信息传递
［引自吴庆余编著（2002 年）. 基础生命科学 . 北京：高等教育出版社］

三、从基因、染色体（DNA 分子）到临床特征

遗传病的临床所见往往是先天性智力低下、发育不良、肢体畸形、心肾功能不全或各器官系统的异常等，形成这些临床特征的基础，常常可追溯到细胞形态、代谢、蛋白质、酶的异常等，但其本质都是基因或染色体的异常，甚至包括某些传染病在内，如疟疾的易感性等，均可以在基因水平上找到答案。例如，人类有一种较严重的遗传病叫作镰状细胞贫血症，正常人的红细胞好似一个双凹的圆碟子，而这种患者的细胞在低氧时像一把镰刀（如下图）。患者严重贫血，发育不良，容易感染各种疾病，一般都在成年之前死亡。本病主要分布在非洲，也散布于地中海区，由于杂合子对疟疾有抗性，故与疟疾的地理分布相一致。

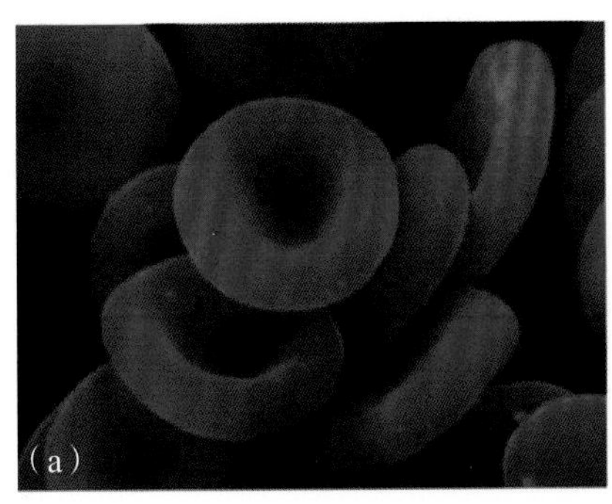

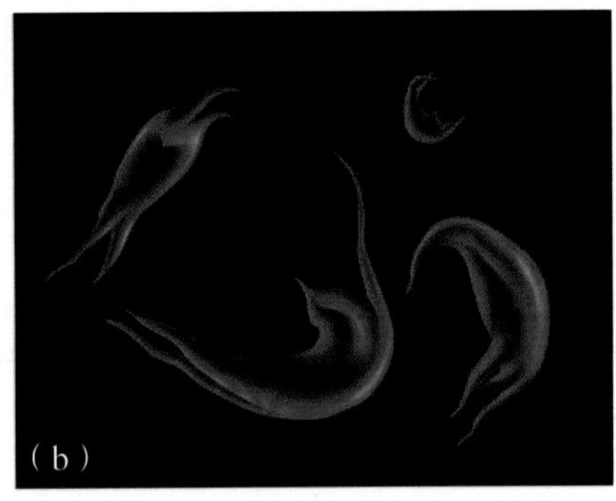

(a) 示正常人红细胞；(b) 示镰状细胞贫血症红细胞

［引自 William S. Klug, Michael R.Cummings. (2002). Essentials of Genetics（遗传学基础），影印版，北京：高等教育出版社］

20 世纪 40 年代末，人们就知道这种疾病是一种发生在血红蛋白分子上的遗传病。血红蛋白分子（HbA）是由 4 条多肽链组成：两条 α 链，每条链含有 141 个氨基酸，决定该链的基因位于 16 号染色体；两条 β 链，每条链含有 146 个氨基酸，决定该链的基因位于 11 号染色体上（如下图）。

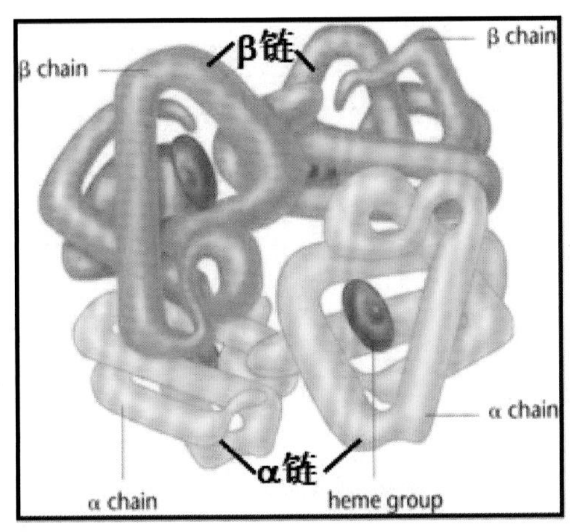

图示血红蛋白分子结构

［引自：William S. Klug, Michael R.Cummings. Essentials of Genetics（遗传学基础）. 影印版 . 北京：高等教育出版社 . 在引用中将“图注”翻译为中文］

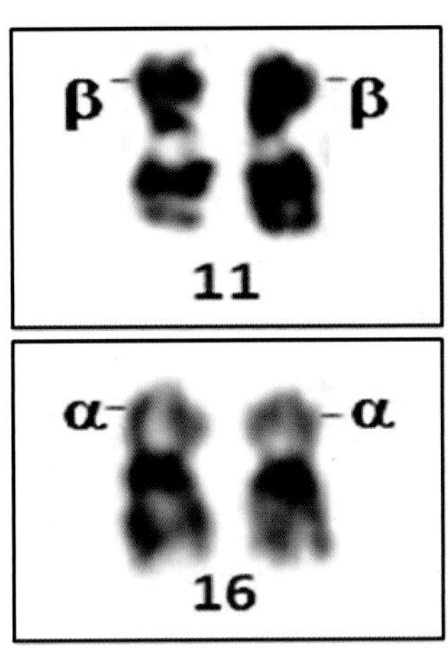

图示 11 和 16 号染色体上 β 链和 α 链基因位点

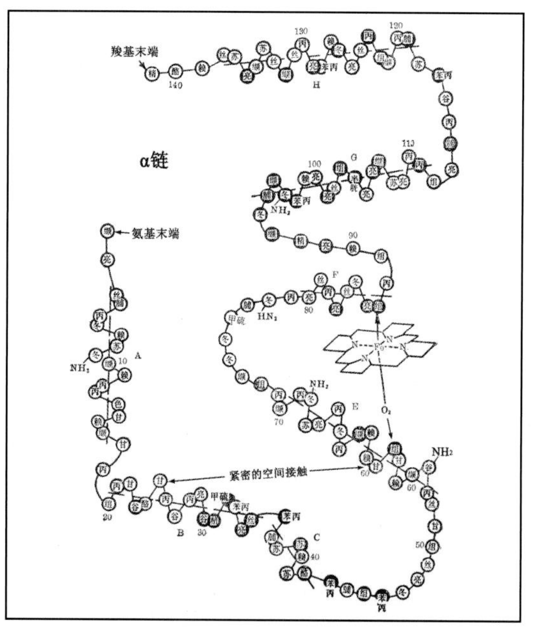

图示血红蛋白 α 链（含 141 个氨基酸，基因位于 16p13.3）。两条 α 链，每条链含有 141 个氨基酸，决定该链的基因位于 16 号染色体上；

图示血红蛋白 β 链（突变）（含 146 个氨基酸，基因位于 11p1.2）。两条 β 链，每条链含有 146 个氨基酸，决定该链的基因位于 11 号染色体上

镰形细胞的血红蛋白（HbS）和正常人的血红蛋白在组成上有什么不同呢？原来正常人的 β 链从氨基开始的一端数起，第 6 位上的氨基酸是带有负电荷和极性侧链的亲水性的谷氨酸，而镰状细胞贫血症患者在这个位置上的氨基酸变成了不带电荷且具有非极性侧链的疏水性的缬氨酸，换言之，在血红蛋白分子的 4 条多肽链的 574 个氨基酸中，只有 2 个氨基酸的差别，即 2 个疏水的缬氨酸替代了 2 个亲水的谷氨酸。为什么会出现这 2 个氨基酸的替代呢？原来是位于 11 号染色体上的决定 β 链 mRNA 形成的 DNA 分子（基因链）发生了一个由核苷酸 T 被 A 替换的突变，即 CTT 变成了 CAT。基因的突变导致 mRNA 中这个有关的遗传密码子中的第 2 个核苷酸由 A 变成了 U，即 GAA 变成了 GUA，从而使血红蛋白的 β 链氨基端第 6 位上的谷氨酸变成缬氨酸（如下图）。

链氨基酸序列	...6——7..............26...........63...........
HbA的氨基酸	...谷——谷 .... 谷........... 组...........
HbA的密码子	...GAA...GAA .........GAA.........GAU.........
HbA的基因	...CTT ...CTT .... CTT .... CTA.........
HbS的氨基酸	...缬.........谷...............谷 .... 组 ....
HbS的密码子	...GUA...GAA... ......GAA.........GAU ......
HbS的基因	...CAT ...CTT .... CTT ....CTA ......

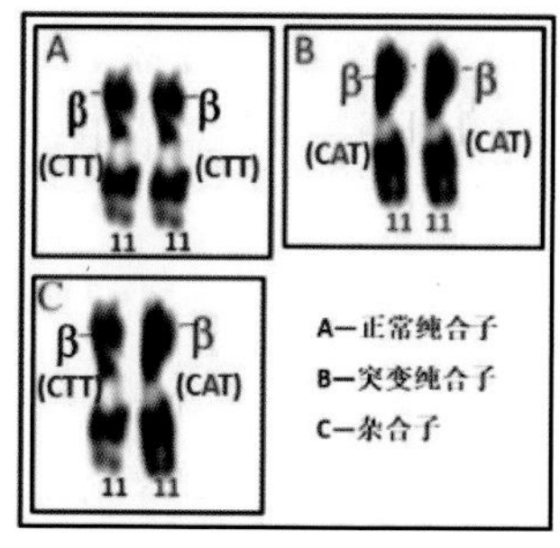

正常血红蛋白与镰状血红蛋白的比较

由于同源 11 号染色体上的基因均带有 CTT → CAT 的突变，2 个缬氨酸替代了谷氨酸的这种异常血红蛋白，在低氧状态下，比正常血红蛋白的溶解度低 5 倍，于是在氧分压低的毛细管

区，HbS 的溶解度大大降低而形成管状结构和凝胶化，导致红细胞变形成镰刀状，即“镰变”。镰变是可逆的，氧张力增加时，红细胞能够恢复。但如果镰变时间延长，细胞膜便遭受到不可逆的损害，这种镰形细胞就被网状内皮细胞从循环系统中清除掉，造成严重的贫血、虚弱和疲乏无力。由于异常的红细胞变得很僵硬，不能通过微循环，又加上凝胶化的结构使血液黏滞性增加，致使微循环阻塞，局部组织缺血、缺氧甚至坏死，从而出现急性骨关节痛和腹部疼痛；根据血管闭塞的部位不同，临床上可出现不同器官的病变。如果涉及肾血管，可引起肾衰竭；如果涉及心脏的血管，可引起心力衰竭；如果累及肝、脾、神经，则可造成肝、脾、神经损伤等。这就告诉我们，基因（DNA 分子）并没有携带红细胞的形态及贫血症等性状，而只带有合成有关蛋白质的遗传信息，信息变了，翻译出来的蛋白质结构也就改变了，由此引起的蛋白质构型和功能发生改变，从而破坏了人体代谢调节的正常活动，造成了一系列的临床症状：腹

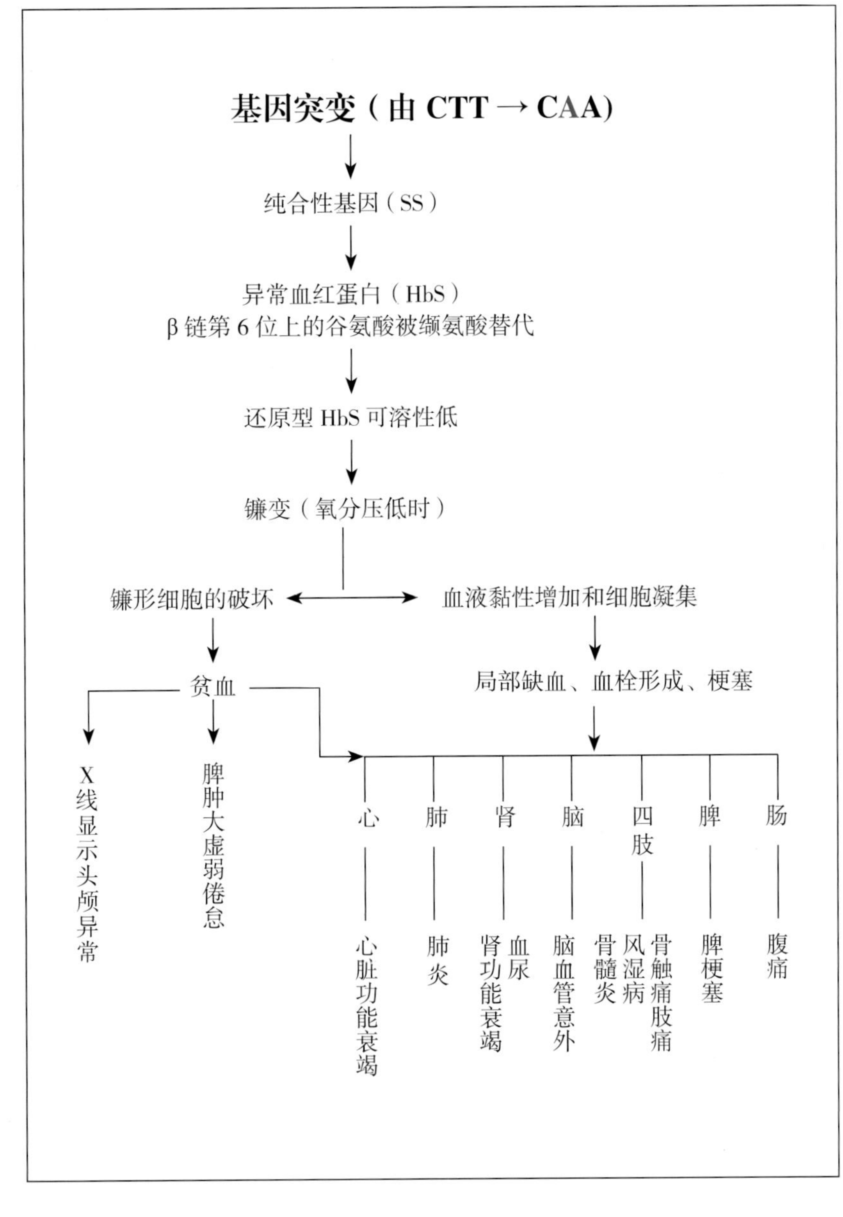

痛、四肢疼痛、血尿、肾衰、心衰、脾大、梗塞，乃至脑血管意外等。

对该病的系统研究证明了如下的问题：

（1）染色体（DNA 分子）的遗传是疾病遗传的基础。

（2）基因突变（DNA 分子核苷酸改变）导致蛋白质一级结构及其功能的改变是疾病形成的直接原因。

（3）基因表达需要一定的条件，如低氧等。

（4）携带镰状细胞贫血疾病基因的杂合子（ HbA Hbs ）不感染疟疾，表明环境压力可能给一种基因的携带者带来生殖优势并使这种突变基因在人群中更加常见，而导致子代发病率更高。

（5）从临床的角度来看，Hbs Hbs 纯合子是镰状细胞贫血症的患者，而杂合子 HbA Hbs 和纯合子 HbA HbA 的个体是没有临床症状的正常个体，所以，Hbs 对 HbA 而言是隐性的；但从红细胞在缺氧的情况下是否出现镰刀状这一标准来看，Hbs Hbs 和 HbA Hbs 个体的红细胞在缺氧时都呈镰刀状，所以 Hbs 对 HbA 是显性；从呈镰刀状的红细胞数目来看，纯合子 Hbs Hbs 个体在缺氧状况下全部呈镰刀状，而杂合子 HbA Hbs 的红细胞在缺氧状态下只有一部分呈镰刀状，正常人 HbA HbA 的红细胞不呈镰刀状，所以 Hbs 对 HbA 是不完全显性。综上述，所谓基因的“显性 / 隐性”是一个相对的概念，针对同一突变所产生的不同性状，可能会有显性 / 隐性完全不同的判断。

（6）同时，也可以说所谓“显性基因”就是具有合成某种功能蛋白质或酶的基因；所谓“隐性基因”就是失去了合成某种功能蛋白质或酶的基因；所谓“共显性基因”就是由于某一“显性基因”通过突变获得了合成具有新功能的蛋白质和酶的能力。

显性遗传与隐性遗传的相对性

1905 年法国学者 L· 居埃诺等对黄色野生鼠杂交后代“毛色”和“生活力”这两种不同“性状”的遗传分析结果，揭示了“显性和隐性”遗传的相对性。

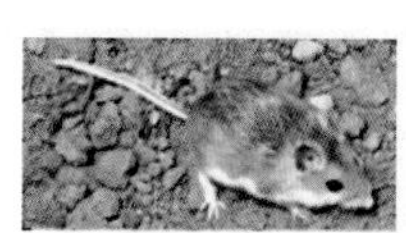

亲本	子代	
	黄	黑
黄X黄	2396 (2)	1235 (1)
黄X黑	2378 (1)	2398 (1)

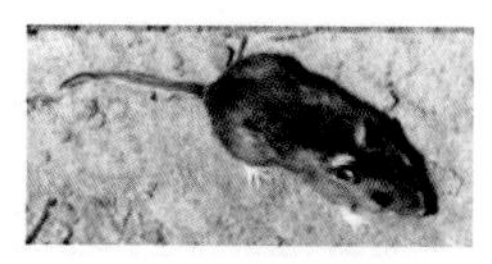

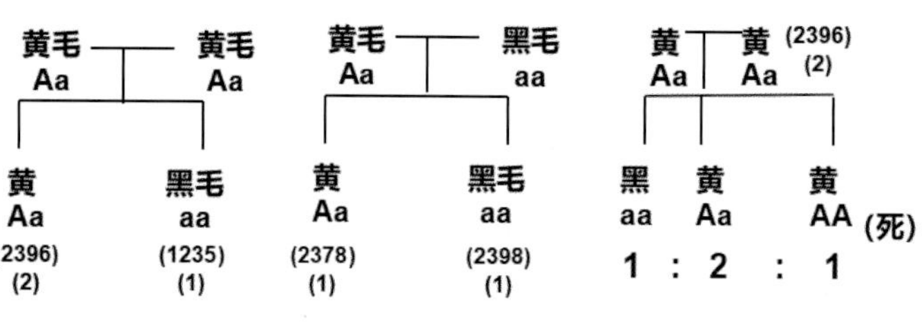

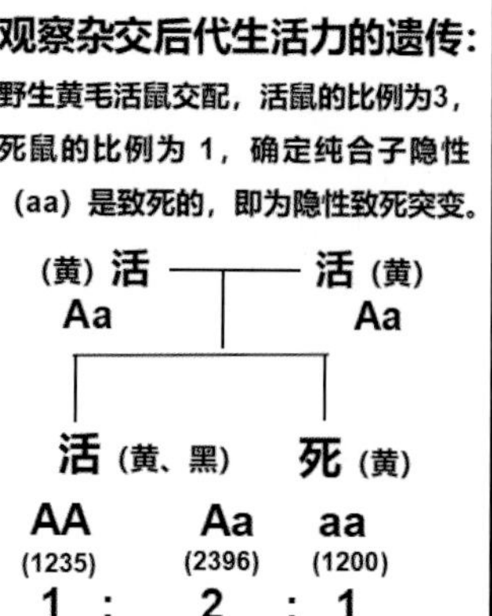

人类约 2.5 万个基因，分别位于 23 对染色体上，组成 24 个基因连锁群。每个连锁群中基因的排列顺序，其毗邻关系是恒定的。染色体重排往往改变了基因之间的毗邻关系，而导致具有相同基因组成（基因型）的个体表现出不同的性状（表现型），即位置效应（position effect）。

例如：Duchenne 型肌营养不良症（DMD）是一种 X 连锁隐性遗传疾病，其基因位于 X p21。患者通常 5 岁左右发病，最初表现为行走笨拙，易跌倒，逐渐表现出鸭步。查体可见躯干及四肢近端肌肉萎缩，并有翼状肩，腓肠肌、棘上肌、三角肌和三头肌等肌肉有假性肥大现象，最后由于肌肉萎缩导致死亡。通常是带有该隐性基因的男性患病，女性杂合子为隐性基因的携带者，表型正常。近年来，对少数带有 Xp21/ 常染色体易位的女性杂合子患者的研究查明，发现有 90%～100% 的细胞具有一条迟复制的正常的 X 染色体；而在一些同时具有智力低下的 DMD 患者中，其易位到 X 染色体上的常染色体片段常常是失活的，即这些常染色体上的基因，由于位置的改变（位置效应）而导致了其功能的丧失（基因失活），从而这种 DMD 患者表现了部分单体患者常见的特征即智力低下。

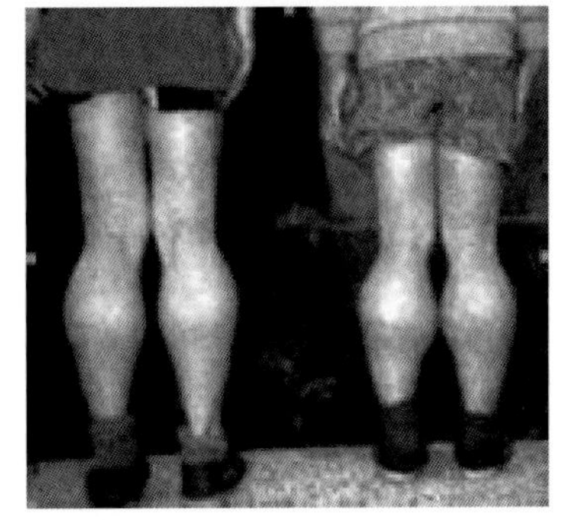

示 DMD 患者

又如高度恶性的“Burkitt 淋巴瘤”具有 t(8;14)(q24.13;q32.3) 易位染色体；恶性程度低的“滤泡性小裂开细胞淋巴瘤”具有 t(18;14)(q21.3;q32.3) 的染色体异常。它们的供体染色体 8q24.13 和 18q21.3 带分别为“原癌基因” c–myc 和 c–bcl2 的位点，其共同的受体染色体 14q32.3 带是“免疫球蛋白的重链编码基因”的位点；当携带有癌基因的 8 号或 18 号染色体易位到带有免疫球蛋白基因的 14 号染色体上，由于体细胞突变（染色体易位）导致了“癌基因”靠近了“免疫球蛋白基因”，癌基因被免疫球蛋白基因激活的“位置效应”，引起了淋巴瘤。

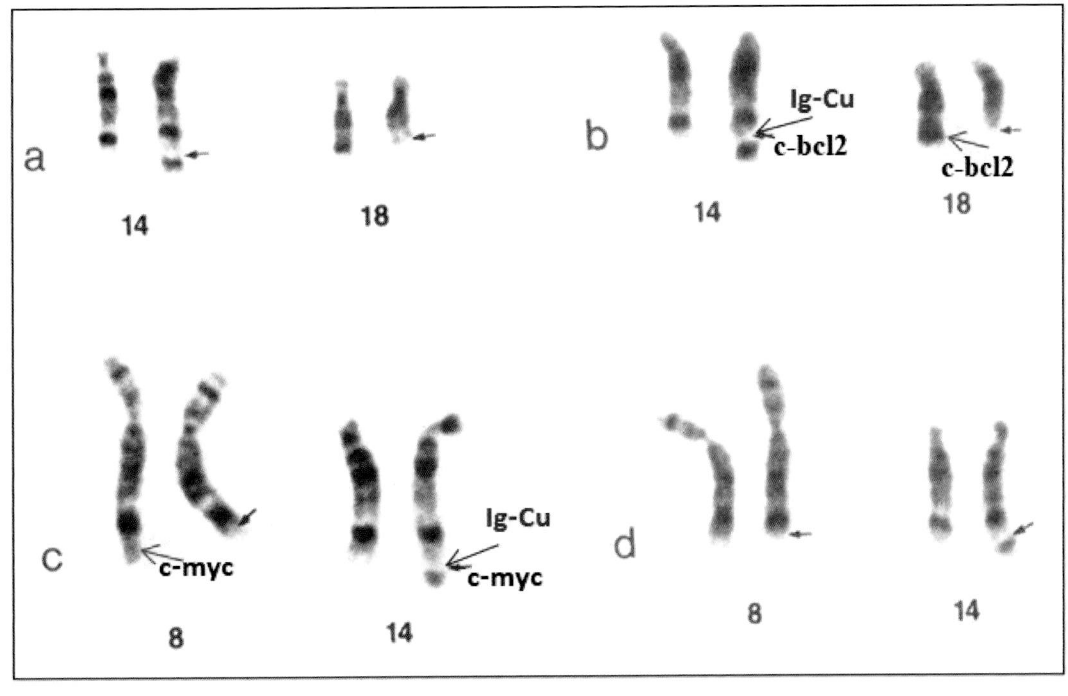

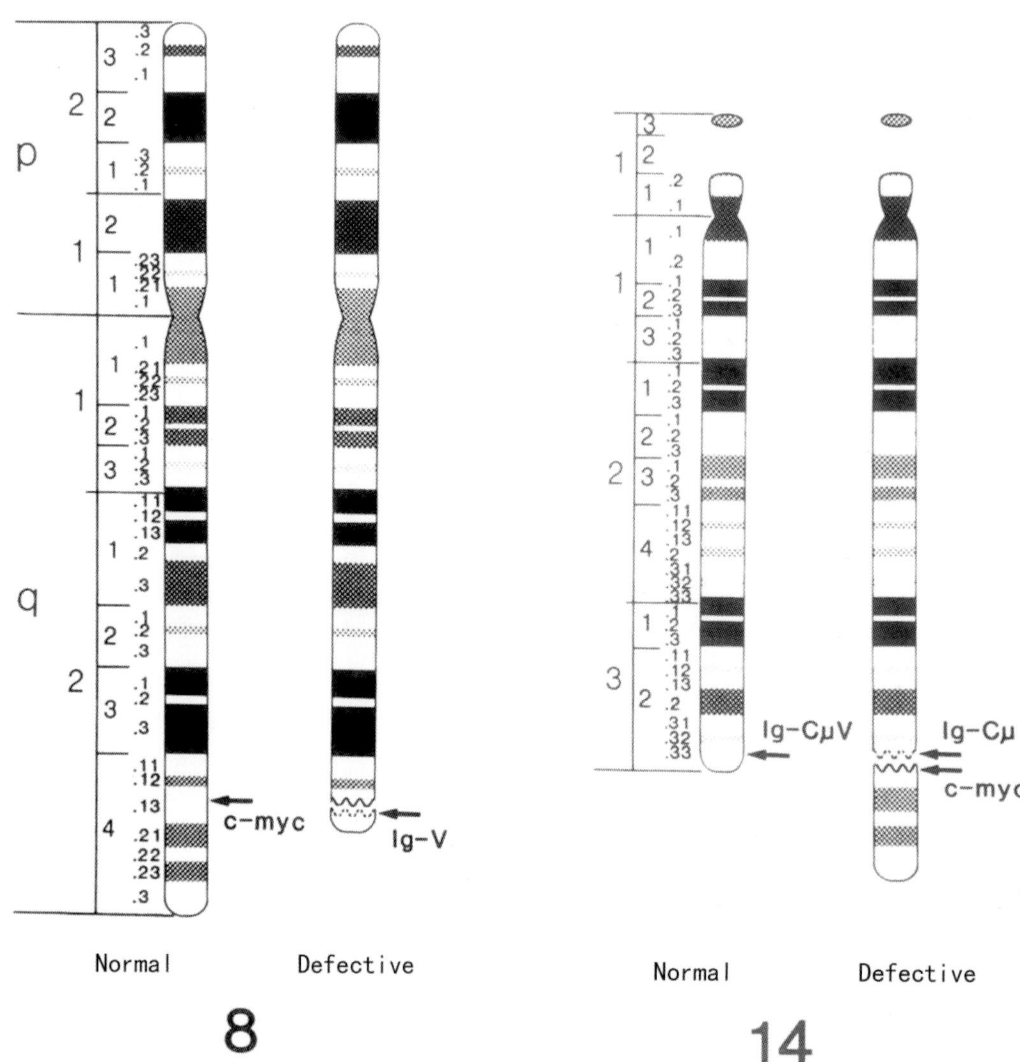

综上所述，我们一方面可以清楚地认识到染色体上的 DNA 分子就是基因的化学成分，其核苷酸序列就是遗传信息。另一方面，也使我们清楚地认识到父母遗传给子女的，并不是一个个具体的器官，也不是一个个具体的疾病，而是一条条染色体及其上的基因排列顺序，以及基因的 DNA 分子所携带的遗传信息，它通过基因间的相互作用（位置效应等），通过基因控制蛋白质或酶的合成，通过不同蛋白质或酶所表现的功能差异显示出其具体的病理特征与疾病。

据此，我们必须认识到：作为一个临床医生，看到的虽然是一个个具体的疾病，一个个具体的临床特征，但脑子里必须时刻记住一条从基因、染色体到临床特征的逆向诊断思路：即染色体（DNA 分子）的改变→基因的改变→蛋白质或酶的改变→细胞、生化特征的改变→病理特征的改变→临床特征的改变。

• 临床遗传学基础 •

临床遗传学（clinical genetics）是在现代基因科学、人类与医学遗传学研究的基础上与临床医学相结合的学科，是当代临床医学发展最前沿的一门崭新的学科。“临床遗传学”的基本理论是“基因论”，即人体的各种生物学性状包括疾病即“表现型”是由人体的基因即“基因型”决定的，基因在上下代传递中遵循分离律、自由组合律、连锁交换律。临床遗传学根据本学科独立的疾病分类体系将遗传病分为染色体病、基因组病、单基因病、多基因病、线粒体病和体细胞遗传病。与临床各学科相结合，根据不同类型的疾病，选择现代最前沿的染色体检测技术、基因检测技术，开展精准诊断、产前诊断、遗传咨询、治疗与预防的临床服务。

第一章　遗传病的定义

“遗传病”是由于遗传物质 DNA（脱氧核糖核酸）分子突变（包括染色体畸变与基因突变）所致的疾病。

由线粒体 DNA 突变所致的疾病，称为“线粒体病”，“线粒体”位于细胞质内，又名“胞质遗传病”，由母方遗传。

“遗传病”一般指由细胞核 DNA 突变（基因突变或染色畸变）所致的疾病，在亲子间严格按照分离律、自由组合律、连锁与交换律三大遗传规律遗传。其中约 30% 是由于带有突变的父母遗传的；约 70% 是在父母的精子、卵子形成中或受精卵早期分裂中新发生的突变所致。

一、遗传病的分类

※ 突变——DNA 在剂量或序列上的改变。

※ 人类遗传物质突变是一个从分子水平到细胞水平的连续过程。从分子水平的单个核苷酸改变到数个、数十个、数百个、数千个、数万个核苷酸改变，从一个基因改变到数个、数十个、数百个基因的改变，到染色体上一个次亚带、亚带、带、一个区到一条染色体、一组染色体的改变均有记载。尽管这种改变的大小和数量各不相同，但其本质都是 DNA 剂量或序列的改变。在临床上根据 DNA 突变所涉及的 DNA 分子大小与检测工具与方法的不同，人为地将其分类为基因病、基因组病与染色体病三大类。

※ 遗传病包括基因病（单基因病、多基因病、体细胞遗传病、线粒体病）和染色体病（含基因组病）

※ 基因病——包括单个核苷酸改变到一个基因改变（用分子遗传学方法及有关仪器检测——分辨率为 1 bp）

※ 染色体病——包括染色体上一个次亚带、亚带、带、一个区到一条染色体、一组染色体的改变（用细胞遗传学方法在显微镜下观察——分辨率为 3000 kb）

※ 基因组病——包括染色体（DNA 分子）1kb—100Mb 的重复和缺失所引起的疾病（用 SNP Arry、FISH 等方法及有关仪器检测——分辨率为 1Kb 以上）

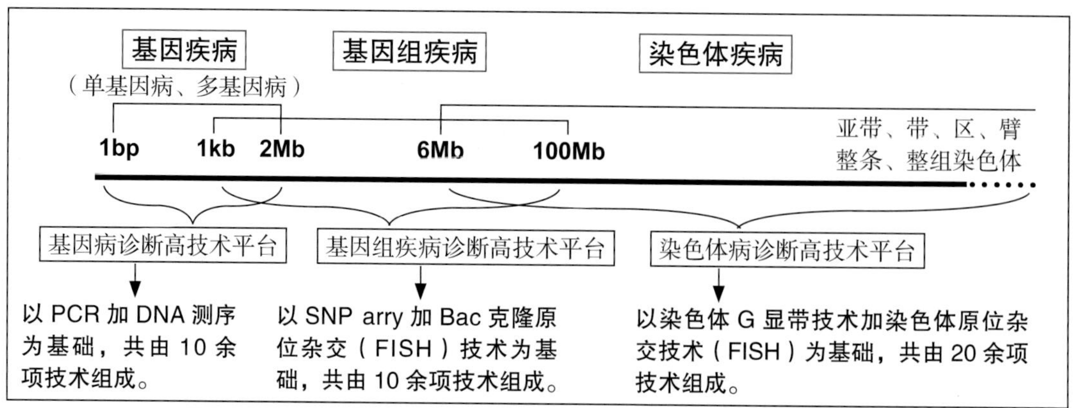

二、遗传病的预防

国内外公认建立遗传病公共预防体系，开展临床遗传病基础知识的培训，推行“遗传咨询”“遗传病诊断”与“产前诊断”是阻止严重遗传病患儿出生、保障出生人口质量有效的办法。

1.《中华人民共和国母婴保健法》（1995 年 6 月 1 日起实施）。

2.《中华人民共和国母婴保健法实施办法》（2001 年 6 月 20 日起实施）。

3. 2005 年世界卫生组织执行委员会第一一六届会议《控制遗传病》秘书处的报告。

严重遗传病的产前诊断与终止妊娠是阻止患儿出生，提高人口素质最有效的方法

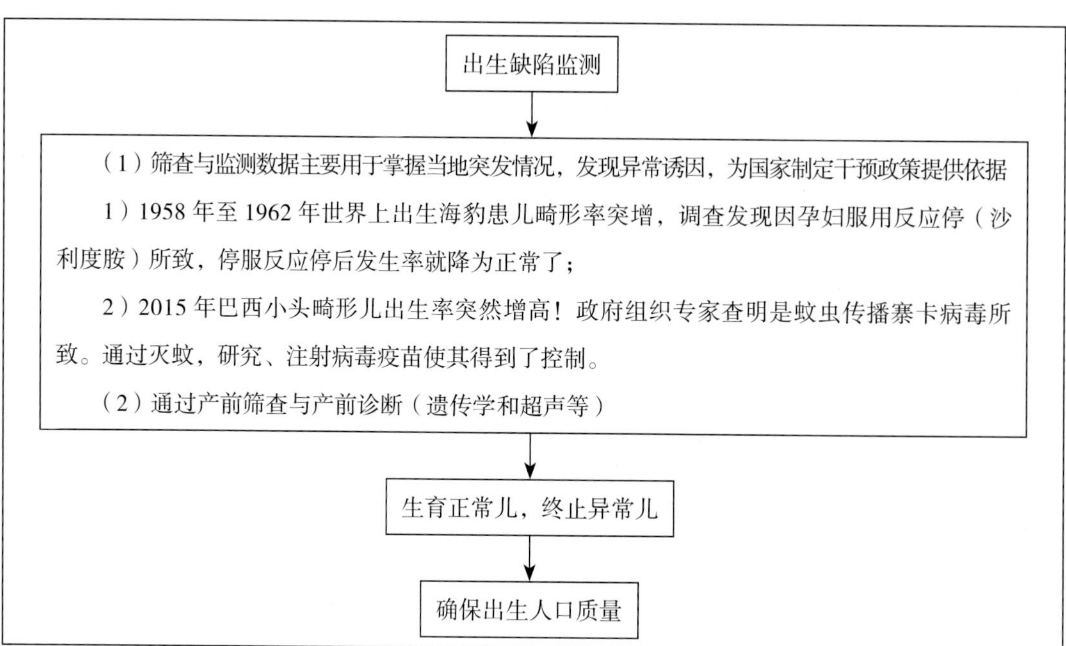

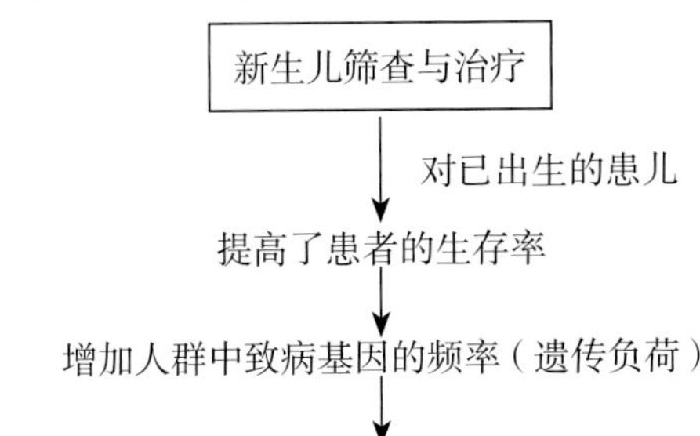

有的隐性致病基因携带者可能在某种外界条件下取得生存优势，如“镰状细胞贫血病”的基因杂合子不感染“疟疾”，这种环境压力给他们带来了生殖优势。隐性基因杂合子之间婚配，将出生1/4的患儿，从而增加了患儿出生率。这就是在低海拔、“疟疾”流行地区这种病发病率高的原因。

诊疗投入将越来越大，负担将越来越重

WHO指出，在塞浦路斯等国家，由于他们采取了对“地贫”家系的筛检和早期诊断，阻止患儿出生，让其出生一个健康的孩子，从而有效地控制了人群中“地贫”的发生率。

我国对于这类家庭，应严格按《母婴保健法》中第十六条、第十七条和第十八条的规定行“产前诊断”，以阻断致病基因世代相传。

第二章　遗传病的类型

遗传病按DNA分子的突变类型（碱基突变和染色体畸变）检测的技术（分子生物学技术、细胞生物学技术和信息分析学技术等）可分为染色体病（常染色体病、性染色体病、携带者、多倍体）、基因组病、单基因病（含代谢病）（常染色体显性遗传病、常染色体隐性遗传病、X连锁显性遗传病、X连锁隐性遗传病、Y连锁遗传病）、多基因病、线粒体病、体细胞遗传病等。

一、染色体病

染色体数目或结构异常所致的疾病称为染色体病（chromosomal disease），可分为如下类型：

常染色体病（autosomal disease）是由于1～22号染色体先天性数目异常或结构畸变所引起的疾病，用显带染色体技术确认的有100余种。其发生率1%左右。

性染色体病（sex chromosomal disease）是由于X和Y染色体先天性数目异常或结构畸变所引起的疾病。

携带者（carrier）是带有染色体结构异常但表型正常的个体。可分为易位和倒位两大类，至今已记载16000余种，我国已记载1200余种，几乎涉及每号染色体的每个区带。

多倍体（polyploid）精子或卵子均仅含有单倍染色体（n），合子则含有2倍染色体（2n），凡含有3倍或3倍以上染色体的个体谓多倍体。

（一）常染色体病

常染色体病是由于 1～22 号染色体先天性数目异常或结构畸变所引起的疾病。由于它涉及数十、百、甚至上千个基因的增减，故常表现出严重多发的先天性异常或畸形。夏家辉等根据至少应有 3 个来自不同家系的患者，具有相同的染色体异常及相似的临床表现才能构成一个综合征的原则，从有关文献中共收集了常染色体综合征 108 个。常染色体病共同的临床表现为：先天性非进行性的智力异常，生长发育迟缓，常伴有五官、四肢、内脏等方面的畸形。按照染色体畸变的特点可分为单体综合征、三体综合征、部分单体综合征和部分三体综合征四大类，即某号染色体仅含 1 条所导致的疾病谓单体综合征，某号染色体有 3 条所导致的疾病谓三体综合征，某一条染色体某一区带有缺失所导致的疾病谓部分单体综合征，某一条染色体的某一区带有 3 份所引起的疾病谓部分三体综合征。

常见常染色体综合征目录

综合征名称	首报作者及年限	典型核型	生存期
1p 部分单体综合征	Gray 等，1972 年	46, XX, del(1)(p21p32)	可活到成人期
1q21 → q32 单体综合征	Sclinzel 等，1980 年	46, XX, del(1)(q21q25)	已报道 8 岁的患者
1q42 → qter 单体综合征	Mankinen 等，1976 年	46, XX, del(1)(q42)	已报道 17 岁的患者
1q23 → qter 三体综合征	Neu 等，1973 年	46, XY, der(3) t(1;3) (q23;p25) pat	已报道成年的患者
1 号环状综合征	Gordon 等，1964 年	46, XY, r(1)(p36q44)	一般能活到儿童期
2p 部分单体综合征	Duca 等，1981 年	46, XX, del (2)(p13 p15)	已报道活到青春期
2p 部分三体综合征	Stoll 等，1974 年	46,XY,dup(2)(p14p23)	一般能活到儿童期
2q 部分单体综合征	Warter 等，1976 年	46, XX, del(2) (q21q24)	已报道 30 岁的患者
2q 部分三体综合征	Forabosco 等，1973 年	46,XX,dir dup(2)(q21q33)	有的可活到成年
2 号环状综合征	Maraschip 等，1979 年	46, XX, r(2)(p25q37)	已报道活到 5 岁者
3p11 → p21 单体综合征	Wyandt 等，1980 年	46, XY, del(3)(p13 p21)	已报道活到 12 岁者
3p25 → pter 单体综合征	Verjoal 等，1978 年	46, XY, del(3)(p25)	已报道活到 18 岁者
3p 部分三体综合征	Rethore 等，1972 年	46,XY,dir dup(3) (p21.3p25)	已报道活到 7 岁者
3q 部分单体综合征	Williamson 等，1981 年	46, XY , del(3)(q23 q25)	曾报道活到成年期者
3q 部分三体综合征	Sod 等，1978 年	46, XY, der(22) t (3; 22) (q21;p11) mat	幸存者可活到儿童期
3p 部分单体并 3q 部分三体综合征	Allderdice 等，1975 年	46, XX, rec(3) dup q, inv (3) (p25q21)	已报道活到 22 岁者
4p 部分单体综合征	Wolf 等，1965 年	46,XX, del(4) (p11 p15.2)	已报道活到 30 岁者
4p 部分三体综合征	Giovannelli 等，1974 年	46, XX,der(22)t(4;22) (p11;p12) mat	已报道活到 17 岁者
4q21 → q31 单体综合征	Mitchell 等，1981 年	46, XY, del(4)(q21.1 q25)	曾报道 9 岁的患者
4q31 → qter 单体综合征	Golbus 等，1973 年	46, XY, del(4)(q31)	曾报道 12 岁的患者
4q 部分三体综合征	Surana 等，1972 年	46, XX, der(9) t(4;9) (q23;p24)mat	曾报道 42 岁的患者

续表 1

综合征名称	首报作者及年限	典型核型	生存期
4p 部分单体并 4q 部分三体综合征	Dallapiccola 等，1974 年	46, XX, rec(4)dup q, inv (4)(p12q34)	一般在婴幼儿期死亡
4 号环状综合征	Niss 等，1975 年	46, XY, r(4)(p16q35)	可活到儿童早期
5p 部分单体综合征 (猫叫综合征)	Lejeune 等，1963 年	46, XY, del(5)(p13)	一般可活到成年
5p 部分三体综合征	Stoll 等，1975 年	46, XX, der (13) t (5;13) (p14;q34) mat	一般可活到成年
5q 部分单体综合征	Linden baum 等，1971 年	46, XY, del(5)(p15 q31)	曾报道 26 岁的患者
5q 部分三体综合征	Jalbert 等，1975 年	46, XX, dup(5) (q13 q22)	至少能活到儿童期
6p 部分三体综合征	Lote 等，1978 年	46, XY, inv dup(6) (p21 q27) mat or pat	曾报道 2 岁的患者
6q 部分单体综合征	Liberfarb 等，1978 年	46, XX, del (6)(q13 q15)	一般活到儿童早期
6q 部分三体综合征	Chen 等，1976 年	46, XX, der(22)t (6;22) (q26;p12) mat	曾报道 7 岁的患者
6 号环状综合征	Moore 等，1973 年	46, XY, r(6)(p25q26)	曾报道 7 岁的患者
7p 部分单体综合征	Friedrich 等，1975 年	46, XY, del(7)(p15)	可活到青春期
7p 部分三体综合征	Carnevali 等，1978 年	46, XX, dup(7)(p13p22)	可活到儿童期
7q11 → q31 单体综合征	Ayrand 等，1976 年	46, XY, del(7)(q11 q21)	已报道 2 岁的患者
7q32 → qter 单体综合征	Harris 等，1977 年	46, XY, del(7)(q32)	一般活到 2 岁左右
7q21 → q31 三体综合征	Berger 等，1974 年	46, XY, dup(7)(q22 q31)	一般活到 1 岁左右
7q32 → qter 三体综合征	Berger 等，1977 年	46, XY, der(2) t(2;7) (q37;q32)pat	一般可活到儿童期
7 号环状综合征	Breg 等，1972 年	46, XY, r(7)(p22q36)	曾报道 19 岁的患者
7 号三体综合征	Yunis 等，1980 年	47, XX(XY),+7	在新生儿期死亡
8p 部分单体综合征	Orye 等，1976 年	46, XY, del(8)(p12 p23)	一般可活到春青期
8p 部分三体综合征	Chiyo 等，1975 年	46, XY, dup(8)(p21 p23)	曾报道 20 岁的患者
8q 部分单体综合征 (Langer–Giedion 综合征)	Fryns 等，1979 年	46,XY,del(8)(q23.3 q24.13)	可活到成年期
8q 部分三体综合征	Abnelo 等，1977 年	46, XY, der(2)t(2;8) (q37; q23) mat	可活到成年期
8 号三体综合征	Caspersson 等，1972 年	47, XX(XY), +8	嵌合体可活到成年期
9p 部分单体综合征	Alfi 等，1974 年	46, XX(XY), del(9) (p13)	多数活到幼儿期
9p 部分三体综合征	Podruch 等，1974 年	46, XX, dup(9) (p12 p24)	多数活到成年
9q 部分单体综合征	Smith 等，1974 年	46, XX, del(9)(q11 q21)	一般活到幼年期
9q 部分三体综合征	Turlean 等，1975 年	46, XX(XY), dup(9) (q11 q33)	已报道 6 岁的患者
9 号环状综合征	Fraisse 等，1974 年	46, XX, r(9)(p22q33)	至少活到儿童期

续表 2

综合征名称	首报作者及年限	典型核型	生存期
9 号三体综合征	Feingold 等，1973 年	47, XX(XY), +9	曾报道 9 岁的患者
10p 部分单体综合征	Franche 等，1975 年	46, XX(XY),del(10) (p13)	已报道 6 岁的患者
10p 部分三体综合征	Stene 等，1977 年	46, XX, der (5) t(5;10) (p15;p11) mat	少数可活到青春期
10q 部分单体综合征	Lewandowski 等，1978 年	46,XX,del(10)(q24 q25.2)	曾报道 11 岁的患者
10q 部分三体综合征	Prieur 等，1975 年	46, XY, der(22) t (10;22)(q24;p12)	少数可活到成人期
10 号环状综合征	Sparkes 等，1978 年	46, XY, r(10)(p15q26)	至少可活到儿童期
11p 部分单体综合征	Peakman 等，1976 年	46, XY, del(11) (p12 p15)	曾报道 15 岁的患者
11p 部分三体综合征	Francke 等，1972 年	46, XX, dup(11) (p11.2 p14.1)	一般活到儿童期
11q 部分单体综合征	Jacobsen 等，1973 年	46, XY, del(11)(q23)	一般可活过儿童期
11q 部分三体综合征	Rott 等，1972 年	46,XX,der(4)t(4;11) (q35; q23.1)	曾报道 3 岁的患者
12p 部分单体综合征	Mayeda 等，1974 年	46, XX, del(12)(p11)	已报道 35 岁的患者
12p 部分三体综合征	Armendares 等，1975 年	46,XX,der(21)t(12; 21) (p11;p11) mat or pat	至少活到儿童期
12q 部分三体综合征	de Muelenaere 等，1980 年	46, XX,der(18)t (12; 18) (q24;qter) pat	至少活到儿童期
12 号环状综合征	Hamertow 等，1973 年	46, XX, r(12)(p11q24)	已报道 6 岁的患者
13q14 单体综合征	Riccardi 等，1979 年	46, XX(XY), del(13)(q14.1 q14.3)	一般在儿童期患视网膜细胞瘤死亡
13q21 → qter 单体综合征	Kucerova 等，1971 年	46,XX(XY),del (13) (q21)	幸存者可活到儿童期
13cen → q14 三体综合征	Schinzel 等，1974 年	46, XY, inv dup(13) (p11 q22)	已报道 12 岁的患者
13q21 → qter 三体综合征	Schinzel 等，1976 年	46, XX, dup(13)(q21q34)	已报道 17 岁的患者
13 号环状综合征	Coffin 等，1970 年	46,XX(XY)r(13)(p13q21)	曾报道过成年患者
13 三体综合征	Bartholin 等，1957 年	47,XX(XY), +13	约 5% 的患者可活到 5 年以上
14 部分三体综合征	Muldal 等，1973 年	47, XX, +del(14) (q22)	多数可活到 10 余岁
14q24 → qter 三体综合征	Nikolis 等，1983 年	46, XX(XY), dup(14)(q24q32)	一般在婴儿期死亡
14 号环状综合征	Gilgenkrantz 等，1971 年	46, XX, r(14)(p12q32)	幸存者可活到成年
14 三体综合征	Murken 等，1970 年	47, XX(XY), +14	有存活到 10 岁者
15q11 → q12 单体综合征	Bray 等，1983 年	46, XX(XY), del(15) (q11 q13)	幸存者可活到成年期
15pter → q13 三体综合征	Mankinen 等，1976 年	47, XX, +del(15) (q13)	多数患者可活到 10 岁左右
超数倒位重复 15 综合征	Watson 等，1974 年	47, XX, +inv dup(15) (pter → q10::q10 → pter)	幸存者可活到成年

续表 3

综合征名称	首报作者及年限	典型核型	生存期
15q22 → qter 三体综合征	Fujimoto 等，1974 年	46, XX, der(21) t (15;21) (q22;q22)mat	幸存者可活到儿童期
15 号环状综合征	Emberger 等，1971 年	46, XX, r(15)(p11q25)	幸存者可活到 40 岁
16p 部分三体综合征	Roberts 等，1978 年	47, XX, +del(16) (q11)mat	已报道 29 岁的患者
16q 部分单体综合征	Fryns 等，1977 年	46, XX, del(16)(q21)	已报道 3 岁的患者
16q 部分三体综合征	Dallapiccola 等，1979 年	47, XX(XY), del(16) (q11)	常在婴儿期死亡
17p13 → pter 单体综合征 (Miller-Dieker) 综合征	Greenberg 等，1983 年	46, XX(XY), del(17) (p13)	常死于幼儿期
17p 部分三体综合征	Bartsch-Sandhoff 等，1979 年	46,XY,der(5) t(5;17) (p15; p11) pat	多数患者可活到儿童期
17pter → q21 三体综合征	Fryns 等，1979 年	47, XX, +del(17) (q21)	幸存者可活到 20 岁
17 号环状综合征	Petit 等，1971 年	46,XX(XY),r(17)(p13q25)	幸存者可活到成年
18p 部分单体综合征	de Grouehy 等，1963 年	46,XX(XY),del(18)(p11)	曾报道一个 61 岁患者，一般寿命正常，并可生育同类患者
18p 部分四体综合征	Tangheroni 等，1973 年	47,XX(XY), + i(18) (p10)	曾报道 51 岁的患者
18pter → q12 三体综合征	Turleau 等，1980 年	47, XY, +del(18) (q12)	幸存者可活到儿童期
18q21 → qter 单体综合征	Peakman 等，1976 年	46,XX(XY),del(18)(q21)	大部分能活到成年
18q12 → qter 三体综合征	Turleau 等，1977 年	46, XY, dup(18)(q12q22)	幸存者可活到成年
18 环状综合征	Borgaonkar 等，1969 年	46, XX(XY), r(18)	一般可活到成年并可生育同类患者
18 三体综合征	Edwards 等，1960 年	47, XX(XY), +18	少数可活到 10 余岁
19q13 → qter 三体综合征	Lange 等，1976 年	46, XX,der(22)t(19;22) (q13;p13) mat	已报道 2 岁患者
19 三体综合征	Rethore 等，1981 年	46, XY/47, XY, +19	曾报道 23 岁的患者
20p 部分单体综合征	Kalousek 等，1976 年	46, XY, del(20)(p11)	曾报道 5 岁的患者
20p 三体综合征	Subert 等，1974 年	46,XX,der(3)t(3;20) (p27;p11)mat	幸存者可活到成年
20 环状综合征	Aekins 等，1972 年	46, XY, r(20)(p13q13)	少数可活到成年
20 三体综合征	Pan 等，1976 年	47, XX(XY), +20	已报道 1 个 37 岁的嵌合体患者
21 单体综合征	Halloran 等，1974 年	45, XX(XY), -21	曾报道 11 岁的患者
21 部分单体综合征	Modi 等，1982 年	46, XX(XY), del(21) (q11 q22)	已报道 54 岁的患者
21 环状综合征	Magenis 等，1972 年	46, XY, r(21)(p11q22)	幸存者可活到成年期
21 三体综合征	Lejenne 等，1959 年	47, XX(XY), +21	生命期正常，女性可生育

续表 4

综合征名称	首报作者及年限	典型核型	生存期
22pter → q11 单体综合征和 10q26 → qter 单体综合征	Kelley 等，1982 年	45, XX, der (10)t(10;22) (q26; q11) , −22, pat	一般死于婴儿期
22pter → q13 三体综合征	Buhler 等，1972 年	47, XX, +del(22)(q13)	幸存者可活到成年期
22p 四体综合征	Smith 等，1981 年	47, XX(XY),+i(22) (p10)	一般可活到成年期
22 环状综合征	Warren 等，1973 年	46, XX(XY) r(22) (p12q13)	一般可活到成年，并可生育
22 单体综合征	Moghe 等，1981 年	45, XX(XY),−22	曾报道 11 岁的患者
22 三体综合征	Goodman 等，1971 年	47, XX(XY), +22	有的可活到成年期

【21 号染色体三体型综合征】

核型：47,XX(XY)+21。又称为唐氏综合征（down′s syndrome，DS）。其发生率与孕妇年龄紧密相关，从 35 岁的 1/400 至 46 岁的 1/20。患者通常具有特殊面容，先天性智力低下，精神发育迟缓，生活不能自理，先心病，易患白血病，伴有多器官、系统严重的多发畸形，平均死亡年龄达 50 岁左右，女性极少数可生育，男性不育，至今没有根治方法。

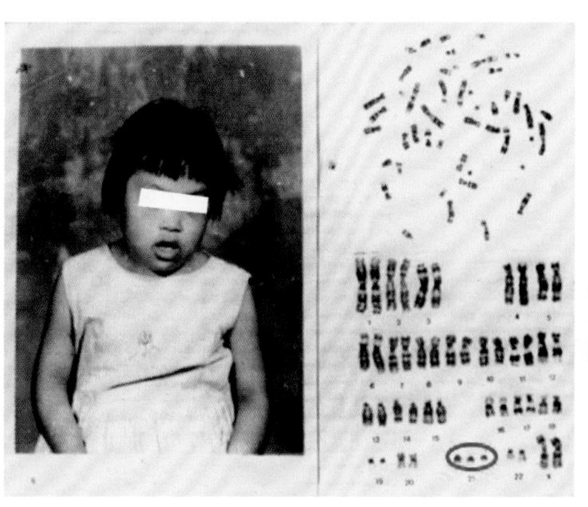

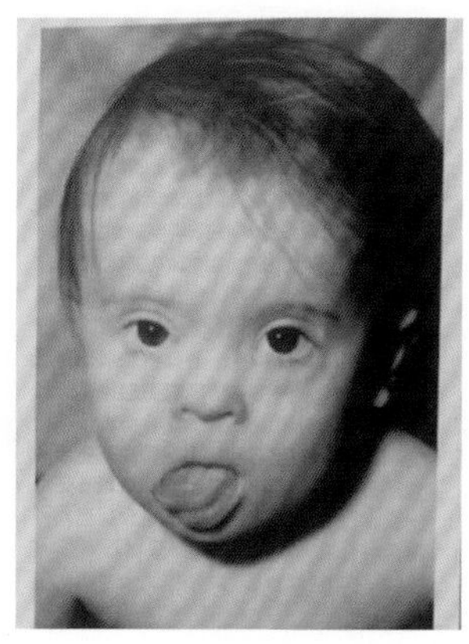

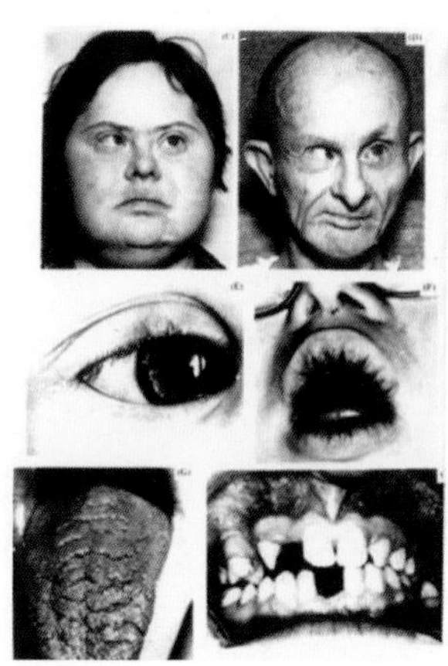

示新生儿 21 号染色体三体型综合征发生率与孕妇年龄关系

风险率	1/1000	1/400	1/180	1/105	1/60	1/20	1/12
母亲生育年龄 / 岁	＜ 30	35	38	40	42	46	49

* 生育过 21 号染色体三体型综合征的孕妇，再生育时的再发风险较同龄孕妇增加 2～8 倍

【21 号染色体单体型综合征】

1974 年由 Halloran 等确认。通常源自新突变，多数是与正常细胞系并有的嵌合体。常见

核型有 45,XX(XY)－21。主要表现为出生前、后生长障碍。中度到极重度智力障碍，具有特殊面容：窄额，小头，睑裂上斜，鼻根宽，带有宽鼻尖和前倾鼻孔的短鼻子，嘴宽而下翻，腭弓高或腭裂，耳大而低位，小颌。同时可能具有心脏畸形、关节挛缩、指/趾异位、骈胝体发育不全、肌张力低下、癫痫、皮肤异常等表现。在统计的 7 例活产婴中，6 例在 3 周到 20 个月内死亡，1 例活到 11 岁。

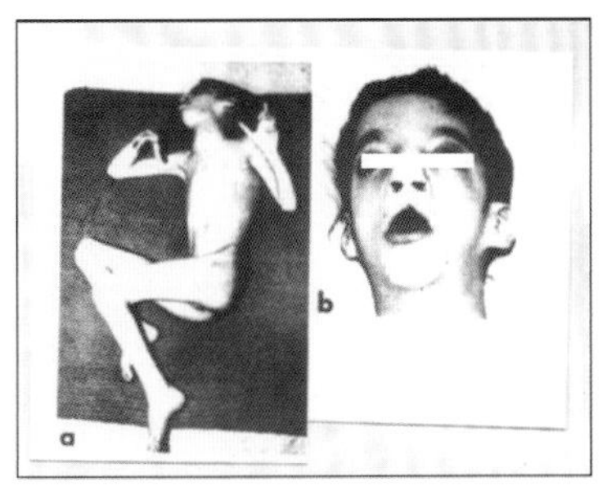

21 号单体患者的外观

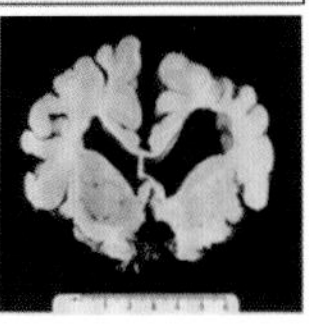

示 21 号染色体单体患者的脑萎缩具瘢痕性脑回及分水岭样分布的损伤

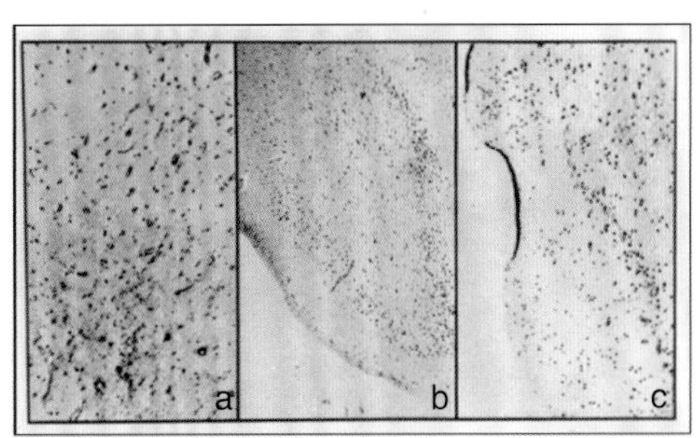

a 皮质中局灶性的神经细胞减少及分散皱缩的神经元
b 神经细胞减少被沟深部的纤维及其神经胶质增生取代
c 海马皮质中的老的神经胶质瘢痕

【18 号染色体三体型综合征】

核型：47,XX(XY)+18。新生儿发生率仅次于 21 号染色体三体型综合征。有先心病、肾脏异常、严重智力障碍、宫内发育迟缓、脐膨出、中枢神经系统缺陷并伴有其他严重的多发畸形，有 1/3 在 1 个月内死亡，50% 在 2 个月内死亡，少于 10% 的个体能活到 1 岁，少数患者已活到 10 余岁。至今没有根治方法。

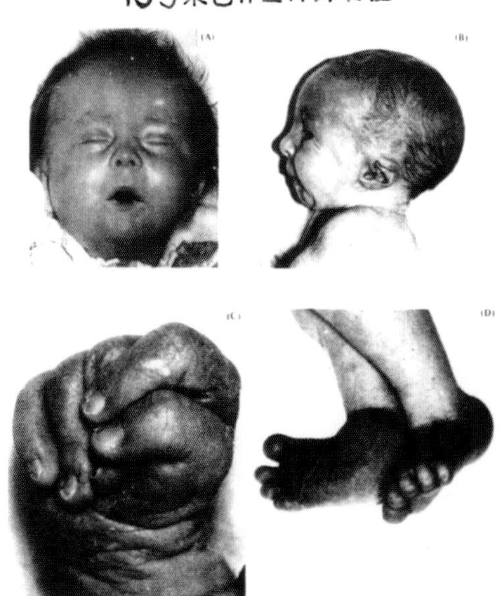

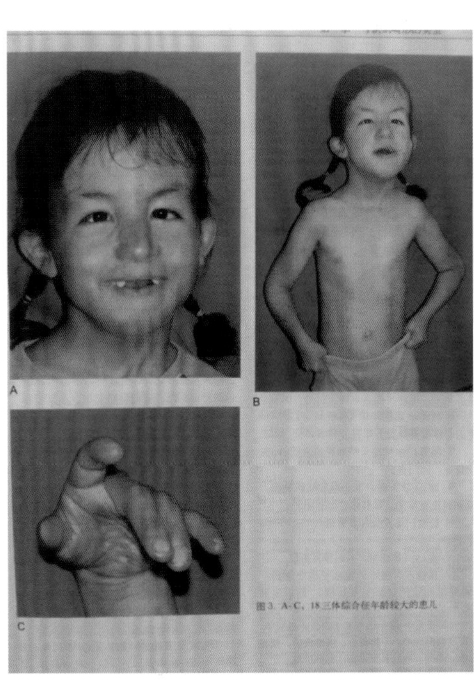

【13 号染色体三体型综合征】

核型：47,XX(XY),+13。新生儿中发生率约 1/5000；有先心病、肾脏异常、唇腭裂，前脑无裂，小头畸形、脐膨出、严重智力障碍、耳聋、癫痫并伴有其他严重的多发畸形，45% 的患者在出生后头一个月死亡，50% 可活到 6 个月，少于 5% 的患者活到 5 年以上。至今没有根治方法。

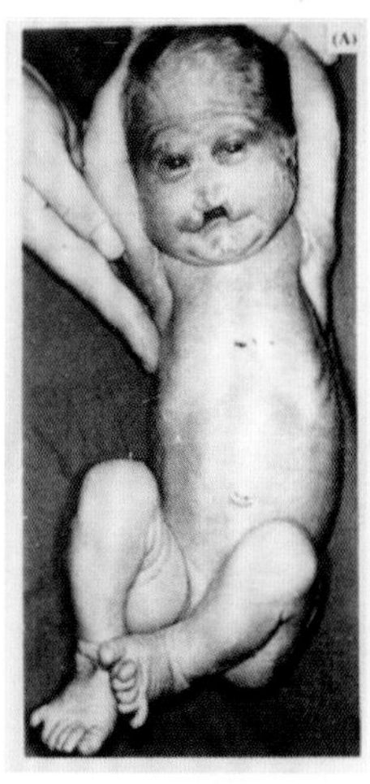
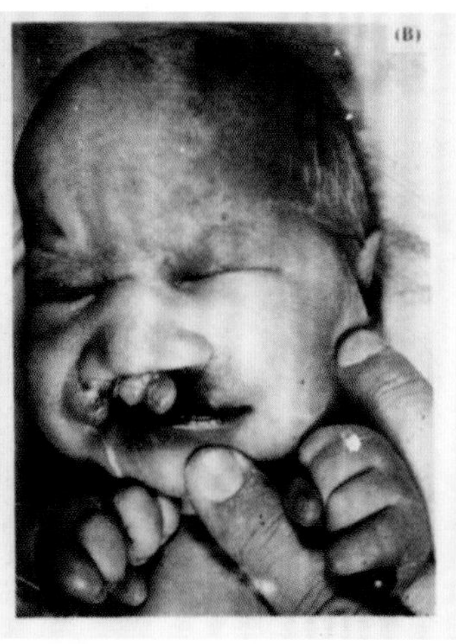
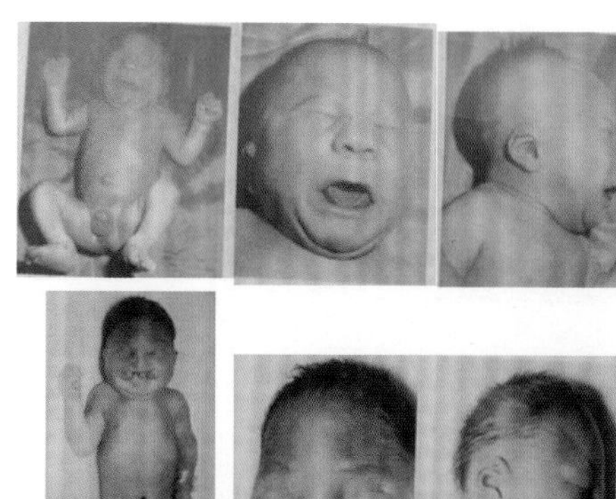
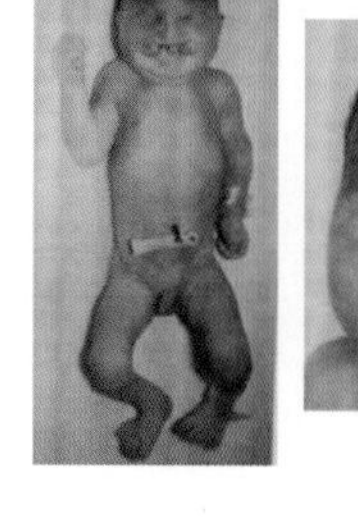
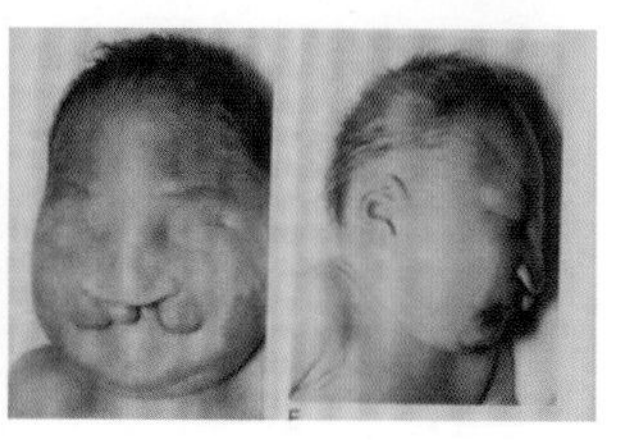

【7 号染色体三体型综合征】

已报道的核型有 46，XX/47,XX ＋ 7；47,XX(XY) ＋ 7。其特征类似 Potter 综合征。包括早产婴、小头、眼距宽、塌鼻梁、低位耳、小颌、短颈、窄骨盆、畸形足、外生殖器异常、肛门闭锁等。在新生儿期死亡。

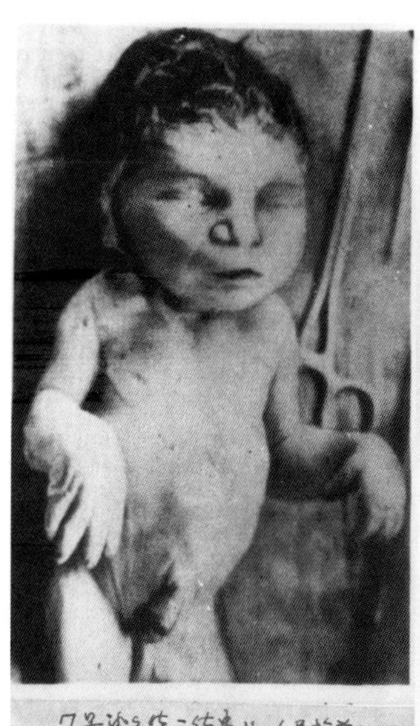

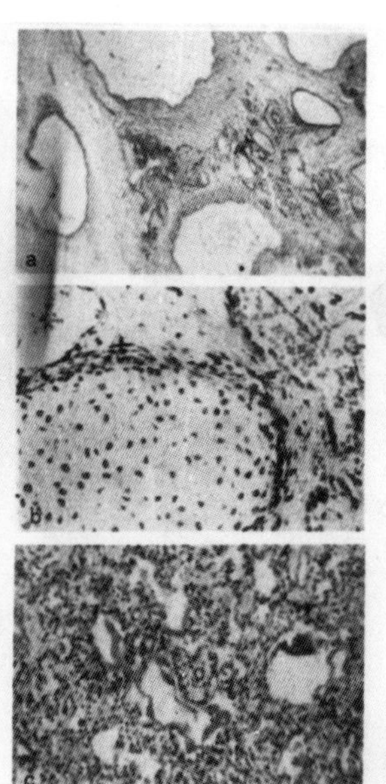

【8 号染色体三体型嵌合体综合征】

核型：47,XY,+8[138]/46,XY[5]

男，29 岁，反应迟钝，不喜欢交流。结婚 2 年，其妻妊娠两次，均于孕 50 天阴道流血后自然流产。体查：身高 183cm，体重 60kg，四肢细长，手（足）指（趾）细长。阴茎发育正常，外周血和皮肤染色体检查均为：47,XY,+8[138]/46,XY[5] 嵌合体

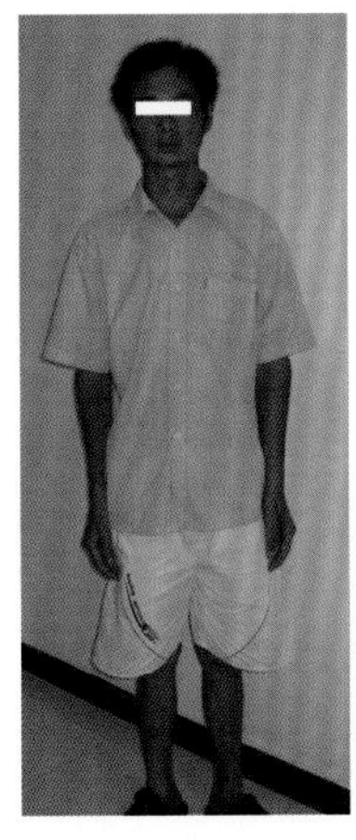

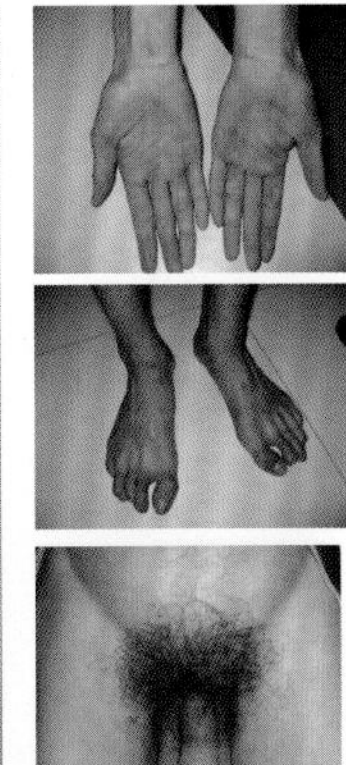

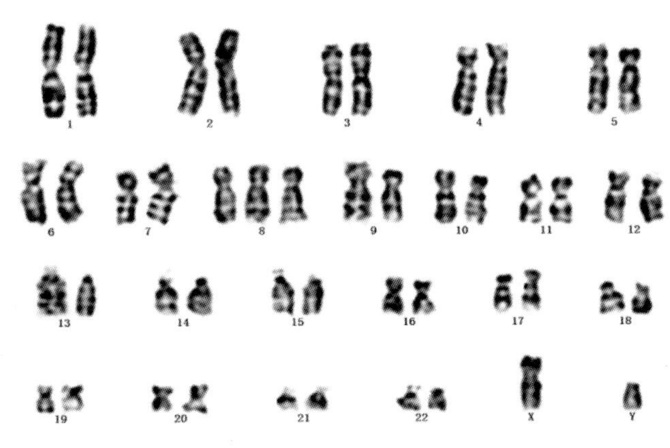

【一个 3 号染色体长臂部分三体、7 号染色体部分单体患者】

女，12 岁，单侧先天性性睑口狭小症、眼睑下垂和智力障碍。其他畸形包括小头畸形，高而狭窄的前额，短而粗的手指和右第一脚趾内收。G 显带核型为：46,XX,add (7)(q+)，用来自染色体 1、2、3、7 和 3q26–qter 的染色体显微切割文库探针池行荧光原位杂交（FISH）显示，7q 上的额外片段来源于 3 号染色体长臂的末端。确认患者核型为 46,XX,der (7) t (3; 7)(q26–qter; q+)，导致远端 3q 三体。

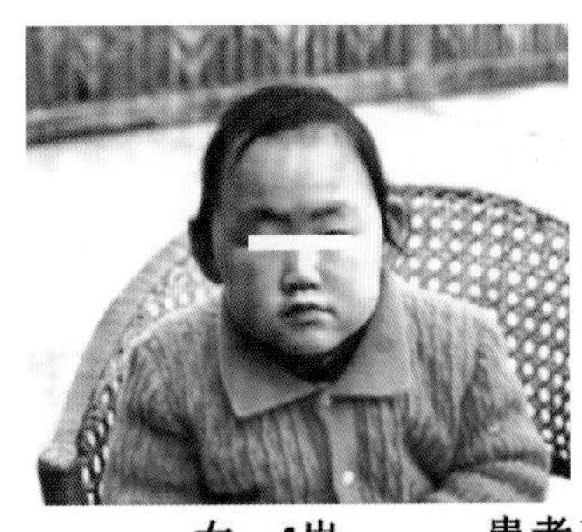

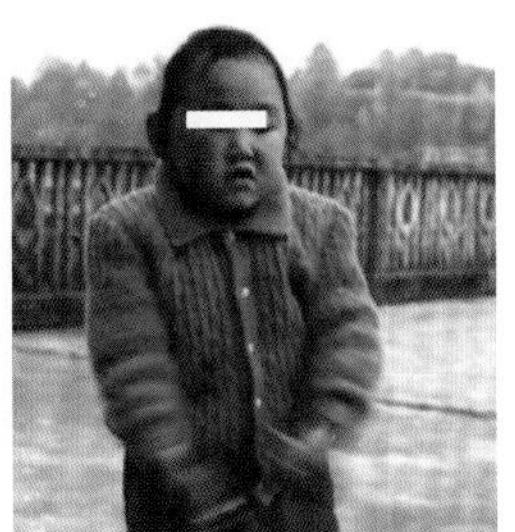

女，4岁　　患者表型

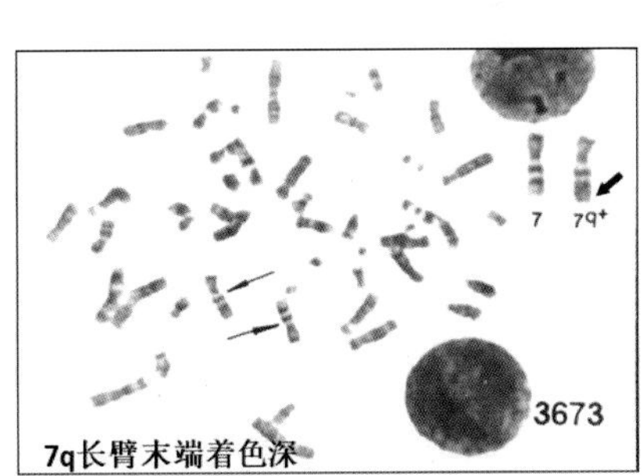

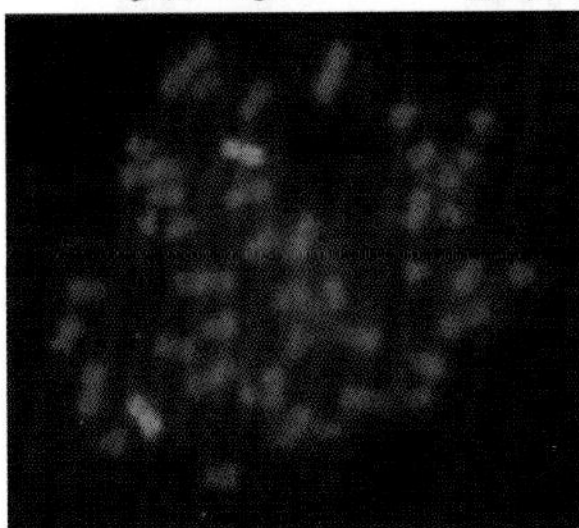

7号探针池杂交显示一条染色体长臂末端不着色

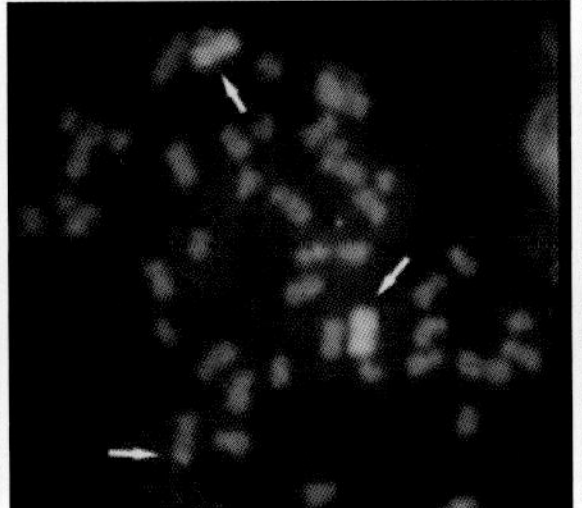

3号探针池杂交显示一条7号染色体末端着色

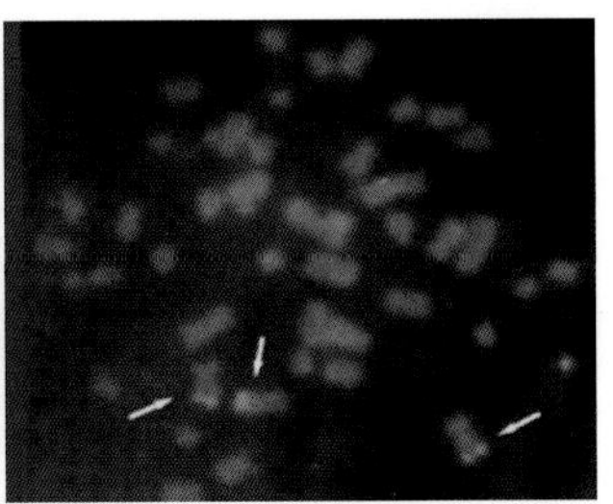

用3q26→qter探针池杂交显示两条3号和一条7号染色体末端着色

【一个皮肤细胞具 12 号染色体短臂四体嵌合体的 Pallister-Killian 综合征患者】

出生后肌张力低下、周围性秃头、特殊面容、耳位低、语言发育异常、脐疝、锥形手指。头颅 CT：未见明显异常。MRI：脑外间隙增宽、脑室周萎缩（轻度）。特别注意：患者外周血染色体核型分析未见异常；其皮肤细胞核型分析显示多一条由 12 号染色体 2 个短臂组成的异常等臂染色体，即为正常核型与 12p 四体型嵌合体患者。然而，我们采用 Ilumina Human 370 基因芯片检测显示其外周血细胞也为 12p 四体，即确诊该病孩为 12 号染色体短臂四体型患者。据此推论，可能是这类患者的外周血细胞在培养与染色体制片中选择性丢失了这条 12p 等臂小染色体所导致（详见检测照片）。

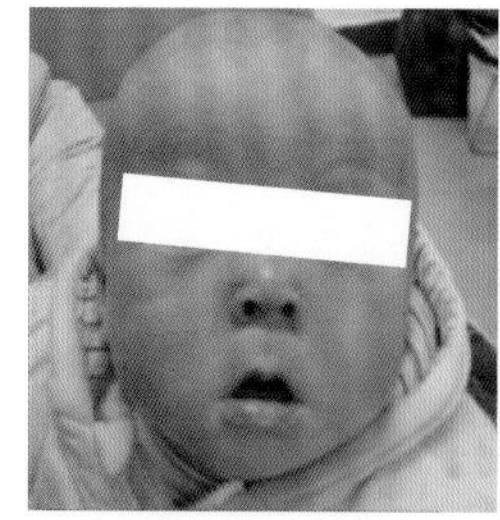
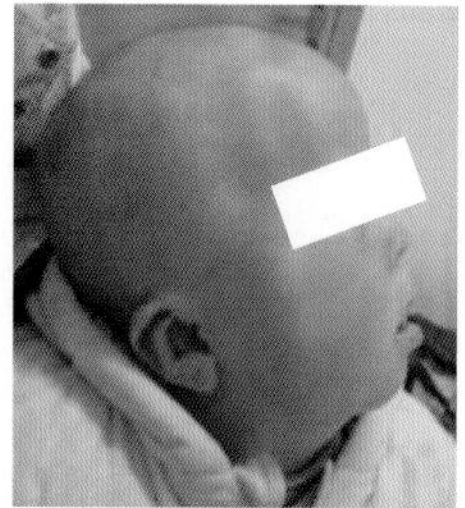
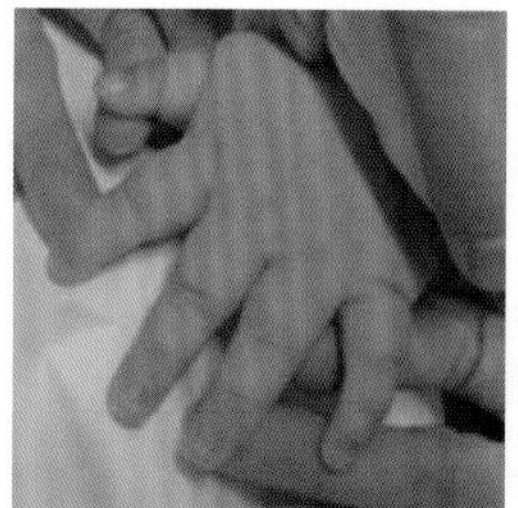
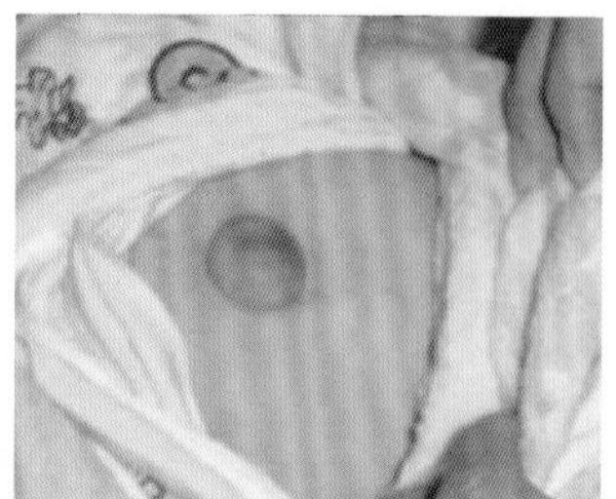

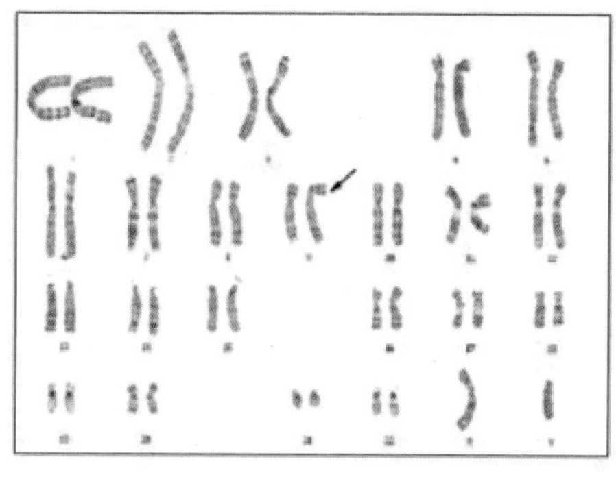

外周血染色体：46，XY，9qh+pat
（正常）

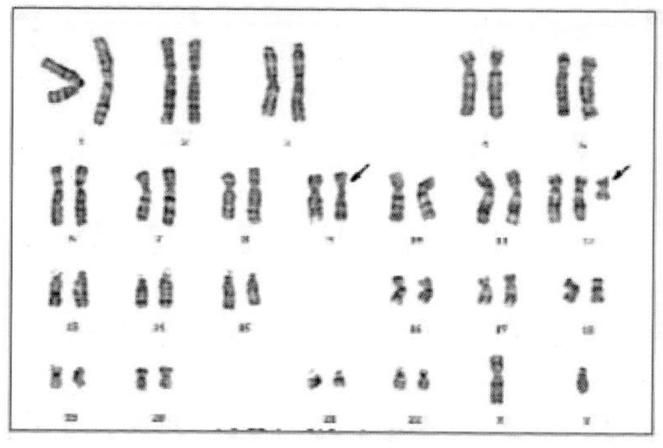

皮肤染色体：47,XY,9qh+pat,+i(12)(p10)
（12号染色体短臂四体）

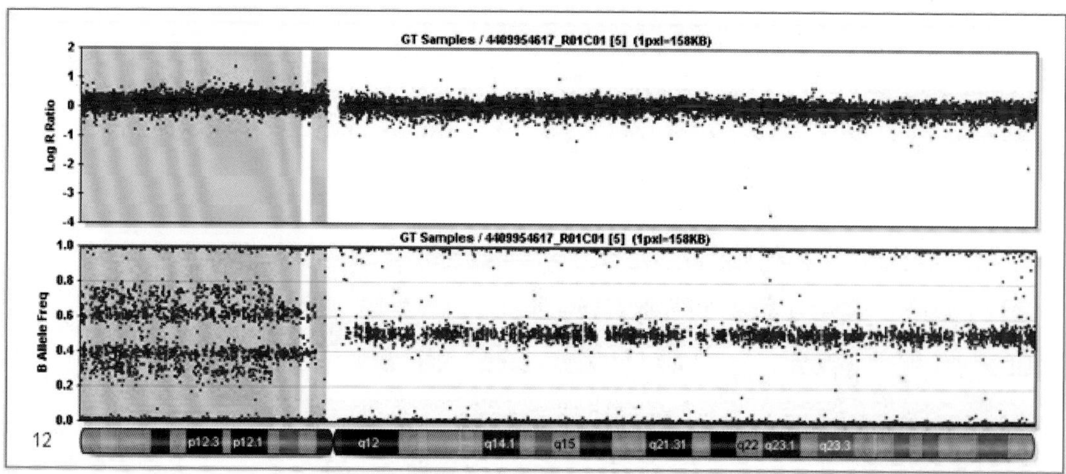

Ilumina Human 370CNV 基因芯片结果

【一例 45, XX, -13/46, XX, r(13)/ 46, XX, r(13;13)/ 47, XX, 2r(13)(p13q32.3) 患者】

女，1 岁 4 个月，第一胎足月顺产。因智力低下及生长发育迟缓而就诊。出生体重 2100g，出生时即发现面部不对称、唇裂、小头畸形、小眼畸形且喂养困难。就诊时尚不能独坐，不能讲话。双亲表型正常、非近亲婚配。患儿出生时父龄 27 岁，母龄 25 岁。否认家族流产史。体查，患儿身长 70cm，体重 7kg，头围 37.5cm，面部不对称，小头，小眼畸形，眼距宽，鼻梁宽阔突出，上唇裂（已修补），腭弓高尖，颈短，耳大，耳低位，耳轮沟深，缩颌。核型为：46,XX,r(13) 占 80%, 46, XX,r(13;13) 占 4%，47, XX, 2r(13) 占 1%，45，XX，－13 占 15%。

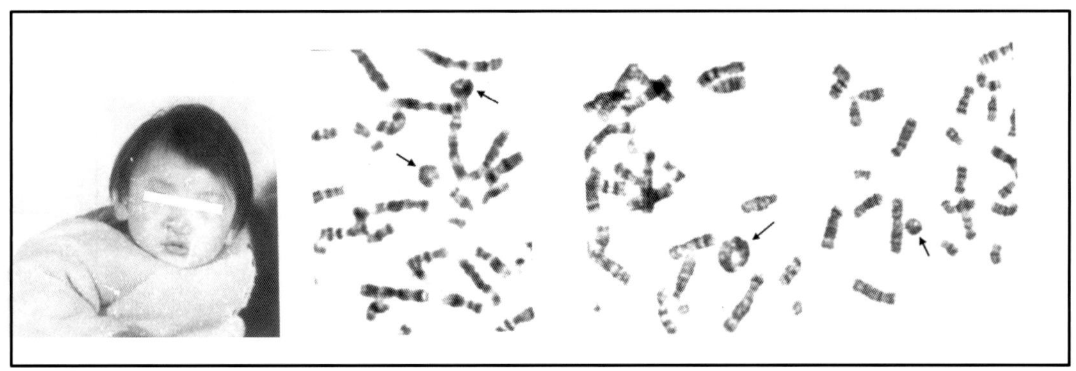

（二）性染色体病

性染色体病是由于 X 和 Y 染色体先天性数目异常或结构畸变所引起的疾病。至今已记载性染色体综合征 6 个。性染色体综合征的共同临床特征是：性发育不全或两性畸形，有的患者仅表现出生殖力下降、继发性闭经、智力稍差、行为异常等。

常见性染色体综合征目录

综合征名称	首报作者及年限	典型核型	生存期
Turner(特纳)综合征	Tuner(1938)	45,X 等	大部分可活到成年
Super female(超 X)综合征	Jacobs, et al(1959)	47,XXX 等	生存期正常，有的生育正常
Klinefelter's(克氏)综合征	Klinefelter(1942)	47,XXY 等	一般能活到成年
超 Y 综合征	Sandberg, et al(1961)	47,XYY	生存期和生育正常
Mosaics(嵌合体)	Grace, et al(1970)	46,XX/47,XXY 等	一般生存期正常
Chimaera(开米拉)	Gartler, et al(1962)	46,XX/46,XY 等	一般生存期正常

【X 染色体数目或结构异常导致原发性闭经、性发育异常的患者】

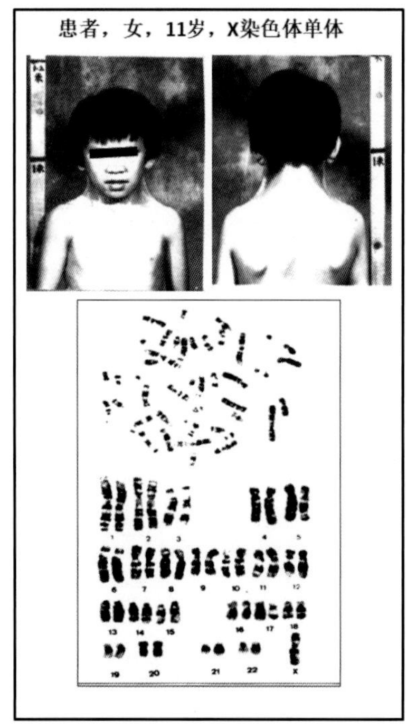

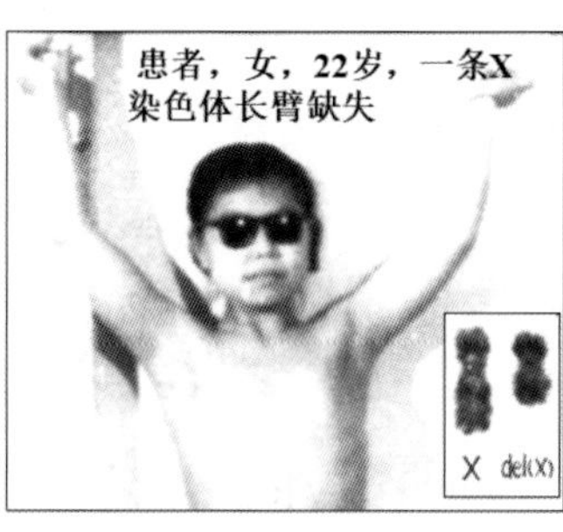

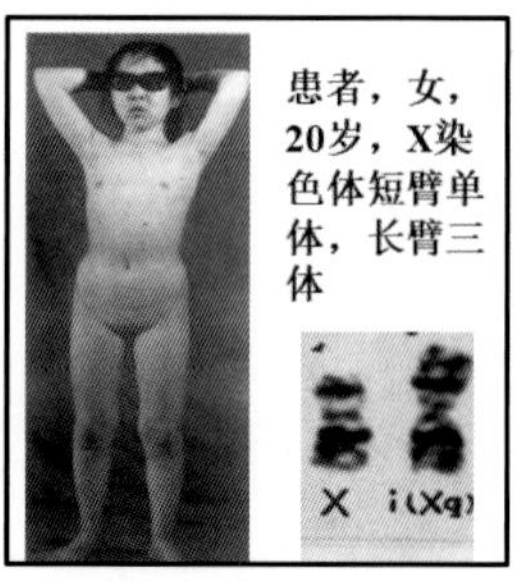

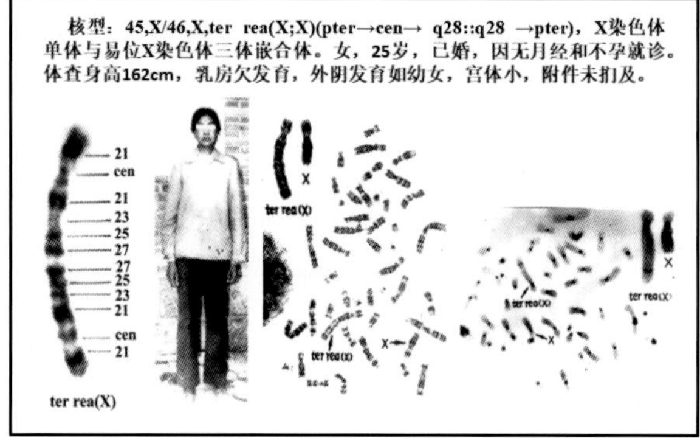

【47, XXX 综合征】

该类患者有的具轻微的智力低下，有的发育正常，具有生育能力。33 岁的产妇发生率约为 1/2500，43 岁的产妇发生率约为 1/450。

典型病例

患者，女，足月平产。1 岁开始说话，14 岁发现智力较同龄者差。18 岁尚未来月经，身高 155cm，指距 154cm。眼距宽，内眦赘皮，上颚高尖。乳房未发育，无腋毛、阴毛，外阴幼儿型。心、肺、肝、脾正常。妇科检查：有阴道，有子宫颈口。可摸到黄豆大小的子宫，核型为 47，XXX

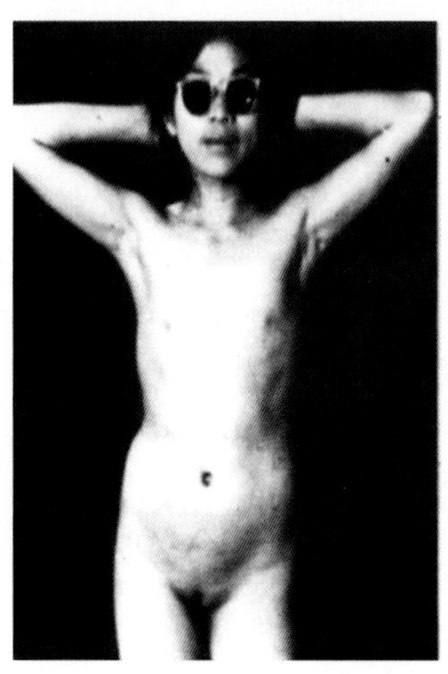

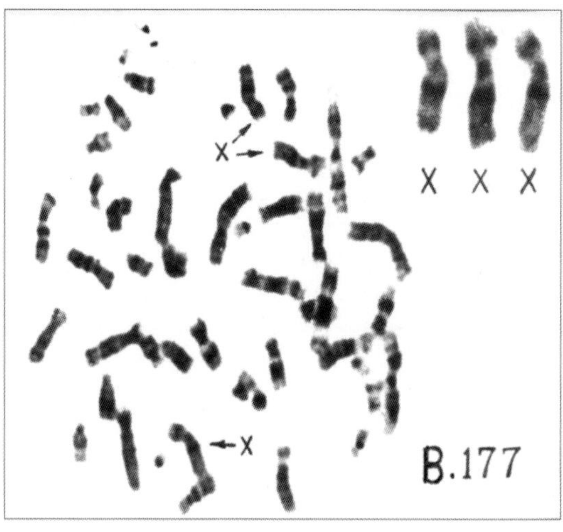

【克氏综合征（ Klinefelter's syndrome）】

克氏综合征又名小睾丸症，核型为47,XXY，无生育能力，33岁产妇发生率约为1/250，43岁产妇发生率约为1/300。

典型病例

患者男性，男，27岁，因阴茎发育不良来就诊。体检：阴茎小，阴囊小，睾丸似蚕豆大小，精液无精子，无阴毛、腋毛、胡须。智力正常。染色体检查核型为：47,XXY。

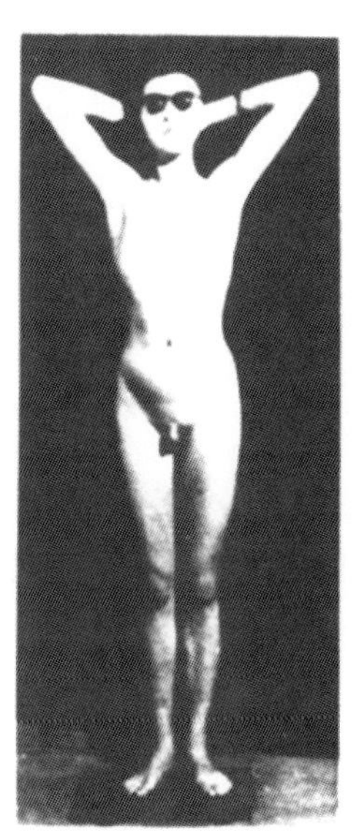

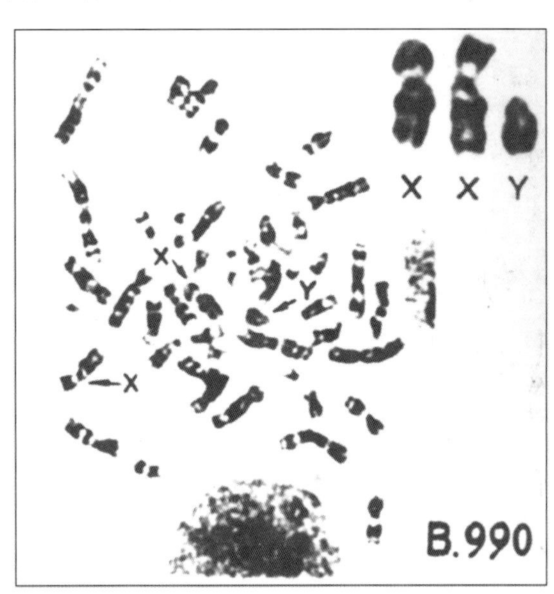

【XYY综合征（XYY syndrome）】

该类患者智力、生长发育、生育力正常，具攻击性。新生男婴中发生率约为1/1000。

典型病例

患者，男，新生儿，足月娩出，体重3.3 kg，出生时双亲年龄母亲为31岁，父亲为37岁。10月龄时体查：发育正常，反应一般，心肺正常。男性外生殖器正常。脐血和外周血染色体检查为47，XYY。

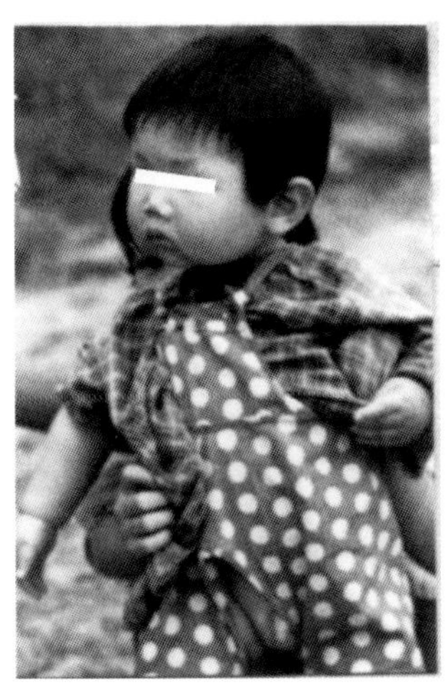

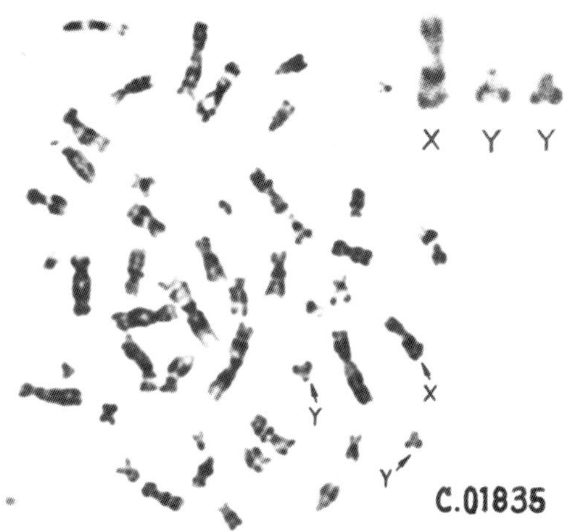

【真两性畸形的表型模式图及典型患者】

21 岁，患者自出生起即发现阴蒂较大，随着年龄的增长而长大。手术和病理学检查：左侧性腺：同一性腺内有卵巢及睾丸组织，发育均成熟。睾丸曲细精管发育尚好，个别管腔内有典型的精子形成，附发育良好的输卵管一条。另有一条由平滑肌及血管组成的硬索，未见输精管。阴蒂：阴茎海绵体形成，有龟头及包皮，无尿道海绵体。核型为：chi 46,XX/46,XY（a 株为 O、CDE、M 占 67.7%；b 株为 A、CDE、M 占 32.3%），可能是由 X 精子和 Y 精子分别与卵原核和第二极体受精后发育而成。

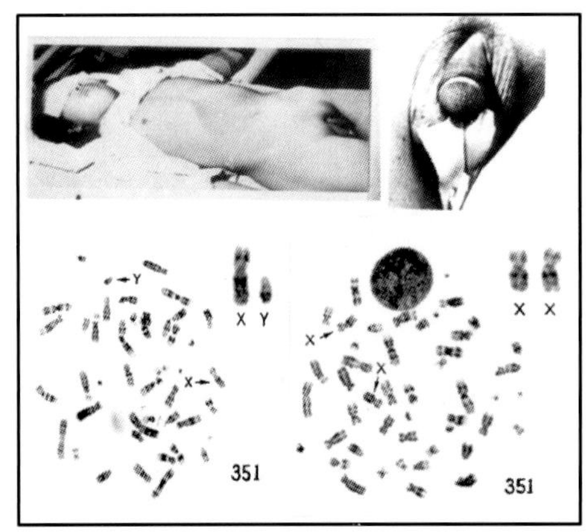

患者表型及核型照片

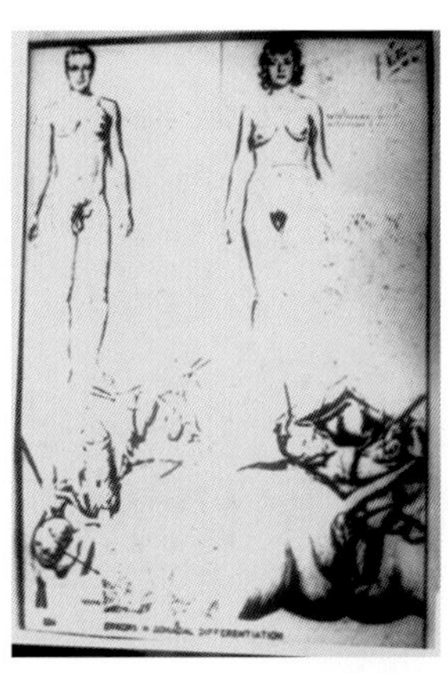

真两性畸形患者的模式图

【两例真两性畸形患者】

mos 46,XX/47,XXY

（ABO、MN、P及Rh血型系统，均无不同血型嵌合）

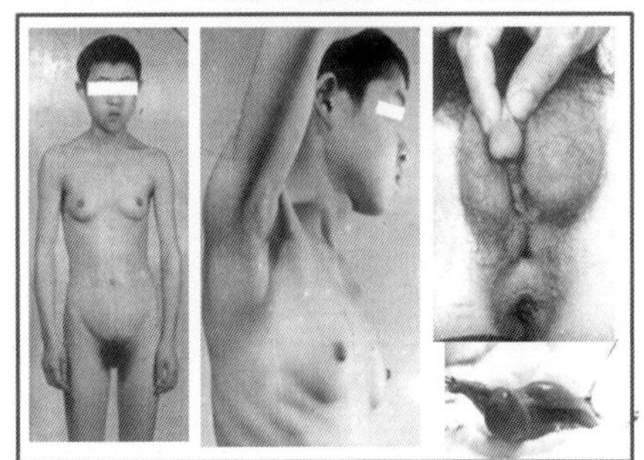

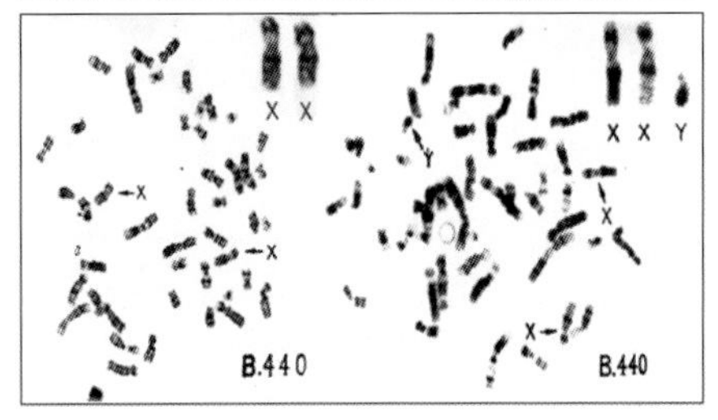

23 岁，自幼外生殖器畸形，17 岁开始乳房发育。手术、病理检查：左侧阴囊内送检物，有一基本发育正常的卵巢、输卵管和一发育不全的子宫。右侧阴囊内为一幼稚、发育不全的睾丸。

mos 45,X/46,XX/47,XX, t(Y;Y)

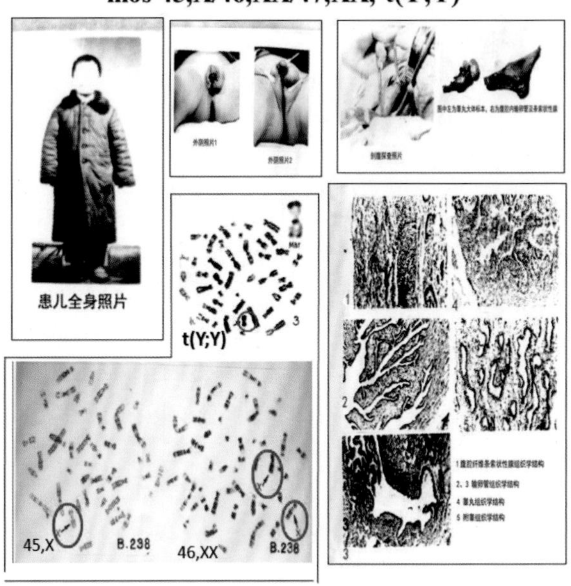

患者，8 岁，出生后发现外生殖器畸形。手术和病理学检查：盆腔右侧髂血管前方有一长约 8cm，宽 0.3cm、厚 0.1～0.2cm 的条索状性腺，未见子宫、隐睾及典型卵巢，右侧阴囊内具与发育年龄相符的睾丸、附睾、输精管。

【女性假两性畸形的表型模式图及典型患者】

女性假两性畸形又称肾上腺皮质增生症。核型为：46,XX。女性假两性畸形，为常染色体隐性遗传，90% 是由位于 6 号染色体短臂上的 CYP21A2 基因突变所致。人群中携带者约为 1/50，常具家族性。

典型病例

两姐妹均为患者，因发现外生殖器不正常入院。分别于两岁时被发现阴蒂过长。手术和病理学检查：见双侧卵巢存在，表面光滑，输卵管存在，子宫存在，发育不良，未见睾丸组织。卵巢活检为未成熟之卵巢，未见睾丸组织。阴蒂切除：组织学检查为肥大的阴蒂，内有海绵组织，无尿道。

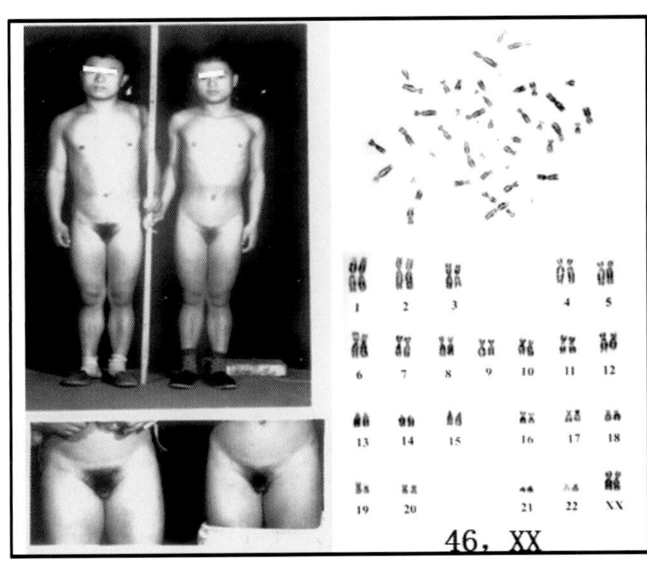

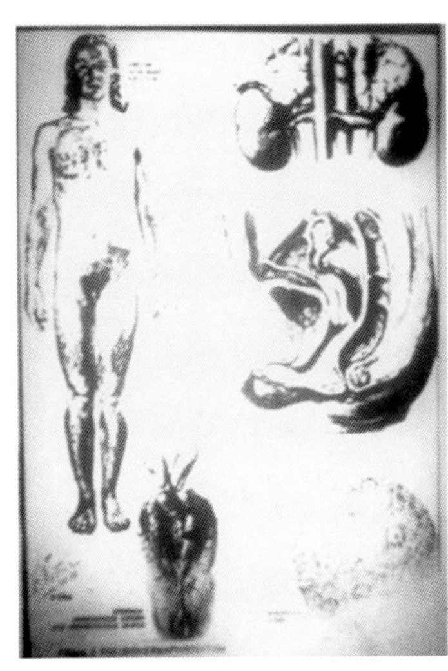

女性假两性畸形患者的模式图

先天性肾上腺皮质增生症的各种酶缺乏所导致的临床表现

酶缺失的类型	男	女	血压	皮质醇	其他类固醇
胆固醇分子分解酶	假两性畸形、具有女性外生殖器	正常外生殖器	失盐、低血压	减少	
3– β – 羟类固醇脱氢酶	假两性畸形雄性分化不完全	改变轻微	失盐、低血压	减少	17– 酮增加
17– 羟化酶	女性化，性发育不良	性发育不良	钠潴留、高血压、低血钾		黄体酮增加、去氧皮质酮增加、雄激素与雌激素减少
21– 羟化酶 1. “单纯雄性化”（最常见） 2. 严重、雄性化伴有失盐					17– 酮增加、醛固酮不足
11– β – 羟化酶雄性化伴有高血压	性早熟（睾丸小）	假两性畸形雄性化继续发展	高血压	减少	11– 去氧皮质醇增加，去氧皮质酮增加，17– 酮增加

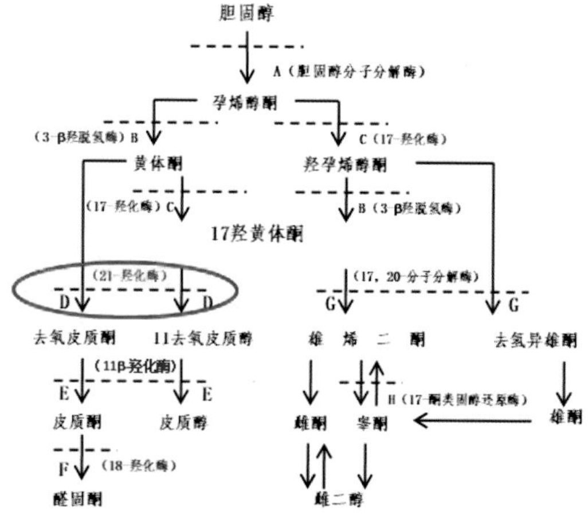

图示 肾上腺皮质激素合成

⟶ 生物合成 ---- 酶缺陷引致生物合成障碍

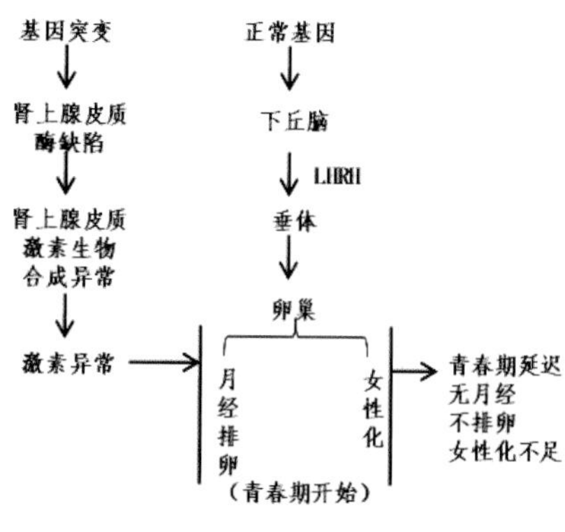

图示 先天性肾上腺皮质增生症基因与激素的相互作用

【男性假两性畸形的表型模式图及典型患者】

男性假两性畸形又称睾丸女性化综合征，核型为46,XY，人群发生率1/5000，是由于Xq11雄激素受体基因突变所致，属X连锁隐性遗传病，XY胚胎不能结合雄激素从而发育为女性。

典型病例

体检发现两性畸形，自幼当作女孩抚养，但发现阴蒂较正常婴儿大，且于双侧腹股沟内有活动之肿块。病理切片检查双侧均为睾丸组织，见有多数细精管，管内未见未分化的精原细胞，无精子；支持细胞不清楚；间质内可见间质细胞，部分间质细胞内含脂褐素，间质细胞无增生，未见明显的卵巢成分。

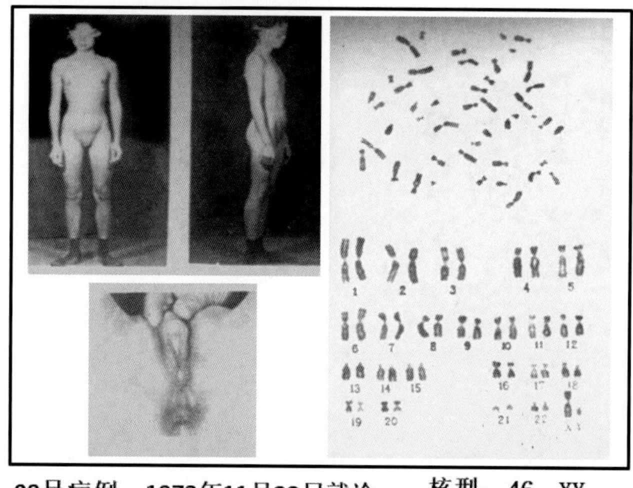

08号病例，1973年11月22日就诊　　核型：46，XY

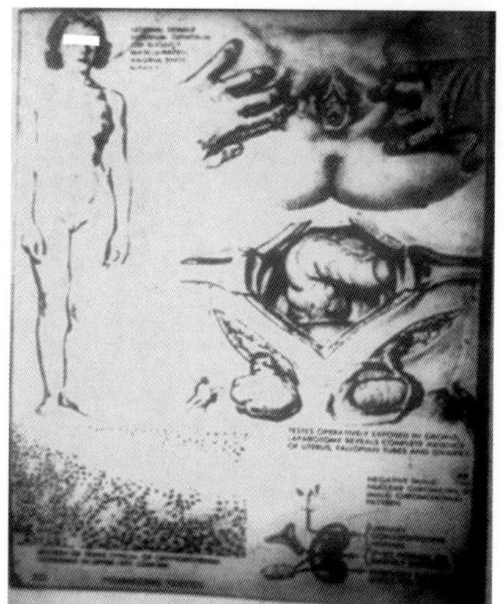

男性假两性畸形患者的模式图

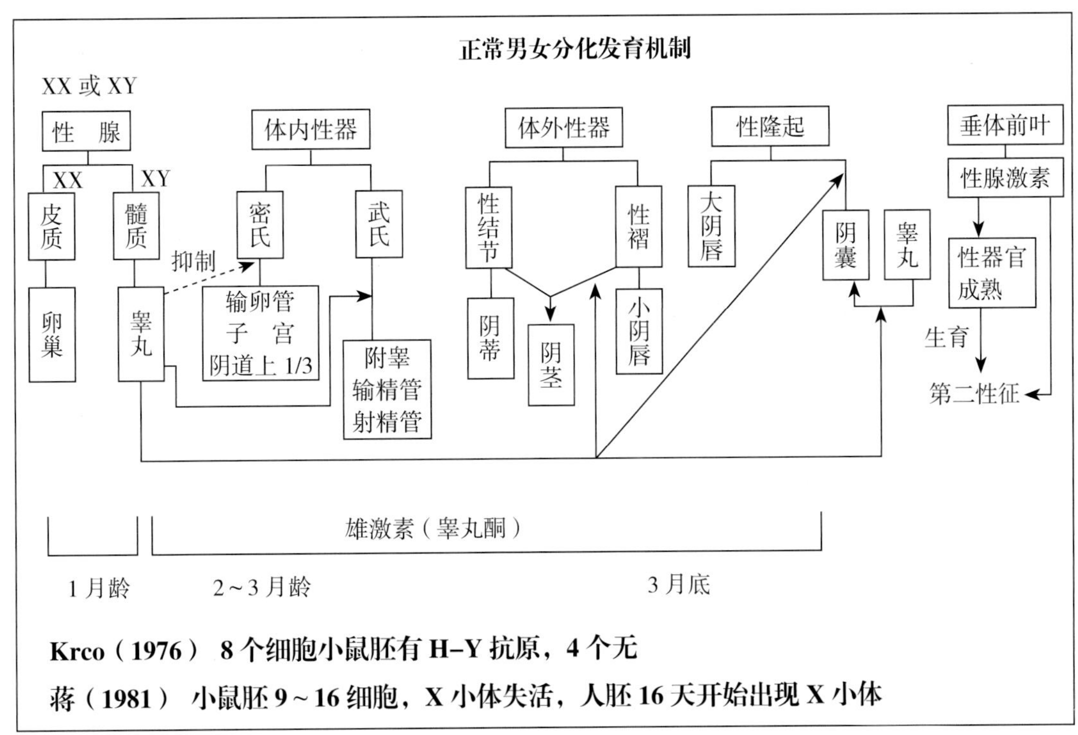

示性染色体决定男女性分化的机制

（三）携带者

携带者是带有染色体结构异常但表型正常的个体。可分为易位和倒位两大类，至今已记载 16000 余种，我国已记载 1200 余种，几乎涉及每号染色体的每个区带。其共同的临床特征是：在婚后引起流产、死产、新生儿死亡、生育畸形或智力低下儿等妊娠、生育疾患；有的类型分娩畸形儿和智力低下儿的可能性高达 100%。根据广泛的群体调查，在欧美的发生率为 0.25%，即 200 对夫妇中就有一对夫妻的一方为携带者；而根据夏家辉等在长沙的调查，携带者在我国的发生率为 0.47%，即 106 对夫妻中就有一方为携带者。

【一个 t(9;22) (p13;p12) 携带者家系】

1999 年 12 月 22 日 Ⅱ9 号女性携带者因害怕出生患儿，从美国回长沙到我室抽羊水检查，2000 年 1 月 3 日诊断为 9p 三体胎儿，建议引产。该家系从 1981 年 12 月 25 日先证者Ⅲ2（B909）在我室确诊，到 2000 年 1 月 3 日羊水诊断，相隔 18 年零 8 天，说明遗传病诊断与咨询必须建立长期的档案。

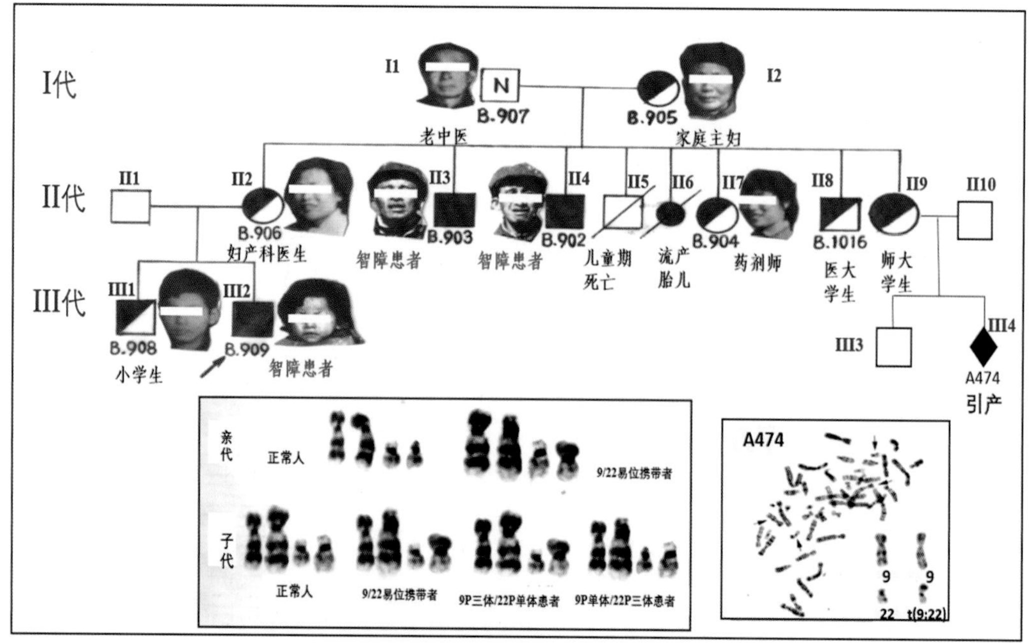

【一个 13 号染色体同源易位嵌合体携带者】

男，中医，45 岁。两次结婚，其前妻流产 8 次，均发生在两个月内；离婚后生育 1 正常男孩。后妻流产 3 次，原因不明。1978 年来遗传咨询门诊就诊。核型为：45,XY,t(13;13)/46,XY。

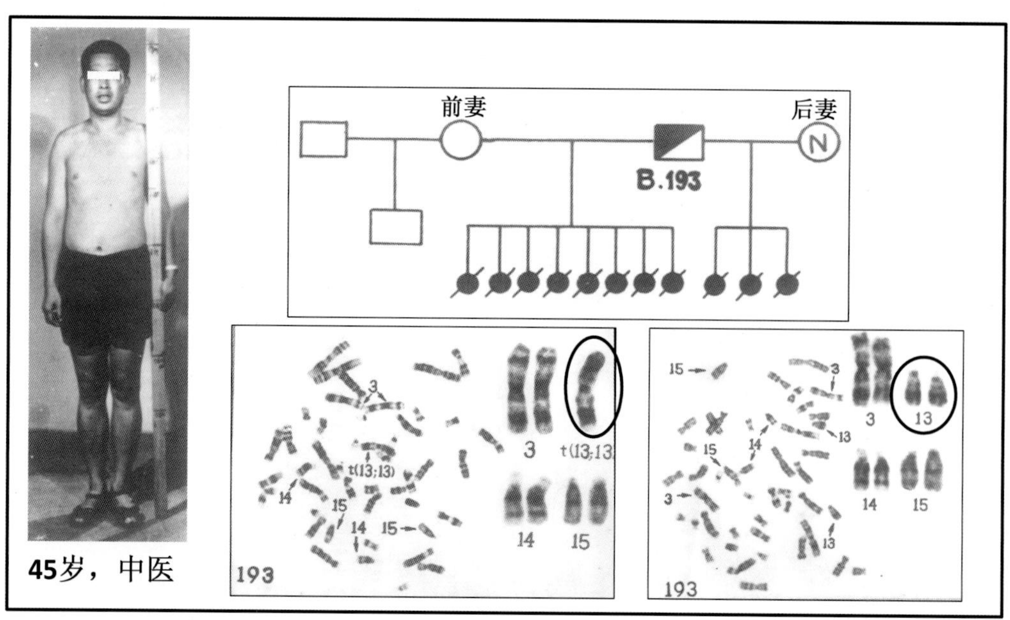

【一个 t(2;19) (2p19q;2q19p) mat 携带者家系】

女，检查号 C1588，出生时脐血行染色体检查，核型为 46,XX, t(2;19)(2p19q；2q19p)。行家系调查，其父（B802）正常，而其母（B801）与之具同一核型，证实系由母亲遗传。

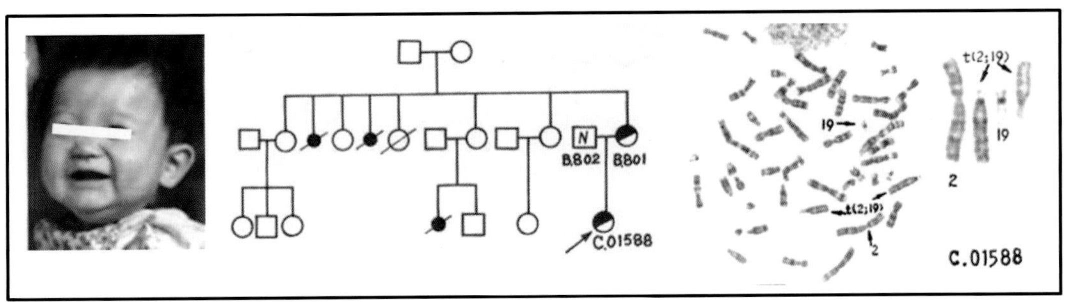

（四）多倍体

精子或卵子均仅含有单倍染色体（n），合子则含有2倍染色体（2n），凡含有3倍或3倍以上染色体的个体谓之多倍体。人类的单倍体和四倍体以上的多倍体活婴尚未见报道。至1989年止单一的三倍体（3n）、四倍体（4n），以及二倍体/三倍体、二倍体/四倍体的嵌合体的活婴已报道40余例，多数在出生后一周内死亡，有的已活过2岁。三倍体和四倍体多发现在自然流产胚胎中。其共同的临床特征有：智力和身体发育障碍，内、外生殖器发育不良等。

【一个69,XXY三倍体的外观、染色体组成及睾丸组织切片】

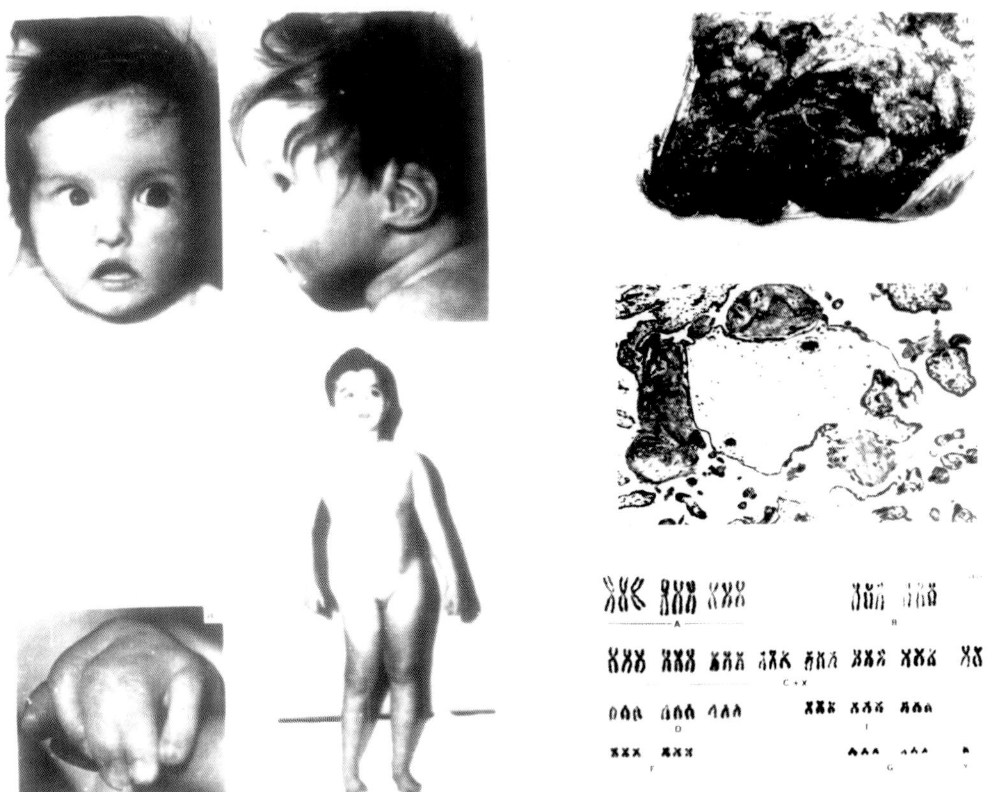

由于每一号染色体有三条，在减数分裂中不能正常配对，故性腺不发育

二、基因组病

基因组病是由于“基因组拷贝数变异”而导致的一类“染色体微缺失、微重复综合征”，主要临床表现为生长发育迟缓、智力发育迟缓、特殊面容、内脏器官畸形、内分泌异常、精神行为改变等。85%～95%的患者是由新发突变引起；家族性遗传仅占5%～10%。遗传方式通常表现为显性遗传。无有效治疗方法。至今记录100余种，新生儿中的总发生率达1%～2%，已成为“人类基因组计划”完成后，国际上利用“微阵列技术（SNP array)”开展遗传病诊断与产前诊断，防止严重致愚、致残、致死性患儿出生的重要病种。

常见基因组病目录

孟德尔遗传性基因组病	OMIM	位点	结构变异
常染色体显性遗传			
Bartter 综合征 II 型	601678	1q36/*CLCNKA/B*	缺失
面肩胛肱骨型肌营养不良	158900	4q35/*FRG1*	缺失
Prader–Willi 综合征	176270	15q11.2–q13	缺失
Angelman 综合征	105830	15q11.2–q13	缺失
Williams–Beuren 综合征	194050	7q11.23	缺失
7q11.23 重复综合征	609757	7q11.23	重复
脊髓小脑共济失调 20 型	608687	11q12	重复
Smith–Magenis 综合征	182290	17p11.2/*RAI1*	缺失
Potocki–Lupski 综合征	610883	17q11.2	重复
遗传性压迫易感性神经病	162500	17p12/*PMP22*	缺失
腓骨肌萎缩症 1A 型（CMT1A）	118220	17p12/*PMP22*	重复
Miller–Dieker 无脑回综合征	247200	17p13.3/*LISI*	缺失
精神发育迟滞	601545	17p13.3/*LIS1*	重复
DiGorge 综合征	188400	22q11.2/*TBX1*	缺失
腭心面综合征	192430	22q11.2/*TBX1*	缺失
22q11.2 重复综合征	608363	22q11.2	重复
神经纤维瘤 I 型	162200	17q11.2/*NF1*	缺失
成人型脑白质营养不良	169500	*LMNB1*	重复
常染色体隐性遗传			
21- 羟化酶缺陷症	201910	6p21.3/*CYP21*	缺失
家族性青少年型肾痨	256100	2q13/*NPHP1*	缺失
戈谢病	230800	1q21/*GBA*	缺失
垂体性侏儒	262400	17q24/*GH1*	缺失

续表

孟德尔遗传性基因组病	OMIM	位点	结构变异
脊髓型肌肉萎缩症	253300	5q13/*SMN1*	缺失
β－地中海贫血	141900	11p15/*HBB*	缺失
α－地中海贫血	141750	16p13.3/*HBA*	缺失
X 连锁遗传			
甲型血友病	306700	*F8*	倒位 / 缺失
Hunter 综合征	309900	*IDS*	缺失 / 倒位
X 连锁鱼鳞病	308100	*STS*	缺失
精神发育迟滞	300706	*HUWE1*	重复
佩梅病	312080	*PLP1*	缺失 / 重复 / 三体化
进行性神经症（智力低下＋癫痫）	300260	*MECP2*	重复
红绿色盲	303800	Opsin genes	缺失
Y 连锁遗传			
男性不育 AZFa 微缺失	415000	Yq11.2	缺失
男性不育 AZFc 微缺失	400024	Yq11.2	缺失

【示一个辗转各地求医的 Angelman 综合征的家系】

该综合征是由于 15 号染色体长臂 q11.2 发生缺失所致，父母核型正常，属于新的缺失突变。再次妊娠时建议行产前诊断。

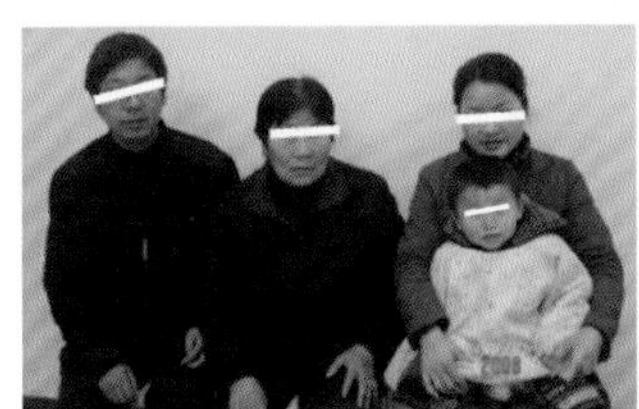

示患儿父亲、母亲及外婆

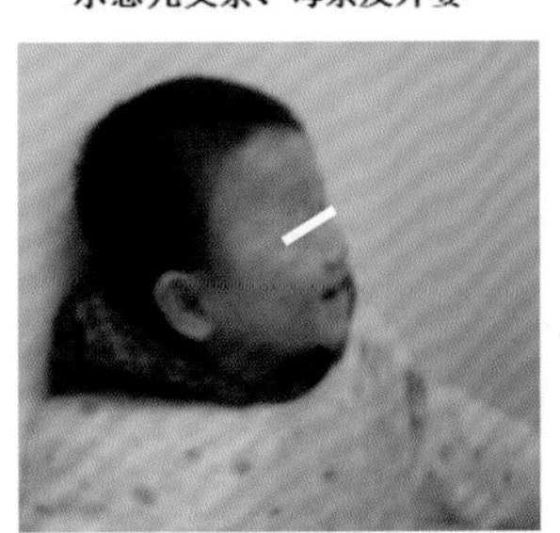

2005 年 8 月出生（患儿傻笑、多动、多话）

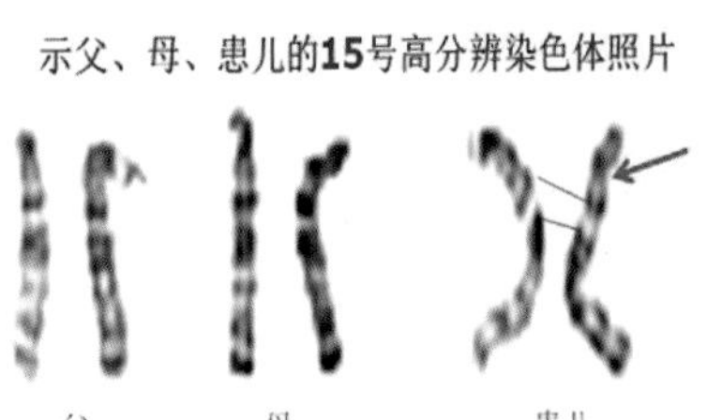

Angelman综合征缺失关键区域探针（红色）对照检测探针（绿色）

（RP11-1081A4）（RP11-530H6）

15q11.2 15q26.3

15

示所选择的15号染色体上的BAC探针位点

患者的分子细胞遗传学核型为：

46, XY, ish del(15)(q11.2q11.2)(RP11-1081A4-)

诊断为 Angelman 综合征。

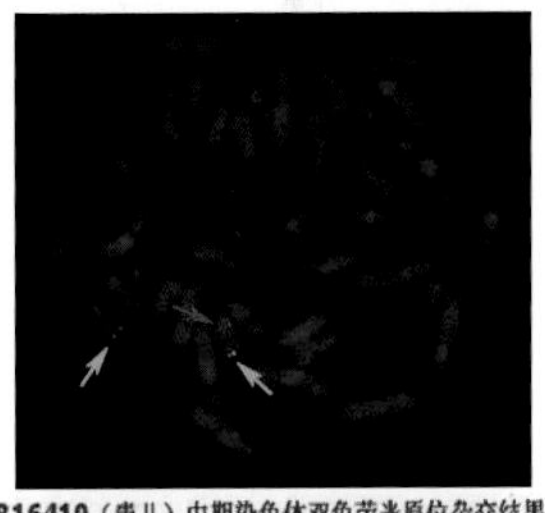

B16410（患儿）中期染色体双色荧光原位杂交结果，一条15号染色体缺失了红色荧光（计数50个细胞）

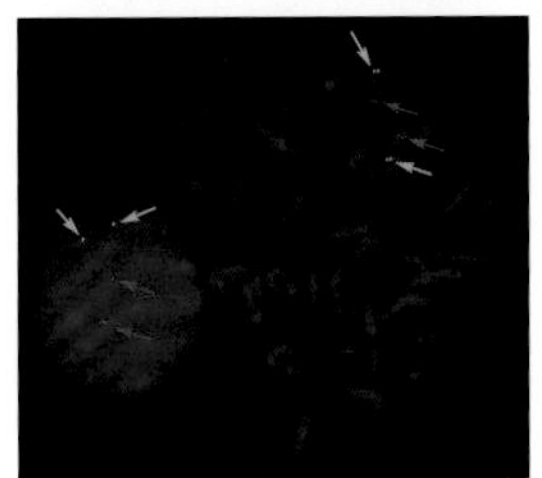

B16409（母亲）中期染色体双色荧光原位杂交结果，未发现缺失（计数50个细胞）

【一例 10p12.1-12.3 中间缺失基因组病患者】

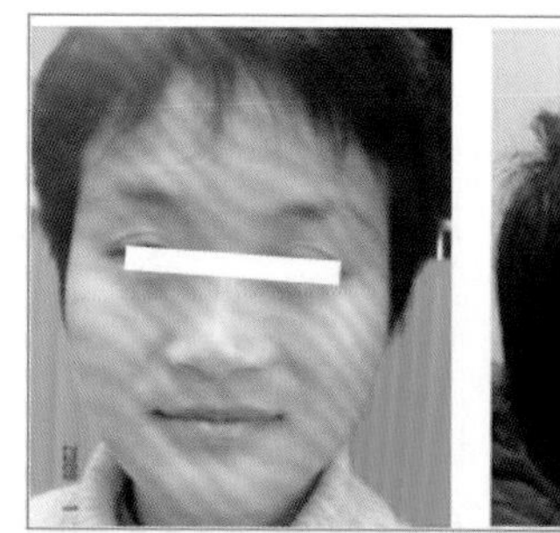

女，25岁。轻度智力低下,杏仁眼,下颌前突刚性毛发,后发迹低。

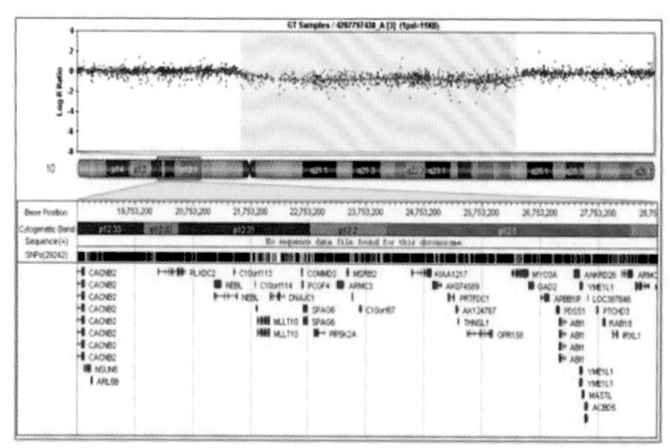

Illumina 550k BeadChip检测发现
10p12.1-12.3存在约4781550bp杂合性缺失

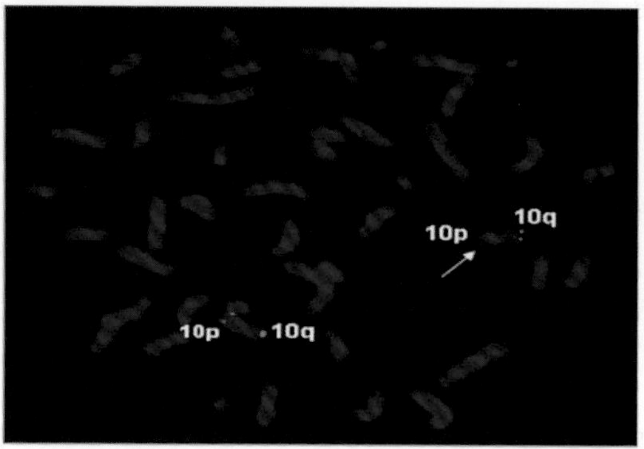

患者FISH结果显示一条10号染色体缺失

【示一个辗转各地求医的 Williams 综合征患者】

邬玲仟主任医生根据患者的特殊面容（唇厚，低鼻梁，长人中，眼周围皮下组织丰满），喜交流，健谈，智障(智商 40～100)，动脉狭窄等临床特征判断本病可能为 Williams 综合征，建议行 SNP array 等基因技术检测。

患儿 9 岁，出生时无窒息，生后母乳喂养，5 个月抬头，10 个月叫妈妈，13 个月独站，23 个月走路，语言发育正常，能背唐诗。因生长迟缓，运动能力差，有动脉狭窄，智力落后，学习困难，十以内的加减法不能完成，于 2010 年 1 月 20 日开始先后在 5 家医院就诊。

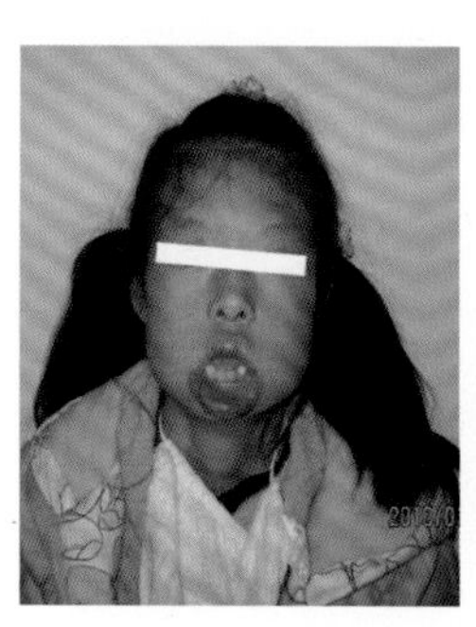

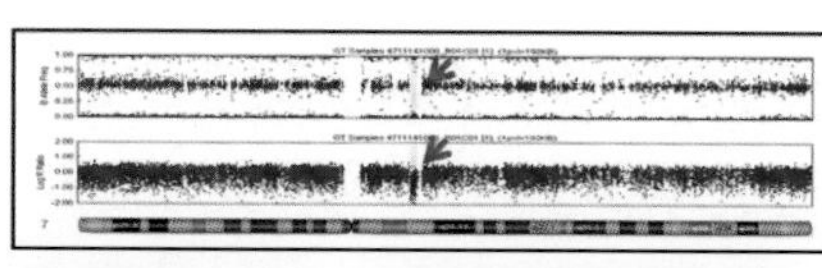

图示 Illumina HumanCytoSNP-12 芯片技术检测结果：显示 7q11.23 存在约 1.38Mb 大小的杂合缺失，位于 Williams 综合征关键区域缺失。

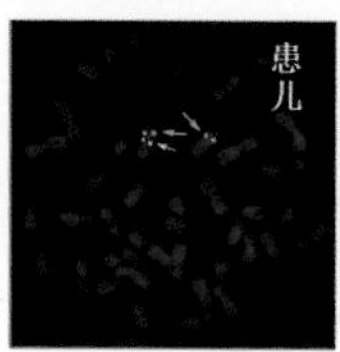

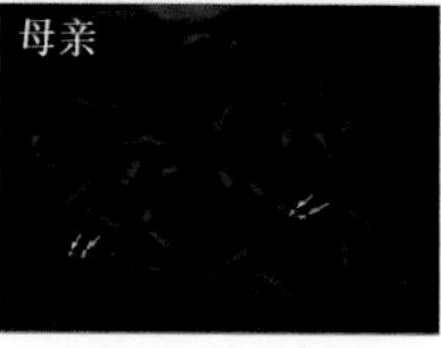

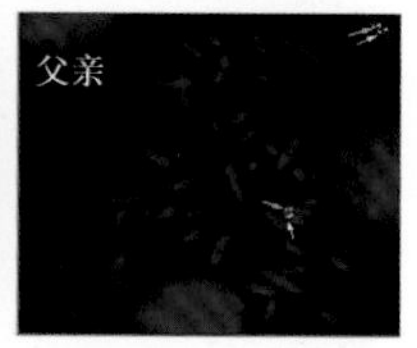

示中期染色体 FISH 杂交照片【探针 :RP11-27P17, 7q11.23 167,072bp（红色）
RP11-121A8, 7p14.1 171,810bp（绿色）】

综合 SNP array 和 FISH 结果，诊断患儿患 Williams 综合征，夫妇再生育建议做产前诊断。

三、单基因病（含代谢病）

由一对等位基因决定的遗传病，等位基因在亲子间按分离定律遗传。至今已记录 7000 余种，已克隆致病基因的 3400 余种，开展临床基因诊断的有 2300 余种。可分为常染色体显性遗传病、常染色体隐性遗传病、X 连锁显性遗传病、X 连锁隐性遗传病、Y 连锁遗传病等。采用基因检测技术针对每一种单基因病进行诊断。有的类型临床表现为：先天性智力障碍、进行性智力障碍、精神障碍或退行性智力障碍；先天性耳聋、进行性耳聋、药物致聋或退行性耳聋；先天性单器官或多器官畸形；先天性性发育异常或畸形；进行性肌营养不良、肌肉萎缩或多发性器官系统衰竭等。

（一）常染色体显性遗传病

（Autosomal dominant inheritance, AD）

1. 常染色体显性遗传病是由于 1～22 号染色体上某一等位基因发生显性突变、在杂合子条件下致病。患者的基因型为 AA 或 Aa，正常者为隐性的纯合子 aa。人类的单基因病中，一半以上的属于常染色体显性遗传病。某些常染色体显性遗传病的发病率在人群中相当高（下表）。

常见的染色体显性遗传病目录

疾病	频率 /‰
遗传性结肠癌	5
遗传性乳腺癌	5
耳硬化症	3
家族性高胆固醇血症	2
Von Willebrand 病	1.0
成人多囊肾	1.0
多发性外生骨疣	0.5
Hautington 病	0.5
神经纤维瘤	0.4
肌强直性肌营养不良	0.2
先天性球形红细胞症	0.2
结节性硬化	0.1
家族性结肠息肉病	0.1
显性先天性耳聋	0.1
软骨发育不全症	0.1

【一个多指（趾）并指（趾）基因病家系】

确认为 7q36.3 带（156224262—156344327 包含 ZRS 基因）120kb 重复新突变所致。

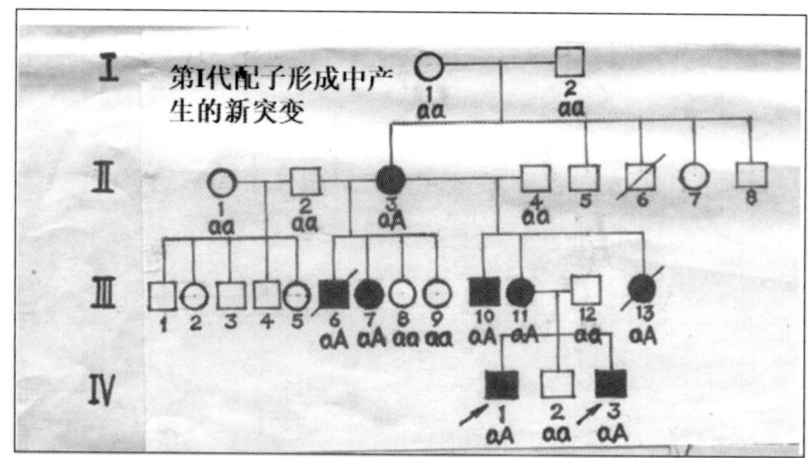

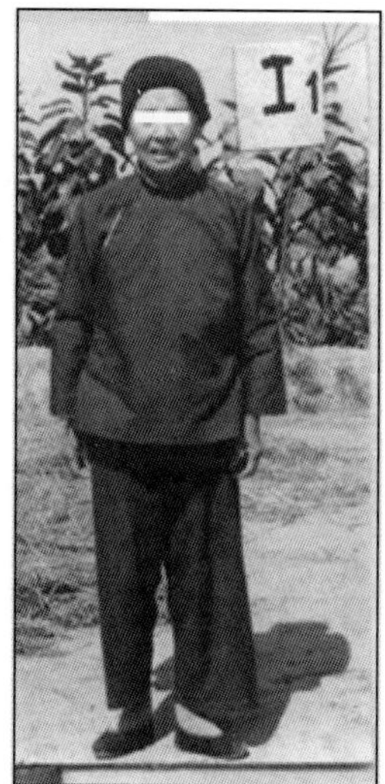

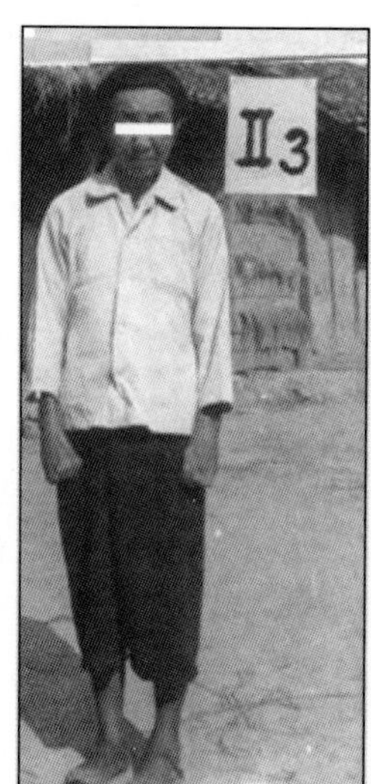

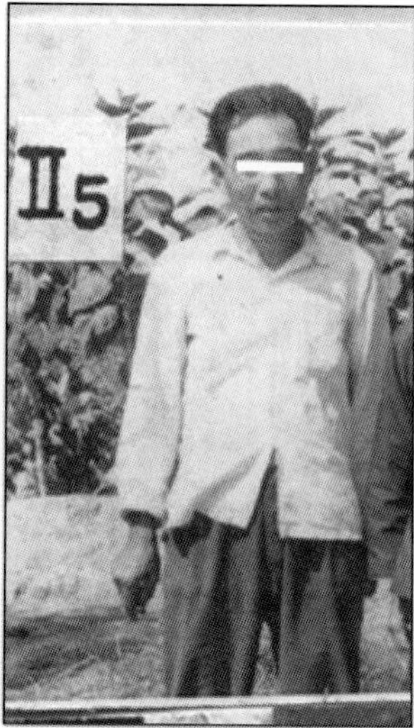

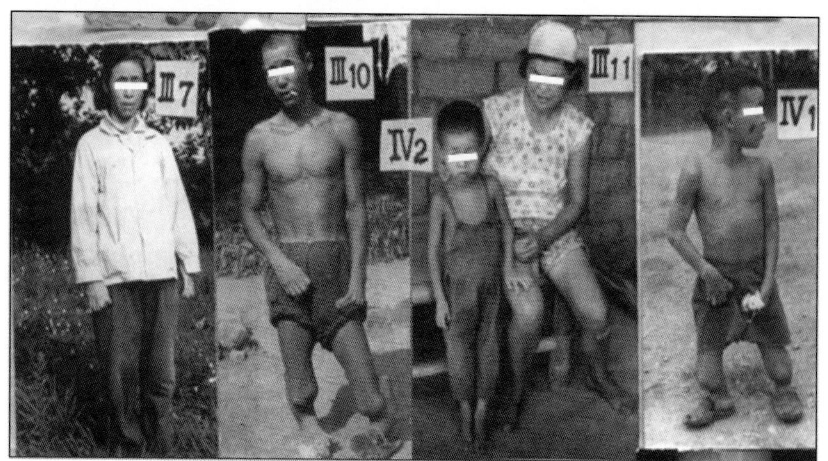

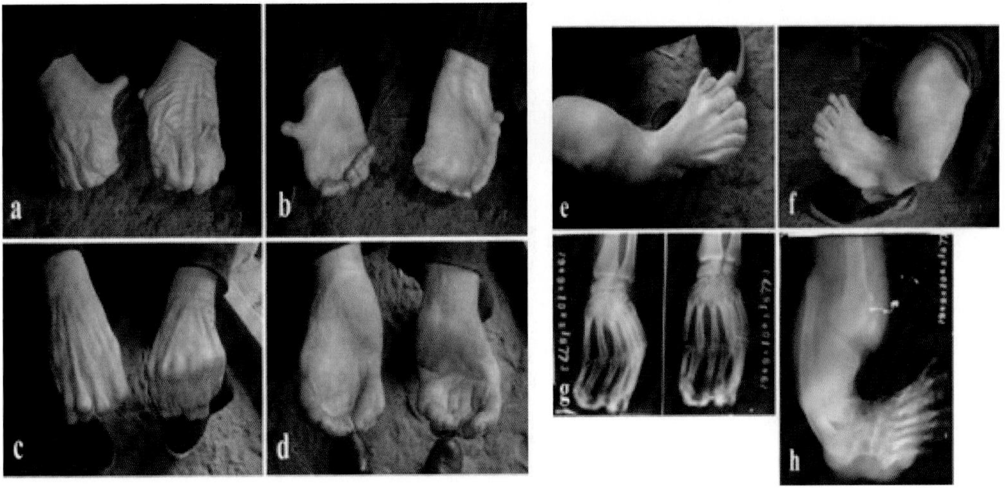

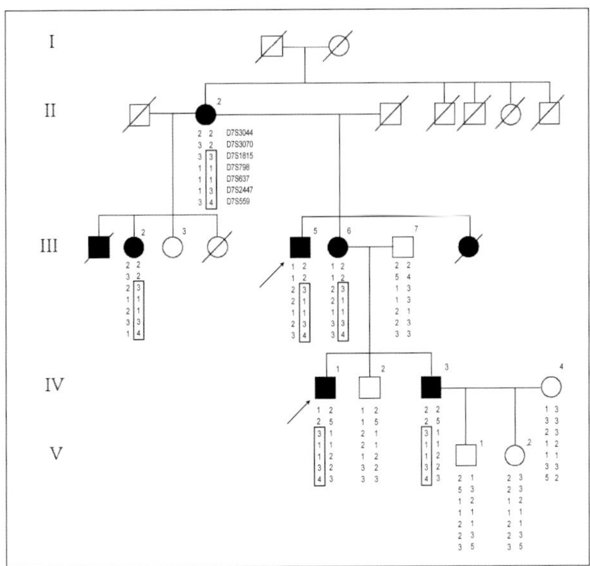

连锁分析确定致病基因位于 7q36.3

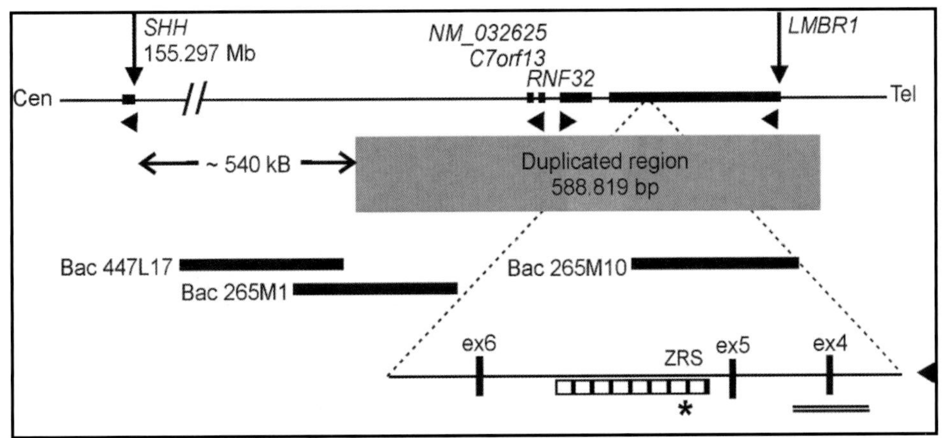

7q36.3 基因结构示意图

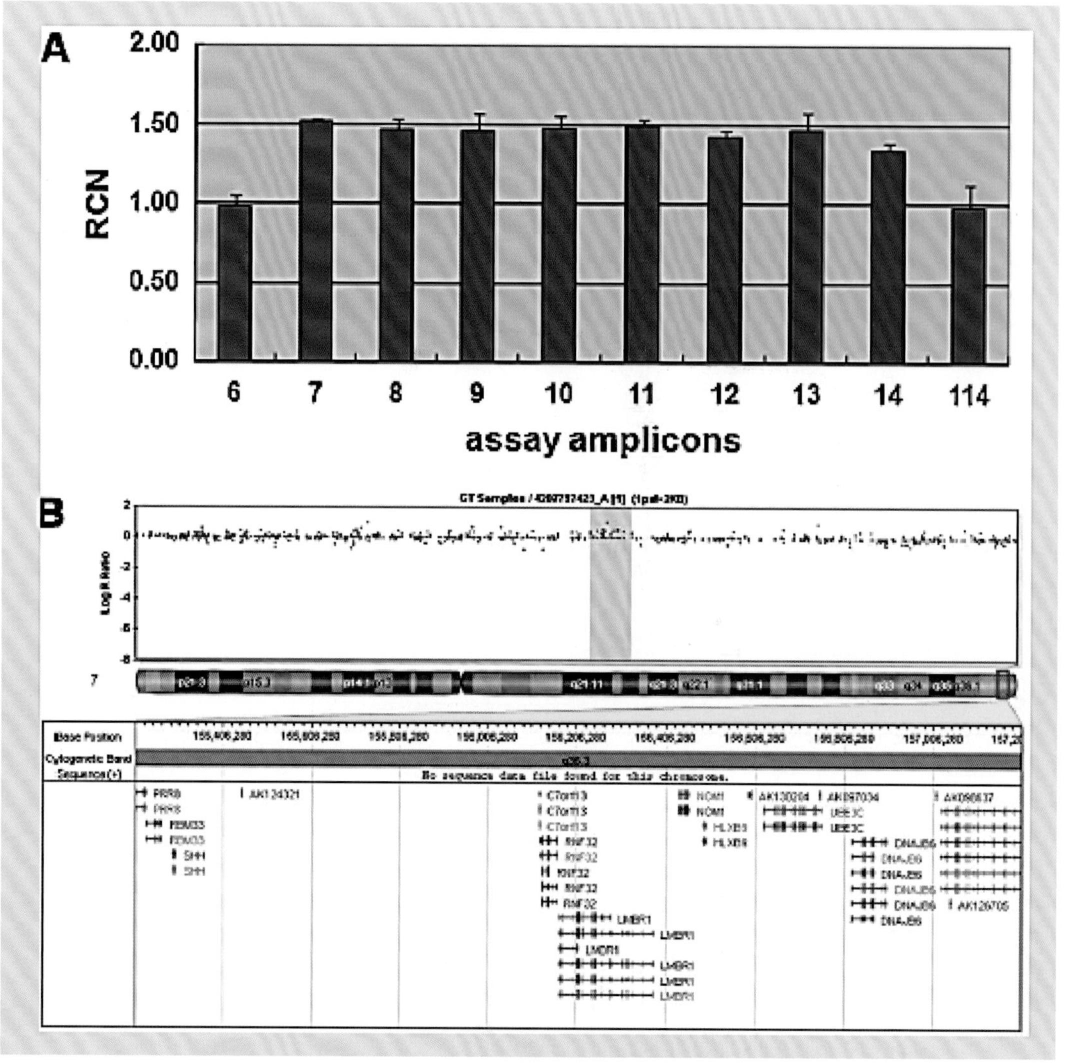

采用 SNP Mapping 500K Array 全基因组拷贝数检测，
确认 7q36.3 156224262—156344327 120kb 包含 ZRS 的重复

【一个小脑型共济失调 (SCA) 患者及家系】

（确认为染色体 14q *MJD1* 基因突变所致）

该家系四代 14 名患者（12 男 2 女）。先证者，男，42 岁，工人，37 岁发病，病程 5 年；主要症状为顿挫样发音，醉酒样步态，走一字路不能，单脚站立不能，轮替运动节律不均；双眼外展略不到位，眼球有水平、细小震颤；指鼻试验稍慢，动作有轻度偏离、速度缓慢，但无肘部的摇摆；饮水呛咳；头部 MRI 表现为小脑萎缩。

MJD1 基因是 SCA3/MJD 的致病基因，位于 14 号染色体长臂，其 4 号外显子存在一段 CAG 重复序列，正常人重复 12～40 次，患者常见的异常重复为 51～86 次。

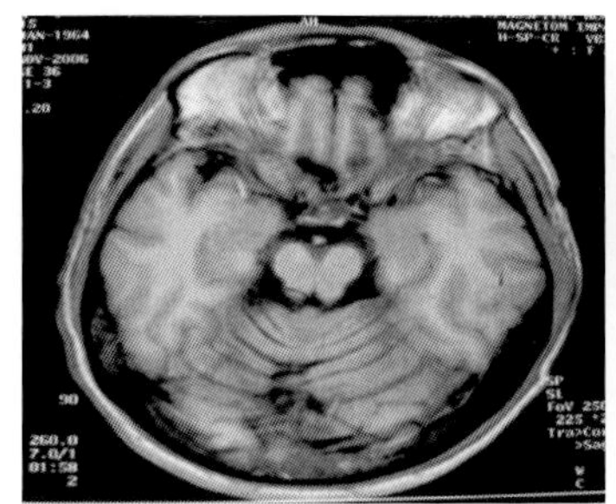
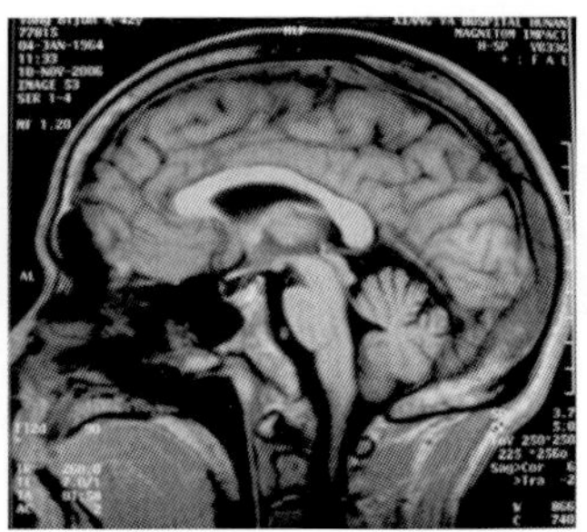
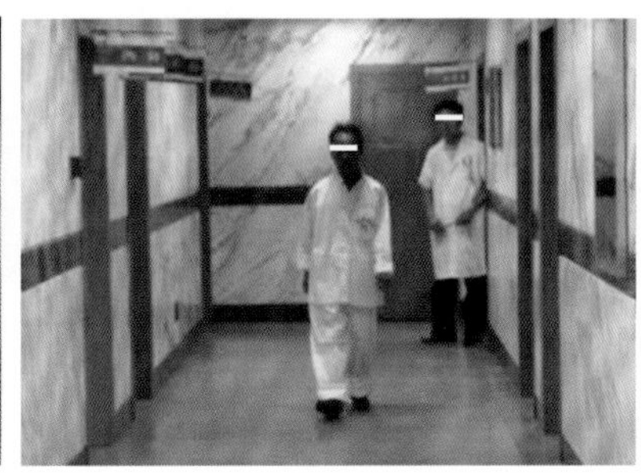

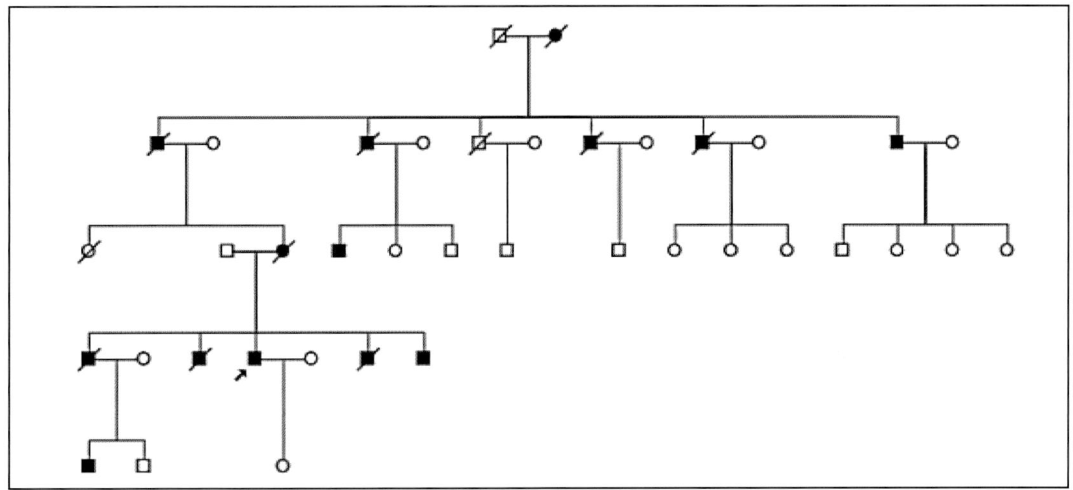

***MJD1* 基因检测：CAG 重复为 75 次**

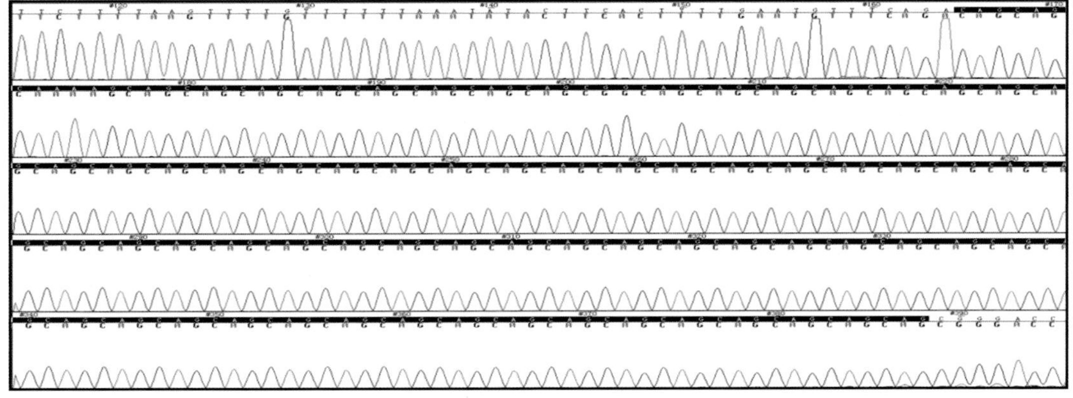

【亨廷顿舞蹈病（Huntington disease，HD）】

HD 是一种进行性神经系统疾病，晚期患者尸检肉眼可见大脑基底神经节结构发生显著的退行性病变。尾状核显著萎缩，壳核和苍白球也可受累。大脑整体缩小，尤其是额叶。临床表现为不自主运动，精神异常和痴呆。发病早期（小于 40 岁）主要表现为舞蹈症，青少年主要表现为动作僵化而不是舞蹈症；青年患者精神异常和行为异常也比较常见。患者通常在首个症状出现 15 ~ 20 年后死亡。发病率 0.5 ~ 1/ 万左右，发病高峰年龄是 40 ~ 45 岁之间。HD 的基因位于 4p16 上，是由于 (CAG)n 拷贝数动态突变引起，(CAG)n 拷贝数与疾病的发病关系如下表。

正常等位基因	(CAG)n ＜ 30	HD 等位基因	(CAG)n 36～39（外显率减少）
中间型等位基因	(CAG)n 30～35	HD 等位基因	(CAG)n ＞ 39

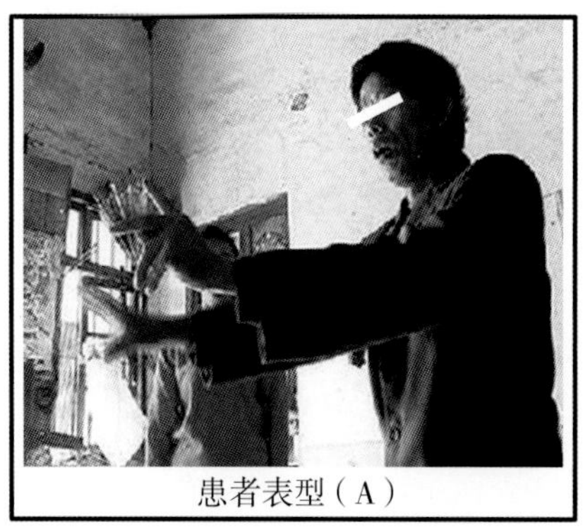
患者表型（A）

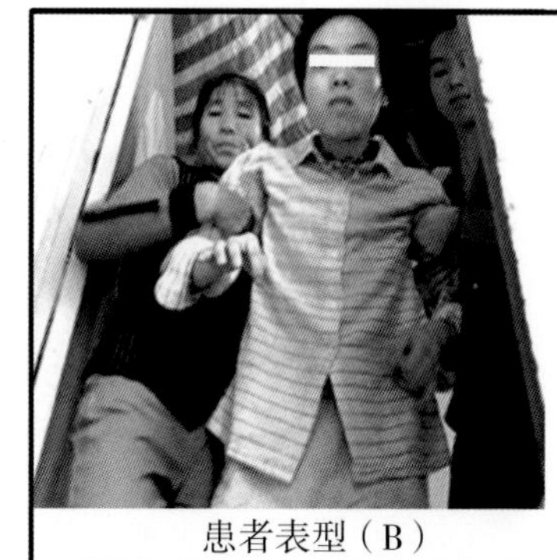
患者表型（B）

B 患者家系，1976 年奶奶因“舞蹈病”而死。7 个子女皆患此病。大女儿和大儿子病发已离世，二儿子因不堪怪病折磨而轻生，目前在世的 3 人患者的父亲及两个叔叔均患病在家。

（二）常染色体隐性遗传

（Autosomal recessive inheritance，AR）

常染色体隐性遗传病是由于 1～22 号染色体上某一等位基因突变所致的疾病。等位基因的纯合子（aa）致病，杂合子（Aa）和纯合子（AA）表型正常。有些常染色体隐性遗传病的发病率存在地区与民族的差异。如囊性纤维化（cystic fibrosis, CF）在亚洲人群中极为罕见，在欧洲人群中每 22 个人就有一个携带者，其患者为 1/2000；如镰状细胞贫血病和地中海贫血的基因杂合子不感染疟疾，这种环境压力给他们带来了生殖优势。隐性基因杂合子之间婚配，将出生 1/4 的患儿，从而增加患儿出生率。

【一个苯丙酮尿症家系的基因诊断、产前诊断与遗传咨询】

苯丙酮尿症属常染色体隐性遗传病，我国苯丙酮尿症（phenylketonuria，PKU）的发生率北方略高于南方，总的发生率约为 1/10000。有智力发育迟缓、半数以上智商小于 35，毛发、皮肤和虹膜色素变浅，常因尿液、汗液有鼠尿臭味被发现，早期饮食治疗可以促进智力发育。苯丙氨酸羟化酶基因（PAH）位于 12q24.1，由 13 个外显子组成，全长约 90 kb，目前世界范围内已报告了近 400 种基因突变。

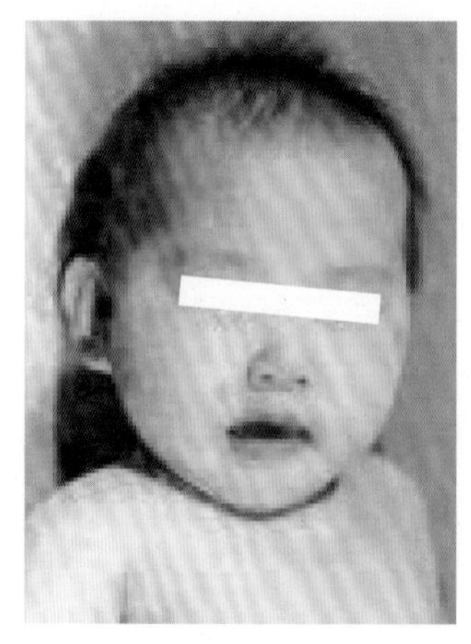

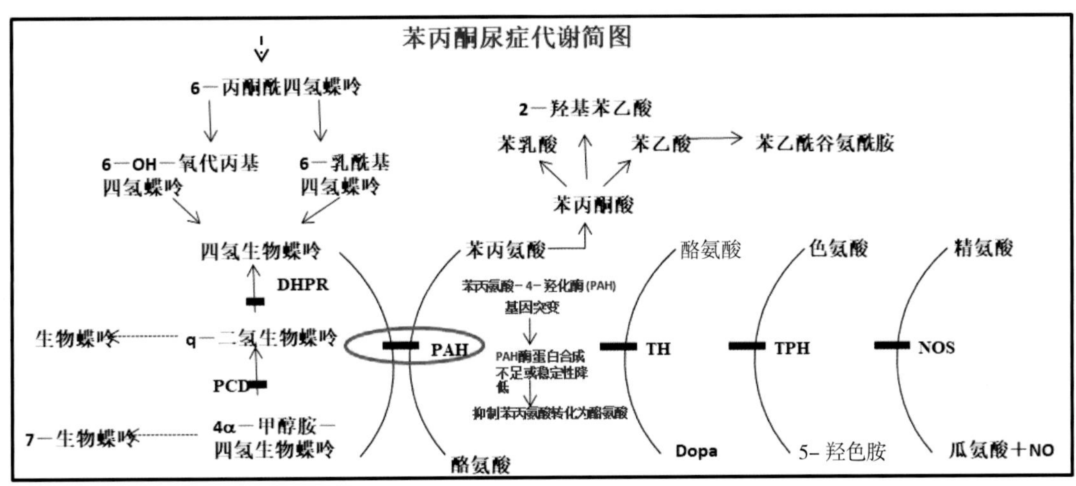

患者 *PAH* 基因存在 c.208＿210 位杂合缺失“TCT”和 c.611A>G 杂合突变，因具两种突变而发病。其父亲 *PAH* 基因存在 c.208＿210 位杂合缺失“TCT”，表型正常。母亲 *PAH* 基因存在 c.611A>G 杂合突变，表型正常。胎儿 *PAH* 基因存在 c.208＿210 位杂合缺失“TCT”，表型正常，结婚生子应做产前诊断。

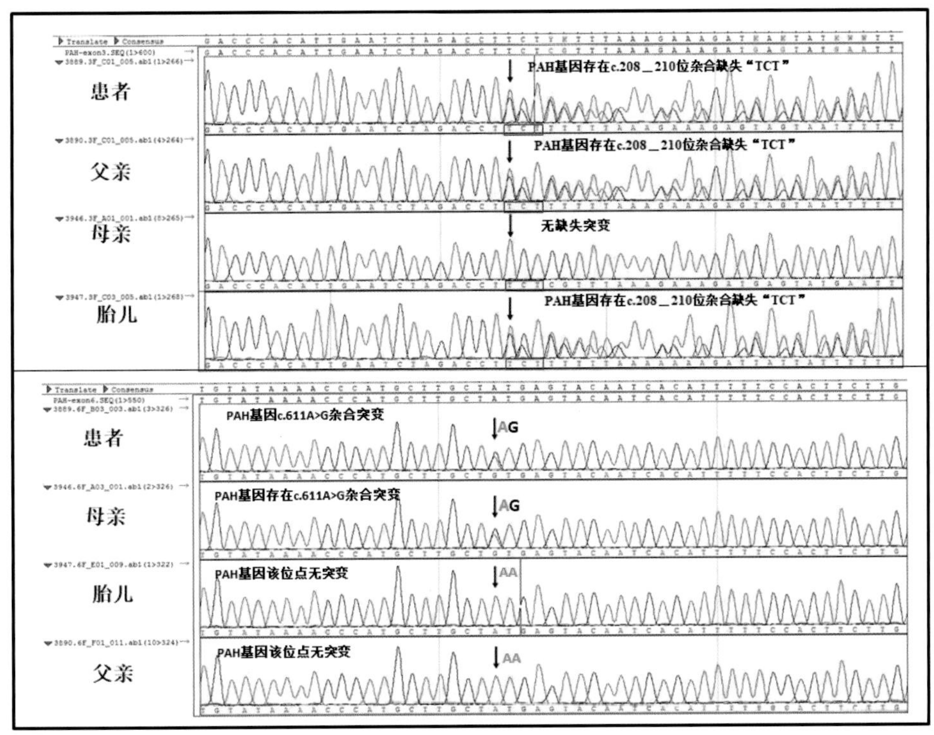

【遗传性耳聋家系】

耳聋（deafness）是最常见的遗传病之一，新生儿中发生率约为 1/1000，其中约半数属于单基因遗传，40%～50% 为常染色体隐性遗传，10% 为常染色体显性遗传，散发病例约 50%，*GJB2*、*GJB3* 基因突变较常见。

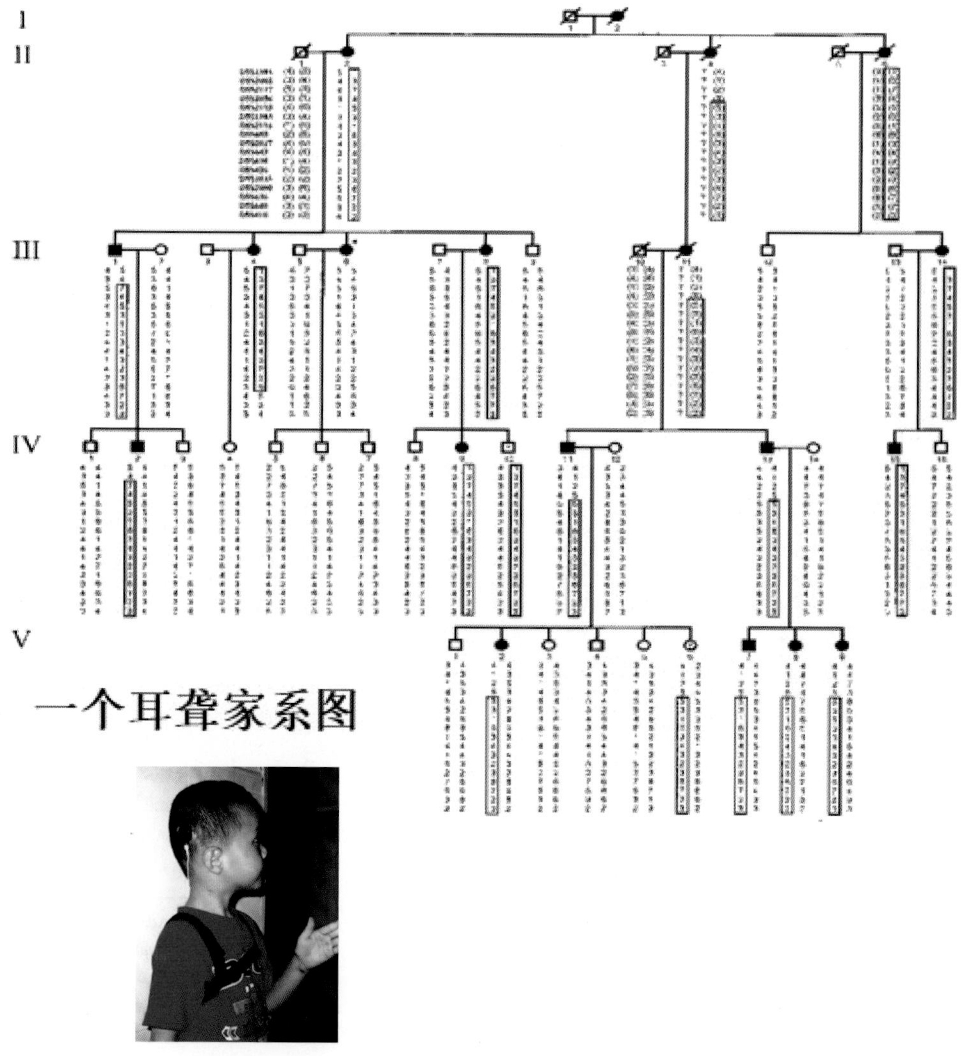

已行人工耳蜗植入的患儿

（三）X 连锁显性遗传病

X 连锁显性遗传病较少见，由于致病基因位于 X 染色体上，某些罕见的 X 连锁的显性遗传病几乎只见于女性患者，而不见男性患者，这是由于这种疾病在男性中具有早期的致死效应所致，如 2 型色素失禁症（incontinentia pigmenti type 2）。

【色素失禁症】

色素失禁症又称 Bloch-Sulzberger 病，为 X 连锁显性遗传病，是由于 Xq11（*IP1*）和 Xq28（*IP2*）基因突变所致。本病是一种罕见的系统性疾病，有特征性皮肤改变，可伴眼、骨骼和中枢神经系统畸形和异常。男性仅一条 X 染色体，所携带的致病基因一般导致胎儿死亡；女性由于一条 X 染色体带有突变基因，另一条 X 染色体带有正常基因，是杂合子，病情较轻，因此，临床一般为女性患者，男性患者罕见。

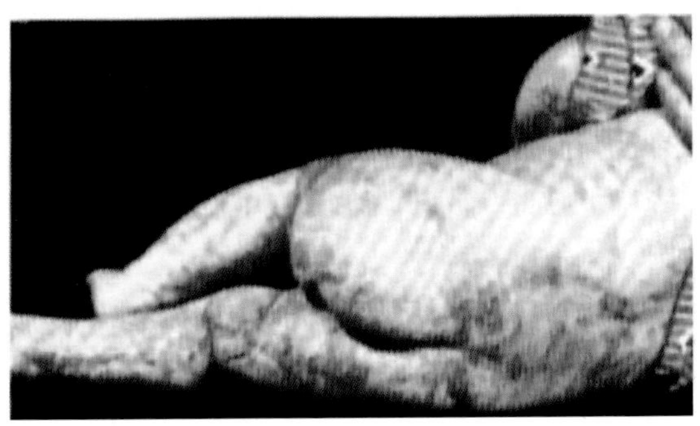
色素失禁症

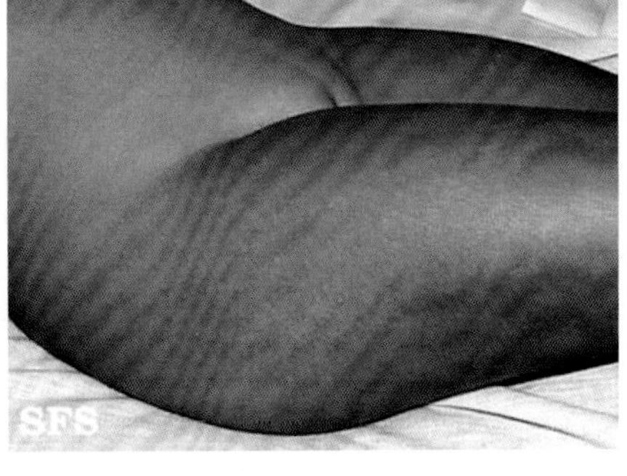

无色素性色素失禁症

【一个低血磷性抗维生素 D 佝偻病家系】

低血磷性抗维生素 D 佝偻病（hypophosphatemic vitamin D resistant osteomalacia, HVDRO）为 X 连锁显性遗传。由 Xp22.1 内肽酶基因（PHEX 基因）突变导致肾小管重吸收磷减少。患者家系共 7 人患病，男性患者的女儿全患病。患者可见身材矮小，下肢进行性弯曲，O 形腿，髂骨变形，骨痛，行走困难，且病情进行性加重。实验室检查表明血钙正常，血磷低、尿磷高、血清碱性磷酸酶增高，单用维生素 D 制剂不能提高血磷，确诊为 HVDRO。病因是由于肾小管对磷酸盐的重吸收障碍和肠对钙的吸收不良，故又称低磷酸盐血症性佝偻病。

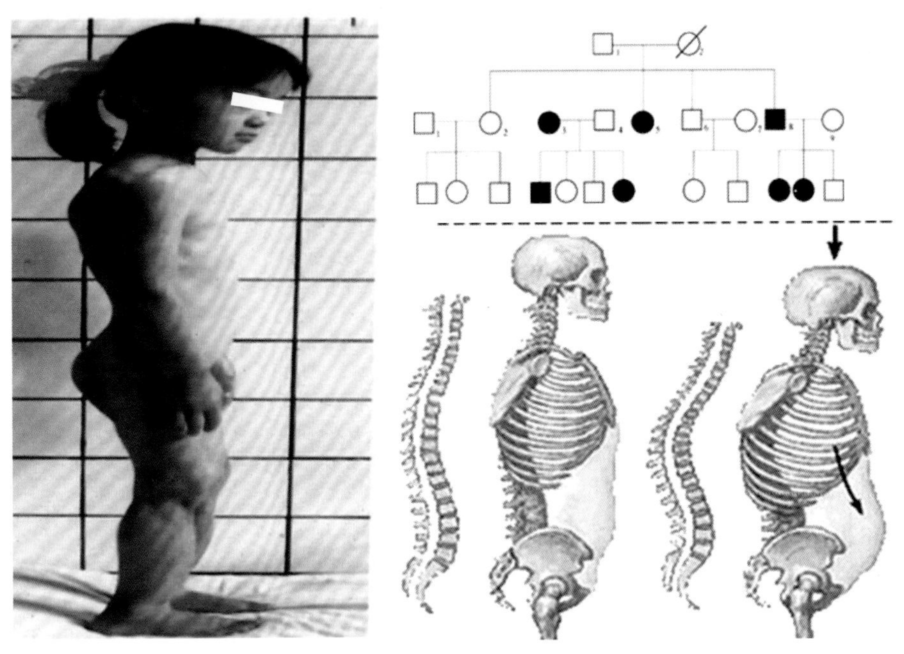
示患者外观骨骼发育模式图

（四）X 连锁隐性遗传病

X 连锁隐性遗传病较常见（下表），目前已发现 X 染色体上大约 70% 的基因与疾病的发生相关。X 连锁隐性遗传基本上见于男性，因为男性为 X 染色体的半合子。在男性只要唯一的 X

染色体上带有隐性遗传的致病基因，即可引起疾病。而女性则需两条 X 染色体同时带有致病基因，这种情况较少见。但也有例外，女性在杂合状态下也可患病，但症状较轻，这可能与 X 染色体的失活有关。

疾病	发病率 0/10,000 男性
红绿色盲	800
脆性 X 综合征	5
非特异性 X- 连锁智力低下	5
Duchenne 肌营养不良	3
血友病 A	2
血友病 B	0.3
X- 连锁鱼鳞癣	2

【脆性 X 染色体综合征】

脆性 X 染色体［fragile X chromosome, fra(X)］是在 Xq27 带处带有呈细丝样的脆性部位（fragile site）, 其末端连有类随体样结构。这是一种同时带有染色体异常和基因异常的 X 连锁智力障碍疾病。其致病基因 FMR1 位于染色体 Xq27.3，在一般男性群体中，其检出率约为 1/500，在其 5’非翻译区包含有三核苷酸（CGG）重复序列，即 (CGG)n。

其共同的临床特征有：男性患者有中度到重度的智力发育不全、大睾丸，常伴有大耳、单耳轮、下颌前突、腭弓高、淡蓝色巩膜、语言障碍、癫痫、孤独症等；女性杂合子也有少数表现出轻度智力障碍（如下图）。

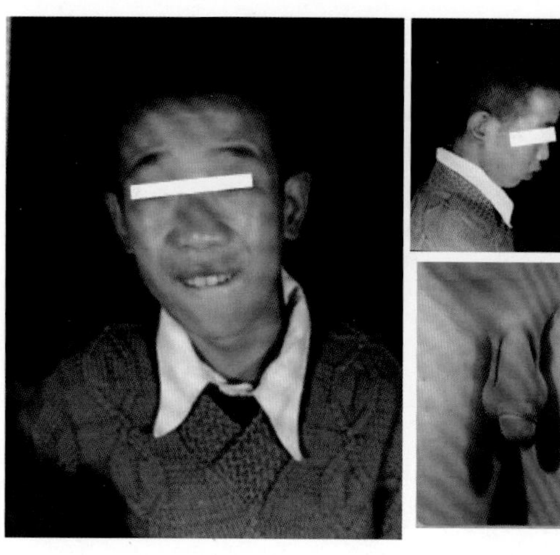

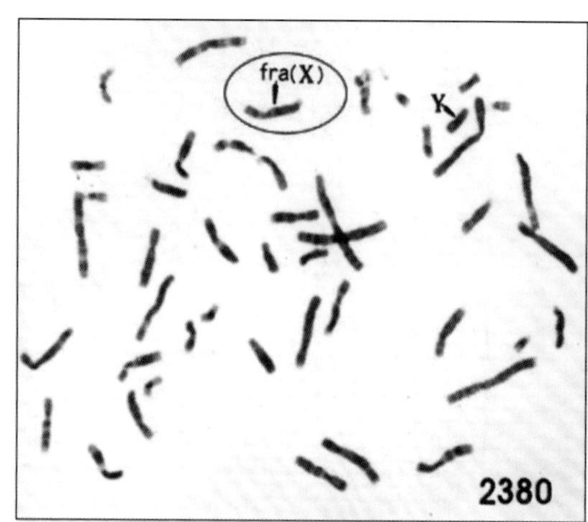

患者“三大一空”即头大、耳大、睾丸大、智商低

【血友病 B 家系】

血友病 B（Hemophilia B）又被称为Ⅸ因子缺乏症，致病基因定位于 Xq27. 1—27. 2。血友病患者因先天缺乏凝血因子而导致机体凝血机制障碍，可终生伴有出血倾向。血友病在男性发病率较高，约为 1 / 6000，占血友病总数的 85%。

英国维多利亚女皇（Alexandrina Victoria）(1819—1901 年）所携带的一个 X 连锁血友病 B 基因在欧洲的传播。

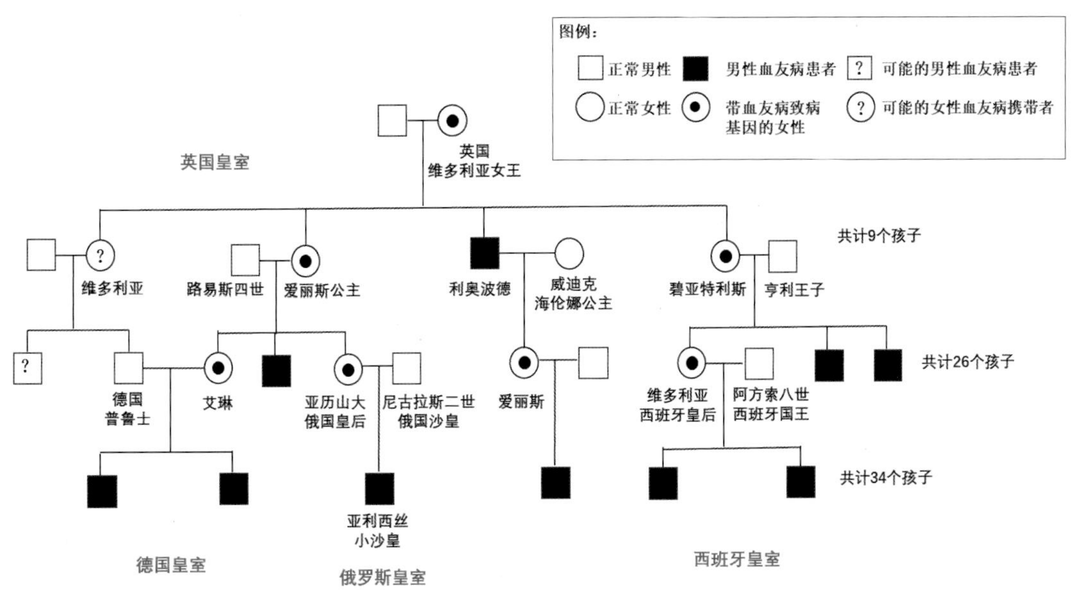

【进行性肌营养不良症】

进行性肌营养不良症（Duchenne Muscular Dystrophy，DMD）致病基因位于 Xp21，全长 2300kb，含 79 个外显子。编码抗肌萎缩蛋白（Dystrophin，Dys），分布于骨骼肌和心肌的细胞膜上，起支架、保护作用。基因缺陷导致肌细胞膜上的抗肌萎缩蛋白功能异常，肌细胞损伤，进行性坏死、萎缩，临床表现为肌无力症状。男孩发病率 1/3500，杂合子女孩一般表型正常不发病，但生育的男孩有 1/2 发病。

3～5 岁开始行走困难，活动力下降、易于跌倒，特别在上楼时表现明显，病情进行性加重，9～12 岁不能行走，多于 30 岁左右死亡。

一个 DMD 患者及其家系成员

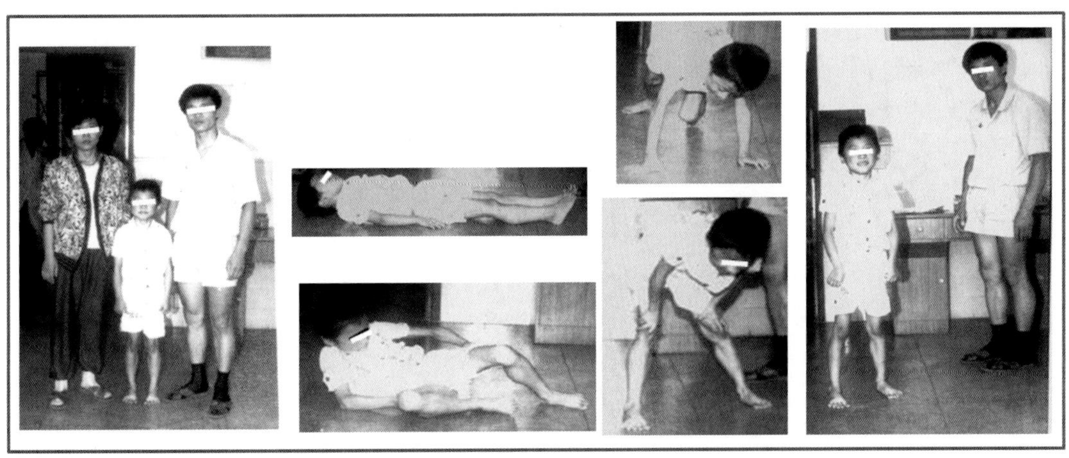

一个男、女孩均患病的进行性肌营养不良（DMD）的家系

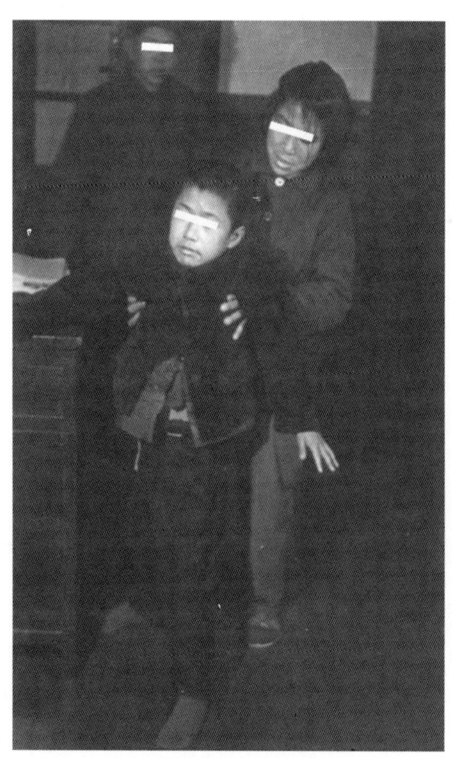

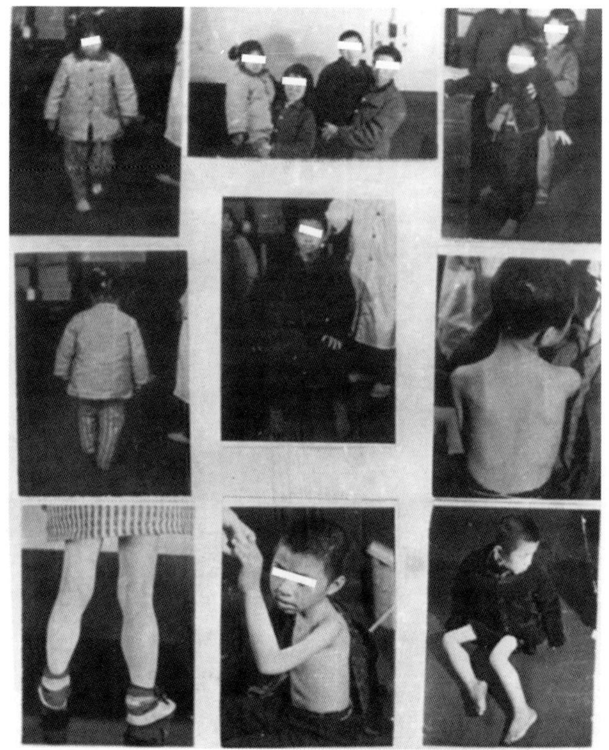

（五）Y 连锁遗传病

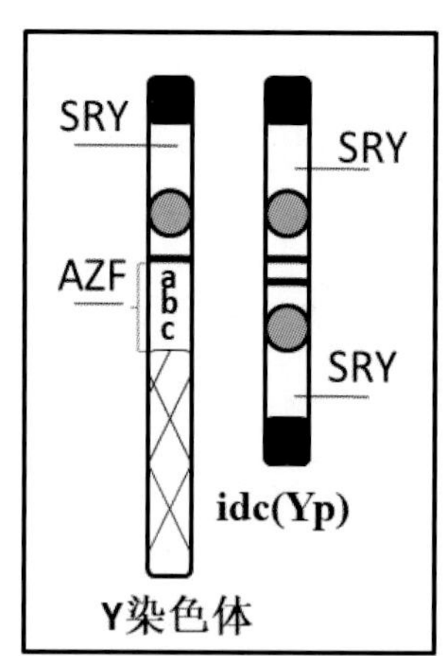

Y 连锁遗传表现为父传子。Y 染色体长度为 60Mb，长臂绝大部分为异染色质区，其大小在个体间可相差数倍。95% 的 Y 染色体上的 DNA 序列属于非重组区（non-recombining region of Y，NRY），在减数分裂时不发生重组。Y 染色体上的功能基因最少，*SRY* 基因（Sex deter mining region on the Y chromosome）也叫作 *TDF*（testis-deterring factor），是决定男性性别的基因，位于 Yp11.3。控制精子形成的 *AZF* 基因簇（*AZFa*、*AZFb* 和 *AZFc*）（azoospermia factor），定位于 Yq11，又称为无精子因子（如右图）。AZFa 的基因主导精母细胞的增生；*AZFb* 基因（DAZsY134）缺失，病理诊断为生殖细胞成熟停滞；*AZFc* 区（DAZsY254）基因缺陷可造成无精子症，也可造成极度少精症。

有报道从父到子的 *AZFc* 微缺失的遗传所造成的无精症，但很罕见，因为大多有 AZFc 缺失的男性需要采用卵浆内精子注射技术和体外受精的方法解决精子发生缺陷的问题。在有 AZFc 微缺失的男性的后代中，有核型为 45,X/46,XY 或 45,X 的风险。应提供植入前遗传诊断或产前诊断。

核型为短臂双着丝粒 Y 染色体 [idc(Yp)] 的男性，因为有 *SRY* 基因的表达故表型为男性，但在精子发生时由于没有完整的 *AZF* 基因的支撑而导致无精子症。

【一例 45, X, psu dic(13;Y) (p11;q11.2) 家系】

1981 年夏家辉等在新生活婴染色体异常发生率的群体调查中，发现 1 例 45,X,psu dic(13;Y)(p11;q11.2) 的染色体异常婴儿。体查智力与睾丸发育正常，G 显带染色体核型检查证明婴儿父、母染色体正常；婴儿异常染色体的断点和变位重接发生在 13 号染色体的短臂 1 区 1 带和 Y 染色体长臂的 1 区 1 带 2 亚带，定位于 Yq11 带控制精子形成的 *AZF* 基因簇（*AZFa*、*AZFb* 和 *AZFc*），即精子生成基因被完全保留。C 显带证明该染色体具有 2 个着丝粒，源于 Y 染色体的着丝粒已常染色质化，仅源于 13 号染色体上的着丝粒保存了着丝粒的功能，因此它能稳定遗传。由于 13 号染色体短臂和 Y 染色体长臂的缺失区均不带有决定人体表型的功能基因，理论上推论该个体应具有完全正常的表现，经 1981 年至 2002 年近 21 年的追踪随访，该个体的表型无任何异常，现正在上大学。

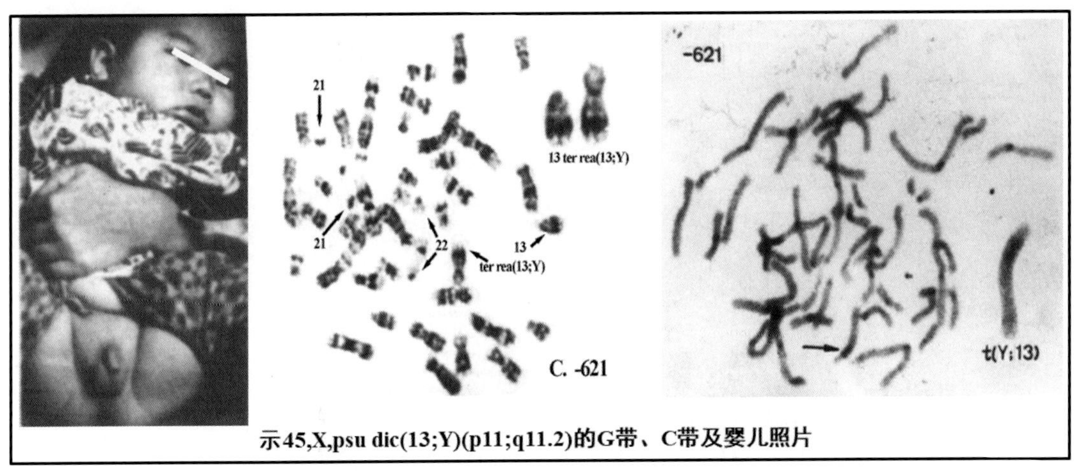

示45,X,psu dic(13;Y)(p11;q11.2)的G带、C带及婴儿照片

四、多基因病

由多对作用微小的、累加的基因与环境共同作用所形成的性状叫数量性状（quantitative character），如人的身高、肤色等；所导致的疾病称为多基因病（polygenic diseases），如精神分裂症、冠心病、高血压等。

由于决定数量性状或多基因病的多对基因在上下代之间按孟德尔的分离与自由组合规律遗传，故在群体中的变异分布是连续的，不同个体的性状（疾病）差异呈如下单峰的正态分布，如身高等。

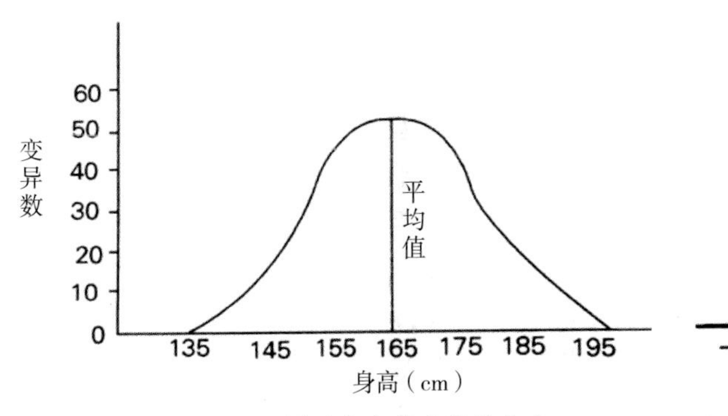

图示人身高变异的分布

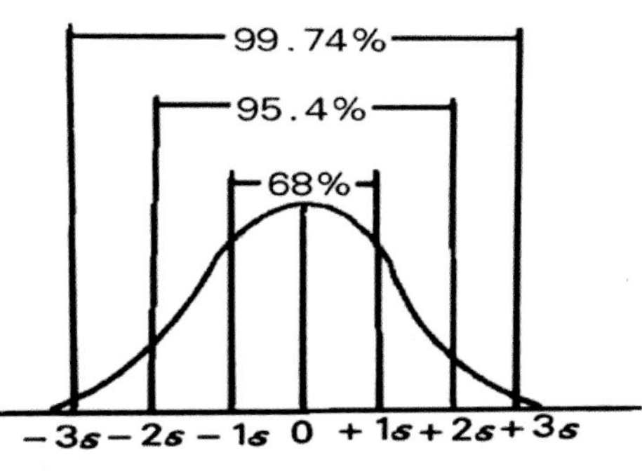

图示正态分布中标准差的界限

多基因遗传病除了决定于遗传因素之外，还受着环境等多种复杂因素的影响，它包括由一个主基因和其他基因加上环境因子共同作用所引起，或由相当多的微效基因共同参与加上环境因子所引起。其遗传方式复杂，很难在一个家族中确定正常个体和患病个体。只有通过对大量患者进行研究后，方能确定遗传因子在多基因病发生中的作用。

临床常见的多基因病有：孤独症、消化性溃疡、原发性高血压、先天性心脏病、哮喘、精神分裂症、糖尿病以及先天畸形（唇腭裂、脊柱裂、无脑儿等）。

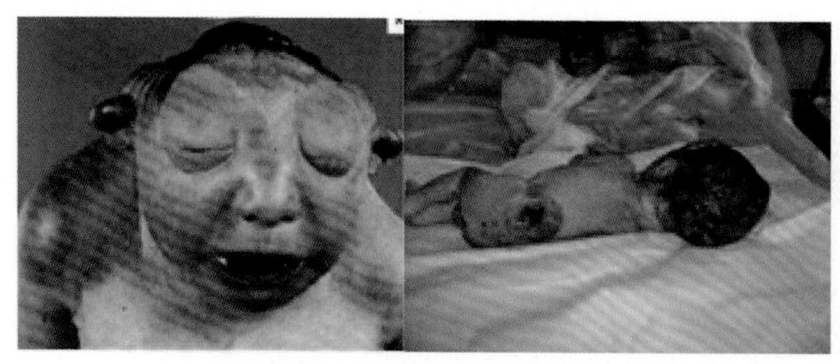

无脑儿、脊柱裂患儿

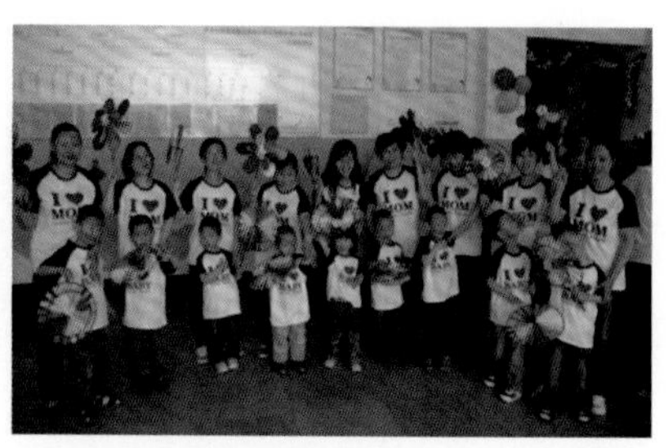

孤独症患儿学校

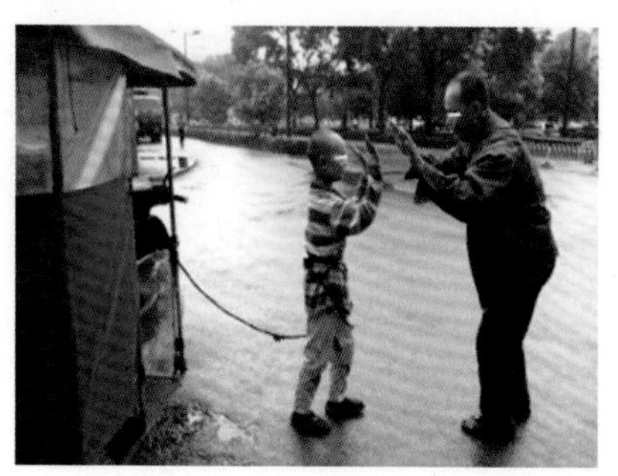

孤独症患儿家庭

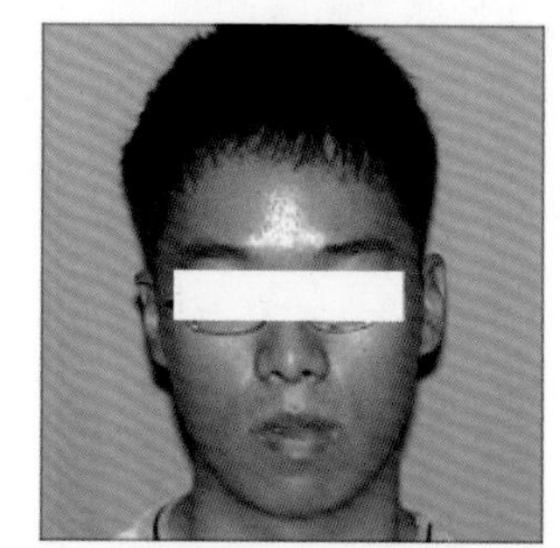

美国弗吉尼亚理工大学枪击案主犯为精神分裂症患者

五、线粒体遗传病

线粒体 DNA（mt DNA）突变（点突变、缺失、重复突变）所致的疾病，人类 mtDNA 突变率高于细胞核 DNA10～20 倍，几乎全是母系遗传。线粒体遗传病是由线粒体基因突变引起的线粒体代谢酶的缺陷所导致 ATP 合成障碍、能量产生不足而出现的一组多系统疾病，又称为线粒体细胞病（mitochondrial cytopathy）。患者临床表现为重症肌无力，进行性肌营养不良，周期性瘫痪，心肌病；肌阵挛性癫痫，智能减退，小脑共济失调，痉挛发作；中央视力丧失，伴色觉障碍；药物性致聋等。

主要疾病有：慢性进行性眼外肌麻痹（CPEO）、Kearns-Sayre 综合征（KSS）、Leber 遗传性视神经病（LHON，又称 Leber 遗传性视神经炎）、Leigh 综合征（亚急性坏死性脑脊髓病）、MELAS（线粒体肌病 - 脑病 - 高乳酸血症 - 脑卒中样发作）、MERRF（肌阵挛性癫痫合并破碎红色肌纤维）、NARP（神经肌无力，共济失调，视网膜色素变性）、Pearson 综合征、感觉神经性耳聋。

典型的线粒体遗传具有下列特征：

（1）该类疾病由母亲传递，父亲遗传的极为罕见。

（2）该类疾病男女均可患病。

（3）点突变通常为母系遗传，缺失及重复常为散发。

（4）如果母亲为异质性突变（母亲细胞带有多种 mtDNA 突变类型），其子代突变 mtDNA 的比例明显增多。

【一个感觉神经性耳聋家系】

先证者（III–1）出生后对声音有反应，1 岁时可叫“爸爸”“妈妈”，2 岁后听力明显下降。听力下降前疑有发热就医史，使用药物情况不详，未行耳蜗 CT 检测。现 27 岁，生长发育可，大声说话可听见。先证者弟弟（III–4）和舅舅（II–3）有类似症状，先证者妹妹（III–3）听力正常，未行耳蜗 CT 检测，现孕 17 周，要求行产前诊断。

基因诊断结果：

（1）先证者（III–1）GJB2 基因编码区测序发现 c.79G>A 杂合突变，为已知多态。

（2）先证者（III–1）线粒体基因测序发现 1438 位存在 A>G 突变，为已知多态；1555 位存在 A>G 突变，为已报道的致病突变。

（3）先证者妹妹（III–3）未行基因检测。

（4）先证者妹妹之胎儿（V–1）线粒体基因 1438 位存在 A>G 突变，为已知多态；1555 位存在 A>G 突变，为已报道的致病突变。

咨询意见：由于胎儿具有 A1555G 致病突变，其生长发育期间若使用氨基糖苷类抗生素类药物（如链霉素、庆大霉素等），则可能导致听力受损。

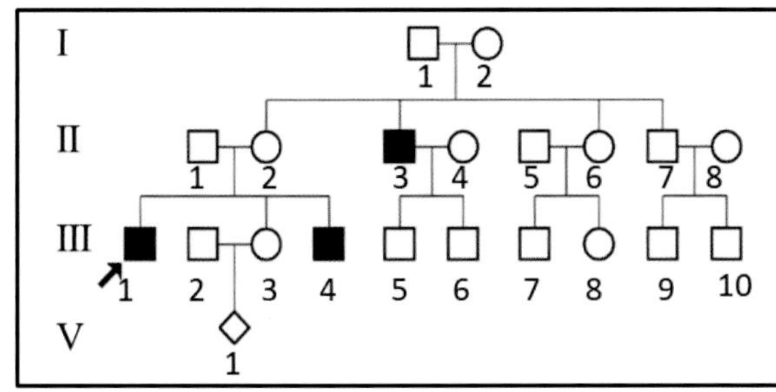

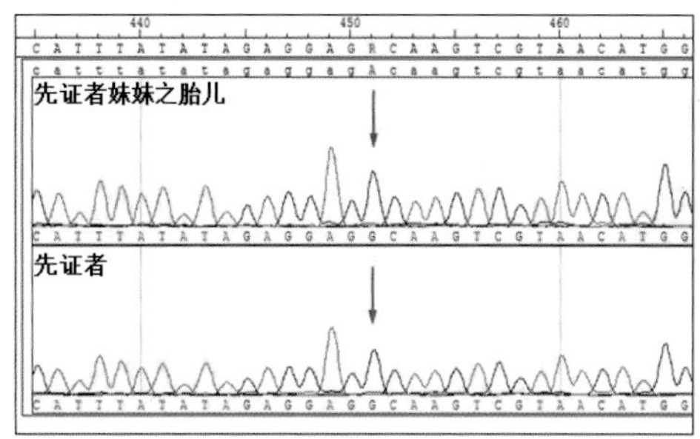

基因测序：箭头示线粒体基因1555位A>G突变

六、体细胞遗传病

体细胞遗传病（肿瘤）是由于体细胞遗传物质 DNA 突变（包括染色体畸变与基因突变）所致的各种肿瘤疾病。由突变的母细胞通过细胞有丝分裂而遗传给下代细胞。其中极少数是由于上代遗传或者受精卵带有的突变经过个体发育中第二次突变而发病，如 BRCA1/2 基因所致的乳腺癌－卵巢癌综合征；绝大部分是由于个体的体细胞突变所致。在自然界，基因突变是经常发生的，突变如果发生在与细胞增殖有关的基因，就可能导致细胞摆脱正常的生长控制，表现出恶性细胞的表型性状，直至形成恶性肿瘤。例如着色性干皮病（xeroderma pigmentosum，XP），细胞由于缺乏 DNA 修复酶，因而在 DNA 被紫外线损伤后不能正常切除修复，导致皮肤癌发生。

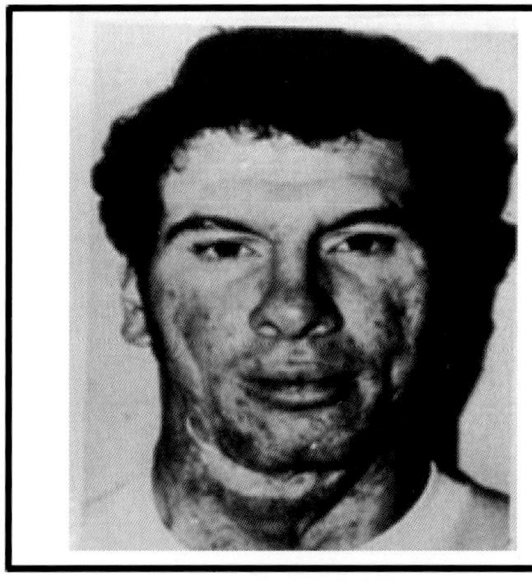
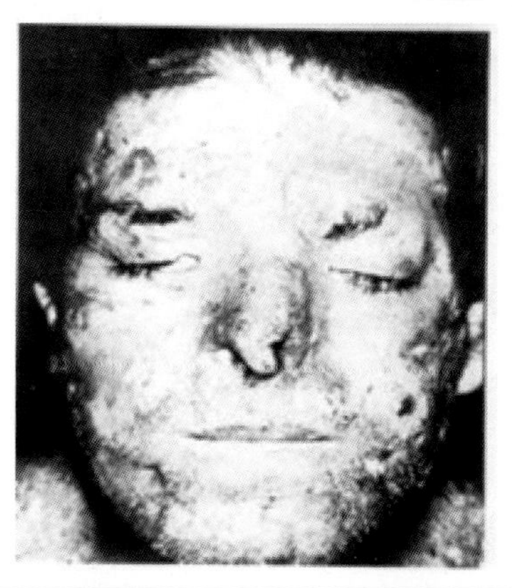

着色性干皮病患者

【一条 del(13) (q14) 异常染色体导致视网膜细胞瘤】

患者出生后轻度发育延迟、平前额、低鼻梁、嘴大、下唇外翻、两眼正常。5 岁时因左眼患视网膜母细胞瘤被摘除、装假眼。外周血前中期显带（850 条带阶段）发现具有 13q14.2 亚带及邻近区部分缺失，从而提示 13q14 带所包含的“邻近基因”的缺失与视网膜母细胞瘤有关。继之对该患者进行了酯酶 D（ESD）位点与视网膜母细胞瘤之间关系的研究，发现酯酶 D 基因的表达产物降低。

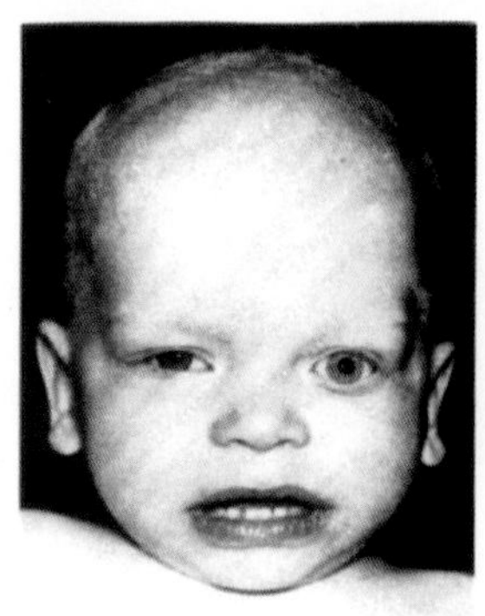
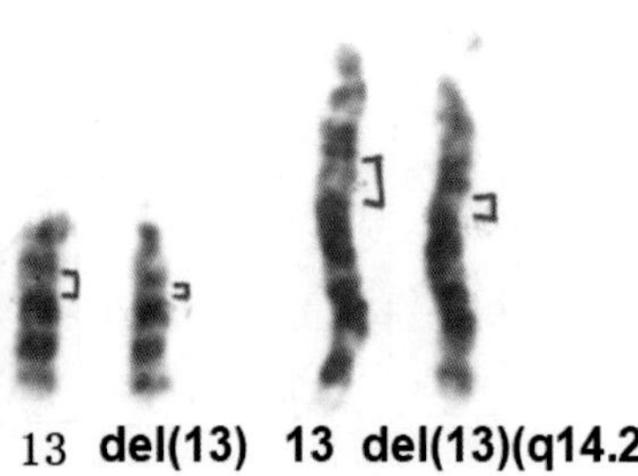

视网膜母细胞瘤患者（左眼为假眼）及异常 13 号染色体照片

与视网膜母细胞瘤有关的基因

13

视网膜母细胞瘤患者

【一条 t(9;22) 易位染色体导致慢性粒细胞白血病】

慢性粒细胞白血病是一种影响血液及骨髓的恶性肿瘤，它的特点是产生大量不成熟的白细胞，这些白细胞在骨髓内聚集，抑制骨髓的正常造血；并且能够通过血液在全身扩散，导致患者出现贫血、容易出血、感染及器官浸润而死亡。

正常人 9 号染色体上 *c-abl* 基因产生具 145KD 的 *c-abl* 蛋白质（P145）

患者由于体细胞突变形成的 t(9;22)(q34;q11) 染色体，导致了 9 号染色体上的 *c-abl* 基因易位到 22 号染色体 *bcr* 区形成一个 *5' bcr-abl-3'* 融合基因（8kb）产生具 210KD 的杂合蛋白质（NH2–bcr–abl–COOH）（P210），210 蛋白具酪氨酸激酶的活性，从而激活细胞不断分裂而患上白血病。

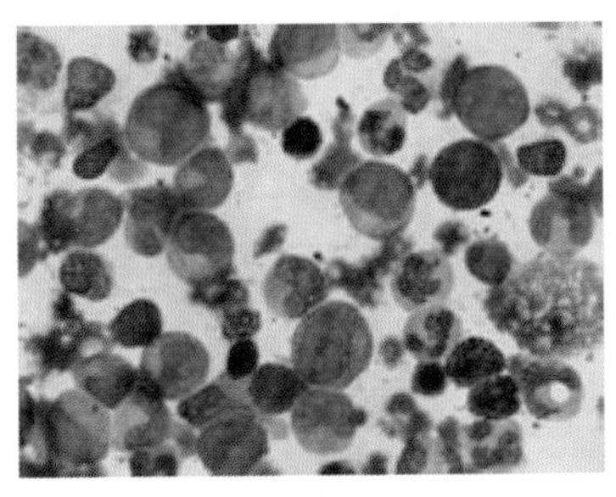

慢性粒细胞白血病的镜下表现

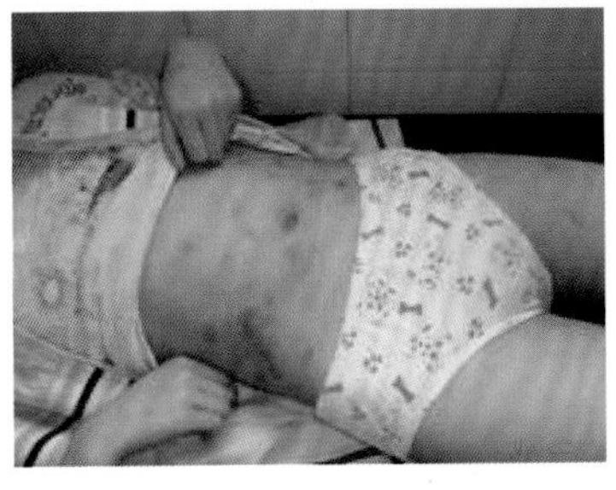

慢性粒细胞白血病患儿皮肤淤斑

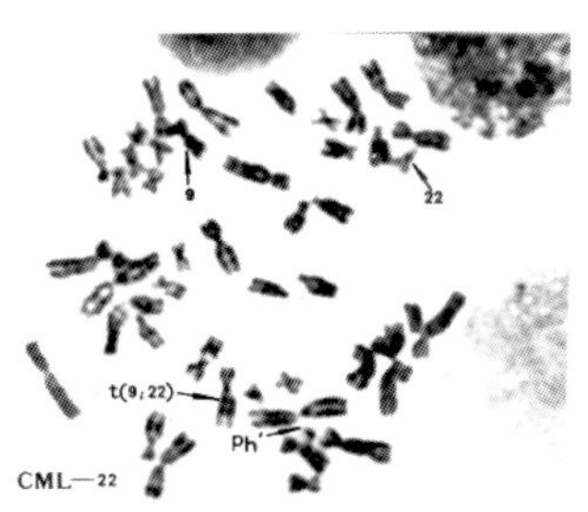

示慢性粒细胞白血病的 t(9;22)(q34;q11) 染色体

示“体细胞突变”所致的不同肿瘤细胞的染色体异常

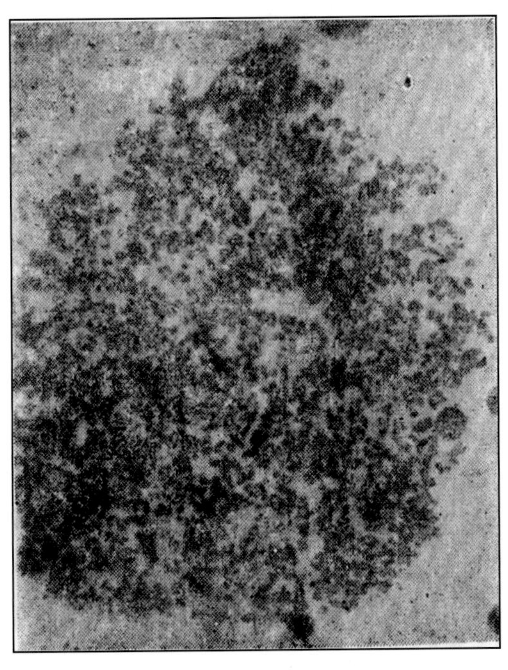

示一个乙状结肠癌患者腹水细胞的染色体照片（约 2000 条染色体）

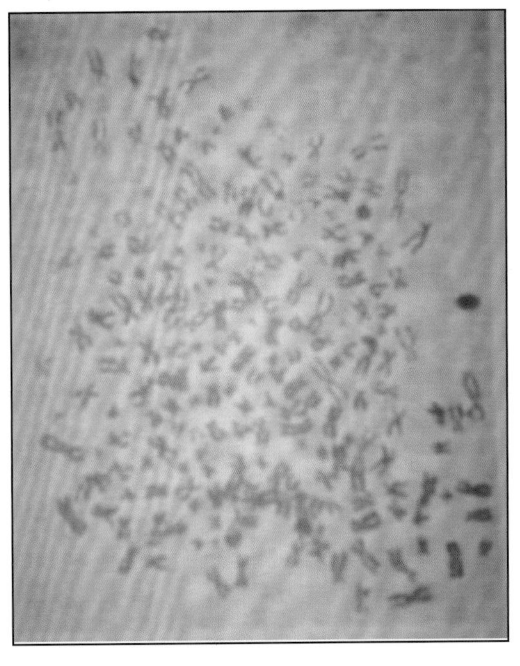

示一个瘤细胞的染色体，共 204 条

第三章　遗传病的诊断、产前诊断与遗传咨询

遗传咨询（genetic counselling）是应用遗传学和临床医学的基本原理和技术，在疾病诊断的基础上，解答遗传病患者及其家系成员所提出的遗传病的发生、遗传等方面的问题，并在权衡对个人、家庭、社会的利弊的基础上，给予婚姻、生育、预防、治疗、预后等方面的医学指导。20 世纪 60 年代将羊膜穿刺、羊水细胞培养与染色体、基因检测技术相结合成功应用于染色体病和基因病的产前诊断，不但为遗传病患者的家系成员提供了选择的可能性，而且还可以帮助他们获得一个健康的孩子。

医师在遗传咨询中就诊者要求回答的问题可归纳为如下两个方面：

1. 我们家系中这种遗传病是怎么来的？
2. 怎么去掉我们家系中的这种遗传病？

一、遗传病的诊断、产前诊断与遗传咨询路径

临床各专科医师通过对就诊者的体查、临床检测对疾病做出临床诊断→医学遗传学专科医师参照临床诊断结合家系调查，对疾病做出鉴别诊断的基础上开展第一次遗传商谈，回答就诊者相关问题，商定采用针对性的细胞遗传学或分子遗传学检测技术进行检测，签订检测知情同意书 → 根据检测结果进行第二次遗传商谈，对预后、治疗、产前诊断进行讨论 → 介绍产前诊断技术，签订产前诊断知情同意书 → 根据产前诊断结果开展第三次遗传商谈，确定继续妊娠、引产或治疗方案，签订相关知情同意书（如引产、基因治疗等）→ 根据双方约定进行随访。

二、遗传病诊断、产前诊断主要技术

（一）遗传病诊断主要技术

1. 染色体病——主要采用以染色体 G 显带技术、高分辨显带技术和染色体荧光原位杂交技术等技术

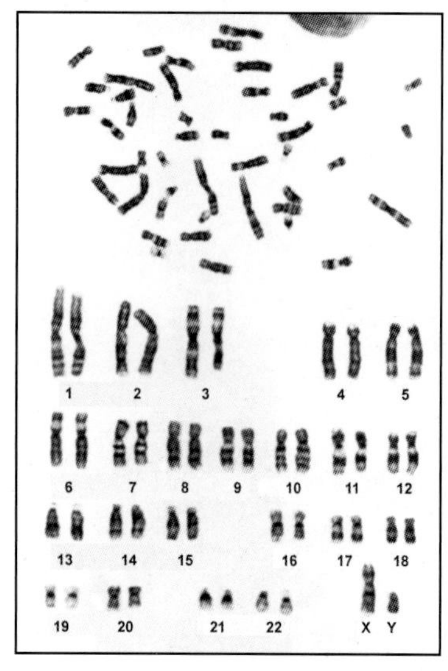

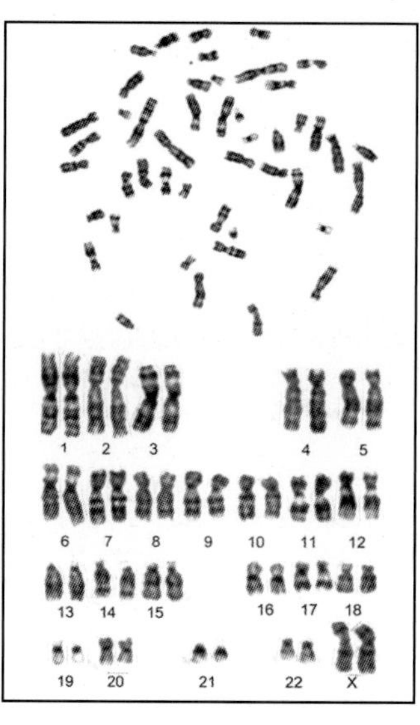

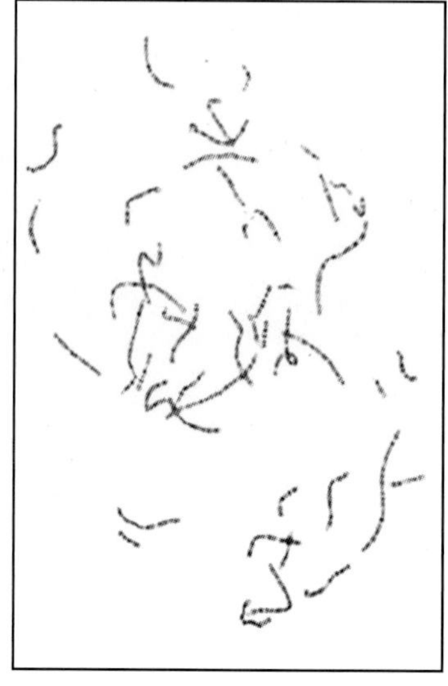

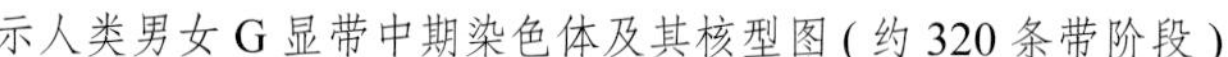

示人类男女 G 显带中期染色体及其核型图（约 320 条带阶段）

示一个人体白细胞的高分辨 G 显带染色体中期分裂相（约 1000 条带阶段）

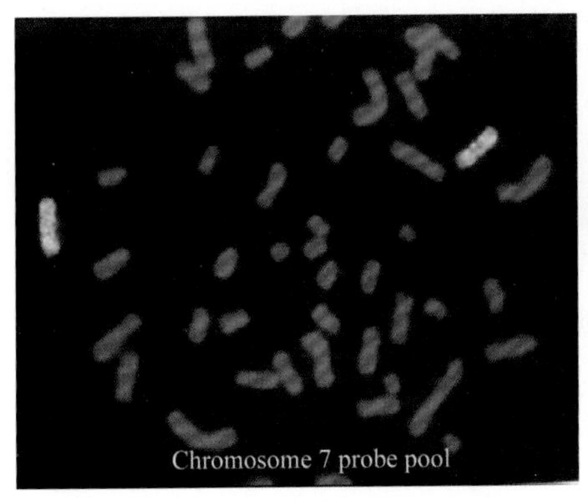

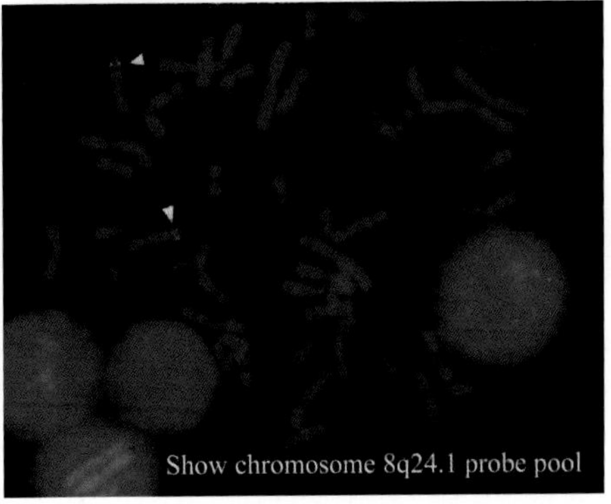

示整条 7 号染色体（左）和 8q24 带（右）的荧光原位杂交图

2. 单基因病——主要采用 DNA 测序技术、DNA 芯片技术和选择多态性遗传标记进行连锁分析等技术

基因测序技术

【一个遗传性神经性高频性耳聋家系疾病基因（GJB3）的克隆】

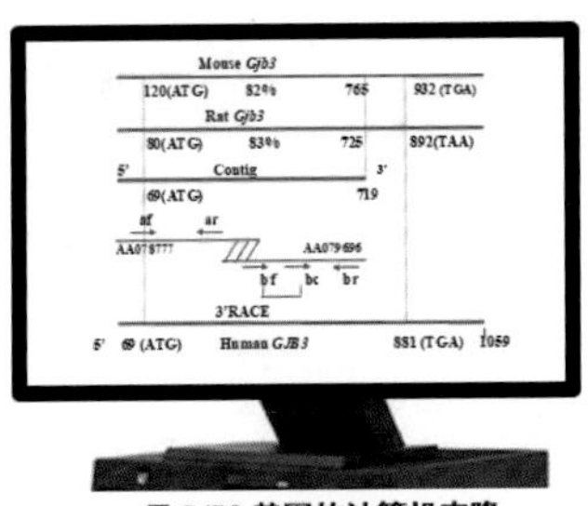

示*GJB3* 基因的计算机克隆

浙江家系

湖南家系

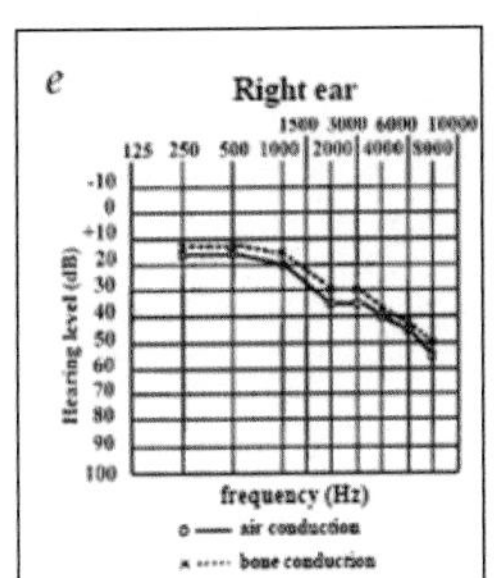

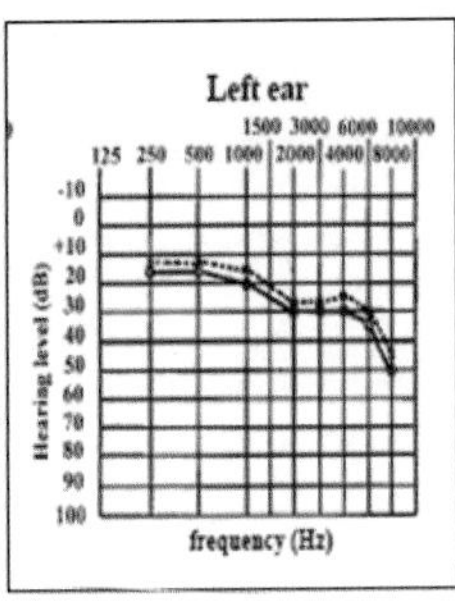

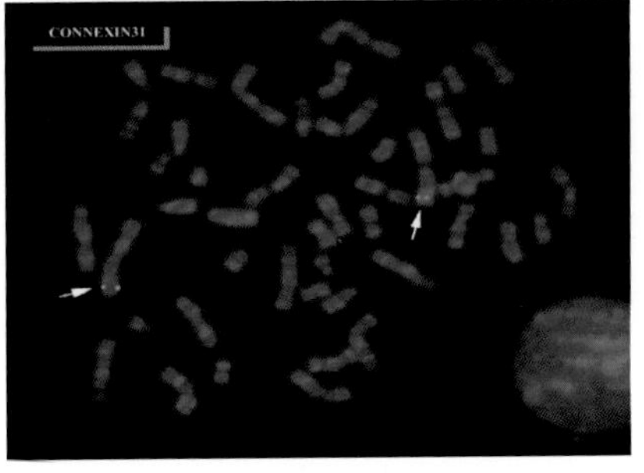

a

GACCTACCNAGAAGAAAATCTTCA

Mutant

547g>a

GACCTACCGAGAAGAAAATCTTCA

Control

b

GCTACATTGCCNGACCTACCGAG

538c>t

GCTACATTGCCCGACCTACCGAG

采用多态性遗传标记进行连锁分析

【一个 DMD 家系的诊断与产前诊断】

先证者 3 岁时因“跑步慢，CK：15218U/L”于广州某医院诊断为“DMD”，7 岁时于厦门某医院行 DMD 基因 MLPA 检测未见异常。先证者母亲妊娠 13 周时，邮寄先证者外周血来我院行 DMD 基因 79 个外显子测序检测，未见致病点突变。先证者母亲妊娠 18 周时，携外院抽取的羊水来我院通过连锁分析行 DMD 产前诊断。

检测结果：

（1）对胎儿进行“SRY”（Y 染色体上性别决定区域）的检测，结果示 SRY 阳性，提示为男性胎儿。

（2）对先证者、先证者母亲和先证者母亲之胎儿 DMD 基因内部 2CA、7CA、44CA、45CA、50CA、59CA、63CA、3’CA 八个多态位点进行连锁分析，连锁分析结果显示先证者母亲之胎儿未遗传与先证者相同的母源 DMD 单体型。

该产前诊断胎儿现已 1 岁多，电话随访其母述未发现肌张力方面的缺陷，但未行肌酶检测。

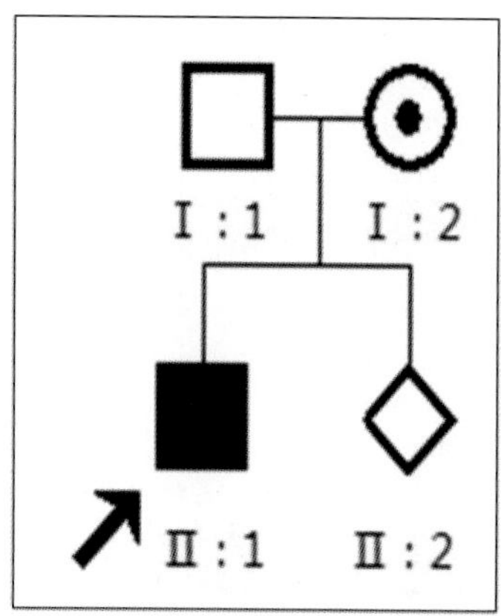

Marker名称	等位基因
2CA	1 2 3
7CA	1 2 3
44CA	1 2 3
45CA	1 2 3
50CA	1 2 3
59CA	1 2 3
63CA	1 2 3
3’ CA	1 2 3

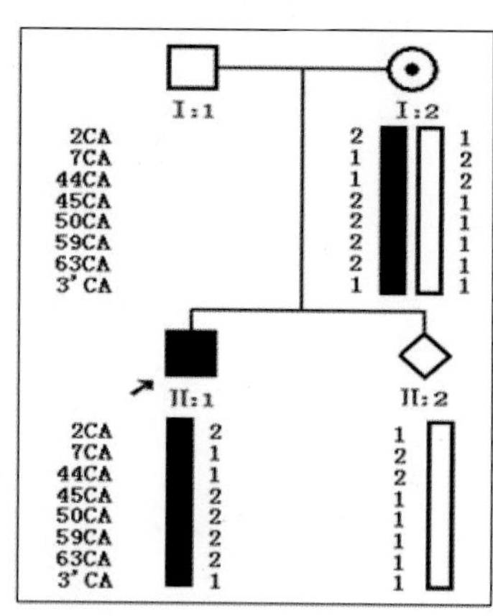

先证者、母亲、胎儿的 DMD 基因单体型分析结果

基因组病——主要采用 SNP array 为主体，结合 FISH 等技术

【一个经过 25 年的追踪父子同患基因组病的家系】

父亲姚某于 1980 年 7 月（9 岁）因智力低下就诊，诊断为 12 号染色体倒位患者，婚后没有按遗传咨询意见行产前诊断，于 2003 年 8 月（相隔 23 年后）又生育了一个智力低下的儿子，2005 年邬玲仟、梁德生、潘乾三人在国际上率先采用微阵列技术（SNP array），查明了父、子俩均为 12 号染色体短臂微重复（基因组病）患者（11Mb 的重复）。

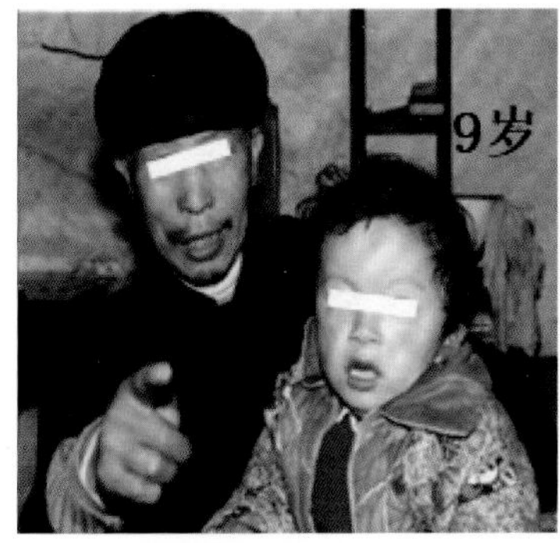

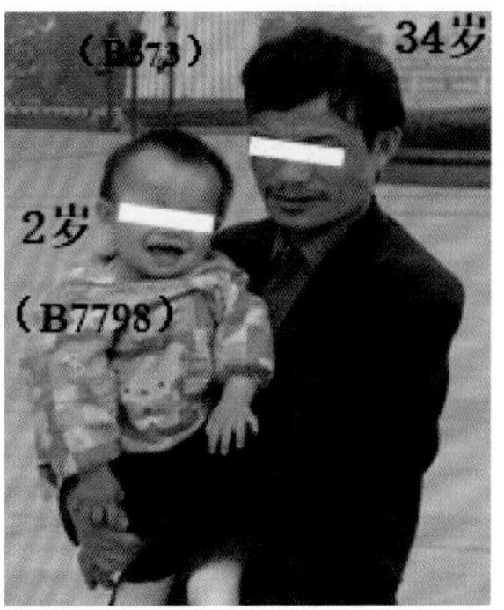

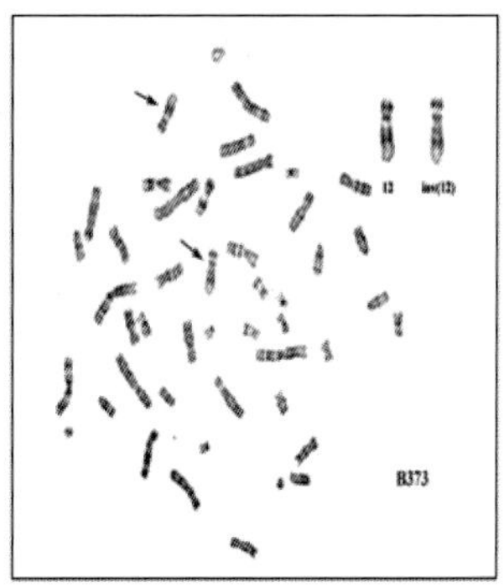

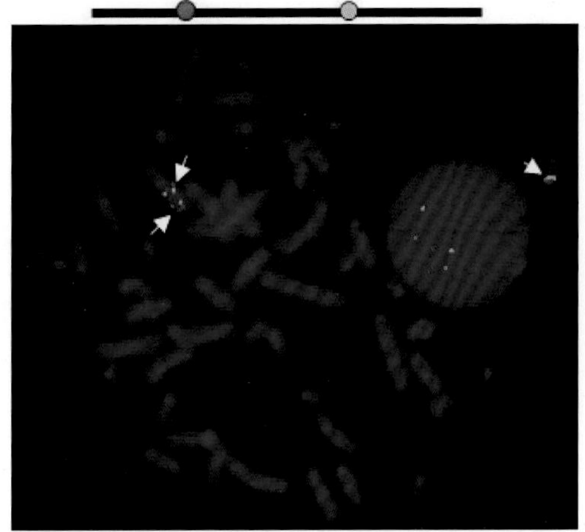

示12p12.3（红）、12p11.22（绿）Bac FISH检测结果（说明断裂发生在绿色Bac内，长臂是倒位重复）

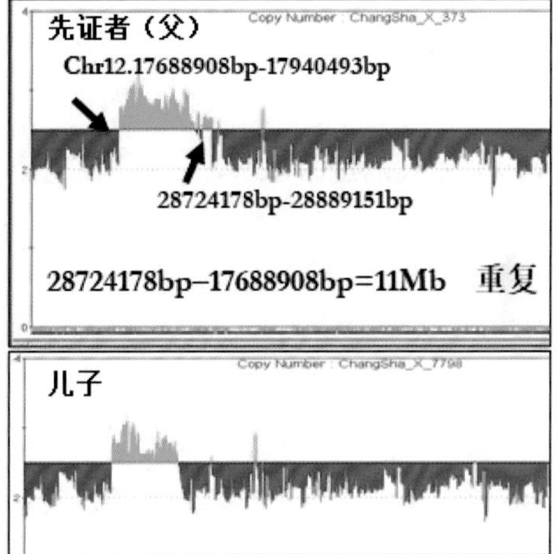

采用微阵列技术查明父子俩均带有12号染色体短臂重复

姚××（B373）于1980年7月（9岁）就诊，2003年8月得子姚×（B7798）该家系前后经过25年的追踪研究

（二）产前诊断技术

1. 有创诊断技术

主要采用羊膜腔穿刺术、绒毛穿刺术、脐带穿刺术获取胎儿细胞，采用染色体、基因检测技术完成检测。

2. 无创检测技术

主要采用基于新一代测序技术的非侵入性产前染色体非整倍体检测技术和超声影像检查等。

3. 胚胎植入前诊断技术

主要采用FISH和PCR技术等。

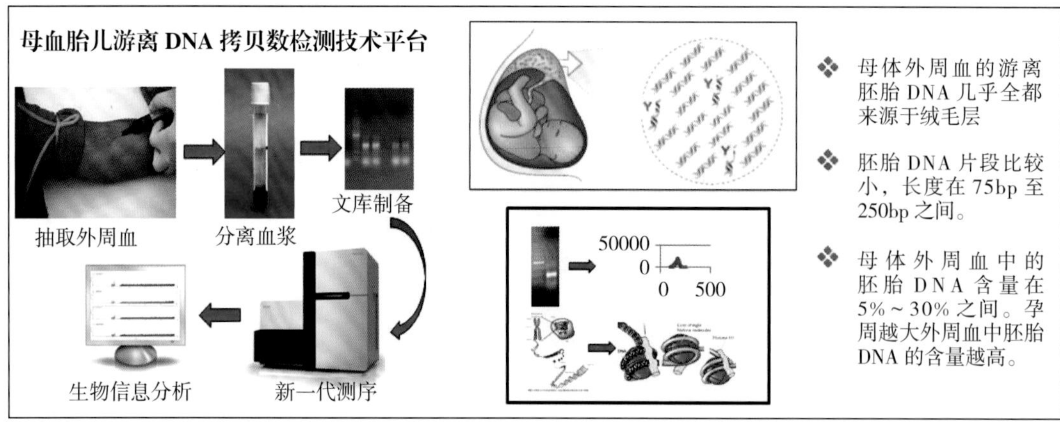

示新一代测序技术的非侵入性产前染色体非整倍体检测技术

三、遗传咨询与产前诊断

1995 年 6 月 1 日起实施的《中华人民共和国母婴保健法》和 2001 年 6 月 20 日起实施的《中华人民共和国母婴保健法实施办法》对严重致愚、致残、致死性遗传病有明确定义，对临床遗传医师有明确的要求：

严重遗传性疾病，是指由于遗传因素先天形成，患者全部或者部分丧失自主生活能力，后代再现风险高，医学上认为不宜生育的遗传性疾病。

有关精神病，是指精神分裂症、躁狂抑郁型精神病以及其他重型精神病。

产前诊断，是指对胎儿进行先天性缺陷和遗传性疾病的诊断。

第十七条　经产前检查，医师发现或者怀疑胎儿异常的，应当对孕妇进行产前诊断。

第十八条　经产前诊断，有下列情形之一的，医师应当向夫妻双方说明情况，并提出终止妊娠的医学意见：①胎儿患严重遗传性疾病的；②胎儿有严重缺陷的；③因患严重疾病，继续妊娠可能危及孕妇生命安全 或者严重危害孕妇健康的。

（一）单基因病（含代谢病）的遗传咨询

典型的单基因病是由一对等位基因决定的疾病，等位基因在亲子间按分离定律遗传。由于临床上很多单基因病的遗传方式并非十分典型，这可能与突变的性质与背景基因型和环境因素的影响，以及诊断标准的差异有关，据此，在对单基因病进行诊断和遗传咨询时，应注意下述几个问题。

（1）新突变——各种内外因素所致的 DNA 新突变是遗传病的病因，致死性基因病新突变达 100%。

（2）外显率（penetrance）即某一显性基因在杂合状态下或某一隐性基因在纯合状态下，所产生一定表型的频率，以百分比表示。

（3）表现度（expressivity）即基因决定的某一性状或疾病在个体中的表现程度。

（4）遗传异质性（genetic heterogeneity）即某一性状或疾病可由多个不同的基因所控制。

（5）基因多效性（geng pleiotropism）即同一个基因的突变可引起不同的疾病。

（6）常染色体病的限性遗传（sex-limitted phenotype in autosomal disease）即某些常染色体遗传病的病变在不同的性别表达不一样。

（7）拟表型或表型模拟（phenocopy）即由于环境因素的作用使某一个体的表型与某一特定基因突变所产生的表型相同或相似的现象。

（8）同一基因中的显性和隐性两种突变，即同一基因中不同位置的突变可产生不同特征的表型效应。

（9）从性遗传（sex-influenced inheritance），即某些位于常染色体上的基因对性状的控制受男女性别的影响，以致其性状的表达在程度上和比例上在不同的性别出现差异。

（10）显性与隐性的相对性，即对于同一种遗传病，在诊断中根据不同的表型可以做出显性遗传病或隐性遗传病的两种分类。

1. 常染色体显性遗传病的遗传咨询

由常染色体上一对等位基因所决定的疾病，即在杂合子（Aa）状况下引起的疾病。

典型的常染色体显性遗传病具有下述特征：

（1）由于致病基因位于常染色体上，它的遗传与性别无关，男女均有相同的概率获得致病基因，故男女患病的机会均等。

（2）致病基因在杂合状态下，即可致病。

（3）患者的双亲中，有一个患者，患者的同胞中，有 1/2 的可能性为患者。

（4）无病患的个体的后代不会患此病。

（5）在系谱中，疾病连续相传，无间断现象。

（6）相当一部分散在病例起因于新产生的突变，疾病的适合度（fitness）越低，来源于新突变的比例越高。

此类疾病的显性纯合子多在胎儿期或幼年死亡，很少能存活到成年。因此，能结婚并生育子女的主要是杂合子患者。一般来说，亲代中仅一方患病时，子代每胎再现风险为 1/2；亲代双方均患病时，子代再现风险为 3/4；亲代双方均正常时，子女通常不发病。对于一个完全外显的常染色体显性遗传病来说，如在一个世代正常的家系中，出现一个新的患者，该患者很可能是新的基因突变的结果。此患者子女再现风险为 1/2，但其弟妹的再现风险并不高于该病的一般群体发病率。

夏昆、邬玲仟等对一个角膜环状皮样瘤家系的致病基因定位、克隆、诊断与遗传咨询（该家系 4 代 57 人，其中患者 21 人）。

角膜环状皮样瘤（ring dermoid of cornea，RDC）是一种罕见的先天性良性角膜肿瘤，呈常染色体显性遗传，可单眼或双眼发病。以双侧眼球角膜缘处环形淡黄色肿块为特征，可延伸到结膜，患者可出现视力的改变如弱视、斜视和散光。

皮样瘤由外胚层包括角化的上皮、毛发、皮脂腺和中胚层包括纤维组织、脂肪组织、血管组成。

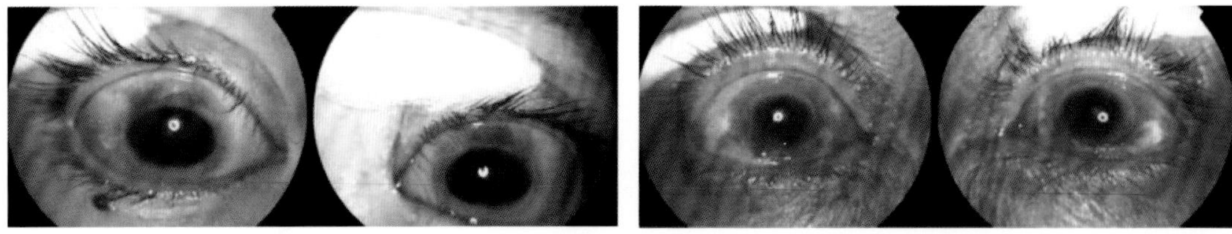
示位于角膜缘处的圆形淡黄色或白色的实性肿物

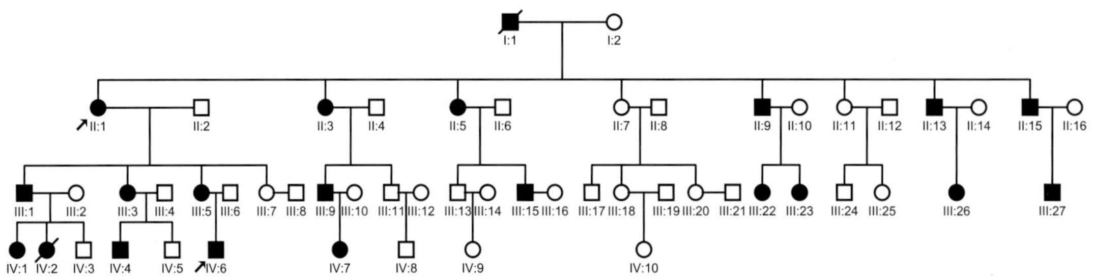

示"角膜环状皮样瘤"家系图（共有4代，57人，患者21人）

通过家族连锁分析将其致病基因定位于4q24–q26 D4S1572与D4S1522之间15cM。通过候选基因筛选与基因突变分析确定为*PITX2*突变即在转录调控因子*PITX2*基因中带有G185A突变，在家系患者中都带有该突变，G185A突变导致氨基酸发生R62H（Arg62His，精氨酸→组氨酸）改变，该变异位于PITX2蛋白的Homeodomain功能域中，可影响*PITX2*结合DNA并调节转录的能力。

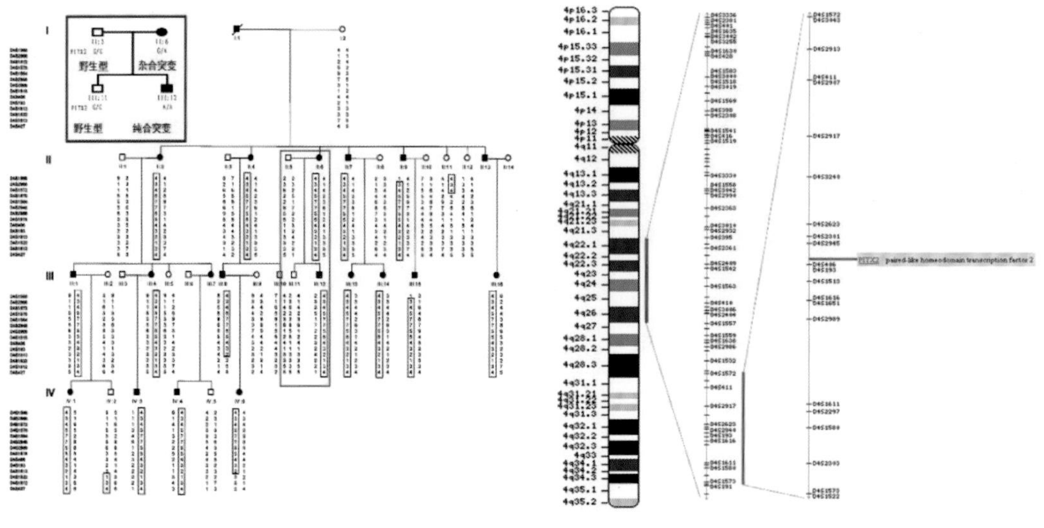

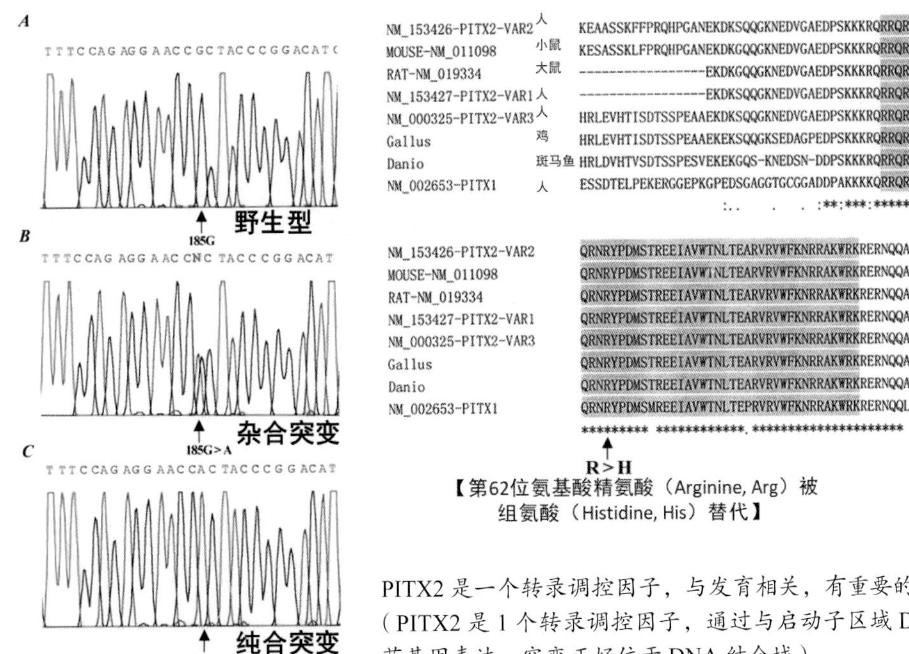

PITX2 是一个转录调控因子，与发育相关，有重要的功能

（PITX2 是 1 个转录调控因子，通过与启动子区域 DNA 序列结合调节基因表达，突变正好位于 DNA 结合域）

一个精子点突变与遗传的罕见突变事件

（一个由 G-C 到 A-T 基因突变所致角膜环状皮样瘤家系）

夏昆、邬玲仟在克隆角膜环状皮样瘤致病基因的研究中，同时发现该家系 4 代共 21 个患者中有 20 人为 185G ＞ A 杂合突变，唯有 III:15 号患者为 185A 纯合突变，经亲子鉴定其父（II:5）、子（III:15）亲子关系相符，证明 II:5 的精子形成后的数万个精子之一在受精前发生了一次 185G ＞ A 的突变，而且这个突变的精子完成了受精、受精卵发育成了 III:15 患者。这是一次极其罕见的、但符合遗传规律的突变与遗传事件。

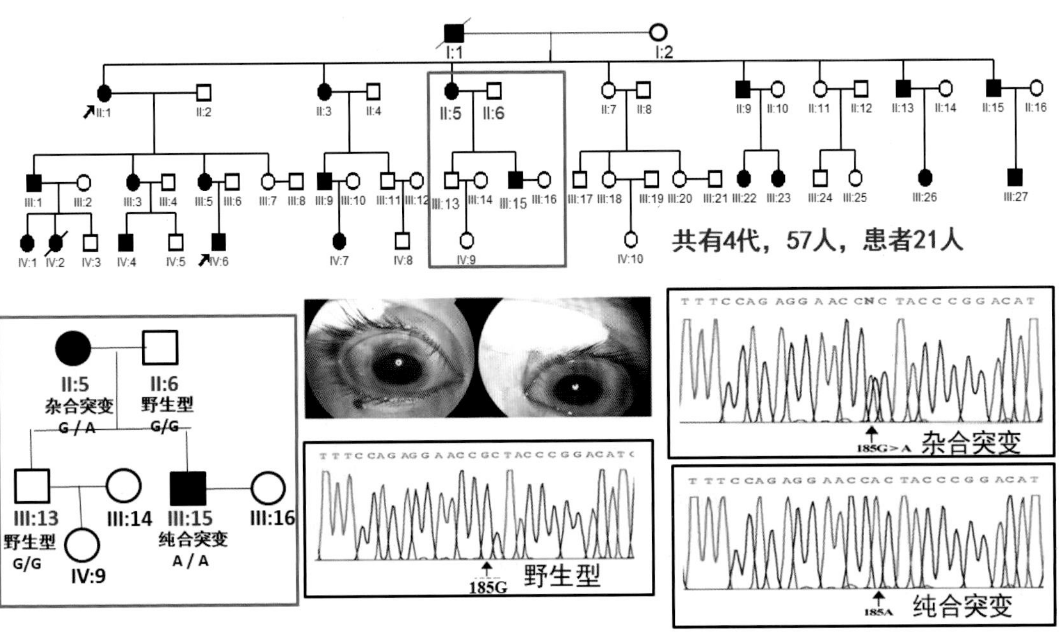

【一个常染色体显性遗传脊髓小脑性共济失调Ⅲ型家系的基因诊断与遗传咨询】

该家系 4 代共 20 人，现存 13 人，其中患者 7 人，现存 2 人。先证者Ⅲ 8，女，57 岁，43 岁起病，已丧失自主生活的能力。体查符合脊髓小脑性共济失调Ⅲ型（Spinocerebellar ataxia type 3，SCA3）综合征，头部 MRI 示小脑萎缩改变。Ⅲ 4、Ⅲ 6、Ⅲ 7 与Ⅲ 8 的临床表现相似。该致病基因 MJD/SCA3 定位于 14q32.1，由于该基因编码区的 (CAG)n 三核苷酸重复异常扩增引起疾病，正常人群重复拷贝数 14～36，患者 66～80。运用聚合酶链式反应结合基因测序法对 MJD/SCA3 基因 SCA3 进行 (CAG)n 重复次数的分析（如下图右），发现Ⅲ 4、Ⅲ 6、Ⅲ 7、Ⅲ 8 的 (CAG)n 拷贝数为 79 次，符合 MJD/SCA3 基因型的诊断，而Ⅲ 4 之子Ⅳ 3 的 (CAG)n 拷贝数为 80 次，虽然目前尚未出现临床表现，但可诊为症状前患者。

遗传咨询及注意事项：

（1）确诊该病为 14q32.1 (CAG)n 三核苷酸异常所致的常染色体显性遗传病。

（2）患者子代有 1/2 的概率发病，1/2 正常；为防止患儿出生，生育时建议行产前诊断。

（3）基于该病严重性和残酷性以及一般在成年后发病等特点，对家系中未成年人的基因检测一定要顾忌其心理承受力，对确诊带致病突变未发病者（如 III4 之子）应严格保密；对家系中未发病的成年人的检测一定要遵循知情同意的原则，并提醒如出现发病早期的症状必须停止相关劳动如驾车等工作。

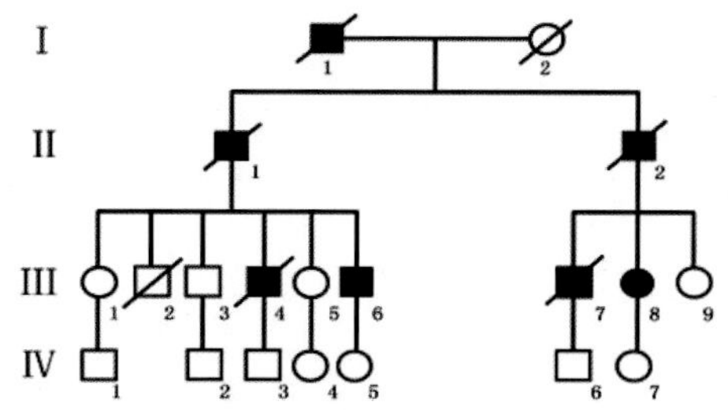

图示 MJD/SCA3 家系图

图示 MJD/SCA3 家系部分成员聚丙烯酰胺凝胶电泳图

2. 常染色体隐性遗传病的遗传咨询

由常染色体上一对等位基因所决定的疾病，在纯合子（aa）状况下引起的疾病。

典型的常染色体隐性遗传具有下列特征：

（1）由于致病基因位于常染色体上，它的遗传与性别无关，男女均有相同的概率获得致病基因，故男女患病的机会均等。

（2）致病基因只有在纯合状态下才会致病。

（3）患者的双亲表型正常，但均为携带者，患者的同胞中有 1/4 的可能性为患者。

（4）近亲婚配时，发病率升高。

（5）在系谱中，患者的分布是散在的，通常看不到连续传递的现象。

此类疾病的患者均为隐性纯合子。若表型正常的双亲生育一患儿，则此双亲均为杂合子，其子代再现风险为 1/4，而表型正常的子代是杂合子的机会为 2/3，是显性纯合子的机会为 1/4；若双亲之一患病，另一方为显性纯合子，子女均是杂合子，但均不会患病；若一方为患者，另一方为杂合子时，其子代再现风险为 1/2；若双亲均为同类疾病患者，则其子代通常会发病。但应考虑到遗传异质性，如常染色体隐性遗传性耳聋至今发现 35 种致病基因，一对患常染色体隐性遗传性耳聋的夫妇，可生育正常子代，这是因为，这对夫妇的耳聋是由位于不同位点上的两个致病基因，他们产生的子代为双重杂合子 (double heterozygote)，而不会形成隐性纯合子，故不会呈现疾病。

【脊髓性肌萎缩症】

脊髓性肌萎缩症（spinal muscular atrophy，SMA）是一种常染色体隐性遗传疾病，是由5q11.2–11.3 上的 SMN1（Survival Motor Neuron 运动神经元生存）基因突变所引起的。98.7% 的患者带有该基因外显子 7 和 / 或外显子 8 的缺失。

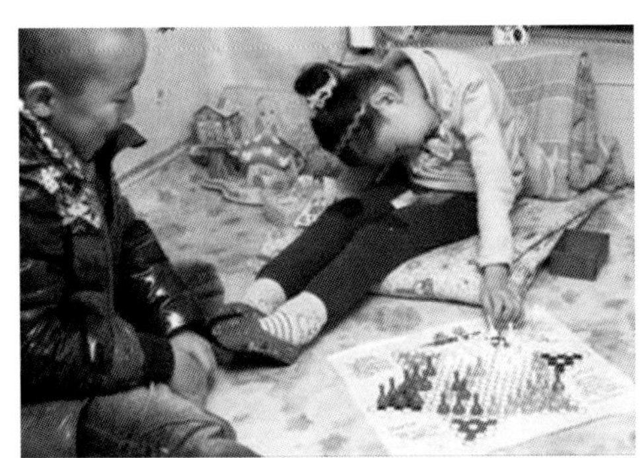

SMA 表现为对称性近端肌肉无力，主要由于脊髓前角细胞发生退变引起的。

临床分型为：I 型、II 型、III 型和 O 型。

I 型在出生后几个月内即可出现严重的肌无力和肌张力低下，无法坐和行走。

II 型在出生后 18 个月内发病，能够坐、无法行走，通常可生存至成年。

III 型在 2 岁后发生近端肌无力，发病初期可独立行走，通常可生存至成年。

O 型通常在出生后 1 个月内即死亡，患者有先天性多发关节弯曲和呼吸系统异常。约 50% 的患者携带 SMN1 基因纯合缺失突变；某些患者带有染色体 11q13 上的 *IGHMBP2* 基因突变，该基因与婴儿 SMA 合并呼吸窘迫症 I 型（SMARD1）相关。

【一个脊髓性肌萎缩症家系的基因诊断、产前诊断与遗传咨询】

1. 先证者诊断

先证者，张 × ×，男，6 岁，患儿出生后 8 个月内能扶床行走，10 个月有一次腹泻病史，后逐渐进行性不能站立。儿童医院诊断为：脊肌萎缩症。

采集 EDTA 抗凝外周血，采用 MLPA 方法进行 5 号染色体上的 SMNt 基因 7、8 号外显子的缺失检测。

检测结果：张 × × *SMNt* 基因 7、8 号外显子纯合缺失（如下页左图）。

咨询意见（2013 年 1 月 9 日）：

1. 根据以上检测结果，提示 × × 为“*SMNt* 基因 7、8 号外显子纯合缺失型 SMA 患者”。

2. 由于 SMA 是一种常染色体隐性遗传病，故推测先证者母亲及其父亲同为“SMNt 基因 7、8 号外显子杂合缺失的 SMA 可能携带者”。建议先证者母亲再次妊娠时遗传咨询，并对胎儿进行 SMA 的产前诊断。

2. 胎儿产前诊断

朝某，既往生育一 SMA 患儿张 × ×，于我院行 *SMNt* 基因检测提示为 7、8 号外显子纯合缺失，现朝某孕 21+6 周，要求行 SMA 产前诊断来我院。

采集羊水，采用 MLPA 方法进行 5 号染色体上的 *SMNt* 基因 7、8 号外显子的缺失检测。

检测结果：朝某之胎儿 SMNt 基因 7、8 号外显子杂合缺失（如下图右）。

咨询意见（2014 年 2 月 24 日）：

1. 根据以上检测结果，提示朝某之胎儿为“SMNt 基因 7、8 号外显子杂合缺失型 SMA 携带者”。

2．由于“SMA”是一种常染色体隐性遗传病，故朝某之胎儿出生后一般不会患与张 ×× 相同基因型的SMA，建议胎儿出生、长大后，父母应告知其在婚后生育时应针对SMA基因行产前诊断，以防止患儿出生。

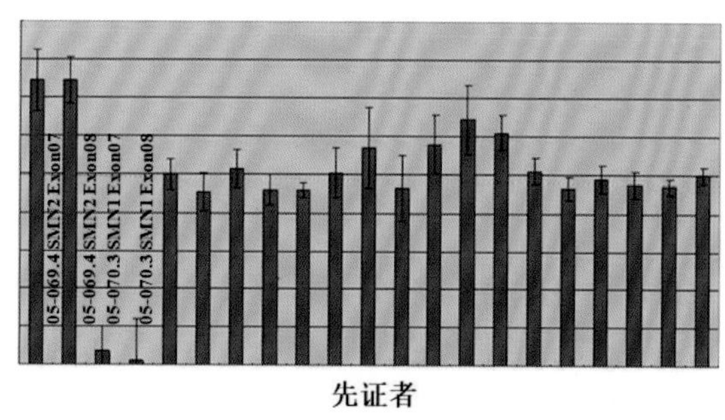

先证者

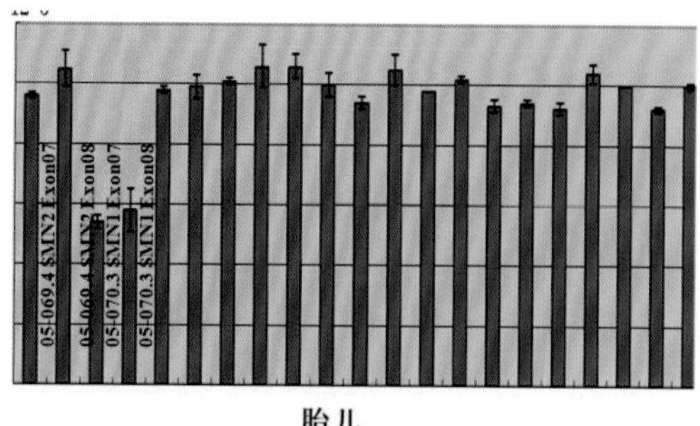

胎儿

3. X连锁显性遗传病的遗传咨询

X连锁显性遗传病较少见，由于致病基因位于X染色体上，故其传递方式具有下列特征：

（1）由于女性有两条X染色体，而男性只有一条，故女性的发病率为男性的2倍，女性患者的病情程度通常比男性要轻，且女性患者的病情程度可有较大的差异，这可能与另一个正常X染色体的存在以及X染色体的失活机制有关。

（2）女性患者的子女有1/2的可能性发病，男性患者的所有女性后代均发病，男性患者的男性后代均不发病。

（3）当双亲均为患者时，女儿均会发病，而儿子发病的机会为1/2。

（4）在系谱中，疾病连续传递，无间断现象。

【一例X连锁显性遗传腓骨肌萎缩症家系的基因诊断与遗传咨询】

先证者Ⅲ6，38岁，于12岁起无明显诱因出现进行性加重的双下肢无力，跑跳不能，行走困难。体查符合X连锁显性遗传腓骨肌萎缩症（Charcot-Marie-Tooth，CMT）临床症状，神经病理检查可见有髓纤维减少，部分髓鞘崩解脱失，无明显洋葱球样改变。Ⅱ4、Ⅲ4与Ⅲ6临床表现相似。Cx32(connexin32)是该病的致病基因，定位于Xq13.1，Cx32基因的小缺失、小插入、点突变均可致病。运用聚合酶链式反应－单链构象多态性分析技术(PCR-SSCP)结合直接测序法对间隙连接蛋白32基因进行突变分析，发现2种异常单链构象带，其中Ⅲ4、Ⅲ6带型一致，Ⅱ4为另一种异常构象。对其测序发现Ⅲ4、Ⅲ6为C223T半合子错义突变，Ⅱ4为C223T杂合错义突变。Ⅳ1、Ⅳ2排除了基因突变。

遗传咨询及注意事项：

（1）确诊该病为Xq13.1 C223T错义突变所致的X连锁显性遗传病。

（2）女性患者的子女有1/2的可能性发病；男性患者的所有女性后代均发病，为防止患者出生，生育时建议行产前诊断，男性患者可以选择生育男性后代，引产女性胎儿。

（3）应注意的是对家系中未成年人的基因检测一定要顾忌其心理承受力，对确诊的未发病者应严格保密；对家系中未发病的成年人的检测一定要遵循知情同意的原则，并提醒如出现发病早期的症状必须停止相关劳动如驾车等工作。

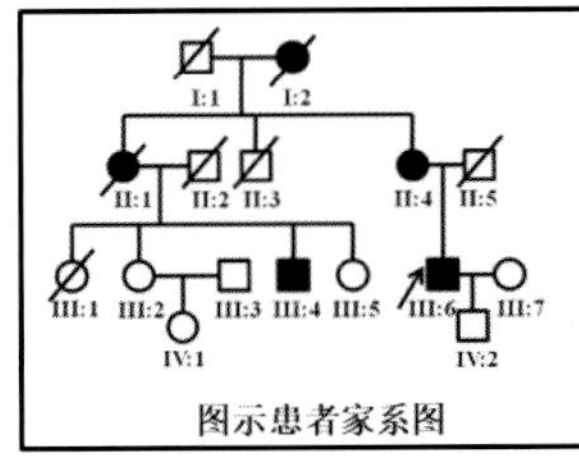

图示患者家系图

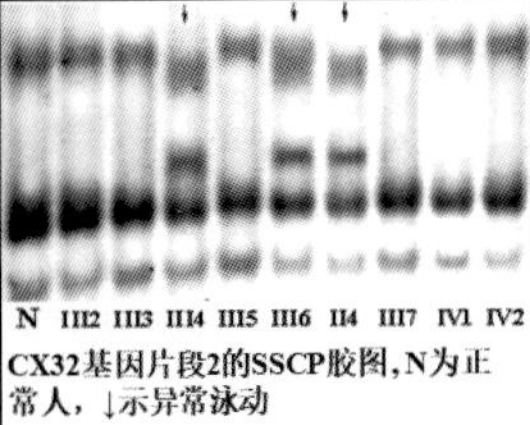

CX32基因片段2的SSCP胶图，N为正常人，↓示异常泳动

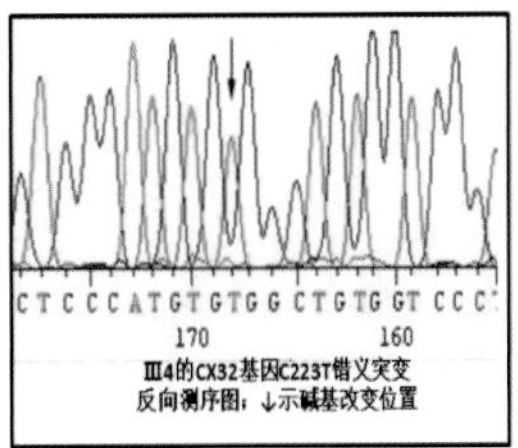

Ⅲ4的CX32基因C223T错义突变 反向测序图；↓示碱基改变位置

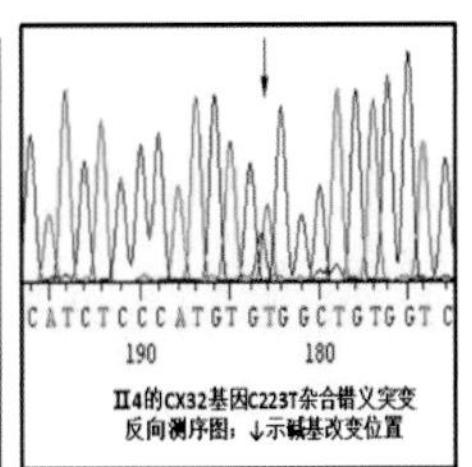

Ⅱ4的CX32基因C223T杂合错义突变 反向测序图；↓示碱基改变位置

4. X 连锁隐性遗传的遗传咨询

典型的 X 连锁隐性遗传具有下述特征：

（1）人群中男性患者远多于女性患者，对于单个系谱而言，往往只见到男性患者。

（2）双亲无病时，女儿不会发病，但儿子可能发病，儿子如果发病，母亲则是携带者，女儿亦有 1/2 的可能性为携带者。

（3）男性患者的兄弟、外侄、外孙以及母方的血缘男性亲属如外祖父、舅父、姨表兄弟等也可能是患者。

（4）女性患者的父亲亦为患者，母亲为携带者。

相当一部分散发病例起因于新产生的突变，疾病的适合度越低，来源于新突变的比例越高，如杜氏肌营养不良症（DMD）是一种遗传致死性疾病（genetic central），因为所有的男性均在生育前死亡，该疾病新发生突变的比例在所有 DMD 患者中约占一半。

【一例 X 连锁隐性遗传假性肥大型进行性肌营养不良家系的基因诊断、产前诊断与遗传咨询】

先证者（Ⅲ:1），男，1 岁半，因逐渐爬行困难，行走不能两个月余就诊，体查：双下肢无力，爬行困难，行走不能。经 DMD 基因检测，先证者缺失 DMD 基因 47、48、50、51 号外显子，诊断为缺失型患者（图 1）。先证者母亲再次怀孕，于妊娠 20 周抽羊水检测，胎儿 SRY 基因阳性，DMD 基因检测发现胎儿缺失 DMD 基因 47、48、50、51 号外显子，即为与先证者相同的 DMD 基因突变胎儿，同时经连锁分析证实，胎儿基因型与先证者基因型相同，故产前诊断该胎儿为 DMD 基因部分缺失型胎儿（图 2)。先证者母亲第三次妊娠 4 个月，来我室进行第二次产前诊断，抽取胎儿羊水检测，胎儿 SRY 基因为阳性，DMD 基因突变分析，未发现胎儿缺失 DMD 基因 47、48、50、51 号外显子（图 3），结合连锁分析证实，胎儿未遗传与先证者相同的遗传片段（图 4），产前诊断排除该胎儿患有 DMD。

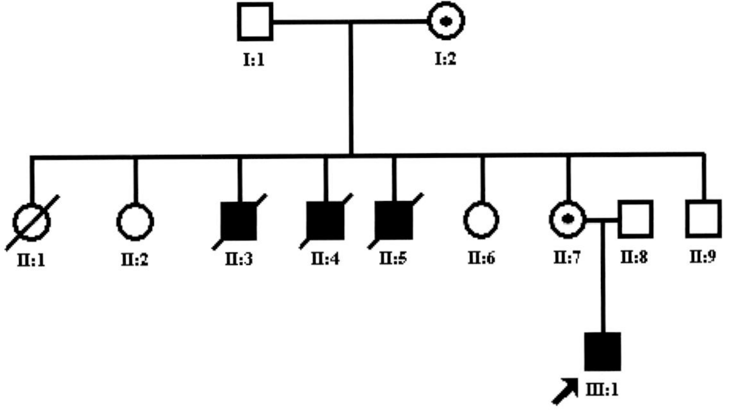

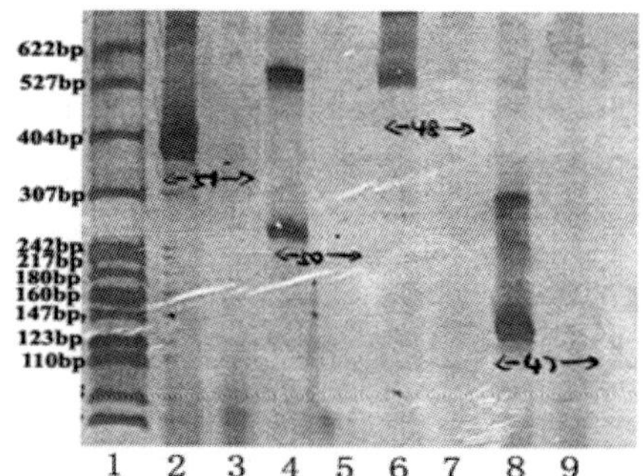

图1：先证者DMD基因部分外显子扩增检测图
道1：PBR322 MSPI酶切Marker；道2、4、6、8为正常对照，分别为51、50、48、47号外显子的PCR扩增片段；道3、5、7、9为先证者，PCR扩增未见51、50、48、47号外显子片段。

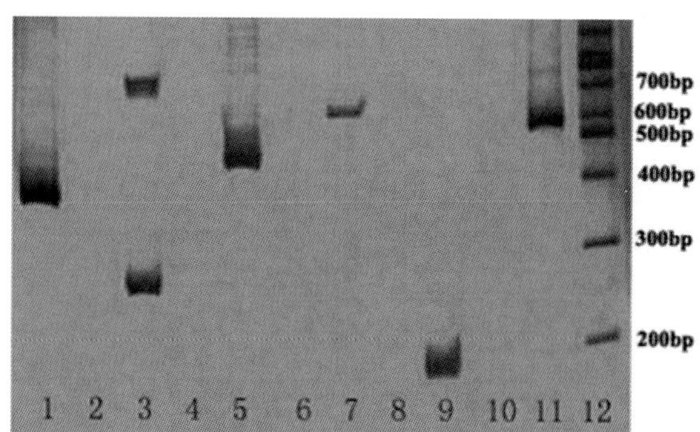

图3：胎儿DMD基因部分外显子扩增检测图
道12：100bp DNA ladder酶切Marker；道1、3、5、7、9、11分别为51、50、49、48、47、45号外显子的PCR扩增片段；道2、4、6、8、10分别为空白对照。

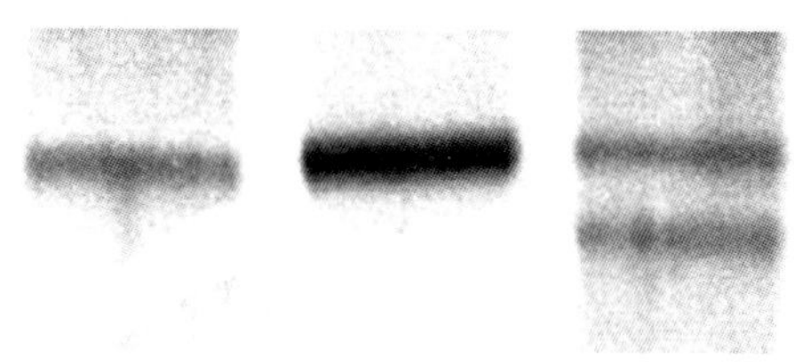

图2：该DMD家系DMD基因44CA连锁分析电泳图
道1：胎儿；道2：先证者；道3：先证者母亲

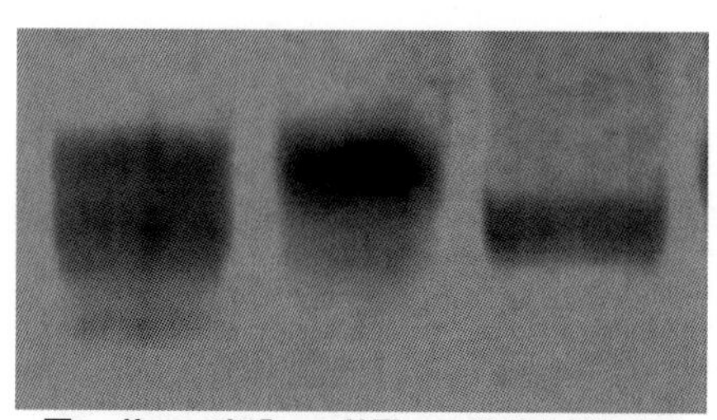

图4：该DMD家系DMD基因44CA连锁分析电泳图。
道1：先证者母亲；道2：先证者；道3：胎儿

遗传咨询及注意事项：

1）确诊先证者（Ⅲ:1）为Xq21 DMD基因47、48、50、51号外显子缺失患者。母亲（Ⅱ:7）为致病基因携带者。建议母亲再次妊娠必须行产前诊断，后经产前诊断引产一个与先证者有相同缺失的异常胎儿，生育了一正常男婴。

2）DMD为致死性疾病，在30岁左右死亡，国内外无有效治疗方法，应告知同胞女性（Ⅱ:2, Ⅱ:6），其本人有1/2的概率是携带者，生育男孩有1/2可能为患者，是产前诊断的重要指征。

3）研究查明，在DMD患者中新突变的比例约占所有患者的一半。对家族中曾经出现过男性患者，特别是多名男性患者的同胞女性是产前诊断的重要指征，该家系完全符合这一特征。

4）约10%女性携带者有肌无力、肌肉抽搐、心肌病等临床表现。

【一个腓骨肌萎缩症家系的诊断与遗传咨询】

CX32基因605位T > A的突变，导致了该蛋白质第202位氨基酸由异亮氨酸转变为天冬酰胺，是本家系致病的原因。本家系三代共10位患者（Ⅲ 13、Ⅲ 18、Ⅲ 21、Ⅲ 23、Ⅳ 3、Ⅳ 5、Ⅳ 9、Ⅳ 13、Ⅳ 17、Ⅳ 25）全为男性，符合X连锁隐性遗传的特征，确诊为X连锁隐性遗传CMT。男性患者的女儿生育时必须做产前诊断，以防止患者的出生，儿子仅从患病的父亲一方获得Y染色体，一般不会患病；表型正常但生育过患者的女性，是CX32基因致病突变的肯定携带者，故再生育时，要做产前诊断，才可以避免再生育男性患者；本家系后代中未接受检测的女性成员需做CX32基因突变检测，如果是杂合子，则婚后应做产前诊断，避免男性患者的出生，如果是正常基因的纯合子则不会生育有病的后代，无需再做产前诊断。

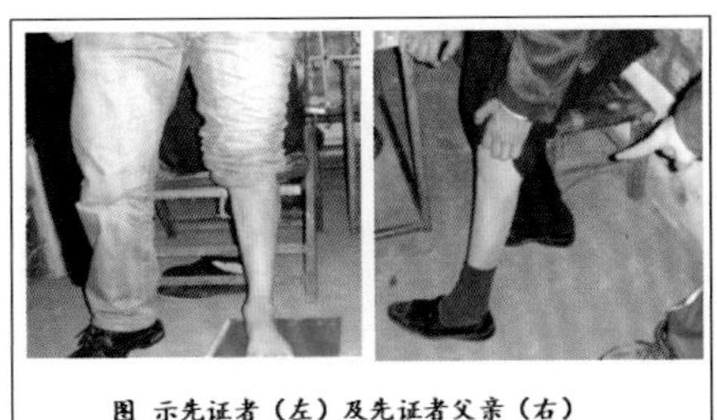

图 示先证者（左）及先证者父亲（右）小腿肌肉萎缩（鹤样腿）的照片

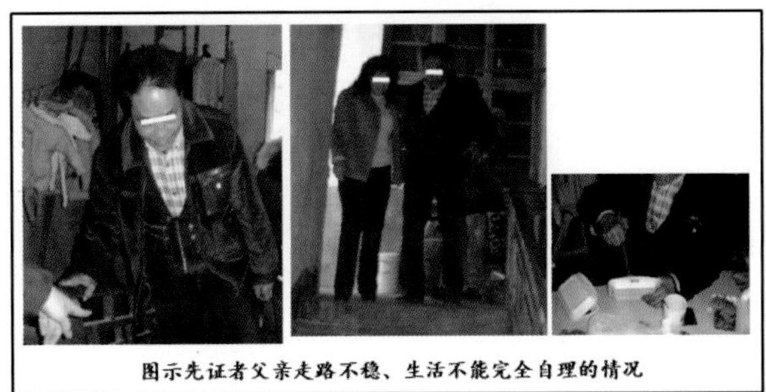

图示先证者父亲走路不稳、生活不能完全自理的情况

患者CX32基因测序结果（与正常人比较第2号外显子序列的605位发生了一个碱基T到A的突变）

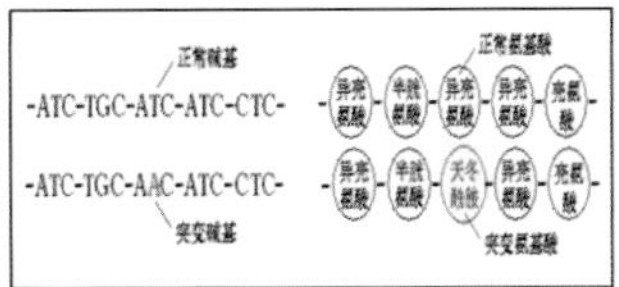

患者CX32基因突变导致CX32蛋白第202位氨基酸由异亮氨酸转变为天冬酰胺

5. Y 连锁遗传的遗传咨询

Y 连锁遗传的传递规律比较简单，即父 - 子传递。Y 染色体长度下约为 60Mb，Y 染色体的长臂绝大部分为异染色质区，而异染色质区的大小在男性个体中变异很大，可相差数倍。95% 的 Y 染色体上的 DNA 序列属于非重组区（non-recombining region of Y, NRY）。在减数分裂时不发生交叉，且仅存在于男性。Y 染色体上的功能基因最少。SRY 基因（Sex deter mining region on the Y chromosome）也叫作 TDF（testis-deterring factor），是决定男性的性别的基因。在非阻塞性无精或严重的少精症患者中，约有 20% 左右的患者带有 AZF（azoospermia factor）序列的微小缺失。另外，在 Y 染色体上可能存在影响性腺胚细胞瘤的基因。

除上述几个基因外，Y 染色体的其他基因可能影响某些性状，目前在 Y 染色体上尚未发现可传递给后代的遗传病。

【人类睾丸决定基因定位于 Yp11.32 带】

例 1：核型为：mos 45,X/46,XY/46,X,dic (Y)/47,XYY/ 47,X,2dic(Y)/47,XY,dic (Y),/48, XY, 2dic(Y)/ 48,X, 3dic (Y)(p11.32)（604 个细胞中有 8 种细胞系，其中 45,X 和 46,X,dic(Y) 共占 87.9%）

12 岁，因外生殖期畸形而就诊，父母正常，两姐姐，一弟正常。手术与病理组织学检查：左侧阴唇、阴囊有一睾丸，上、中、下三个部位送检，快速冰冻切片为睾丸组织，大体形态接近同年龄男孩，其顶端连的具有伞部的输卵管；腹腔右侧有一输卵管，其下方有性索，输卵管连有一小约指头尖的子宫，下连发育很差的阴道，阴道、尿道同一出口 。dic(Y) 的断裂重接点发生在 Y 染色体短臂末端，是引起 dic(Y) 不稳定，导致其余各种核型的原因。血型分析，为纯一的“O”型 ,MN 型、CCDe 型及 P1 型。确认患者为单一受精卵发育而成的同源嵌合体。

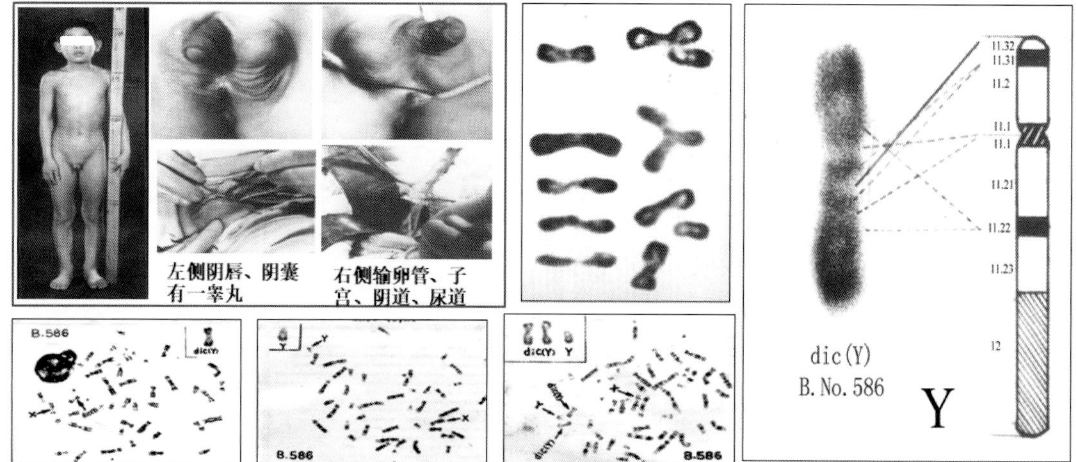

例 2：核型为：mos45,X/46,X, dic(Y) (p11.31)，其 dic(Y) 的断裂重接点在 p11.31

（分析 170 个细胞，45，X 占 52.4%；46，X，dic(Y) 占 46.5%）

17 岁，原发性闭经，身材矮小，乳房未发育，无腋毛和阴毛，幼稚性女性外阴。剖腹探查，发现双侧条索状性腺，输卵管和具细长宫颈的子宫。病理组织检查，子宫发育不全，输卵管正常，双侧条索状性腺中可见少量卵巢间质组织，未见卵泡、精细管或睾丸间质细胞。

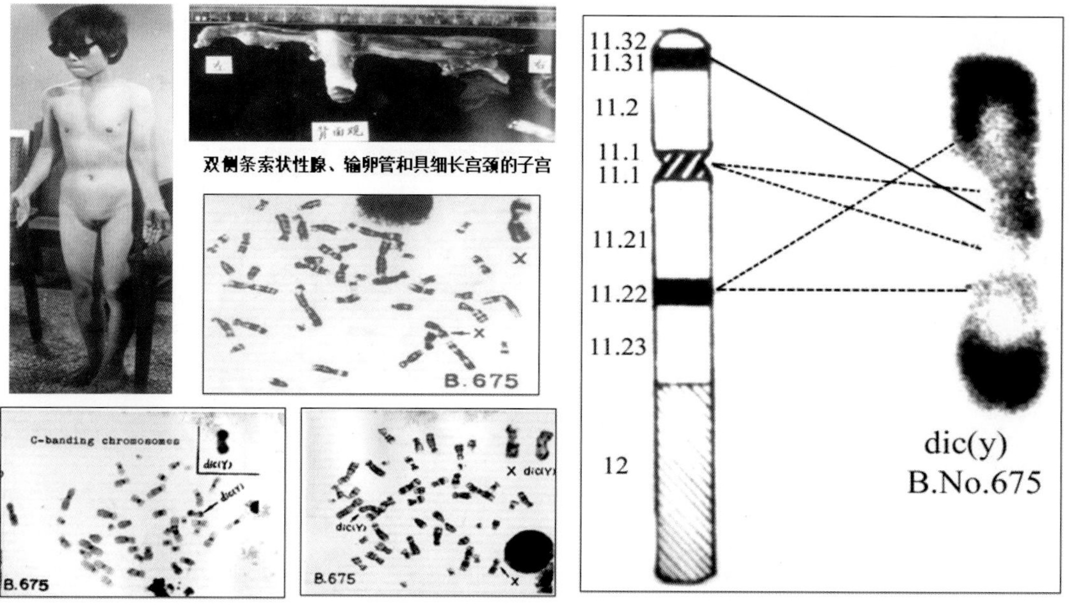

1981 年以前国际上将睾丸决定基因定位于 Y 染色体短臂的着丝粒附近。以上例 1，例 2 均具 46,X,dic(Y) 染色体的细胞系，但表型却截然不同。例 1 为有睾丸组织的混合性性腺发育不全症，其 Y 染色体短臂的断裂重接点在 Yp11.32 带；例 2 却为无睾丸组织的单纯性性腺不全症，其 Y 染色体短臂的断裂重接点在 Yp11.31 带。结合两例 Y 染色体短臂断裂重接点位置不同的研究结果，夏家辉等于 1981 年在国际上首次提出男性睾丸决定基因应定位于 Y 染色体短臂 p11.32 节段上。

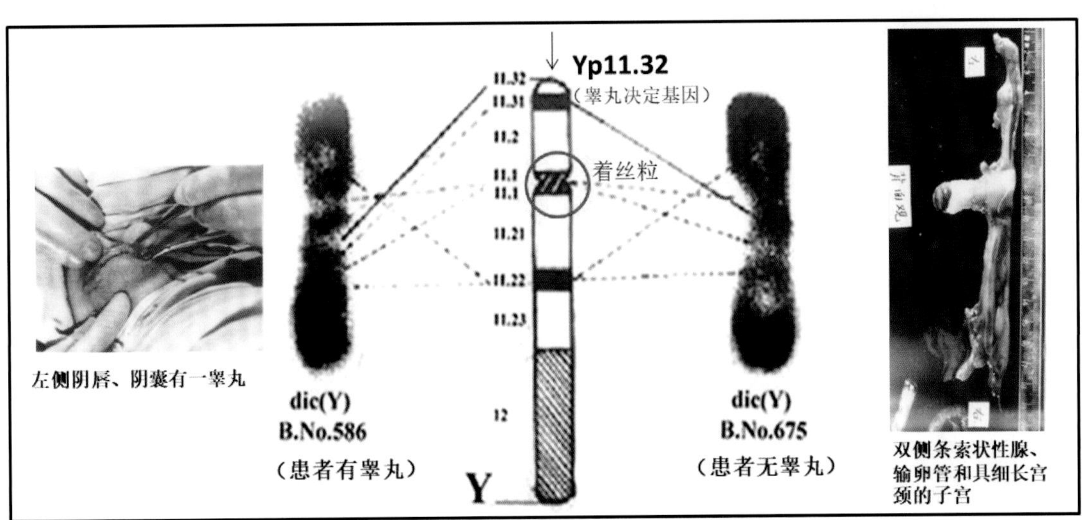

6. 基因组印迹（genomic imprinting）

基因组印迹是同源染色体在上下代遗传中，依据它们是卵母细胞或精子起源而表达不同。其等位基因的转录静止和激活状态在表观遗传学上是由于组蛋白修饰和/或胞嘧啶甲基化决定的，失活等位基因印迹在机体中终生存在，在生殖细胞早期发生中被解除，在生殖细胞成熟之前被重新印迹。人类基因组中已知有 50 个基因可被印迹，这些印迹基因在生长发育和肿瘤抑制中也有作用。

当通常表达的母系/父系基因发生突变、沉默或缺失时，引起功能型拷贝缺乏（由于另一同源染色体为转录沉默）；或对于父系表达基因，由于有机体发生单亲二体，表现为拥有双份母系同源基因（反之亦然）。在上述情况下，印迹基因可导致疾病。

印迹中心（Imprinting centre, IC）可能会在一簇紧密相连的印迹基因向导性传递的过程中控制其印迹的重新设定。不同的印迹中心甲基化方式不同（父系式或母系式）。印迹中心的缺失可导致染色体区域内若干基因印迹紊乱，如 Prader-Willi 综合征或 Angelman 综合征。

单亲二体型（Uniparental disomy, UPD）正常个体的两条同源染色体分别来源于父亲和母亲。如果一个个体的两条同源染色体来源于同一亲本，而缺乏另一亲本来源的同源染色体，这种个体就称为“单亲二体型”。如果来源于同一亲本的姊妹染色体，则称为同二体型（isodisomy）；如果来源于亲本的两条同源染色体，则称为异二体型（heterodisomy）。如有的囊性纤维化（CF）患者，两条 7 号染色体均来源于单一亲本同一染色体。由于该染色体上带有突变的 CF 基因，该突变基因由于单亲二体型的形成而纯合，进而表现出呈隐性遗传的 CF。单亲二体型是产生遗传病的一种重要机制，特别是当这一染色体上携带有隐性遗传的致病基因或基因组印迹的基因时，更是如此。在 Beckwith-Wiedemann 综合征和 Prader-Willi 综合征中由于单亲二体型所致者分别占患者总数的 20% 和 30%。

已知人类基因组印迹位点图

染色体位置		基因	父系 / 母系表达基因	疾病相关
1	1p31.2 1p36.32	*ARH1/NOEY2* *P73*	父系表达 母系表达	乳腺癌、卵巢癌等 与细胞生长、凋亡有关
6	6q24.2 6q24.2 6q25.3	*HYMA1* *ZAC/PLAGL1* *M6P/IGFR2*	父系表达 父系表达 双等位表达，母系甲基化印迹中心	一过性新生儿糖尿症
7	7q21.3 7q32.2 7q32.2 7q32.2	*PEG10* *COPG2* *PEG1/MEST* *PEG1/AS*	父系表达 母系表达 父系表达 父系表达	Russell-Silver 综合征 又称不对称身材－矮小－性发育异常综合征，Silver 综合征、先天性一侧肥大症、先天性不对称－侏儒－性腺激素增高综合征。本病征系先天性疾病，除半身肥大和多种先天的异常外，有 2/5 病例同时发现有低血糖，2/3 有肾功能异常。
11	11p15.5 11p15.5 11p15.5 11p15.5 11p15.5 11p15.5 11p15.5 11p15.5 11p15.5 11p15.5 11p15.5	*H19* *IGF2* *IGF2-AS* *INS* *ASCL2* *TRPM5* *KCNQ1* *KCNQ1 QT1* *P57kip2/CDkN1C* *SCL22A1L/ITM* *ZNF215*	母系表达、父系甲基化印迹中心 父系表达 父系表达 父系表达 母系表达 父系表达 母系表达、母系甲基化印迹中心 父系表达 母系表达 母系表达 母系表达	Beckwith-Wiedermann 综合征 是一种先天过度生长的疾病，患者一般在出生前就已有可能发生过度生长的情形，出生之后可能发生新生儿低血糖，并伴随有巨舌、内脏肿大、半边肥大等病症，耳朵上会出现特殊的折痕及小凹陷。其发生率为 1/13700，经人工生殖技术出生的婴儿比例较高。
14	14q32	*DLK1* *MEG3*	父系表达、父系甲基化印迹中心 母系表达	
15	15q11-q13	*MKRN3* *MAGEL2* *NDN* *SNRPN* *UBE3A* *ATP10C* *GABRB3*	父系表达 父系表达 父系表达 母系甲基化印迹中心 父系表达 母系表达 母系表达 父系表达	Prader-Willi 综合征 又称为愉快木偶综合征、隐睾－侏儒－肥胖－智力低下综合征、肌张力减退－智力减退－性腺功能减退与肥胖综合征。 Angelman 综合征 又称天使综合征，罹患此症的患者，脸上常有笑容，缺乏语言能力、过动，且智能低下。
18	18q21.1	*ELONGIN A3*	母系表达	
19	19q13.43	*PEG3/ZIM2*	父系表达	
20	20q13.32	*GNAS1-AS* *GNAS*	母系表达 父系和母系转录子根据启动子使用情况和可变剪接而表达不同	Alibright 遗传性骨营养不良 假性甲状旁腺功能减退症是一种罕见的靶组织对抗 PTH 的疾病，有甲状旁腺功能减退的低血钙，高血磷生化改变及临床变化。大多数患者存在异常的躯体表现，智力减退常见，甲状腺，肾上腺，性腺功能减退，糖尿病，尿崩症等。
X	Xq13.2	*XIST*		

7. 三联体重复病（triplet repeat diseases）

至今共发现 15 种神经退行性变疾病和相关基因内的三联体重复的扩增相关（下图），故称为三联体重复病，引起疾病的三联体包括 CAG、CTG、CGG、GCC 或 GAA。三联体重复在基因中的位置各异，脆性 X 综合征的 (CGG)n 的 (GCC)n 以及 SCA12 的 (CAG)n 位于基因的 5’－UTR; SBMA, DRPLA, Huntington 以及 SCA1，SCA2，SCA3，SCA6 和 SCA7 的 (CAG)n 位于基因的编码区，编码一段多聚谷氨酰胺；Friendreich 共济失调的 (GAA)n 位于基因的内含子中，而肌强直性营养不良 I 型和 SCA8 的 (CTG)n 则位于基因的 3’-UTR（见图）。

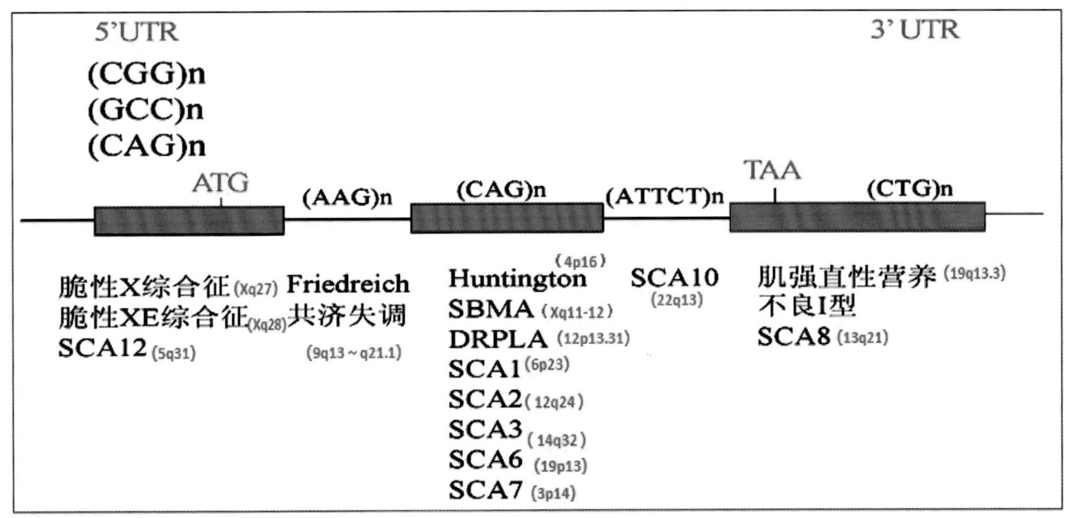

图示人类的三联体重复病。一个假想的具有三个外显子（长方形）和两个内含子（细线）的基因。翻译起始位点（ATG）和终止位点（TAA）。引起脆性 X 综合征、脆性 XE 综合征和 *SCA12* 的三联体重复位于 5'UTR；肌强直性营养不良 I 型和 *SCA8* 的三联体重复位于 3'UTR；Friederich 共济失调的三联体重复位于内含子内；Huntington 病、*SBMA*、*DRPLA*、*SCA1*、*SCA2*、*SCA3*、*SCA6* 和 *SCA7* 的三联体重复位于外显子的编码区；*SCA10* 的五核苷酸重复位于内含子内。

其病理机制可能与其三联体核苷酸组成不同以及它们在基因内所处位置不同相关。如脆性 X 综合征的 (CGG)n 扩增可增强含有 (CGG)n DNA 的甲基化而使该基因表达降低，位于 5’-UTR 或 3’-UTR 的 CAG 或 CTG 的扩增可能影响基因本身或邻近基因的表达，而位于编码区的 (CAG)n 的扩增则可编码一长串多聚谷氨酰胺肽链而产生对细胞的毒性作用。

该疾病类型具有如下特征：

（1）遗传早发现象（anticipation），即在同一家系中，随着致病基因向后代的传递，后代的发病越来越早，病情越来越重，三联体重复次数越来越多，三联体的重复次数与发病年龄成反变关系，而与病情的严重程度成正变关系。遗传早发现象可能导致疾病的传递偏离孟德尔规律。

（2）该类基因虽在多种组织和细胞中广泛表达，但病变仅选择性地累及特定的细胞，即使都是由 (CAG)n 扩增引起的疾病，在 Huntington 舞蹈症中累及的为纹状体神经元，在 SCA 中累及的为 Purkinje 细胞，在 SBMA 中累及的为脑干和脊髓中的运动神经元。除三联体（三体苷酸）重复外，某些基因内的其他类型的多核苷酸的重复也可引起遗传病，如 *SCA10* 基因第 9 个内含子中的五核苷酸 (ATTCT) 的重复是引起 *SCA10* 的病因，正常情况下 (ATTCT)n 重复约为 10~22 次，而在 *SCA10* 的患者重复可达 4000 余次。

8. 脆性 X 染色体综合征 *FMR1* 基因 (CGG)n 动态突变

典型的脆性 X 染色体综合征 *FMR1* 基因的三联体重复序列拷贝数增加是一种动态性突变，从“正常基因”突变为“致病基因”经过了“正常基因”→“中间型突变”→“前突变”→“完全突变”四个动态突变阶段。其拷贝数的变化如下表：

FRAXA 完全突变，前突变，中间型和正常等位基因的大小

正常个体 (CGG)n	＜ 45 拷贝数；$n < 45$
中间型等位基因 (CGG)n	45 ~ 54 拷贝数；$n=45\sim54$
女性前突变携带者和正常男性传递者	55 ~ 200 拷贝数；$n=55\sim200$
患者和女性完全突变携带者 (CGG)n	＞ 200 拷贝数；$n > 200$

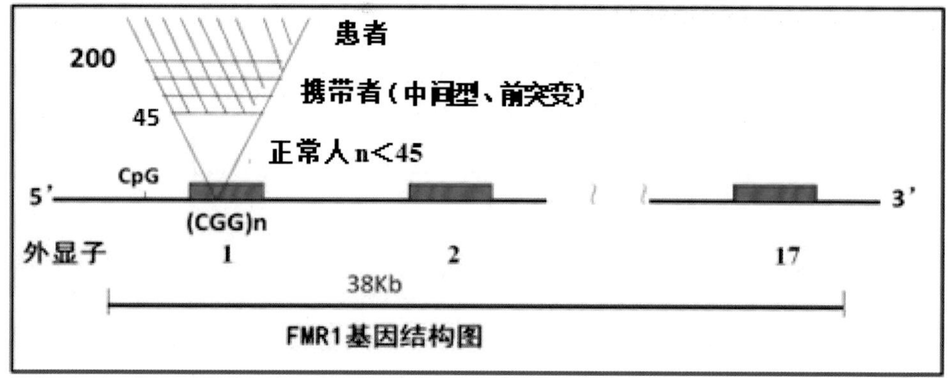

典型的脆性 X 染色体综合征的遗传具有下述特征：

（1）按性染色体连锁遗传规律，父亲的 X 染色体只能传给女儿，通过女儿可以传给外孙儿和外孙女；儿子的 X 染色体只能由母亲遗传。由于脆性 X 综合征 [Fra(X)] 是一种由三核苷酸 (CGG)n 和 (GCC)n 动态突变所致，Fra(X) 在上下代遗传中父方和母方的 Fra(X) 表现了不同的遗传特点。

（2）“前突变”携带者女性，由于其带有前突变的 X 染色体在卵子形成的减数分裂中有拷贝数大量增加而成为带有完全突变的 X 染色体的风险，因此带有一个 Fra(X) 前突变的女性每次妊娠都有 4 种可能，即正常男婴；正常女婴；男婴带有 Fra(X) 前突变或完全突变；女婴带有 Fra(X) 前突变或完全突变。

（3）“前突变”的男性在精子形成的减数分裂中其三核苷酸 (CGG)n 和 (GCC)n 拷贝数一般是稳定的，仅存在小的扩增或缩减。在遗传中会将突变 X 染色体遗传给所有的女儿，不会遗传给儿子。由于带有完全突变的男性在成年后无法形成成熟的精子，故一般不能遗传。然而对带有 *FMR1* 基因完全突变而具有生育的男性患者进行的研究发现其性腺组织和精子中仅存在前突变，也就是说该患者是一个带有前突变和完全突变的嵌合体。

【一个脆性 X 综合征家系的诊断】

先证者，男，7 岁，第一胎，足月剖腹产，出生体重 3.5kg，从小多动、智力低下，曾经儿科诊断为“多动症”，性情暴躁，常自言自语，双亲非近亲婚配。体查：长脸，前额突出，下颌稍突，左耳 7cm × 3cm，右耳 6.5cm × 3cm，双睾大小正常，体查时不合作。G 显带染色体检查核型为 46,XY, 核型正常。高分辨染色体检查结果亦正常，脆性 X 染色体检查结果为 46,X,fra(X)(q27)Y，FMR1(CGG)n 基因检测，*n* 大于 200 次，为完全突变，确诊为 fra(X) 综合征患者。先证者表弟患有孤独症，检查结果与先证者一致。

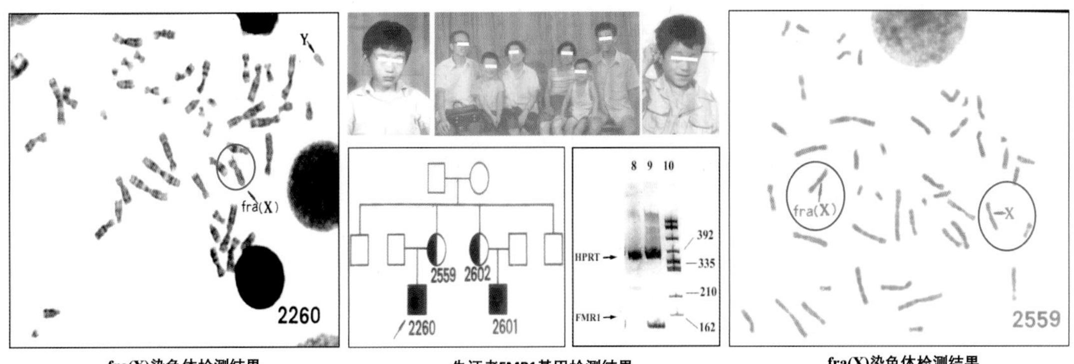

fra(X)染色体检测结果　　先证者FMR1基因检测结果　　fra(X)染色体检测结果

（二）多基因病的遗传咨询

由多对作用微小的、累加的基因与环境共同作用所形成的性状叫数量性状（quantitative character），如人的身高，肤色等；所导致的疾病称为多基因病（polygenic diseases），如精神分裂症、冠心病、高血压等。

由于决定数量性状或多基因病的多对基因（两对、三对、四对、更多对）在上下代之间按孟德尔的分离与自由组合规律遗传，故在群体中的变异分布表现出连续的、不同个体的性状（疾病）差异呈单峰的正态分布如下图。

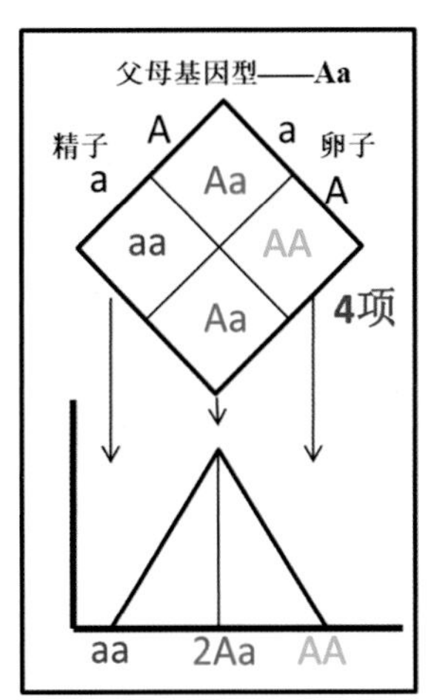

一对基因的表型

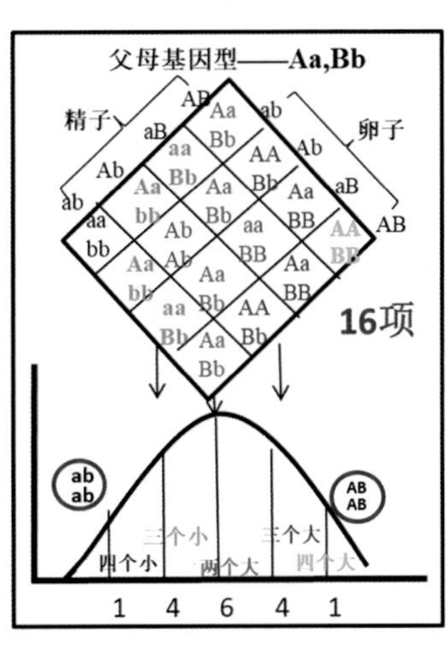

二对基因的表型

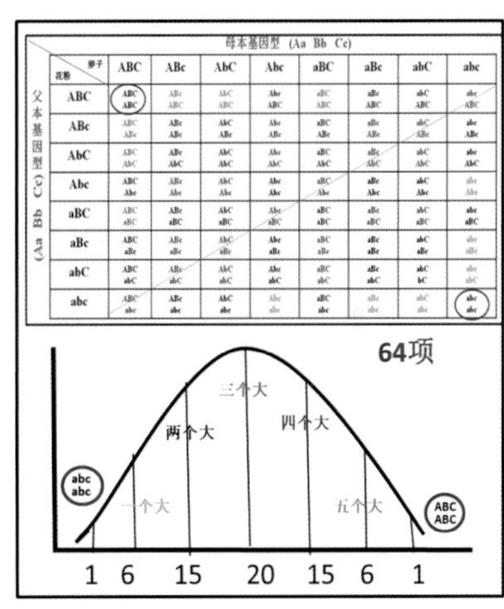

母本基因型（Aa Bb Cc）

父本基因型（Aa Bb Cc）

花粉＼卵子	ABC	ABc	AbC	Abc	aBC	aBc	abC	abc
ABC	ABC ABC	ABc ABC	AbC ABC	Abc ABC	aBC ABC	aBc ABC	abC ABC	abc ABC
ABc	ABC ABc	ABc ABc	AbC ABc	Abc ABc	aBC ABc	aBc ABc	abC ABc	abc ABc
AbC	ABC AbC	ABc AbC	AbC AbC	Abc AbC	aBC AbC	aBc AbC	abC AbC	abc AbC
Abc	ABC Abc	ABc Abc	AbC Abc	Abc Abc	aBC Abc	aBc Abc	abC Abc	abc Abc
aBC	ABC aBC	ABc aBC	AbC aBC	Abc aBC	aBC aBC	aBc aBC	abC aBC	abc aBC
aBc	ABC aBc	ABc aBc	AbC aBc	Abc aBc	aBC aBc	aBc aBc	abC aBc	abc aBc
abC	ABC abC	ABc abC	AbC abC	Abc abC	aBC abC	aBc abC	abC bC	abc abC
abc	ABC abc	ABc abc	AbC abc	Abc abc	aBC abc	aBc abc	abC abc	abc abc

三对基因的表型

1. 人群中身高频率分布

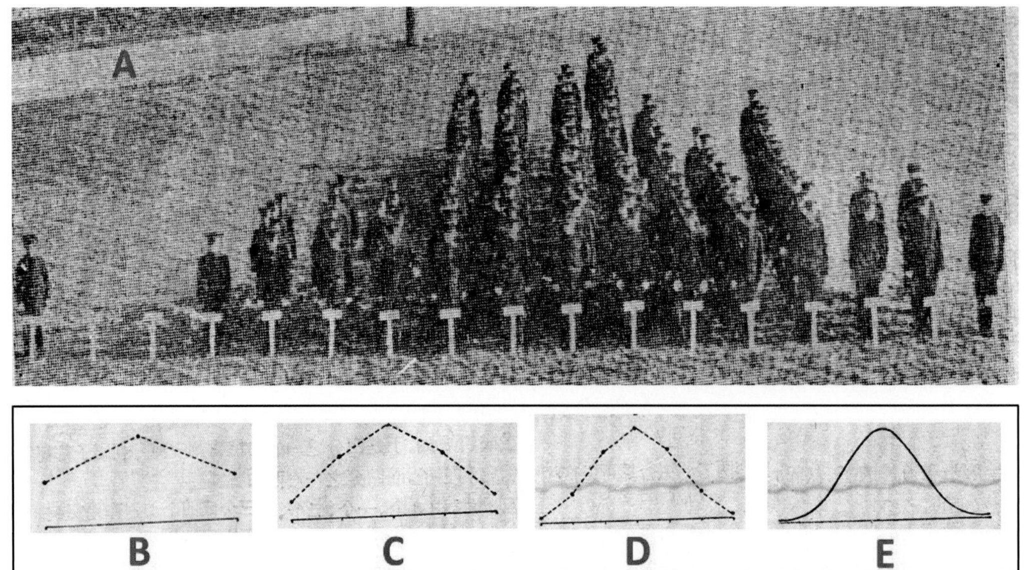

A. 一连 175 个士兵按身高分组排列（从 4 尺 10 寸到 6 尺 2 寸）。下排数字表示各组的身高；上排表示各组人数；B. 一对等位基因：三种表型的分布；C. 两对等位基因；五种表型的分布；D. 三对等位基因：7 种表型的分布；E. 无数对等位基因：一组连续系列表型 的分布。

2. 人类皮肤色素连续性变化

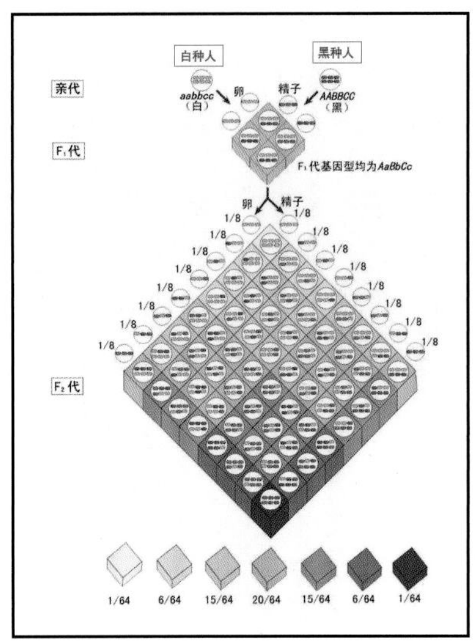

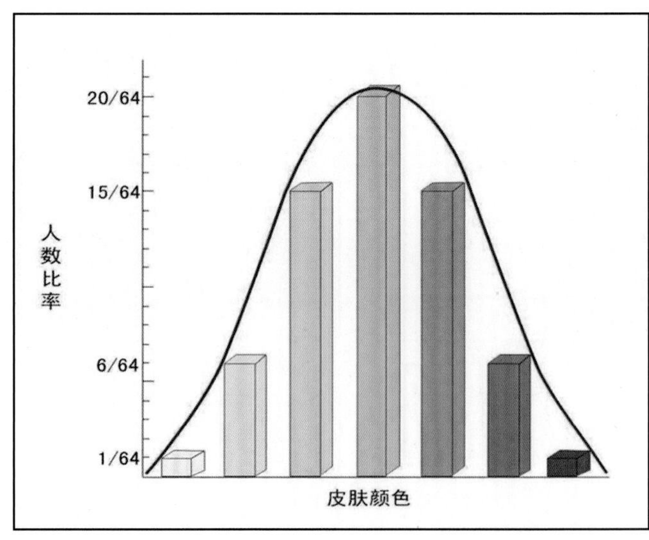

3. 易患性、群体发病率与阈值的确定

“多基因疾病”在群体中的变异呈单峰正态分布。根据数学家的计算在正态分布中，以曲线内总面积为 1 时，在平均值的两侧，±1 个标准差（σ）范围内的面积占曲线内总面积的 68%，±1 个标准差（σ）以外的面积占 32%，两边各占 16%；在 ±2 个 σ 以内者占总面积 95.4%，以外的面积占 4.6%，两边各占 2.3%；在 ±3 个 σ 以内的总面积为 99.7%，以外的面积占 0.26%，两边各占 0.13%（左下图）。

在多基因病中，某一疾病具体是受多少对基因决定，研究者是无法计算的，一个个体是否易于患病，称“易患性”（liability），它是由“遗传基因与环境因素”共同作用决定的，“易患性”的变异在群体中呈正态分布，一个群体中的大部分个体的“易患性”都接近平均值，因此研究者在调查某一“群体发病率”的基础上就可以根据“发病率”在正态分布中找到相应的位点，即根据“群体发病率”确定该病患者所必需的，最低的有关基因数量，即阈值（threshold）（右下图）。

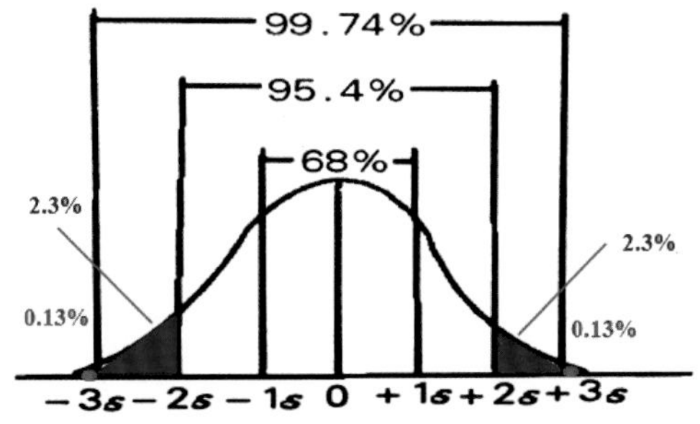

图示正态分布中标准差的界限

多基因病的群体易患性变异分布图

4. 亲子代易患性变异及其发病率

假设某一种疾病的“群体发病率”为 0.1%，则“阈值”与“平均值”之间的距离约为 3.1 个 σ，当一个正常者与一个患者婚配时，其正常者没有发病，他（她）所带的致病基因数最大的可能性是群体中平均值，即占曲线内总面积的 50%；其患者已经发病，他（她）所带的致病基因数量最大的可能性也应取其患者中的平均值，即 0.065%。按照分离与自由组合定律，其后代获得致病基因的平均值则应位于群体平均值与患者平均值之间，其面积各为 25%，即平均值应位于＋1 个 σ 的内侧，以此平均值所形成正态分布曲线的“阈值”以外的部分为后代发病的百分数，即可推断其后代患该病的可能性约为 2.3%（右下图）。

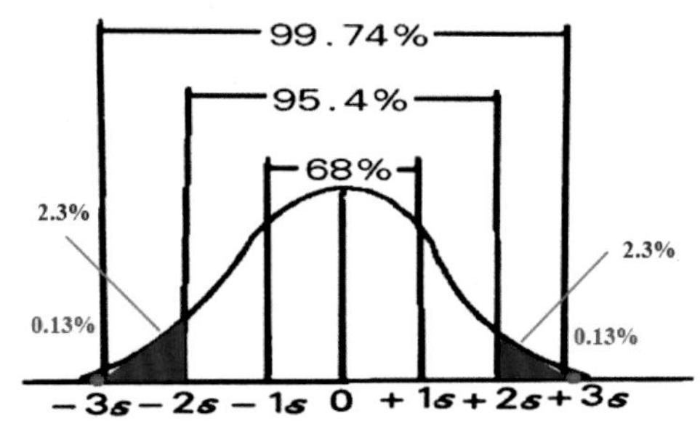

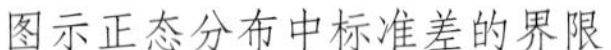
图示正态分布中标准差的界限

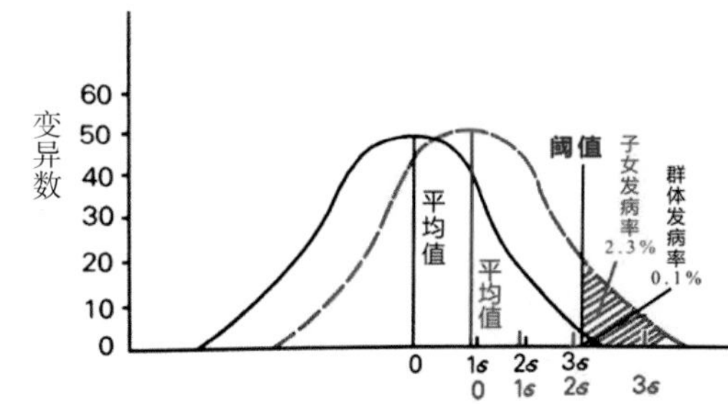

亲子代易患性变异及其发病率

5. 多基因病的遗传咨询

下图是一个多基因遗传病的模式谱系，个体所患的疾病是由位于 4 对染色体上的 4 对等位基因决定的，每个基因对疾病发生的作用是微小的、累加的。A1，B1，C1，D1 不引起该病的发生，A2，B2，C2，D2 则引起该疾病。当一个体在他的全部 8 个基因中至少有 7 个含 2 的基因时就将患病。

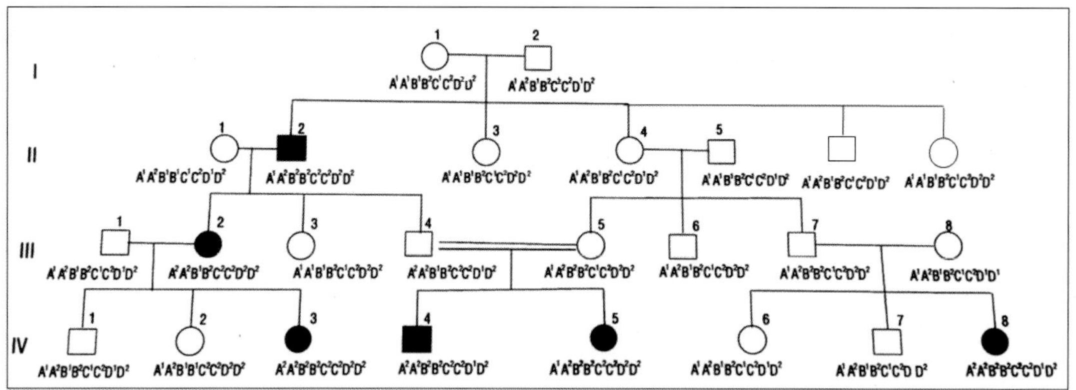

（1）从系谱中可见，遗传方式既不像常染色体显性代代相传；又不像常染色体隐性遗传、患者的双亲为肯定携带者、其同胞的发病率为 1/4；更不符合 X 染色体显性与隐性遗传。该疾病是由位于 4 对不同染色体上 4 个等位基因，按分离和自由组合遗传，其成员是否患病，完全决定于所含 A2、B2、C2、D2 等位基因的数量。

（2）因个体是否发病及患病的轻重与携带致病基因的数目密切相关。所以，个体所患的疾病越重，所携带的致病基因越多，他（她）的后代复发风险就会越高；夫妻双方所生的患病子女越多，说明夫妻双方各自携带的致病基因越多，再生育时其复发风险也就越大；一个正常的个体其血缘亲属中如果曾经有过患者，则他（她）就有可能携带较多的致病基因，他（她）与患者的亲缘关系越近，所带的致病基因也越多，其后代的复发风险也将越大。

（3）由于研究者无法查明某一多基因病是受多少对基因控制，因此，在估计一级亲属的复发风险时，常常用一个经验值，即一级亲属的复发风险等于群体发病率 (p) 开平方的值。

（4）由于多基因病是遗传与环境相互作用的结果，研究者为了区分遗传与环境在发病中的作用，将遗传基础作用的大小称为遗传度或遗传力（heritability），并用百分数率来表示。遗传度可高达 70%～80%，低到 30%～40%，当遗传度达到 70% 左右时，其患者一级亲属的发病率与一般群体的发病率如右图所示，即只要知道了患者群体的发病率，就可以从表上读出其患者一级亲属的发病率，如某病的群体发病率为 0.2%，当遗传度为 70% 时，其患者一级亲属的发病率约为 4%（如右图）。

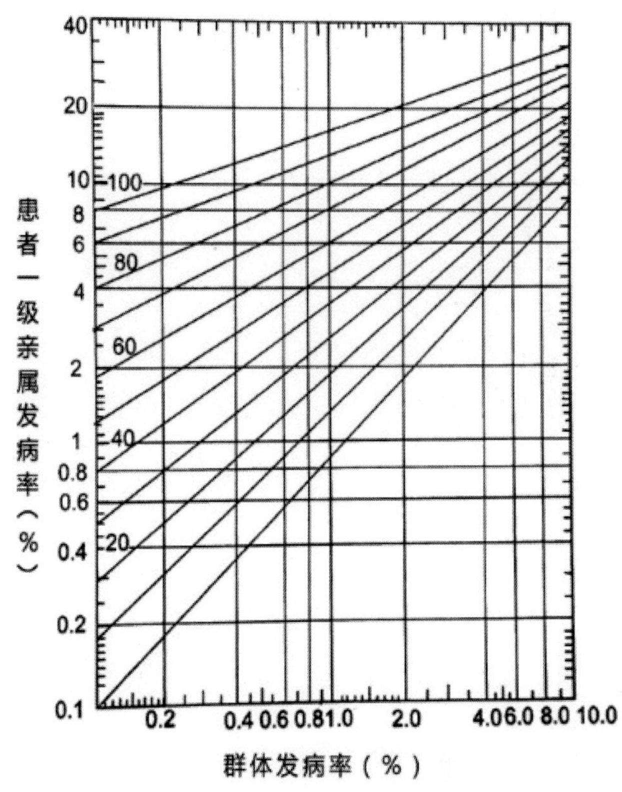

图示一般群体发病率、易患性遗传度和患者一级亲属发病率的关系

6. 常见多基因病的遗传度、群体的发病率、患者一级亲属的发病率

病名	遗传度 /%	群体发病率 /%	患者一级亲属发病率 /%	男 : 女
唇裂 ± 腭裂	76	0.17	4	1.6
腭裂	76	0.04	2	0.7
先天性髋关节脱臼	70	0.1 ~ 0.2	4	0.2
先天性幽门狭窄	75	0.3	男性先证者 2 女性先证者 10	5.0
先天性畸形足	68	0.1	3	2.0
先天性巨结肠	80	0.02	男性先证者 2 女性先证者 8	4.0
脊柱裂	60	0.3	4	0.8
无脑儿	60	0.2	2	0.4
先天性心脏病各型）	35	0.5	2.8	—
精神分裂症	80	1.0	10	1
糖尿病（青少年型）	75	0.2	2 ~ 5	1
高血压病	62	4 ~ 8	20 ~ 30	1
冠心病	65	2.5	7	1.5
消化性溃疡	37	4	8	1
哮喘	80	4	20	0.8
强直性脊椎炎	70	0.2	男性先证者 7 女性先证者 2	0.2
智力障碍	60	2	6	1.6

（三）线粒体病的遗传咨询

单基因病和多基因病是由细胞核基因即位于 24 条染色体上 DNA 的突变所致的疾病，该类疾病的遗传完全遵守经典的分离定律、自由组合定律和连锁交换定律。

线粒体病是由线粒体 DNA 突变所致的疾病。线粒体位于细胞质内，由于受精卵的细胞质几乎完全来自于母方的卵子，所以线粒体病是由母亲遗传给所有的孩子，不论性别，又称为胞质遗传病。

一个人的卵母细胞约含 10 万个线粒体，当卵母细胞成熟时，绝大多数线粒体会丧失，数目有可能少于 10 个，最多也不会超出 100 个。卵子受精后在受精卵早期细胞分裂中，线粒体随之大量繁殖，可达到每个细胞含有 1 万个或更多的线粒体。细胞中线粒体数目从 10 万个锐减到少于 100 个的过程称为遗传瓶颈（genetic bottleneck）。

通过遗传瓶颈保留下来的某个线粒体如果携带一种突变基因，这个突变基因就可能在个体中占有一定的数量。由于在胚胎发生和组织形成的细胞分裂过程中，线粒体在复制后随机进入子细胞。一些干细胞很可能获得大量的携带突变基因的线粒体，随后将形成具有高比例的携带突变基因的线粒体的组织。如果氧化磷酸化系统缺陷的线粒体数量超过野生型，将会造成组织

中能量供应水平降低，进而会影响组织的功能，特别是对那些高需能的组织，如脑、心肌、肌肉组织等。

上述胚胎早期发育的“瓶颈”现象，经过胚胎早期的细胞分裂和线粒体的随机分配，可以形成一个人所有的 mtDNA 都是相同的，即“同质性”；也可以形成同一个人带有两种或两种以上的线粒体 DNA，即“异质性”。

带有异质性的个体的不同组织或者不同发育阶段可能形成带有“同质性”的线粒体 DNA 突变的细胞系，而影响线粒体的功能。

人类 mtDNA 的突变率比核 DNA 高 10～20 倍，由线粒体基因组突变所致的疾病可分为四类：①通过母系遗传的伴相对轻的表型效应的“同质性”错义突变；②通过母系遗传的“异质性”的有害点突变；③在发育早期发生新“缺失突变”，而形成的“异质性”患者；④氧化磷酸化是线粒体中能量产生的核心通路。有的可使氧化磷酸化酶（OXPHOS）活性减低的突变类型，在个体的生命过程中，由于体细胞中其他随机突变的累积，使其 OXPHOS 活性降低至阈值，而不出现典型的临床症状，但在年老后可产生退化性疾病，如阿尔茨海默病或帕金森病。

1. 常见的线粒体疾病与相关的 mtDNA 异常

目前已发现 100 多种与人类疾病相关的 mtDNA 点突变。常见的与线粒体疾病相关的 mtDNA 异常如下表。

疾病简称	综合征	突变 / 异常	遗传方式
* tRNA 突变——超过 65 种			
MELAS	线粒体脑肌病，乳酸血症，中风样发作	A3243G，A3251G，T3271C	M，S
MERRF	肌阵挛，癫痫，破碎红纤维	A8344G，T8356C	M，S
Leigh 综合征	亚急性，对称性，引起坏死的脑肌病	A8344G,T8356C,G8363A,G1644T	M，S
CPEO/PEO	慢性进展性外眼肌麻痹	A3243G，T4274C	M，S
MM	线粒体肌病	A3302G，A12320G	M，S
MMDM	线粒体肌病，糖尿病	T14709C	M，S
MCM	线粒体心肌病	A3243G，A4269G	M，S
MMCM	线粒体肌病，心肌病	A3269G，C3303T	M，S
DEAF	非综合征性感觉神经性耳聋	A7445G	M，S
MEM	线粒体脑肌病	742insC，T10010C	M，S
DDM	耳聋，糖尿病	A3243G，C12258A	M，S
ADPD	早老性痴呆，帕金森病	T4336C	M，S
* 多肽突变——超过 39 种			
NARP	神经衰弱，共济失调，视网膜色素瘤	T8993G，T8993C	M，S
Leigh 综合征	亚急性，对称性，引起坏死的脑肌病	T8993G，T8993C	M，S
LHON	Leber 遗传性视神经病	G11778A, T14484C, G3460A	M，S
伴有肌张力障碍的 LHON	带有肌张力障碍的 Leber 遗传性视神经病	G14459A，T14569A	M，S
MEI	肌红蛋白尿，运动不耐受	G15059A，G15084	S
MELAS	线粒体脑肌病，乳酸血症，中风样发作	T3308C	M，S
* 核糖体 RNA 突变——超过 5 种			
AGID	氨基糖苷诱发性耳聋	A1555G	M，S

续表

疾病简称	综合征	突变 / 异常	遗传方式
MCM	线粒体心肌病	A1692T，T3228G	M，S
＊缺失，重复，重排——超过 200 种			
KSS	Kearns-Sayre 综合征	Del8469：13447 + / — 重复常见，其他已知	S，(M)
PMPS	Person 骨髓、胰腺综合征	Del8469：13447 + / — 重复常见，其他已知	S
CPEO	慢性进展性外眼肌麻痹	Del8469：13447 + / — 重复常见，其他已知	S
DDM	耳聋，糖尿病	Del8469：13447 + / — 重复常见，其他已知	S，(M)
RTAD	肾小管酸中毒，共济失调，糖尿病	Del8469：13447 + / — 重复常见，其他已知	S
＊多种 mtDNA 缺失——由核基因缺陷而来			
ADEO	常染色体显性外眼肌麻痹	10q，3p	D
AREO	常染色体隐性外眼肌麻痹		R
MNGIE	线粒体肌病，神经变性疾病，胃肠能动障碍，癫痫	22q	R
Wolfram syndrome	尿毒症，糖尿病	4	R
＊ mtDNA 缺如综合征——由核基因缺陷而来			
Alpers 综合征	进展性肝脑退化		R
mtDNA 缺如性脑炎			R,D,2-Hit
mtDNA 缺如性非肝性肌病			R,D,2-Hit

[根据 www.gen.emory.edu/mitomap.html，D：常染色体显性；2-Hit：与神经母细胞瘤 AD 形式相似；M：母系；(M)：有大量 mtDNA 重复的母亲母系遗传而来的稀有病例；R：常染色体隐性；S：散发]

根据组织分布和表型，mtDNA 点突变可以分为三个类型，且这种分类方式很可能对基因治疗有提示作用。

（1）有限的组织——有限的表型：这一类型涉及最近报道的大部分编码蛋白基因突变和部分 tRNA 基因突变（$tRNA^{u(CUN)}$ 基因中的 G12315A 和 A12320G 突变，$tRNA^{Tyr}$ 基因中的 A5874G 突变），这些突变只限于骨骼肌，患者主要表现为肌萎缩性运动障碍，只有在患者肌肉组织中才能检测到这些突变。目前还不清楚为什么这些点突变只存在于骨骼肌细胞中，惟一可能的解释是突变事件发生在发育后期，即中胚层形成之后。

（2）有限的组织——无限的表型：这一类型包括三个最常见的原发性 LHON 突变 (G11778A、T14484C、G3460A) 及非综合征型或氨基糖苷诱发的感觉神经性耳聋突变 (A1555G 和 A7445G)。在所有分析的组织中，基因突变无差异，但疾病表型却有显著的组织特异性。同是母系遗传的疾病却没有 RRF，这除了一些附加因素如外源性毒素（如氨基糖苷）或其他核基因参与外，决定这种组织特异性表达的机制仍不清楚。

（3）无限的组织——有限的表型：这一类型包括大部分 tRNA 突变和几种蛋白质编码基因突变。在患者许多组织中均可以检测到这些突变，但杂质性的比例不同。患者经常出现涉及多系统及中枢神经方面的症状。

大部分蛋白质编码区突变属于第一或第二类，而第三类相当少；相反，大部分 tRNA 突变属于第三类，极少数 tRNA 突变为第一、第二类突变。

2. 遗传咨询要点

（1）许多线粒体疾病其表型的严重性和 mtDNA 突变水平之间并无明显关联。

（2）男性患者的后代无发病风险。

（3）线粒体疾病在家族内部呈现明显的差异性，不同的成员遗传的突变量并不相同。

（4）产前诊断：

1）每个 mtDNA 的突变都需要单独进行考虑。但主要的困难在于无法用突变量准确预测表型。

2）一些研究显示产前诊断样本［绒毛膜采样（chorionic villussampling，CVS）/ 羊膜穿刺术］的突变量能够预测出生时大多数组织的突变量。

3）CVS/ 羊膜穿刺术适用于再发风险较低的女性（基于该女性有充足的低突变量的卵细胞，可有一定概率获得成功的结果）。对于带有中等或高度突变量的女性，可以利用捐献的卵细胞进行体外受精（in vitrofertilization，IVF）。植入前诊断（preimplantation geneticdiagnosis，PGD）以及细胞核或细胞质转移可能在将来能够得到广泛应用，但目前并不是常规进行。

（5）预测性检测：可对母系亲属进行。如上所述，主要的困难在于无法用突变量准确预测表型。

（6）疾病自然史和治疗处理：目前无有效的治疗手段。患者应由儿童神经科医师和代谢病医师，内科医师等提供医护。

（7）疾病监测：定期进行心电图和血糖的检查。

（8）线粒体疾病患者应避免使用的药物：

1）丙戊酸钠：能够抑制一些能量代谢的通路，因此应小心使用。

2）巴比妥类（通常用于麻醉）：由于共是 OXPHOS 的抑制剂，因此应避免使用。

3）庆大霉素：会导致感觉神经性耳聋。

4）环丙沙星：是线粒体 DNA 的抑制剂。

5）氯霉素：是线粒体 DNA 翻译的抑制剂。

6）四环素：是线粒体 DNA 翻译的抑制剂。

7）齐多夫定（zidovudine）（抗病毒药）：会导致线粒体 DNA 缺失突变。

（9）治疗：由于线粒体呼吸链功能不全导致的疾病目前没有特异有效的治疗手段。

1）早期的诊断和对一些并发症的治疗，如糖尿病，心肌病，癫痫和营养不良等相当重要。

2）一些由于辅酶 Q（泛素）缺陷的罕见病例可以用能穿透血脑屏障的泛素或艾地苯醌进行治疗。

3）一些无考证的报道显示，复合体 I（NADH 脱氢酶）缺陷和脂类贮积症的患者可用肉毒碱进行治疗；核黄素对于一些带有 A3243G 突变的 MELAS 患者有效。

3. MELAS 综合征

MELAS 综合征又称线粒体肌病脑病伴乳酸酸中毒及中风样发作综合征 (mitochondrial encephalomyopathy with lactic acidosis and stroke-like episodes, MELAS)，是最常见的母系遗传线粒体疾病。临床特点包括 40 岁以前就开始出现的复发性休克、肌病、共济失调、肌阵挛、痴呆和耳聋。少数患者出现反复呕吐、周期性的偏头痛、糖尿病、眼外肌无力或麻痹，从而使眼的水平运动受限(进行性眼外肌麻痹，PEO)，眼睑下垂，肌无力，身材矮小等。乳酸性酸中毒是由于乳酸浓度的增加而导致血液 pH 值下降和缓冲能力降低。在 MELAS 患者中，异常的线粒体不能够代谢丙酮酸，导致大量丙酮酸生成乳酸，而后者在血液和体液中累积。MELAS 患者的一个特征性病理变化就是在脑和肌肉的小动脉和毛细血管管壁中有大量形态异常的线粒体聚集。虽然与 MERRF 症状相似，但 MELAS 有其独特的临床表现。

在 MELAS 病例中，MTTL1*MELAS3243G 突变的发生率超过了 80%。碱基突变发生在两个 *tRNAleu* 基因中的一个上。值得指出的是，发生在 $tRNA^{Leu(UUR)}$ 基因上的 A3243G 突变中，UUR 代表亮氨酸 tRNA 的密码子，前两个位置是尿嘧啶，第三个位置上的嘌呤 (R) 指鸟嘌呤或腺嘌呤。一般情况下，MTTL1*MELAS3243G 是杂质性的，当肌肉组织中线粒体 D NA 的突变 ≥ 90% 时，复发性休克、痴呆、癫痫、共济失调的发病风险就会增加。当 A3243 G 突变的杂质性达到 40%～50% 的时候，就有可能出现慢性进行性眼外肌麻痹 (CEPO)，肌病和耳聋。此外，*MELAS* 基因突变还可能发生在 $tRNA^{Leu(UUR)}$ 基因内 3252、3271 和 3291 位点上，以及线粒体 *tRNAVal(MTTV)* 与 *COXIII(MTCO3)* 基因上。

目前，不同种类线粒体突变所导致的临床变异是复杂的。除了 MELAS，*MTTL1* 基因中的各种单核苷酸突变也能够产生线粒体遗传病复杂多变的表型。在一些有 A3243G 突变的个体中，主要特征是糖尿病和耳聋，而在 3250、3251、3302、3303 和 3260 位点突变的患者中，肌病是其主要特征。心肌病则是 3260 和 3303 位点碱基替换患者所具有的主要症状。存在 C3256T 突变的患者则表现出 MELAS 和 MERRF 两种疾病的共同症状。总而言之，不同的线粒体 *tRNA* 基因突变即可引起不同的功能紊乱，又可能产生相似的临床症状，而同一 *tRNA* 基因不同位点的突变又能导致不同的临床表型。

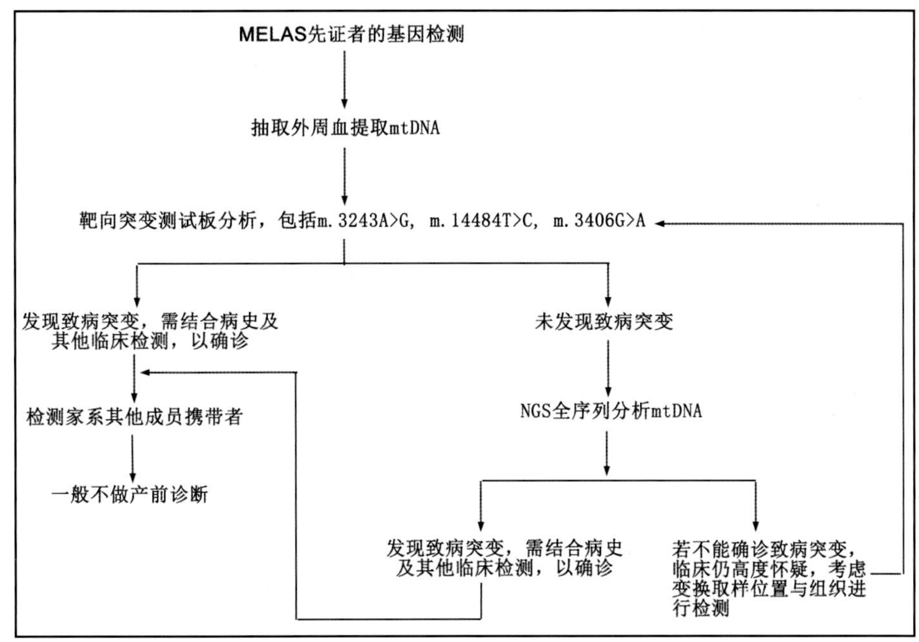

【一个 MELAS 综合征家系】

患者，男，16 岁，以癫痫呕吐发作急诊入院。临床表现为阵发性的幻视，偏头痛，癫痫发作，呕吐。突然意识丧失，下肢无力。患者第二天恢复意识，语言流利，理解正常，双侧跟腱反射正常，巴宾斯基征阴性。实验室检查，血中乳酸产物 12mmol/L（正常 <2.1 mmol/L），CSF 正常。MRI 示脑室周围、顶枕部高密度阴影。双下肢神经传导正常。肌电图 (EMG) 显示双下肢肌病理变化。肌活组织检查显示破碎样红肌纤维。患者母亲有偏头痛病史，一个舅舅有癫痫病史，55 岁猝死，病因不明。入院后第二天，患者恢复意识，感觉改善，头痛呕吐停止。入院静脉滴注药物治疗后 10 天，患者肌力、平衡、耐力及步速进一步改善。

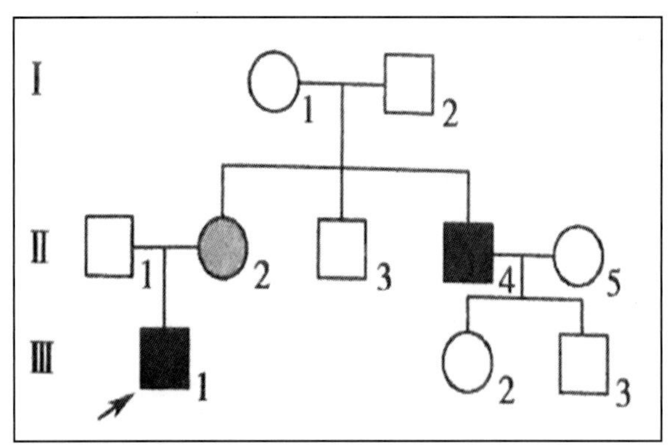

根据患者的家族史，16 岁发病，阵发性幻视、癫痫发作、偏头痛、MRI 异常、呕吐、反复发作的突然意识丧失、血中乳酸升高，肌肉活检显示 RRF，高度提示为 MELAS 患者。抽取患者的外周血行基因检测，确认患者带有 m.3243A>G 致病突变，诊断为 MELAS 患者。

（四）染色体病的遗传咨询

1. 染色体三体型、单体型、多体型 、多倍体、部分三体、部分单体、微缺失微重复综合征的遗传咨询

至今已报道的由于配子形成的减数分裂和受精卵早期有丝分裂中染色体不分离所导致的综合征有 47, XX(XY),+21；47, XXX; 47, XXY, 47,XYY 以及 7、8、9、13、14、18、19、20、21、22 号染色体三体和 45, X; 45, XX(XY) ,−21; 45, XX(XY),−22 染色体单体等 17 种综合征。由于新突变或携带者父母遗传的部分单体、部分三体综合征有 100 余种，微缺失、微重复基因组病有近 100 种。中、重度智力障碍与不育是该类患者的共同特征。其中 47,XYY 大部分患者可育；47, XX+21；47,XXX 和基因组病中的部分患者有生育力，其异常染色体在上下代传递中完全按同源染色体分离、交换定律和非同源染色体自由组合定律遗传。

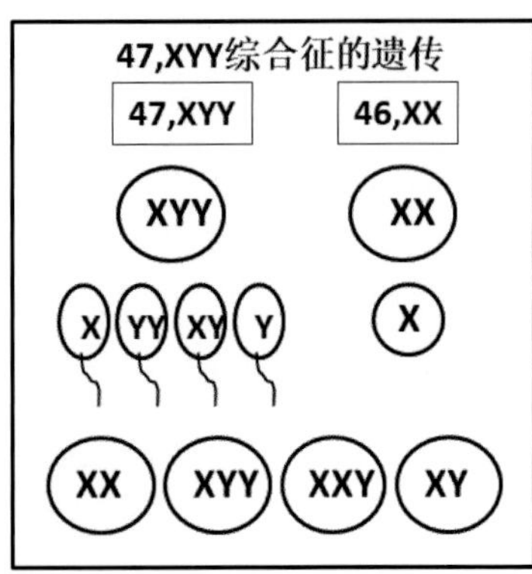

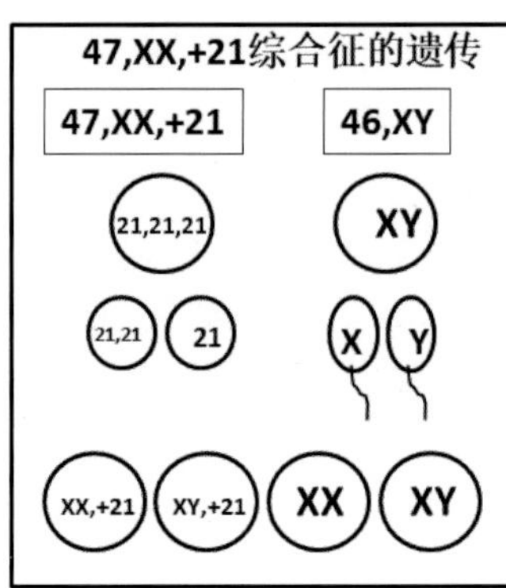

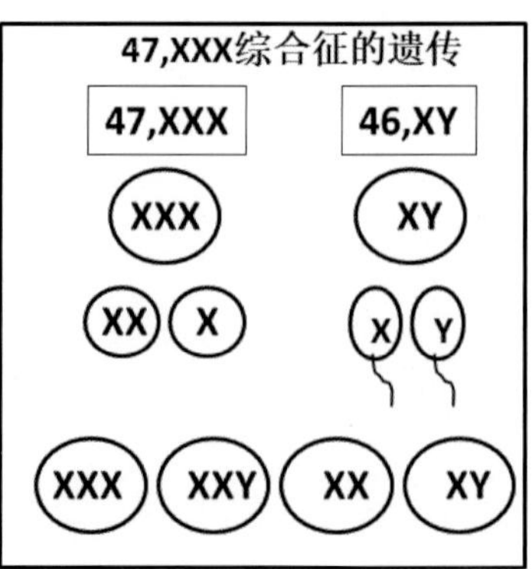

【一个由染色体微缺失携带者母亲遗传的两个 Wolf-Hirschhorn 综合征患儿家系的诊断与遗传咨询】

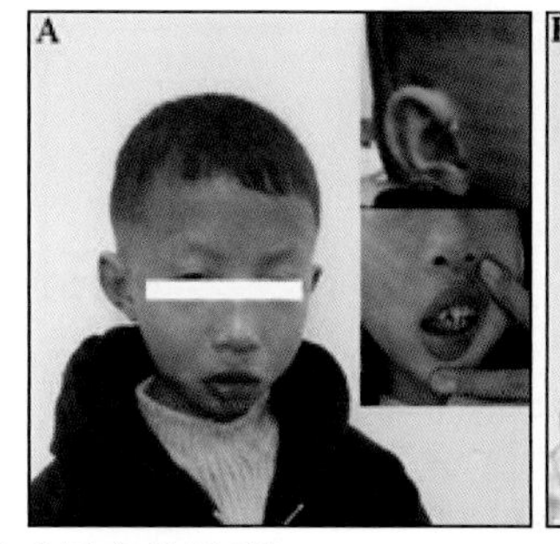

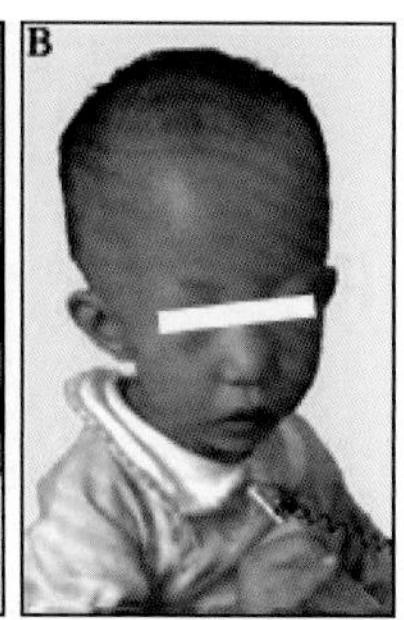

先证者 7 岁，男性（A），具智力障碍（儿童适应行为量表测试 ADQ 为 47，中度缺陷）、特殊面容（前额高，眼距宽，高而弓形的眉毛，牙齿发育不良，小颌，右耳前一皮赘，肌张力减退）、生长发育迟缓（12 个月抬头，2 岁走路，3 岁开始说话），癫痫发作（1 岁半开始）。先证者妹妹（B）有类似症状。诊断为 4p16.3 带存在约 2.7Mb 微缺失的患者，按分离和自由组合定律每次妊娠有 1/4 可能性为正常小孩，建议再生育时行产前诊断。

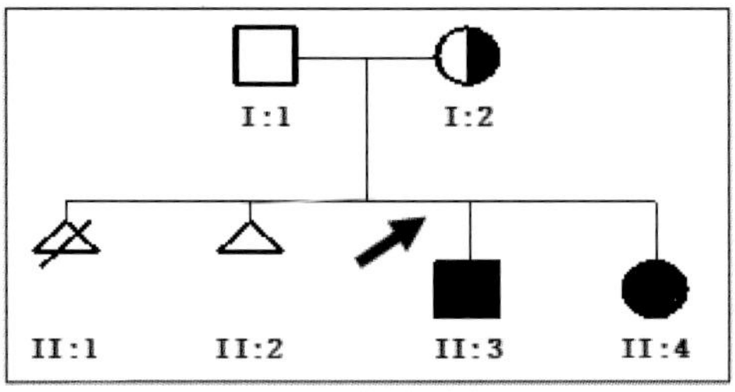

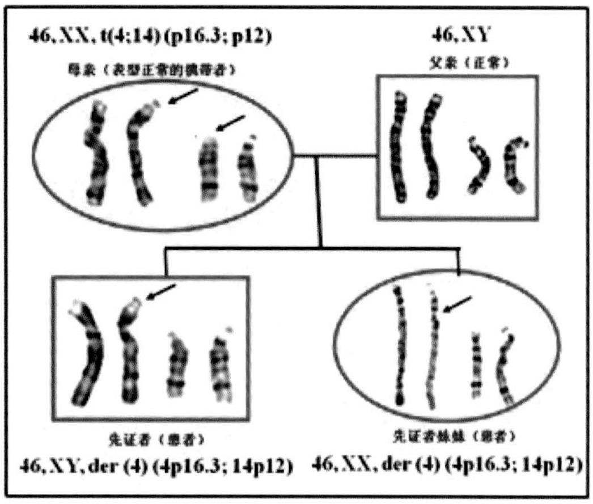

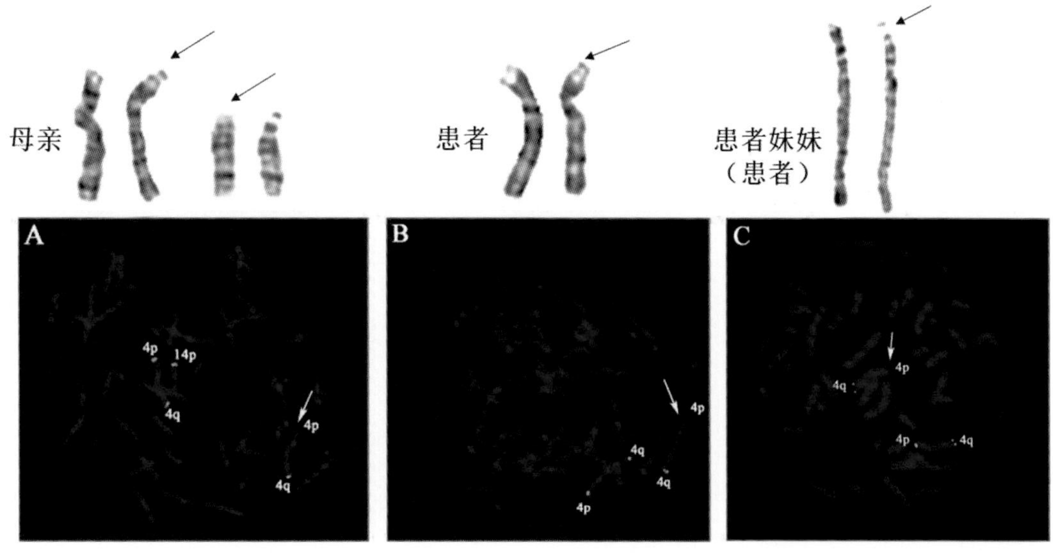

图示家系成员 FISH 分析结果及部分核型图。A、B、C 分别为先证者母亲、先证者及其妹妹的 FISH 图，箭头所指为异常的 4 号染色体。绿色信号为包含 WHS 关键区的探针，定位于 4p16.3；橙色信号为对照探针，定位于 4q35.2

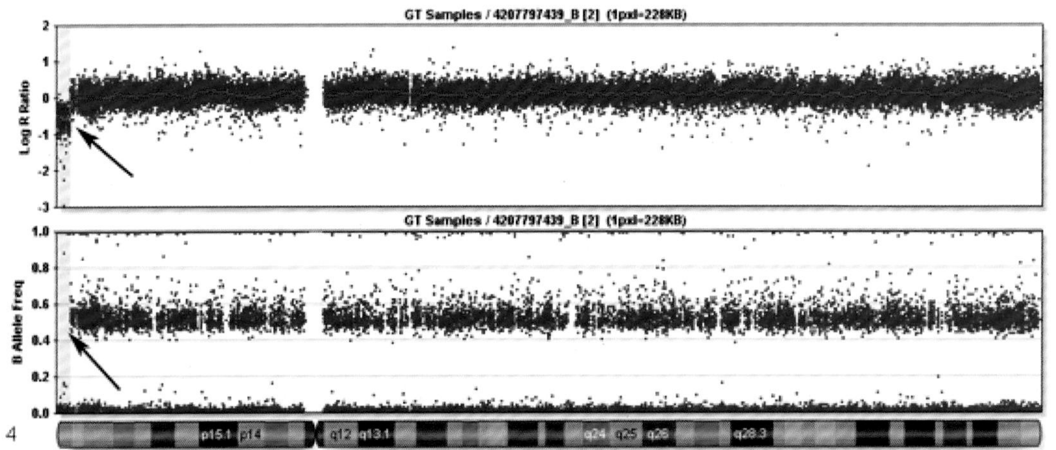

Illumina 550k Beadchip 检测发现 4 号染色体短臂末端存在约 2,767,380 bp 杂合性缺失，诊断为 Wolf-Hirschhorn 综合征。

2. 携带者的遗传咨询

携带者是带有染色体结构异常但表型正常的个体，是人群中部分三体和部分单体综合征产生的主要原因。携带者的配子形成中同源染色体的配对和交换产生的各种异常配子，通过受精则可形成各种部分单体和部分三体综合征的患儿。

（1）相互易位携带者的遗传与咨询：两条染色体同时各发生一处断裂和变位重接而形成的两条结构上重排了的染色体叫相互易位（reciprocal translocation），至今世界上已报道的相互易位核型约 600 余种。3 条或 3 条以上的染色体同时发生一次断裂和变位重接而形成的具有结构重排的染色体叫复杂易位（complex translocation）。

【非同源染色体相互易位携带者的遗传与咨询】

非同源染色体相互易位携带者在减数分裂中，其结构异常的染色体经过同源染色体配对、交换和分离，不再产生新的结构重排的染色体，称为衍生染色体 (der)。作为衍生染色体的一个例子如 46,XX,t(2;5)(q21;q31)，在减数分裂中，通过同源染色体间的配对，将形成四射体（如下图），不论在哪一位点发生互换，通过邻近—1 和邻近—2 分离，以及 12 种可能的 3：1 分离，至少可形成 18 种类型的配子，它们分别与正常配子结合，则可形成 18 种合子，其中仅一种为正常者，一种为表型正常的易位携带者，其他均为部分三体、部分单体或单体、单体并三体型患者，其中没有任何一种类型出现了染色体新的结构重排，故称为衍生染色体，可记述为 der(2) 和 der(5)(如下表)。

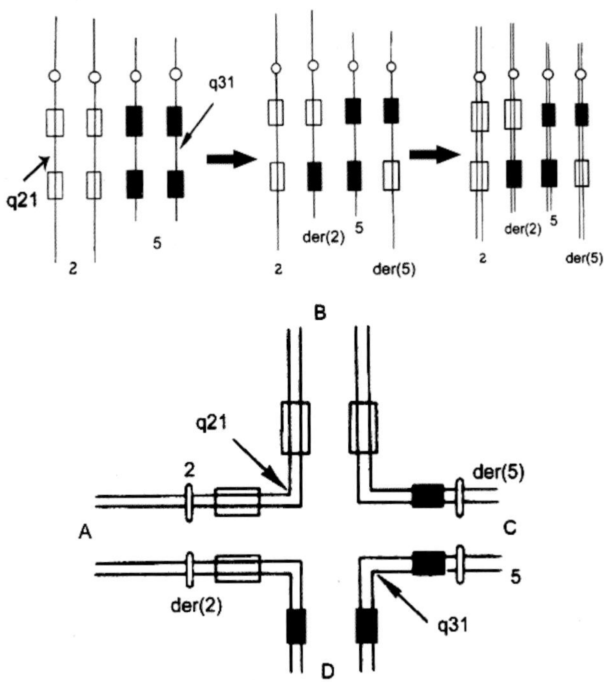

示非同源相互易位携带者即衍生染色体在减数分裂中形成的四射体

染色体分离后配子类型	与正常配子可能形成的合子核型
AB　CB	46, XX 或 XY, der(5)t(2;5)(q21;q31)
AD　CD	46, XX 或 XY, der(2)t(2;5)(q21;q31)
AB　CD	46, XX 或 XY（正常者）
AD　CB	46, XX 或 XY, der(2), der(5), t(2;5)(q21;q31)（携带者）
AB　AD	46, XX 或 XY, der(2) t(2;5)(q21;q31), -5
CB　CD	46, XX 或 XY, der(5) t(2;5)(q21;q31),-2
AB　AB*	46, XX 或 XY, +2, -5
CD　CD*	46, XX 或 XY, -2, +5
CB　CB*	46, XX 或 XY, 2 der(5) t(2;5)(q21;q31), -2, -5
AD　AD*	46, XX 或 XY, 2 der(2) t(2;5)(q21;q31) ,-2, -5
AB　CB　CD	47, XX 或 XY, +der(5) t(2;5)(q21;q31)
AD	45, XX 或 XY, der(2) t(2;5)(q21;q31), -5
CB　CD　AD	47, XX 或 XY, +der(2), +der(5), t(2;5)(q21;q31), -2
AB	45, XX 或 XY, -5
CD　AD　AB	47, XX 或 XY, +der(2) t(2;5)(q21;q31)
CB	45, XX 或 XY, der(5) t(2;5)(q21;q31), -2
AD　AB　CB	47, XX 或 XY, +der(2), +der(5) t(2;5)(q21;q31),-5
CD	45, XX 或 XY, -2

示相互易位携带者可能产生的 18 种类型的配子与正常配子结合可能形成的合子类型

【一个 46，XY，der(13) t(4;13) (q25;q34) pat 患者的诊断与遗传咨询】

患儿，男，第二胎（第一胎自然流产），经保胎治疗足月剖腹娩出，生后 17 天出现阵发性抽搐等异常而就诊。体查：患儿面容痴呆，双耳低位，上颚高尖，双手 6 指畸形。外周血 G 显带染色体分析，核型为 46,XY, der(13) t(13;?)，疑为某号染色体的部分三体型。家系调查，母核型正常；父亲和伯父的核型为 46，XY, t(1;4)(q43;q25)，为表型正常的相互易位携带者。根据患儿的 der(13) 号染色体上的多余片段与父亲、伯父的易位到 1 号染色体上的 4q25 → qter 的带型完全一致，确认患儿核型为 46, XY, der(13)t(4;13)(q25;q34)pat，即为源自父方的 4q25 → qter 片段三体型。患者的 der(13) 染色体的遗传，不符合衍生染色体的遗传规律，为了解释这种异常现象，采用 SCE 技术完成了异常的 1 号染色体的研究，证实这一家系中 1 号染色体存在不稳定性。该患儿家系中存在 1q43, 4q25, 13q34 三个“断裂热点”和三个相应的活性末端，在上下代传递中表现出同一活性末端的多次断裂和变位重接，由此产生的衍生染色体在配子形成中的行为较一般的易位所产生的衍生染色体更复杂，并将导致产生更多种类的不平衡配子。据此，夏家辉将其命名为“家族性断裂易位热点”，在染色体病的诊断和预防中，对已确诊的易位携带者应进行家系染色体分析，以查明是否属于这一特殊的易位类型，并在产前诊断方面予以更大注意。

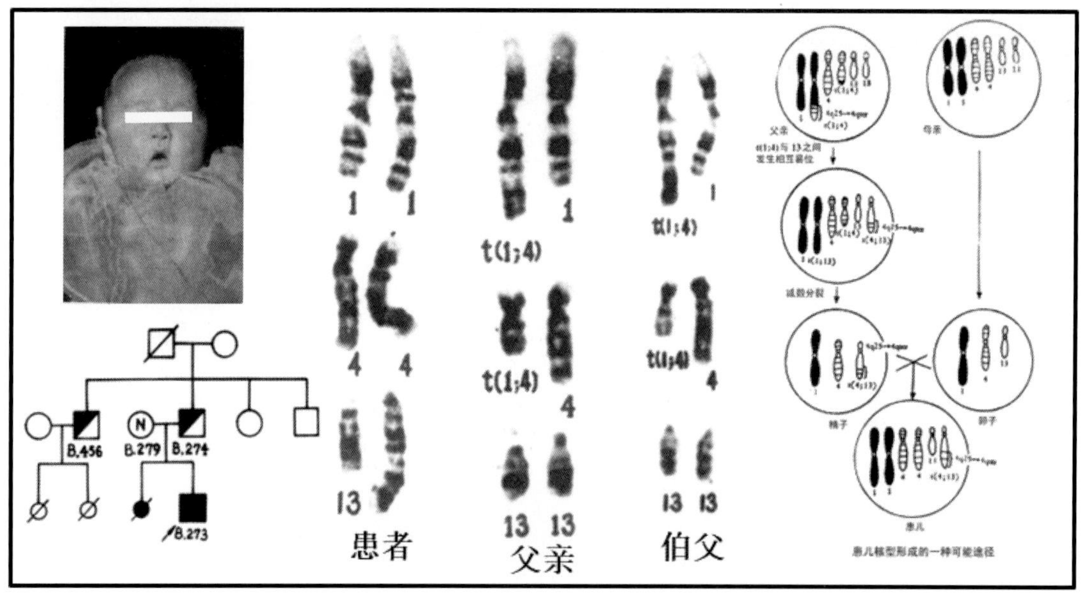

【一个 46，XX, t(11;22) 易位携带者家系的诊断、产前诊断与咨询】

先证者，男，7 岁，第一胎，足月吸引器助产。3 个月不能抬头，1 岁才能坐，2 岁才能开步走，大、小便不能自理，偶喊单音“爸”“妈”。体查：体重 20kg，头围 48cm，身高 107cm；痴呆面容，颅骨不对称，发际低；大耳廓，流口水，上腭高尖，牙不规则重叠；心尖杂音；小阴茎、双侧睾丸位于腹股沟处；智力极差，不能讲话 。对患儿及其父、母作外周血高分辨染色体检查。父核型正常，母为 46,XX,t(11;22) (q23.3;q11.21) 携带者，患儿核型为 47,XY,+der(22)t(11;22) (q23.3;q11.21)mat 即为 11 号染色体长臂 11q23 → 11qter 和 22 号染色体 22pter → 22q11.21 双片段的部分三体型患者。建议父、母再生育时行产前诊断，于妊娠 4 月半取羊水细胞作染色体检查，确认胎儿核型为 46,XX,t(11;22)(q23.3;q11.21)mat，即为一个带有母亲相同的易位染色体的表型正常的携带者，出生后追踪 4 年，发育、智力正常，该女孩的出生给家庭带来了极大的欢乐。告其父母先证者妹妹长大生育时必须行产前诊断，以防止类似患者的出生。

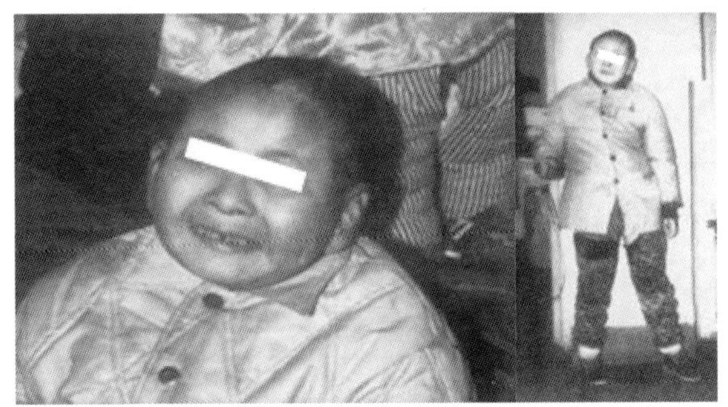

先证者

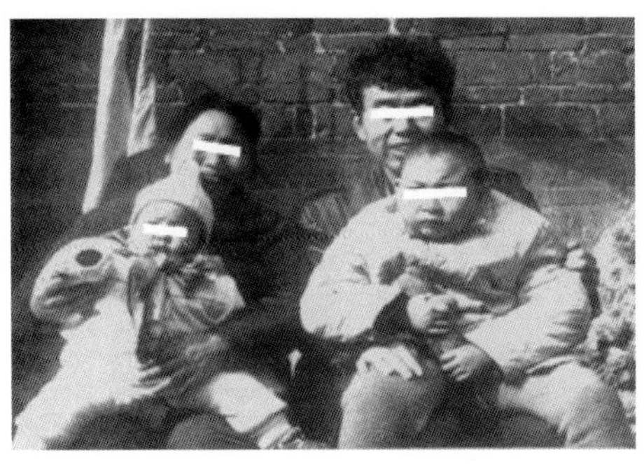

母亲（工人）父（干部）

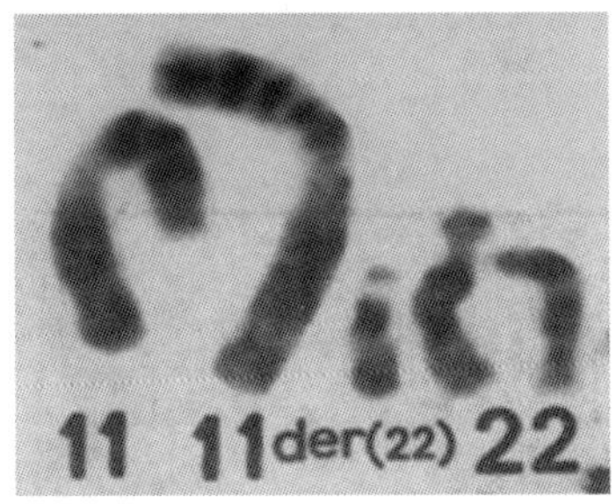

先证者部分核型图

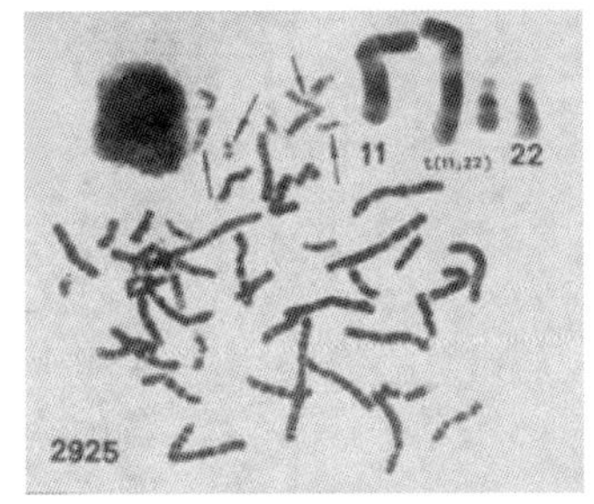

先证者母亲部分核型图

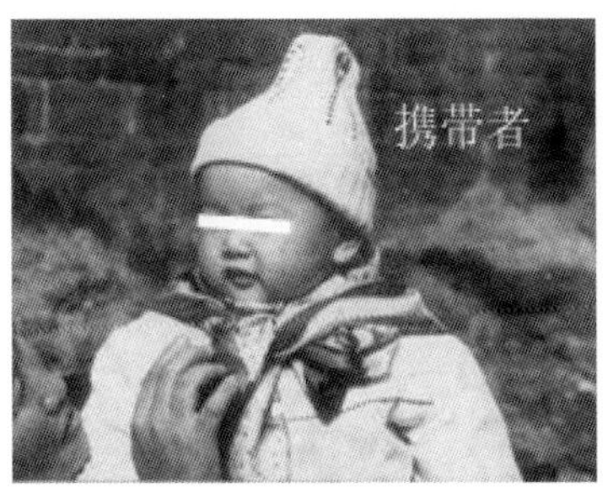

先证者妹妹

【一个 46, XX, t (7;21) (p21. 2;q22. 3) 携带者的诊断与遗传咨询】

先证者，男，1 岁，第一胎，足月平产。因智力低下、生长发育迟缓就诊。患儿出生后喜仰卧，3～4 个月方会微笑，11 个月能独坐，1 岁才伸手抓东西，逗引有时有反应，只会发单音，不会叫爸、妈，不能自行翻身和两手递物，不会表示喜恶。体查：眼球水平细颤；腭弓高尖，无齿；耳位低，不能站立。其父母亲表型均正常。高分辨和 FISH 染色体检查：确定母亲核型为 46,XX,t(7;21) (7pter → 7p21.2:: 21q22.3 → 21qter; 21pter → 21q22.3:: 7p21.2 → 7pter) 即为 t(7;21) (q21.2;p22.3) 易位携带者；患儿核型为 46,XY,der(21)t(7;21) (p21.2; q22.3)mat，即 7p21.2 → 7pter 部分三体型患者，der(21) 异常染色体系携带者母亲遗传。建议夫妇再生育时必须行产前诊断。

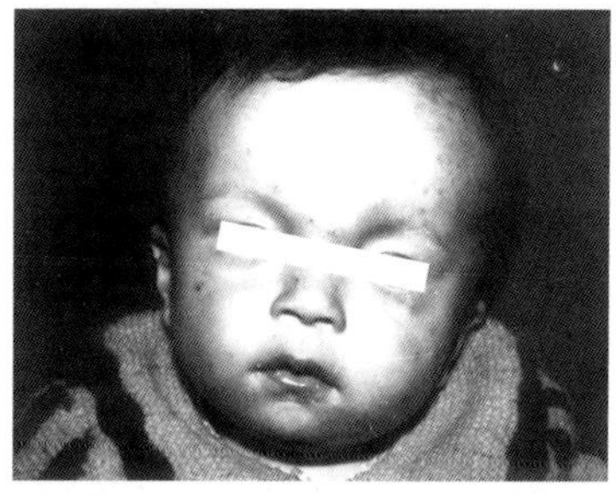

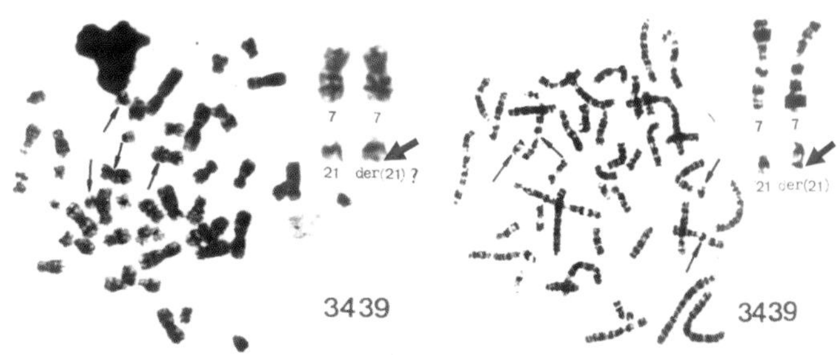

患者部分核型照片

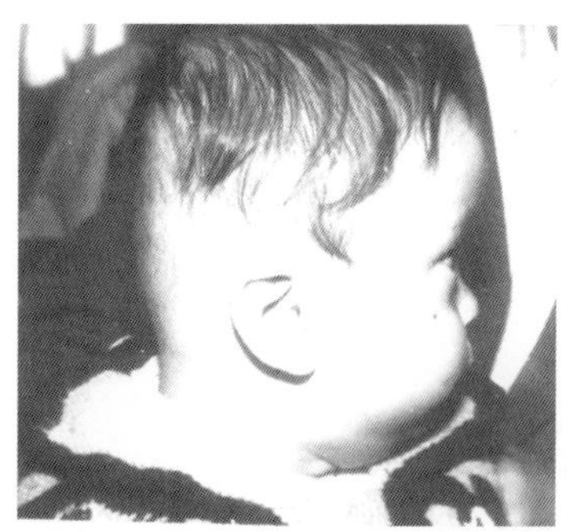

患者外观

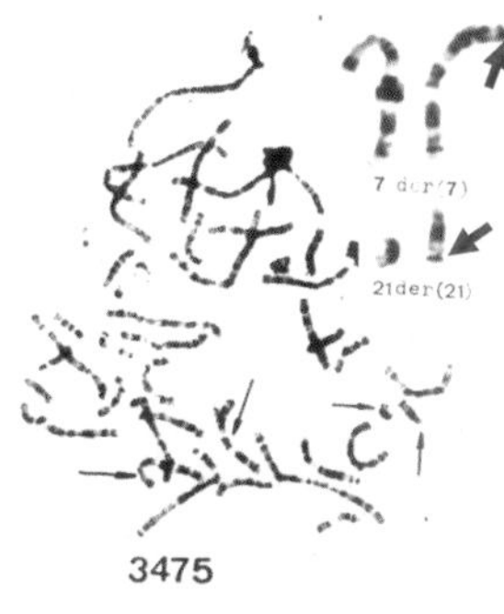

患儿母亲 46,XX,t(7;21)(p21.2;q22.3) 携带者

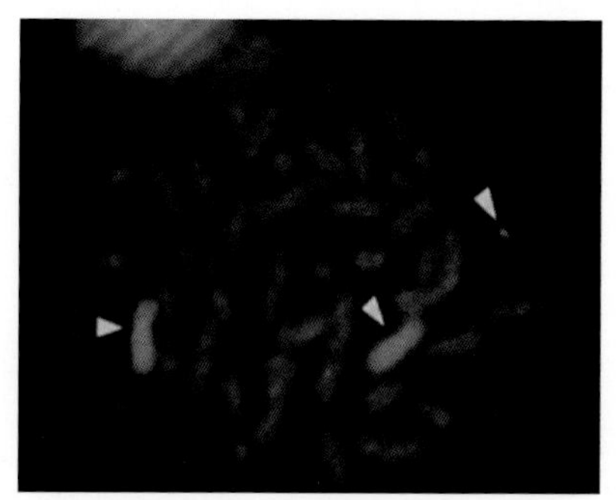

示 7 号染色体探针池荧光原位杂交，显示 21 号染色体长臂增加的带来源于 7 号染色体

【一例 46, XY, t (10;11) (q11;p12) 携带者诊断、植入前诊断与遗传咨询】

男，35 岁。患者因妻子“自然流产后未孕 2 年”就诊，夫妻双方行染色体核型检查，女方染色体核型正常，男方核型为：46,XY,t(10;11)(q11;p12)，诊断为平衡易位携带者。女方经子宫 - 输卵管碘油造影证实：“双侧输卵管扭曲粘连”。双方要求行 PGD 治疗。

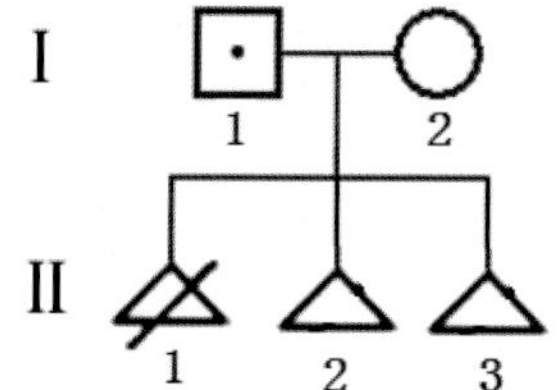

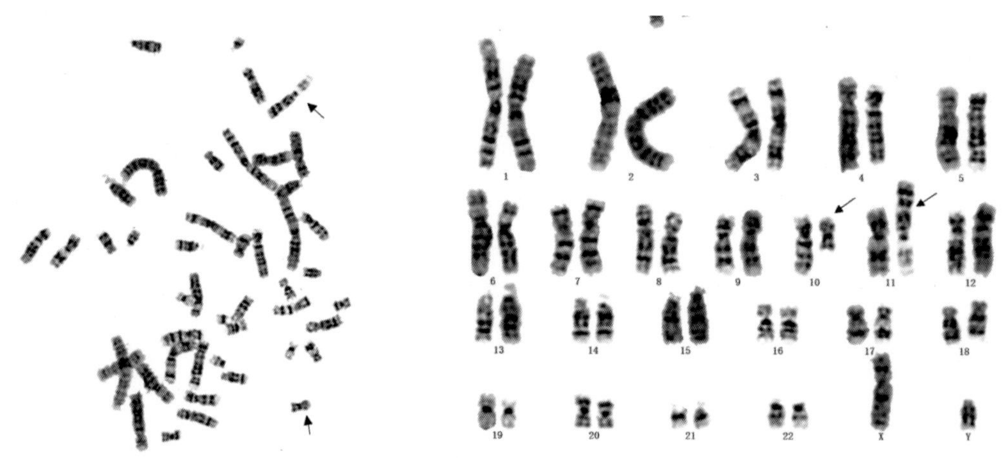

患者染色体核型图

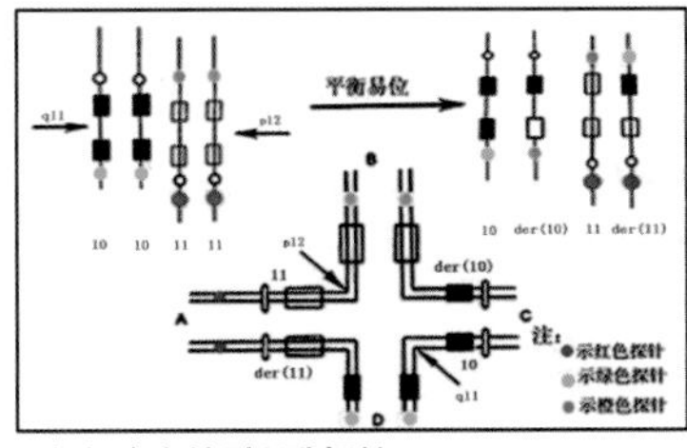

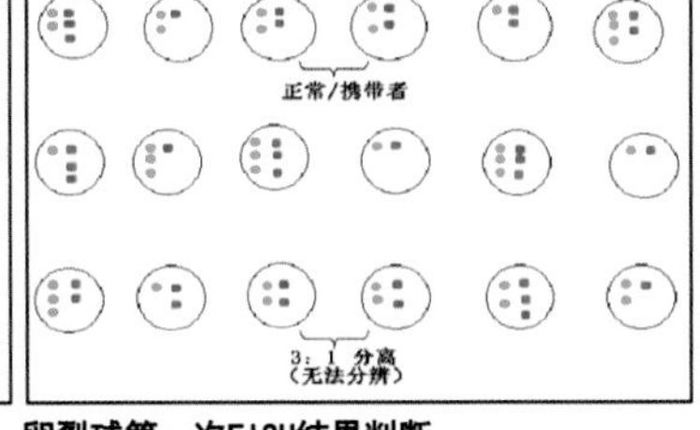

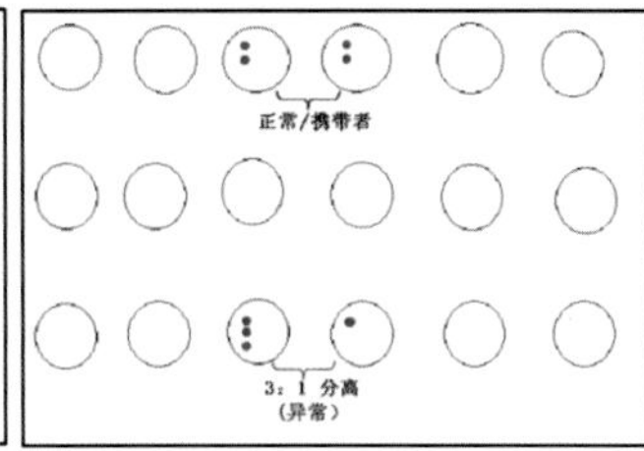

根据患者核型所选探针：
RP11-89B9（11p15.4，163,158bp）；
RP11-168O10（10q23.31，143,979bp）；
RP11-203N8（11q13.3，152,337bp）

卵裂球第一次FISH结果判断：
所用探针：RP11-89B9(11p15.4，163,158bp)；
RP11-168O10（10q23.31，143,979bp）

卵裂球第二次FISH结果判断：
所用探针：RP11-203N8
（11q13.3，152,337bp）

植入前诊断结果：

共活检10个胚胎，编号分别为1-2、1-3、1-5、1-6、1-8、1-9、1-10、2-2、2-3、2-5。

所有胚胎均活检1个细胞。所取的卵裂球细胞均为一个核。

卵裂球细胞核FISH检测结果显示为：2-3、1-6号胚胎未见异常；1-2、1-3、1-5、1-8、1-9、1-10、2-2、2-5号胚胎异常。

第一次FISH所用探针： RP11-89B9（11p15.4，163,158bp）；RP11-168O10（10q23.31，143,979bp）

第二次FISH所用探针： RP11-203N8（11q13.3，152,337bp）

卵裂球细胞编号	活检情况	所见细胞核情况	第一次FISH结果	第二次FISH结果
①-上-2-3-A	成功	1个裸核	正常	正常
①-下-2-5-A	成功	1个	10q部分单体，11p部分三体	——
②-上-1-2-A	成功	1个	11p部分单体	——
②-下-1-5-A	成功	1个	10q部分单体	——
③-上-1-9-A	成功	1个	10q部分三体，11p部分单体	——
③-下-1-6-A	成功	1个	正常	正常
④-下-2-2-A	成功	1个	10q部分单体	——
⑤-上-1-8-A	成功	1个小核	11p部分单体	——
⑤-下-1-3-A	成功	1个	10q部分单体	——
⑧-上-1-10-A	成功	1个	11p部分单体	——

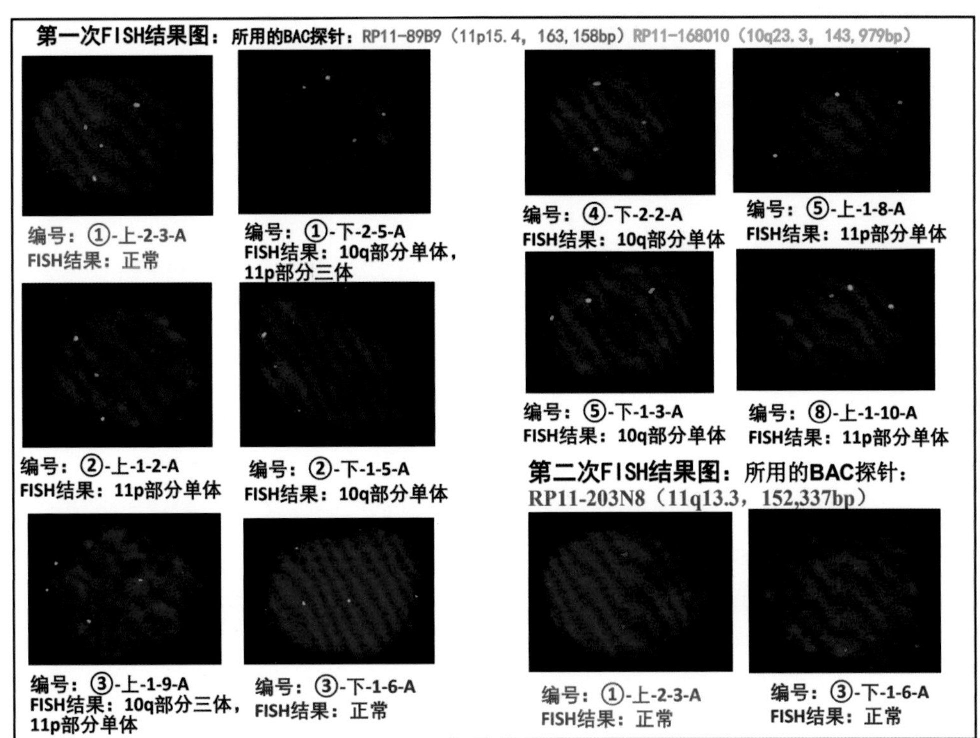

【同源染色体间的相互易位携带者的遗传与咨询】

此类携带者如果简单地按照分离定律，不可能形成正常配子，也不可能分娩正常后代，但若按照分离和交换律，在配子形成的减数分裂中，则可形成如下图所示的易位圈，经过在易位圈内的奇数互换，可形成 4 种类型的配子，其中 3 种为部分重复和缺失的染色体，一种为正常配子，即可形成正常的后代（下表），因此，在遗传咨询中，不能简单地根据分离定律劝止妊娠，而应建议在宫内诊断监护下选择生育正常胎儿。

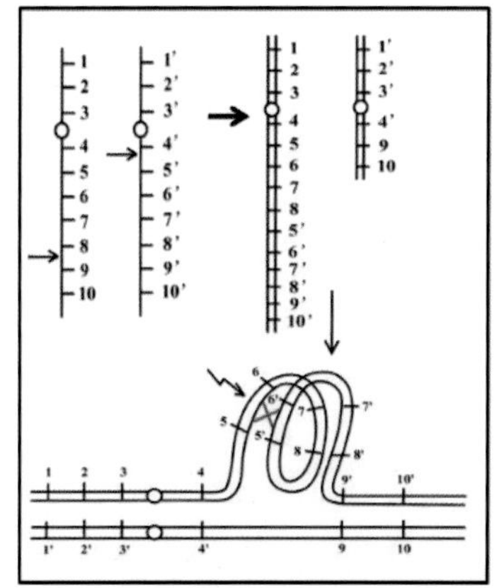

示同源染色体间相互易位携带者在减数分裂中形成的易位环

配子类型	合子类型
1' 2' 3' △4' 9 10	1 2 3 △ 4 5 6 7 8 9 10 1' 2' 3' △ 4' 9 10
1 2 3 △ 4 5 6' 7' 8' 9' 10' 正常配子	1 2 3 △ 4 5 6 7 8 9 10 1 2 3 △ 4 5 6' 7' 8' 9' 10' 正常后代
1 2 3 △ 4 5 6 7 8 5' 6' 7' 8' 9' 10'	1 2 3 △ 4 5 6 7 8 9 10 1 2 3 △ 4 5 6 7 8 5' 6' 7' 8' 9' 10'
1 2 3 △ 4 5 6 7 8 5' 6 7 8 5' 6' 7' 8' 9' 10'	1 2 3 △ 4 5 6 7 8 9 10 1 2 3 △ 4 5 6 7 8 5'6 7 8 5' 6' 7' 8' 9' 10'

示同源染色体间相互易位携带者产生的配子和正常配子结合的合子类型

【一例 46, XX, t(2;2) (p10;p10) 同源染色体相互易位携带者的诊断与遗传咨询】

患者，女，33 岁，有一兄一妹，均已婚生子，父母健在；患者父母非近亲婚配，否认有单基因病家族史，患者母亲 G4P3；患者的父母、兄妹及丈夫外周血染色体核型均正常，患者婚后 8 年孕 6 次，均在 50～80 天先兆流产，多次保胎均自然流产。

G 显带染色体分析核型为：46,XX,t(2;2)(p10;p10)，属同源相互易位携带者，染色体异常是导致多次自然流产的原因，一般不能生育正常后代。如在易位片段内发生交换有 1/4 的可能性生育正常后代，如果夫妇决定生育，建议行植入前诊断。

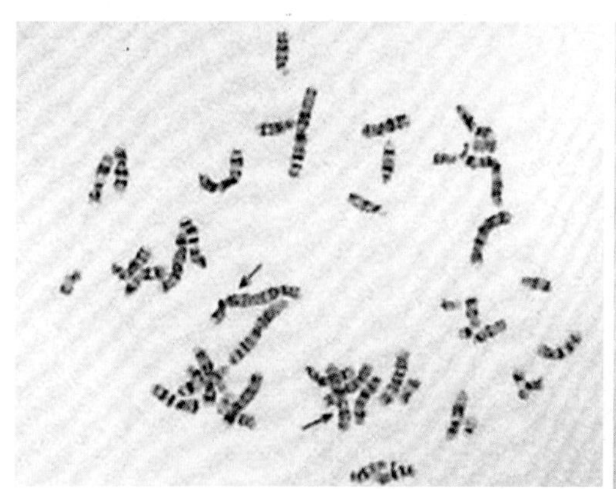

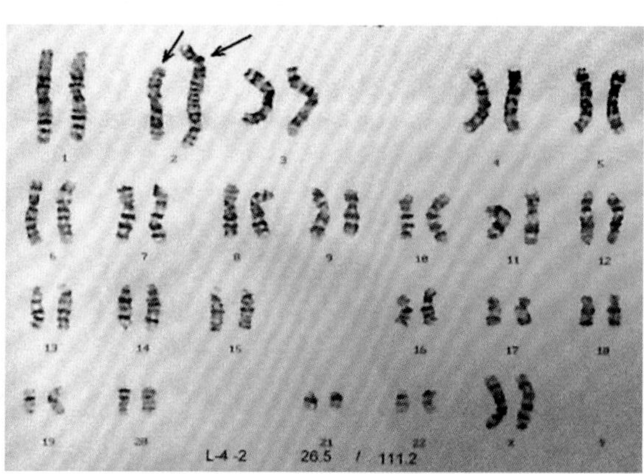

患者染色体核型图

【整臂易位携带者的遗传】

两条染色体之间在着丝粒处发生整个臂的交换谓之整臂易位，它包括同源和非同源染色体之间的易位，其中，D、G 组近端着丝粒染色体间的整臂易位称罗伯逊易位（简写 rob）。对这种同源的整臂易位携带者不能简单地根据分离定律做出不能生育表型正常的后代的结论，因为在减数分裂中每一条整臂易位染色体都有可能分离成两条独立的染色体，而形成带有 24 条染色体的配子，这种配子与正常配子结合，可形成带有 47 条染色体的表型正常的后代（下图、表）。

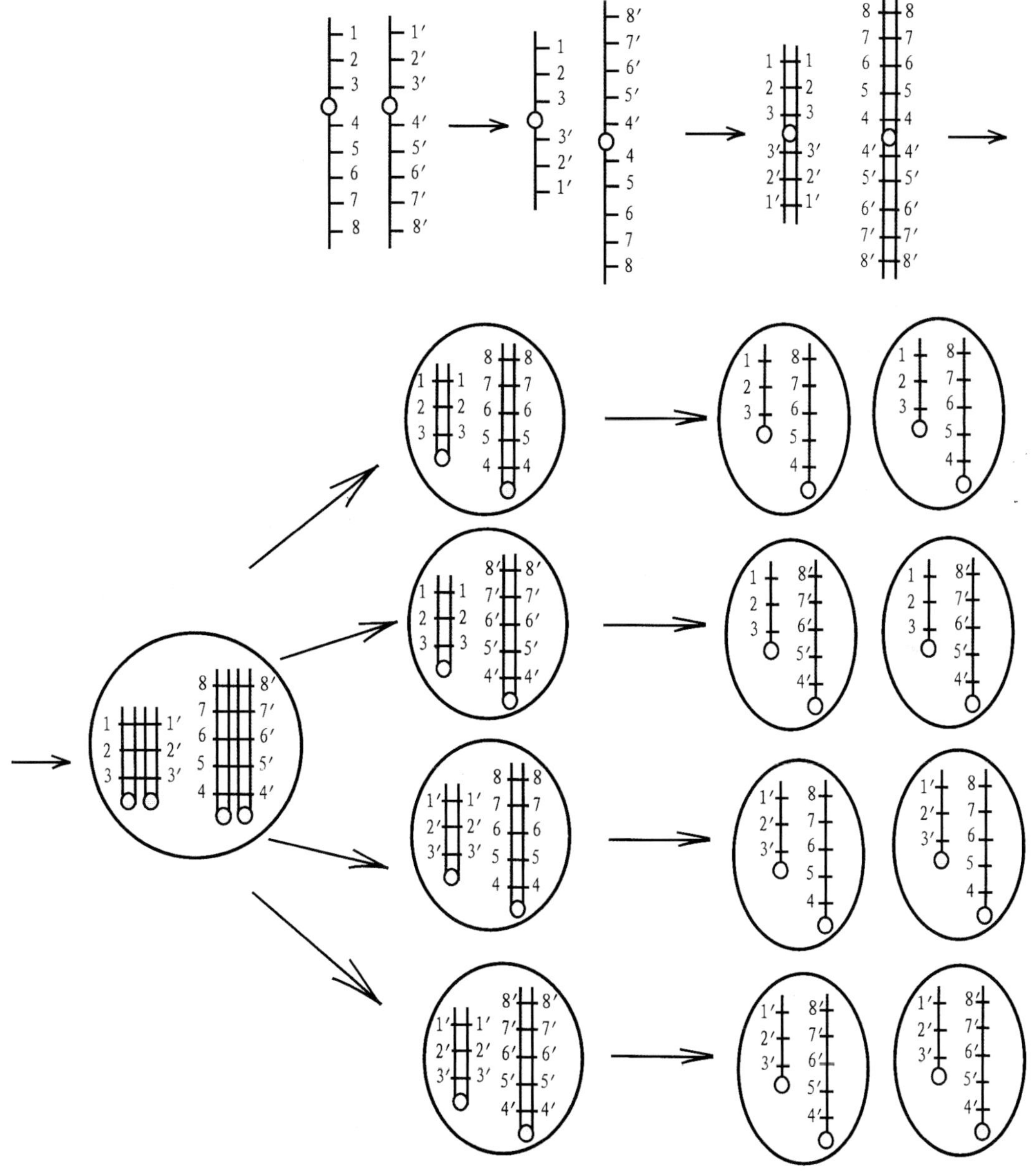

示同源的整臂易位染色体在减数分裂中可能形成的具 24 条染色体的配子类型

配子类型	合子类型
1 2 3 △ 3' 2' 1'	1 2 3 △ 3' 2' 1' 1 2 3 △ 4 5 6 7 8
8 7 6 5 4 △ 4' 5' 6' 7' 8'	8 7 6 5 4 △ 4' 5' 6' 7' 8' 1 2 3 △ 4 5 6 7 8
△ 4 5 6 7 8 △ 3 2 1	△ 4 5 6 7 8 △ 3 2 1 1 2 3 △ 4 5 6 7 8
△ 4' 5' 6' 7' 8' △ 3' 2' 1'	△ 4' 5' 6' 7' 8' △ 3' 2' 1' 1 2 3 △ 4 5 6 7 8
△ 4' 5' 6' 7' 8' △ 3 2 1	△ 4' 5' 6' 7' 8' △ 3 2 1 1 2 3 △ 4 5 6 7 8
△ 4 5 6 7 8 △ 3' 2' 1'	△ 4 5 6 7 8 △ 3' 2' 1' 1 2 3 △ 4 5 6 7 8

示同源的整臂易位携带者产生的配子和正常配子结合的合子类型

【一例 46, XX, t (7;7) (p10;p10) 携带者诊断与咨询】

女，25 岁，孕 4 产 0，因不明原因习惯性流产就诊。两年内自然流产 3 次，均发生在妊娠 2 个月以内。此次因停经 5 周，伴出血入院行吸刮术，刮出物为蜕膜组织。采外周血及皮肤成纤维细胞作染色体分析，均证实其核型为 46, XX,t(7;7) (pter → p10::p10 → pter;qter → q10::q10 → qter)。推论此易位可能是在受精卵形成后的第 1 次卵裂之前，两条同源的 7 号染色体间发生了一次整臂易位的结果（如下图右）。在咨询中应提出：由于该携带者在其卵子形成的减数分裂中其整臂易位的 7 号染色体（7p7' p'；7q7' q'）有可能分离成两条独立的染色体（7p；7q)，而形成带有 24 条染色体的配子，这种配子与正常精子结合，可形成带有 47 条染色体的表型正常的后代。如果夫妇决定生育，建议行植入前诊断。

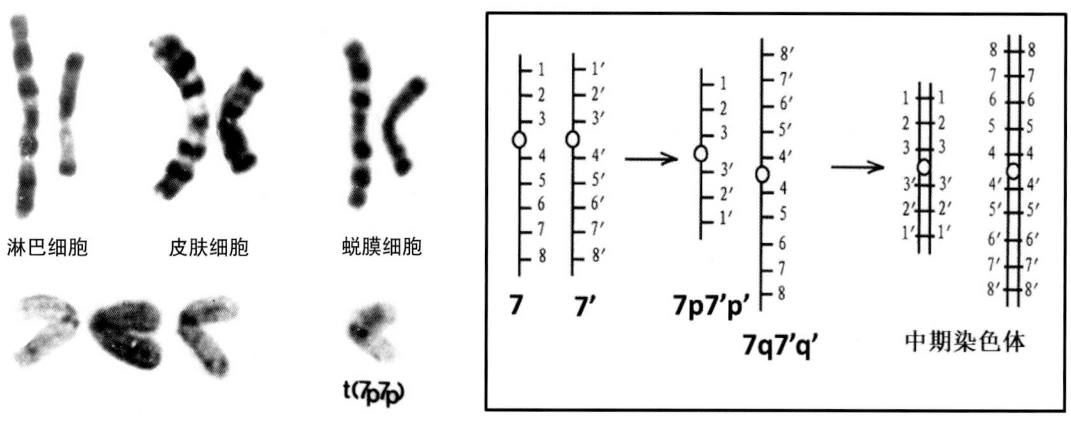

示 46,XX,t(7;7)(p10;p10) 的部分核型图　　示受精卵第一次有丝分裂前发生了整臂易位

罗迫逊易位携带者的遗传与咨询：在 D 组、G 组染色体之间的着丝粒融合所形成的易位叫罗伯逊易位。在新生活婴中的发生率为 1/100。非同源的罗伯逊易位携带者有 10 种类型（如下表)，她 (他) 们的后代有 1/2 为三体型或单体型患者、1/4 为携带者、1/4 为正常者。同源罗伯

逊易位携带者有 5 种类型，对于这种类型的携带者，不能简单地根据分离定律作出不可能生育正常后代的结论，因为在减数分裂中每一条同源的罗伯逊易位染色体有可能分离成 2 条独立的染色体而形成带有 23 条正常染色体的配子而产生正常的后代。一般认为人群中罗伯逊易位发生率高的原因与 D、G 组染色体短臂的核仁组织区的重复 DNA 序列 r-DNA 区在间期参与核仁的形成有关。

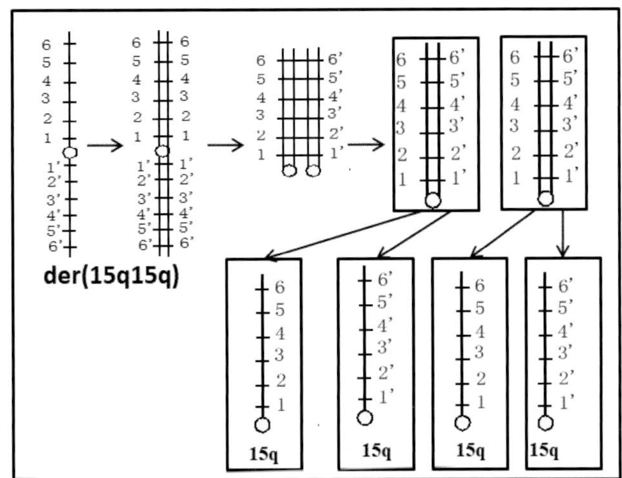

示 der(15;15)(q10;q10) 在减数分裂中可能形成的具 15q 的正常配子

非同源罗伯逊易位携带者类型	同源罗伯逊易位携带者类型
der (13q14q)	der(13q 13q);
der (13q15q)	der (14q 14q)
der (13q21q)	der (15q15q)
der (13q22q)	der (21q21q)
der (14q15q)	der (22q22q)
der (14q21q)	
der (14q22q)	
der (15q21q)	
der (15q22q)	
der (21q22q)	

【一个 45, XY, der (14;21) (q10;q10) 家系的诊断与遗传咨询】

患者，女，8 月龄，因生长发育迟缓及智力低下就诊。体查：具典型的特殊面容，双手通贯掌。G 显带染色体检查，其核型为 46, XX, der(14;21)(q10;q10) pat+21，即是由携带者父亲遗传的带有 14 号与 21 号染色体间的罗伯逊易位的 21 号染色体三体患者。母核型正常，父核型为 45,XY,der(14;21) (q10;q10)，即为 14 号与 21 号染色体间的罗伯逊易位携带者。根据分离和自由组合定律其后代有 1/2 染色体正常，1/4 为 21 三体患者，1/4 为 14 三体患者。建议再生育时行产前诊断。

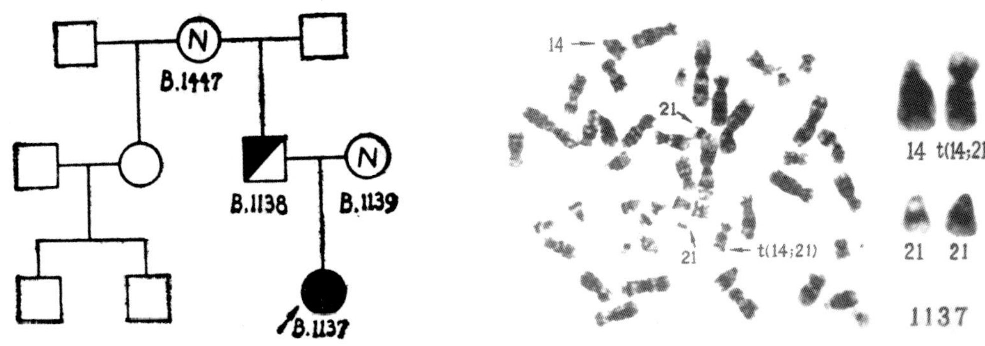

46, XX, der(14;21)(q10;q10)pat+21

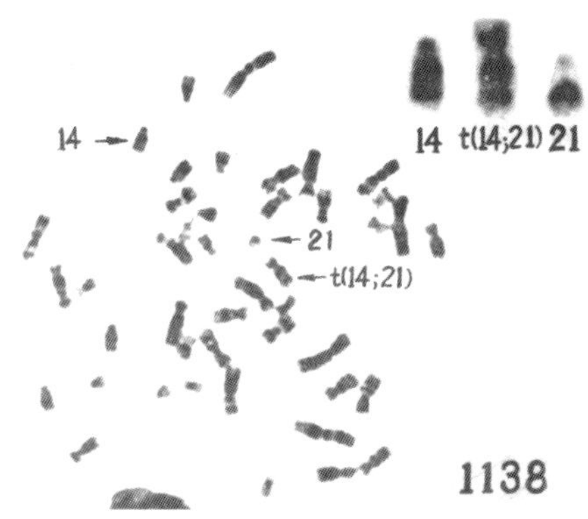

45,XY,der(14;21) (q10;q10)

【一个 45, XY, der (15;15) (q10;q10) 家系的诊断与遗传咨询】

携带者，男，33 岁，婚后其妻相继自然流产 4 次，均发生在妊娠 3 个月左右。体查无异常发现，精液检查：正常 35%，异常 65%。外周血染色体检查，其妻核型正常，患者核型为 45,XY,der(15;15)(q10;q10)。分析其起源可能是在受精卵形成后的第 1 次卵裂之前发生了一次两条 15 号染色体间的着丝粒融合而形成具 45,XY,der (15q;15q) 核型的合子。按照分离定律，因为男方不能形成带 23 条正常染色体的精子，故不可能生育正常的子女；但由于该类携带者在精子形成的减数分裂中，der(15;15) 可分离成两条独立的染色体而形成带有 23 条正常染色体的配子，从而可生育正常的后代。男性染色体异常是导致自然流产的原因，如果夫妇决定生育，建议行植入前诊断。

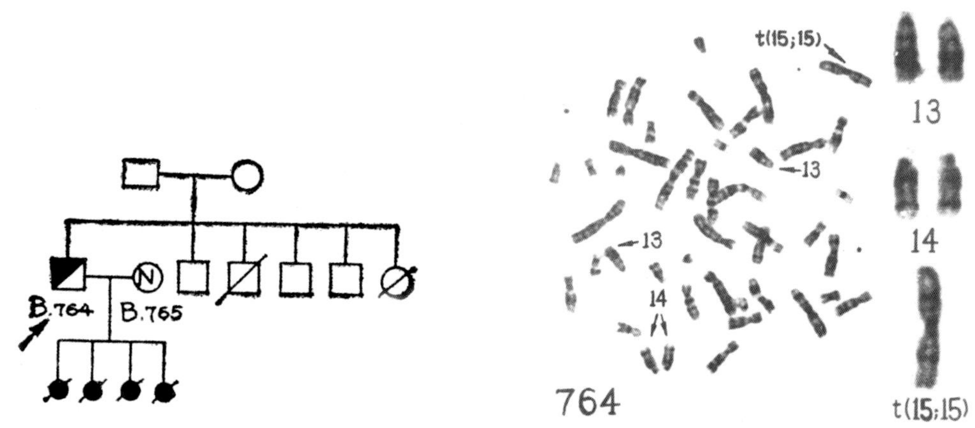

示一个 45,XY,der(15;15)(q10;q10) 家系及染色体核型图

（2）**倒位携带者的遗传与咨询：**某一染色体同时两处发生裂断，其中间节段与两端节段变位重接谓之倒位（inversion）；倒位染色体在减数分裂中，由于在移位片段和正常位置的相应片段间发生了奇数交换，从而产生了由新的片段组成的染色体，故叫重组染色体（rec）。作为倒位染色体的一个例子如 46,XX,inv(2) (p21q31)，在减数分裂中通过同源染色体间的配对，将形成倒位环（如图），如果在倒位环内发生奇数交换，则在一个重组染色体中将导致 2p 重复，rec(2)dup p, inv(2)(p21q31)，而在另一重组染色体中，将导致 2q 重复，rec(2), dup q, inv(2) (p21q31), 通过与正常配子结合则可形成 46,XX,rec(2), dup p, inv(2) (p21q31) 和 46, XX, rec(2),dup q, inv(2)(p21q31) 的合子，在第 1 个核型中表示 2pter 到 2p21 的重复和从 2q31 到 2qter 缺失，在第 2 个核型中，表明从 2q31 到 2qter 重复和从 2pter 到 2p21 的缺失。由于它是继发性重排的产物，故称为重组染色体，记述为 rec(2)。

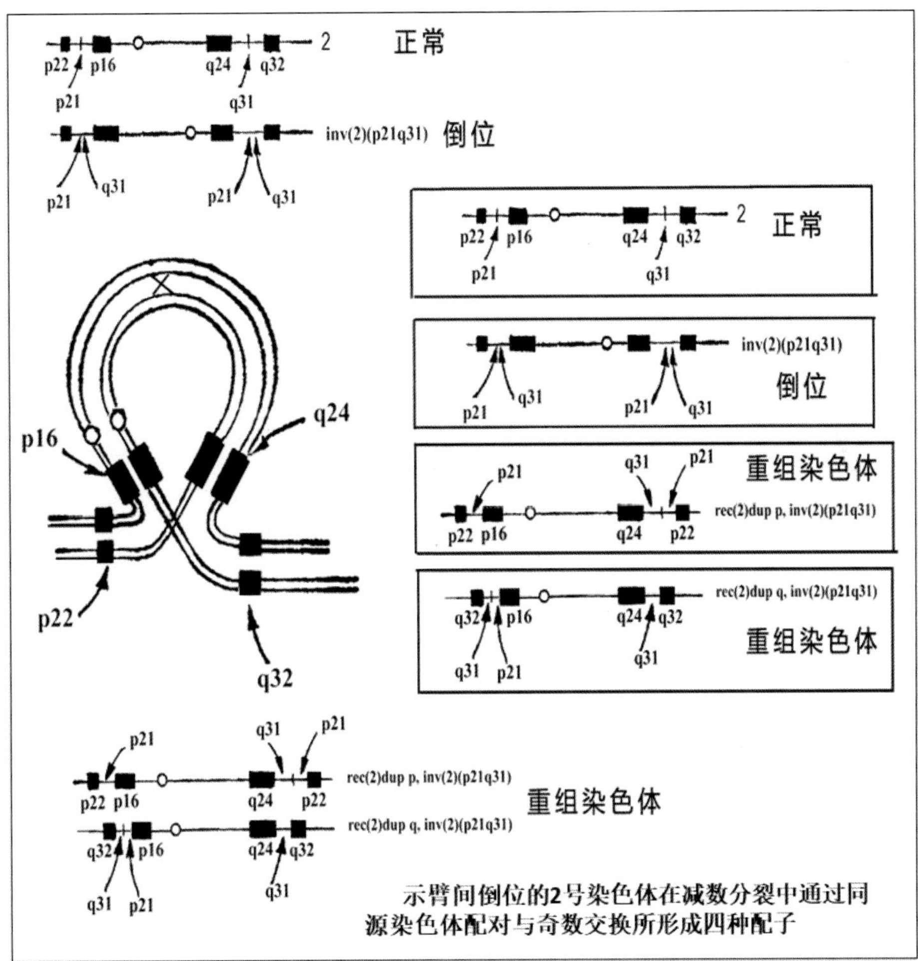

示臂间倒位的2号染色体在减数分裂中通过同源染色体配对与奇数交换所形成四种配子

【臂间倒位携带者的遗传与咨询】

根据配子形成的减数分裂中同源染色体配对与交换规律，将形成倒位圈，经过倒位圈内的奇数互换，理论上将形成 4 种不同的配子，一种具正常染色体，一种具倒位染色体，其余两种均带有部分重复和缺失的染色体（如下图，表）。由于这种异常染色体仅含一个着丝粒，属稳定性畸变，不会干扰胚胎早期的有丝分裂，因此，其遗传效应主要取决于重复和缺失片段的长短及其所含基因的致死效应。一般来说，其倒位片段越短，则重复和缺失的部分越大，其配子和合子正常发育的可能性越小，临床出现婚后不育，月经期延长，早期流产及死产的比例越高，娩出畸形儿的可能性越低；若倒位片段越长，则其重复和缺失的部分越短，其配子和合子正常发育的可能性越大，则娩出畸形胎儿的危险率越高。因此，对后者必须加强宫内诊断，以防止染色体病患儿的出生。

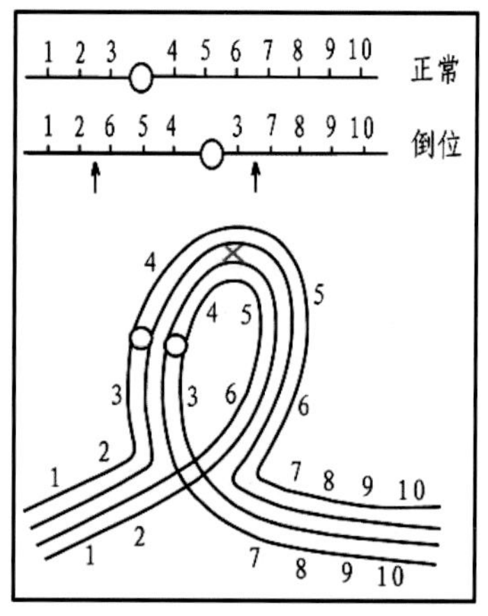

示在减数分裂中所形成的臂间倒位圈，× 示互换点

配子类型	合子类型	
1 2 3 △4 5 6 7 8 9 10	1 2 3 △4 5 6 7 8 9 10 1 2 3 △4 5 6 7 8 9 10	正常
1 2 6 5 4 △3 7 8 9 10	1 2 6 5 4 △3 7 8 9 10 1 2 3 △4 5 6 7 8 9 10	倒位携带者
1 2 3 △4 5 6 2 1	1 2 3 △4 5 6 2 1 1 2 3 △4 5 6 7 8 9 10	重复与缺失
10 9 8 7 3 △4 5 6 7 8 9 10	10 9 8 7 3 △4 5 6 7 8 9 10 1 2 3 △4 5 6 7 8 9 10	重复与缺失

示由臂间倒位携带者产生的配子与正常配子结合的合子类型

【一个 46, XX (XY) , inv (5) (p15. 1q33. 1) 家系的诊断与遗传咨询】

先证者，男，新生儿，第 2 胎，足月平产，出生时体重 3900g，脐血 G 显带染色体分析，核型为 46,XY,inv(5) (p15.1q33.1)，出生后 3 个月体检，身高 58cm，坐高 36cm，头围 41cm，指间距 60.5cm，无异常表型，外周血复查，核型同前。家系调查，其母亲、外祖父、姨母、舅父、兄和一个表姐均带有这条相同的臂间倒位的 5 号染色体。其外祖母有两次，姨母有一次自然流产史。其母的外周血高分辨染色体分析，确认其断裂重接点为 inv(5)(p15.1q33.1)，核型为 46, XX,inv(5)(p15.1q33.1)（如下图）。

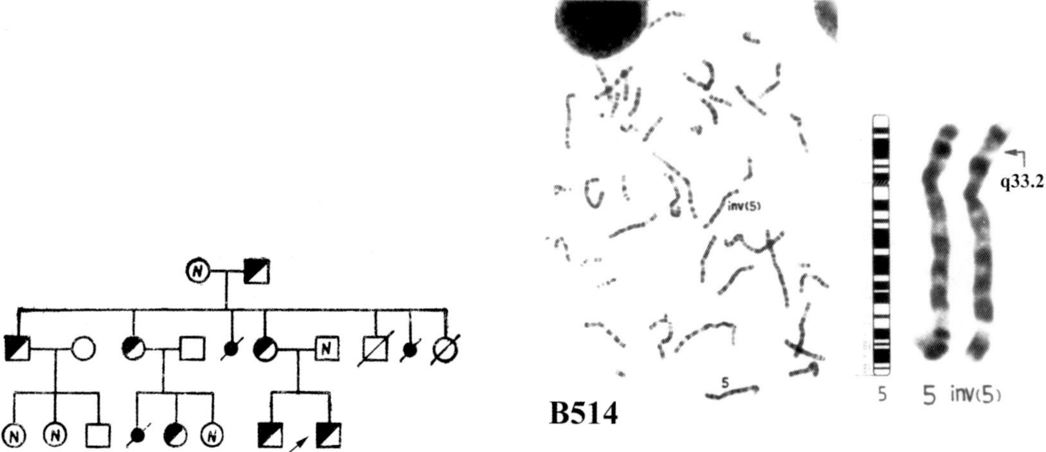

一个 46,XY(XX),inv(5)(p15.1q33.1) 家系及染色体核型图

该家系 inv(5) 遗传了 3 代，有 3 次自然流产史，娩出了 6 个倒位携带者。没有出生畸形儿，其原因除了重复和缺失的片段较长外，根据人群中至今未能记载有关 5 号的相应片段的环状染色体或部分三体或单体患者的事实，应考虑其缺失与重复片段上的基因的致死效应。

【臂内倒位携带者的遗传与咨询】

根据配子形成的减数分裂中同源染色体配对与交换规律，将形成倒位圈，经过倒位圈内的奇数互换，理论上将形成四种不同的配子，一种具正常染色体，一种具倒位染色体，其余两种分别为具部分重复和缺失的无着丝粒片段或双着丝粒体（如下图，表）。重复和缺失片段的大小及其所含基因致死的作用，可导致半数配子形成障碍，或形成半数畸形、无功能的配子，导致婚后多年不孕；同时双着丝粒和无着丝粒片段是有丝分裂中的一种非稳定性畸变，双着丝粒在合子早期分裂中通过形成染色体桥，将使合子在早期卵裂中致死，临床上往往仅可观察到月经期延长；无着丝粒片段在合子卵裂中也将被丢失而造成单体型胚胎。大量群体资料表明，除X，21，22 号染色体以外，其他的单体均不可能发育成熟，因此，在临床上常常表现出妊娠的头 3 个月内发生流产。

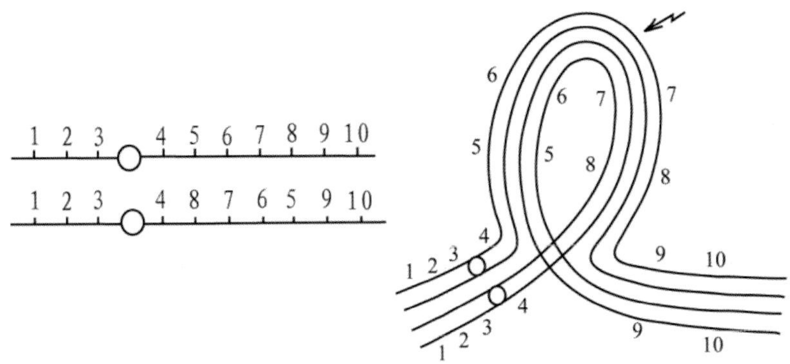

示在减数分裂中所形成的臂内倒位圈，箭头示互换点

配子类型	合子类型
1 2 3 △4 5 6 7 8 9 10	1 2 3 △4 5 6 7 8 9 10 1 2 3 △4 5 6 7 8 9 10
1 2 3 △4 8 7 6 5 9 10	1 2 3 △4 8 7 6 5 9 10 1 2 3 △4 5 6 7 8 9 10
1 2 3 △4 5 6 7 8 4 △3 2 1	1 2 3 △4 5 6 7 8 4 △3 2 1 1 2 3 △4 5 6 7 8 9 10
10 9 8 7 6 5 9 10	10 9 8 7 6 5 9 10 1 2 3 △4 5 6 7 8 9 10

示由臂内倒位携带者产生的配子与正常配子结合的合子类型

【一个 46，XX(XY)，inv(7) (q11q22) 家系的诊断与遗传咨询】

先证者，男，新生儿，第 4 胎，足月平产。出生时体重 3200g，脐血 G 显带染色体分析核型为 46,XY,inv(7) (q11q22)，体查表型正常，出生后 6 个月检查，智力正常，左侧腹股沟疝，心肺正常，外周血复查核型同前。家系调查发现其父、祖父、一个姨、一个叔父和两个表兄均带有这条相同的臂间倒位染色体，其祖母流产 1 次，其姨流产 2 次，inv(7) 染色体连续遗传了 3 代，仅表现早期流产、分娩正常儿和 7 个倒位携带者。

综上所述，婚后多年不孕，月经期延长，早期流产，生育倒位携带者或正常儿是臂内倒位携带者遗传效应的主要临床表现。因此，从理论推论除 21、22 号和 X 染色体的倒位携带者外，一般可不作宫内诊断。

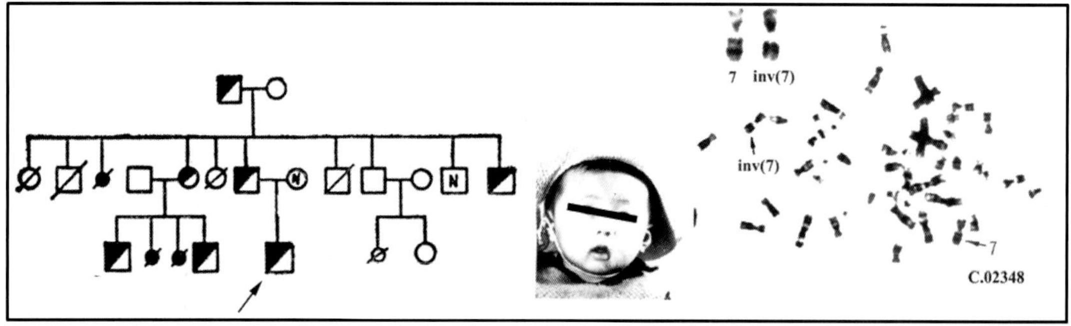

（3）**移位携带者的遗传与咨询：**某一条染色体同时发生 3 处断裂，其中段的一个断片插入到另一断裂处重接谓之移位 (shift)，3 个断点可发生在一臂或两臂，其移位片段可顺向亦可反向重接。世界上已记载的顺向移位 10 余种，它涉及 1、2、3、4、8、10、16 等号和 X 染色体；反向移位 10 余种，它涉及 1、2、3、4、8、11、13 号和 X 染色体。

如果夫妇一方为臂间顺向移位携带者，在减数分裂中将形成如图所示的 2 个移位圈，经过在移位圈内的奇数交换，除了可形成正常和移位两种配子外，还将形成部分三体、部分单体的配子，它们分别与正常配子相结合，则可形成正常者、携带者和部分三体、部分单体患者(如下表)。因此，必须经宫内诊断选择后代。

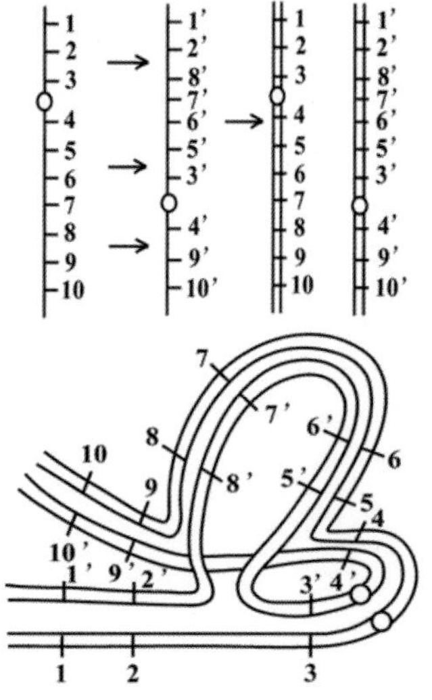

示臂间顺向移位染色体在减数分裂中所形成的移位圈

配子类型	合子类型
1 2 3 △ 4 5 6 7 8 9 10	1 2 3 △ 4 5 6 7 8 9 10 1 2 3 △ 4 5 6 7 8 9 10
1' 2' 8' 7' 6' 5' 3' △ 4' 9' 10'	1 2 3 △ 4 5 6 7 8 9 10 1' 2' 8' 7' 6' 5' 3' △ 4' 9' 10'
1 2 3 △ 4 5 6 7' 8' 2' 1'	1 2 3 △ 4 5 6 7 8 9 10 1 2 3 △ 4 5 6 7' 8' 2' 1'
1 2 3 △ 4' 9' 10'	1 2 3 △ 4 5 6 7 8 9 10 1 2 3 △ 4' 9' 10'
1' 2' 8' 7' 6' 5' 3' △ 4 5 6 7 8 9 10	1 2 3 △ 4 5 6 7 8 9 10 1' 2' 8' 7' 6' 5' 3' △ 4 5 6 7 8 9 10

示臂间由顺向移位携带者产生的配子与正常配子结合产生的合子类型

如果夫妇一方为臂间反向移位携带者，在减数分裂中将形成如图所示的 2 个移位圈，经过移位圈内的奇数交换，将形成双着丝粒体和无着丝粒断片，以及部分重复或缺失的配子（如下表），通过与正常配子的结合，可形成部分三体或部分单体的后代，因此，必须在宫内诊断的监护下生育。

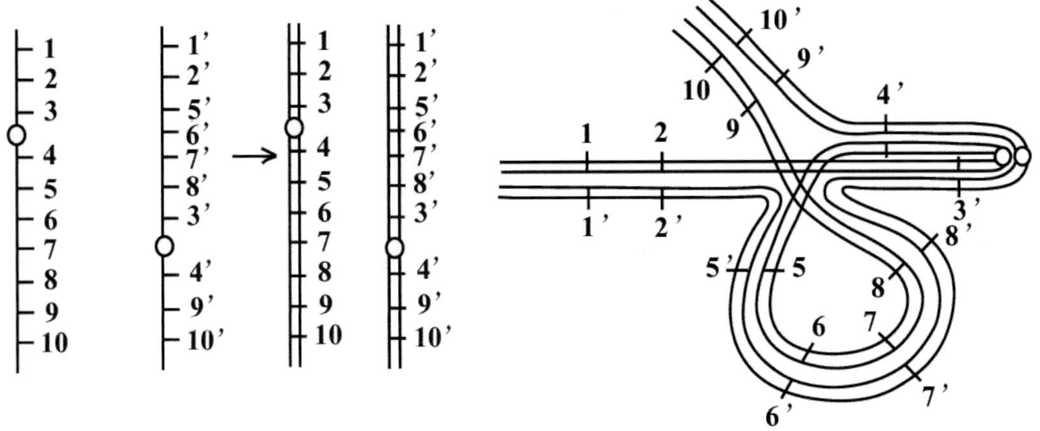

示臂间反向移位染色体在减数分裂中所形成的移位圈

配子类型	合子类型
1 2 3 △ 4 5 6 7 8 9 10	1 2 3 △ 4 5 6 7 8 9 10 1 2 3 △ 4 5 6 7 8 9 10
1' 2' 5' 6' 7' 8' 3' △ 4' 9' 10'	1 2 3 △ 4 5 6 7 8 9 10 1' 2' 5' 6' 7' 8' 3' △ 4' 9' 10'
1 2 3 △ 4 5 6 7 8' 3' △ 4' 9' 10'	1 2 3 △ 4 5 6 7 8 9 10 1 2 3 △ 4 5 6 7 8' 3' △ 4' 9' 10'
1' 2' 5' 6' 7' 8 9 10	1 2 3 △ 4 5 6 7 8 9 10 1' 2' 5' 6' 7' 8 9 10
1 2 3 △ 4' 9' 10'	1 2 3 △ 4 5 6 7 8 9 10 1 2 3 △ 4' 9' 10'
1' 2' 5' 6' 7' 8' 3' △ 4 5 6 7 8 9 10	1 2 3 △ 4 5 6 7 8 9 10 1' 2' 5' 6' 7' 8' 3' △ 4 5 6 7 8 9 10

示由臂间反向移位携带者产生的配子与正常配子结合产生的合子类型

【一个 46，XY，ins (2) (pter → p13::q31 → q33::p13 → q31::q33 → qter) 的家系的诊断与遗传咨询】

先证者，女，3 岁半，第 2 胎第 1 产，足月自然分娩，因智力低下就诊。出生时父、母均为 22 岁，其母曾自然流产一次，出生时体重 2.06kg，身长 45cm，头围 31cm，出生后 6 个月，发现生长发育迟缓。体查身高 87cm，体重 11.4kg，头围 47.5cm，智力仅相当于 10 ~ 18 个月的水平，头颅小，双颞窄，前额高，长脸，短而上翻的鼻子，带有突出人中柱的上嘴唇，招风耳，嘴宽且嘴角下翻，小颏，短颈，手足短而宽且过度伸展，具第 5 指弯曲的锥形指，马蹄内翻足，第 1、2 趾间距宽。其姐与之表型相似，亦呈现生长发育迟缓及智力低下。姐妹核型均为 46,XX,del(2)(q31q33)pat。其母及祖父、母核型正常，而其父为 46, XY, ins(2)(p13q31q33)。姐妹患病是由于父亲遗传的，建议再生育时必须行产前诊断。

（4）转位携带者的遗传与咨询：

【非同源顺向转位携带者的遗传与咨询】

两条染色体同时发生三处断裂，其中间的一个片段插入到另一条染色体的断裂处谓之转位（transposition）。转位可发生在同源染色体之间，也可发生在非同源染色体之间，转位片段可顺向亦可反向插入。如果夫妇一方为非同源的顺向转位携带者，在减数分裂中将形成图所示的转位圈，经过分离与自由组合以及在转位圈内的奇数互换，可形成 12 种配子（如表），它们与正常配子结合，可形成 1/12 的正常者，1/12 的携带者，其余为部分单体、部分三体、部分单体并部分三体，以及部分单体并双部分三体患者，其中大部分仅见于早期自然流产胚中。

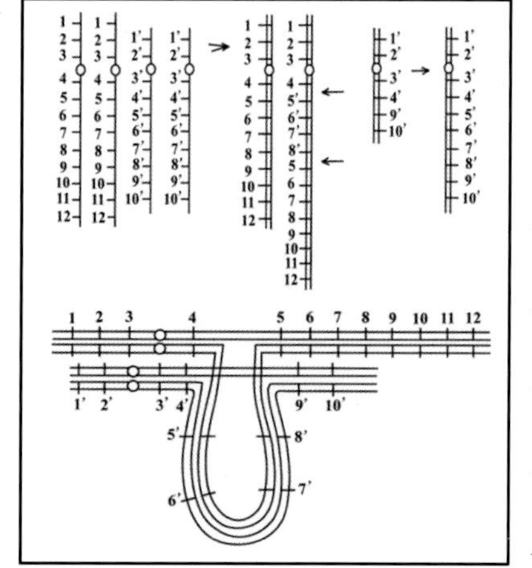

示非同源顺向转位携带者在减数分裂中形成的转位圈

配子类型	合子类型
1 2 3 △4 5 6 7 8 9 10 11 12 1’ 2’ △ 3’ 4’ 5’ 6’ 7’ 8’ 9’ 10’	1 2 3 △4 5 6 7 8 9 10 11 12 1 2 3 △4 5 6 7 8 9 10 11 12 1’ 2’ △ 3’ 4’ 5’ 6’ 7’ 8’ 9’ 10’ 1’ 2’ △ 3’ 4’ 5’ 6’ 7’ 8’ 9’ 10’
1 2 3 △ 4 5’ 6’ 7’ 8’ 5 6 7 8 9 10 11 12 1’ 2’ △ 3’ 4’ 9’ 10’	1 2 3 △4 5 6 7 8 9 10 11 12 1 2 3 △4 5’ 6’ 7’ 8’ 5 6 7 8 9 10 11 12 1’ 2’ △ 3’ 4’ 5’ 6’ 7’ 8’ 9’ 10’ 1’ 2’ △ 3’ 4’ 9’ 10’
1 2 3 △4 5 6 7 8 9 10 11 12 1’ 2’ △ 3’ 4’ 9’ 10’	1 2 3 △4 5 6 7 8 9 10 11 12 1 2 3 △4 5 6 7 8 9 10 11 12 1’ 2’ △ 3’ 4’ 5’ 6’ 7’ 8’ 9’ 10’ 1’ 2’ △ 3’ 4’ 9’ 10’
1 2 3 △4 5’ 6’ 7’ 8’ 5 6 7 8 9 10 11 12 1’ 2’ △ 3’ 4’ 5’ 6’ 7’ 8’ 9’ 10’	1 2 3 △4 5 6 7 8 9 10 11 12 1 2 3 △4 5’ 6’ 7’ 8’ 5 6 7 8 9 10 11 12 1’ 2’ △ 3’ 4’ 5’ 6’ 7’ 8’ 9’ 10’ 1’ 2’ △ 3’ 4’ 5’ 6’ 7’ 8’ 9’ 10’
1 2 3 △ 4 5 6 7 8 9 10 11 12 1’ 2’ △ 3’ 4’ 5’ 6’ 7’ 8’ 5 6 7 8 9 10 11 12	1 2 3 △4 5 6 7 8 9 10 11 12 1 2 3 △4 5 6 7 8 9 10 11 12 1’ 2’ △ 3’ 4’ 5’ 6’ 7’ 8’ 9’ 10’ 1’ 2’ △ 3’ 4’ 5’ 6’ 7’ 8’ 5 6 7 8 9 10 11 12
1 2 3 △ 4 5 6 7 8 9 10 11 12 1 2 3 △ 4 5’ 6’ 7’ 8’ 9’ 10’	1 2 3 △4 5 6 7 8 9 10 11 12 1 2 3 △4 5 6 7 8 9 10 11 12 1’ 2’ △ 3’ 4’ 5’ 6’ 7’ 8’ 9’ 10’ 1 2 3 △4 5’ 6’ 7’ 8’ 9’ 10’
1’ 2’ △ 3’ 4’ 9’ 10’ 1 2 3 △4 5’ 6’ 7’ 8’ 9’ 10’	1’ 2’ △ 3’ 4’ 5’ 6’ 7’ 8’ 9’ 10’ 1’ 2’ △ 3’ 4’ 9’ 10’ 1 2 3 △4 5 6 7 8 9 10 11 12 1 2 3 △4 5’ 6’ 7’ 8’ 9’ 10’
1’ 2’ △ 3’ 4’ 9’ 10’ 1’ 2’ △ 3’ 4’ 5’ 6’ 7’ 8’ 5 6 7 8 9 10 11 12	1’ 2’ △ 3’ 4’ 5’ 6’ 7’ 8’ 9’ 10’ 1’ 2’ △ 3’ 4’ 9’ 10’ 1 2 3 △4 5 6 7 8 9 10 11 12 1’ 2’ △ 3’ 4’ 5’ 6’ 7’ 8’ 5 6 7 8 9 10 11 12
1 2 3 △ 4 5’ 6’ 7’ 8’ 5 6 7 8 9 10 11 12 1’ 2’ △ 3’ 4’ 5’ 6’ 7’ 8’ 5 6 7 8 9 10 11 12	1 2 3 △4 5 6 7 8 9 10 11 12 1 2 3 △4 5’ 6’ 7’ 8’ 5 6 7 8 9 10 11 12 1’ 2’ △ 3’ 4’ 5’ 6’ 7’ 8’ 9’ 10’ 1’ 2’ △ 3’ 4’ 5’ 6’ 7’ 8’ 5 6 7 8 9 10 11 12
1 2 3 △ 4 5’ 6’ 7’ 8’ 5 6 7 8 9 10 11 12 1 2 3 △4 5’ 6’ 7’ 8’ 9’ 10’	1 2 3 △4 5 6 7 8 9 10 11 12 1 2 3 △4 5’ 6’ 7’ 8’ 5 6 7 8 9 10 11 12 1’ 2’ △ 3’ 4’ 5’ 6’ 7’ 8’ 9’ 10’ 1 2 3 △4 5’ 6’ 7’ 8’ 9’ 10’
1’ 2’ △ 3’ 4’ 5’ 6’ 7’ 8’ 9’ 10’ 1 2 3 △4 5’ 6’ 7’ 8’ 9’ 10’	1’ 2’ △ 3’ 4’ 5’ 6’ 7’ 8’ 9’ 10’ 1’ 2’ △ 3’ 4’ 5’ 6’ 7’ 8’ 9’ 10’ 1 2 3 △4 5 6 7 8 9 10 11 12 1 2 3 △4 5’ 6’ 7’ 8’ 9’ 10’
1’ 2’ △ 3’ 4’ 5’ 6’ 7’ 8’ 9’ 10’ 1’ 2’ △ 3’ 4’ 5’ 6’ 7’ 8’ 5 6 7 8 9 10 11 12	1’ 2’ △ 3’ 4’ 5’ 6’ 7’ 8’ 9’ 10’ 1’ 2’ △ 3’ 4’ 5’ 6’ 7’ 8’ 9’ 10’ 1 2 3 △4 5 6 7 8 9 10 11 12 1’ 2’ △ 3’ 4’ 5’ 6’ 7’ 8’ 5 6 7 8 9 10 11 12

非同源的顺向转位携带者产生的配子与正常配子结合产生的合子类型

【一个 46,XX(XY),ins(10;8)(q21;q21.2q22) 家系的诊断与遗传咨询】

先证者(V3)，女，1 岁零 7 个月，因智力低下，伴抽搐就诊。体查：体型类似 8- 三体嵌合体，小颌，腭弓高，肩倾斜，肘挛缩，多指，屈曲指。核型为：46,XX,ins(10;8)(q21;q21.2q22)mat。其父核型正常，其母(IV1)核型为 46,XX,ins(10;8)(q21; q21.2 q22) 携带者。经家系中 5 代的调查：4 代中共有 ins(10;8)(q21;q21.2q22) 的携带者 12 人；而由这种携带者产生的 8q21.2 → q22 部分三体患者，在 4 代中共有 10 人之多，仅第 5 代中先证者之母有过一次自然流产史。8 号染色体部分三体型嵌合体可以活到成年，为了防止此类患儿的出生建议行产前诊断。

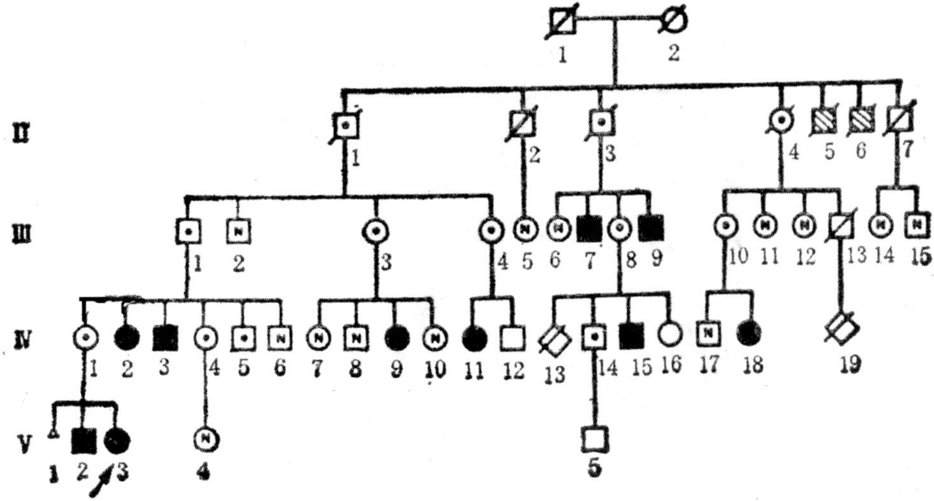

【非同源反向转位携带者的遗传与咨询】

如果夫妇一方为非同源的反向转位携带者，在减数分裂中将形成图所示的转位圈，经过分离与自由组合，以及在转位圈内的奇数互换，可形成12种配子（如下表），它们与正常配子结合，可形成1/12的正常者；1/12的携带者；1/12的部分单体、1/12的部分三体患者；其余8种类型由于带有双着丝粒体或无着丝粒片段，均属非稳定性畸变，从而导致配子或合子形成障碍，临床往往表现婚后多年不孕、月经延长、早期流产等妊娠生育疾患。

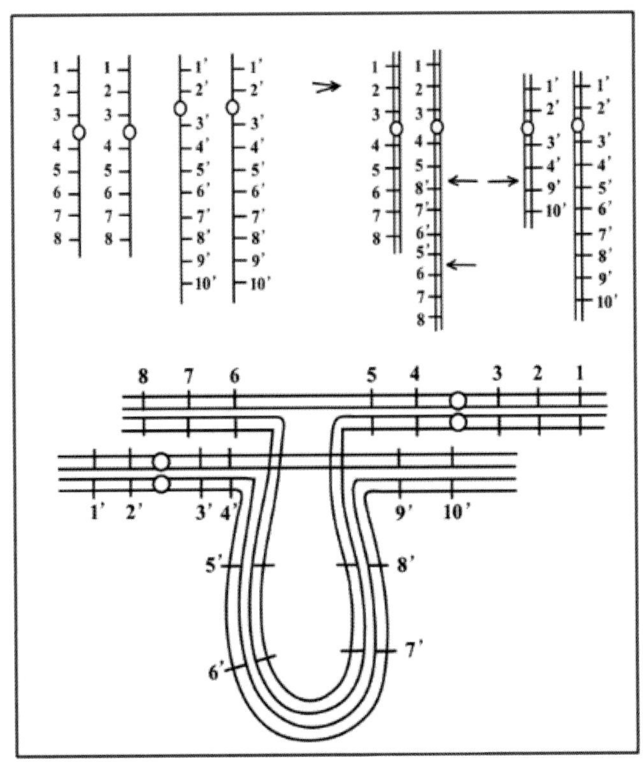

示非同源反向转位携带者在减数分裂中形成的转位圈

配子类型	合子类型
1 2 3 △ 4 5 6 7 8 1’ 2’ △ 3’ 4’ 5’ 6’ 7’ 8’ 9’ 10’	1 2 3 △ 4 5 6 7 8 1 2 3 △ 4 5 6 7 8 1’ 2’ △ 3’ 4’ 5’ 6’ 7’ 8’ 9’ 10’ 1’ 2’ △ 3’ 4’ 5’ 6’ 7’ 8’ 9’ 10’
1 2 3 △ 4 5 8’ 7’ 6’ 5’ 6 7 8 1’ 2’ △ 3’ 4’ 9’ 10’	1 2 3 △ 4 5 6 7 8 1 2 3 △ 4 5 8’ 7’ 6’ 5’ 6 7 8 1’ 2’ △ 3’ 4’ 5’ 6’ 7’ 8’ 9’ 10’ 1’ 2’ △ 3’ 4’ 9’ 10’
1 2 3 △ 4 5 6 7 8 1’ 2’ △ 3’ 4’ 9’ 10’	1 2 3 △ 4 5 6 7 8 1 2 3 △ 4 5 6 7 8 1’ 2’ △ 3’ 4’ 5’ 6’ 7’ 8’ 9’ 10’ 1’ 2’ △ 3’ 4’ 9’ 10’
1 2 3 △ 4 5 8’ 7’ 6’ 5’ 6 7 8 1’ 2’ △ 3’ 4’ 5’ 6’ 7’ 8’ 9’ 10’	1 2 3 △ 4 5 6 7 8 1 2 3 △ 4 5 8’ 7’ 6’ 5’ 6 7 8 1’ 2’ △ 3’ 4’ 5’ 6’ 7’ 8’ 9’ 10’ 1’ 2’ △ 3’ 4’ 5’ 6’ 7’ 8’ 9’ 10’
1 2 3 △ 4 5 6 7 8 1’ 2’ △ 3’ 4’ 5’ 6’ 7’ 8’ 5 4 △ 3 2 1	1 2 3 △ 4 5 6 7 8 1 2 3 △ 4 5 6 7 8 1’ 2’ △ 3’ 4’ 5’ 6’ 7’ 8’ 9’ 10’ 1’ 2’ △ 3’ 4’ 5’ 6’ 7’ 8’ 5 4 △ 3 2 1
1 2 3 △ 4 5 6 7 8 10’ 9’ 8’ 7’ 6’ 5’ 6 7 8	1 2 3 △ 4 5 6 7 8 1 2 3 △ 4 5 6 7 8 1’ 2’ △ 3’ 4’ 5’ 6’ 7’ 8’ 9’ 10’ 10’ 9’ 8’ 7’ 6’ 5’ 6 7 8
1’ 2’ △ 3’ 4’ 9’ 10’ 1 2 3 △ 4 5 8’ 7’ 6’ 5’ 4’ 3’ △ 2’ 1’	1’ 2’ △ 3’ 4’ 5’ 6’ 7’ 8’ 9’ 10’ 1’ 2’ △ 3’ 4’ 9’ 10’ 1 2 3 △ 4 5 6 7 8 9 10 1 2 3 △ 4 5 8’ 7’ 6’ 5’ 4’ 3’ △ 2’ 1’
1’ 2’ △ 3’ 4’ 9’ 10’ 8 7 6 5’ 6’ 7’ 8’ 9’ 10’	1’ 2’ △ 3’ 4’ 5’ 6’ 7’ 8’ 9’ 10’ 1’ 2’ △ 3’ 4’ 9’ 10’ 1 2 3 △ 4 5 6 7 8 8 7 6 5’ 6’ 7’ 8’ 9’ 10’
1 2 3 △ 4 5 8’ 7’ 6’ 5’ 6 7 8 1’ 2’ △ 3’ 4’ 5’ 6’ 7’ 8’ 5 4 △ 3 2 1	1 2 3 △ 4 5 6 7 8 1 2 3 △ 4 5 8’ 7’ 6’ 5’ 6 7 8 1’ 2’ △ 3’ 4’ 5’ 6’ 7’ 8’ 9’ 10’ 1’ 2’ △ 3’ 4’ 5’ 6’ 7’ 8’ 5 4 △ 3 2 1
1 2 3 △ 4 5 8’ 7’ 6’ 5’ 6 7 8 10’ 9’ 8’ 7’ 6’ 5’ 6 7 8	1 2 3 △ 4 5 6 7 8 1 2 3 △ 4 5 8’ 7’ 6’ 5’ 6 7 8 1’ 2’ △ 3’ 4’ 5’ 6’ 7’ 8’ 9’ 10’ 10’ 9’ 8’ 7’ 6’ 5’ 6 7 8
1’ 2’ △ 3’ 4’ 5’ 6’ 7’ 8’ 9’ 10’ 1 2 3 △ 4 5 8’ 7’ 6’ 5’ 4’ 3’ △ 2’ 1’	1’ 2’ △ 3’ 4’ 5’ 6’ 7’ 8’ 9’ 10’ 1’ 2’ △ 3’ 4’ 5’ 6’ 7’ 8’ 9’ 10’ 1 2 3 △ 4 5 6 7 8 1 2 3 △ 4 5 8’ 7’ 6’ 5’ 4’ 3’ △ 2’ 1’
1’ 2’ △ 3’ 4’ 5’ 6’ 7’ 8’ 9’ 10’ 8 7 6 5’ 6’ 7’ 8’ 9’ 10’	1’ 2’ △ 3’ 4’ 5’ 6’ 7’ 8’ 9’ 10’ 1’ 2’ △ 3’ 4’ 5’ 6’ 7’ 8’ 9’ 10’ 1 2 3 △ 4 5 6 7 8 8 7 6 5’ 6’ 7’ 8’ 9’ 10’

示由非同源反向转位携带者产生的配子与正常配子结合产生的合子类型

【同源顺向、反向转位携带者的遗传与咨询】

如果夫妇一方为同源顺向转位携带者，则不能单纯根据分离定律作出不可能生育正常后代的判断，因为若是等位点顺向转位时，则在减数分裂中将形成如图所示的转位圈，通过转位圈内的奇数互换，可能形成正常配子（如下表）；若为非等位点同源顺向转位，则不可能形成正常配子。

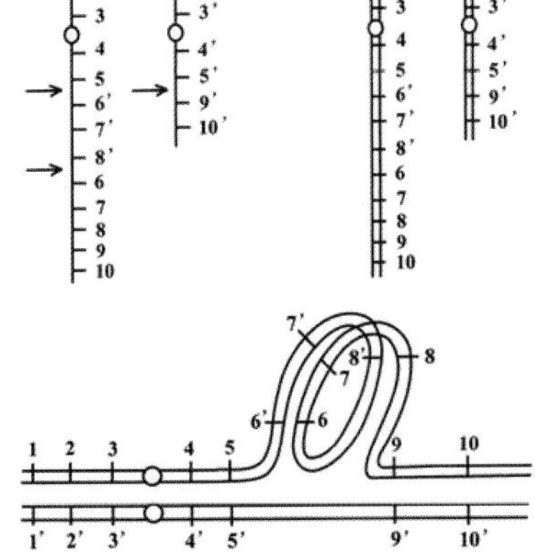

示同源的等位点顺向转位携带者在减数分裂中形成的转位圈

配子类型	合子类型
1 2 3 △ 4 5 6’ 7’ 8’ 6 7 8 9 10	1 2 3 △ 4 5 6 7 8 9 10 1 2 3 △ 4 5 6’ 7’ 8’ 6 7 8 9 10
1’ 2’ 3’ △ 4’ 5’ 9’ 10’	1’ 2’ 3’ △ 4’ 5’ 6’ 7’ 8’ 9’ 10’ 1’ 2’ 3’ △ 4’ 5’ 9’ 10’
1 2 3 △ 4 5 6’ 7 8 9 10	1 2 3 △ 4 5 6 7 8 9 10 1 2 3 △ 4 5 6’ 7 8 9 10
1 2 3 △ 4 5 6’ 7’ 8’ 6 7’ 8’ 6 7 8 9 10	1 2 3 △ 4 5 6 7 8 9 10 1 2 3 △ 4 5 6’ 7’ 8’ 6 7’ 8’ 6 7 8 9 10

由同源等位点的顺向转位携带者产生的配子与正常配子结合产生的合子类型

如果夫妇一方为同源等位点反向转位携带者，在减数分裂中，可形成图所示的转位圈，通过在转位圈内的奇数互换，不能形成正常配子，因此应劝其绝育。

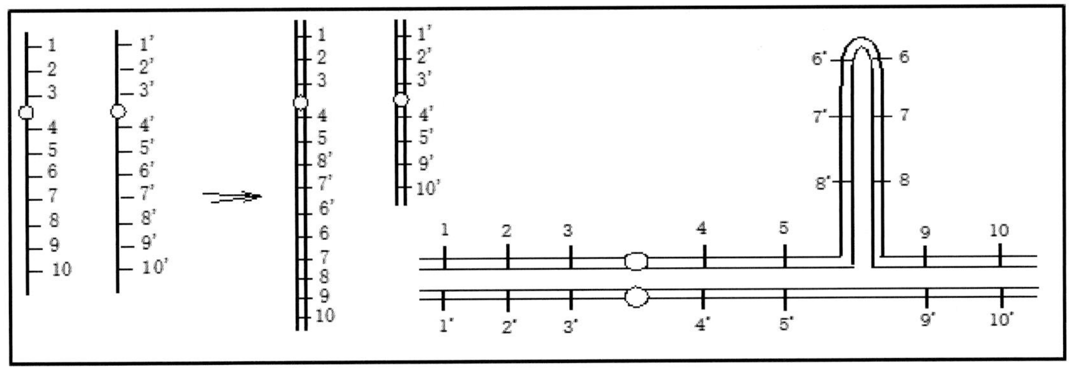

示同源的等位点反向转位携带者在减数分裂中形成的转位圈

综上所述，对同源顺向转位携带者必须采用多种显带法作精确的断点定位，以区别转位的断裂重接位点，如确属等位点的顺向转位类型，则可通过产前诊断选择生育正常儿。

【纠正产前诊断错误、挽救珍贵胎儿举例】

我是　张　（生于1971年10月29日）。由于我们的第一个孩子（女孩，出生于2002年5月6日）在2006年1月13日因患后纵隔肿瘤病故。所以我们夫妻在2006年10月份在　进行了染色体检测，医生说检测结果显示我妻子染色体异常，不容易受孕，即使受孕也容易流产，而且小孩的染色体必须与我妻子的一致才能要，否则不能要。2007年8月我妻子（生于1971年10月29日怀孕（预产期5月26日），按照医生的要求，我们于2007年12月26日进行了羊水穿刺，本月16日医生告知结果不正常，孩子不能要（如果要，孩子将来可能夭折、可能免疫力低下、可能生殖系统发育不全、可能智力低下，正常的可能性很小），并告知我妻子生育正常孩子的可能性很小，即使正常将来也将面临我妻子同样的问题，所以最好采用赠卵的方式做试管婴儿。为保险期间，他建议我与您们联系，看能否通过斐析（音，我也不懂是什么意思，贵阳做不了）鉴定孩子能否要，如要，孩子会有什么后遗症。

我有几个问题麻烦龙医生请有关会诊并告诉我几个疑问：

1、 根据结果，对孩子的影响情况咋样？孩子能否要？

2、 我们需要来贵院作详细检查？

3、 如果除了做试管婴儿没有其他办法，我们还有希望做试管婴儿吗？我们何时能做？应该何时来你们那儿？

谢谢!!!

（如资料看不清，请告知，我把原件邮寄过来）

张

（tel:1

2008年1月17日

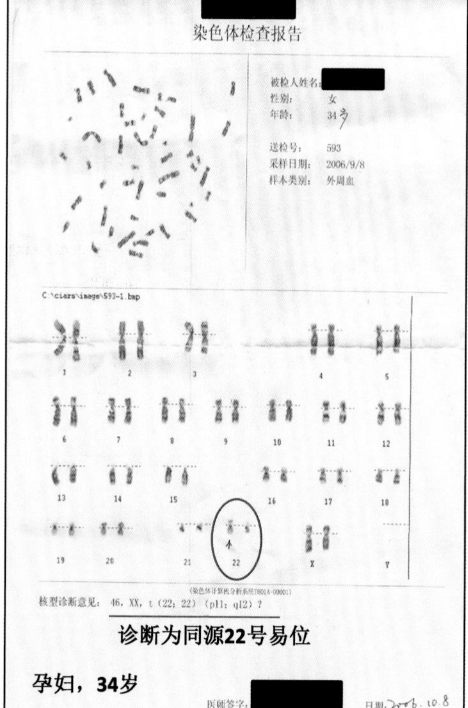

染色体检查报告

被检人姓名：
性别：女
年龄：34岁
送检号：593
采样日期：2006/9/8
样本类别：外周血

C:\ciers\image\593-1.bmp

核型诊断意见：46, XX, t(22; 22) (p11; q12)?

诊断为同源22号易位

孕妇，34岁

医师签字：　日期：2006.10.8

染色体检查报告

患者姓名：　性别：女　年龄：35
门诊号：
住院号：
科别：
标本编号：1891
标本种类：羊水
采取日期：2007.12.26
临床诊断：

检验诊断：
46, XY, der(22)t(22;22)(p11;q12)

诊断为22号长臂三体型患儿

主检医师：　回报日期：2008.01.08

孕妇产龄35岁，胎儿

示孕妇爱人张先生的来函及当地医院的染色体分析照片与诊断意见

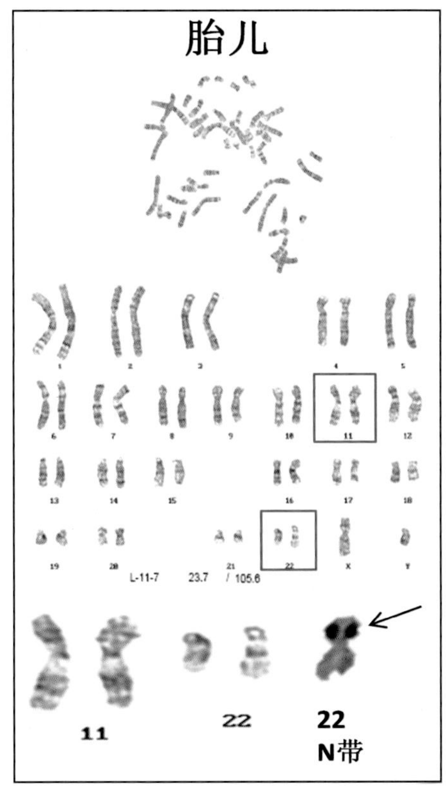

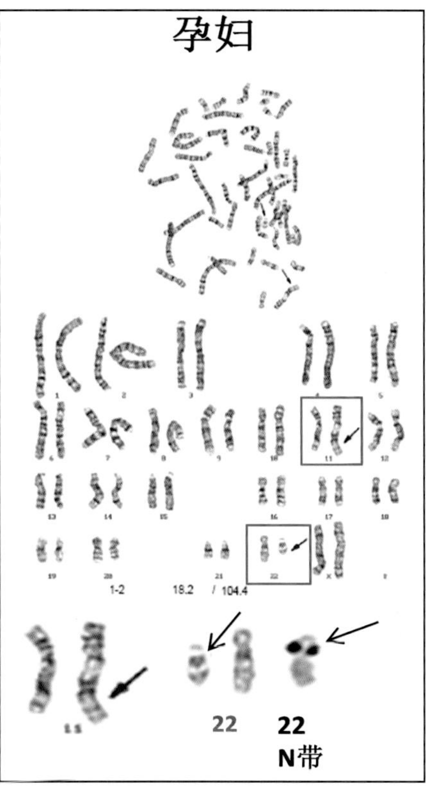

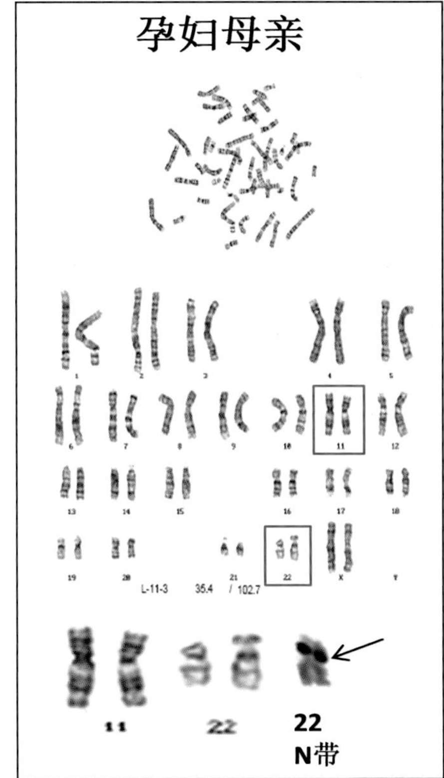

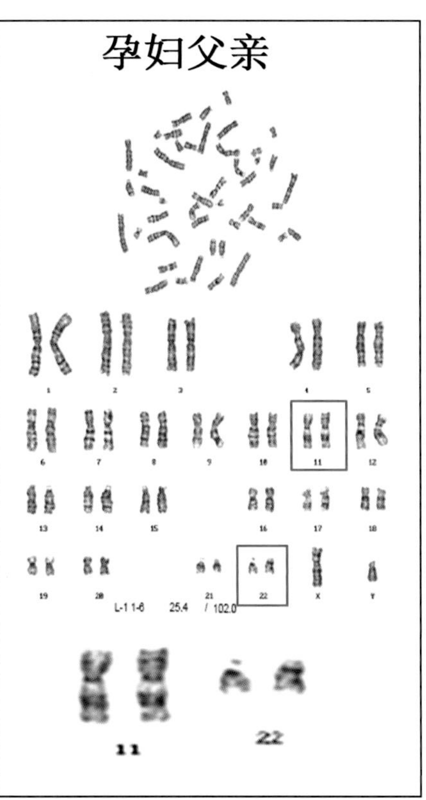

示孕妇及其父母和胎儿的 G 带及 N 带染色体核型分析照片

上述检测结果证明：胎儿、孕妇、外祖母 22 号染色体为正常多态；孕妇带有 11 和 22 号染色体易位，为表型正常的易位携带者，仅 1/18 概率生育正常儿。胎儿染色体完全正常，遗传了母亲的 1 条正常的 11 号和 1 条正常的 22 号染色体，没有遗传母亲的异常 11 号和 22 号染色体，属于 1/18 的珍贵胎儿。

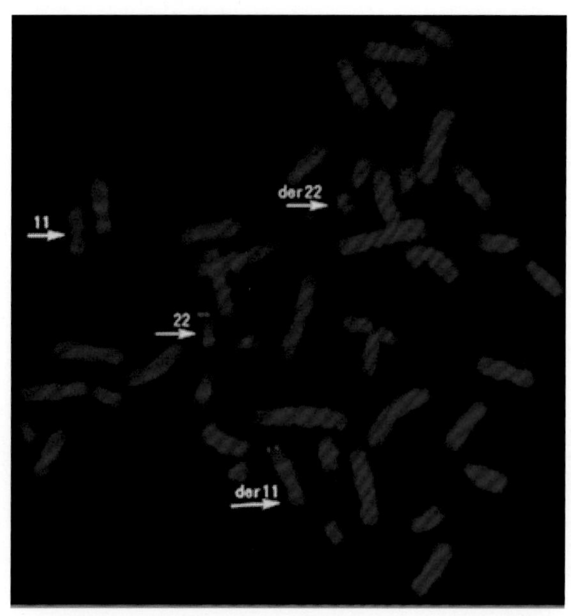

图示孕妇外周血细胞单色荧光原位杂交结果
［红色信号为 RP11-232E17（22q13.33）探针］

图示胎儿羊水细胞中期染色体单色荧光原位杂交结果
［红色信号为 RP11-232E17（22q13.33）探针］

FISH 结果进一步证明：孕妇为 11 号和 22 号染色体相互易位携带者，胎儿没有遗传母亲的易位染色体，胎儿的两条 11 号和 22 号染色体正常，属于 1/18 的珍贵胎儿。

中南大学湘雅医院产前诊断中心、医学遗传学国家重点实验室
遗传咨询门诊染色体检查报告单

编号	姓名	性别	年龄	标本类型	染色体检查结果
B16479	胡■	女	36 岁	外周血	46，XX，t（11；22）（q25；q13）dn，22ps+ mat.ish t（11；22）(RP11-232E17+; RP11-232E17+)
B16492	胡■	男	63 岁	外周血	46，XY，400-550 条带阶段未见染色体异常
B16493	万■	女	63 岁	外周血	46，XX，22ps+
A953	■胎儿			羊水	46，Xn，22ps+ mat

结果分析：

1. B16479 胡■经染色体 G 带(图 1)、高分辨(图 2)、N 带(图 3)、FISH(图 4) 检查，证实其为 11 号与 22 号染色体相互易位携带者，其同源 22 号染色体随体增加，经查其父、母染色体，证实其父亲染色体正常（图5），其母亲万■与胡■同样具有 22 号随体增加(图 6)。根据万■表型正常，说明该 22 号染色体随体增加应属于多态。胡■的 22 号染色体随体增加来源其母亲万■也应属于多态，不会导致异常表型。同时证明胡■的易位染色体 t（11；22）为新生突变。

综上述可确诊胡■为遗传了母亲万■ 22 号短臂增加的多态染色体并带有新发生的 11 号与 22 号染色体相互易位的表型正常的携带者。婚后可以生育正常儿，同时也可能导致不孕、流产、死产、新生儿死亡、生育畸形或智力低下儿等妊娠生育疾患，必须作产前诊断。

2. A953 胡■之胎儿经染色体 G 带（图 7 ）、N 带（图 8 ）、FISH(图 9)检查，证明胎儿遗传了胡■（母方）随体增加的 22 号染色体，从父方获得了一条正常的 22 号染色体；胎儿从父、母双方各获得了 1 条正常的 11 号染色体，排除了由于 11 号与 22 号染色体易位导致的部分三体与单体异常。22 号染色体随体增加为多态，其外祖母与母亲均带有该多态的 22 号染色体，表型均正常，证明其 22 号染色体短臂长度的增加不会导致异常。

产前诊断结论：

① 胎儿的 FISH、N 带、550 条带阶段 G 显带染色体检查未见异常。排除了该显带阶段的数目与结构异常所致的染色体病。

② 此次染色体检查仅仅排除了 550 条显带阶段染色体异常所致的染色体病。

③ 不能排除其他原因（如基因突变、环境因素等）所致的先天愚型与疾病。

④ 母亲的异常 11 号和 22 号染色体没有遗传给胎儿，排除了由于母亲的异常染色体遗传所导致的染色体病，建议继续妊娠。

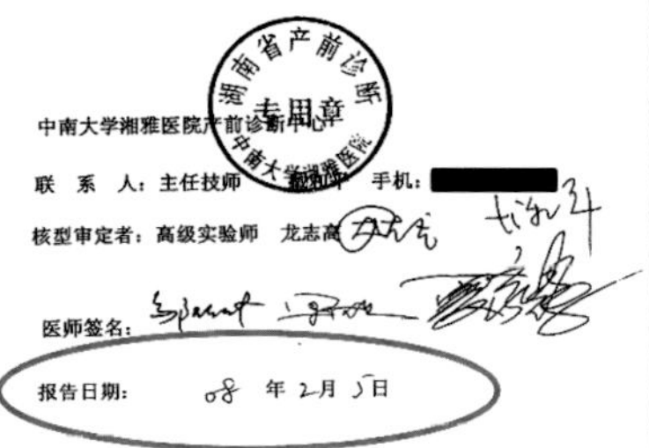
湖南省产前诊断专用章 中南大学湘雅医院

中南大学湘雅医院产前诊断中心

联 系 人：主任技师 ■ 手机：■

核型审定者：高级实验师 龙志高

医师签名：

报告日期： 08 年 2月 5日

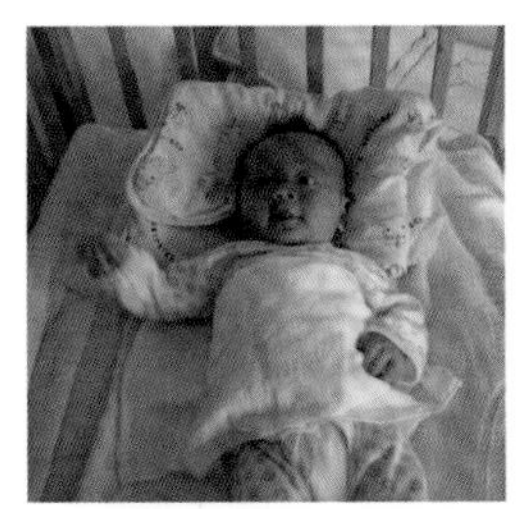 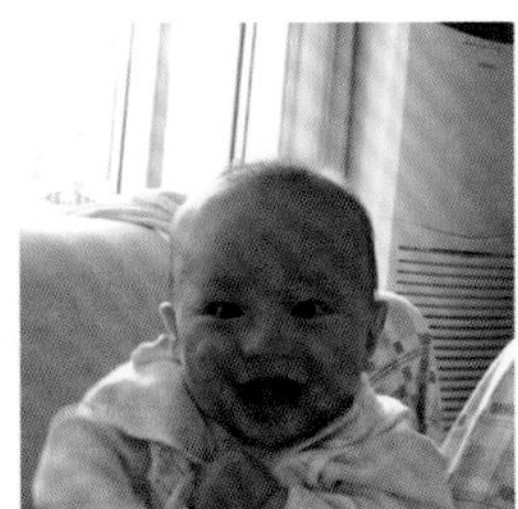 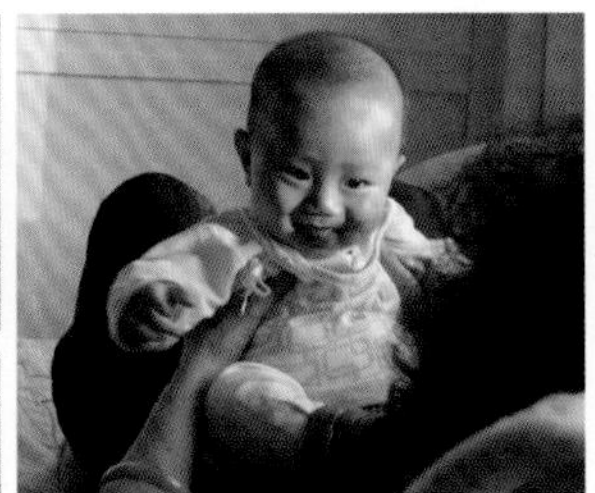 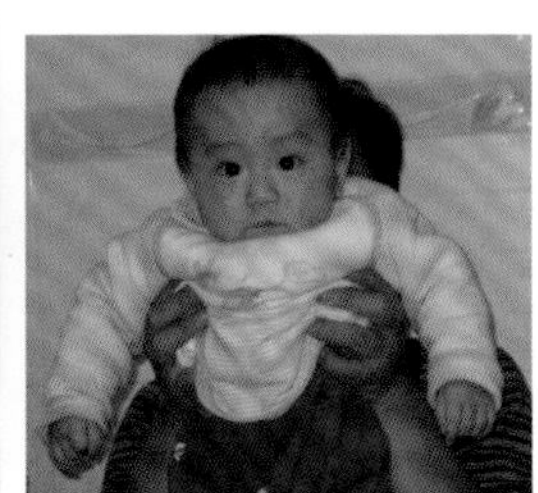

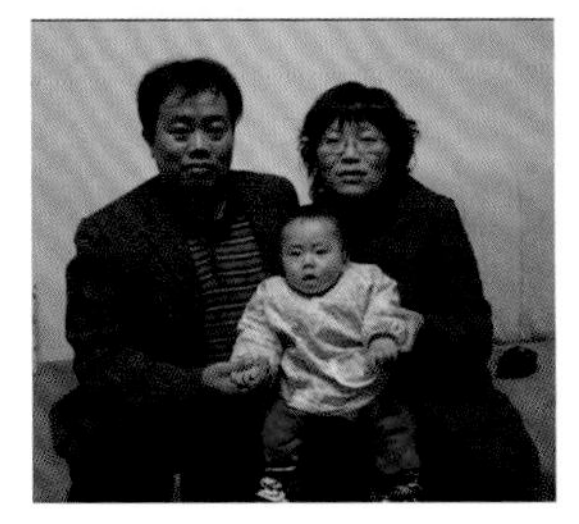 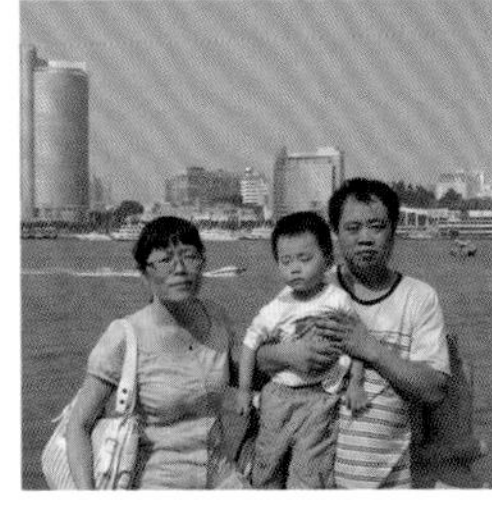 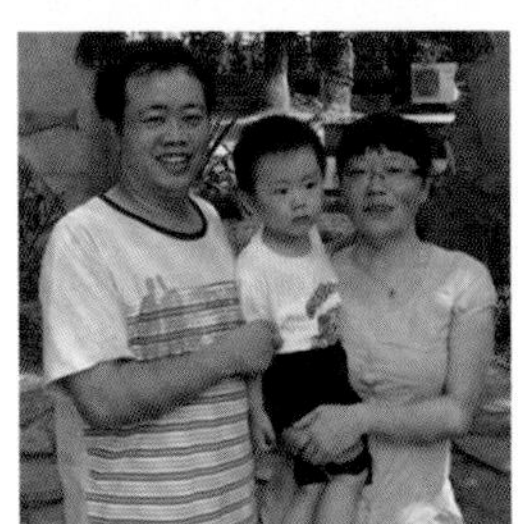 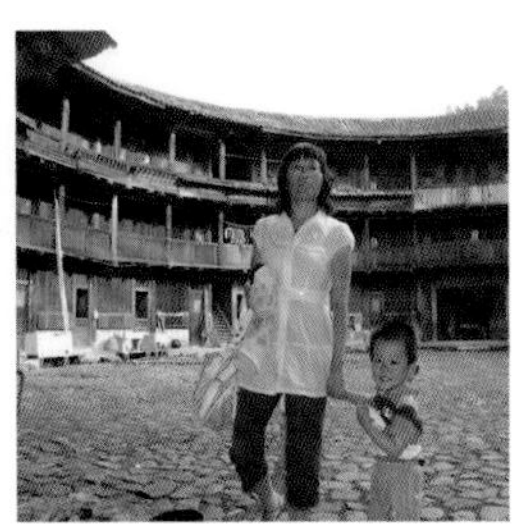

家庭是构建和谐社会的细胞，一个健康的孩子是建立家庭成员之间亲情的纽带

通过这个家系的诊断与产前诊断讲述，希望大家记住如下几点：

1. 作为一个临床遗传科医师应认识到带有大片段的常染色体部分单体与部分三体患者在临床上必然有轻重不同的智力异常的表现。

2. 在核型鉴定中必须掌握有关 13、14、15、21、22 号染色随体多态知识与鉴别技术。

3. 家系诊断证明孕妇的 22 号染色体大随体是母亲遗传的，她带有的 11 号与 22 号染色体异位是新发生的突变，这说明我们在遗传咨询中必须注意宣传染色体病的发生约 70% 是新发突变所致的知识，为了出生一个健康的孩子应建议孕妇作产前筛查与产前诊断，特别是高龄夫妻。

4. 该孕妇是平衡易位携带者，仅 1/18 的可能性出生染色体完全正常儿，通过产前诊断确认该胎儿没有遗传母亲的异常染色体，是一个染色体完全正常的胎儿，他的出生切断了异常染色体在该家系中世代相传的链条。

第四章　临床医师如何正确选择遗传变异检测技术

一、遗传学检测技术

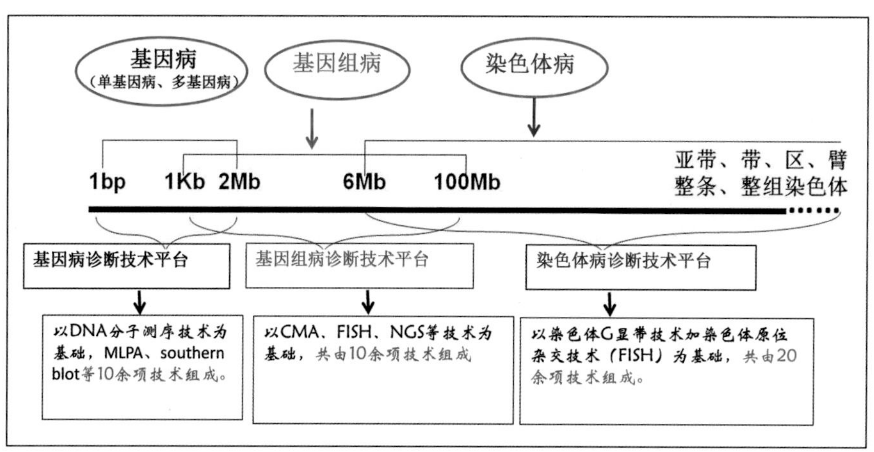

【染色体核型分析】

通过显带技术（如 G 显带）来检测染色体数目或结构是否存在异常。（分辨率：>5MB）

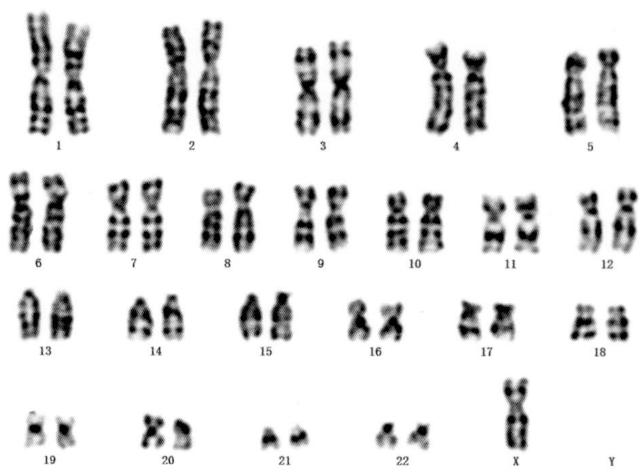

特纳综合征核型：45,X

【基因组拷贝数变异检测】

通过染色体微阵列芯片（如 SNP-array）或 NGS（CNV-seq）等方法来检测染色体微小片段的缺失或重复。（分辨率 >100KB）

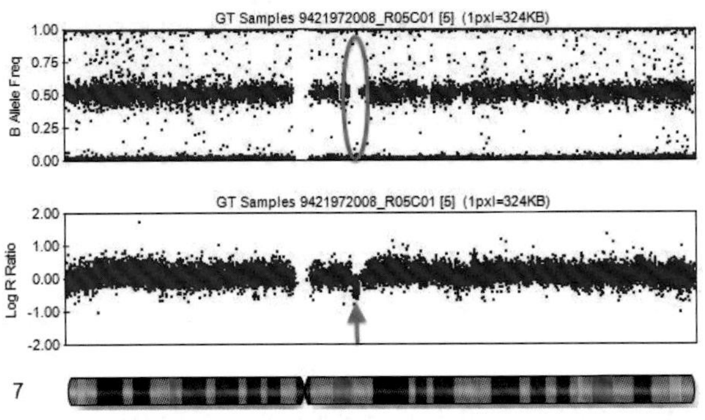

7q11.23 区域杂合性缺失 324KB

【sanger 测序（1bp 到数百 bp）】

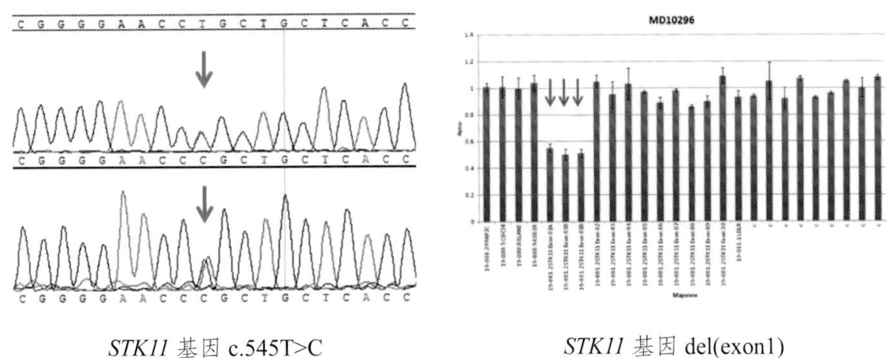

STK11 基因 c.545T>C　　*STK11* 基因 del(exon1)

MLPA（多重连接探针扩增技术）针对靶序列的点突变、缺失或重复

【二代测序（NGS）】

可以一次性检测单个基因、一组基因、*OMIM* 基因、外显子组、全基因组。（分辨率 1bp）

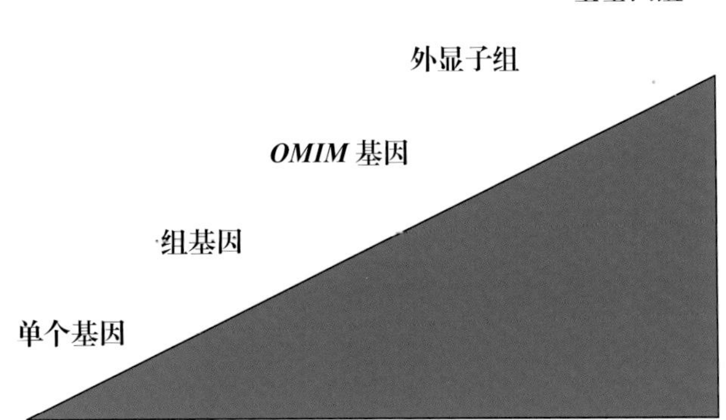

	染色体核型分析	基因拷贝数变异检测	一代测序	二代测序
染色体分辨率	＞5Mb	＞100kb	1bp 至数百 bp	1bp 至数十 bp
检测范围	染色体结构或数目变异	染色体数目变异，不能检测平衡易位、倒位或插入	一个基因	数百基因、全外显子组或全基因组
检测时间	长	短	短	长
结果	通过主观判断，更依靠经验	数据经过电脑分析，更加客观	数据经过电脑分析，更加客观	数据经过电脑分析，更加客观
费用	+	++	+～+++	+++

二、遗传学检测技术在疾病诊断中的应用

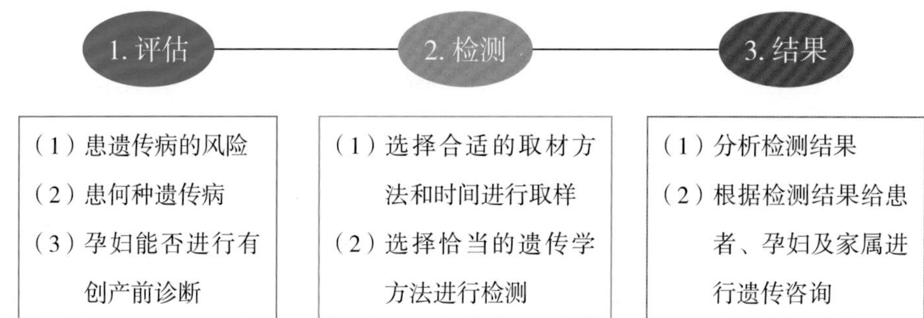

（一）评估

1. 评估胎儿患遗传病的风险

胎儿状态：有无畸形、有无生长发育迟缓等。

孕妇孕期有无特殊：孕妇年龄、是否接触有害物质、产前筛查有无异常等。

其他：羊水量、胎盘状况、试管婴儿等。

家族史：夫妇是否为染色体异常携带者、是否生育过严重缺陷婴儿、是否家族中有遗传病患者等。

2. 评估胎儿患何种遗传病

染色体病：①羊水过多或者过少的；②胎儿发育异常或者胎儿有可疑畸形的；③孕早期接触过可能导致胎儿先天缺陷物质的；④曾经分娩过先天性严重缺陷婴儿或生育过染色体异常患儿；⑤夫妇双方之一为染色体平衡易位、倒位或插入携带者；⑥孕妇年龄超过 35 周岁；⑦产前筛查提示胎儿染色体疾病高风险；⑧其他。

基因组病：①胎儿发育异常或者胎儿有可疑畸形的；②孕早期接触过可能导致胎儿先天缺陷物质的；③夫妇曾生育过智力低下、发育迟缓或器官畸形的患儿，且经过遗传学检测诊断为基因组病的；④夫妇双方之一为基因组病携带者；⑤产前筛查提示胎儿基因组疾病高风险；⑥其他。

单基因病：①夫妇为隐性致病基因携带者或夫妇一方是显性遗传病患者；②曾生育过单基

因病患儿；③胎儿发现明显畸形，高度怀疑为某一遗传病的（此种产前诊断较为困难）；④其他。

线粒体病、多基因遗传病、体细胞突变遗传病与单基因病类似，但其产前诊断目前较难进行。

3. 评估孕妇能否进行有创产前诊断

有创产前诊断禁忌证：①完全性前置胎盘；②先兆流产未稳定；③孕妇体温超过 37.2 ℃。

下列情况慎重行有创产前诊断：①孕妇为病毒携带者，如 HBV、HIV；②孕妇血型为 RH 阴性；③边缘性或部分性前置胎盘。

（二）检测

选择合适的取材方式和时间。

		绒毛膜取样	羊水穿刺	脐带血穿刺
手术示意图		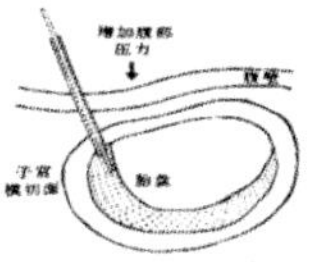	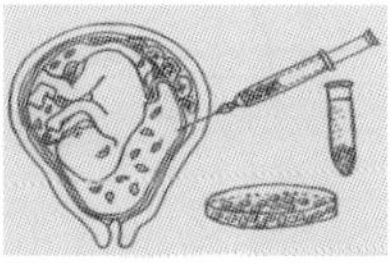	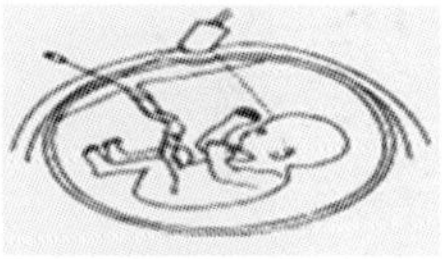
手术时间		孕 10 周 ~ 13^{+6} 周	孕 16 周 ~ 22^{+6} 周	孕 18 周之后
可行检测		细胞遗传学检测、分子遗传学检测、生化检测		
手术风险	胎儿丢失率	0.3% ~ 0.6%	0.1% ~ 0.2%	< 2%
	其他风险	宫内感染 肢体短缺 ……	宫内感染 羊水栓塞 羊水泄漏 ……	宫内感染 羊水栓塞 ……
禁忌证		1. 完全性前置胎盘；2. 先兆流产未稳定； 3. 孕妇体温超过 37.2 ℃		
相对禁忌证		病毒（如 HBV、HIV）携带者、孕妇 RH 血型阴性等		

· 主要参考书 ·

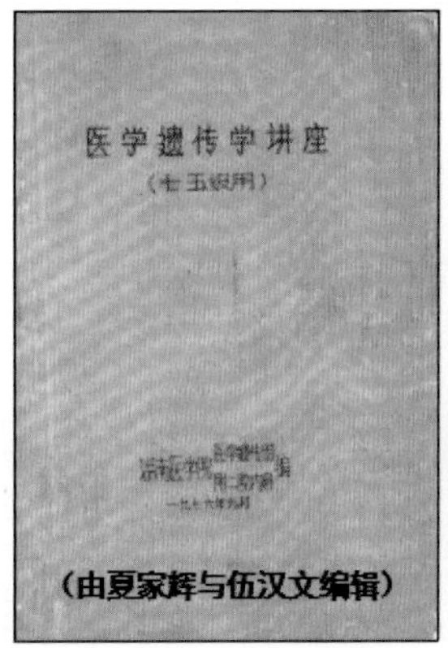
医学遗传学讲座
（七五级用）
（由夏家辉与伍汉文编辑）

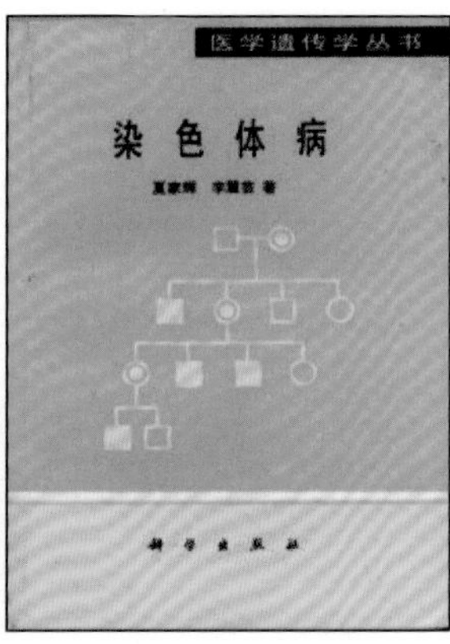
医学遗传学丛书
染色体病
科学出版社

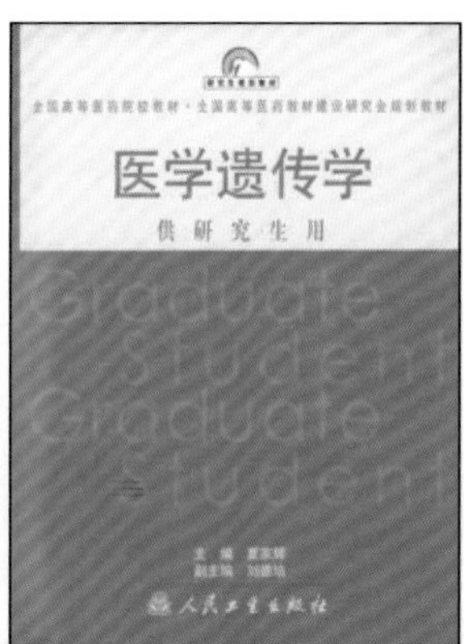
医学遗传学
供研究生用
Graduate Student
Graduate Student
人民卫生出版社

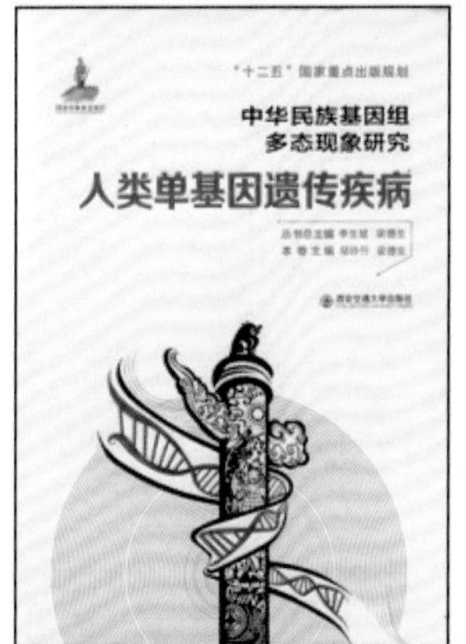
“十二五”国家重点出版规划
中华民族基因组
多态现象研究
人类单基因遗传疾病

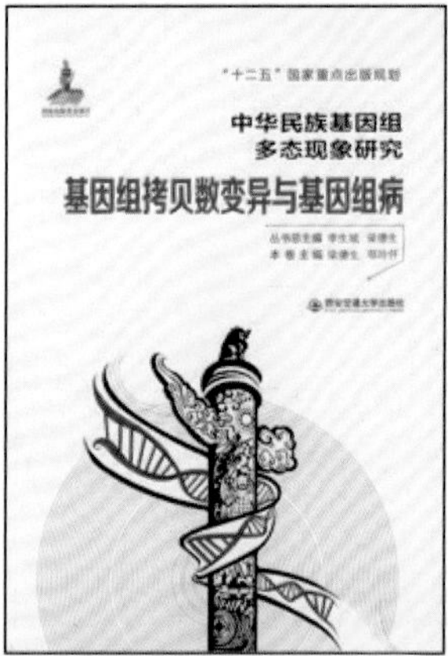
“十二五”国家重点出版规划
中华民族基因组
多态现象研究
基因组拷贝数变异与基因组病

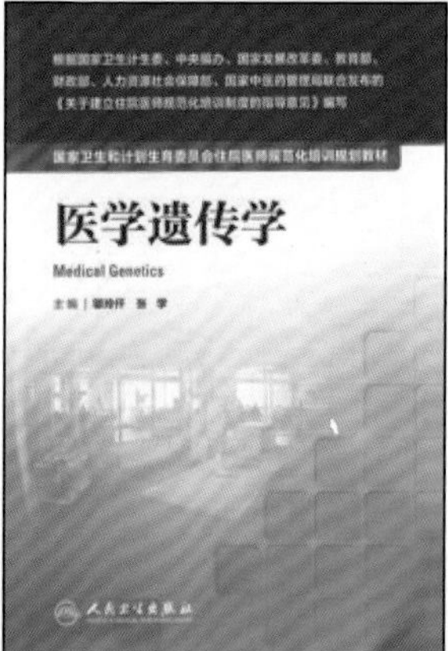
医学遗传学
Medical Genetics

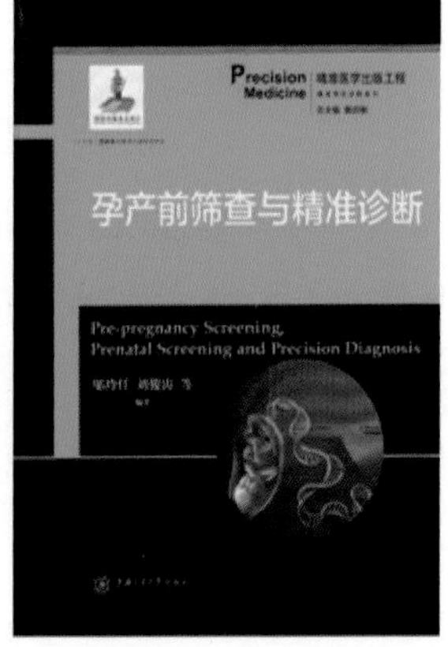
Precision Medicine
精准医学出版工程
孕产前筛查与精准诊断
Pre-pregnancy Screening,
Prenatal Screening and Precision Diagnosis

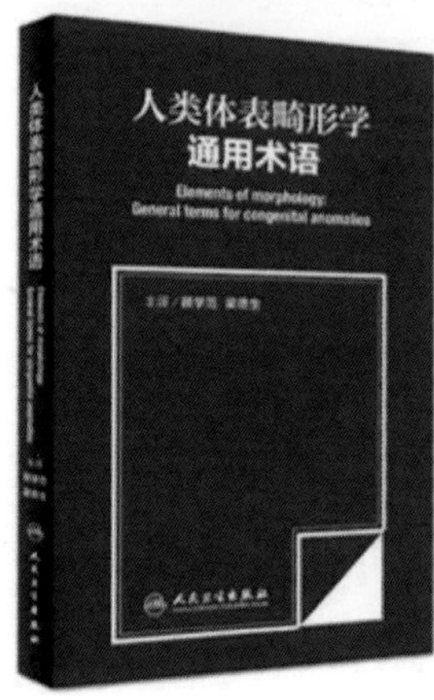
人类体表畸形学
通用术语
Elements of morphology:
General terms for congenital anomalies

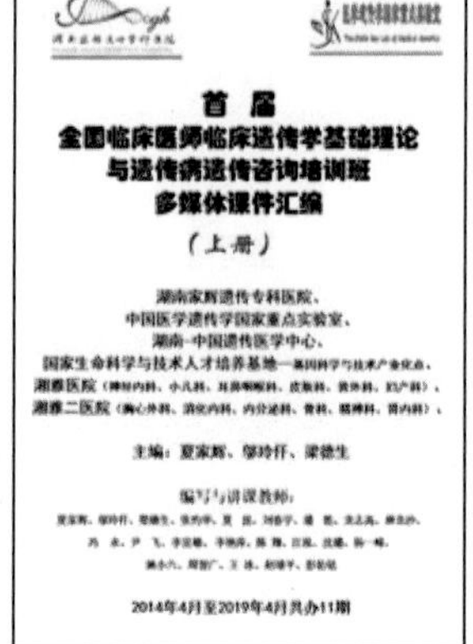
首届
全国临床医师临床遗传学基础理论
与遗传病遗传咨询培训班
多媒体课件汇编
（上册）
主编：夏家辉、邬玲仟、梁德生
2014年4月至2019年4月共办11期

• 第六部分

特邀报告、专访与记述精选

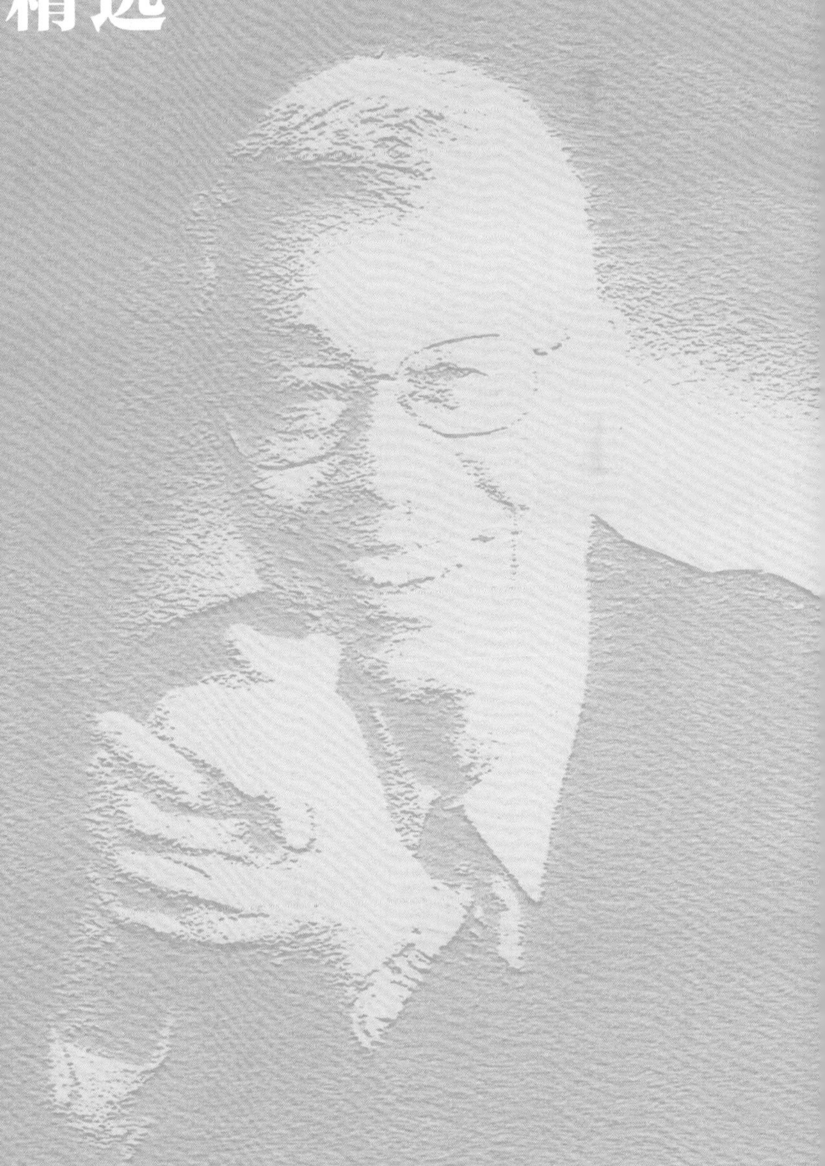

· 全国基础工作会议上的特邀报告（PPT）·

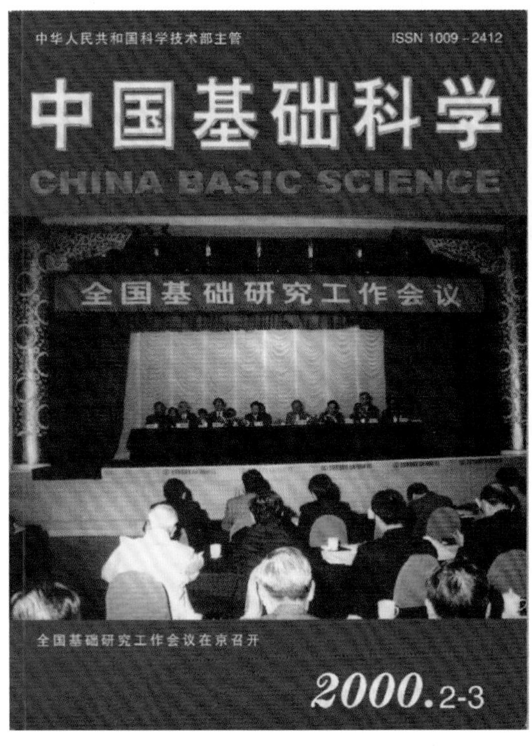

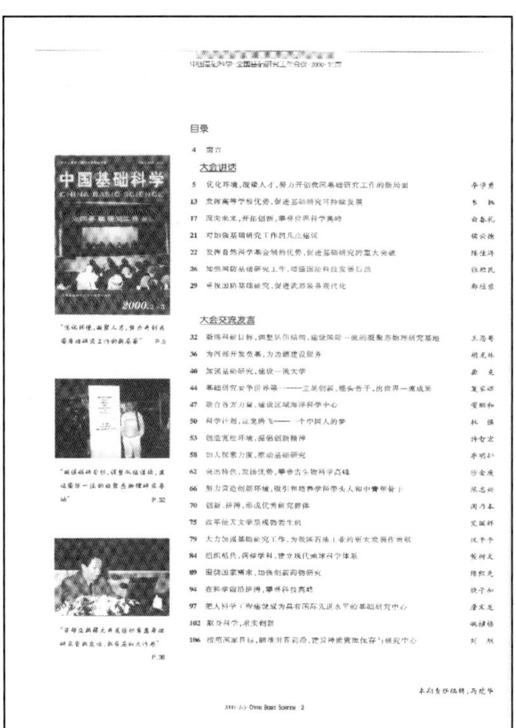

中国基础科学·全国基础研究工作会议·2000·专刊

目录

本刊责任编辑：[illegible]

2000·2-3·China Basic Science 2

目　录

基础研究要争“世界第一”

——立足“创新”、埋头苦干、出世界一流成果

中国医学遗传学国家重点实验室

夏家辉

2000年3月27日在全国基础工作会议大会上的特邀报告

1972年我冒着风险在一位老校长（老红军）的支持下恢复研究工作，开始研究“人类与医学细胞遗传学”。我在“建立先进技术是基础、服务于临床是目的。通过特殊病例，开展基础理论研究”的思想指导下，1972年摸索建立了国际上1971年发现的人类染色体G显带技术，1979年摸索建立了国际上1977年发现的人类染色体高分辨技术，并结合国内的实验条件，在方法学上作了重大改进。

1975年用G显带技术发现了一条与鼻咽癌相关的标记染色体t(1;3)(q44;p11)。1981年用高分辨技术在国际上最早将人类睾丸决定基因（TDF）定位于Yp11.32带，引起了国内、外的重视。其研究成果分别于 1978年获全国科学大会奖，1981年、1985获中央卫生部甲等奖，国家科技进步二等奖。

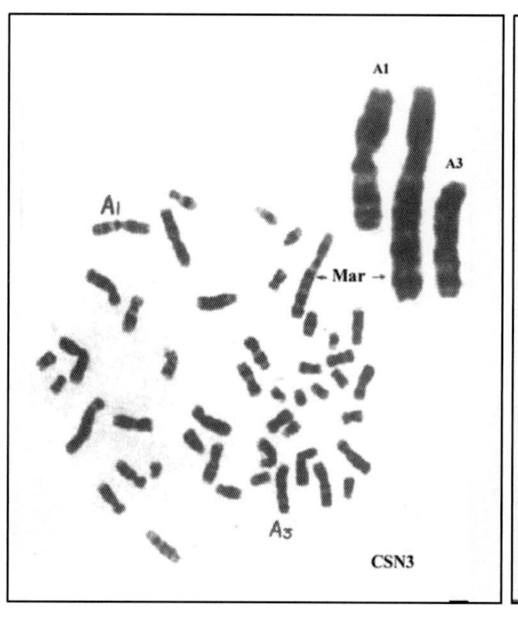

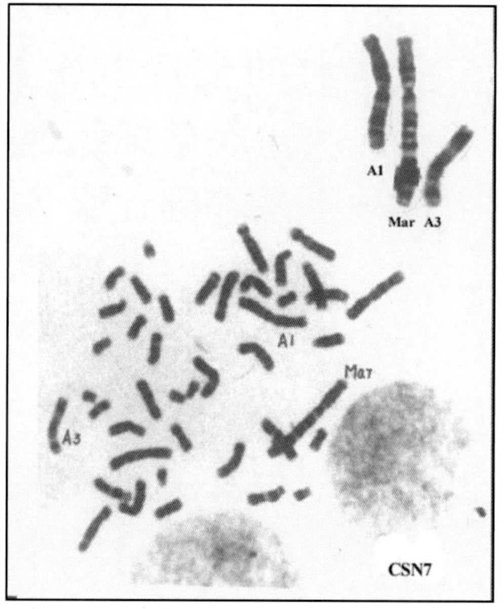

图示1975年用G显带技术发现了一条与鼻咽癌相关的标记染色体t(1;3)(q44;p11)

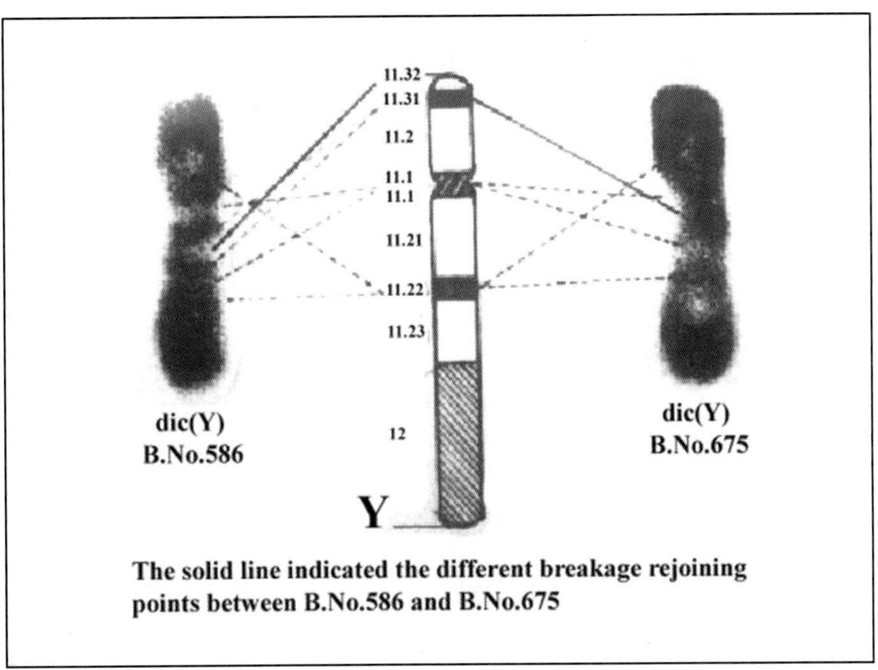

图示1981年用高分辨技术在国际上最早将人类睾丸决定基因（TDF）定位于Yp11.2带

1984年**12**月**12**日接中央卫生部通知，要求我筹建“中国医学遗传学国家重点实验室”，为此，在**1984**年到**1985**年我对加拿大、美国十五个相关实验室进行了考察，考察结论是：在细胞遗传学方面，我室已处国际前沿；但在分子遗传学研究方面至少相差国外十年。

从而使我认识到，在分子遗传学方面如果我室沿用外国人现有的研究方法，是赶不上的，是不能完成国家的建室任务的；要赶，首先必须在方法学上有创新；同时，实验室要在本学科领域代表国家在国际讲坛上占有一席之地，就必须在国际前沿最活跃的分子遗传学研究领域开展研究工作，在国际一流杂志上发表文章。

为此，**1984**年以来，我一方面为筹建中国医学遗传学国家重点实验室而往返奔波于国内、外各有关单位和实验室，另一方面带领实验室骨干夜以继日地为在实验室内建立成套的分子遗传学实验技术，为了在中国本土上克隆遗传病的疾病基因而顽强拼搏着。十多年如一日，我以“责任、正直、良心”为室训，从自己作起，教育青年人把个人的兴趣、前途与祖国、中华民族的崛起融为一体。

1991年以来我既为自己的学生邓汉湘、张灼华等3人能参与国际竞争、在国外实验室参与克隆和研究相关的疾病基因，在*Nature*、*Science*、*Cell*等国际一流杂志上以第一作者发表论文而高兴；但更为何时能在中国的本土上，用自己实验室的名义在国际一流杂志发表有关克隆遗传病疾病基因的论文而忧心忡忡。

我获得的国内、外资助越多，越感到自己的责任沉重，我经常向学生算账，国家计委为建立重点实验室于1989年投入了120万美元，1996年评估后又投入400万元，实验室通过竞争承担了卫生部、国家教委、国家“85”攻关、国家“863”、国家自然科学基金各类课题共29个，获得资助560.1万元，加上美国史克必成（SB）公司1996年投入236万美元，以上共计达3914.9万元。

这些钱不管来自国内、还是国外，都是源于中华民族这一条根，都凝集了劳动人民的血汗，而作为代表中国的医学遗传学国家重点实验室，面对国际“人类基因组项目”的实施，每年近百个人类遗传病的疾病基因被克隆，被专利保护（到1998年11月20日国际上已克隆遗传病疾病基因890个），我中华民族占世界人口的五分之一，是医疗、保健大国，却没有拿到一个遗传病的疾病基因……，因此，“抢疾病基因”变成了实验室每时每刻的核心话题，几乎占据了我与实验室骨干成员生活中的一切。

我深知基础研究只有世界第一，我从每一次残酷竞争中总结经验、锤炼信心。1986年我提出了将1985年由美国Kary B. Mullis发现的PCR技术（1993年获诺贝尔化学奖）与80年代初建立的染色体显微切割技术相结合，建立定点克隆基因的技术，并与博士生邓汉湘经过一年多的反复思考，于1988年3月向国家提出了基金申请，申请研究经费30万元，但评审者以“申请经费太大，无力资助”为由，予以否决。

国家自然科学基金

申 請 书

项目名称：鼻咽癌与慢性粒细胞性白血病的早期诊断的遗传学研究

申 请 者：夏家辉

工作单位：湖南医科大学医学遗传学研究室

通讯地址：湖南医科大学医学遗传学研究室

电　　话：24411 — 2788

电报挂号：6829

申请日期：1988年3月1日

四、运用传统的细胞杂交、基因克隆技术
运用染色体显微解剖技术及体外基因酶促放大技术（polymerase chain reaction, PCR）→获得1244附近的DNA片段，利用限制性片段长度多态性检测1244处DNA片段的多态性，通过连锁分析，探讨在分子遗传学水平上，对鼻咽癌进行癌前诊断和宫内诊断的可能性。

五、运用我室现有的宫内诊断方法，在分子和细胞遗传学水平上建立鼻咽癌的宫内诊断技术，并作为相互验证和补充。

申请项目未获资助的通知

夏家辉 同志：

您申请的科学基金项目 鼻咽癌与[illegible] ——经科学部初审，同行专家评议和有关学科评审组评审，由于经费有限，资助项目只能优中选优，或因申请项目本身的原因，今年未能给予资助。希望在下列(打✓)方面加以改进和完善。感谢您对科学基金工作的支持和信任，欢迎继续申请。

1. 选题偏离资助范围	( )	9. 尚需加强工作积累	( )
2. 申请手续不完备	( )	10. 工作条件或时间缺乏保证	( )
3. 资助项目已满两项	( )	11. 三、五年内难以达到预期目标	( )
4. 需进一步调查国内外动态	( )	12. 需进一步完善研究技术路线	( )
5. 突出工作特色避免与同类研究重复	( )	13. 已资助项目未按计划完成	( )
6. 项目意义和目标需进一步明确	( )	14. 已资助项目未按规定报送年度报告或总结报告	( )
7. 研究内容需突出重点	( )		
8. 研究力量有待加强	(✓)	15. 申请经费太大无力资助	( )

补充说明：

当时的同行专家们认为，夏家辉拿了120万美元，钱够多了…… 可他们哪里知道，我拿的是仪器设备费，科研经费是要靠自己的课题争取的…… 以至形成了在1986年至1990年五年内，我室的科研课题经费仅仅申请到5万元的状况，为此，我夜不能眠，为了强迫入睡，我最多一次性服19片安定。

国内申请失败，我和学生邓汉湘只好利用国外的条件于1989年首先在日本建成了该技术。

随后，我们用该技术先后在国内开展了睾丸决定基因（TDF）、遗传性多发性外生性骨疣遗传病（EXT）疾病基因的克隆，经过近5年的努力，虽然发表论文20余篇，其研究成果获得了中央卫生部一等和国家科学技术进步二等奖，然而，在国际竞争中我们迎来的却是一次次的失败。

1990年当我们用显微切割、PCR、微克隆技术构建好Yp11.32带的DNA文库、克隆睾丸决定基因时，哈佛大学的Berta教授等宣布已克隆了这个基因，并邀请我们于1991年10月在华盛顿召开的第8届国际人类遗传学会上发言，参加由他组织的专题讨论。

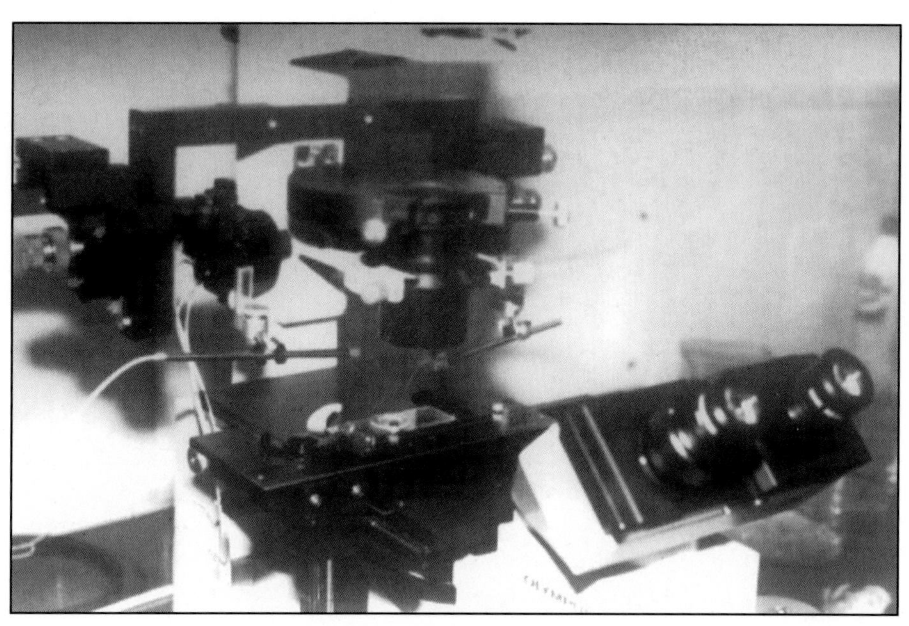

图示 显微切割装置

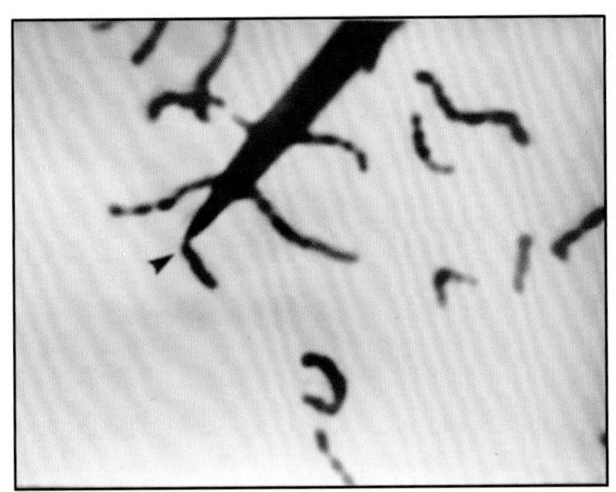

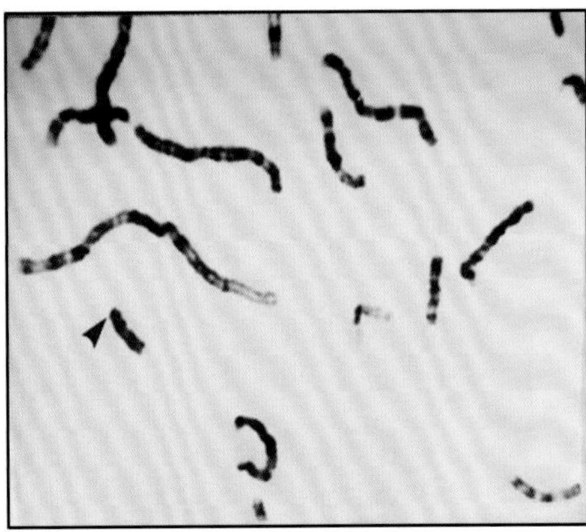

左图示切割Y染色体的玻璃针，右图箭头示已切割的Y染色体

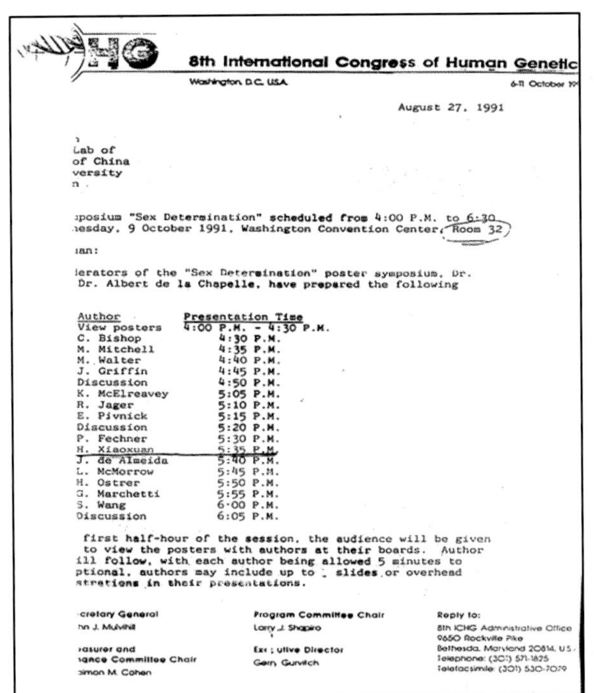

8th International Congress of Human Genetic

Washington, D.C. USA

6-11 October 19

August 27, 1991

Lab of
of China
versity
n

iposium "Sex Determination" scheduled from 4:00 P.M. to 6:30
iesday, 9 October 1991, Washington Convention Center, Room 32

ian:

lerators of the "Sex Determination" poster symposium, Dr.
Dr. Albert de la Chapelle, have prepared the following

Author	Presentation Time
View posters	4:00 P.M. - 4:30 P.M.
C. Bishop	4:30 P.M.
M. Mitchell	4:35 P.M.
M. Walter	4:40 P.M.
J. Griffin	4:45 P.M.
Discussion	4:50 P.M.
K. McElreavey	5:05 P.M.
R. Jager	5:10 P.M.
E. Pivnick	5:15 P.M.
Discussion	5:20 P.M.
P. Fechner	5:30 P.M.
H. Xiaoxuan	5:35 P.M.
J. de Almeida	5:40 P.M.
L. McMorrow	5:45 P.M.
H. Ostrer	5:50 P.M.
G. Marchetti	5:55 P.M.
S. Wang	6:00 P.M.
Discussion	6:05 P.M.

first half-hour of the session, the audience will be given
to view the posters with authors at their boards. Author
ill follow, with each author being allowed 5 minutes to
ptional, authors may include up to _ slides or overhead
strations in their presentations.

cretary General
hn J. Mulvihill

easurer and
nance Committee Chair
Simon M. Cohen

Program Committee Chair
Larry J. Shapiro

Executive Director
Gerry Gurvitch

Reply to:
8th ICHG Administrative Office
9650 Rockville Pike
Bethesda, Maryland 20814, US
Telephone: (301) 571-1825
Telefacsimile: (301) 530-7079

图示邀请参加1991年10月在华盛顿召开的第8届国际人类遗传学会议的信件

在华盛顿会议上，我决定将家系收集与基因克隆工作马上转到外生性骨疣病的基因克隆上。从1991年9月到1995年10月的整整4年中，我率领实验室20多位研究生和技术人员，每周工作七天，每天工作12小时以上，为了解决实验中的一些技术难题，曾十余次封闭，吃、住在实验室。

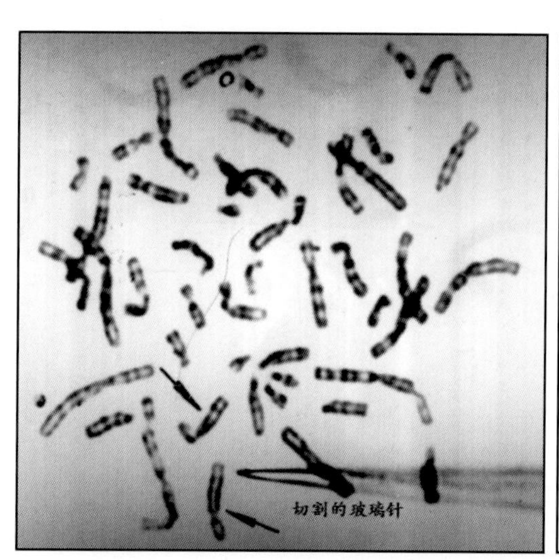

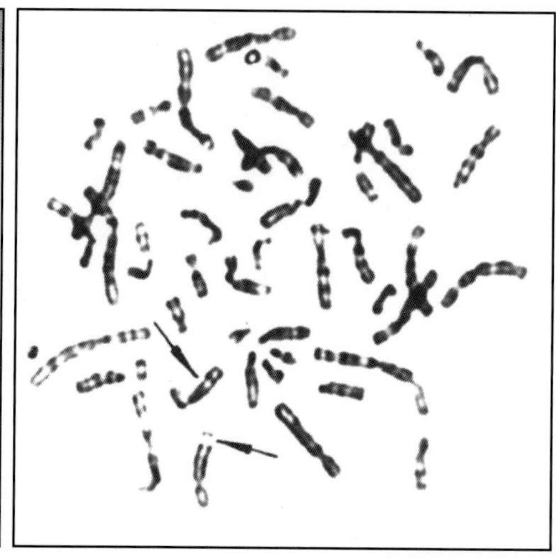

左图箭头示2条8号染色体和切割的玻璃针，右图示已切割的8号染色体8q24带

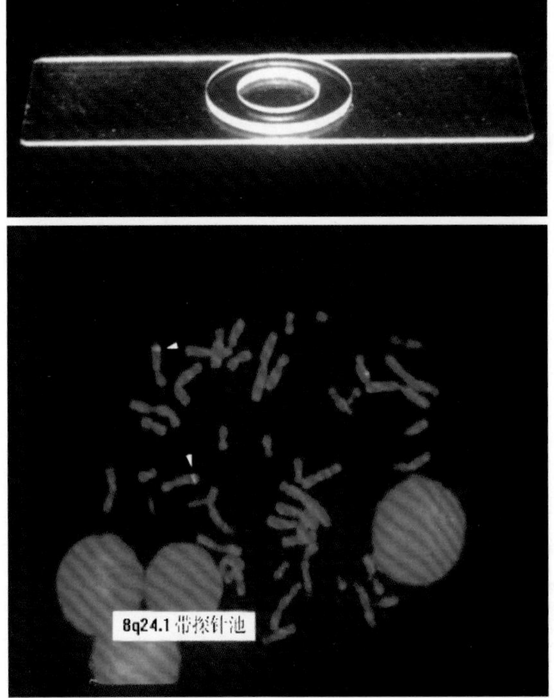

上图示微量PCR室，下图示切割的8q24.1 PCR产物，原位杂交照片

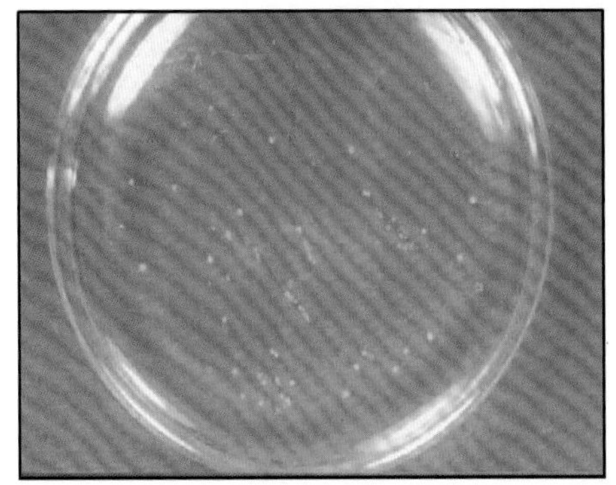

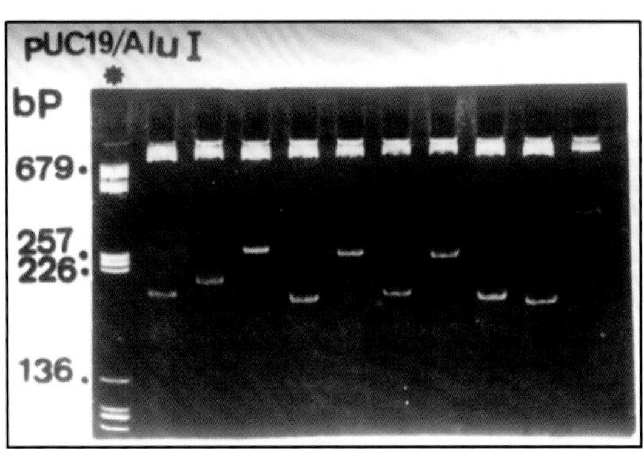

左图示用8q24.1 PCR产物构建的DNA文库，右图示已获得的8q24.1染色体DNA片段的大小为226～257bp

不幸的是，正值我们1995年克隆到位于染色体8q24位点与外生性骨疣病可能相关的2个克隆时，*Nature Genetics* 在1995年10月第11卷发表论文，美国的Jung Ahn等已克隆到EXT1疾病基因。

article

Cloning of the putative tumour suppressor gene for hereditary multiple exostoses (*EXT1*)

Jung Ahn*[1], Hermann-Josef Lüdecke*[2], Steffi Lindow[2], William A. Horton[3], Brendan Lee[3], Michael J. Wagner[1], Bernhard Horsthemke[2] & Dan E. Wells[1]

Hereditary multiple exostoses is an autosomal dominant disorder that is characterized by short stature and multiple, benign bone tumours. In a majority of families, the genetic defect (*EXT1*) is linked to the Langer-Giedion syndrome chromosomal region in 8q24.1. From this region we have cloned and characterized a cDNA which spans chromosomal breakpoints previously identified in two multiple exostoses patients. Furthermore, the gene harbours frameshift mutations in affected members of two EXT1 families. The cDNA has a coding region of 2,238 bp with no apparent homology to other known gene

由于EXT病涉及到位于8号、11号、19号染色体上的三个基因，因此我们立即转到克隆位于11号染色体的EXT2基因上，更可惜的是，当我们于1996年9月拿到EXT2基因准备投稿时，*Nature Genetics* 在1996年9月第14卷又发表论文，美国的Dominique Stickens等克隆了EXT2基因。基础研究只有世界第一，我们的文章只好投国内杂志发表。

The *EXT2* multiple exostoses gene defines a family of putative tumour suppressor genes

Dominique Stickens[1*], Gregory Clines[1*], David Burbee[1,3], Purita Ramos[1], Sylvia Thomas[1], Deborah Hogue[4], Jacqueline T. Hecht[4], Michael Lovett[1,3] & Glen A. Evans[1,2,3]

Hereditary multiple exostoses (EXT) is an autosomal dominant condition characterized by short stature and the development of bony protuberances at the ends of all the long bones. Three genetic loci have been identified by genetic linkage analysis at chromosomes 8q24.1, 11p11–13 and 19p. The *EXT1* gene on chromosome 8 was recently identified and characterized. Here, we report the isolation and characterization of the *EXT2* gene. This gene shows striking sequence similarity to the *EXT1* gene, and we have identified a four base deletion segregating with the phenotype. Both *EXT1* and *EXT2* show significant homology with one additional expressed sequence tag, defining a new multigene family of proteins with potential tumour suppressor activity.

Vol. 6 No. 6 PROGRESS IN NATURAL SCIENCE December 1996

Molecular cloning of a candidate gene for hereditary multiple exostoses type II*

DENG Hanxiang (邓汉湘), FAN Chaohong (范朝红), XIA Jiahui (夏家辉), XU Lei (徐　磊), HE Xiaoxuan (何小轩), RUAN Qingguo (阮庆国), YANG Yi (杨　毅) and HUANG Lei (黄　蕾)

(State Key Laboratory of Medical Genetics, Hunan Medical University, Changsha 410078, China)

Received September 9, 1996

Abstract Hereditary multiple exostoses (EXT) are an autosomal dominant disorder characterized by multiple exostoses most commonly arising from the juxtaepiphysial region of the long bones. Three genetic loci have been established by cytogenetic abnormality and molecular linkage analysis at 8q24.1 (EXT1), 11p11(EXT2) and 19p(EXT3), respectively. A putative tumor suppressor gene at 8q24.1 was cloned and identified to be responsible for EXT1. With positional cloning approach a gene has been cloned which shares striking similarity with EXT1 gene in both DNA and amino acid sequences. This gene is predicted to encode a polypeptide in at least two isoforms, which differ in the middle of the coding region of this gene. The isoform isolated from human placenta cDNA library encodes a polypeptide of 728 amino acids, while the other cloned from human brain cDNA library encodes 718 amino acids. This gene has been mapped by fluorescence *in situ* hybridization to 11p11, which is the exact region where EXT2 gene is located. The striking DNA similarity and the exact location make this gene a strong candidate responsible for EXT2.

Keywords: EXT2, multiple exostoses, positional cloning, candidate gene, tumor suppressor gene.

Hereditary multiple exostoses are an autosomal dominant disease characterized by cartilaginous excrescences near the ends of the diaphyses of all long bones. Other bones that can be involved include the pectoral and pelvic girdles, rib, and less frequently, vertebrae, sternum, skull, and carpal and tarsal bones. In addition, abnormal bone modeling, particularly of the long ones, is another feature of this disease. This causes bowing, shortening, cortical irregularities, and metaphyseal widening of the involved bones, leading to the deformities of the forearms and disproportionate short stature in severe cases. The exostoses can give rise to complications such as compression or irritation of adjacent nerves, vessels, and tendons, and urinary or intestinal obstruction. The most serious complication is sarcomatous degeneration, which occurs in 0.5% to 2% of affected individuals[1]. Hecht *et al.* reported that a prevalence of chondrosarcoma in multiple exostoses of 2% to 5% compared with age-adjusted incidence rate of 1/100 000 for all bone cancers[2]. Multiple exostoses are part of the Langer-Giedion syndrome, which appears to be a contiguous gene syndrome due to

* Project supported partly by the National Natural Science Foundation of China, the State Education Commission of China, the Ministry of Public Health of China and SmithKline-Beecham Pharmaceuticals.

在数次竞争失败的情况下，我开始考虑放弃以显微切割、PCR的技术为主的策略，另辟蹊径。1995年底在北京“863”课题进展汇报会上，与有关科学家讨论国际人类基因组项目的进展中，基于我所学的“生物学专业”的根基及长期的思考，我突然萌生了利用国际“人类基因组计划”研究所积累的信息资源，以进化的理论为基础，在计算机上进行同源分析，筛选新基因的想法。

经过近半年的摸索，终于在1996年7月成功地建立了**“基因家族——候选疾病基因克隆”**新方法，并用这一方法在不到两年的时间内抢先在国际上克隆了**M6ba**、**Atrophin-1**样基因、**Ataxin-2**样基因、**DMGDHL1**、**GJB3**、**GJB5**、**MPZL1**等7个与遗传疾病相关的基因，在国际基因库作了登记。

基 因	GenBank	日 期	定位	候选疾病
M6ba	AF016004	1997.7	Xp22.2	腓骨肌萎缩症（302801） 婴儿痉挛综合征(308350) 神经性耳聋（300066）
Atrophin-1样基因	AF016005	1997.7	1p36	先天性白内障（115665） 后极白内障（603075）
Ataxin-2样基因	AF034373	1997.11	9p11	
DMGDHL1	AF047190 AF047004	1998.2 1998.2	9q34	
GJB3	AF052692	1998.3	1p35	
GJB5	AF052693	1998.3	1p34	
MPZL1a和MPZL1b	AF092424 AF095727	1998.9	1q24	黄斑变性（603075）

1998年3月，我们克隆了间隙连接蛋白β-3基因（GJB3），并用染色体原位杂交技术将其定位在1号染色体短臂上。随后，我们对实验室收集的42个相关疾病家系进行突变检测，5月28日终于从浙江和湖南两个神经性耳聋家系中发现了该基因突变，从而确定了GJB3是决定人类遗传性神经性高频性耳聋的疾病基因。

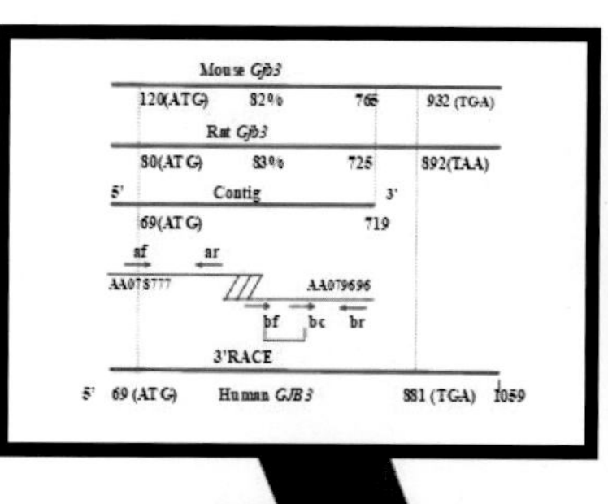

图示1996年夏家辉等在国际上首创了利用国际人类基因组EST数据，采用“基因家族候选疾病基因计算机克隆”技术克隆致病基因的方法

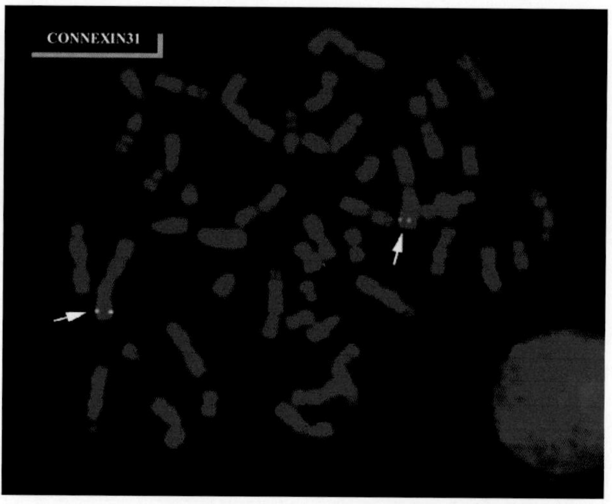

图示GJB3基因定位

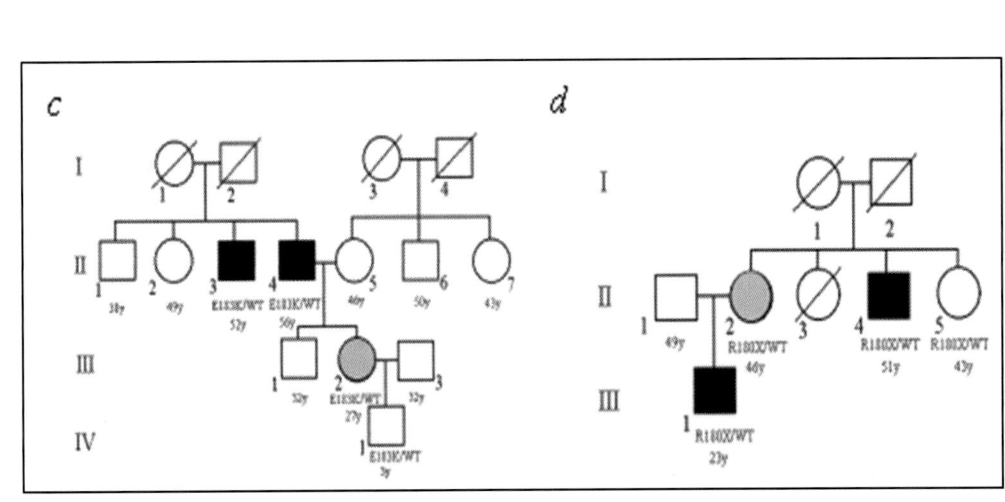

图示浙江(c)和湖南(d)两个神经性耳聋家系图

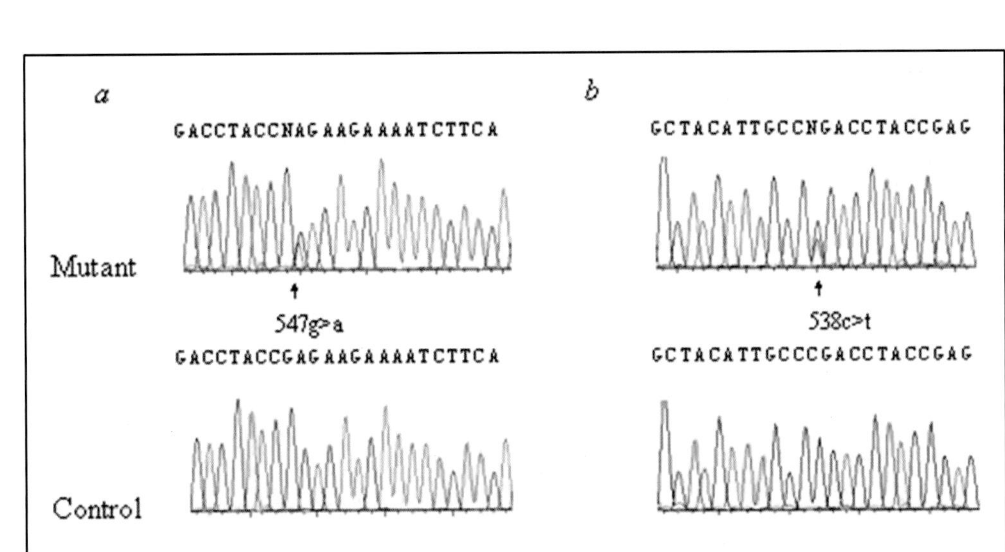

图示在两个家系中发现GJB3基因突变—A和B分别为浙江家系和湖南家系中突变（mutant)与正常对照（control）的测序图谱

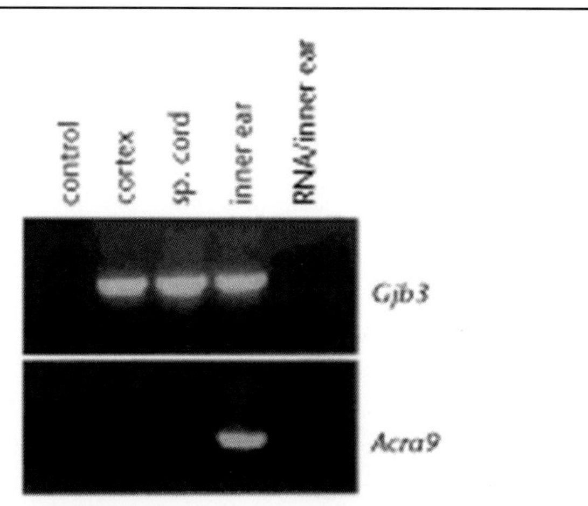

Fig. 3 RT-PCR analysis of *Gjb3* expression in inner ear of adult rats. Total RNA was isolated from cortex, spinal cord (sp. cord) and inner ear tissue of adult rats. *Gjb3* expression was detected by RT-PCR (top, *Gjb3*); inner ear-specific *Acra9* was used as a positive control (bottom, *Acra9*). Amplification in the absence of cDNA transcript was used as a negative control. RNA derived from inner ear tissue was also amplified as a control for possible DNA contamination (RNA/inner ear); no contamination of genomic DNA in these samples was seen.

图示Gjb3在小鼠内耳中的表达

我高兴到了极点，我们夜以继日地撰写论文向“***Nature Genetics***”作了投稿（**1998**年该刊**IF**为**40.361**，***Cell***为**38.686**，***Nature***为**28.833**，***Science***为**24.386**）。我也冷静到了极限，我没有同意作任何的报道与宣传，因为，我认为这是实验室花了人民**3914.9**万元所获得的一点回报，有愧于国家和民族；同时我更认为作为一个科学家，一定要遵循国际惯例，让同行专家对结果作出客观的评价，国际权威专业杂志刊登，才是真正地得到了国际的承认。

经过三次修稿，于1998年11月16日收到编辑部的通知，决定在1998年12月期，20卷上发表我们的论文 ***Mutations in the gene encoding gap junction protein β-3 associated with autosomal dominant hearing impairment***，同时在通知中指出，编辑部将在11月30日美国东部时间17时在网上发布有关该研究的新闻，并要求在他们发布新闻之前，我们不要向外界作任何报道。

在新闻中编辑部称：湖南医科大学中国医学遗传学国家重点实验室夏家辉教授等的这些发现为细胞通讯的重要性以及这些介导细胞通讯过程的亚单位是如何在不同的细胞类型中发挥作用提供了依据。在同期杂志上，编辑部不但将该基因“**Connexin connections**”作为本期封面头条，还刊登了关于该基因研究的评论文章“**One connexin, two diseases**”。国际权威著作“**OMIM Home**”立即作了收录。

Subject: URGENT!!
Date: Mon, 16 Nov 98 18:58:11 -0500
From: "CARINA DENNIS"<c.dennis@natureny.com>
To: <nlmglcy@public.cs.hn.cn>, <sherrib@box-s.nih.gov>, <karen@ihr.mrc.ac.uk>

Dear Colleagues,

We are highlighting your paper in our upcoming press release. Attached below is a draft of the section of the press release pertaining to your article. I would be grateful if you could read through the text and inform me immediately if there are any factual inaccuracies (Please note: we do not want issues on 'style' as our press releases are crafted to be simple and accessible for general media).

We are on a very tight deadline and therefore we will need your feedback by tomorrow (Tuesday) afternoon at 3pm (our time in New York) at the absolute latest if we are to incorporate further changes.

If you are contacted by journalists, We ask that you mention that the work was published in Nature Genetics and remind them of our embargo date which, for the December issue, is 17:00 EST Monday 30th November.

Many thanks,
Carina

Carina Dennis
Nature Genetics

****

Nature Genetics press release - December 1998

EMBARGO: 17:00 EST, Monday, 30th November, 1998

* please mention Nature Genetics as the source of these items *

图示1998年11月16日收到的编辑部通知

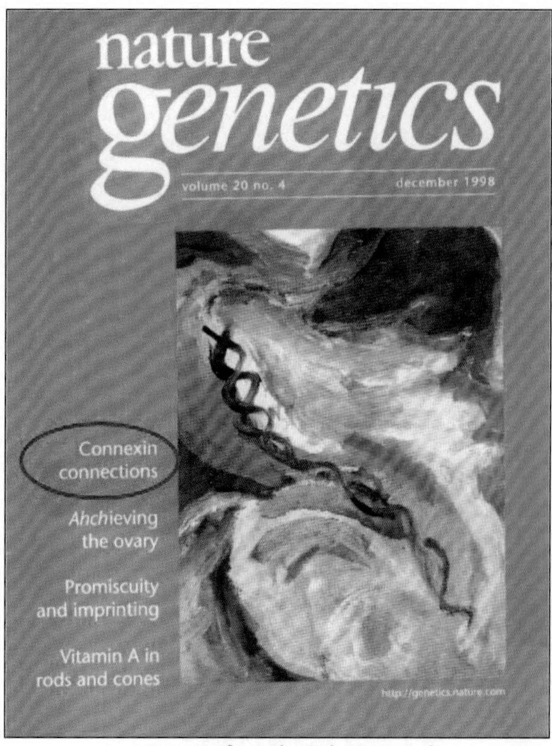

图示该基因被列为封面头条

letter

Mutations in the gene encoding gap junction protein β-3 associated with autosomal dominant hearing impairment

Jia-hui Xia[1], Chun-yu Liu[1], Bei-sha Tang[2], Qian Pan[1], Lei Huang[1], He-ping Dai[1], Bao-rong Zhang[6], Wei Xie[1], Dong-xu Hu[5], Duo Zheng[1], Xiao-liu Shi[1], De-an Wang[1], Kun Xia[1], Kuan-ping Yu[1], Xiao-dong Liao[1], Yong Feng[3], Yi-feng Yang[5], Jian-yun Xiao[3], Ding-hua Xie[4] & Jian-zheng Huang[6]

Hearing impairment is the most commonly occurring condition that affects the ability of humans to communicate[1]. More than 50% of the cases of profound early-onset deafness are caused by genetic factors[2,3]. Over 40 loci for non-syndromic deafness have been genetically mapped, and mutations in several genes have been shown to cause hearing loss[4]. Mutations in the gene encoding connexin 26 (*GJB2*) cause both autosomal recessive and dominant forms of hearing impairment[5,6]. To study the possible involvement of other members of the connexin family in hereditary hearing impairment, we cloned the gene (*GJB3*) encoding human gap junction protein β-3 using homologous EST searching and nested PCR. *GJB3* was mapped to human chromosome 1p33–p35. Mutation analysis revealed that a missense mutation and a nonsense mutation of *GJB3* were associated with high-frequency hearing loss in two families. Moreover, expression of *Gjb3* was

were detected in two sensorineural deafness families characterized by bilateral high-frequency hearing impairment. No mutations were detected in the individuals affected with other diseases (data not shown). In a family from Zhejiang province (Fig. 2*c*, NDF006), a G→A substitution at position 547 of *GJB3*, resulting in a glutamine-to-lysine change at position 183 (Fig. 2*a*), occurred in 4 of 7 genetically related family members from 3 generations (II-3, II-4, III-2 and IV-1). Two male carriers (II-3, age 52 and II-4, age 56) were clinically diagnosed with bilateral sensorineural deafness; audiograms showed a normal threshold below 2,000 Hz and impaired threshold above 2,000 Hz (Fig. 2*e*). Both carriers have had progressive hearing difficulties and tinnitus since approximately 40 years of age. The female carrier (III-2, age 27) has normal hearing with tinnitus and an audiogram showing a 20–25 dB decrease at frequencies of 2,000–8,000 Hz.

图示论文首页

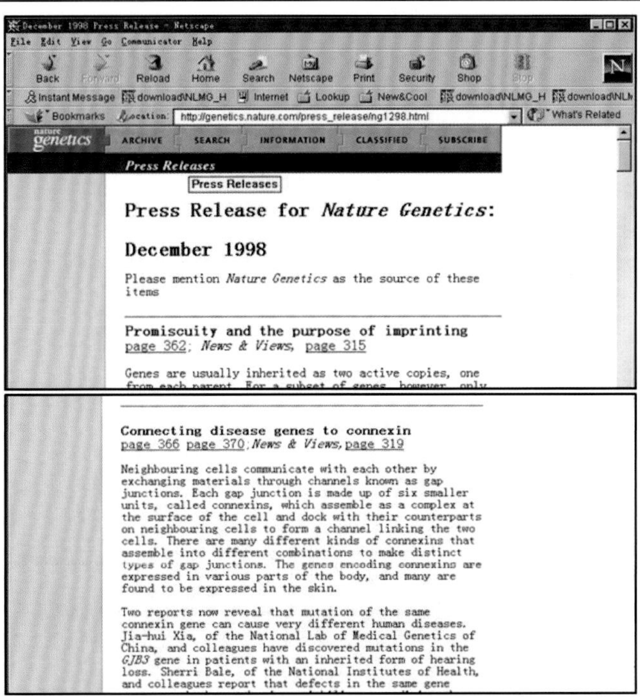

December 1998 Press Release - Netscape

http://genetics.nature.com/press_release/ng1298.html

nature genetics | ARCHIVE | SEARCH | INFORMATION | CLASSIFIED | SUBSCRIBE

Press Releases

Press Releases

Press Release for *Nature Genetics*:

December 1998

Please mention *Nature Genetics* as the source of these items

Promiscuity and the purpose of imprinting
page 362; *News & Views*, page 315

Genes are usually inherited as two active copies, one from each parent. For a subset of genes, however, only

Connecting disease genes to connexin
page 366 page 370; *News & Views*, page 319

Neighbouring cells communicate with each other by exchanging materials through channels known as gap junctions. Each gap junction is made up of six smaller units, called connexins, which assemble as a complex at the surface of the cell and dock with their counterparts on neighbouring cells to form a channel linking the two cells. There are many different kinds of connexins that assemble into different combinations to make distinct types of gap junctions. The genes encoding connexins are expressed in various parts of the body, and many are found to be expressed in the skin.

Two reports now reveal that mutation of the same connexin gene can cause very different human diseases. Jia-hui Xia, of the National Lab of Medical Genetics of China, and colleagues have discovered mutations in the *GJB3* gene in patients with an inherited form of hearing loss. Sherri Bale, of the National Institutes of Health, and colleagues report that defects in the same gene

图示《自然遗传学》（Nature Genetics）1998年12月期“新闻公报”
——《间隙连接蛋白与疾病基因》

One connexin, two diseases

Karen P. Steel

MRC Institute of Hearing Research, University of Nottingham, University Park, Nottingham NG7 2RD, UK. e-mail: karen@ihr.mrc.ac.uk

The complexity of human genetic disease continues to confuse, and it sometimes seems remarkable that so much progress has been made in identifying disease genes when subsequent work shows that the story is much more involved than was at first imagined. In this issue, one group reports on the genetic cause of a skin disease[1] and another, of hearing loss[2]. Each disorder is attributed to mutations in the same gene, which poses the question: how can mutations in one gene lead to such diverse disorders?

The gene in question is *GJB3*, which encodes the connexin 31 component of gap junctions. Gap junctions connect adjacent cells, allowing small molecules to pass from one cell to the next and are believed to play an important role in intercellular communication (Fig. 1). Members of the connexin family have highly conserved sequences and four transmembrane domains separating two extracellular loops and one cytoplasmic loop, with cytoplasmic carboxy- and amino-terminal ends

nel, but connexin-31 connexons are unusual in that they only form functional channels when docked with an identical connexin 31 connexon.

Connexin genes have long been aetiologic candidates for skin disorders, because many are expressed in the skin and some are upregulated in damaged or psoriatic skin. On page 366, Gabriela Richard and colleagues provide the first description of mutations in a connexin gene (*GJB3*) causing a skin disorder—in this case erythrokeratodermia variabilis[1]. This dominant disease is characterized by variable regions of hyperkeratosis and transient red patches. *GJB3* was a good candidate gene, as its chromosomal position colocalizes with the disease locus and it is expressed in hair follicles and skin, with high levels of expression in differentiating keratinocytes[5-7].

GJB3 mutations are also described in progressive, dominantly inherited hearing loss by Jia-hui Xia and colleagues (see page 370; ref. 2). This is the third connexin associated with hearing impairment. X-linked Charcot-Marie-Tooth syndrome, characterized

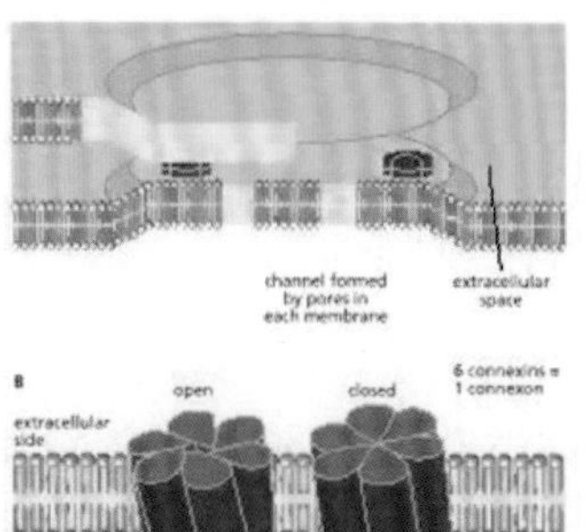

图示 英国诺丁汉大学的Karen P. Steel教授撰写的评论文章

这是在我国本土上克隆的第一个遗传病疾病基因，是我国克隆遗传病疾病基因的零的突破。经过从1972年到1998年整整26年的追求，我终于第一次圆了冲出亚洲、走向世界的梦，我深感第一步的艰难，但我更知道继续前进的重要。

不辜负党和人民的重托，让广大患者及其家庭成员受益，是我和实验室骨干的最终目标。

科學時報
科技新闻
责任编辑：于哲男
电话：82614580 电子邮件：xujianhui@ 263. net

基础研究要争世界第一

3 月 27 日，在全国基础科学研究工作会议上，湖南医科大学的夏家辉院士作了题为《基础研究要争世界第一》的报告，报告内容感人至深。科技部朱丽兰部长听后给予高度评价。她说，夏家辉院士和他的学生们历尽坎坷，历经 26 年，在中国本土上克隆出第一个遗传病疾病基因，实现了我国克隆遗传病疾病基因的零的突破，他们对自己从事的科学事业的热爱和痴迷，使他们不畏失败，以矢志不渝的精神做出世界了一流的成就。在征得夏家辉院士同意后，我们摘要刊登他的部分发言，希望读者和我们共同来感受一位科学家在科学探索道路上的心路历程。

——编者

□ 夏家辉院士

1972 年，我冒着风险在一位老校长的支持下恢复研究工作，开始研究“人类与医学细胞遗传学”，摸索建立了国际上 1971 年发现的人类染色体 G 显带技术，1979 年建立了国际上 1977 年发现的人类染色体高分辨技术，1975 年用 G 显带技术发现了一条与鼻咽癌相关的标记染色体 t(1; 3) (q44; p11)，1981 年用高分辨技术在国际上最早将人类睾丸决定基因（TDF）定位于 Yp11. 32 带，引起国内外重视。1984 年 12 月，我着手筹建“中国医学遗传学国家重点实验室”，并对加拿大、美国十五个相关实验室进行了考察。考察结论是：在细胞遗传学方面，我室已处国际前沿；但在分子遗传学方面至少相差国外十年。要在本学科国际领域中占一席之地，我们必须在方法学上有所创新，在国际前沿最活跃的分子遗传学领域开展研究工作，并在国际一流杂志

1990 年，当我们用显微切割、PCR、微克隆技术构建好 Yp11. 32 带的 DNA 文库和克隆睾丸决定基因时，哈佛大学的 Berta 教授等宣布已克隆了这个基因，并邀请我们于 1991 年 10 月在华盛顿召开的第 8 届国际人类遗传学会上发言。在华盛顿会议上，我决定将家系收集与基因克隆工作马上转到外生性骨疣病的基因克隆上。从 1991 年 9 月到 1995 年 10 月的 4 年中，我们夜以继日地工作，然而，正值我们 1995 年克隆到位于染色体 8q24 位点与外生性骨疣病可能相关的 2 个克隆时，Nature Genetics 杂志在 1995 年 10 月发表论文称，美国的 Jung Ahn 等已克隆到 EXT1 疾病基因。由于 EXT 病涉及到位于 8 号、11 号、19 号染色体上的三个基因，因此我们立即转到克隆位于 11 号染色体的 EXT2 基因上。更可惜的是，当我们于 1996 年 9 月拿到 EXT2 基因准备投稿时，Nature Genetics 在 1996 年 9 月又发表论文在 1 号染色体短臂上。

随后，我们对收集的 42 个相关疾病家系进行突变检测，5 月 28 日终于从浙江和湖南两个神经性耳聋家系中发现了该基因突变，从而确定了 GJB3 是决定人类遗传性神经性高频性耳聋的疾病基因。高兴之余，我们夜以继日地赶写论文向 Nature Genetics 投稿。对此，我没有做任何的报道与宣传，因为，我认为这是实验室花了人民 3914. 9 万元所获得的一点回报，有愧于国家和民族。作为一个科学家，一定要遵循国际惯例，让国际同行专家对研究结果做出客观的评价。

1998 年 11 月 16 日，我们收到该杂志编辑部的通知，决定在 1998 年 12 月期 20 卷上发表我们的论文《Mutations in the gene encoding gap junction protein b－3 associated with autosomal dominant hearing impairment》，同时将在 11 月 30 日美国东部时间 17 时在网上发布有关该研究的消息。在新闻中编辑部称：湖南医科大学中国医学遗传学国家重点实验室夏家辉教授等的这些发现，为细胞通讯的重要性以及这些介导细胞通讯过程的亚单位是如何在不同的细胞类型中发挥作用提供了依据。在同期杂志上，编辑部将该基因“Connexin connections”作为本期封面头条，还刊登了关于该基因研究的评论文章“One connexin, two diseases”。国际权威著作“OMIM Home”

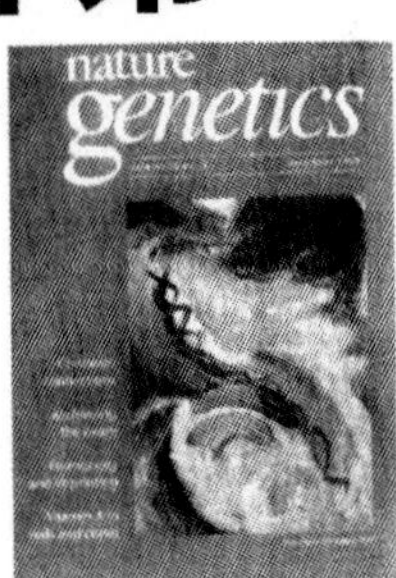

立即做了收录。这是在我国本土上克隆的第一个遗传病疾病基因，是我国克隆遗传病疾病基因的零的突破。

经过从 1972 年到 1998 年整整 26 年的追求，我终于第一次圆了冲出亚洲、走向世界的梦，我深感第一步的艰难，但我更知道继续前进的重要。在过去的 1999 年，我们更加快了向世界高峰冲刺的步伐，我们在基因的功能研究方面又有了重大的发现，现正在撰写论文向 Cell 投稿。不辜负党和人民的重托，让广大病人及其家庭成员受益，是我和实验室骨干的最终目标。

我看基础研究

■ 环球科技

美国科学家研制出智能癌症手术刀

传统的癌症手术常常在切除癌变细胞的同时将部分正常细胞除去，从而大大影响手术效果。美国科学家刚刚研制出的智能癌症手术刀则使病人免遭这种“滥杀无辜”之苦。

最新一期的美国《科学》杂志报道说，美国能源部桑迪亚国家实验室研制的这一手术刀是激光纳米技术近 20 年发展的产物。它能在癌症切除手术中对细胞进行实时分析，其分析结果可以充当手术医生的“向导”，从而使被“错杀”的健康细胞数量减少到最低限度。

具体说来，该手术刀可以运用纳米激光技术，每秒扫描 10 万个细胞，然后将这些细胞包含的蛋白质信息传递给一台计算机，计算机中的软件能迅速对这些信息进行运算比较，然后判断其是否健康。整个过程不包括任何化学方法。

但专家在评论该技术时说，已经成功的实验是针对那些生长在实验室里的细胞，如果真正用于手术台时，必须要在更复杂、种类更多的细胞中间作出判断，效果如何还不得而知。（姜 岩）

2000 年 3 月 27 日，在全国基础科学研究工作会议上，湖南医科大学的夏家辉院士作了题为《基础研究要争世界第一》的报告，报告内容感人至深。科技部朱丽兰部长听后给予高度评价。她说：夏家辉院士和他的学生们历尽坎坷，历经 26 年，在中国本土上克隆出第一个遗传病疾病基因，实现了我国克隆遗传病疾病基因的零的突破，他们对自己从事的科学事业的热爱和痴迷，使他们不畏失败，以矢志不渝的精神做出世界一流的成就。在征得夏家辉院士同意后，我们摘要刊登他的部分发言，希望读者和我们共同来感受一位科学家在科学探索道路上的心路历程。

——编者

· 中国工程院第五次院士大会上的特邀报告 ·

夏家辉院士在 2000 年 6 月 8 日中国工程院第五次院士大会上的学术报告

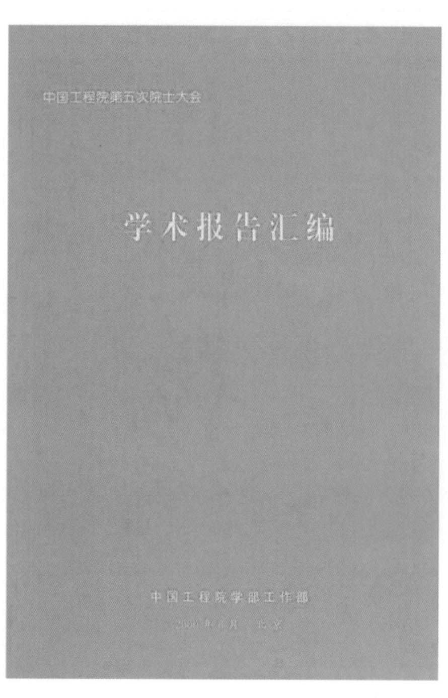

目　录

人类遗传病的家系收集、疾病基因定位、克隆与疾病基因功能的研究（PPT）

夏家辉
中国医学遗传学国家重点实验室

摘要 本文介绍了我室自 1972 年以来率先在我国开展遗传病家系收集、疾病基因定位、疾病基因克隆的艰难历程。记述了采用我室创建的“显微切割、PCR、定点克隆疾病基因技术”参与遗传病致病基因克隆的国际竞争中三次失败后，另辟蹊径，最终用世界上首创的“计算机—基因家族—候选疾病基因克隆”方法成功克隆了遗传性高频性耳聋疾病基因（GJB3），实现了我国遗传学家在我国本土上克隆遗传病疾病基因零的突破。

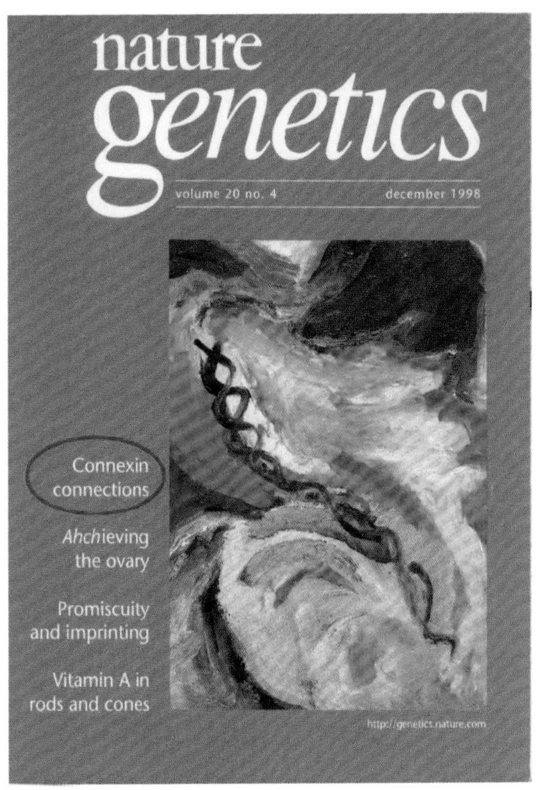

letter

Mutations in the gene encoding gap junction protein β-3 associated with autosomal dominant hearing impairment

Jia-hui Xia[1], Chun-yu Liu[1], Bei-sha Tang[2], Qian Pan[1], Lei Huang[1], He-ping Dai[1], Bao-rong Zhang[6], Wei Xie[1], Dong-xu Hu[3], Duo Zheng[1], Xiao-liu Shi[1], De-an Wang[1], Kun Xia[1], Kuan-ping Yu[1], Xiao-dong Liao[1], Yong Feng[3], Yi-feng Yang[5], Jian-yun Xiao[3], Ding-hua Xie[4] & Jian-zheng Huang[6]

Hearing impairment is the most commonly occurring condition that affects the ability of humans to communicate[1]. More than 50% of the cases of profound early-onset deafness are caused by genetic factors[2,3]. Over 40 loci for non-syndromic deafness have been genetically mapped, and mutations in several genes have been shown to cause hearing loss[4]. Mutations in the gene encoding connexin 26 (*GJB2*) cause both autosomal recessive and dominant forms of hearing impairment[5,6]. To study the possible involvement of other members of the connexin family in hereditary hearing impairment, we cloned the gene (*GJB3*) encoding human gap junction protein β-3 using homologous EST searching and nested PCR. *GJB3* was mapped to human chromosome 1p33–p35. Mutation analysis revealed that a missense mutation and a nonsense mutation of *GJB3* were associated with high-frequency hearing loss in two families. Moreover, expression of *Gjb3* was identified in rat inner ear tissue by RT-PCR. These findings suggest that mutations in *GJB3* may be responsible for bilateral high-frequency hearing impairment.

To clone a novel human connexin, 27 ESTs sharing more than 60–75% homology with connexins were retrieved from the EST database at NCBI. Two overlapping ESTs were assembled into a contig with 83% identity to rat and mouse *Gjb3*. To identify the human gene, a 650-bp fragment amplified from a human genomic library and a novel fragment of approximately 400-bp—generated by nested PCR from a placental cDNA library—were assembled using their overlapping ends, resulting in a 1,059-bp fragment containing an ORF putatively encoding 270 aa. The predicted protein has four hydrophobic transmembrane domain-like motifs, a structure similar to that of the connexins[7]. An identical fragment was amplified from a human placental cDNA library using two primers corresponding to the 3′ and 5′ sequences of the 1,059-bp fragment. The fragment shares 83% homology with rat and mouse *Gjb3*, 67.8% homology with human *GJB1* and 75.9% homology with human *GJB2*. Therefore, we designated this gene *GJB3*, as it encodes gap junction protein β-3. *GJB3* was mapped to chromosome 1p33–p35 by FISH using a 13-kb genomic clone together with chromosomal R-banding (Fig. 1).

To detect possible disease-causing mutations of *GJB3*, we sequenced the entire coding region of *GJB3* using samples derived from probands of 42 families with hereditary diseases linked to 1p32–p36, including sensorineural deafness[8,9] (6 families), erythrokeratodermia[10] (5 families), Charcot-Marie-Tooth disease[11] (13 families) and ptosis[12] (4 families), and 14 control families with retinitis pigmentosa and deafness not linked to 1p32–p36. One missense mutation and one nonsense mutation were detected in two sensorineural deafness families characterized by bilateral high-frequency hearing impairment. No mutations were detected in the individuals affected with other diseases (data not shown). In a family from Zhejiang province (Fig. 2*c*, NDF006), a G→A substitution at position 547 of *GJB3*, resulting in a glutamine-to-lysine change at position 183 (Fig. 2*a*), occurred in 4 of 7 genetically related family members from 3 generations (II-3, II-4, III-2 and IV-1). Two male carriers (II-3, age 52 and II-4, age 56) were clinically diagnosed with bilateral sensorineural deafness; audiograms showed a normal threshold below 2,000 Hz and impaired threshold above 2,000 Hz (Fig. 2*e*). Both carriers have had progressive hearing difficulties and tinnitus since approximately 40 years of age. The female carrier (III-2, age 27) has normal hearing with tinnitus and an audiogram showing a 20–25 dB decrease at frequencies of 2,000–8,000 Hz.

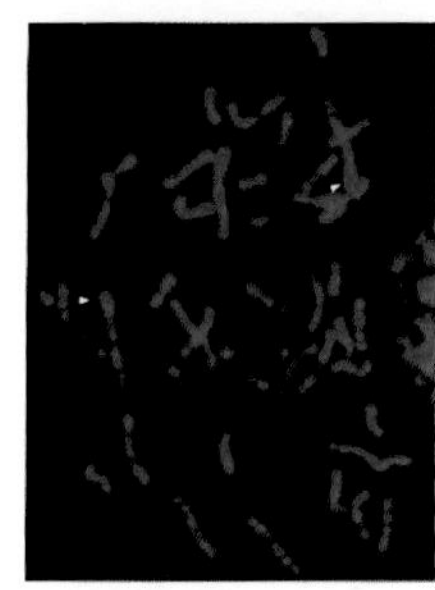

Fig. 1 Chromosome mapping of *GJB3*. Metaphase chromosomes were hybridized with a biotin-labelled genomic DNA clone, followed by R-banding. Yellow hybridization signals at chromosome 1p33–35 are indicated by arrows.

[1]National Lab of Medical Genetics of China; [2]Department of Neurology; [3]Department of Otorhinology, The Affiliated Xiangya Hospital; [4]Department of Otorhinology; [5]Department of Cardiothoracic Surgery, The Second Affiliated Hospital, Hunan Medical University, Changsha, Hunan 410078, PRC. [6]Department of Neurology, The Second Affiliated Hospital, Zhejiang Medical University, Hangzhou, Zhejiang 310009, PRC. Correspondence should be addressed to J.-h.X. (e-mail: nlmglcy@public.cs.hn.cn).

370 nature genetics volume 20 december 1998

• CCTV-1（中央一套）《东方时空》•

东方之子——人类遗传学家　夏家辉

1999 年 11 月

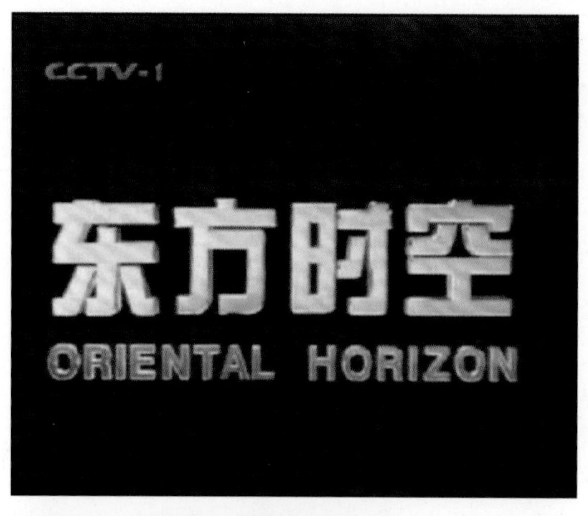

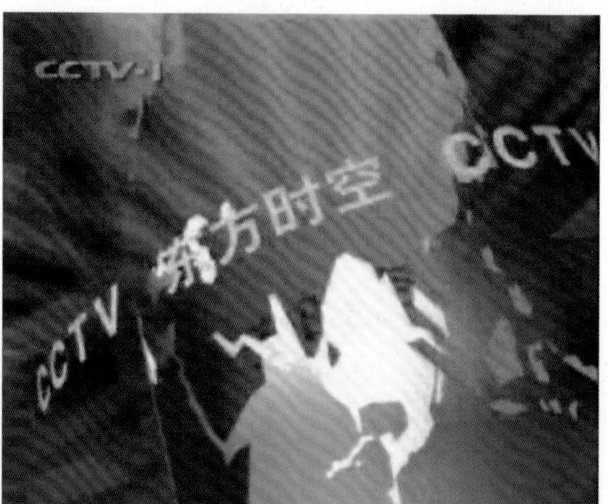

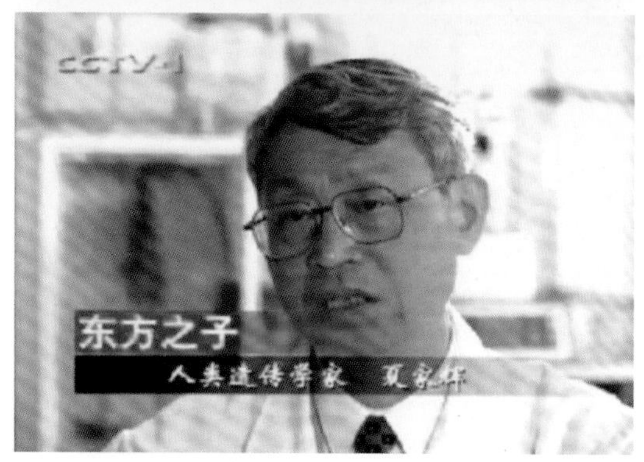

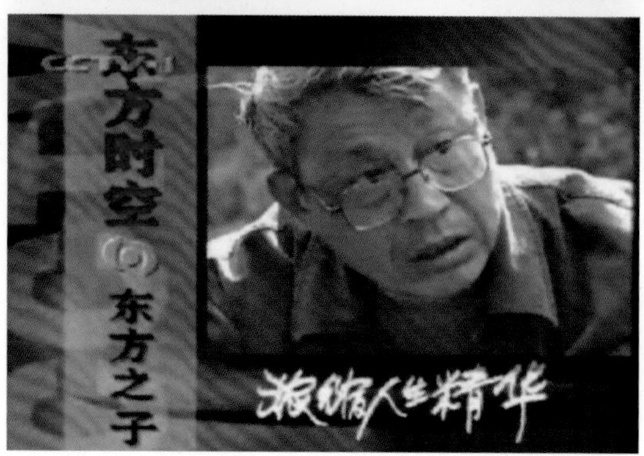

主持人水均益：今年教育部的长江学者奖励计划频繁出现在各种媒体中，被视为实施科教兴国战略的重要举动。其中长江学者成就奖一等奖的奖金高达一百万元，更是引人注目，我们今天东方之子要介绍的就是本年度这一奖金的获得者——夏家辉教授。夏教授领导的湖南医科大学中国医学遗传学国家重点实验室去年克隆出了高频性耳聋基因这一人类疾病基因，这帮助人类揭开自身之谜，同时使最终攻克遗传病成为可能。

这天刚刚参加完颁奖仪式的夏家辉要坐火车赶回长沙的实验室，他说每周七天，每天十二小时在实验室里工作实在是因为觉得机会难得。

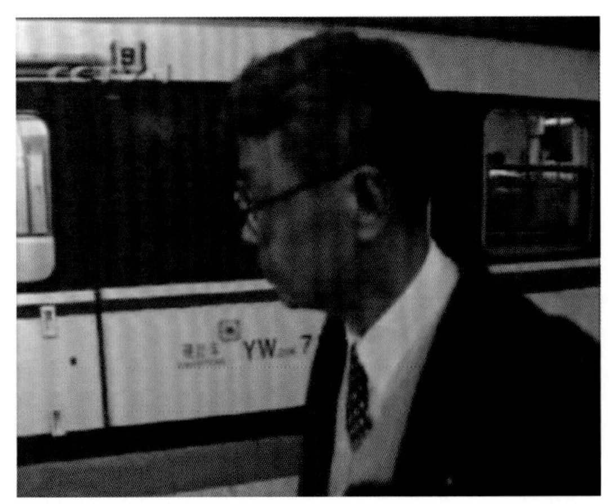

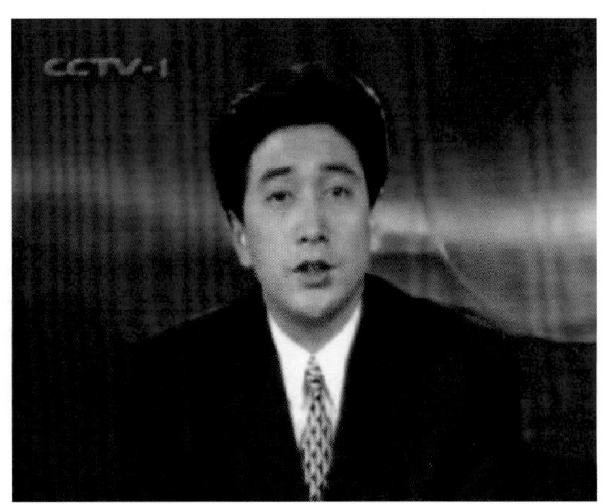

白岩松：我猜想，您在平常的工作中是不是经常会很焦虑、会很着急？！

夏家辉：尤其是这个重点实验室，重点实验室 1984 年，卫生部通知学校说，要夏家辉牵头负责这个实验室，我到卫生部的时候，他讲你要多少钱？我讲要一百万块钱，他讲不行，不行，六百万！我当时就想到这个事情，六百万我拿着，我花掉这六百万，我交给人民什么东西？

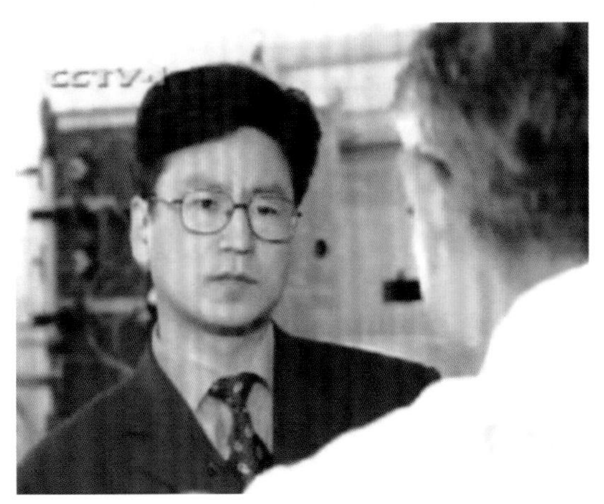

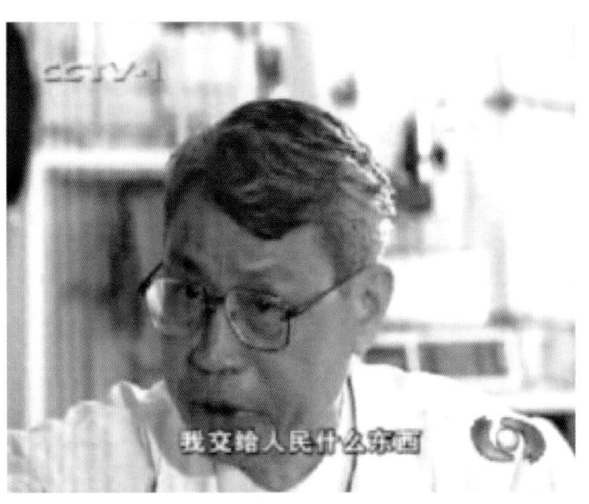

白岩松：从那个时候到现在，你是不是一直觉得这个肩膀上特别沉呐？

夏家辉：重点实验室建立以后，管理条例我是天天拿着它，因这个东西就是我们的一个宗旨！它这个上面写着“使其逐步发展成为能代表国家学术水平、实验水平和管理水平的实验研究基地和学术活动中心”。这个任务对我的压力是很大的。

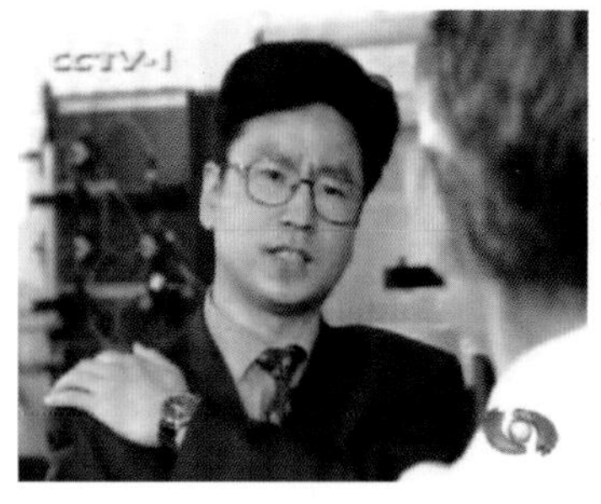

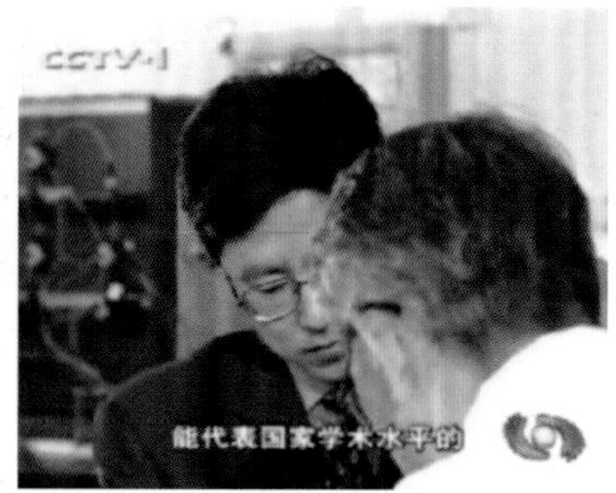

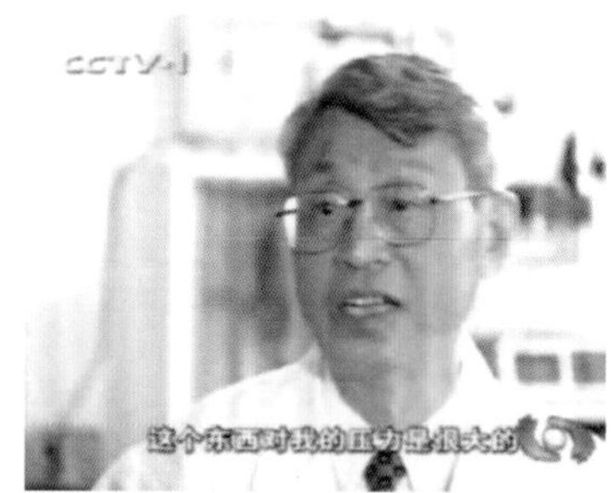

白岩松：要对得起……

夏家辉：……中华人民共和国。要对得起这个名称。

为了筹建国家实验室，1984 年夏家辉被派往美国和加拿大考察学习，在分子遗传学方面他完全看不懂人家在做什么。当时国内的分子遗传学研究还是一片空白，除了科研水平上的差距之外，还有一件小事让夏家辉印象深刻。

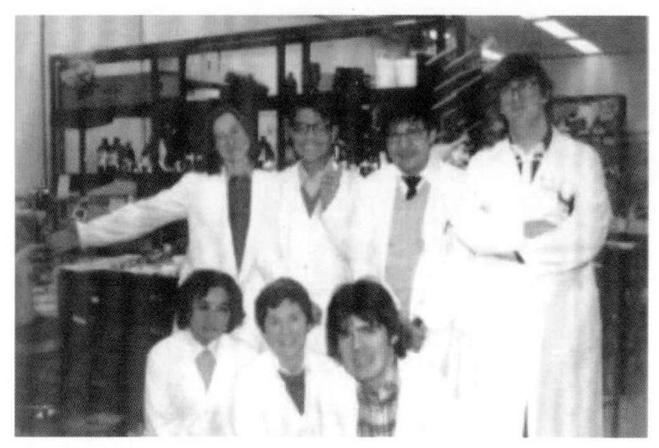
加拿大 Alberta 大学 C.C.Lin 教授实验室

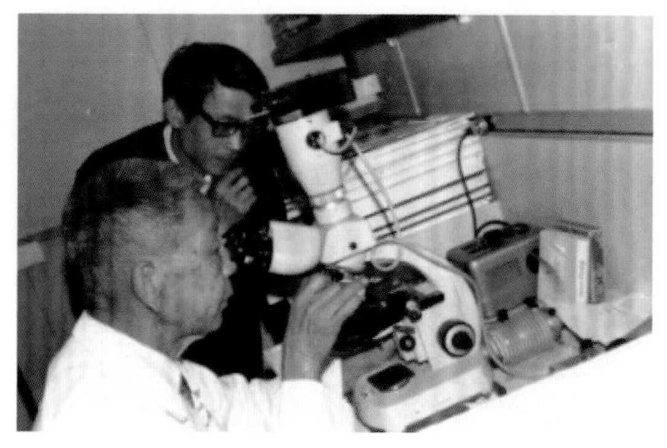
美国休斯敦 Texas 大学徐道觉教授实验室

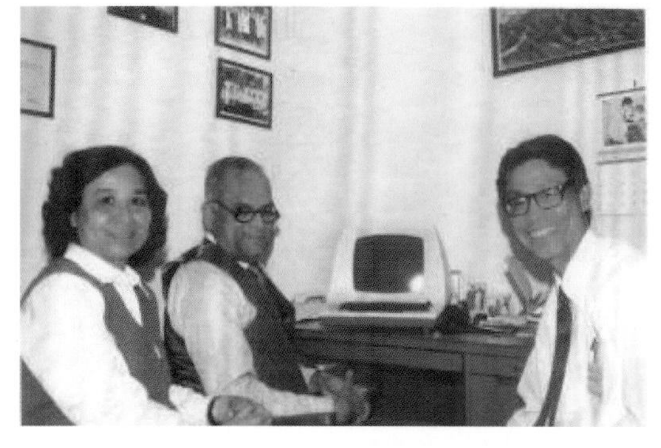
美国 Delawane 大学 D.S.Borgaonkar 教授实验室

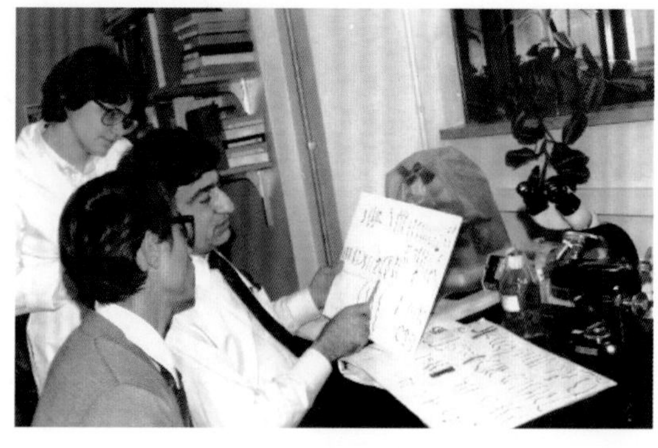
美国 Minnesota 大学 J.J.Yunis 教授实验室

夏家辉：中国人有一个特点，人家到你这个实验室里面讲你这个好，你这个怎么好，怎么好，高兴！！只要讲他一句不好，或者说在学术上面，有一个问题同人家讨论的意见不一致，脸就红了，就板着脸了就使人家难堪了！！国外不是的，我从加拿大一直到美国，因为我的细胞遗传学功底很好的，我一看，看他们下面技术员在那里看显微镜，做的核型分析照片有错，我就跟他的老板讲，那个核型分析照片是错的，他就马上请你吃饭。非常好，我觉得我办实验室，我必须办成这样。所以，凡是这个实验室评估以及这个实验室评价过程当中，人家给我指出缺点，我是非常高兴的。我会尽自己最大的努力针对我这个缺点，我去做。

白岩松：当然，您也欢迎学生指出您的缺点。

夏家辉：所有的学生来，我对他们说，第一年你必须很好地学习，第二年，如果我讲错了，你能够纠正我，说明我已经培养你有成效了；如果你第二年、第三年，我错了你也错了，那你是最没有用的，最没有希望的！

夏家辉说自己现在的作风有很多是在湖南师范读书的时候培养起来的。1958 年，为了响应中央“除三害”的号召，他所在的生物系专门成立了灭蚊小组，他们采集了很多品种的蚊子标本，最后准备报告的时候，夏家辉不小心弄掉了一只蚊子腿，为了标本的完整，夏家辉硬是在那个实验室里找了整整三天的蚊子腿，他说科研上没有小事。

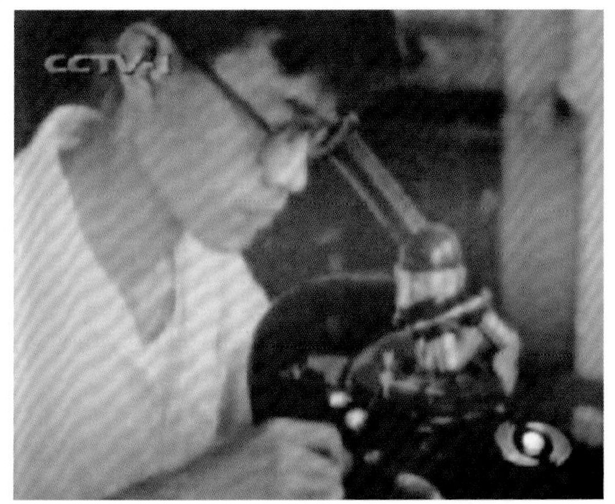

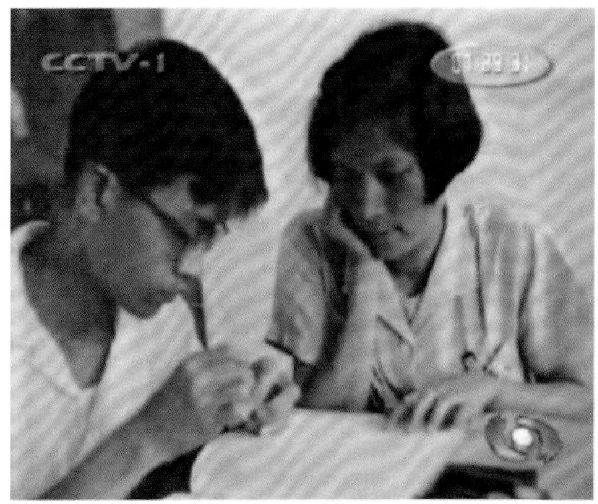

1958 年夏家辉与同学陈凤琼（1962 年结婚）一起鉴定蚊种

白岩松：对于您来说，做了这么多年科研，当了这么多年科学家，您觉得什么是真正的科学精神？

夏家辉：科学精神就是实事求是，任何一个东西“是就是，非就非”。而且我觉得做科学的人也是头脑最简单的人，因为它不是跟人打交道，跟人打交道是千变万化的，但是跟研究工作打交道来说，“是就是，非就非”。

白岩松：所以，您一个礼拜七天在实验室工作的时候是不是您最舒服和最愉快的时候，而到外界和其他人打交道的时候您会有一些不适应感？

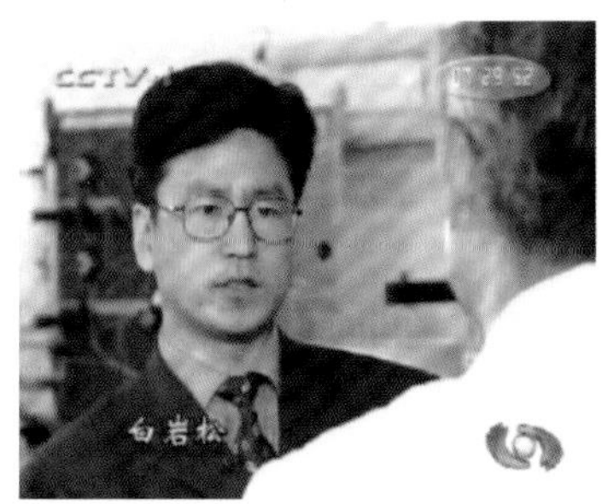

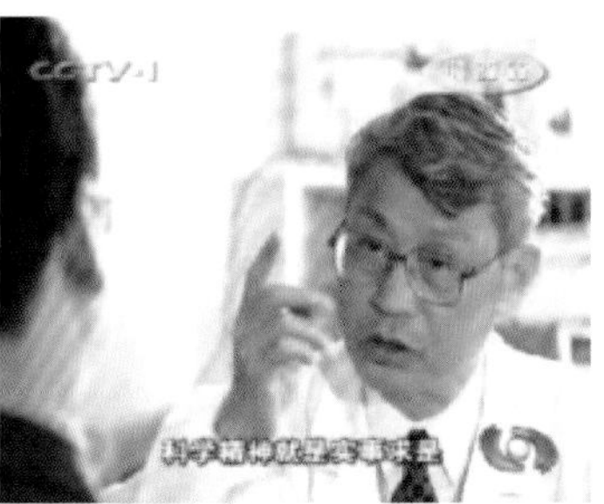

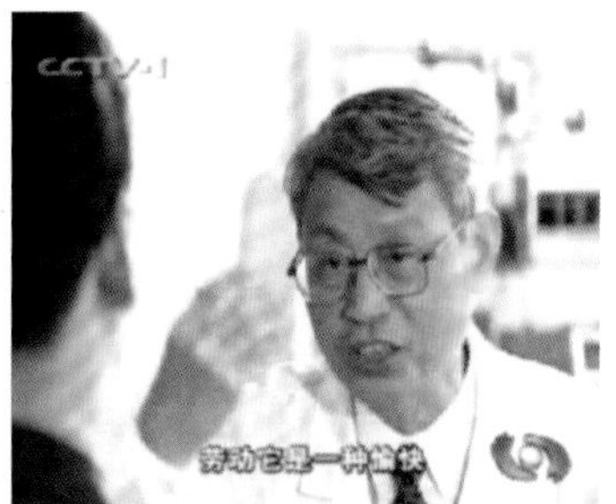

夏家辉：我有几个舒服的东西，一个是每天晚上看《新闻联播》《焦点访谈》，另外一个就是到研究室来，到研究室来，我的精神就好啦。为什么呢，在实验室跟技术员和学生一起做实验、分析结果，结果出来后，有阳性也有阴性、有成功也有失败，大家一起分析，一起讨论，每个人都处在一种进展、失败、再进展与之相伴的高兴、沉思、快乐的循环中。我记得马克思、恩格斯也讲过这个事，真正到了一定条件之下，劳动它是一种愉快，一种快活。所以我觉得是一种快活。他们有的人讲夏家辉是"工作狂"，但是我不认为是这样，我觉得不来就不舒服。但是不是成天不到外边去呢？去的！有的时候，我们就跑到山上，跑到一个山村里面，人少的地方，这样自己叫两声，有的时候大叫两声，人就舒服一些。……

这天，夏家辉和他的学生们一起到汨罗的一个小山村里远足，脱去白大褂，他们的心情似乎格外轻松。

夏家辉："谁滚到那个地方100块钱""哈哈哈哈……"

夏家辉："不管男的女的，反正不滚到这里，毕不了业"，"他可以毕业了，只要滚下来。"

学生："好。"（说完滚了下去）。

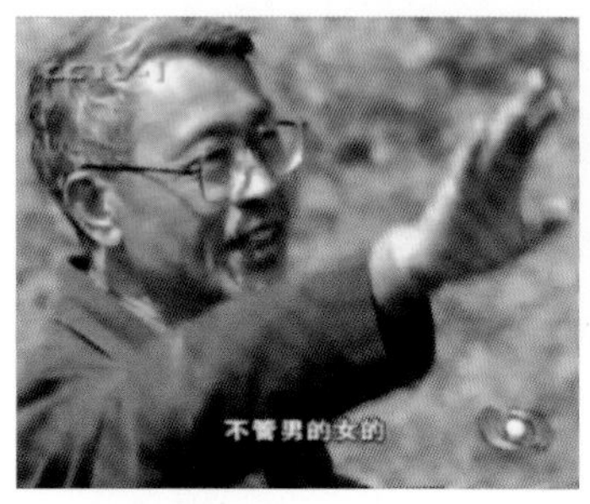

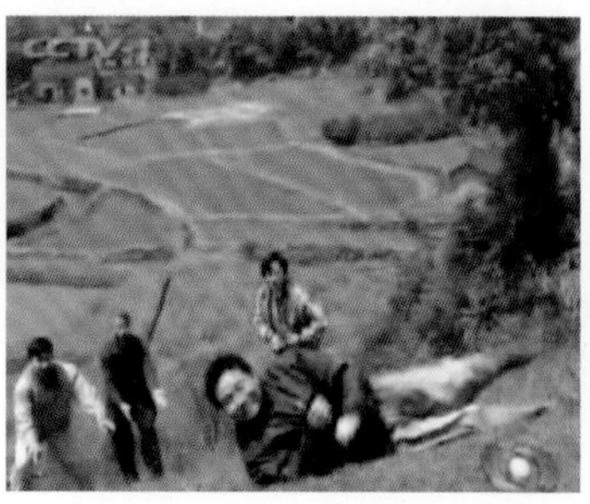

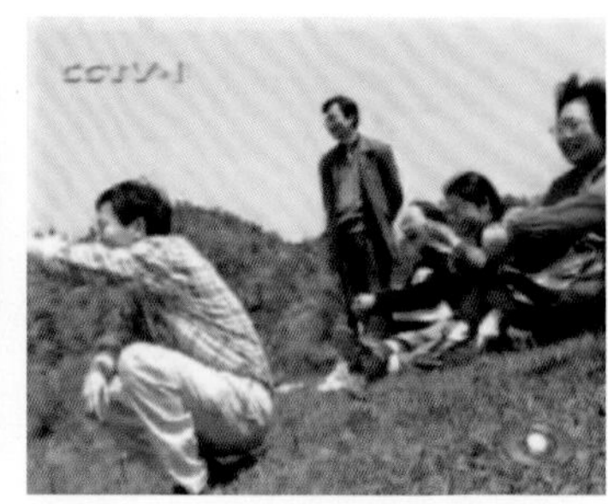

夏家辉有一个和这些学生年龄相仿的儿子，学的也是分子遗传学，后来留学美国。1996年夏家辉去美国为一个大项目进行谈判的时候顺路去看了看儿子，没想到这之后不久，儿子却因为一次意外在美国去世，这张照片成为父子俩最后的纪念。

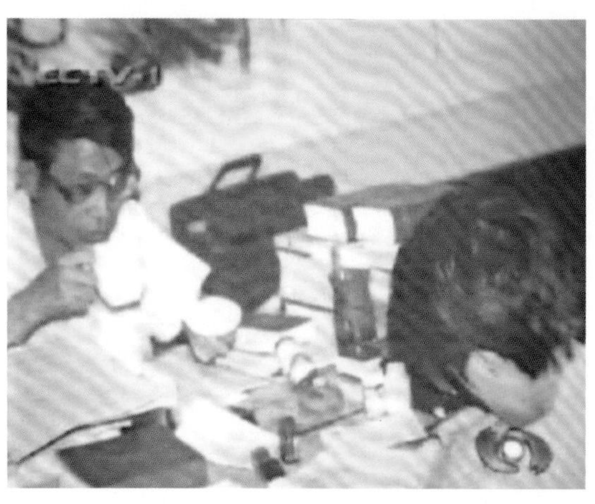

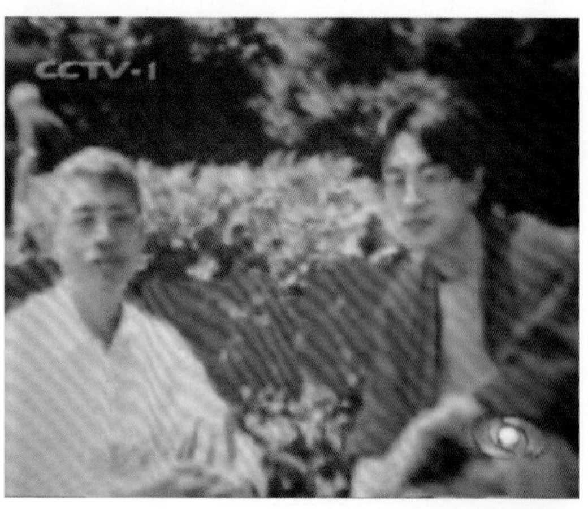

白岩松：现在您底下的这些研究生也好，博士生也好，是不是跟你在相处起来的时候都是像父子一样，能弥补你很多的这种在感情上的东西。

夏家辉：对我那些学生回来，我把他看成我自己小孩子一样的，而且来说，也像对待我自己小孩子一样的，我只想他超过我，这个思想对我来说是根深蒂固的。

白岩松：好像这种想法，您已经十几年了，从最开始送邓汉湘出去，就盼着这个学生能早点超过你。

夏家辉：对这件事，当时人家都不理解？！87 年我在（北京）米市大街，由于车子比较多，我正准备选择一个地方横过马路，过马路以前，一个小孩子，他背着个书包跟着我，我到这儿等，他就到这儿，我到那儿等，他就跟着到那儿，我也不知道是什么意思。最后，他看着我说：爷爷你能不能带我过马路？当时我就牵着他过去了，过了马路以后，我在回旅社的路上就有了很多想法，我想从来没有人喊我作爷爷……

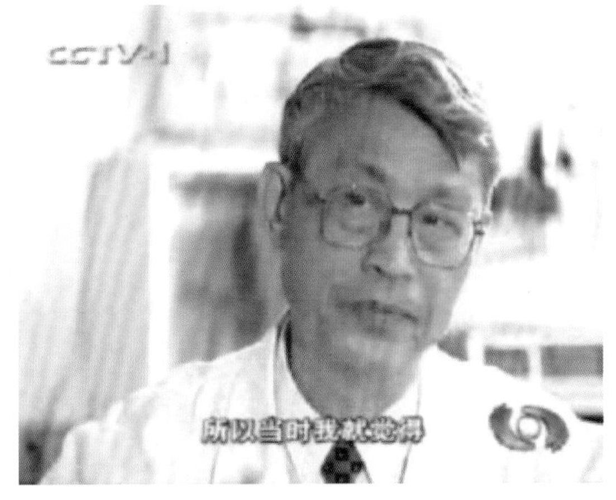

白岩松：一直以为是叔叔呢自己。

夏家辉：嗯，伯伯，叔叔，所以当时我就觉得，要找接班人了。

白岩松：可是现在您的学生，按理说，无论是在国外还是在国内，都已经起来了，可是您也没打算松口气啊。

夏家辉：当我的学生在《科学》《自然》《细胞学》这个一流杂志上面发表文章时，我睡不着觉，我高兴得不得了啊！但是他是哈佛大学的张灼华！西北大学的邓汉湘！不是中国医学遗传学国家重点实验室的邓汉湘和张灼华，这个事情说明我的学生已经达到这个水平了，但是说明我这个实验室并没有达到这个水平。

1991 年，夏家辉和他的同事们为了掌握一项在国际上首创的用一个由 10 个核苷酸构成的连接体和一个由 24 个核苷酸构成的结合体所联合组成的人工接头对切割的染色体未知序列的 DNA 分子进行 PCR，定点克隆染色体上已定位的致病基因的关键技术，曾在实验室封闭工作了 40 天，吃住洗澡都在实验室里。

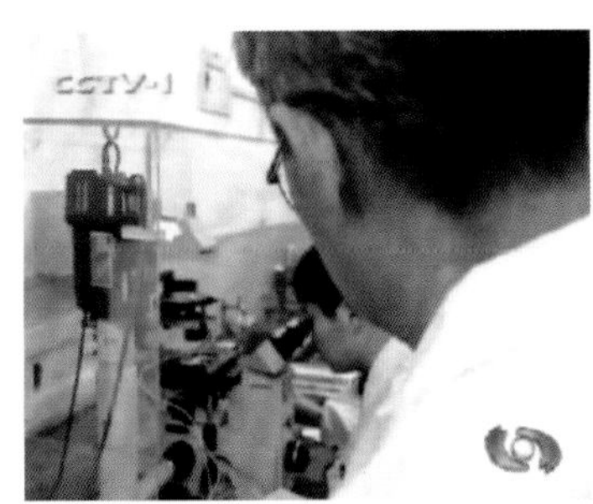

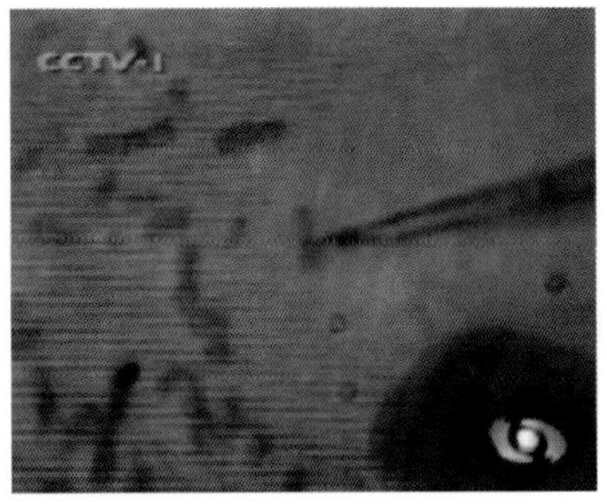

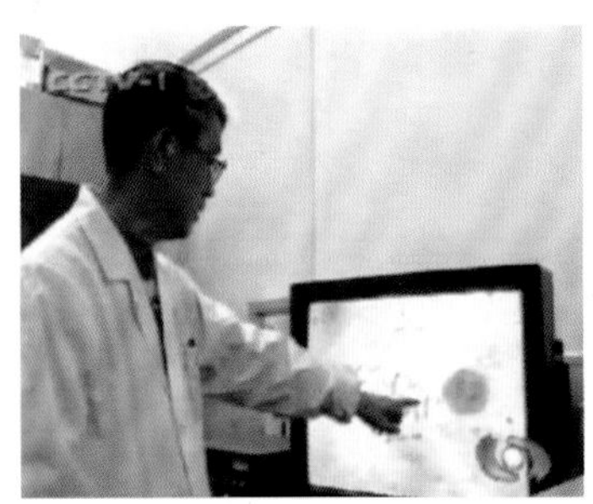

用上述显微切割技术克隆基因在国际竞争中三次失败后，1996 年夏家辉决定另辟蹊径，

利用“国际人类基因组”计划所提供的信息资源，以进化的理论为基础，创建了“计算机—基因家族—候选疾病基因克隆”新方法，利用互联网跟踪国际上基因研究的最新动态，两年来，他们的实验室已经克隆了 9 个基因，并且第一次在中国本土克隆出了致病基因。

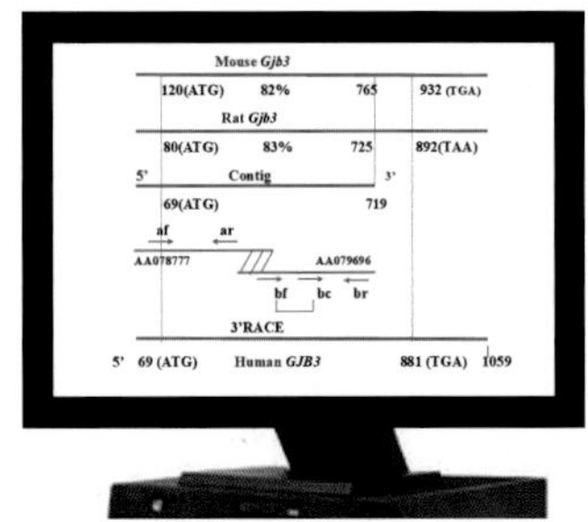

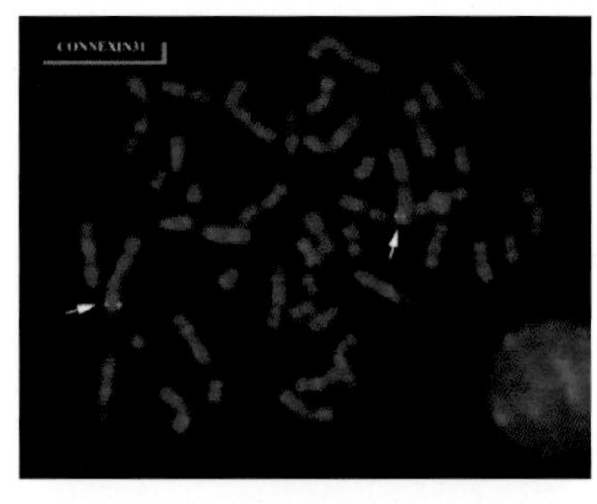

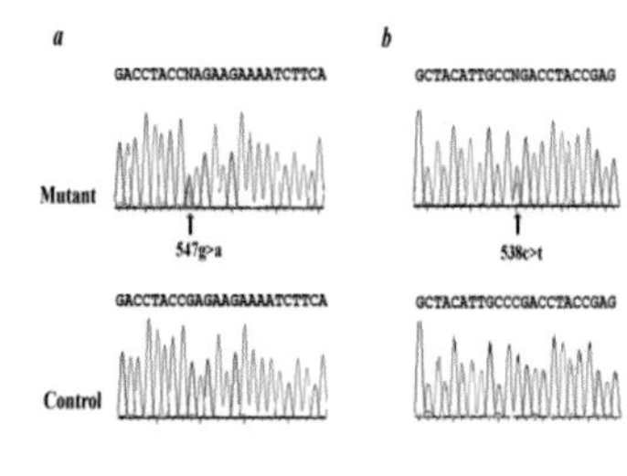

夏家辉：这一次我到北京去参加“长江学者成就奖颁奖大会”，那天是星期六，上午我与实验室人员开讨论会，我听取他们对两个“基因”克隆情况的汇报后，我讲这两个“基因”应抓紧拿！我这一次回来以后，就有个基因人家已经发表啦，就没有了。

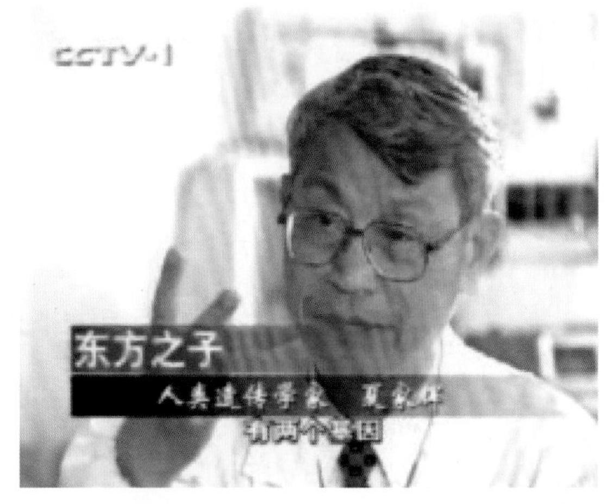

白岩松：现在也是在抢啦，国际上！

夏家辉：抢，在抢！我们把这篇论文投寄到《自然遗传学》杂志上，编辑部就马上给我回了个 Email 告诉我：我们正在这里审稿，如果在审稿的过程当中有任何的这个基因的文章发表，这个文章我们就不要了！你看紧张不紧张！

六个月之后，夏家辉收到一份传真，通知他那篇文章在《自然遗传学》杂志 1998 年第 12 期发表。

夏家辉：这个时候心呀…

白岩松：踏实了。

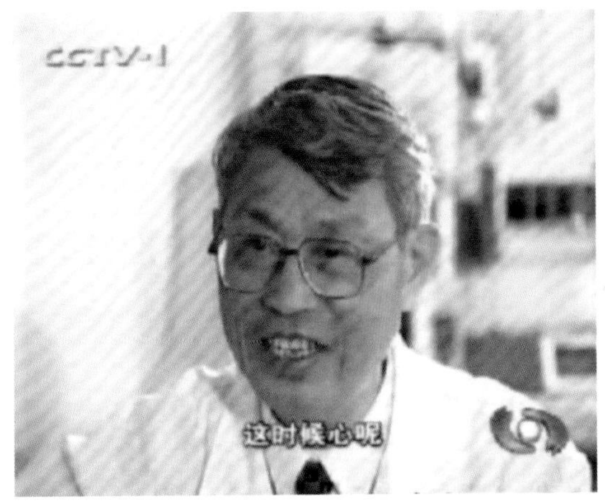

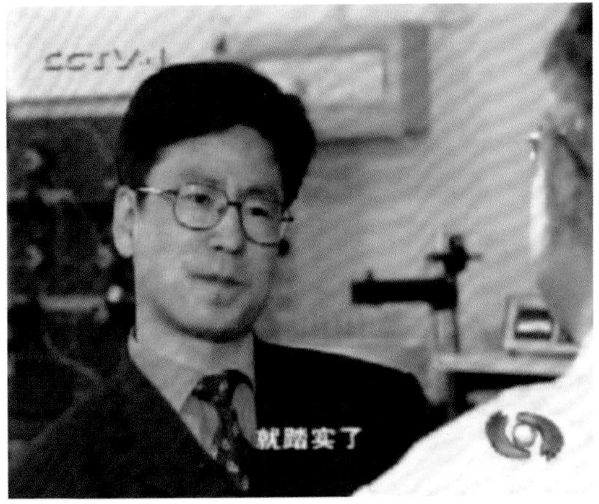

夏家辉：就踏实了！为什么呢？！从 1984 年拿到国家的钱，开始建立这个实验室到现在，从我 1972 年开始恢复这个研究到现在，这篇文章至少说明一个什么问题？！说明我们可以在国际的前沿开展基础研究，也说明我们花了国家这么多钱，我们还是尽了我们最大的努力！！

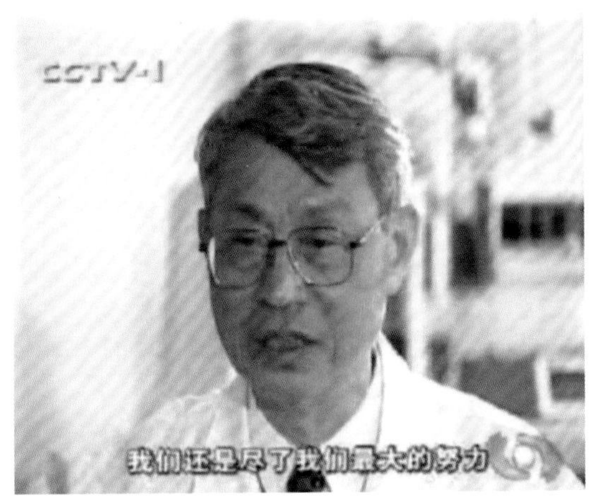

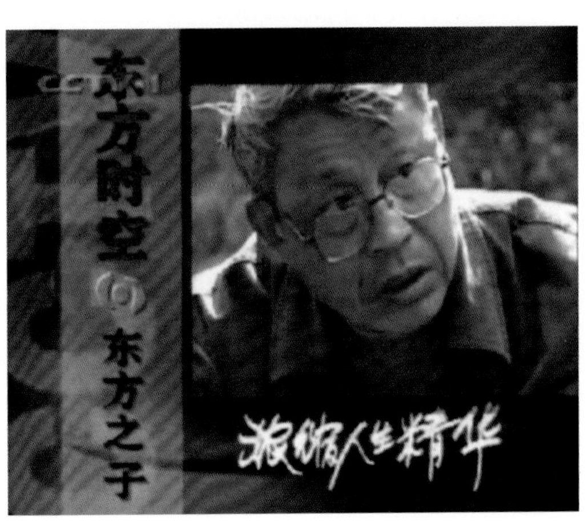

东方之子，浓缩人生精华！！

· CCTV10（中央十套）《人物》栏目 ·

中国工程院院士 医学遗传学科学家——夏家辉

2006 年 5 月

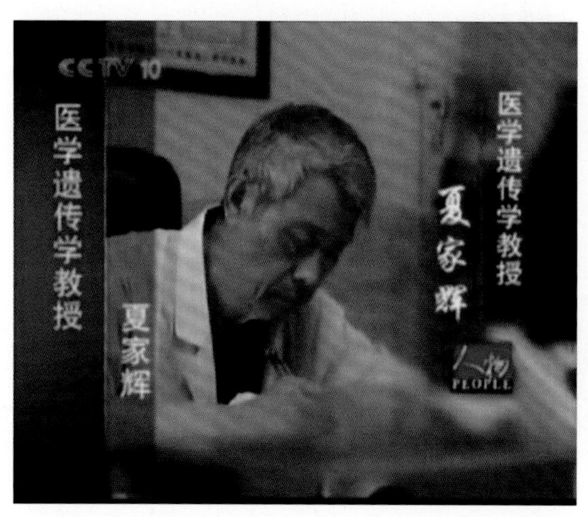

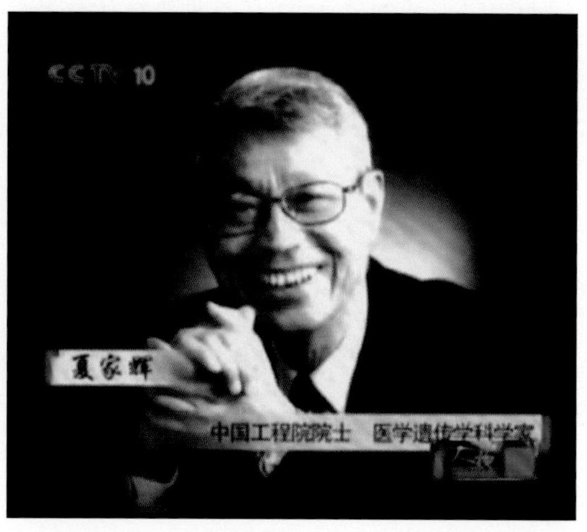

访问记者：2005 年春节联欢晚会，这是一个特别的节目，演员全部来自中国残疾人艺术团的残疾人演员。同样是来自这个艺术团，1978 年 4 月出生的周周如今已经是鼎鼎有名的指挥了，但是他的智商仍然只和一个 5 周岁的儿童相仿。当观众为他们的精彩表演喝彩时，所有人也在为他们的不幸而叹息！！

目前我国是世界上人口出生缺陷率最高的国家，最新的统计显示，每一百个新生儿中就有 4～6 个患有 100 多种有不同程度的先天性残疾性疾病，而在医学界却一直没有找到有效的预防、治疗方法，从基础理论上去寻找治疗遗传疾病的科学依据，从而使预防和治疗先天性疾病成为可能，这正是夏家辉教授一生的心愿和他正在从事的工作。

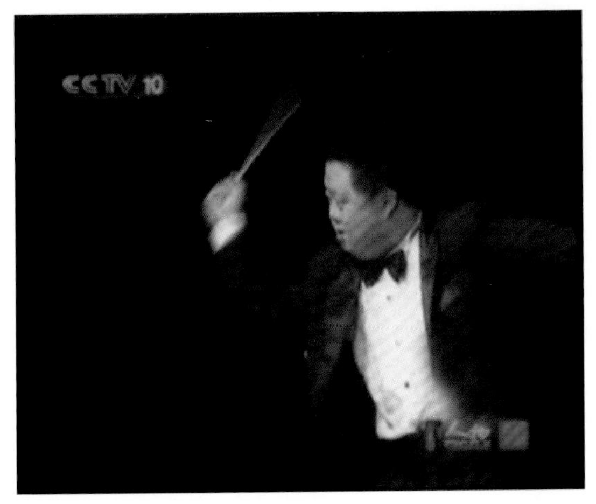

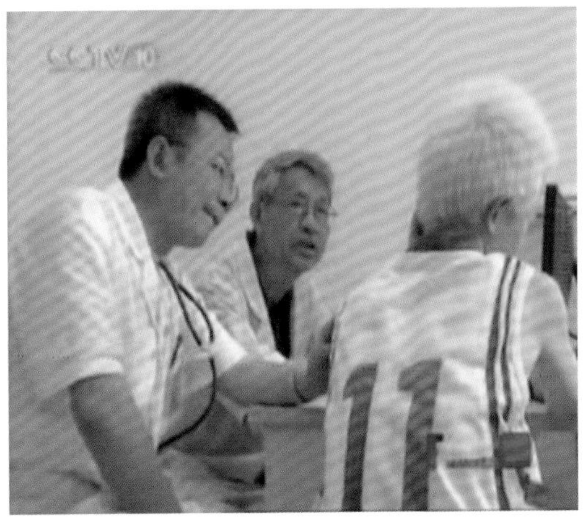

夏家辉院士：我诊断的第一个病人就是她的 X 染色体少了一条，她爸爸是“上一医”毕业的，分到长沙一个工厂卫生室当医生，孩子出生后跑遍了上海、北京，到处检查不能确诊其病因。1972 年我顶住各种压力在一位老红军校长的领导下恢复“医学遗传学”研究后，1973 年在国际上首创了 75℃ G 显带染色体烤片法，与湖南医学院附二院内科伍汉文主任合作开设了全国首家“染色体病遗传咨询门诊”。1973 年 8 月 12 日伍汉文主任接诊了该病人，经我抽取她外周血培养后做 G 显带染色体检查、分析，确诊她的 X 染色体少了一条，诊断为 45,X 特纳综合征……

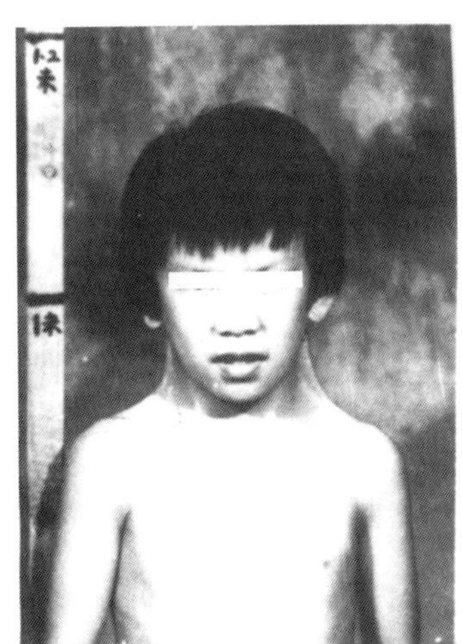

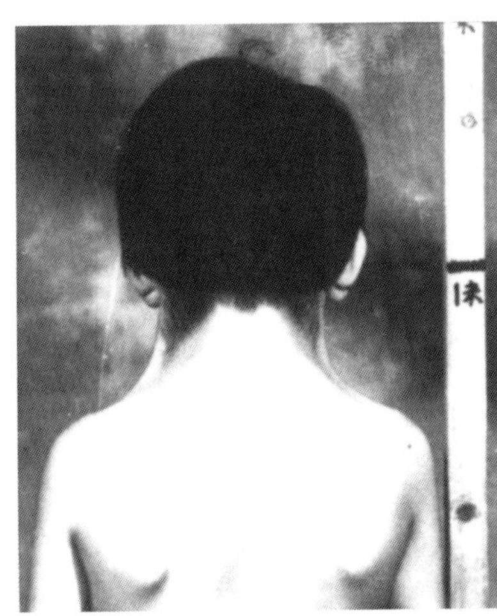

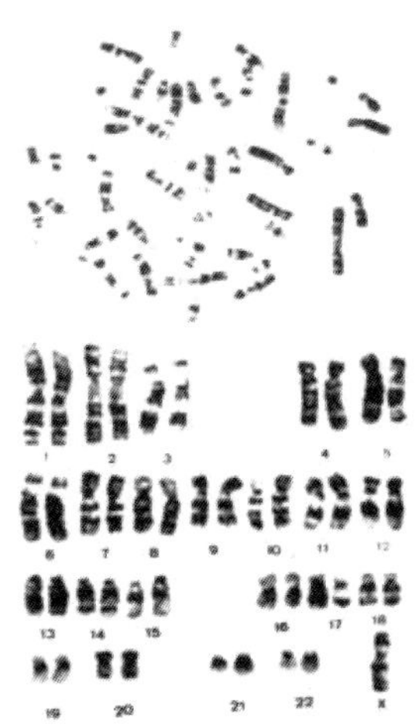

当时我建立这个技术，与伍汉文主任把这个走遍全国都诊断不下来的病人，我诊断下来了，觉得自己是有用的。

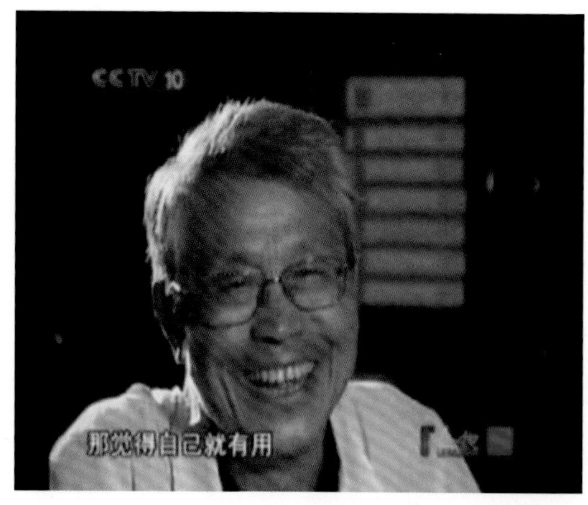

访问记者：夏家辉，1937 年 2 月出生，湖南省益阳人，中国医学遗传学国家重点实验室创始人、学术委员会主任、博士生导师，国务院学位委员会第四、五届学科评议组成员，1999 年当选为中国工程院院士。

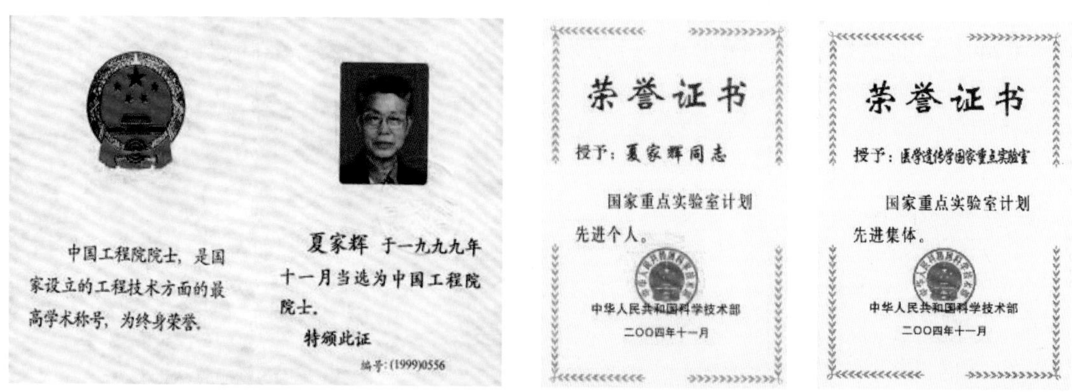
中国工程院院士，是国家设立的工程技术方面的最高学术称号，为终身荣誉。

夏家辉 于一九九九年十一月当选为中国工程院院士。

特颁此证

编号：(1999)0556

荣誉证书

授予：夏家辉同志

国家重点实验室计划先进个人。

中华人民共和国科学技术部

二〇〇四年十一月

荣誉证书

授予：医学遗传学国家重点实验室

国家重点实验室计划先进集体。

中华人民共和国科学技术部

二〇〇四年十一月

夏家辉院士：1972 年我恢复细胞遗传学研究工作，是冒着风险、还准备挨批判的！我没有想到今后要得表扬的，更没有想到今后国家会给我这些待遇的！我是对科学的热爱！认为这个东西对社会、对国家有好处！对老百姓有好处！这样一个思想。我那个时候能得到什么东西？不可能的，根本没有这个想法。

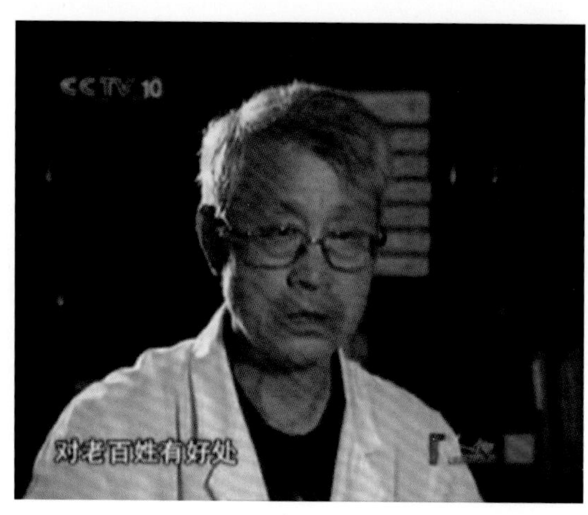

访问记者：夏家辉教授至今发表论文三百余篇，著作八部，他是我国现代人类与医学细胞遗传学新技术及其应用研究的开创者。

夏家辉院士：做研究工作，其他的东西都是次要的，最重要的就是原始记录。我做科研的原始记录都在这里，从最早的1973年元月份的记录都全部存档了的。

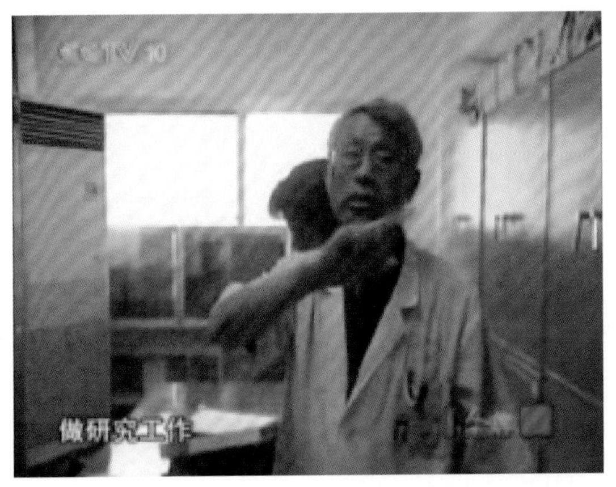

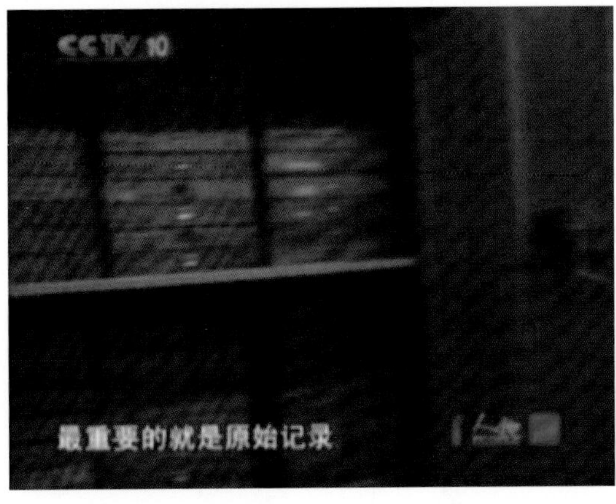

访问记者：这里是夏教授实验室的档案室，这里记录了他一生的研究成果。他是世界上最早对人类睾丸决定基因准确定位的科学家，是世界上最早将人类显带染色体技术应用于肿瘤病因学研究的学者之一。

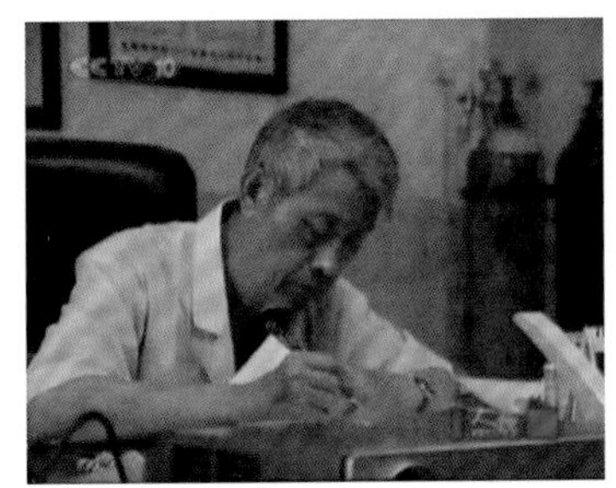

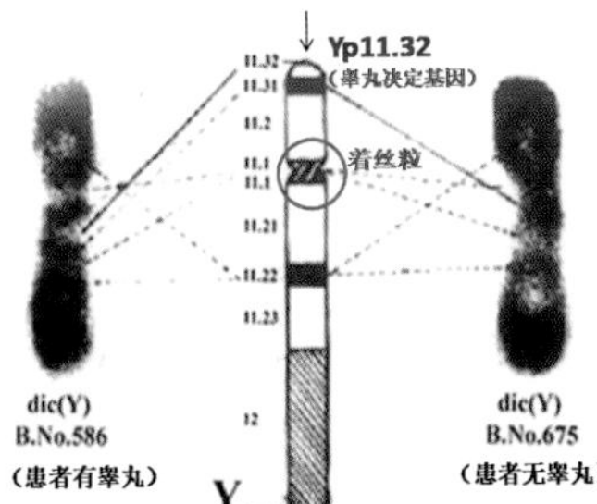

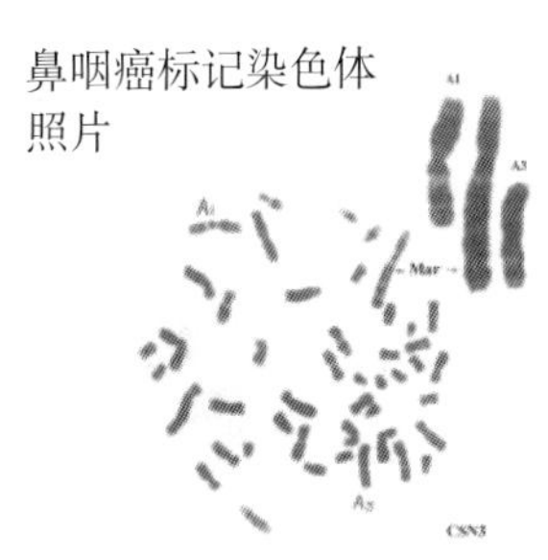

很多人都认为他已经功成名就，但是他仍然坚持每天工作12个小时以上，这是为什么呢？故事要从1984年说起。1984年，夏家辉被国务院卫生部委以筹建中国医学遗传学国家重点实验室的重任，但出人意料的是，夏家辉当初却不愿意接受这项任务。

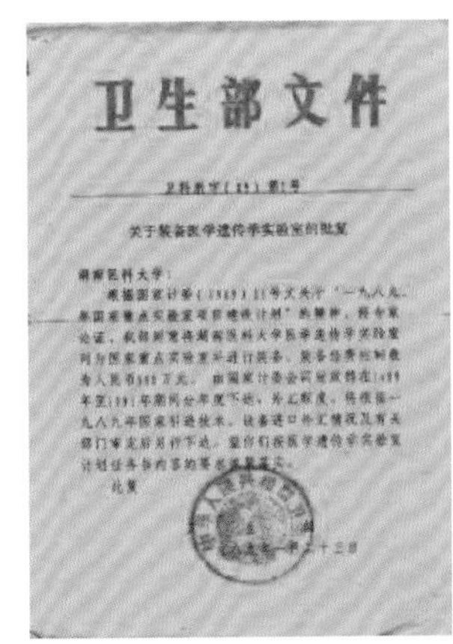
卫生部文件

关于筹备医学遗传学实验室的批复

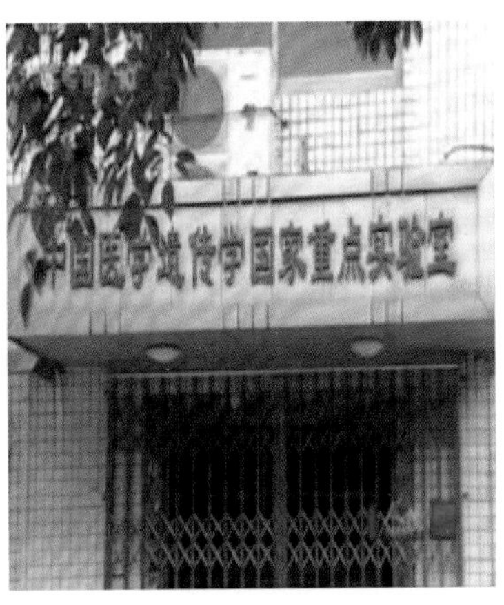

夏家辉院士：1984 年 12 月 21 日，卫生部科教司谢处长找我谈话，他说，国家要建立一批国家重点实验室，卫生部争取了四个，其中一个是“医学遗传学国家重点实验室”，部委决定由你负责筹建。我对谢处长说，我不能搞这个事，为什么呢？因为长沙交通也不方便，那个时候长沙的交通是很不方便的。我讲，你们为什么不设在上海、不设在北京？你们要选择我呢？我跟他提出来后，处长说，夏教授我们选择你，因为你已经取得了这么多成果；另外，你那里一个最大的好处，是你们不扯皮，你们实验室比较团结，我们相信你能够做成事。

访问记者：那么筹建这样一个国家重点实验室，究竟需要多少钱呢？

夏家辉教授：谢处长问我要多少钱，我讲 100 万块钱，我昨天晚上做的计划，他说不行，600 万。当时我就想到 600 万，我拿到这些钱，我怎么才能够完成任务，我花掉这些钱，我要能拿到东西出来。

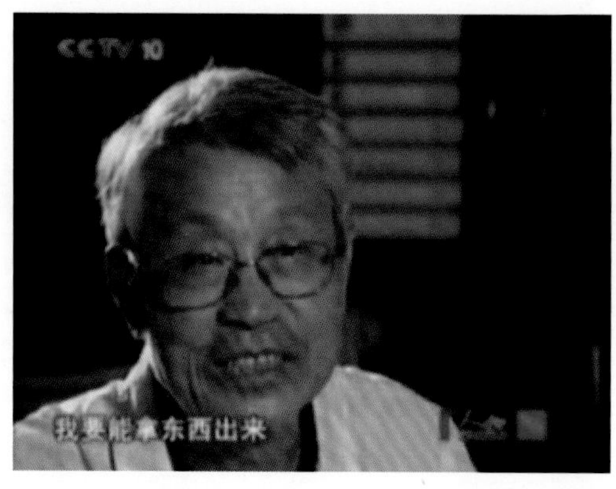

访问记者：这么多的经费，夏家辉万万没有想到，他感到自己责任重大。

夏家辉院士：谢处长当时讲，给你六百万,一定要做“基因病”，国际上最新的竞争就是都在这里——“克隆基因”，处长讲你现在不是代表你夏家辉，也不是代表你湖南医学院，你是代表国家，是国家重点实验室。

访问记者：夏家辉经过几年的国内外考察后，于 1987 年在医学遗传学国家重点实验室论证会上提出，将 1985 年由美国 Kary B. Mullis 发现的 PCR 技术与 80 年代初建立的染色体显微切割技术相结合，建立定点克隆基因的技术，并于 1988 年申请国家自然科学基金高技术项目，申请研究经费 30 万元，然而夏家辉得到的答复是，“申请经费太大，无力资助”。那么国家拨给的几百万元经费哪儿去了呢？

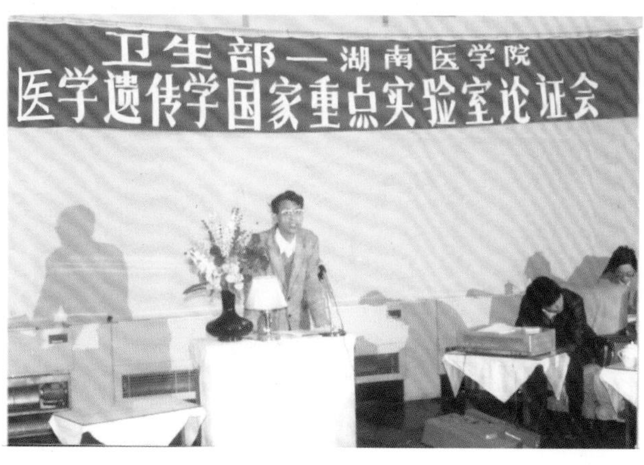

1987 年夏家辉在卫生部主持召开的“医学遗传学国家重点实验室”论证会上回答评审专家提问

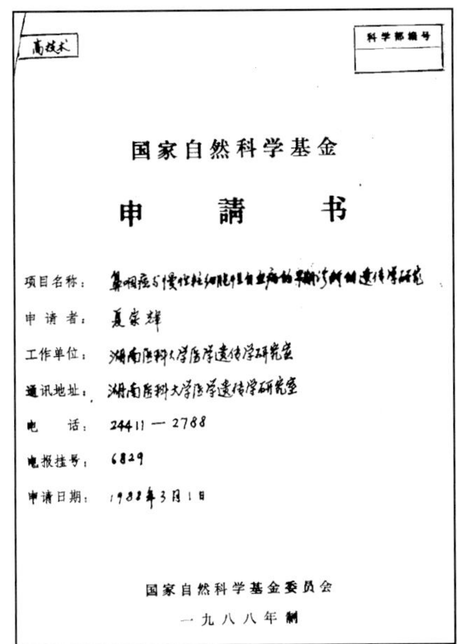

高技术

科学部编号

国家自然科学基金

申　　請　　书

项目名称：鼻咽癌与慢性粒细胞性白血病的早期诊断的遗传学研究

申 请 者：夏家辉

工作单位：湖南医科大学医学遗传学研究室

通讯地址：湖南医科大学医学遗传学研究室

电　　话：24411—2788

电报挂号：6829

申请日期：1988年3月1日

国家自然科学基金委员会

一九八八年制

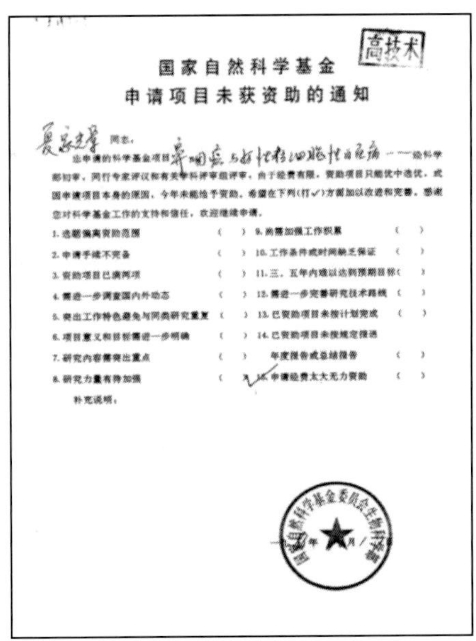

高技术

国家自然科学基金

申请项目未获资助的通知

夏家辉 同志：

您申请的科学基金项目鼻咽癌与慢性粒细胞性白血病——经科学部初审，同行专家评议和有关学科评审组评审，由于经费有限，资助项目只能优中选优，或因申请项目本身的原因，今年未能给予资助，希望在下列（打✓）方面加以改进和完善。感谢您对科学基金工作的支持和信任，欢迎继续申请。

1. 选题偏离资助范围	（　）	9. 尚需加强工作积累	（　）
2. 申请手续不完备	（　）	10. 工作条件或时间缺乏保证	（　）
3. 资助项目已满两项	（　）	11. 三、五年内难以达到预期目标	（　）
4. 需进一步调查国内外动态	（　）	12. 需进一步完善研究技术路线	（　）
5. 突出工作特色避免与同类研究重复	（　）	13. 已资助项目未按计划完成	（　）
6. 项目意义和目标需进一步明确	（　）	14. 已资助项目未按规定报送年度报告或总结报告	（　）
7. 研究内容需突出重点	（　）	✓15. 申请经费太大无力资助	（　）
8. 研究力量有待加强	（　）		

补充说明：

国家自然科学基金委员会生物科学部

年　月　日

四、→运用传统的细胞杂交、基因克隆技术
→运用染色体显微解剖技术及体外基因酶促放大技术（polymerase chain reaction, PCR）→获得1844附近的DNA片段，利用限制性片段长度多态性检测1844处DNA片段的多态性，通过连锁分析，探讨在分子遗传学水平上，对鼻咽癌进行发病前诊断和宫内诊断的可能性。

五、运用我室现有的宫内诊断方法，在分子和细胞遗传学水平上建立鼻咽癌的宫内诊断技术，并作为相互验证和补充。

戴和平主任技师：500 万不是用来做科研的，是专门用于购买实验室仪器设备的。

夏家辉院士：我买仪器了，我整个这些仪器，都是那个时候买的。

访问记者：原来这笔钱是用来购置实验室设备的费用，而实验室开展研究工作的经费，需要另行解决，但当时很多人并不理解这一点。

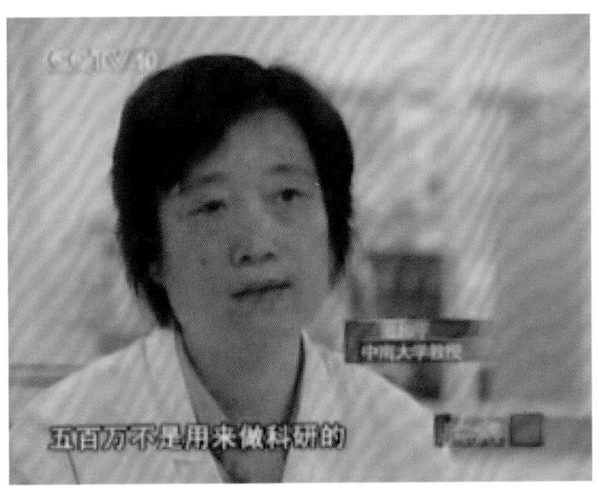

夏家辉院士：专家评的时候，大家都讲，夏家辉已经拿到120万美金了，有600万人民币，不要给他了。

访问记者：这次经费申请失败，使得这之后的5年内，实验室科研经费每年只有5万元，研究项目停滞不前。

夏家辉院士：我一个人围着学校转圈，人家都睡了，我一个人围着这里转，我觉得我怎么完成这个任务。

访问记者：一天，夏家辉又在学校的院子里转了一宿，转累了他就躺在草地上睡着了，学生们上早操，他又被吵醒了。

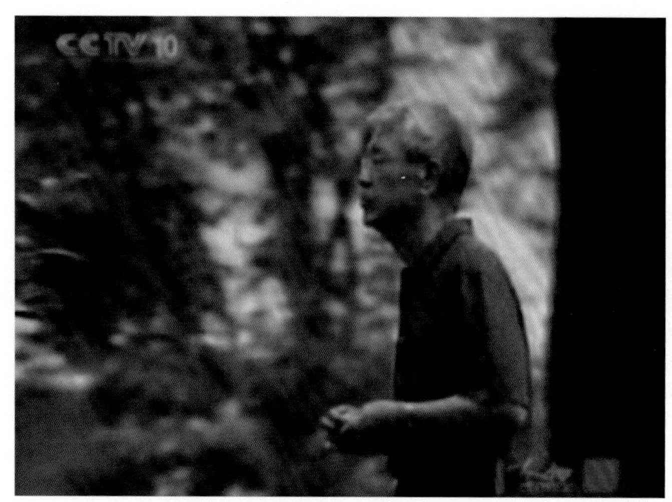

夏家辉院士：做操的时候，他们一吵，我就醒来了，醒来只有6点多钟，我就去罗嘉典副校长的家去找他（他当时还是副校长，卫生部已决定他接任校长），我到他家门口敲他的门，他的太太就开门问我，我说，我是夏家辉，她讲你有什么事，我说，我有要事找一下罗校长。她说，他没有起床，我说，没有关系，我到他床边与他谈。

访问记者：校长被夏家辉感动了，他与夏家辉达成了一个"君子协定"，校长答应了这些特殊政策，要他放手去做，夏家辉笑了！

（详见附件：夏家辉与罗校长的"君子协定"）

夏家辉院士：那天早上的"君子协定"，一直到现在的校领导，一直坚持这个，罗校长去世以后，现在的校长他也坚持这个，对我的支持非常大。

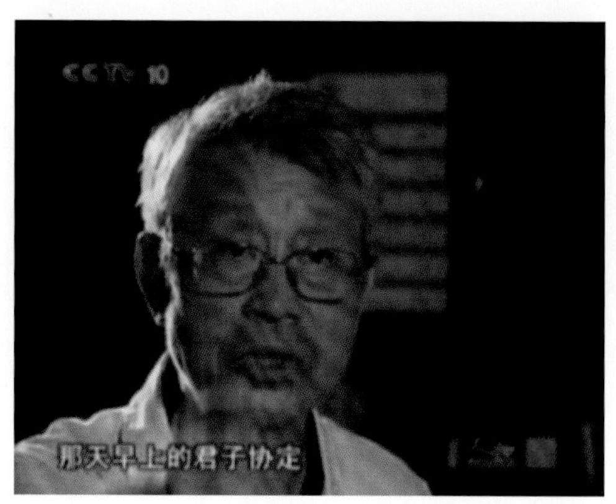

访问记者：他手握120万美元经费，仍在哭穷。实验室刚成立，他就赶走近一半的研究人员，在克隆基因的争夺战中，他一再错失良机。

就在这一期间，德国的同行创建了与夏家辉1987年提出的类似技术，做成了实验，在《自然遗传学》杂志上发表了学术论文。1990年，美国同行又成功克隆了夏家辉在1981年给予定位的睾丸决定基因。

缺少资金的夏家辉于1989年只好同意通过留学日本的博士生邓汉湘，将他1987年的设想告诉夏院士的好朋友——日本长崎大学国际著名遗传学家Niikawa教授，先在日本合作创建了由人工合成的10个核苷酸构成的连接体和一个24个核苷酸组成的引物构成的PCR人工接头，对显微切割的未知序列的DNA片段经Sau3AI酶切后，与人工接头相连接完成PCR、构建染色体与染色体区带专特性探针池、单拷贝克隆、荧光原位杂交技术，1990年将相关的技术移植回了实验室，移植回实验室的第一次实验，很快就取得了成功，正当大家欢欣鼓舞的时候，风云突变，接下来无论怎样实验都莫名其妙得再也无法成功了。

龙志高高级实验师：在1991年12月份的时候，因为显微切割实验上面遇到一些困难，当时很多的人心不稳，觉得这个东西到底行还是不行呢？！

夏家辉院士：在实验室不少的人“三五成群”地在不同地点议论，他们过去就没有做成功过呀？！这个本身就做不成的啦！这样的技术不稳定的、不可能做成的！成天就议论这些东西。做的人呢？由于查不出原因、有的人也不愿意继续做了！

龙志高高级实验师：夏院士就找我们召开了一个实验室人员全体会议。

夏家辉院士：在会议上，我说显微切割这个技术我们一定要尽快恢复起来！这里是文家市，愿意跟我上井冈山的就跟我走！不愿意跟我上井冈山的，每个人发两块钱你们回去！

龙志高高级实验师：当时会场的气氛很严肃，大家都感觉到非常紧张！

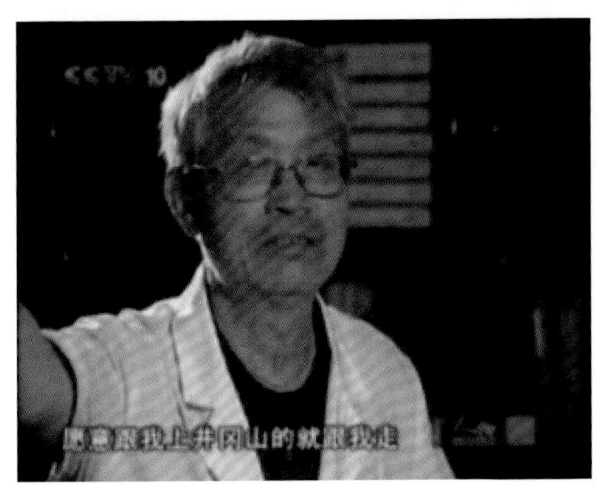

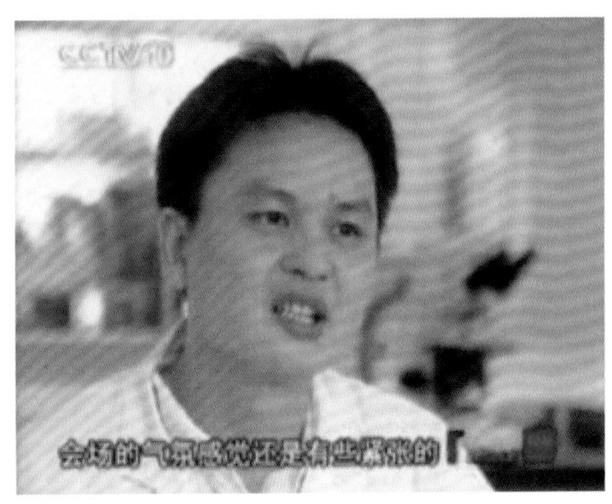

夏家辉院士：会上我说，愿意离开的就举手，当时有18个人举手，我讲那你们现在就可以做好准备走！请你们把钥匙和资料交接清楚后，到人事处报到！

龙志高高级实验师：这18个人离开会场后，夏老师说他们不愿意干的已离开了！留下来的我们就好好干！

夏家辉院士：18个人离开会场后，我就讲，我很高兴你们决定留下来，我们就要加油干！今天下午你们就把被子背来，把自己的碗拿来，到楼上吃饭！我夏家辉也不回去，任何人，不是你家里有严重的问题，都不准请假回去！如果我们做不出来过旧历年也不回去！

在这个楼上学校专门给实验室砌了一个食堂和一个学术报告厅，我们留下来的二十几个人，做饭、吃饭在食堂，男女都睡在这个学术报告厅，男的睡一边，女的睡一边。

梁德生教授：我第一次见夏老师，就是在这个时候。我见到夏老师我就说，你们老师这么辛苦，我能不能请你们吃餐饭，当时他的反应就很快，他说我们没时间去吃饭，你买个盒饭过来给我们吃就行了！

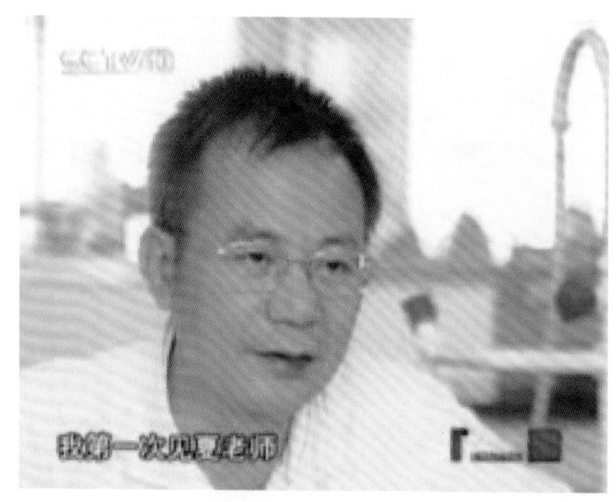

访问记者：夏家辉对实验的上百个步骤和上千个药品，逐一进行排查，终于查到了失败的原因。

潘乾高级实验师：我记得有一天早上是 6 点钟，我们都在睡觉，夏老师把实验室所有的人全部叫起来，把显微切割的这项实验，全部分解开来，每几个人负责一项实验，以逐步排除实验失败的原因，我记得最后由夏老师查出来了，就是一个 ATP 的问题。

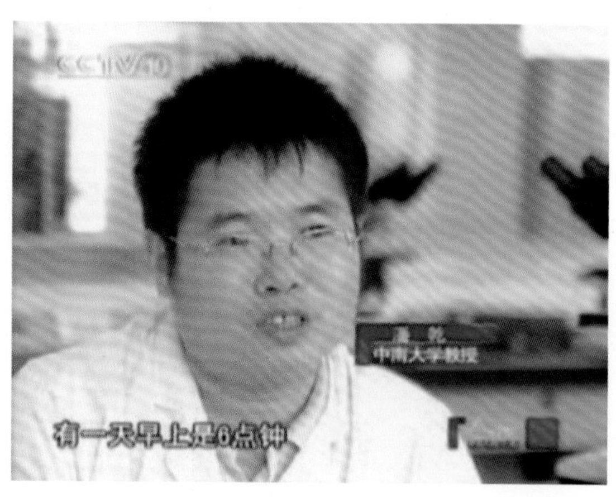

访问记者：功夫不负有心人，很快实验取得了重大进展。1995 年，美国史克必成公司来实验室考察，希望能进行合作，如果争取到这笔投资，就能彻底解决实验室研究经费的问题。

戴和平主任技师：去接 SB（中美史克必成公司）的这些专家来考察我们实验室，能不能把这个钱投资到我们实验室，他们放不放心，从飞机场一直到路上，都有一段故事的。

夏家辉院士：1995 年 5 月长沙当时没有高速公路，他们晚上到的，接他们的车子从机场出来，前面有一部运猪的车子，路上堵车了，猪又拉屎拉尿，拉得那车子上面都是猪屎猪尿！

戴和平主任技师：SB（中美史克必成公司）的那些专家就提出来，长沙的环境能不能投资？他们就感到困惑，感到怀疑！

夏家辉院士：那个中方代表就打电话给我，她说夏教授啊，这个印象很不好！她讲了在路上遇到的情况！我说，请你告诉他，夏家辉不是长沙市的市长，夏家辉不能管长沙市的事，长沙市的事它不能算到我头上，我讲请他们到实验室考察后再说。

戴和平主任技师：SB（中美史克必成公司）的人一进实验室，从我们门口换鞋子，看到仪器设备上没有任何灰尘和几十年的档案管理井井有条就感到很钦佩！

夏家辉院士：SB 总裁问我，你们这个仪器设备怎么这么干净？没有任何灰！我说，这是人民的血汗！我拿到这点钱不容易！我们这个仪器设备坏了，就像战士的枪，那我还能够做事呀？！要像爱护自己的眼睛一样爱护仪器设备，这是我对所有人的要求！

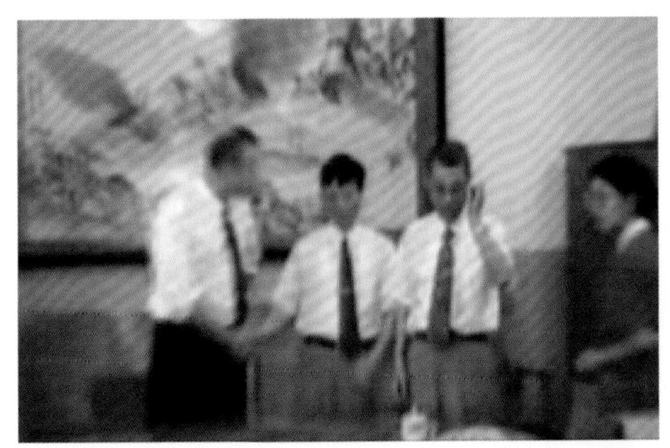
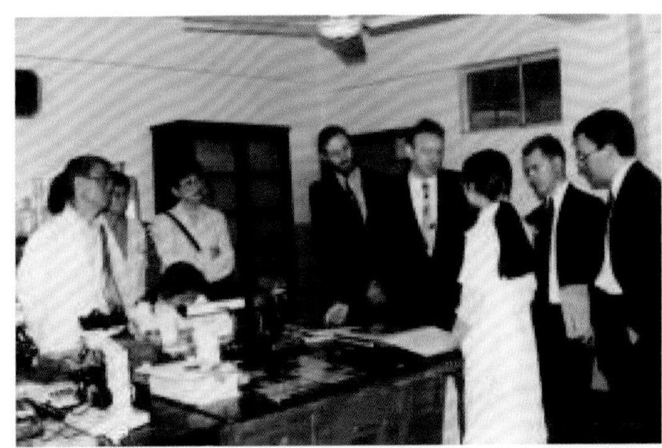
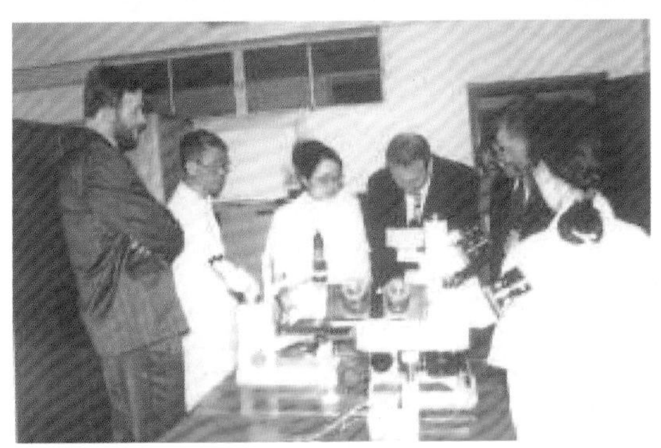
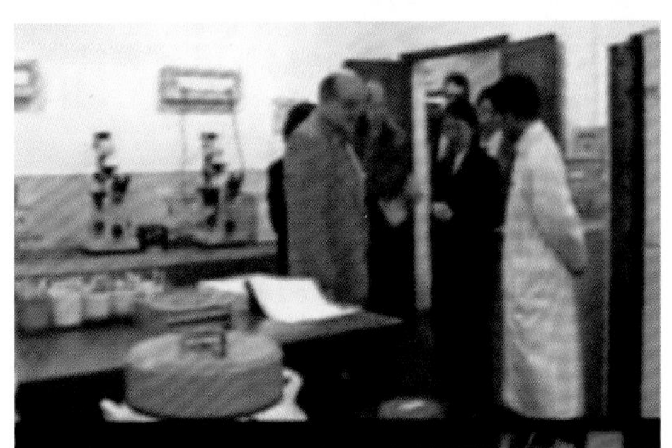

1995 年 5 月美国史克必成公司科技开发部副总裁 Russell Greig 一行来实验室考察

访问记者：夏家辉对实验室的管理非常严格，他经常会突然出现在实验室的某一处，亲自检查卫生和仪器设备的使用及保养，以至于大家一看到夏教授就都有些紧张。

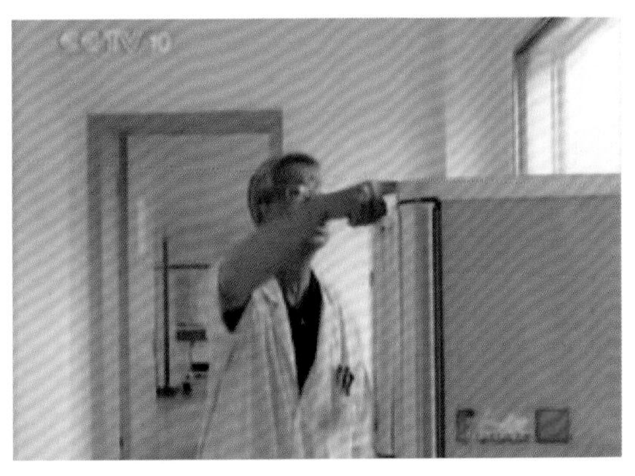

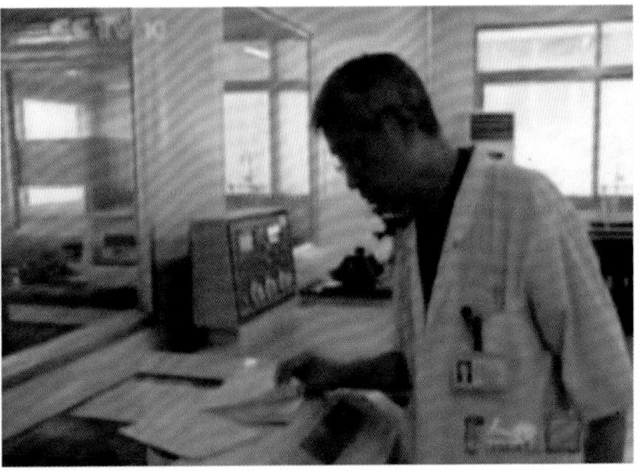

邬玲仟教授：有一次，他经过我们制蒸馏水的地方，他发现蒸馏水流出来的那个管子有个胶布绑着，胶布绑着就说明不正常！

夏家辉院士：这个胶在上面是不行的，为什么呢，因为一加热，这个胶里面的有毒物质，就会溶到那水里面，细胞培养就很难了！

邬玲仟教授：当时有一个女的硕士研究生，她就说是她弄坏的。

夏家辉院士：我就问她，是只裂一个裂缝，还是打碎了，她讲，只有一个裂缝。我就用手捏一捏，我发现不对！

邬玲仟教授：夏老师当时就把所有技术人员和研究人员召集过来开会。

夏家辉院士：在会上我就问她，是"粉碎性骨折"还是一个裂痕？她讲是一个裂痕，还坚持这样说！我讲，好吧，把它拉开！

邬玲仟教授：当时就马上叫另外一个人把这个胶布撕开，那个胶布刚撕开，这位硕士生就吓晕过去了！

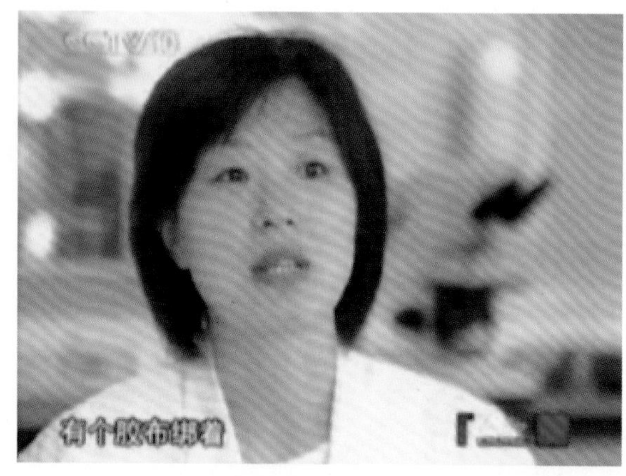

夏家辉院士：由于她吓昏了，当即就把她扶到另外一个房里，喂了一点糖水。

邬玲仟教授：后面就发现那个管子都已经裂成几块了，她没有按规定报告，自己用胶布把它粘上去的。

访问记者：正是因为这样的管理，才有了美国代表看到的实验室环境，史克必成公司的投资使实验室彻底摆脱了资金困境，夏家辉建设世界一流实验室的梦想有了物质基础。

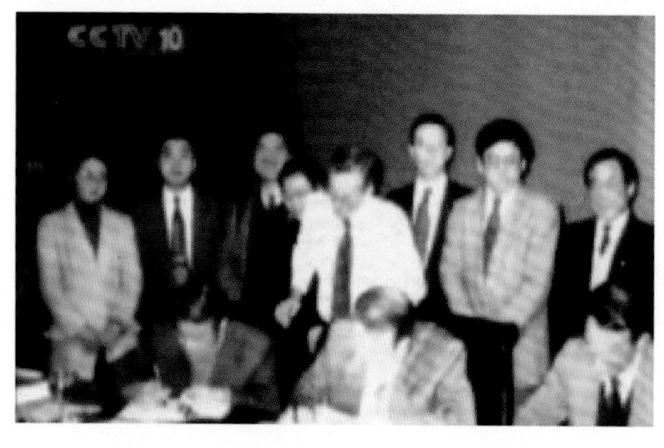

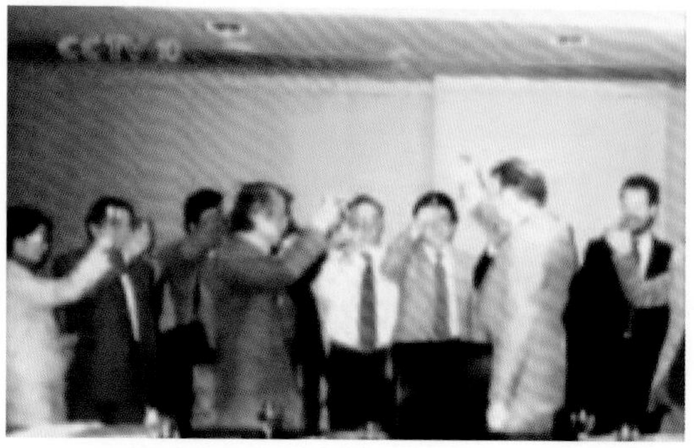

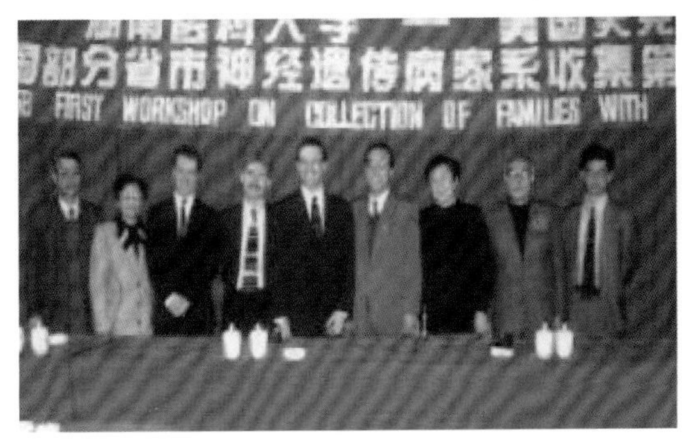

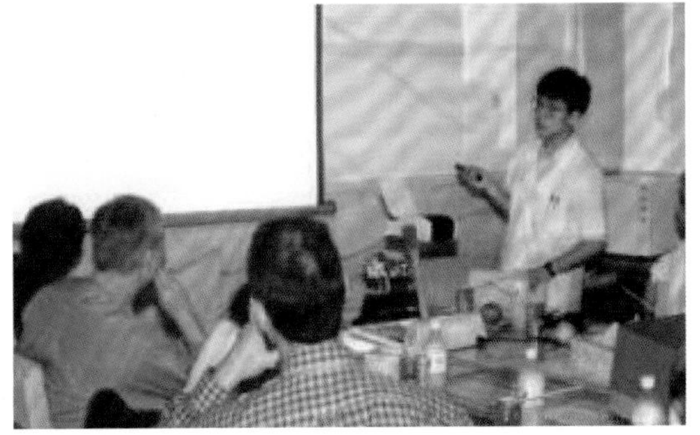

1996 年 1 月夏家辉教授与 SB 公司科技开发部副总裁 Russel Greig 在北京中国大饭店正式签署“湖南医科大学医学遗传学国家重点实验室–SB 公司研究与许可合同”，开展了研究合作

在基础研究领域，“只有世界第一”才能获得大家的认可，当时国际上的前沿项目就是“基因克隆”，为此，夏家辉带领着实验室同仁夜以继日地工作，希望能抢先完成 EXT1（外生性骨疣）基因的克隆。1995 年，正当他们的研究取得初步进展时，《自然遗传学》杂志上有论文发表，EXT1 基因克隆成功。

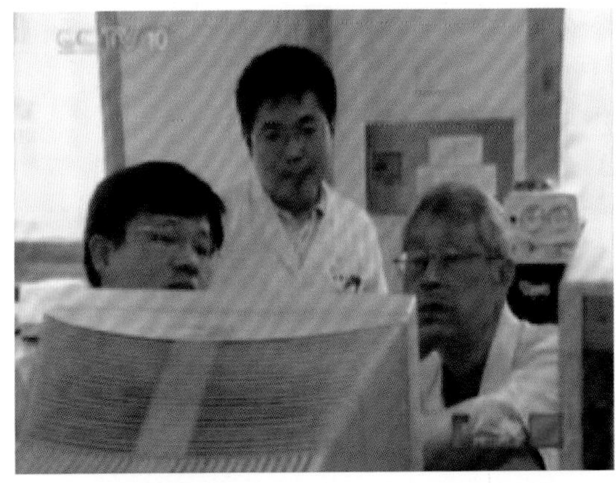

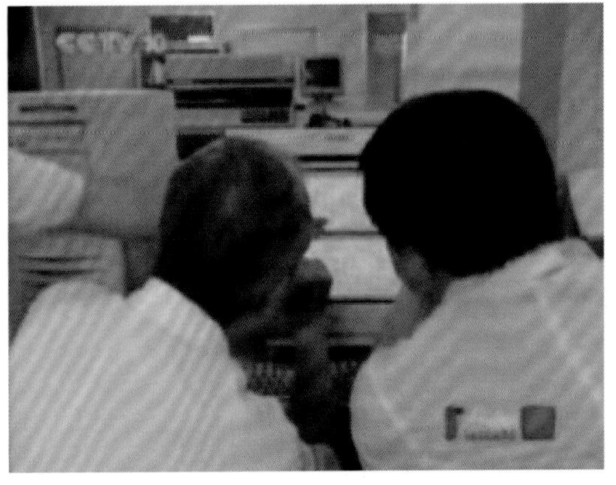

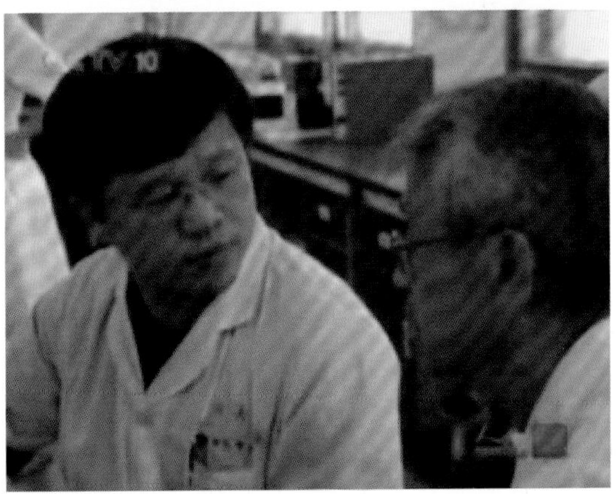

article

Cloning of the putative tumour suppressor gene for hereditary multiple exostoses (*EXT1*)

Jung Ahn*[1], Hermann-Josef Lüdecke*[2], Steffi Lindow[1], William A. Horton[3], Brendan Lee[1], Michael J. Wagner[1], Bernhard Horsthemke[2] & Dan E. Wells[1]

Hereditary multiple exostoses is an autosomal dominant disorder that is characterized by short stature and multiple, benign bone tumours. In a majority of families, the genetic defect (EXT1) is linked to the Langer-Giedion syndrome chromosomal region in 8q24.1. From this region we have cloned and characterized a cDNA which spans chromosomal breakpoints previously identified in two multiple exostoses patients. Furthermore, the gene harbours frameshift mutations in affected members of two EXT1 families. The cDNA has a coding region of 2,238 bp with no apparent homology to other known gene

夏家辉院士：潘乾就跟我讲，夏老师你不要难过，全世界有几千个实验室在拿基因，真正现在克隆基因（成功的）还只有几十个基因，你急什么呀！

访问记者：夏家辉立即调整方向，转到了克隆 EXT2 基因的工作上，1996 年，夏家辉的小组成功拿到了 EXT2 基因，这个时候，大家都非常高兴，立即开始撰写学术论文，然而就在这时，《自然遗传学》杂志上又发表了 EXT2 基因克隆成功的论文。

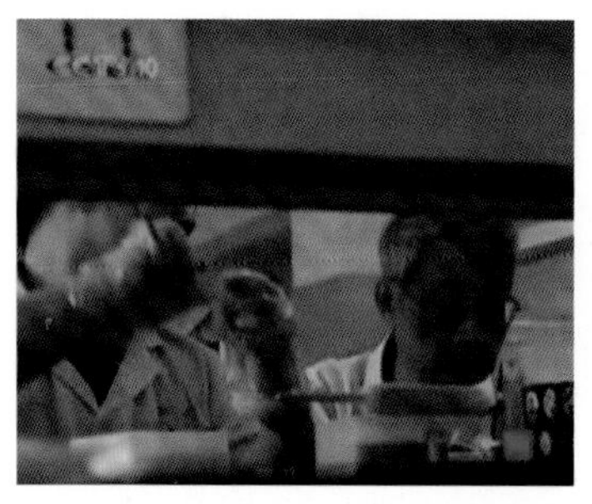

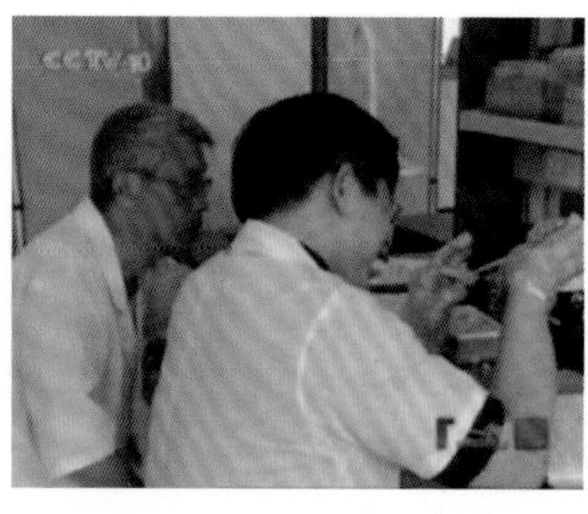

The *EXT2* multiple exostoses gene defines a family of putative tumour suppressor genes

Dominique Stickens[1*], Gregory Clines[1*], David Burbee[1,3], Purita Ramos[1], Sylvia Thomas[1], Deborah Hogue[1], Jacqueline T. Hecht[1], Michael Lovett[1,3] & Glen A. Evans[1,2,3]

Hereditary multiple exostoses (EXT) is an autosomal dominant condition characterized by short stature and the development of bony protuberances at the ends of all the long bones. Three genetic loci have been identified by genetic linkage analysis at chromosomes 8q24.1, 11p11–13 and 19p. The *EXT1* gene on chromosome 8 was recently identified and characterized. Here, we report the isolation and characterization of the *EXT2* gene. This gene shows striking sequence similarity to the *EXT1* gene, and we have identified a four base deletion segregating with the phenotype. Both *EXT1* and *EXT2* show significant homology with one additional expressed sequence tag, defining new multigene family of proteins with potential tumour suppressor activity.

夏家辉院士：我已经把这个基因拿出来了，而且在这里写文章了，人家那篇文章又发表了，那对自己的刺激就很大，当时就觉得太残酷了！

访问记者：这一次打击可以说更甚于上一次，夏家辉当时非常苦恼，而外界也传来了质疑的声音。

夏昆教授：每次总是差别人，差国外的研究者，差那么一点点时间，就这么失败了，在那个时候夏老师就想，要走出新的路子来，不可能再沿用“显微切割”这一老的方法了！

夏家辉院士：在 1995 年“863”计划汇报会上，有一位教授对我说，夏老师人家现在进展得很快，我们现在怎么办？！他讲，国际人类基因组计划几乎每天都有新的数据公布，不要钱的，我们如何面对这些数据？利用它！……我说：这是我今年以来一直在考虑的问题，……会后，杨教授决定陪我去医科院查资料，同时按预定约见了刘教授并请教了他一些有关基因调控方面的问题。中午刘教授请我吃饭，我与刘教授、杨教授又谈了有关“人类基因计划”的进展问题，……席间，基于我所学“生物学专业”的根基及长期的思考，我突然萌生了利用“国际人类基因组”计划所提供的信息资源，以进化的理论为基础，在计算机上进行同源分析、克隆新基因的想法。……

夏昆教授：经过这样反反复复之后，夏老师最终带领我们，开发出来一种新的遗传病致病基因克隆的研究方法。

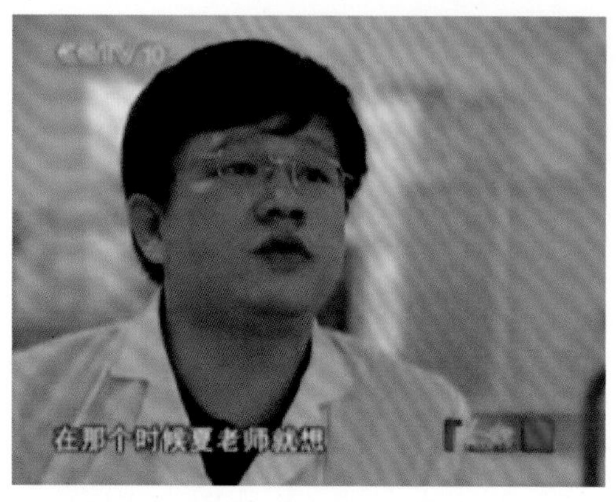

夏家辉院士：作为一个科学家，如何及时创建新的技术，替代自己已有的技术，是极其重要的。1996 年我放弃了“显微切割”基因克隆技术，创建了“计算机—基因家族—候选疾病基因克隆”技术。

访问记者：夏家辉又选择神经性耳聋基因作为这次克隆的目标。1998 年，夏家辉实验室成功拿到了基因，此时所有人仍然不敢说成功，这一次他们能不能率先向世界公布呢？

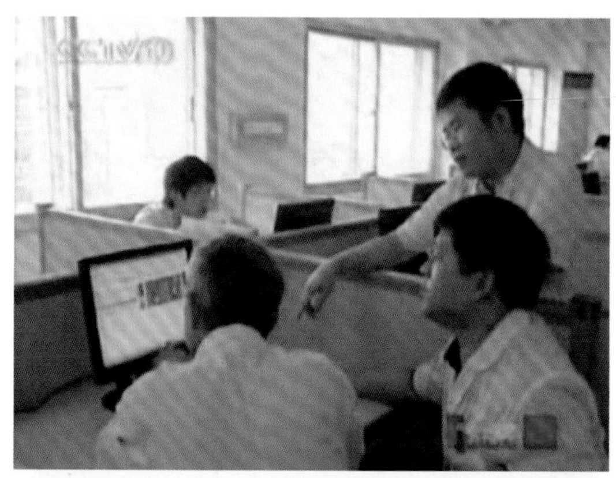

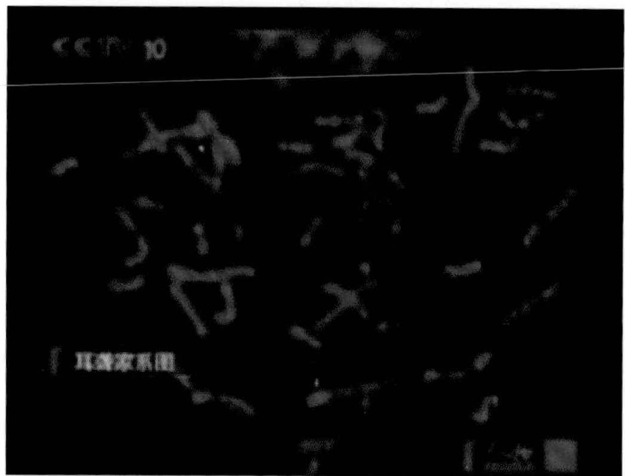

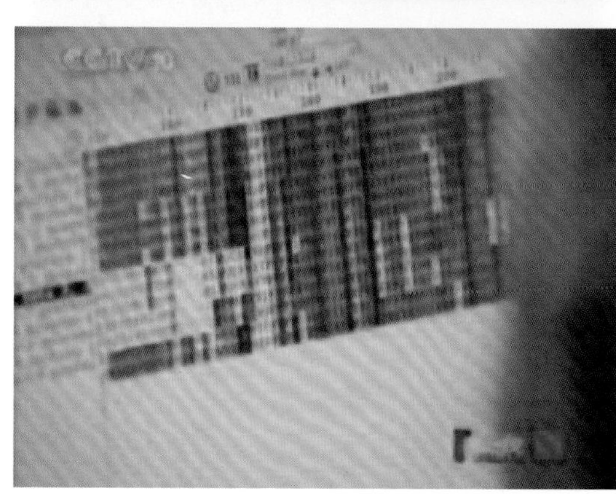

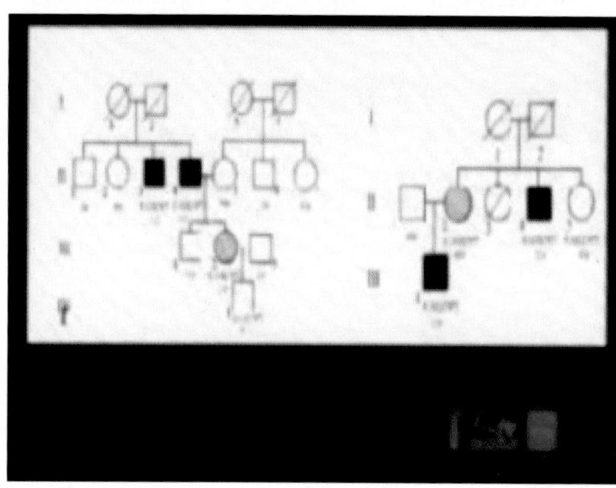

夏家辉院士：克隆基因的结果出来后，我当时高兴得不得了，但是没有做声，只是心里面高兴，抓紧写文章，抢时间！因为我们前面两个，都被人家抢先了，所以就夜以继日地写文章。

访问记者：论文写好以后，夏家辉决定寄往《自然遗传学》杂志，这个曾经三次给他带来挫折感的国际一流学术刊物。

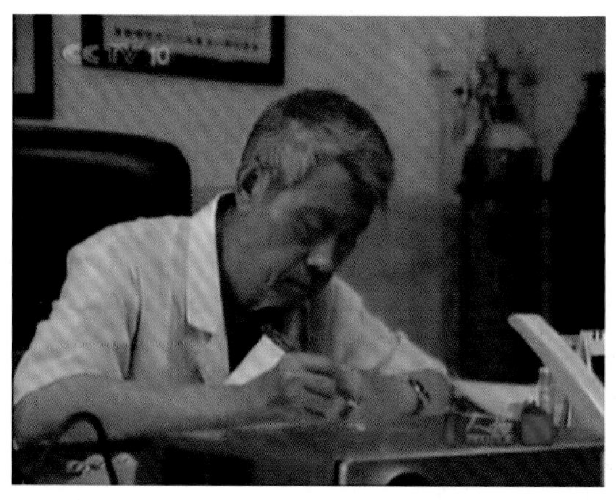

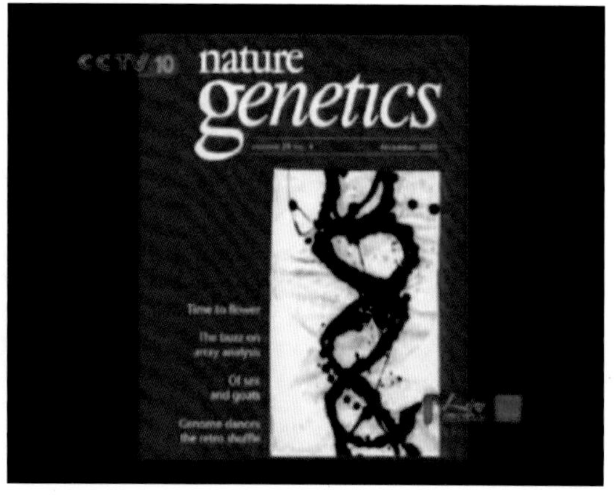

夏家辉院士：我当时的心情是，我第一次失败在你《自然遗传学》上，第二次失败也是你这个杂志，我一定要投到你这个杂志上。

夏昆教授：当时不像现在有 E-mail 很简单，当时还是通过邮局寄信的方式寄过去，过了没多久，论文的审稿意见就回来了，这个审稿意见回来之后，当时我记得有一个意见，给我们一个很大的难度。

访问记者：杂志社认为，论文中提供的一百多个基因对照样本还不够充分，同时除了中国人的基因样本，还应该有西方人的基因样本，杂志社要求实验室在半个月内提供足够的对照样本，这几乎是一个不可能完成的任务。

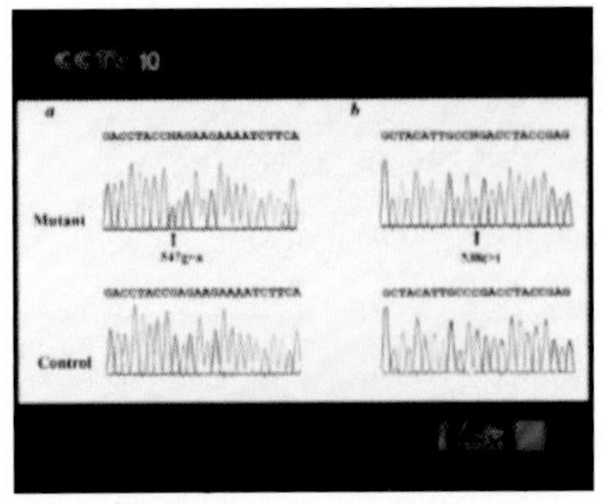

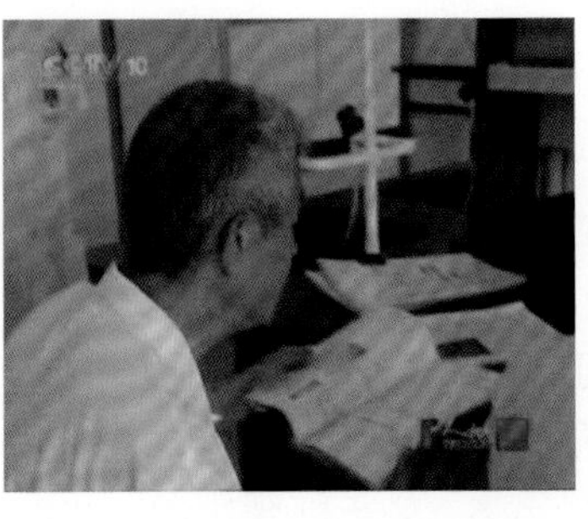

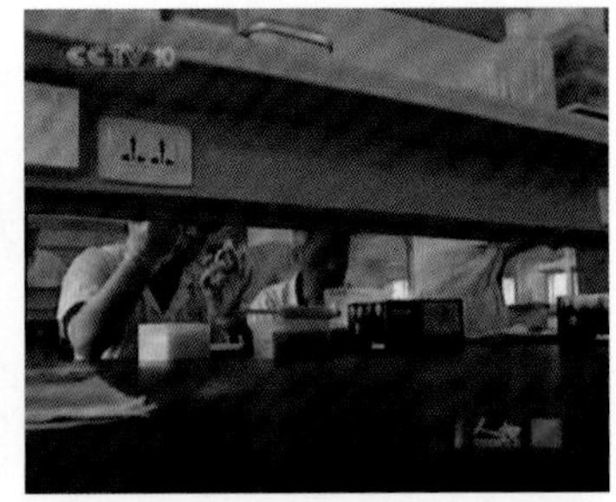

夏昆教授：夏老师召集大伙讨论，最后灵机一动，他说，其实我们取对照人群，完全可以动员我们的学生来参与这样一个工作，这些学生来自全国各地，只要注意排除个别学生之间的血缘关系，是一个标准的大样本人群；中国人群的对照解决了，接下来就是西方人群，这对我们来说难度更大了，在那个时代，我们手里几乎没有一份西方人群的标本，我们临时到哪里去做？针对这个事情我们想了两天，最终突然想到一点，咱们长沙不是也有出入境的问题，也有这些出入境检疫的问题，经常有一些这种外国人进驻到长沙的时候，他肯定要进行一些体检，这里不是可以提供一些这样的资源的标本吗？因此我们马上就联系了长沙的出入境检疫的口岸，去跟他们联系，然后再与当时在这里做体检的一些西方人，跟他们解释，动员他们参与到我们的这项研究中，这样我们就提前完成了整个对照人群的基因筛选。

访问记者：杂志社再一次通知夏家辉，我们正在审查您的论文，如果在此期间，别的刊物上有相关的类似论文发表，我们就不能刊登您的文章。

1998 年 12 月，《自然遗传学》杂志上终于刊登了夏家辉实验室的论文，夏家辉成为世界上克隆人类神经性高频性耳聋疾病基因（GJB3）的第一人，从而实现了在我国本土克隆遗传病疾病基因零的突破。

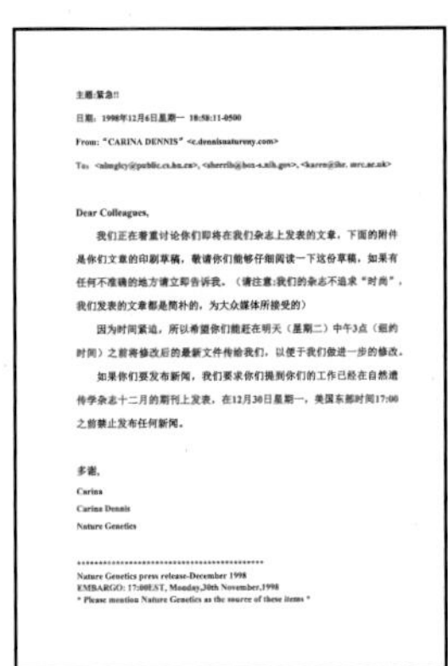

主题:紧急!!

日期：1998年12月6日星期一 18:58:11-0500

From: "CARINA DENNIS" <c.dennisnatureny.com>

To: <nlingley@public.cs.hn.cn>, <sherrib@box-s.nih.gov>, <karen@ihr. mrc.ac.uk>

Dear Colleagues,

我们正在着重讨论你们即将在我们杂志上发表的文章，下面的附件是你们文章的印刷草稿，敬请你们能够仔细阅读一下这份草稿，如果有任何不准确的地方请立即告诉我。（请注意:我们的杂志不追求"时尚"，我们发表的文章都是简朴的，为大众媒体所接受的）

因为时间紧迫，所以希望你们能赶在明天（星期二）中午3点（纽约时间）之前将修改后的最新文件传给我们，以便于我们做进一步的修改。

如果你们要发布新闻，我们要求你们提到你们的工作已经在自然遗传学杂志十二月的期刊上发表，在12月30日星期一，美国东部时间17:00之前禁止发布任何新闻。

多谢，

Carina

Carina Dennis

Nature Genetics

****

Nature Genetics press release-December 1998

EMBARGO: 17:00EST, Monday,30th November,1998

* Please mention Nature Genetics as the source of these items *

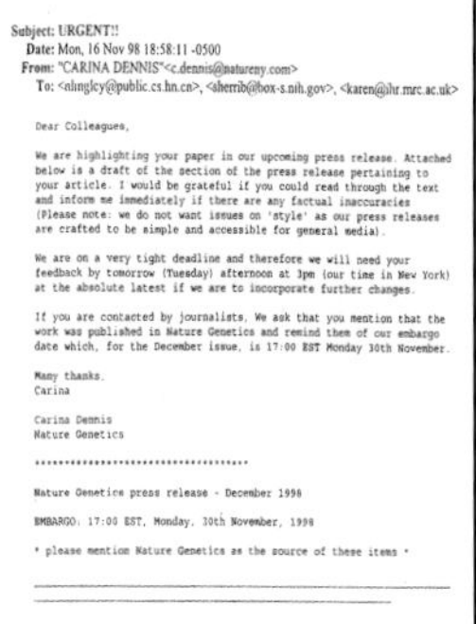

Subject: URGENT!!

Date: Mon, 16 Nov 98 18:58:11 -0500

From: "CARINA DENNIS"<c.dennis@natureny.com>

To: <nlinglcy@public.cs.hn.cn>, <sherrib@box-s.nih.gov>, <karen@ihr.mrc.ac.uk>

Dear Colleagues,

We are highlighting your paper in our upcoming press release. Attached below is a draft of the section of the press release pertaining to your article. I would be grateful if you could read through the text and inform me immediately if there are any factual inaccuracies (Please note: we do not want issues on 'style' as our press releases are crafted to be simple and accessible for general media).

We are on a very tight deadline and therefore we will need your feedback by tomorrow (Tuesday) afternoon at 3pm (our time in New York) at the absolute latest if we are to incorporate further changes.

If you are contacted by journalists, We ask that you mention that the work was published in Nature Genetics and remind them of our embargo date which, for the December issue, is 17:00 EST Monday 30th November.

Many thanks,
Carina

Carina Dennis
Nature Genetics

****

Nature Genetics press release - December 1998

EMBARGO: 17:00 EST, Monday, 30th November, 1998

* please mention Nature Genetics as the source of these items *

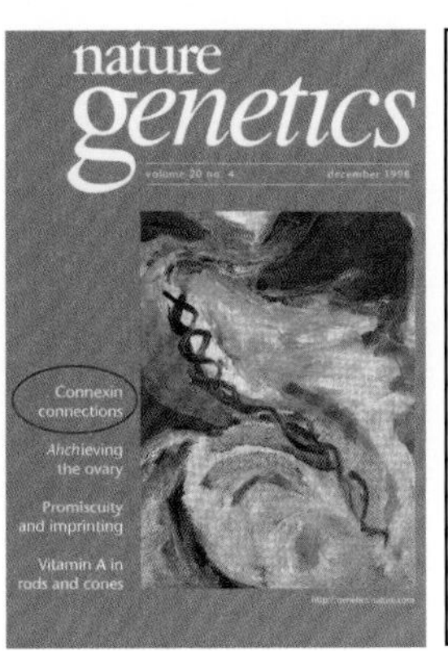

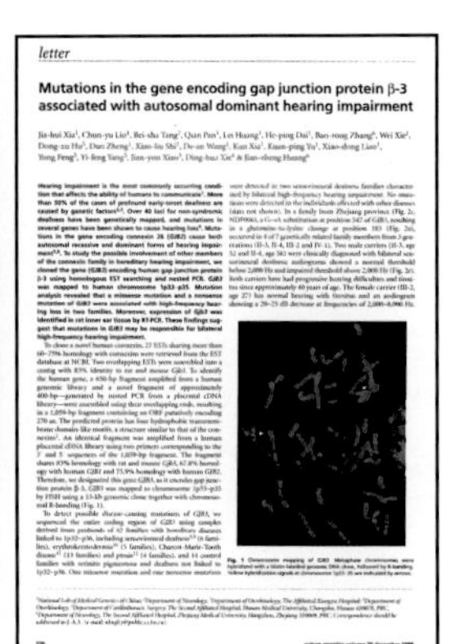

letter

Mutations in the gene encoding gap junction protein β-3 associated with autosomal dominant hearing impairment

夏昆教授：平时你可能看到的夏老师是很严肃的、很认真的，有一点事情做得不对，他可能对你提出严厉的批评！但是当他真正这样一个成果被接受了，这样一篇论文即将被发表了，这个时候他兴奋得像小孩一样又唱又跳！

夏家辉院士：一个科学家，你花了国家这么多钱，你对人民有贡献，你对国家有贡献，一个是获得老百姓的承认，另外一个是获得国内外同行的承认。所以我这个基因的克隆，以及这篇文章在《自然遗传学》上发表，当时是国际顶尖的杂志，这是中国本土上克隆的第一个致病基因！当时我是这样想的，现在我也是这么想的，这是我梦寐以求的东西！

附件　夏家辉与罗校长的“君子协定”

访问记者：一天，夏家辉又在学校的院子里转了一宿，转累了他就躺在草地上睡着了，学生们上早操，他又被吵醒了。

夏家辉：做操的时候，他们一吵，我就醒来了，醒来只有6点多钟，我就去罗嘉典副校长的家去找他（他当时还是副校长，卫生部已决定他接任校长），我到他家门口敲他的门，他的太太就开门问我，我说，我是夏家辉，她讲你有什么事，我说，我有要事找一下罗校长。她说，他没有起床，我说，没有关系，找到他床边与他谈。

我进屋后，我说：罗校长您睡着，我坐在您床边讲。昨晚我一晚没有睡觉，围着教学大楼转，太累了！后来不知不觉地躺在草地上睡着了，学生早操把我吵醒了，所以我现在这么早就来找您……因为国家给这么多钱，是要我负责建设一个代表国家水平的“中国医学遗传学国家重点实验室”，在细胞遗传学方面我的研究工作已经处国际前沿，但在分子遗传学方面我要从零开始做，至少相差国外10年，给我的压力是非常大的！另一方面由于长沙市给我校的水电计划量不够，经常突然停电、停水，实验室运转后一旦发生，这台仪器就会完全损坏。据此，我认为国家计委和卫生部给我的这一任务，在业务上我是可以下决心完成的，但就学校目前行政管理，为教学、科研服务的态度我是无法完成的，责任太重大了，我负不起，不想接受这一任务……我今天找您，就是向您汇报这一思想，并听取您的决定！他说：学校反复研究过，卫生部在国家计委仅争取了四个国家重点实验室，在我校建“医学遗传学国家重点实验室”完全是凭你过去在科研方面所做出的成绩而获批的，这个实验室我们是一定要由你建的，你必须接受，水、电的问题由学校找长沙市相关部门来解决。学校认为“中国医学遗传学国家重点实验室”的建立将为我校的科学研究取得国内领先地位、达国际先进水平提供一流的条件与机遇，也是决定我校在国内地位的一个重大标志，你有什么想法与要求，都可以提出来，我和学校将尽全力支持你，你决不可打“退堂鼓”。

我说：我在建设国家重点实验室中，我将坚决贯彻执行“四项基本原则”，同时根据《国家重点实验室管理文件》和我在国内外调研的情况，请求学校给我如下特殊政策：

1. 在人事管理方面——由我提出经您（校长）批准后，我有权提出选聘、解聘任何人；人事处应保证按规定履行相关职责。

2. 在财务管理方面——由于我不懂财务政策，实验室经费由学校财务处负责统一管理，由我提出经费使用计划，经您批准后，相关部门必须按计划执行，财务处如果发现有不符合国家财务制度的，应予以阻止，如果财务处没有发现或阻止，出了错误，应由财务处负相关管理法律责任。

3．我有重大问题随时可以找您报告，您明确同意我就去执行，如您不同意我就不执行，如果您也拿不定主意的话应与其他领导或部门商定后再通知我，不能让我今天找这个院长、明天找那个处、后天找那个科，如果这样我就没有时间做科研了！

罗校长说：好！你将任务接受下来，今天开始我们按这个“君子协定”做。

·记　述·

虱乎？非虱乎？

（原载《基础研究要争世界第一——献给人类与医学遗传学家夏家辉院士》

倘若有一天，我有机会制造一种问卷，以征求人们对我所熟知人群的印象和意见，凭现有的信息，我基本上可以推断，在不同的问卷栏目中，最有争议和最没有争议的恐都将属于夏家辉教授。

夏家辉教授确是在我所熟知的人群中一位最有争议又最没有争议的人物。要说最没有争议，当是针对他踏实肯干的精神，雷厉风行的作风，对科学研究的执着追求以及他在遗传学研究上所取得的巨大成就而言，在这方面大家都是公认的。要说最有争议，恐怕首推夏教授的处事方式。夏教授处事方式的最大特征之一恐怕要数“实事求是”了，他的这一特征大抵既决定了他会成为有成就的人，也决定了他会成为有争议的人。

曾经看过这样一个小故事，甲乙两朋友正在聊天，朋友甲从身上摸出了个小东西，看一看原来是个虱子，朋友甲觉得不好意思，将虱子往地上一抛说：“我道是个虱子呢，原来不是的！”朋友乙不相信，弯下身去将朋友甲抛到地上的小东西捡起来，仔细看过几遍，然后非常自信地说：“我道不是个虱子呢，原来是个虱子！”客观而论，朋友甲讲的不是真话，他明知是个虱子，但为了自己的面子，却违背客观事实，硬说自己身上的那个虱子不是虱子，朋友乙的精神倒是难能可贵，他明知自己的做法可能引起朋友甲的不高兴，但还是以事实为依据，实事求是地说出了那小东西原来是个虱子的真话，夏家辉教授恐怕就正是具有这样一种实事求是精神的人。

试想要将朋友乙的处事方式拿到社会上来评论，恐怕只能是仁者见仁，智者见智，莫衷一是。为此我们也就不难理解为什么夏家辉教授会成为一位最有争议的人了。

“实事求是”是科学工作者不可缺少的高贵品德，它是一个人不断学习新知识，不断创造新事物的基础；只有“实事求是”，才能去掉面子观念，客观地分析和了解自身的不足，不断地学习而不断完善自身。也只有实事求是，才能及时发现新现象、新问题，才能进一步找到解决问题的办法，而使得创造成为可能。我想夏家辉教授几十年的研究工作之所以一直处于学科研究的前沿，几十年的学术生涯之所以长盛不衰，与他实事求是地认识自身，不断学习新知识的精神密不可分。上海复旦大学的余龙教授曾和我谈起夏教授的一则敢于屈尊讨教，不耻下问的故事：我室原来作遗传疾病的连锁分析沿用 RFLP 技术，夏教授分离出来的一个探针池在人群中能查到有多态性，然而，在用到家系分析时，出现一种不可思议的结果，正常情况下，应该是两条杂交带，然而，常常有异常的新的杂交带出现，而新出现的杂交带又不符合遗传连锁规律，夏家辉教授苦思不得其解，在一次会议后，夏教授特地请了在这方面有较丰富经验，但资历却小得多的余龙教授，来解释这一现象。余龙教授对我说：“夏家辉教授现今可算是我国细胞遗传学的顶尖权威，我国发现的任何一个染色体异常，凭他的鉴定就可登记在案，就可以以此作为科研成果的凭证，而当他遇到没有弄懂、弄通的问题时，却能像一个小学生一样，一点一点地虚心地向人家学习，一边提问，一边记录，没有半点架子。使我感触颇深，而对夏教授敬佩有加。”我对余龙教授进一步证实道：“这就是夏家辉教授，他就是这样一位科学家。”

夏家辉教授“实事求是”的精神表现在他工作的各个方面，这既使他成为某一方面的权威，又使他成为一个有争议的人物。是啊，虱子就是虱子，何必过分忌讳，对于科学工作者更是如此，要是朋友甲也能逐步地明白这一点，问题或许就简单多了，相信有关夏教授的争议也会少些了。

学生：邓汉湘

于美国芝加哥西北大学

1996 年 8 月 10 日

日　记

（原载《基础研究要争世界第一——献给人类与医学遗传学家夏家辉院士》）

（1）刘颖迪　1999 年 10 月 16 日　星期五　雨

今天，外公、外婆带我到了湖南大剧院五楼去吃海鲜，吃完后特意去看了一场《国歌》的电影，我被感动得差点哭了，电影告诉我们《国歌》是怎样来的，我还知道《国歌》是由田汉作的词，聂耳作的曲，如果没有那些解放军叔叔和爱国的叔叔、阿姨们的牺牲，我们就没有今天这样幸福的生活。以前，因为我们国家太落后了，所以日本鬼子来侵略我们，我们要更加好好学习，用知识保卫我们的祖国。

（2）刘颖迪　2000 年 2 月 7 日　星期一　阴

今天，外公带我到了家乡的一所小学——石桥小学，一进校门，映入我眼帘的是一个泥巴地的操场，两边竖着篮球架，后面有一栋崭新的两层教学楼，这一栋楼是我外公和省教委，还有农民捐款才建成的。可另外一栋教室是用泥巴做的墙，稻草盖的屋顶，墙上还有许许多多洞，四面透着风，看到这里我想起了我们学校，在那么优雅的环境读书，是多么的幸福，外公经常对我说这六个字“正直、责任、良心”，责任——对祖国，对自己要负责任。正直——做人要正直，不要搞阴谋诡计。良心——对培养过自己的祖国、学校、老师、爸爸、妈妈、亲人们都不要忘记他们。

我觉得外公很了不起，我更应该珍惜现在这么好的学习条件，发奋读书，做一名全面发展的好学生。

• 附　　件

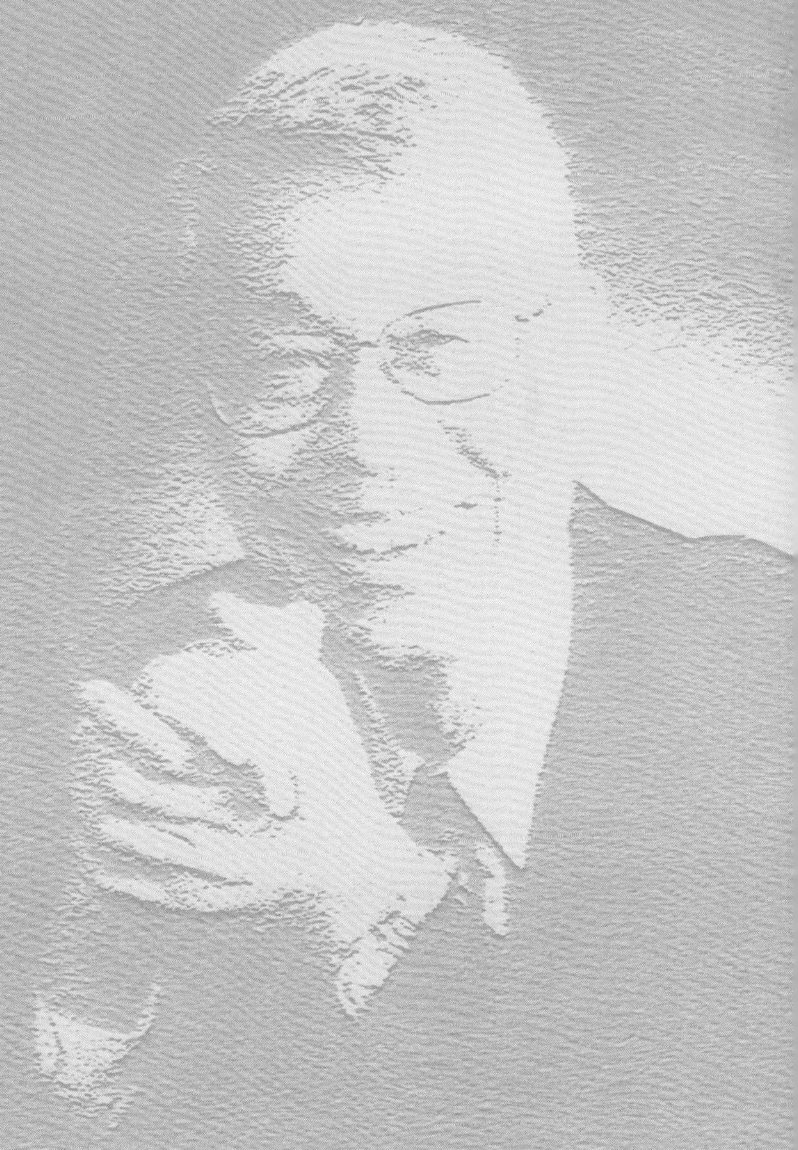

• 附件一 夏家辉所获主要研究成果奖 •

从 1978 年至 2017 年共获奖 25 次，其中全国科学大会奖 1 项（1978 年），卫生部甲等（一等）奖 4 项（1981 年、1986 年、1991 年、1994 年），教育部首届长江学者成就奖一等奖 1 项（1999 年），科技部何梁何利科学技术进步奖 1 项（1999 年），国家科学技术进步奖二等奖 5 项（1985 年、1987 年、1995 年、1999 年、2005 年），国家自然科学奖二等奖 1 项（2001 年），湖南省科学技术进步奖一等奖 1 项（2017 年）。

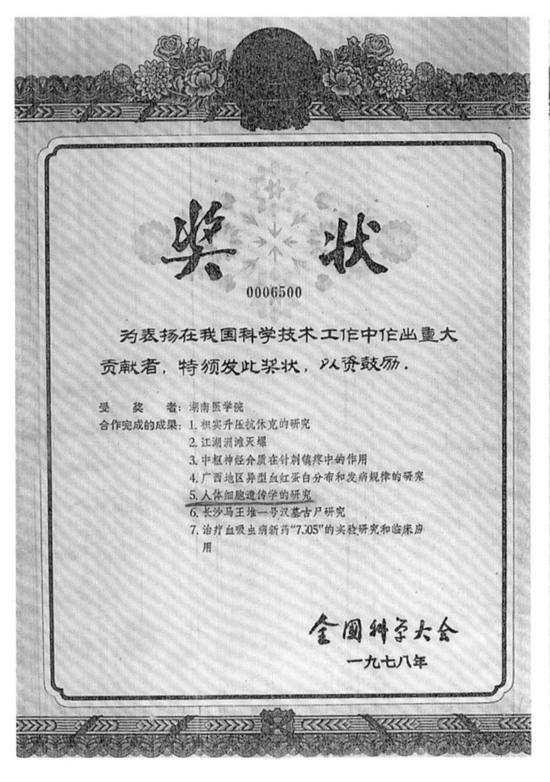

奖状

0006500

为表扬在我国科学技术工作中作出重大贡献者，特颁发此奖状，以资鼓励。

受 奖 者：湖南医学院

合作完成的成果：1. 枳实升压抗休克的研究
2. 江湖洲滩灭螺
3. 中枢神经介质在针刺镇疼中的作用
4. 广西地区异型血红蛋白分布和发病规律的研究
5. 人体细胞遗传学的研究
6. 长沙马王堆一号汉墓古尸研究
7. 治疗血吸虫病新药"7505"的实验研究和临床应用

全国科学大会

一九七八年

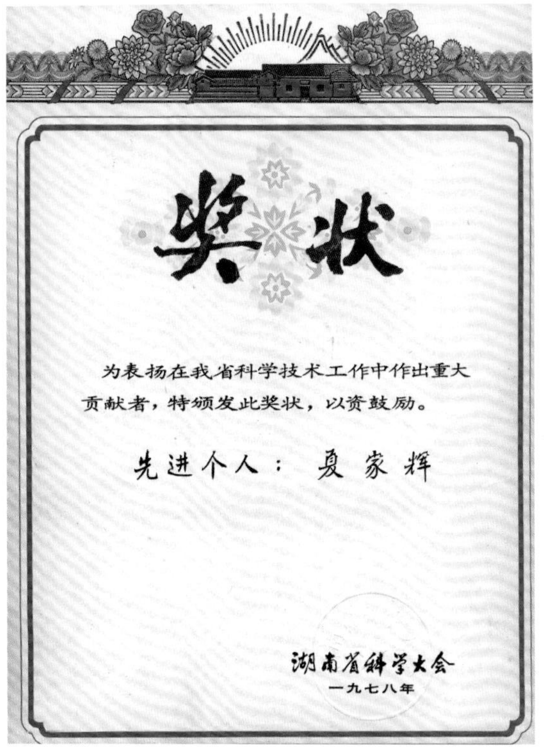

奖状

为表扬在我省科学技术工作中作出重大贡献者，特颁发此奖状，以资鼓励。

先进个人：夏家辉

湖南省科学大会

一九七八年

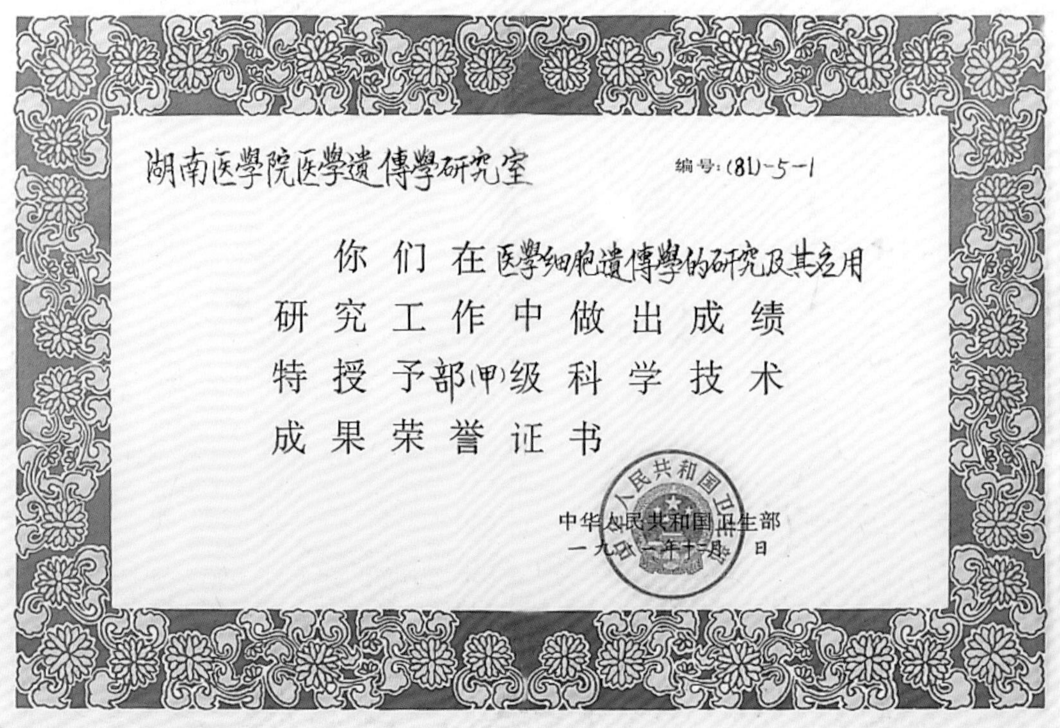

湖南医學院医學遺傳學研究室　　编号:(81)-5-1

你们在医學细胞遺傳學的研究及其應用研究工作中做出成绩特授予部(甲)级科学技术成果荣誉证书

中华人民共和国卫生部
一九八一年十二月　日

湖南医学院医学遗传研究室　　编号:(85)~甲~8

你们在人类高分辨染色体技术及其应用研究工作中做出成绩特授予部甲级科学技术成果荣誉证书

中华人民共和国卫生部
一九八六年十二月九日

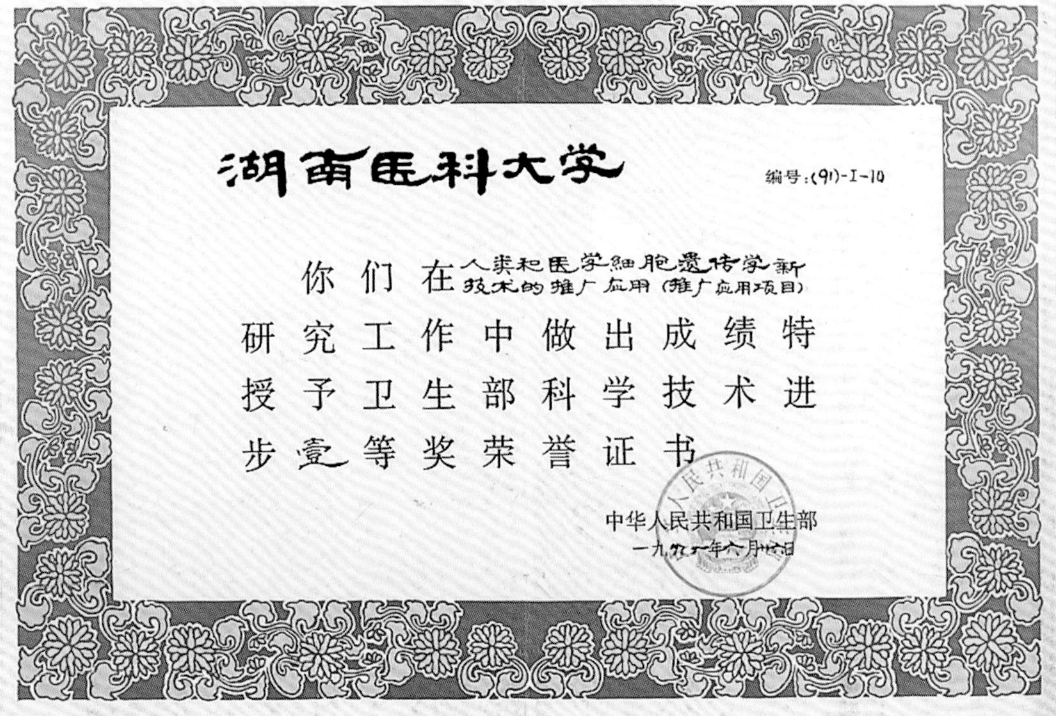

湖南医科大学

编号：(91)-I-10

你 们 在 人类和医学細胞遗传学新技术的推广应用（推广应用项目）

研 究 工 作 中 做 出 成 绩 特

授 予 卫 生 部 科 学 技 术 进

步 壹 等 奖 荣 誉 证 书

中华人民共和国卫生部

一九九一年六月[illegible]日

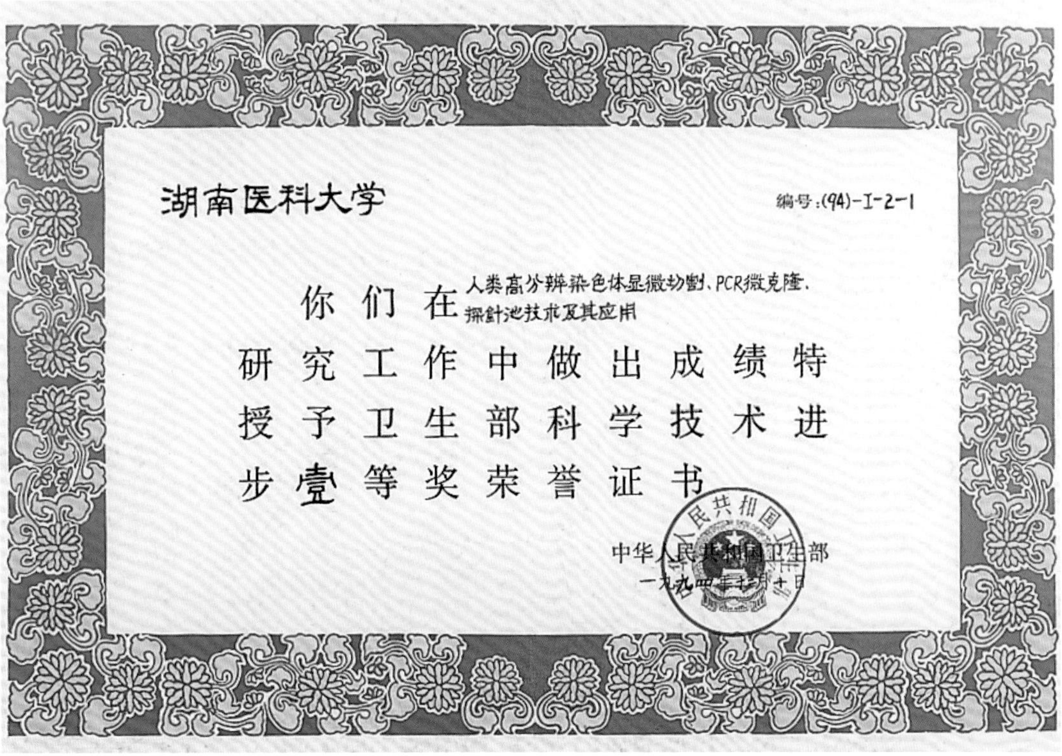

湖南医科大学

编号：(94)-I-2-1

你 们 在 人类高分辨染色体显微切割、PCR微克隆、探針池技术及其应用

研 究 工 作 中 做 出 成 绩 特

授 予 卫 生 部 科 学 技 术 进

步 壹 等 奖 荣 誉 证 书

中华人民共和国卫生部

一九九四年十[illegible]月十日

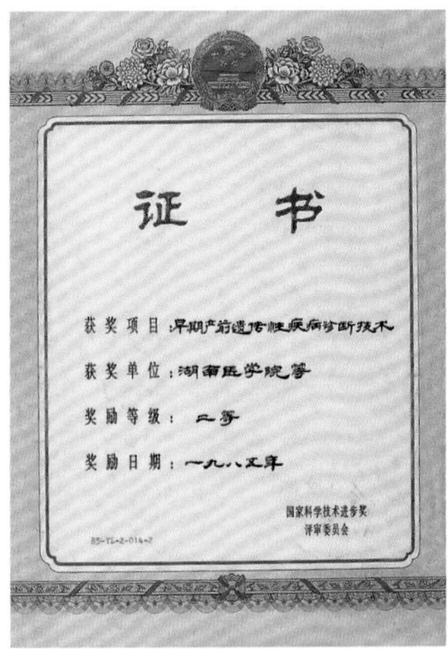

证书

获奖项目：早期产前遗传性疾病诊断技术

获奖单位：湖南医学院等

奖励等级：二等

奖励日期：一九八五年

85-YL-2-014-2

国家科学技术进步奖
评审委员会

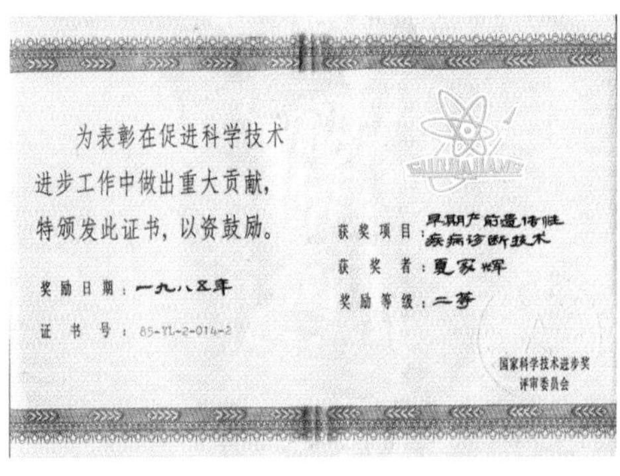

为表彰在促进科学技术进步工作中做出重大贡献，特颁发此证书，以资鼓励。

奖励日期：一九八五年

证书号：85-YL-2-014-2

获奖项目：早期产前遗传性疾病诊断技术

获奖者：夏家辉

奖励等级：二等

国家科学技术进步奖
评审委员会

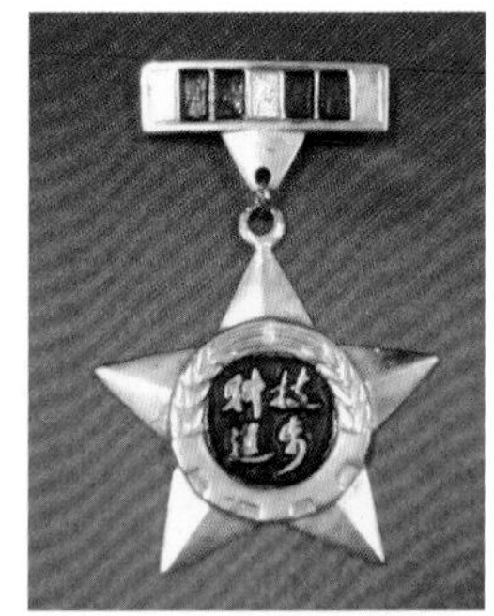

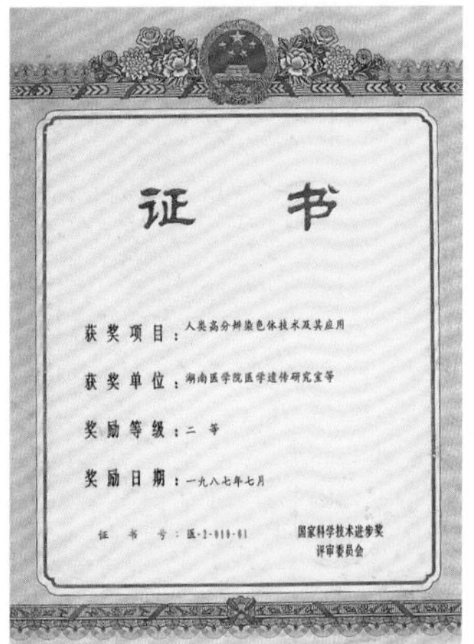

证书

获奖项目：人类高分辨染色体技术及其应用

获奖单位：湖南医学院医学遗传研究室等

奖励等级：二等

奖励日期：一九八七年七月

证书号：医-2-010-01

国家科学技术进步奖
评审委员会

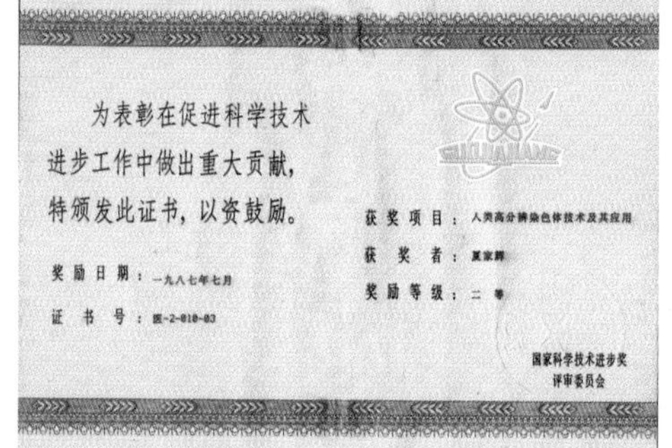

为表彰在促进科学技术进步工作中做出重大贡献，特颁发此证书，以资鼓励。

奖励日期：一九八七年七月

证书号：医-2-010-03

获奖项目：人类高分辨染色体技术及其应用

获奖者：夏家辉

奖励等级：二等

国家科学技术进步奖
评审委员会

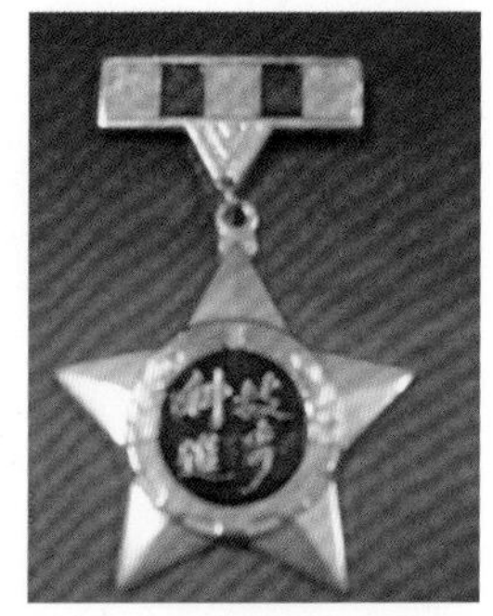

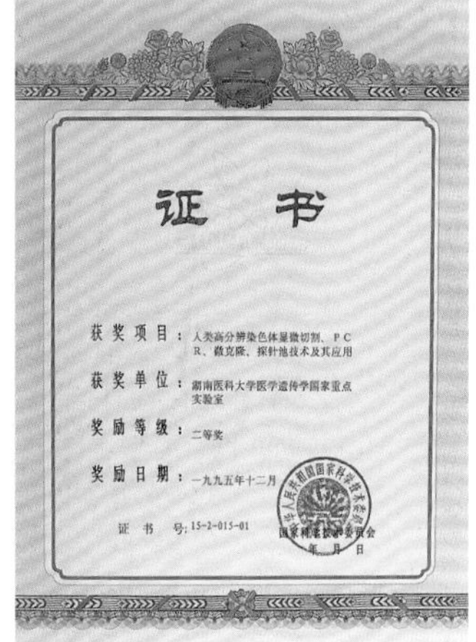

证书

获奖项目：人类高分辨染色体显微切割、PCR、微克隆、探针池技术及其应用

获奖单位：湖南医科大学医学遗传学国家重点实验室

奖励等级：二等奖

奖励日期：一九九五年十二月

证书号：15-2-015-01

国家科学技术委员会
年 月 日

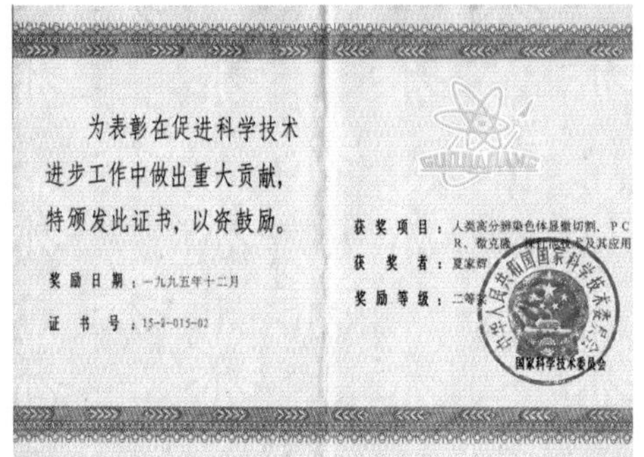

为表彰在促进科学技术进步工作中做出重大贡献，特颁发此证书，以资鼓励。

奖励日期：一九九五年十二月

证书号：15-2-015-02

获奖项目：人类高分辨染色体显微切割、PCR、微克隆、探针池技术及其应用

获奖者：夏家辉

奖励等级：二等奖

中华人民共和国国家科学技术委员会

国家科学技术委员会

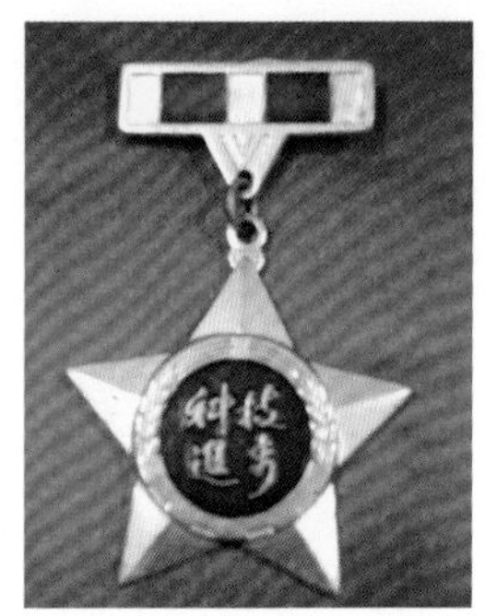

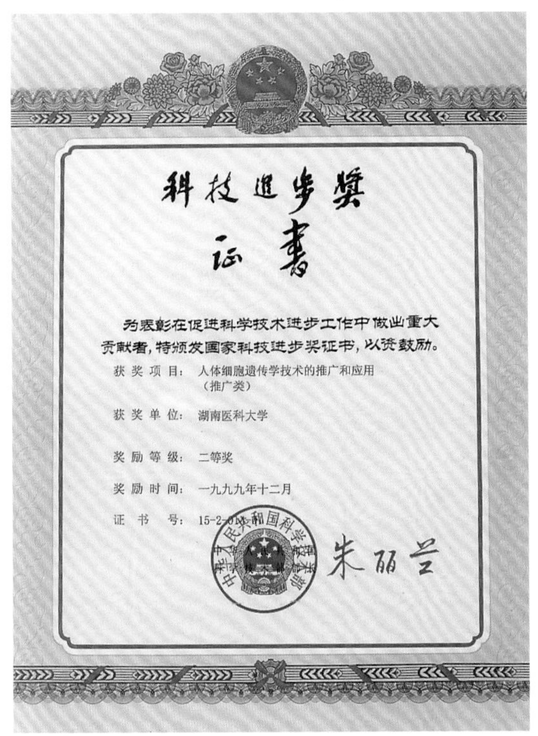

科技進步獎
証書

为表彰在促进科学技术进步工作中做出重大贡献者，特颁发国家科技进步奖证书，以资鼓励。

获奖项目：人体细胞遗传学技术的推广和应用（推广类）

获奖单位：湖南医科大学

奖励等级：二等奖

奖励时间：一九九九年十二月

证书号：15-2-01[illegible]

中华人民共和国科学技术部

朱丽兰

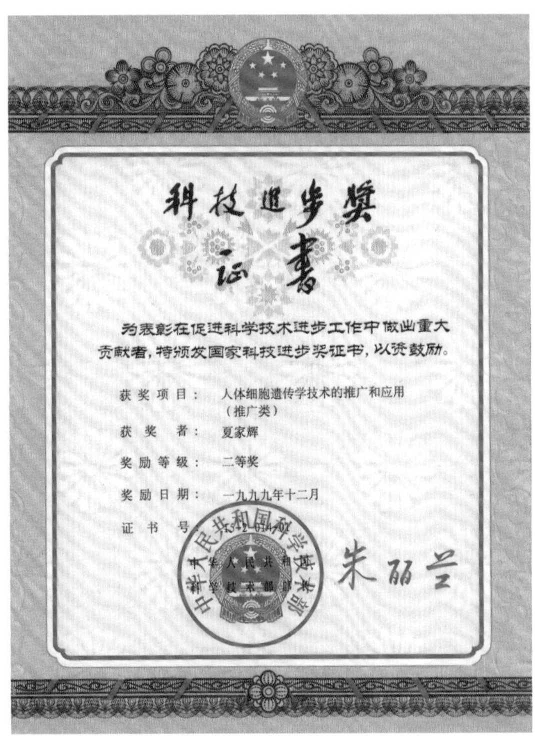

科技進步獎
証書

为表彰在促进科学技术进步工作中做出重大贡献者，特颁发国家科技进步奖证书，以资鼓励。

获奖项目：人体细胞遗传学技术的推广和应用（推广类）

获奖者：夏家辉

奖励等级：二等奖

奖励日期：一九九九年十二月

证书号：[illegible]

中华人民共和国科学技术部

朱丽兰

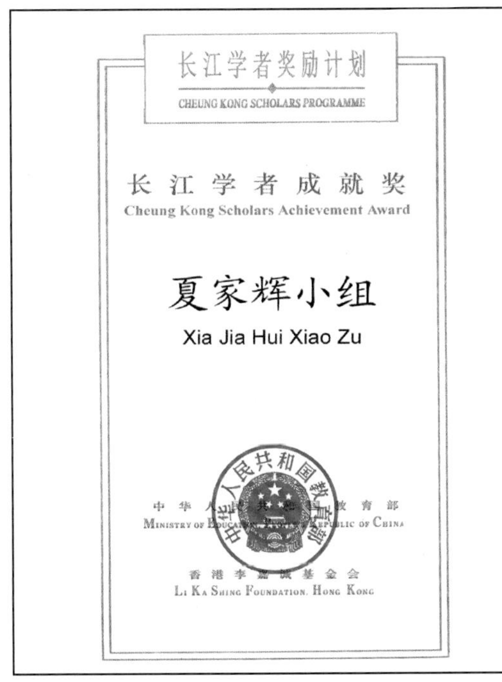

长江学者奖励计划
CHEUNG KONG SCHOLARS PROGRAMME

长江学者成就奖
Cheung Kong Scholars Achievement Award

夏家辉小组
Xia Jia Hui Xiao Zu

中华人民共和国教育部
Ministry of Education, People's Republic of China

香港李嘉诚基金会
Li Ka Shing Foundation, Hong Kong

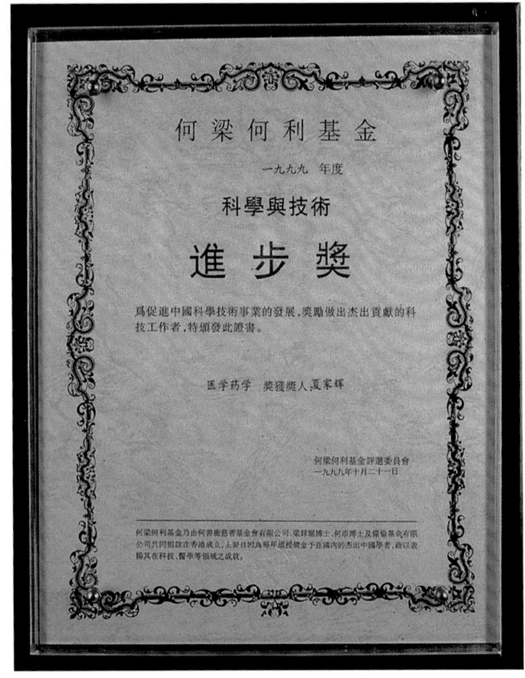

何梁何利基金

一九九九 年度

科學與技術

進步獎

爲促進中國科學技術事業的發展，獎勵做出杰出貢獻的科技工作者，特頒發此證書。

医学药学 獎獲獎人：夏家辉

何梁何利基金評選委員會
一九九九年十月二十一日

何梁何利基金乃由何善衡慈善基金會有限公司、梁銶琚博士、何添博士及偉倫基金有限公司共同捐款在香港成立，主要目的爲每年頒授獎金予在國內的杰出中國學者，藉以表揚其在科技、醫學等領域之成就。

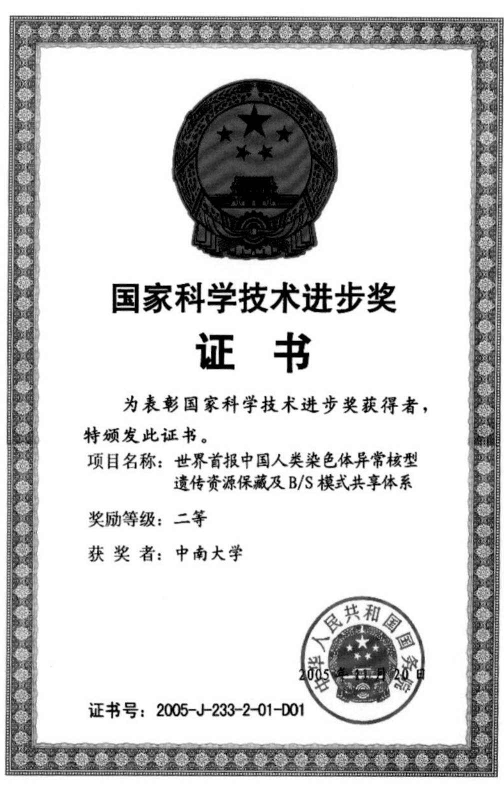
国家科学技术进步奖
证 书
为表彰国家科学技术进步奖获得者，特颁发此证书。
项目名称：世界首报中国人类染色体异常核型遗传资源保藏及B/S模式共享体系
奖励等级：二等
获 奖 者：中南大学
2005年11月20日
证书号：2005-J-233-2-01-D01

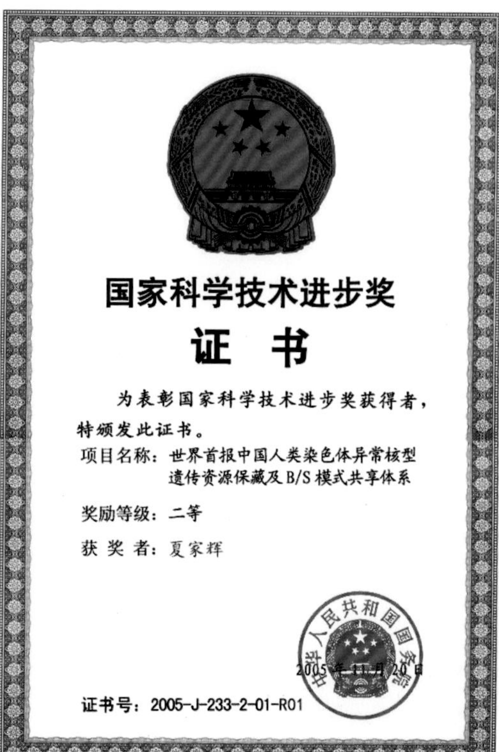
国家科学技术进步奖
证 书
为表彰国家科学技术进步奖获得者，特颁发此证书。
项目名称：世界首报中国人类染色体异常核型遗传资源保藏及B/S模式共享体系
奖励等级：二等
获 奖 者：夏家辉
2005年11月20日
证书号：2005-J-233-2-01-R01

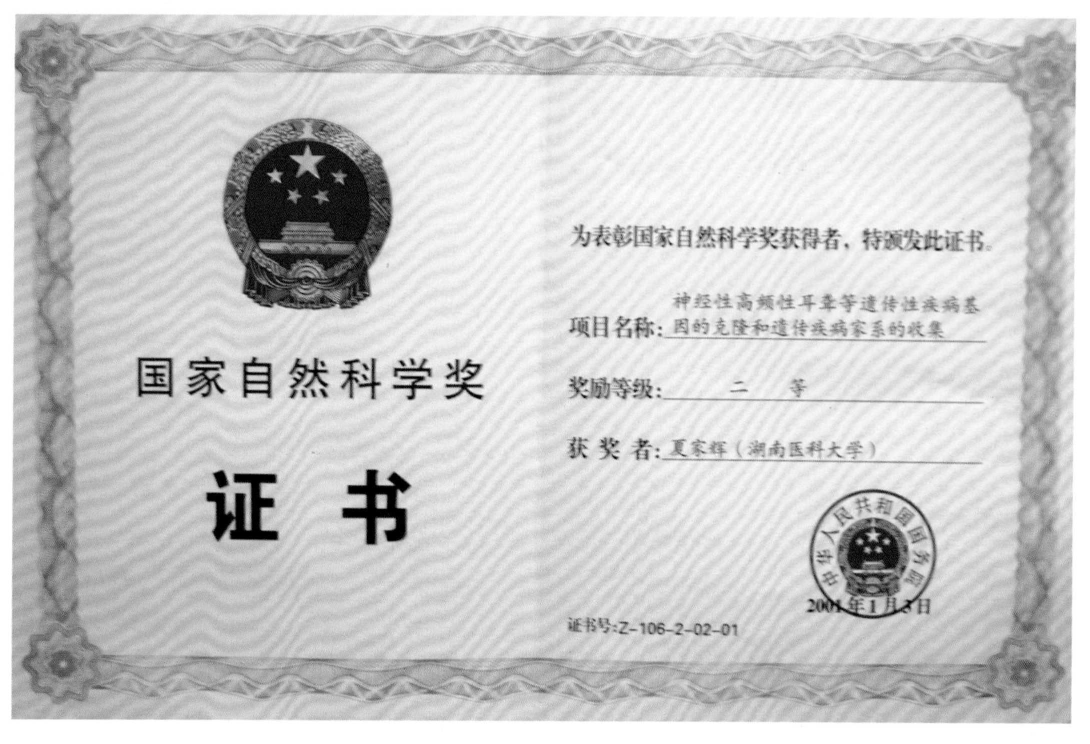
国家自然科学奖
证 书
为表彰国家自然科学奖获得者，特颁发此证书。
项目名称：神经性高频性耳聋等遗传性疾病基因的克隆和遗传疾病家系的收集
奖励等级：二 等
获 奖 者：夏家辉（湖南医科大学）
证书号：Z-106-2-02-01

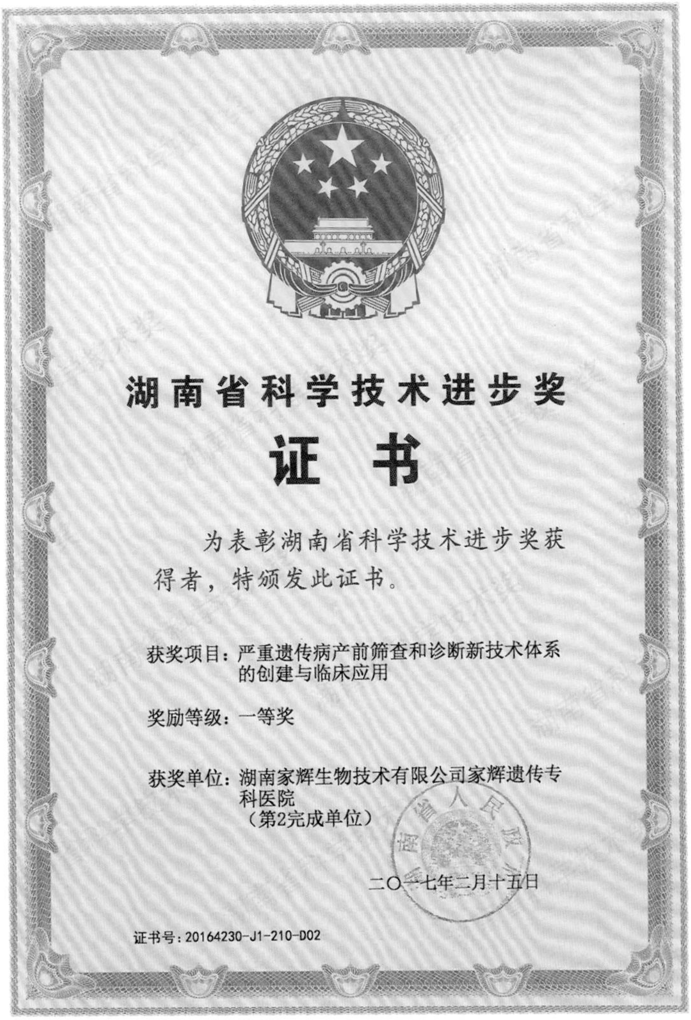

湖南省科学技术进步奖

证 书

为表彰湖南省科学技术进步奖获得者，特颁发此证书。

获奖项目：严重遗传病产前筛查和诊断新技术体系的创建与临床应用

奖励等级：一等奖

获奖单位：湖南家辉生物技术有限公司家辉遗传专科医院
（第2完成单位）

二〇一七年二月十五日

证书号：20164230-J1-210-D02

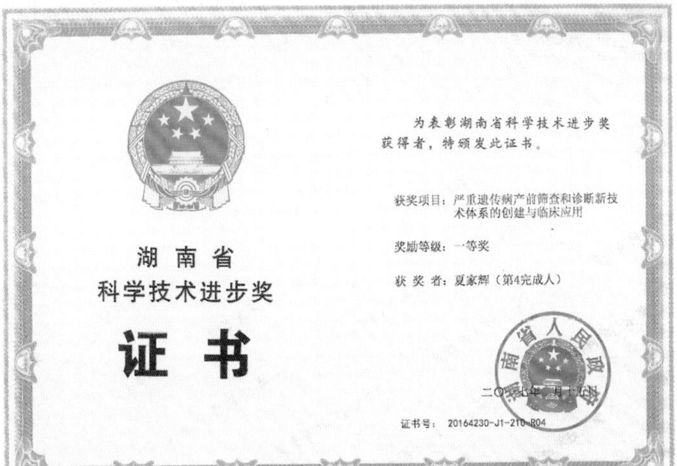

湖 南 省
科学技术进步奖

证 书

为表彰湖南省科学技术进步奖获得者，特颁发此证书。

获奖项目：严重遗传病产前筛查和诊断新技术体系的创建与临床应用

奖励等级：一等奖

获 奖 者：夏家辉（第4完成人）

二〇一七年二月十五日

证书号：20164230-J1-210-R04

• 附件二　夏家辉所获重要荣誉与证书 •

1. 1958 年 10 月获湖南省第二届“青年社会主义建设积极分子”与纪念章。
2. 1978 年 10 月获湖南省科学大会“先进个人”。
3. 1984 年 1 月按中共中央组织部、宣传部、劳动人事部、财政部报中央书记处、国务院同意“优先提高有突出贡献的中青年科学、技术、管理专家生活待遇的通知”文件，由中华人民共和人事部授予（首届）“中青年有突出贡献的专家”、晋升工资三级。
4. 1987 年 10 月中共湖南省委员会、湖南省人民政府授予“湖南省优秀科技工作者”。
5. 1990 年 7 月获中华人民共和国国务院（首批）“政府特殊津贴”，并按人事部、财政部“关于给部分高级知识分子发放特殊津贴的通知每月加薪 100 元。
6. 1990 年 12 月中华人民共和国教育委员会、中华人民共和国科学技术委员会授予“全国高等学校先进科技工作者”。
7. 1998 年 9 月由中华人民共和国教育部、中华人民共和国人事部授予“全国模范教师”。
8. 1999 年 1 月获湖南省人民政府“先进工作者”与奖章。
9. 1999 年 1 月由中国共产党湖南省委员会、湖南省人民政府授予“湖南光召科技奖”。
10. 1999 年 7 月荣获国务院侨务办公室、中华全国归国华侨联合会“全国归侨侨眷先进个人”。
11. 1999 年 10 月由中华人民共和国人事部记一等功与奖章。
12. 1999 年 11 月当选“中国工程院院士”。
13. 2000 年 4 月中华人民共和国国务院决定授予“全国先进工作者称号”与奖章。
14. 2000 年 7 月教育部、国务院学位委员会授予“全国优秀博士学位论文指导教师”。
15. 2001 年 2 月获中华人民共和国科学技术部“国家八六三计划十五周年”先进个人。
16. 2001 年 6 月中共湖南省委授予“优秀共产党员”。
17. 2004 年 11 月获中华人民共和国科学技术部“国家重点实验室计划 20 周年先进个人”与金牛奖。
18. 2016 年 9 月获中国出生缺陷干预救助基金会“科学技术奖终身成就奖”与奖杯。
19. 2018 年 10 月获中国医师协会医学遗传医师分会“中国医学遗传科成立重大贡献奖”与奖杯。
20. 2019 年由中国医学科学院聘为“中国医学科学院学部委员”。

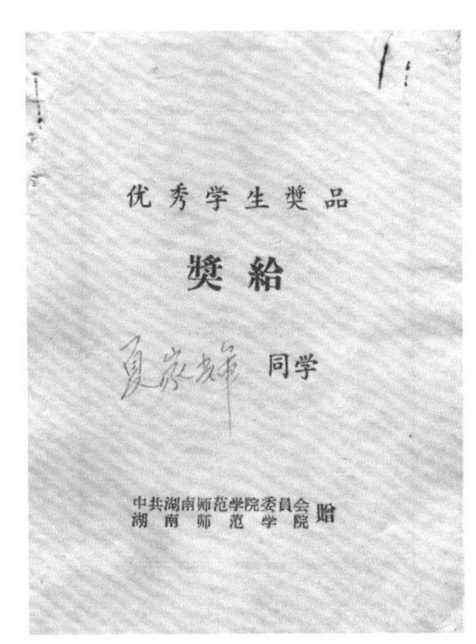

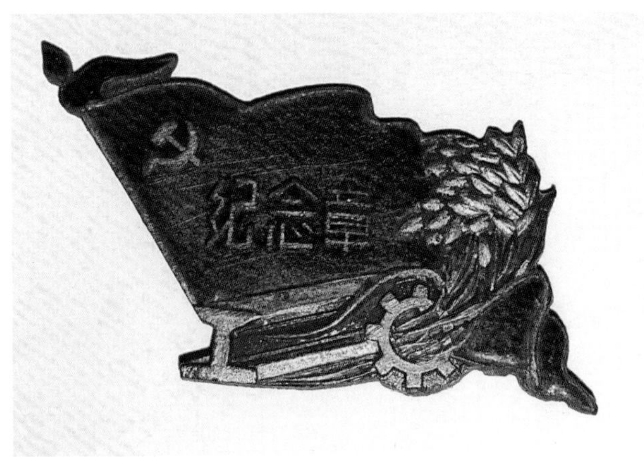

湖南省青年社会主义建设积极分子大会纪念章

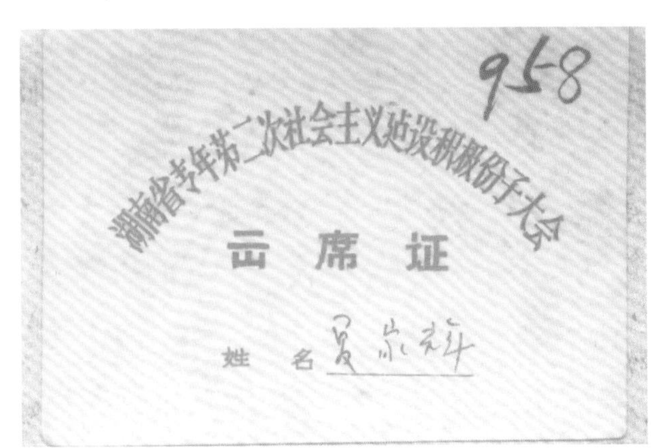

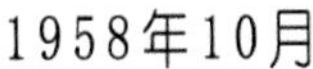
1958年10月

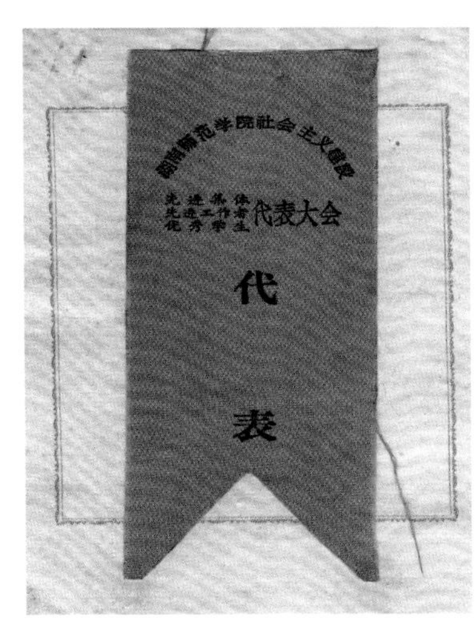

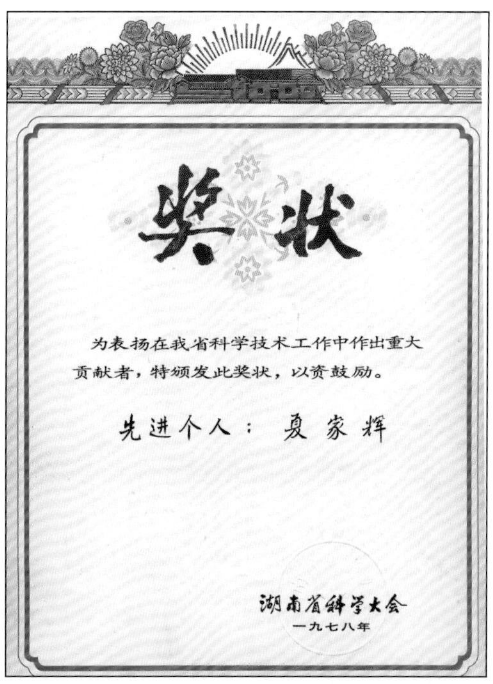

奖状

为表扬在我省科学技术工作中作出重大贡献者，特颁发此奖状，以资鼓励。

先进个人：夏家辉

湖南省科学大会
一九七八年

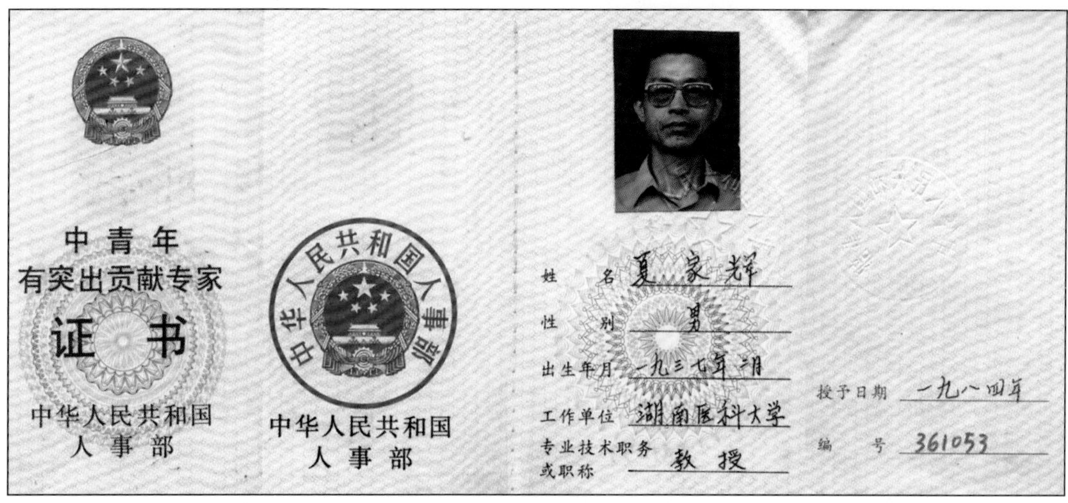

中青年
有突出贡献专家
证书

中华人民共和国
人事部

中华人民共和国人事部

中华人民共和国
人事部

姓　　名　夏家辉
性　　别　男
出生年月　一九三七年二月
工作单位　湖南医科大学
专业技术职务或职称　教授

授予日期　一九八四年
编　　号　361053

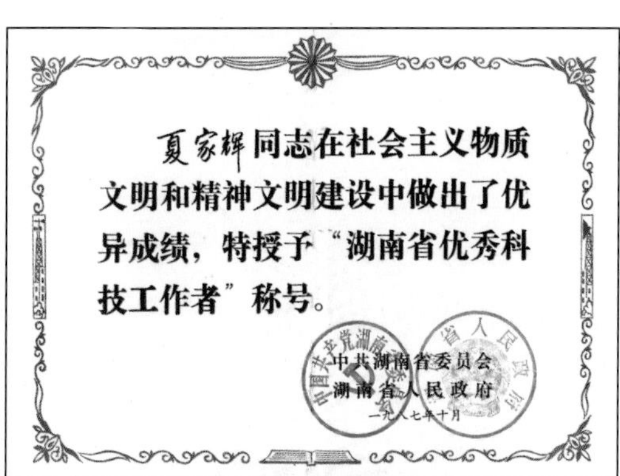

夏家辉同志在社会主义物质文明和精神文明建设中做出了优异成绩，特授予“湖南省优秀科技工作者”称号。

中共湖南省委员会
湖南省人民政府
一九八七年十月

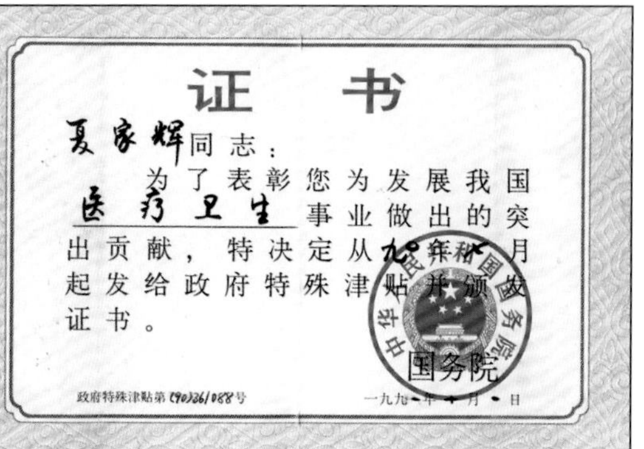

证　书

夏家辉同志：

为了表彰您为发展我国医疗卫生事业做出的突出贡献，特决定从九〇年[illegible]月起发给政府特殊津贴并颁发证书。

国务院

政府特殊津贴第（90）36/088号

一九九　年　月　日

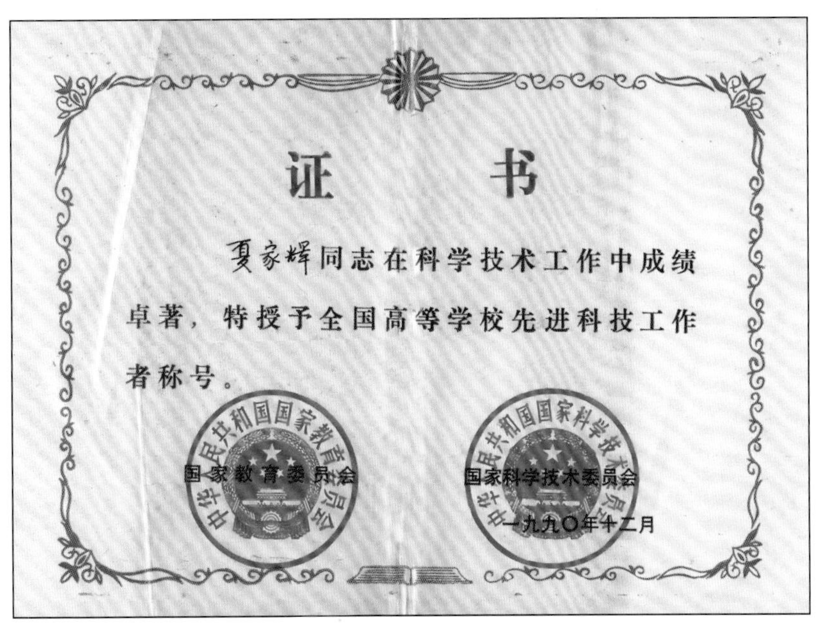
证 书

夏家辉同志在科学技术工作中成绩卓著，特授予全国高等学校先进科技工作者称号。

中华人民共和国国家教育委员会
国家教育委员会

中华人民共和国国家科学技术委员会
国家科学技术委员会

一九九〇年十二月

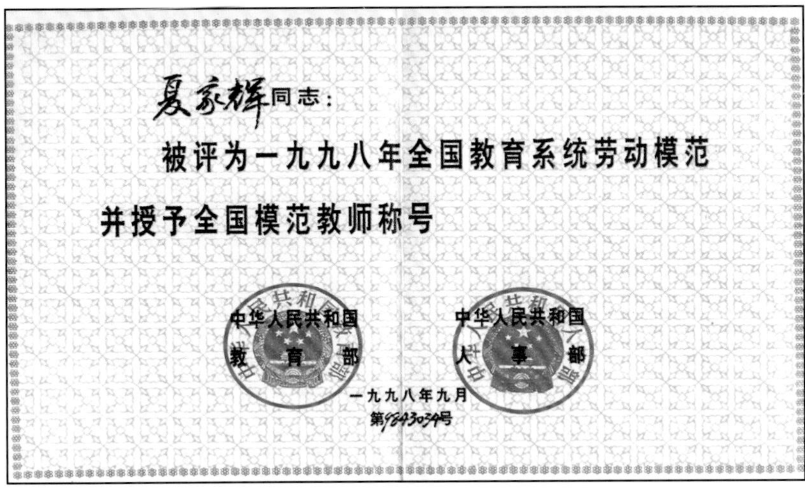
夏家辉同志：

被评为一九九八年全国教育系统劳动模范并授予全国模范教师称号

中华人民共和国
教 育 部

中华人民共和国
人 事 部

一九九八年九月
第98430349号

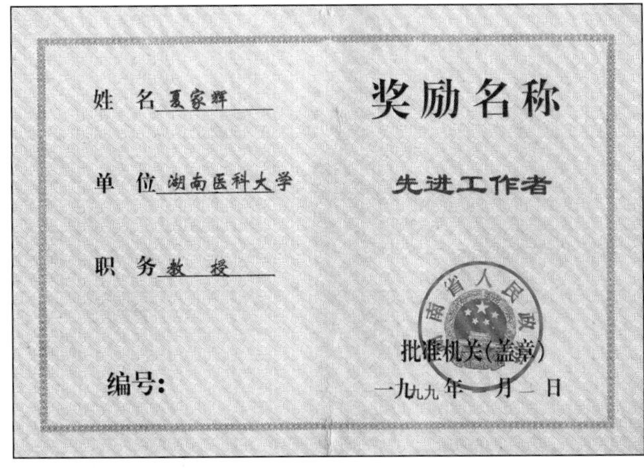
姓 名 夏家辉

单 位 湖南医科大学

职 务 教 授

编号：

奖励名称

先进工作者

湖南省人民政府

批准机关(盖章)

一九九九年 一月 一日

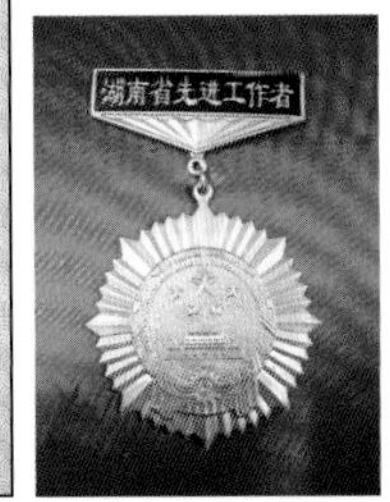

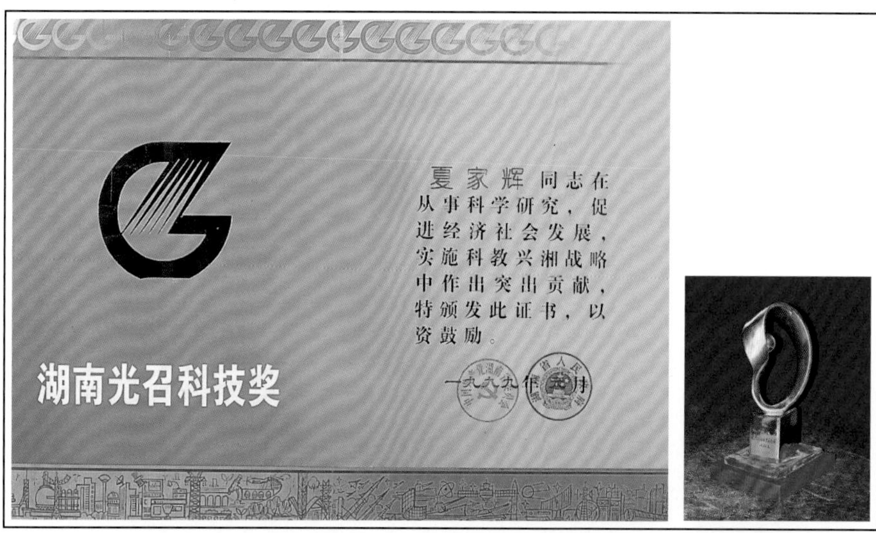
夏家辉同志在从事科学研究，促进经济社会发展，实施科教兴湘战略中作出突出贡献，特颁发此证书，以资鼓励。

湖南光召科技奖

一九九九年

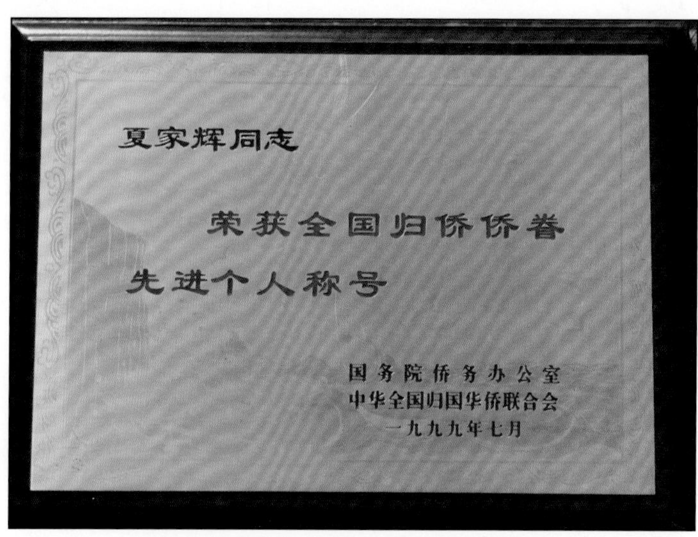
夏家辉同志

荣获全国归侨侨眷先进个人称号

国务院侨务办公室

中华全国归国华侨联合会

一九九九年七月

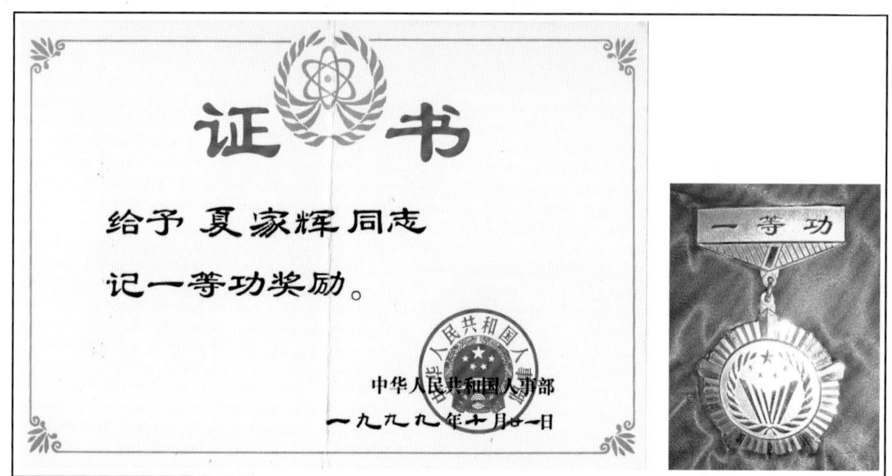
证书

给予夏家辉同志记一等功奖励。

中华人民共和国人事部

一九九九年十月六日

中 国 工 程 院

夏家辉同志：

中国工程院于 1999 年 11 月 20 日举行了院士增选会议，经过对正式候选人进行差额、无记名投票选举，你当选为中国工程院院士。

特此通知，并致祝贺！

中国工程院主席团执行主席
中 国 工 程 院 院 长　宋健

一九九九年十二月六日

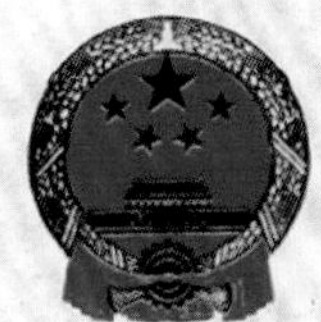

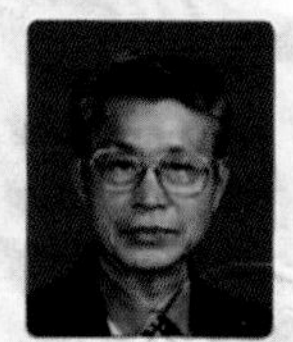

中国工程院院士，是国家设立的工程技术方面的最高学术称号，为终身荣誉。

夏家辉 于一九九九年十一月当选为中国工程院院士。

特颁此证

编号：(1999)0556

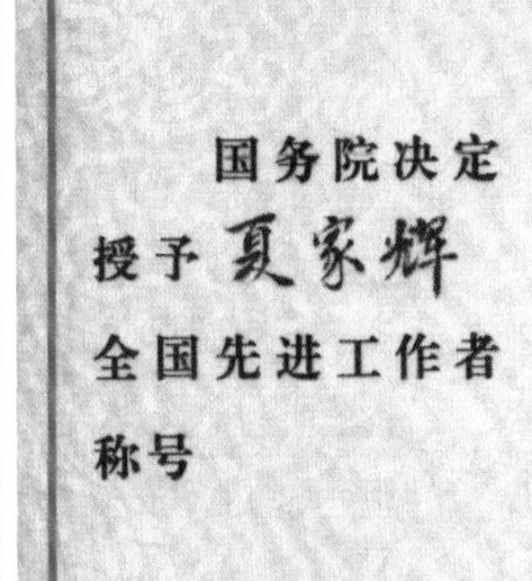

国务院决定

授予 夏家辉

全国先进工作者

称号

第 0654 号

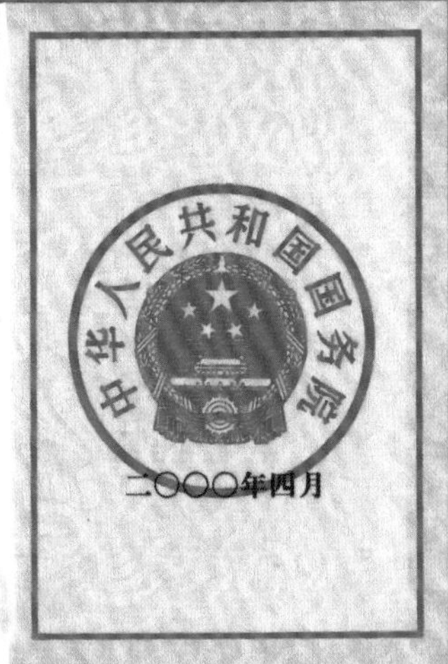

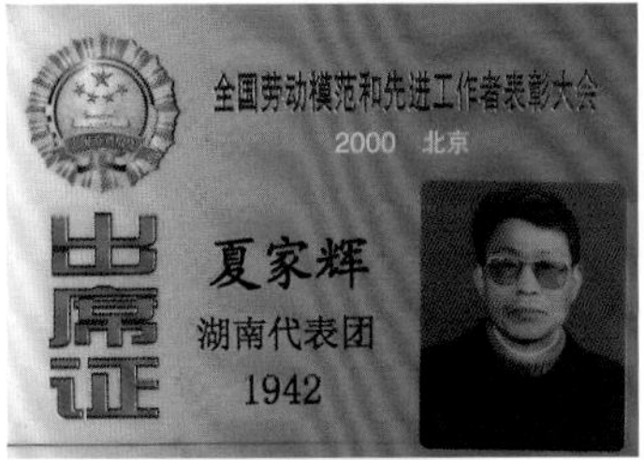

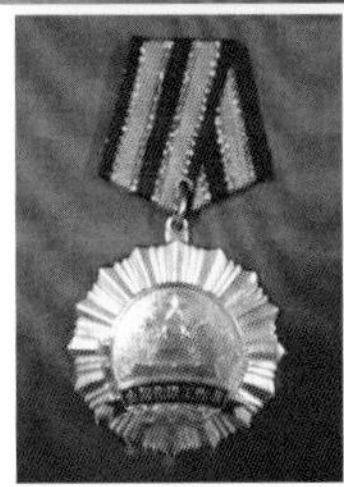

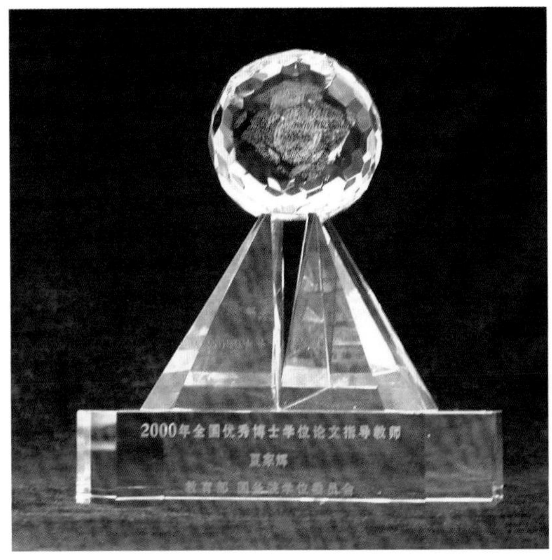

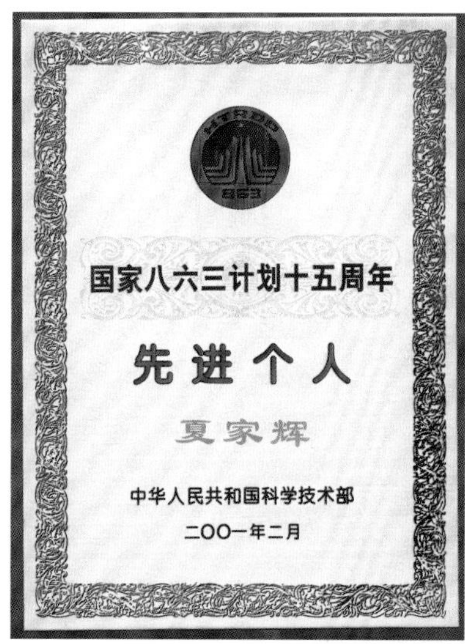

国家八六三计划十五周年

先进个人

夏家辉

中华人民共和国科学技术部

二〇〇一年二月

荣誉证书

授予夏家辉同志湖南省

“优秀共产党员”称号，特发此证。

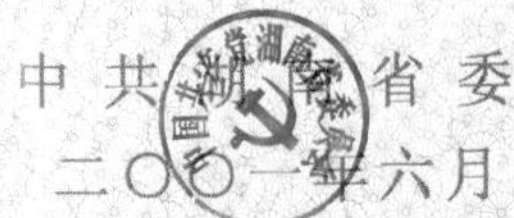

中共湖南省委

二〇〇一年六月

荣誉证书

授予：医学遗传学国家重点实验室

国家重点实验室计划

先进集体。

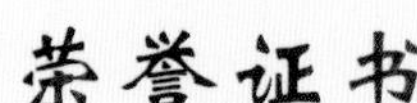

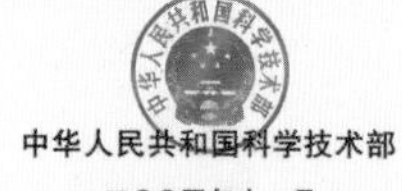

中华人民共和国科学技术部

二〇〇四年十一月

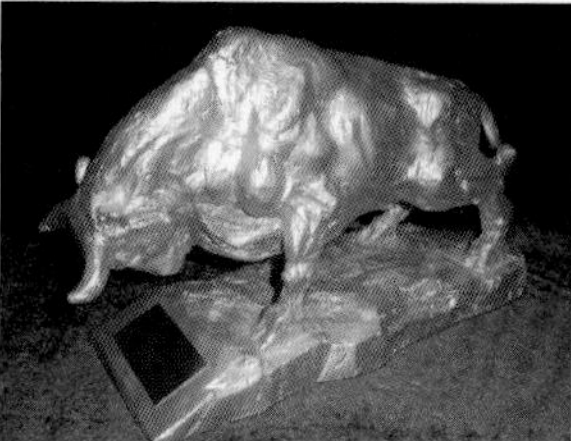

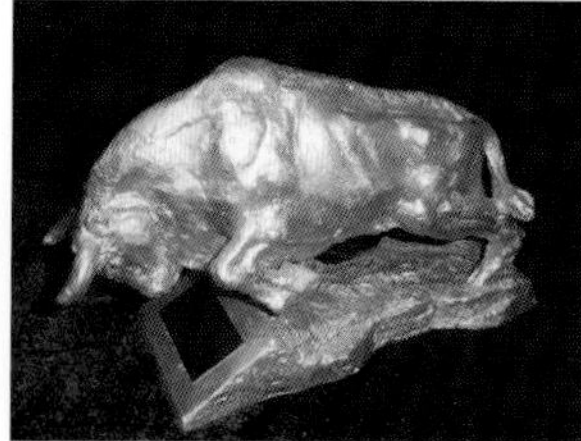

荣誉证书

授予：夏家辉同志

国家重点实验室计划

先进个人。

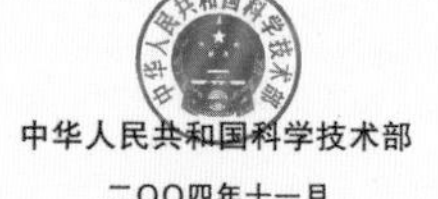

中华人民共和国科学技术部

二〇〇四年十一月

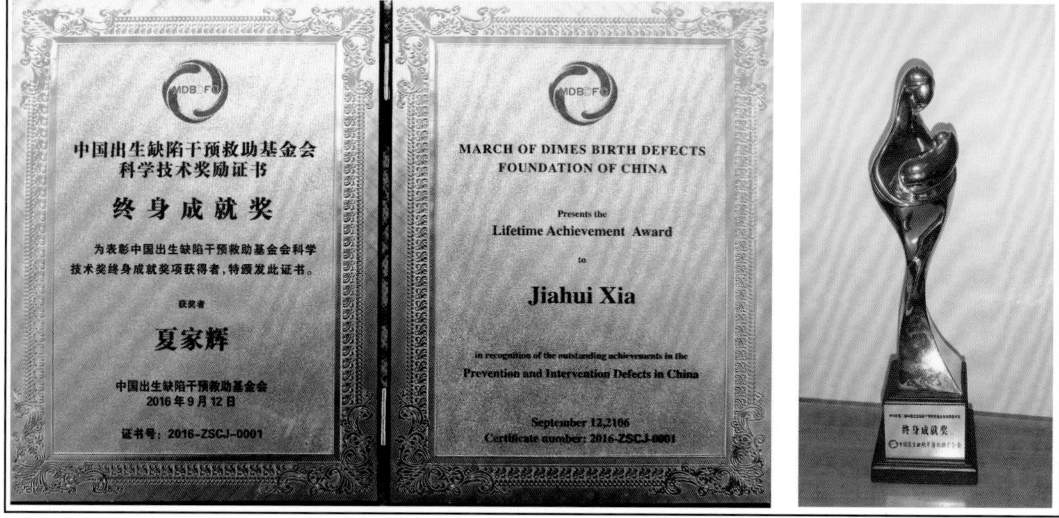

MDB FC

中国出生缺陷干预救助基金会
科学技术奖励证书

终身成就奖

为表彰中国出生缺陷干预救助基金会科学技术奖终身成就奖项获得者，特颁发此证书。

获奖者

夏家辉

中国出生缺陷干预救助基金会
2016年9月12日

证书号：2016-ZSCJ-0001

MDB FC

MARCH OF DIMES BIRTH DEFECTS FOUNDATION OF CHINA

Presents the
Lifetime Achievement Award
to

Jiahui Xia

in recognition of the outstanding achievements in the
Prevention and Intervention Defects in China

September 12,2106
Certificate number: 2016-ZSCJ-0001

中国医学遗传科成立
重大贡献奖
夏家辉 院士
中国医师协会医学遗传医师分会
2018年10月14日
中国工程院院士，医学遗传学国家重点实验室，湖南家辉遗传专科医院创始人；我国著名人类与医学遗传学家，临床遗传学奠基者，临床医学——医学遗传学科创始人。
1973年在我国开设首家遗传咨询门诊，1976年编写我国第一本《医学遗传学讲座》教材，率先在医学院校开出了医学遗传学讲座课程。
至今共发表论文300余篇，出版著作19部，获奖22次。

CHINESE ACADEMY OF MEDICAL SCIENCES
PEKING UNION MEDICAL COLLEGE
中国医学科学院
学部委员证书

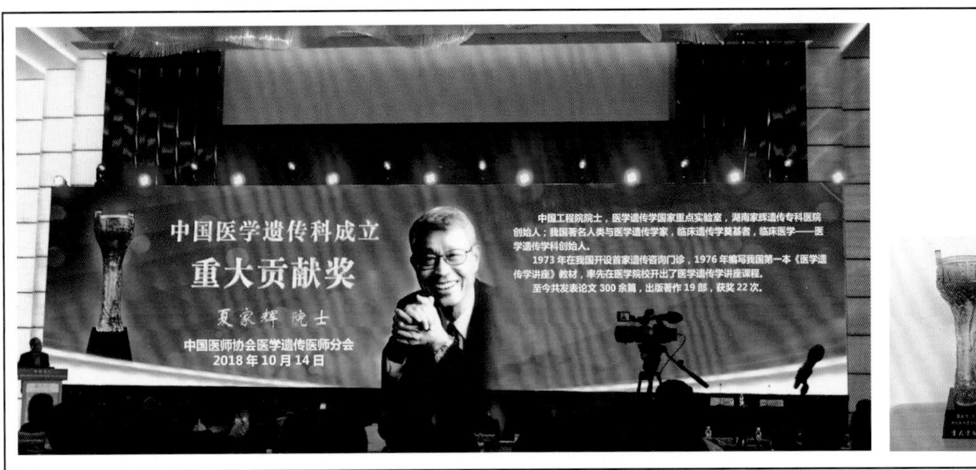

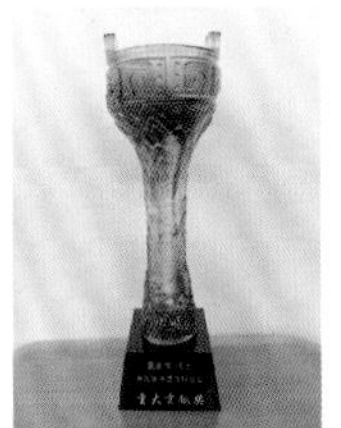

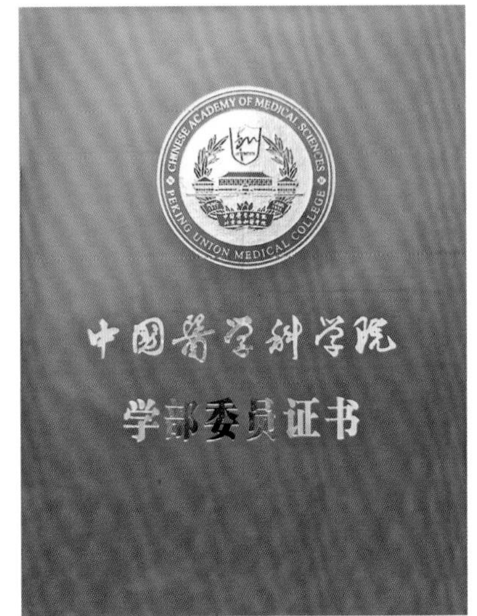

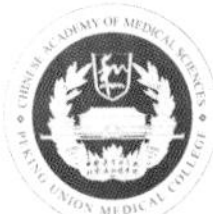

中国医学科学院学部委员是在医药卫生健康领域取得杰出成就、享有卓著声誉的人士，为国家医学科学与技术发展提供战略咨询。

A fellow of the Chinese Academy of Medical Sciences is a leading scholar in the medical community with an outstanding reputation and notable achievements, who serves as the strategic advisor on the development of medical science and technology.

证书编号 No. 2019149

学部委员证书

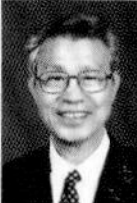

夏家辉

XIA Jia-hui

2019年始任中国医学科学院学部委员

was elected as a Fellow of the Chinese Academy of Medical Sciences in 2019.

中国医学科学院

Chinese Academy of Medical Sciences

• 附件三　夏家辉任（兼）国内、外专业职务 •

1. 1961 年至 1976 年任湖南医学院生物学教研室见习助教、助教。
2. 1977 年任湖南医学院生物教研室讲师、副主任。
3. 1978 年创建湖南医学院医学遗传学教研室、医学遗传学研究室任主任，开始招收医学遗传学研究生。
4. 1981 年经湖南省高评委拔尖晋升为湖南医学院医学遗传学副教授。
5. 1981 年任卫生部医学科学委员会医学遗传学与医学遗传工程学专题委员会委员。
6. 1982 年任湖南省高级职称评定委员会委员。
7. 1984 年创建卫生部医学细胞遗传学国家培训中心任主任。
8. 1984 年开始由卫生部指定筹建“医学遗传学国家重点实验室”，从 1984 年至 2007 年先后任实验室主任、学术委员会主任、兼第一副主任。
9. 1985 年经湖南省高评委批准任湖南医学院医学遗传学教授。
10. 1985 年创建卫生部湖南－中国遗传医学中心任主任。
11. 1985 年聘为美国《国际人类染色体异常目录及其数据库》科学顾问委员会委员。
12. 1986 年任全国优生优育法规起草领导小组《中华人民共和国优生保护法》专家咨询组成员。
13. 1986 年与 1989 年由卫生部两次聘任为卫生部重大医药卫生科技成果评审委员会委员。
14. 1987 年任湖南医科大学学术与职称评定委员会委员。
15. 1987 年任卫生部优生优育专家咨询委员会副主任委员。
16. 1988 年任中国医学科学院、中国协和医科大学第三届学术委员会委员。
17. 1994 年任国家自然科学基金会委员会第五届学科评审组成员。
18. 1996 年任湖南省遗传学会会长。
19. 1997 年任国务院学位委员会第四届学科评议组（生物学 [III] 评议组）成员。
20. 1997 年任 *Journal of Human Genetics* 国际杂志编委。
21. 1999 年当选中国工程院院士。
22. 2000 年任湖南省医学会副会长。
23. 2002 年创建教育部“国家生命科学与技术人才培养基地——基因科学与技术产业化点”任学术学位委员会主任。中南大学一级教授。
24. 2003 年任国务院学位委员会第五届学科评议组（生物学评议组）成员。
25. 2003 年组建中南大学生命科学学院任院长兼书记。
26. 2004 年任“全国高等医药院校研究生规划教材研究会 . 全国高等医药院校教材（供研究生用）”主编。
27. 2012 年创建湖南家辉遗传专科医院任院长。

卫科聘字第 325 号

兹聘请夏家辉同志

为卫生部医学科学委员

会医学遗传学与医学遗传工程学

专题委员会委员。

部长

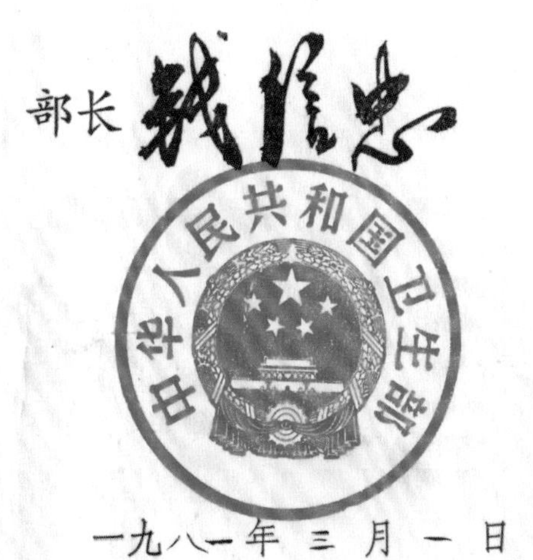

一九八一年 三 月 一 日

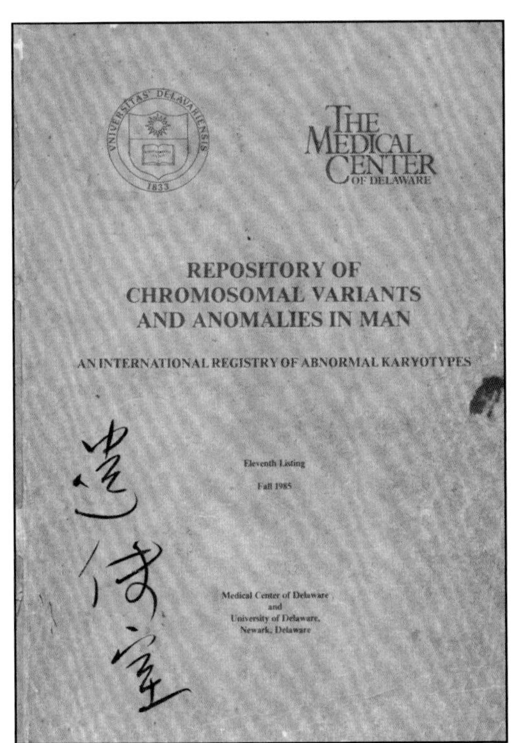

SCIENTIFIC ADVISORY COMMITTEE TO THE REPOSITORY-REGISTRY

We are planning to hold a meeting of this committee in Berlin during the Seventh International Congress of Human Genetics as was done in the previous two congresses.

Due to the growth of this Registry-Repository, it has been proposed to have representation from each contributing country. Whenever the number of contributors from a country is over ten, then that country will have one additional representative for each group of ten members. It is hoped that during the next few months we will complete the composition of this committee.

Country	Present Members and Nominations
Argentina	
Australia	Sutherland, Grant R.
Belgium	
Brazil	
Bulgaria	
Canada	
China	Xia, Jia-hui
Czechoslovakia	
Finland	Herva, Riitta
France	Stoll, Claud
Germany	Schwanitz, Gesa
Greece	
Hungary	
India	Verma, I.C.
Italy	
Japan	
Mexico	Salamanca Gomez, Fabio
Netherlands	
Poland	
Singapore	
South Africa	Nelson, Matilda
Spain	
Sweden	
Switzerland	
United Kingdom	Seabright, Marina/or Bartlett, D.J.
U.S.A.	Jackson, Laird G., Secretary/ Priest, Jean/ Dumars, Ken W.
USSR	Kuleshov, N.P.
Venezuela	
Yugoslavia	

xv

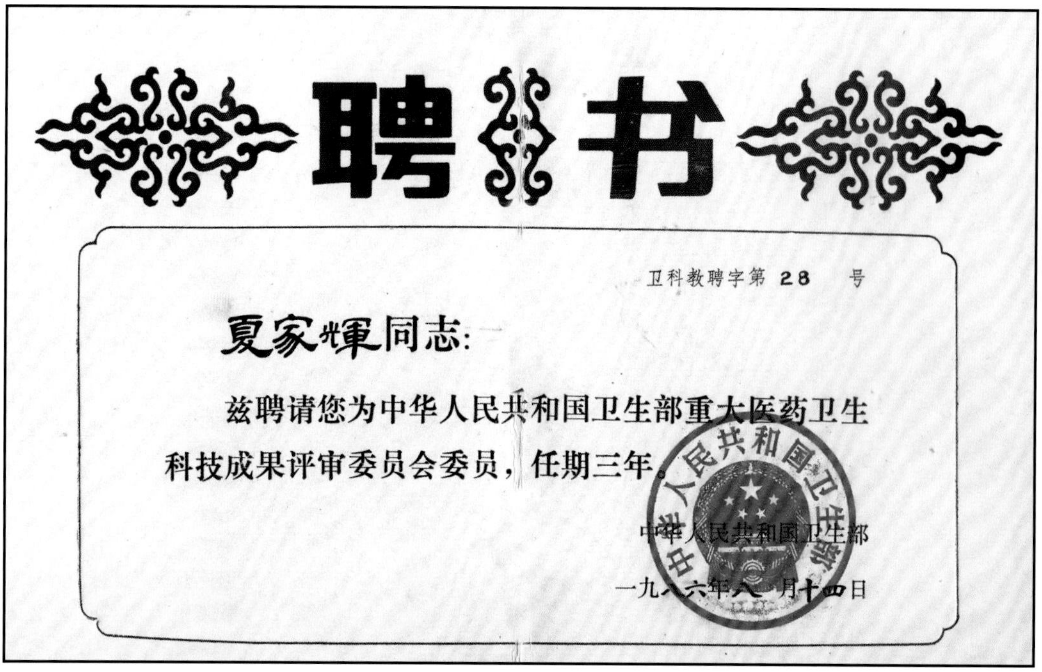

聘书

卫科教聘字第 28 号

夏家輝同志:

兹聘请您为中华人民共和国卫生部重大医药卫生科技成果评审委员会委员，任期三年。

中华人民共和国卫生部

一九八六年八月十四日

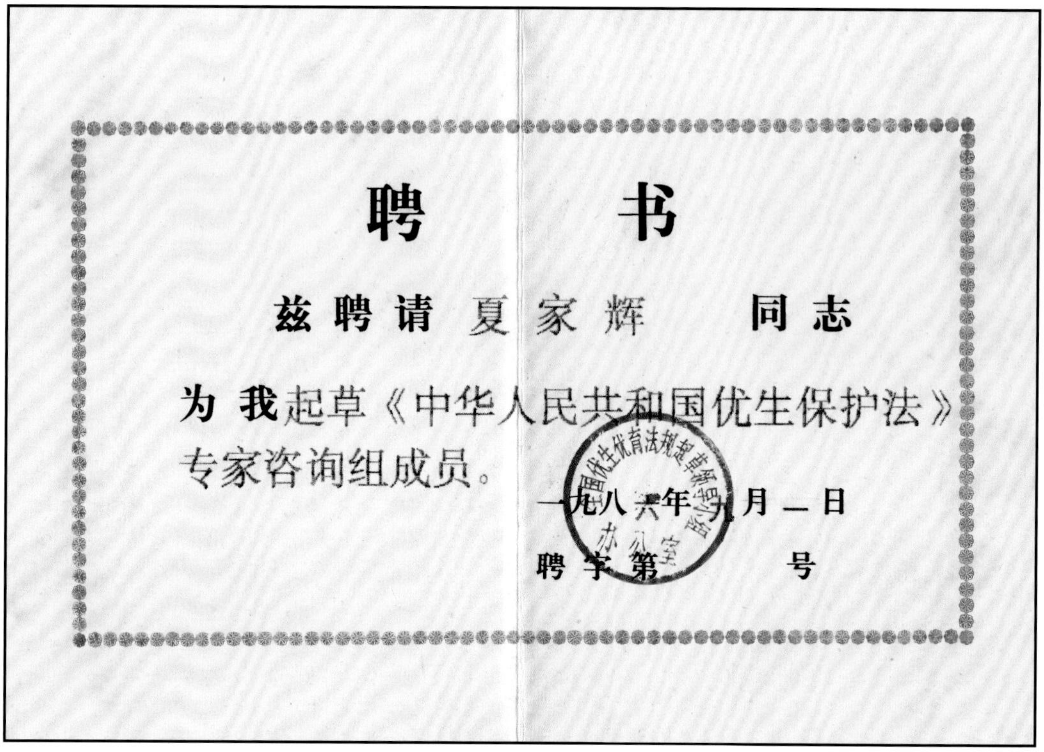

聘　书

兹聘请 夏家辉 同志

为我起草《中华人民共和国优生保护法》专家咨询组成员。

一九八六年九月一日

聘字第　　号

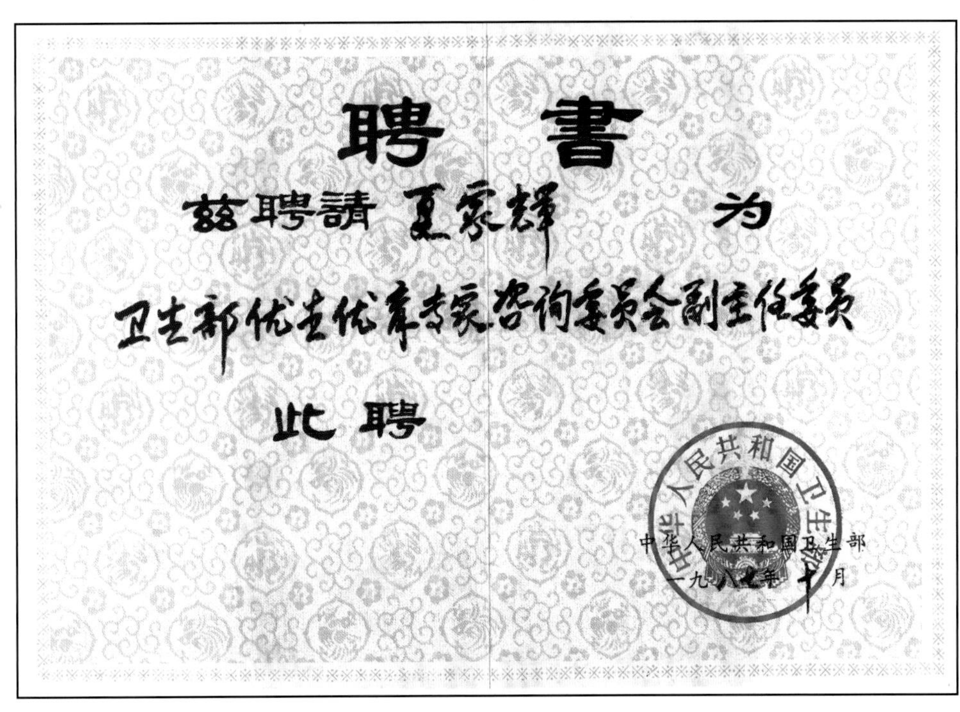

聘書

兹聘請 夏家輝 为

卫生部优生优育专家咨询委员会副主任委员

此聘

中华人民共和国卫生部

一九八七年 十月

聘书

兹聘请

夏家辉同志

为我院校第三届学术委员会委员

中国医学科学院院长

中国协和医科大学校长

顾方舟

一九八八年五月三十一日

聘书

卫科教聘字第　　号

夏家輝同志：

兹聘请您为中华人民共和国卫生部重大医药卫生科技成果评审委员会委员，任期三年。

中华人民共和国卫生部

一九八九年十月十五日

兹聘请 夏家輝

为国家自然科学基金会委员会

第五届 学科评审组成员

国家自然科学基金委员会

主任

96 年 6 月 16 日

评聘字第　　号

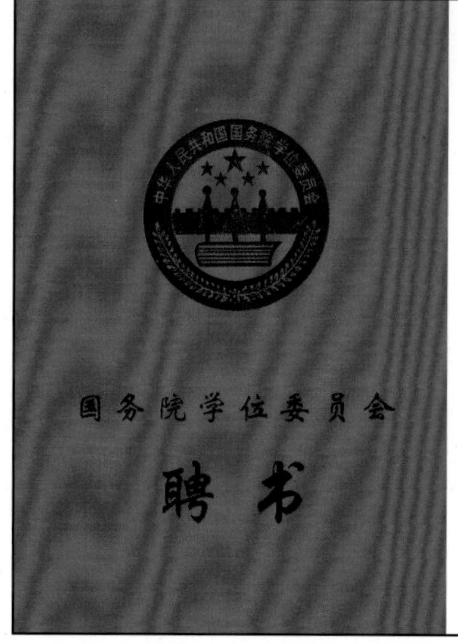

兹聘请

夏家辉 同志为国务院学位委员会第四届学科评议组

（生物学Ⅲ　评议组）

成员

国务院学位委员会

一九九七年五月二十日

学位聘字第4-2305号

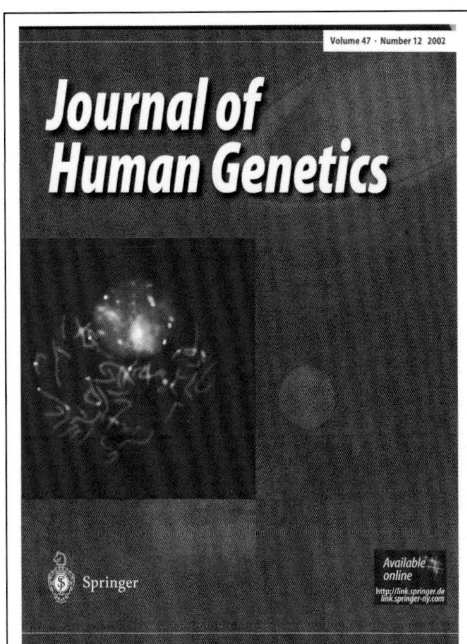

Journal of Human Genetics

Volume 47 · Number 12 2002

聂家辉同志：

在湖南省医学会第十一届全省会员代表大会上，您光荣地当选为湖南省医学会第十一届理事会副会长

特发此证。

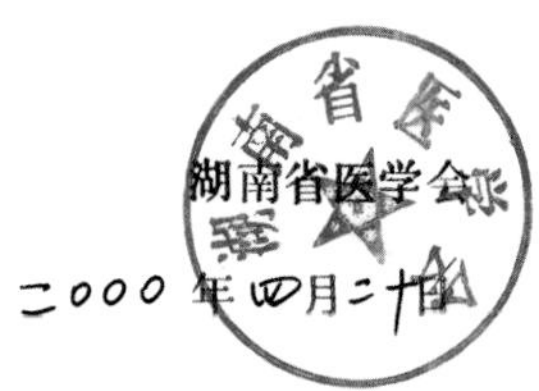

湖南省医学会

二000年四月二十日

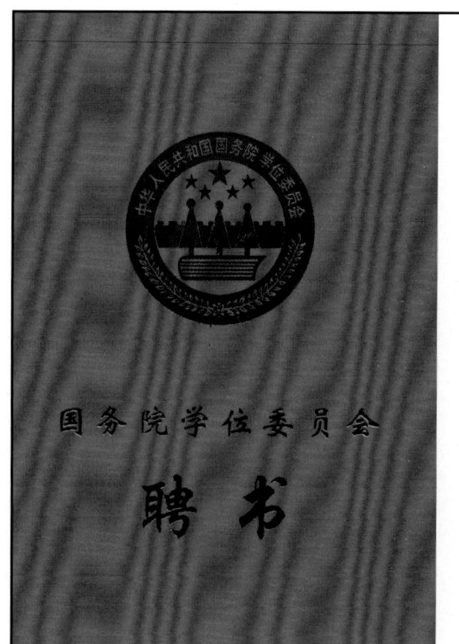

兹聘请 夏家辉

同志为国务院学位委员会第五届学科评议组（ 生物学 评议组）成员

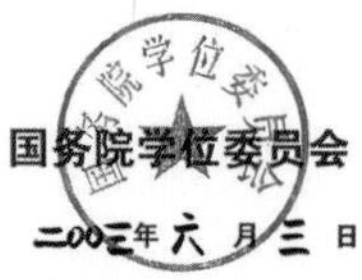

国务院学位委员会

二00三年六月三日

学位聘字第5—2304号

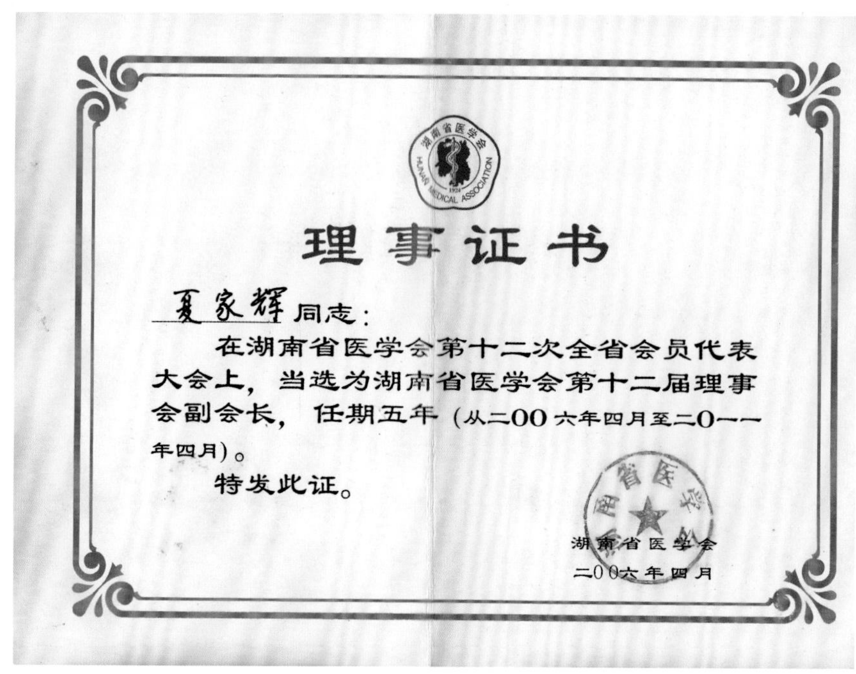

湖南省医学会

HUNAN MEDICAL ASSOCIATION

理事证书

夏家辉同志：

在湖南省医学会第十二次全省会员代表大会上，当选为湖南省医学会第十二届理事会副会长，任期五年（从二00六年四月至二0一一年四月）。

特发此证。

湖南省医学会

二00六年四月

图书在版编目（CIP）数据

夏家辉文集 / 本书编委会编. -- 长沙 : 湖南科学技术出版社, 2024. 11. -- (中国工程院院士文集).
ISBN 978-7-5710-3220-3

Ⅰ. R-53

中国国家版本馆 CIP 数据核字第 2024U4Y734 号

中国工程院院士文集

夏家辉文集

编　　者：本书编委会

出 版 人：潘晓山

责任编辑：李　忠　杨　颖

出版发行：湖南科学技术出版社

社　　址：长沙市芙蓉中路一段 416 号泊富国际金融中心

网　　址：http://www.hnstp.com

湖南科学技术出版社天猫旗舰店网址：

http://hnkjcbs.tmall.com

邮购联系：0731-84375808

印　　刷：长沙鸿发印务实业有限公司

（印装质量问题请直接与本厂联系）

厂　　址：长沙县黄花镇工业园 3 号

邮　　编：410137

版　　次：2024 年 11 月第 1 版

印　　次：2024 年 11 月第 1 次印刷

开　　本：787 mm×1092 mm　1/16

印　　张：37.25

字　　数：963 千字

书　　号：ISBN 978-7-5710-3220-3

定　　价：298.00 元